Seventh Edition

다문화 간호

근거중심 사정과 중재

Transcultural Nursing

ASSESSMENT and INTERVENTION

JOYCE NEWMAN GIGER

김영희 · 박혜숙 · 정금희
김경원 · 이선희 · 김선희 외 편역

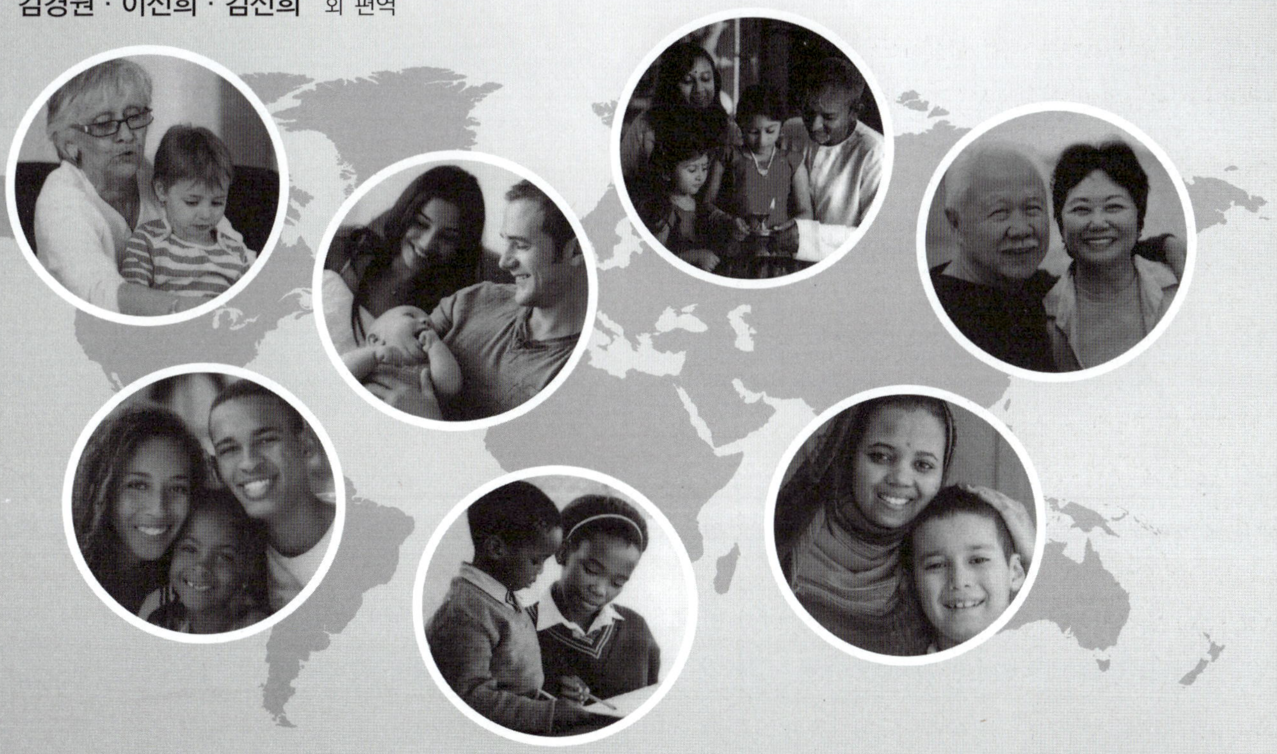

ELSEVIER

메디컬사이언스
MEDICAL SCIENCE

ELSEVIER

TRANSCULTURAL NURSING 7E

ISBN: 978-0-323-39992-0

This translated and adapted edition of Transcultural Nursing, seventh edition by Joyce Newman Giger EdD, RN, APRN, BC FAAN is published by arrangement with Elsevier Inc.

다문화간호, 김영희 외

Korean ISBN 979-11-89487-55-3

Notices

Printed in Korea

Seventh Edition

다문화 간호

근거중심 사정과 중재

Transcultural Nursing

ASSESSMENT and INTERVENTION

JOYCE NEWMAN GIGER

〈편집위원〉

김영희, 박혜숙, 정금희, 김경원, 이선희, 김선희

〈역 자〉

이경혜 이화여자대학교 명예교수

김진향 전 안산대학교 교수

강숙정 이화여자대학교

김선희 대구가톨릭대학교

김지현 인천재능대학교

김희경 공주대학교

박혜숙 동양대학교

송영아 안산대학교

이선희 김천대학교

김계숙 전 안산대학교 교수

양순옥 한림대학교 명예교수

김경원 대구한의대학교

김영희 동국대학교

김현경 공주대학교

김희숙 동남보건대학교

배경의 동서대학교

이미옥 안동과학대학교

정금희 한림대학교

ELSEVIER

메디컬사이언스 MEDICAL SCIENCE

다문화간호, 김영희 외

Korean ISBN 979-11-89487-55-3

Printed in Korea

다문화간호 – 근거중심사정과 중재 7판

2019년 8월 26일 인쇄
2019년 8월 30일 발행

저　　자 Joyce Newman Giger
역　　자 김영희·박혜숙·정금희·김경원·이선희·김선희 외 편역
발 행 처 메디컬사이언스
발 행 인 하재용 외 1명
등　　록 제 2016-000295 호
주　　소 서울시 마포구 성암로 28 (성산동 134-2) 상가 201호
이 메 일 mspub@mspub.co.kr
홈페이지 http://www.mspub.co.kr/
전　　화 Tel. 02-6748-3300 Fax. 02-6003-1977

I S B N 979-11-89487-55-3
정　　가 28,000원

메디컬사이언스
MEDICAL SCIENCE

역자의 글

PREFACE

우리 사회는 글로벌 시대를 맞이하여 국제결혼, 외국인 근로자 유입과 북한이탈주민의 증가 등에 따라 서로 다른 문화배경을 가진 다양한 민족과 인종이 함께하는 다문화사회로 급속히 변화하고 있다. 다문화사회에서 건강전문가인 간호사는 모든 사람을 평등하게 간호하는 리더십을 발휘해야 하며, 이는 모든 대상자에게 문화적 배경을 고려한 다양한 간호를 통해서 이루어질 것이다. 앞으로 문화간호의 가치와 중요성에 대한 인식은 간호사의 핵심역량이 될 것이다.

2007년 6월 22일, 다문화 여성간호에 관심을 가진 20여명의 간호학자들이 시그마 테타 타우 소속 여성간호연구회(Sigma Theta Tau International, Honor Society of Nursing, Lambda Alpha Chapter at Large의 Women Health Interest Group)를 구성하여 이화여대에서 첫 학술모임을 하였다. 그 후 2019년 현재까지 두 달마다 정기모임을 개최하여 다문화사회이론, 다문화가정 실태와 출산 문화, 문화간호역량과 관련된 다양한 주제로 세미나, 초청강연, 연구논문 발표 등 활발한 활동을 하고 있다.

2011년 2월에는 다문화가족을 간호하게 될 간호사에게 도움을 주고자 다문화사회인 미국에서 발간된 Giger와 Davidhizar의 〈Transcultural Nursing: Assessment and Intervention〉(5판, 2008)을 번역 출간하였다. 본 원저는 17개 국가와 민족의 문화간호를 담고 있으나 역서에는 우리와 밀접한 연관을 맺은 일본, 러시아, 중국, 필리핀, 베트남 5개국 문화와 간호를 중심으로 일차적으로 출판하였다. 본 역서는 출간된 이후 간호계에서 다문화간호에 대한 교재로 많은 관심과 사랑을 받았고, 특히 대학원 교재로 많이 사용되었다.

그러나 본 역서가 출간된 지 어언 8년이 흘러 최신 내용과 참고문헌 업데이트의 필요성이 증가되었다. 이에 Giger의 〈Transcultural Nursing: Assessment and Intervention〉 (7판, 2017)을 새로 번역하여 2019년에 출간하게 되었다. 본 역서의 개정판에서는 내용을 수정보완하고 참고문헌을 최신으로 업그레이드하였으며, 특히 2개 국가(인도, 나이지리아)를 추가하여 다문화간호의 영역을 확장하고자 노력하였다.

이 개정판은 다문화간호에 관심을 두고 다문화간호를 배우는 학부생과 대학원생, 다문화간호를 교육하는 교수, 현장에서 다문화 대상자를 간호하는 간호사에게 도움이 될 것이다. 간호학 외에도 다문화 가정의 가족, 지역사회, 다문화사회 구성원을 연구하고 지원하는 모든 개인과 단체에도 도움을 줄 것이다. 무엇보다도 Madeleine Leininger가 1960년대 중반 횡문화 간호이론을 개발한 이후에 실제 간호적용사례에 목말라 있던 우리에게 큰 기쁨을 줄 것으로 본다. 본 역서가 새로운 문화에 적응하고자 애쓰는 이주자들과 그 가족에게도 작은 도움이 되기를 희망한다.

본 개정판을 준비하면서, Sigma Theta Tau의 Women Health Interest Group을 창설해서 행복한 연구회가 되도록 물심양면으로 도와주신 이경혜 교수님을 기억하며 감사드린다. 출판을 맡아서 완벽한 책이 발간되도록 지원해 주신 메디컬사이언스 출판사의 모든 직원에게도 감사드린다. 그리고 무엇보다 바쁜 가운데 즐겁게 연구회에 함께 참여하면서 문화간호를 위한 또 하나의 디딤돌을 놓았다는 기쁨을 우리 모두 함께 나누고자 한다.

2019. 8 역자 일동

저자의 글

PREFACE

거의 30년 동안 이 책을 써왔지만, 아직까지 다문화 간호의 개념은 간호 문헌에서 비교적 새로운 것이 사실이다. 실제로, 대상자 간호에서 문화적으로 적절한 임상접근의 필요성을 간호사가 공감하기 시작한 것은 불과 40년 정도이다. 간호사가 문화적으로 적절한 임상접근이 필요하다는 것을 인식했어도, 그런 주제를 다룬 문헌이 아주 드물었고, 포괄적 사정과 중재에 대한 체계적 방법을 제시하지 못했다. 간호사가 다문화 간호에 대한 근거가 있어야 하는 것은, 다양한 임상현장에서 총체적 대상자 간호의 개념적 틀을 주고 간호사로 일하는 동안 도움을 받기 때문이다.

Davidhizar박사와 나는 30년 전 Bethel 대학 간호학생들로부터 다양한 문화배경을 가진 개인에게 적용할 수 있는 대상자 사정에 대한 체계적 접근법 개발에 대한 도전을 받았을 때, 이런 주제가 모든 건강관리제공자에게 얼마나 중요하게 될 것인지 몰랐다. 미국사회는 급속히 다문화적, 이질적, 다원론적으로 변하고 있다. 인구학적 변화와 함께, 간호사는 모든 대상자에게 안전하고 효과적인 간호를 위해 민감성과 문화적 역량을 갖추어야 한다.

Davidhizar박사와 나는 학생들이 다양한 문화배경을 가진 대상자를 위한 계획 수립에 도움을 줄 수 있는 적절한 문헌을 찾기가 어렵다는 것을 알았다. 학생들처럼 우리도 우리 자신의 다양한 문화배경 때문에 비슷한 요구가 있었다. 우리 중 한 명은 아프리카계 미국인으로 서부에서 자랐고, 또 한 명은 백인으로 알라스카 에스키모 환경에서 자랐다. 그러므로 개인적 흥미와 학생들로부터 확인된 요구에 답하기 위해서, 문화적으로 적절한 간호를 하는 데 필요한 이론적 지식을 개발하고 학생들을 도와줄 수 있는 문헌을 통합하기 시작했다. 이 책을 처음 출간한 이후로 대부분 개정을 해 왔지만 이 분야에서 해야 될 작업은 여전히 많다.

6판과 마찬가지로, 이 책은 두 부분으로 나누어진다. 앞부분(Part I)은 이론에 근거를 두고, 문화적 개념과 사정이론을 구성하는 6개 문화현상을 6장으로 설명한다. 모든 문화집단에 근거하는 것으로 확인된 6개 문화현상은 (1) 의사소통, (2) 공간, (3) 사회조직, (4) 시간, (5) 환경통제, (6) 생물학적 차이이다. 앞부분은 이런 현상이 문화마다 얼마나 다르게 적용하고 활용할 수 있는지를 설명한다.

뒷부분(Part II)은 6개 문화현상이 특정문화권의 개인의 사정과 간호에 어떻게 체계적으로 적용되는지를 저자들이 장별로 제시하였다. 여기에 포함된 문화는 간호사가 미국 임상현장에서 대부분 접할 수 있는 사람들의 문화를 대표한다.

7판에서 선택한 문화집단의 간호에 대한 임상적 배경과 전문지식을 가진 저자들을 다시 선별하였다. 우리는 책의 시작부터 작업을 함께 했던 몇 몇 저자들을 죽음으로 잃었다. 우리는 그들의 기억 속에 계속 존재한다. 많은 장이 민속 유산, 즉 문화집단을 실제로 대표하는 공헌한 저자들에 의해 집필되었다. 저자들은 독특하고 다양한 문화를 대표하는 사람들 일뿐 아니라 해안에서부터 대륙에 이르는, 캘리포니아에서 부터 알라스카, 하와이까지 실제로 북미 대륙에 걸쳐 대표성을 갖는데 공헌한 저자들이다. 따라서 사정모델은 그 문화집단에 전문지식과 민감성을 가진 간호사가 다양한 문화상황에서 대상자에게 적용할 수 있고, 간호사가 문화적으로 적절하고 역량있는 간호를 제공하는 간호전략으로도 적용할 수 있다.

1판이 불어로 번역되어서, 북부 쪽 사람의 몇 몇 문화적 특성(캐나다 퀘백 사람)을 포함하게 되었다. 이런 점이 책을 출간하도록 하였고, 1998년에 〈Canadian Transcultural Nursing〉가 출간되었다. 이번 7판에서 나는 현재 우리 인구집단에서 높은 비율을 차지하는 문화집단을 선택하려고 했다. 미국의 다양한 모든 문화집단을 발견하는데 가치를 두지만, 지면과 재정적 문제로 가장 일반적인 집단을 선택하게 되었다.

1판을 출판한 이후, 다양한 임상현장에 있는 대상자에게 사용할 수 있도록 쉽게 검색할 수 있고, 사용하기 편한 사정도구가 있는 책을 개발해 왔다. Giger와 Davidhizar 모델은 1,000개 이상의 새로운 간호, 의학, 관련 건강교재에서 인용, 발췌, 수정되어 왔다. 우리 모델은 임상 훈련을 넘어 널리 적용 가능하다. 이 책은 과거 RN-NCLEX와 현재 RN-CAT을 개발하는 시험문항 타당도를 검증하는 교재로서 다년간 교육평가원(Education Testing Service) 도서에 포함되어 왔다. 나는 문화로써 건강격차와 불평등의 명백하고 정확한 정의를 추가하였다, 처음에 우리는 약대 동료, Henry Lewis III, PharmD 를 포함하였고, 그 결과, 우리는 민족의 민간요법을 더 잘 이해하게 되었다.

이 책은 대상자 중심 간호에 적용할 수 있는 다문화 개념의 지식 개발에 관심 있는 모든 간호사와 간호학생들을 위해서 일차적으로 집필하였다. 그러나 새로 출판된 책은 다문화 건강간호에 대한 간호학적 관점은 물론 총체적인 생명공학적 접근을 제공하기 때문에 심리학, 사회학, 의학과 인류학과 같은 다른 학문에도 적용할 수 있다고 본다.

다문화 간호를 위한 나의 헌신 속에서, 나는 확장된 연구를 통하여, 가능한 문화적으로 민감해지려 하고 독자들, 특정 인종, 문화, 종교 그룹을 불쾌하지 않게 하려고 다시 모든 노력을 기울였다. 이런 일을 예방하기 위해 사소한 것에도 주의를 기울였지만, 문헌과 연구 결과는 개인적으로 다르게 해석될 수 있다고 본다. 혹시 이 책의 내용에서 독자가 잘못된 내용을 발견하게 된다면 용서를 청하며, 간호연구자, 임상전문가, 학문하는 사람으로서 우리는 사실적 정보를 제공하는 것이 유일한 목적이라는 것을 독자에게 밝힌다.

CONTRIBUTORS

CONTRIBUTORS

Susan J. Appel, PhD, ACNP-BC, FNP-BC, CCRN, FAHA
Professor
School of Nursing
University of Alabama at Tuscaloosa
Tuscaloosa, Alabama

Najood G. Azar, PhD, RN
Assistant Professor
School of Nursing
Azusa Pacific University
Azusa, California

Chyi-Kong (Karen) Chang, RN, MSN, PhD
Associate Professor
School of Nursing
Purdue University
West Lafayette, Indiana

Anita Renau Bralock, PhD, CNM
President & CEO
Bralock and Associates Consultancy
Los Angeles, California

Brenda Cherry, MSN, RN, FNP
Associate Professor
Professor Emerita
Georgia Perimeter College

Yoshiko Yamashita Colclough, PhD, RN
Assistant Professor
College of Nursing
Montana State University
Bozeman, Montana

Tina D. DeLapp, EdD, RN FAAN
Emeritus Professor
School of Nursing
University of Alaska—Anchorage
Anchorage, Alaska

Dawn Liam Doutrich, PhD, RN, CNS
Associate Professor of Nursing
Founder and Director, Linfield Transcultural Nursing
Program
Washington State University
Vancouver, Washington

Jai Bun K. Earp, PhD, ARNP, FNP-BC, CNE
UAB Gerontology Scholar
Professor & Associate Dean
Graduate Program
School of Nursing
Florida A&M University

Christina R. Esperat, RN, PhD, ARNP, BC, FAAN
Professor and Assistant Dean for Practice and Research
School of Nursing
Texas Tech University, Health Sciences Center
Lubbock, Texas

Miguel A. Franco, PhD
Staff Psychologist, Student Affairs
Assistant Professor of Psychology
Notre Dame University
Notre Dame, Indiana

Deborah R. Gillum, RN, MSN, PhD, ANP, FNP
Dean, School of Nursing
Assistant Professor
Bethel College
Mishawaka, Indiana

Elizabeth W. Gonzalez, PhD, APRN-BC
Associate Professor
College of Nursing & Health Professions
Drexel University
Philadelphia, Pennsylvania

Linda G. Haddad, RN, PhD, FAAN
Associate Dean
Academic Affairs
College of Nursing
University of Florida
Gainesville, Florida

Catherine E. Hanley, RN, BSN, MPH, FAAN, FACHE
Hospital and Health Care Consultant
Flagstaff, Arizona

Anita Hunter, PhD, MSN, RN
Associate Director of Nursing Programs, College of Nursing
Washington State University—Vancouver Campus
Vancouver, Washington

Razia Askaryar Iqbal, PsyD
Clinical Psychologist and Program Director
Jewish Family and Children Services, East Bay
Walnut Creek, California

Kira Ann Lass, MSN, RN, CNS, CCRN
Interventional Radiology
Eden Medical Center
Castro Valley, California
Henry Lewis, III, PharmD
President & CEO
Lewis and Associates
Tallahassee, Florida

Juliene G. Lipson, PhD MA, RN, FAAN
Professor Emerita
Community Health Systems
University of California—San Francisco
San Francisco, California

Cheryl M. Martin, RNC, WHNP, PhD
Associate Professor
School of Nursing
University of Indianapolis
Indianapolis, Indiana

Scott Wilson Miller, RN, MS
Clinical Coordinator, Surgical Services
Ambulatory Surgery Unit, Olson Pavilion
Northwestern Memorial Hospital
Chicago, Illinois

Sherrica Miller, PhD(c), PNP
Doctoral Student
University of California at Los Angeles
Los Angeles, California

CONTRIBUTORS

CONTRIBUTORS

Linda McMurry, DNP, RN, NEA-BC
Executive Director
Larry Combest Community Health and Wellness Center
Lubbock, Texas

Cordelia Chinwe Nnedu, PhD, RNc, WHCNP
Professor, Department of Nursing
School of Nursing & Allied Health
Tuskegee University
Tuskegee, Alabama

Cheryl Smythe Padgham, DNP, RN, WHNP,-BC
President & CEO
Padgham & Associates
Newport Beach, California

Donna C. Owen, PhD, RN, CNE
Professor
School of Nursing
Texas Tech University Health Sciences Center
Lubbock, Texas

Mary Reidy, RN, BN, MSC, PhD
Associate Professor Emerita
School of Nursing
University of Montreal
Quebec, Canada

Cynthia C. Small, DNP, MSN, RN, APRN, BC, FNP
Instructor Emerita
Lake Michigan College
Lakeland Regional Health Systems
Benton Harbor, Michigan

Linda S. Smith, PhD, MS, RN, CLNC
Affiliate Faculty
Idaho State University
Vice President for Research
Data Design, Inc.
Horseshoe Bend, Arkansas

Ora L. Strickland, PhD, RN, FAAN
Dean and Professor
College of Nursing and Health Sciences
Florida International University
Miami, Florida

Huaxin Song, PhD
Sr. Research Associate
Texas Tech University Health Sciences Center
Lubbock, Texas

Marilyn Oreta Uvero, PhD(c), Ed.D, MSN, RN
Uvero & Associates Consultancy
Long Beach, California

Mary Grace Umlauf, PhD, RN
Professor Emerita
Capstone College of Nursing
University of Alabama at Tuscaloosa
Tuscaloosa, Alabama

Thad Wilson, PhD, RN, FAAN
Executive Associate Dean
The University of Iowa
College of Nursing
Iowa City, Iowa

ELSEVIER

메디컬사이언스
MEDICAL SCIENCE

차례

CONTENTS

PART I
다문화 사정과 중재 모델

PART II
다문화 사정과 중재 적용

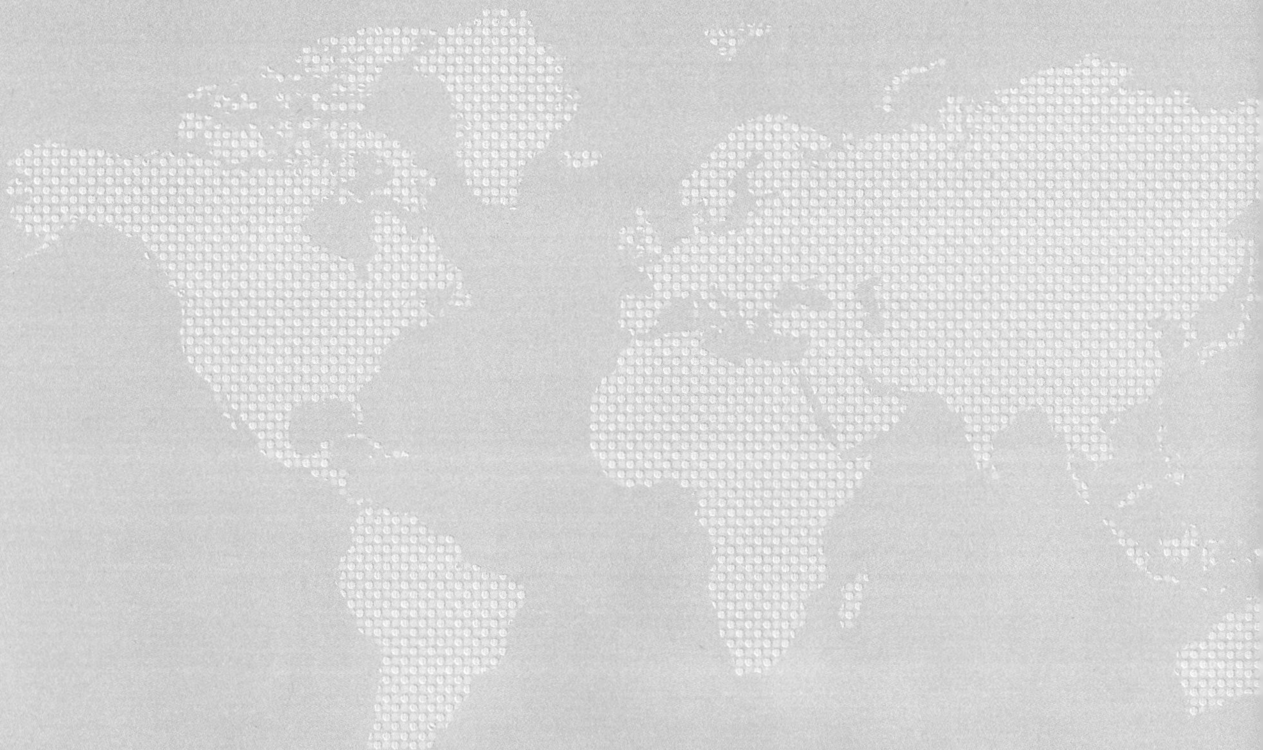

PART I

다문화 사정과 중재 모델

Framework for Cultural Assessment and Intervention Techniques

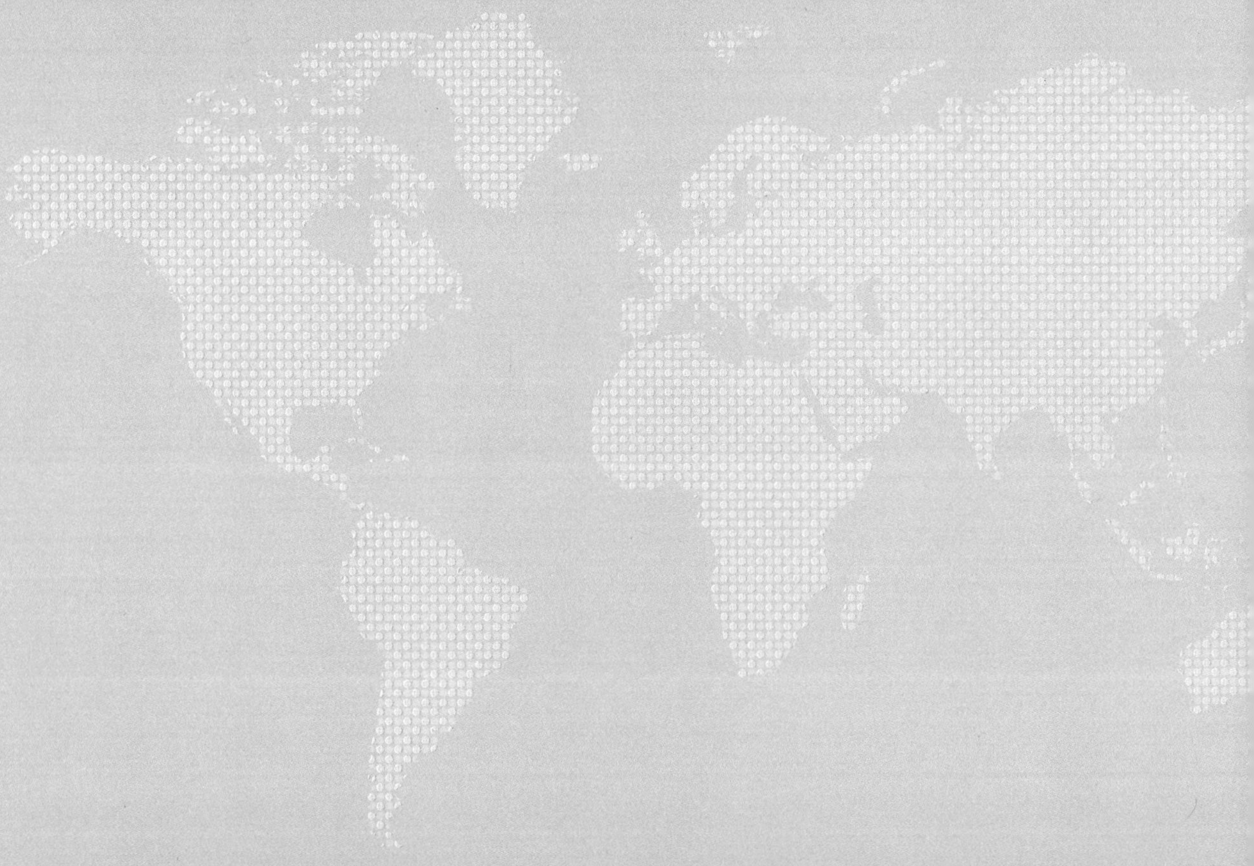

CHAPTER 1

다문화 간호

Introduction to Transcultural Nursing

문화 간호이론은 다문화 대상자를 위한 임상적 접근으로 기존 이론들에 비해 비교적 최근에 대두되었다. 1960년대 중반 횡문화 간호이론을 개발한 Madeleine Leininger (1977, 1991)에 따르면 이 분야의 간호학과 학생들의 교육은 이제 막 중요한 결과를 내기 시작하고 있다. 오늘날 인간의 삶과 가치에 대해 더 깊이 이해하는 간호사들이 적절하고 개별화된 임상적 접근을 위해 문화적 감수성을 발달시키고 있다. 이미 미국과 캐나다에서는 간호학 교육과정에 문화 간호개념을 반영하고 있다.

1974년에 설립된 문화간호협회(Transcultural Nursing Society)는 문화 간호의 개념과 석사 과정의 문화 간호교육에 대한 관심을 촉구하고 있다(Giger & Davidhizer, 2002; Wenger, 1989). 이 협회는 출범 이후 전 세계 여러 지역에서 매년 개최되는 문화 간호 회의에서 문화 간호에 대한 노력을 촉진해 왔다. 문화 간호에 관한 자격증 교육과정을 추진한 결과 미국과 캐나다에서 많은 간호사가 학위를 수여받았다. 1988년 10월 이탈리아 벨라지오에서 록펠러 재단의 후원을 받은 국제 학회에서는 국제건강간호관리를 촉진하는 대회를 개최하였다. 또한 협회에서는 Transcultural Nursing Society Newsletter와 Journal of Transcultural Nursing, International Journal of Nursing Studies, International Nursing Review를 발간하고 있다. 타 문화권 대상자 접근에 관한 연구가 빠르게 증가하고 간호사들이 문화 연구논문을 발간하고 있지만, 아직까지는 포괄적 간호사정을 위한 체계적인 방법을 제공하는 문화 간호이론이 많지 않다(Brink, 2001a, 2001b; Leininger, 1985a, 1985b, 1991; Spector, 1996; Tripp-Reimer, 1984a, 1984b; Tripp-Reimer & Dougherty, 1985; Tripp-Reimer & Friedl, 1977).

1 문화의 정의
CULTURE DEFINED

문화(culture)는 사회 종교적 체계 또는 지적·예술적 발현을 통해 마음에 각인된 결과이며, 시간이 지나면서 진화되어 되풀이되는 일종의 행동반응이다. 문화는 또한 선천적 영향력도 있지만 대부분 내·외부 환경 자극에 영향을 받은 후천적 기전의 결과이다. 문화는 동일한 문화집단의 구성원이 공유하는 가치·신념·규범·관습으로 형상화된다. 문화는 우리의 사고·행위·존재를 지배하고, 우리가 누구인지를 나타내는 반복적 표현이다. 이런 일정한 표현양식은 한 세대에서 다음 세대로 전승된다. Leininger (1985a, 1985b, 1991), Leininger와 McFarland (2006), Spector (2008), Andrews와 Boyle (2008)은 문화를 다르게 정의한다. Leininger (1985a, 1985b, 1991), Leininger와 McFarland (2006)에 따르면, 문화는 학습되고 공유되는 특정 집단의 가치·신념·규범·관습이고, 이는 일정한 방법으로 생각·결정·행동하게 한다. Spector (2008)는 가치·신념·태도·복장·언어·행동과 같은 비신체적 특성에 근거를 둔 초(超) 커뮤니케이션 체계(metacommunication system)가 문화이며, 집단의 구성원은 문화를 공유하고, 문화는 한 세대에서 다음 세대로 전승된다고 주장한다. Andrews와 Boyle (2008)는 문화는 지각하는 것, 행동하는 것, 외부 환경을 평가하는 독특한 방식을 나타내는 것이며, 가치·신념·관습을 결정하는 것과 같은 청사진을 제공하는 것으로 보았다. 정의가 어떻든 간에 문화는 역동적이고 변화무쌍하며 능동적이거나 수동적인 변화의 개념을 내포하고 있다.

문화적 가치는 특정 문화가 오랜 세월에 걸쳐 적절한 것으로 수용되어 온 독특한 표현으로 자신감과 자존감을 갖게 하는 행동과 결정을 이끌게 한다. Leininger (1985a, 1991)는 문화적 가치란 행동하거나 인식하는 데 있어 개인이 원하고 선호하는 방식의 직접적인 결과로 발전되어 문화를 지탱하고 행동과 결정을 지배하는 것이라고 보았다.

2 문화 간호 지식의 필요성
THE NEED FOR TRANSCULTURAL NURSING KNOWLEDGE

인구통계학은 운명이고, 인구통계학적 변화는 실존이며, 인구통계학적 감수성은 피할 수 없는 사실이라고 생각한다. 미국은 급속하게 다문화, 다원론적 사회가 되고 있어 2010년 미국 인구의 72.4%는 유럽계 혈통의 백인, 아프리카계 미국인 14%, 히스패닉계 미국인 17.3%, 아시아계 미국인 4.8%, 아메리칸 인디언 0.9%로 보고되고 있다(U.S. Department of Commerce, Bureau of the Census, 2010; Census Briefs, 2011). 2020년경에는 미국 인구의 53%만이 유럽계 혈통일 것으로 예측되며, 2021년 경에는 아시아계와 히스패닉계 미국인의 수는 지금의 3배, 아프리카계 미국인의 수는 2배가 될 것으로 보고 있다(U.S. Department of Commerce, Bureau of the Census, American Community Survey, 2009).

임신, 출산, 사망에 관한 2010년도 인구조사가 정확하다면 2070년경에는 '순수 혈통'의 유럽계 백인을 분류해 내는 것은 거의 불가능할 것으로 보인다(U.S. Department of Commerce, Bureau of the Census, 2010; Census Briefs, 2011). 이러한 통계자료를 볼 때, 간호사는 변화하고 있는 다문화 사회에 서둘러 적응할 필요가 있다.

21세기는 문화적으로 적절한 역량 있는 간호를 제공하는 것은 다수의 간호사에게 복잡하고 어려운 일이 될 수 있다. 간호학, 의학, 호흡기 치료사 같은 보건의료계열 교육과정에서 문화적으로 적절한 역량 있는 간호법은 거의 가르치지 않는다. 그 결과 보건의료 환경에서 다양한 문화적 배경을 가진 환자를 맞닥뜨리게 되면 정확하게 사정하지 못하고, 대상자의 문화에 맞는 적절한 서비스를 제공하지도 못한다.

문화적 역량을 갖춘 간호사로 교육시키는 것은 교육프로그램 개발이라는 개인적인 측면 외에 의료 기관에도 부담이 될 수 있다. 이러한 책임이 어디에 있든지 간호사는 문화에 대한 이해와 역량 있는 간호를 위한 중재 내용을 개발해야 한다.

이렇게 인구학적으로 급변하는 사회 속에서 문화적으로 적절한 간호의 가치와 중요성을 인식하지 못하는 간호사는 유능한 간호행위자가 되는 것이 불가능하다. 예를 들어, 아프리카계 미국인의 당뇨병 관리 전략이 베트남계 미국인이나 이탈리아계 미국인의 당뇨병 관리 전략과 차별화된 점이 있다는 것을 모르는 간호사는 대상자에게 적합한, 차별화된 방식의 건강관리 행위를 찾고자 노력하지 않을 것이다. 간호사가 인종, 종교, 문화, 문화유산을 고려할 때 대상자에 대한 민감성은 더욱 높아질 것이다. 이것은 인종, 민족성이나 문화 미덕을 그대로 따르는 방식으로 대상자를 간호하는 것은 아니다. 다국적 문화집단이 많은 만큼 특정 인종, 문화, 집단 내의 변화도 많으므로 간호사가 문화의 중요성을 눈여겨볼 때 더욱 정확한 통찰력을 가지고 대상자에게 접근할 수 있다.

문화의 차이를 배워야만 하는 시기가 도래했다. 건강관리 전문가로서, 간호사는 모든 사람이 양질의, 문화적으로 적절한, 그리고 문화적 역량을 갖춘 의료 서비스를 동등하게 받을 수 있도록 앞서 나아가야 한다. 이는 오직 문화적으로 다양한 간호를 통해서만 성취될 것이다.

3 문화사정
CULTURAL ASSESSMENT

비간호 모델

전문 간호사는 다문화 사회에서 대상자의 문화적 배경에 상관없이 대상자 개개인에게 문화적으로 적절한 간호를 하도록 준비해야 한다. 문화적으로 적절한 간호를 하려면 개인의 건강과 질병행위에 영향을 주는 요인들을 알아야 한다(Tripp-Reimer, Brink & Saunders, 1984). Affonso (1979)는 문화적 사정법이 부정적으로 판단될 수 있는 행동에 의미를 부여할 수 있다고 하였다. 즉, 간호사가 문화적 행위를 부적절하다고 인식하면, 간호사는 대상자의 문화적 행위의 의미에 당황할 수 있다.

문화 간호이론이 연구에서 보고되었지만(Affnso, 1979; Leininger, 1991), 이 이론을 실제로 적용하는 데 필요한 간호사정 도구들은 일관성이 없다. 문화사정에 사용된 매우 설명력 있는 도구 중 하나는 Murdock 등(2004)의 Outline of Cultural Materials이다. 그러나 이 도구는 문화 집단의 민족학적 해석에 관심 있는 인류학자를 위해 개발된 것으로, 88개의 범주를 포함하고 있지만 전문 간호사를 위해 개발된 것이 아니라서 간호과정의 체계적 적용이 어렵다. 다른 사정 도구로 Brownlee (1978)의 Community, Culture, and Care: A Cross-Cultural Guide for Health Workers가 있다. Brownlee의 연구는 건강 분야에 특정한 관심을 가지고 지역사회의 실제 사정과정에 기여하였으며, '무엇을 알아낼 것인지, 왜 그것이 중요한지, 어떻게 그것을 할 수 있는지' 등의 세 가지 관점을 다루었다. 이 사정 도구는 보건의료인이 사용하려고 개발되기는 하였으나 간호사정 도구는 아니며 대상자 개개인에게 적용하기에는 너무 광범위하고, 어렵고, 세부적이라는 비판을 받고 있다.

간호 모델

Leininger(1991; Leininger & McFarland, 2006)는 횡문화 간호란 '사람들의 문화적 가치, 신념, 실무들을 근거로 하는 인간 간호, 건강, 질병에 가치를 두고 문화들 사이의 차이점과 공통점에 초점을 둔 인간적이고 과학적인 영역의 정식 학문이자 실무'라고 하였다. Leininger (1991)의 횡문화 간호의 궁극적 목표는 대상자를 문화적으로 규명하고, 이에 일치하는 간호를 제공하기 위한 적절한 지식의 활용이다. Leininger (1985a, 1985b; Leininger & McFarland, 2006)는 이러한 이론적 관점에서부터 포괄적인 횡문화 이론과 사정 모델을 설명한다. 이 모델은 30년이 넘도록 다양한 문화에 건강간호가 무엇을 의미하는지를 발견하고 이해하는 측면에서 간호사를 지원해 주고 있다. Leininger의 해돋이 모델은 간호가 해 뜨는 모습으로 상징화되며, 4단계 초점으로 묘사되고 있다. 모델 상단에 있는 원 내부는 언어와 환경을 통해 간호와 건강에 영향을 미치는 세계관적 요소들로 모델의 아래쪽 절반에 위치하는 대상자, 전문가, 간호체계와 하부 조직에 영향을 미친다. 또한 모델에는 각 수준에서 건강관리를 연구할 수 있는 추상적 개념과 및 분석 수준이 포함되어 있으며, 미시적·중시적·거시적 관점 등으로 다양한 문화적 현상을 연구하게 한다(Leininger, 1985a, 1985b). Leininger의 모델은 또 다른 문화 관련 간호 모델과 도구들의 발전에 선구자적 역할을 하고 있다(Bloch, 1983; Branch & Paxton, 1976; Orque, 1983; Rund & Krause, 1978).

문화적으로 특수한 모델

Tripp-Reimer 등(1984)은 문화 모델들이 주목할 만한 차이점이 있는지를 파악하기 위하여 선택된 모델과 도구들을 분석한 결과 대부분 문화적 사정 지침들은 유사하다고 보았다. 왜냐하면 사정 지침이 주요 변수인 문화적 범위(domain) 내에서 규명하기 때문이다. 문화적으로 적절한 9개의 모델과 지침들을 분석한 결과(Aamodt, 1978; Bloch, 1983; Branch & Paxton, 1976; Brownlee, 1978; Kay, 1978; Leininger, 1977;

Orque, 1983, Rund & Krause, 1978; Tripp-Reimer, 1984b), 각각의 지침 속에 똑같은 2가지 한계가 있다고 지적하였다. 첫 번째는 너무 많은 문화 요소를 포함해서 궁극적으로 '문제의 핵심'에 접근하지 못한다는 것과 두 번째는 표준 자료에서 대상자만의 고유 자료를 분리해 내기 어렵다는 것이다.

간호진단의 사용

간호사가 문화적으로 적절한 간호진단의 가치를 이해하지 못하면 문화 간호에 대한 상대적 중요성을 이해할 수 없을 것이다. Geissler(1991)는 북미 간호진단협회(NANDA)의 진단분류체계가 다양한 인종에 적용하는 데 문화적으로 적절한 사정 도구인지에 대한 연구를 하였다. 문화적 적절성을 증명하기 위해 3개의 간호진단, (1) 언어적 의사소통 결핍; (2) 사회적 고립; (3) 문화적으로 다양한 상황에서의 불이행을 분석하였다. 254명의 간호사로 이루어진 연구 참여자들은 다문화 간호 분야에서 전문가들로, 문화간호협회나 문화적 다양성에 관한 미국간호사연합협의회(American Nurses Association Council on Cultural Diversity) 회원이었다(Geissler, 1991). 이 연구를 통해 Geissler는 간호진단에 대한 결과를 다음과 같이 기술하고 있다.

- 제공자보다는 대상자에 초점을 둠으로써 다른 문화와 관련된 관점을 인식하지 못하는 경향이 있다(제공자가 표현한 관점들).
- 간호진단이 일반화되면서 다문화 환경에서 적용될 때 비서구 의학 모델이 '비정상적인' 것으로 간주되고 중재가 필요한 것으로 고정화할 가능성이 크다.
- 잘못된 꼬리표가 붙은 현상들과 관계되는데, 이는 정치적·사회적·심리적·경제적 요소들의 표출이라기보다 현실에서 문화적 불협화음의 표출로 나타날 수 있는 것들이다.

Geissler(1991)는 NANDA 간호진단 중 '문화 차이와 관련된 의사소통의 결핍'은 언어적 문화 차이를 인지하지 않는 제공자 위주의 대표적 진단의 예라고 보았다. '언어적 의사소통 결핍'은 다양한 언어를 사용하는 대상자의 의사소통과 능력이 결핍되었음을 내포하고 있으며, 결핍을 만드는 원인적 요소들이 배재되어 있다(Giger, Davidhizar, Evers & Ingram, 1994). 간호사가 사용하는 언어와 다른 언어를 쓰는 개개인이 두 가지 언어를 사용하거나 특정 언어를 이해하고 있다면 유창하게 의사소통할 수 있다(Giger et al., 1994). Geissler(1991)는 동일한 상황에서 대상자가 '언어적 결핍'이라면, 간호사 역시 언어적 결핍일 것이며, 초기 간호 문헌에서 '언어적 의사소통의 결핍'은 필수 사정 요소로 확인된 비언어적 의사소통의 문제에 적절히 대처하지 않은 결과로 보았다(Giger & Davidhizar, 1990, 1994).

Geissler(1991)는 다양한 문화의 대상자에게 적용하기 위해서는 사회적 고립, 불이행과 관련된 간호진단에 더 구체적이고 뚜렷한 특징들이 필요하며 불이행(non-compliance)보다는 오히려 비고수(non-adherence)가 적절하다고 보았다. 왜냐하면 문화적 불협화음의 행동결과를 '비고수'가 더 정확하게 반영할 수도 있기 때문이다. 동시에 불이행이라는 부적절한 꼬리표가 붙은 건강간호 수혜자가 경험하는 죄의식을 비고수라는 용어를 사용함으로써 없앨 수 있다.

4 Giger와 Davidhizar의 문화 사정 모델
GIGER AND DAVIDHIZAR'S TRANSCULTURAL ASSESSMENT MODEL

문화적 변수들과 그 변수가 건강과 질병행위에 미치는 영향을 평가하는 실제적 사정 도구에 대한 요구를 충족하고자 문화사정 모델을 제시한다. 이 모델은 문화역량 간호를 제공할 수 있는 포괄적 사정을 포함하되 사정에 걸리는 시간은 최소화시켰다. Giger와 Davidhizar의 문화 간호사정 모델의 메타패러다임은 (1) 문화 간호와 문화적으로 다양한 간호; (2) 문화역량 간호; (3) 문화적으로 독특한 개인; (4) 문화적으로 민감한 환경; (5) 문화적으로 특별한 질병과 건강 행위에 근거한 건강과 건강상태를 포함한다.

문화 간호 정의

Giger와 Davidhizer의 문화사정 모델(1990, 2002)은 대상자중심이자 연구에 초점을 둔 문화적으로 역량 있는 실무영역이다. 간호사는 대상자중심 간호를 제공하는 데 문화가 영향을 미칠 수 있다는 것을 아는 것이 중요하다. 비록 문화간호는 대상자중심이라고 여겨지지만, 간호사들은 문화가 대상자의 관점과 제공되는 간호에 영향을 끼친다는 것을 기억하는 것이 중요하다.

간호사는 모든 개인은 문화적으로 독특하다는 전제에 예외를 두면 안 된다. 문화적으로 적합한 간호를 하려면, 간호사 자신의 문화적 독특성과 세계관을 대상자에게 투사해서는 안 된다. 간호사는 자신의 문화적 신념과 가치를 대상자의 신념과 가치와 분리하기 위해서 세심하게 주의해야 한다. 문화적으로 민감한 간호를 하기 위해서 개인은 여러 세대에 걸쳐서 학습하고 전수받은 경험, 신념과 가치의 산물이며 독특하다는 것을 기억해야 한다.

간호사는 자민족중심주의가 되는 것을 피하기 위해 전문직 간호란 '문화적으로 자유로운' 것이 아니라 '문화적으로 결정된' 것임을 반드시 인식하고 이해해야 한다(Stokes, 1991). 왜냐하면 문화적 결정과 문화적으로 민감한 간호를 제공하는 것 사이에는 상호 관련이 있기 때문이다. 문화 간호사는 문화적으로 합당한 정보에 근거해서 대상자의 요구를 사정, 진단, 계획, 수행과 평가를 해야 한다. 이러한 이념은 특정 문화집단 내에 있는 모든 개인이 비교적 예측이 가능한 동일한 양상으로 생각하고 행동할 것이라고 가정하지 않는다. 통찰력이 뛰어난 간호사는 다문화 집단만큼 한 문화집단 내에도 많은 다양성이 있음을 반드시 기억해야 한다. 그럼에도 불구하고 문화 간호의 주요 목표는 문화적으로 적절하고 역량 있는 간호를 위해서 대상자와 관련된 문화적 사실을 발견하는 것이다.

문화 간호가 학문적·경험적 배경에 상관없이 특별히 교육받은 사람들과 간호사에게 있어서 고도로 특화된 분야가 되고 있을지라도, 문화적으로 적절한 간호를 위해서는 반드시 문화 지식을 사용해야만 한다. 문화 간호 분야에서 준비 여부와 상관없이 대상자의 간호를 위임받은 모든 간호사는 성, 인종, 종교에 대한 편견에서 벗어나 문화적으로 민감한 간호를 하도록 노력해야 한다.

문화적으로 다양한 간호

문화적으로 다양한 간호(culturally diverse nursing care)는 문화적으로 적절하고 역량 있는 간호를 하는 데 필요한 간호 접근의 다양성과 관련된다. 간호사는 급속하게 변화하는 이질적 집단을 대상으로 문화적으로 적절하고 역량 있는 간호를 하기 위해 능숙하고 세련된 방식으로 문화 지식을 활용해야 한다. 문화적으로 다양한 간호는 모든 문화집단에 의사소통, 공간, 사회조직, 시간, 환경통제, 생물학적 차이 등의 여섯 가지 문화적 현상을 고려해야 한다(그림 1-1, 1-2).

문화적으로 역량 있는 간호

문화에 대해 깊이 인식할수록 문화역량(cultural competence)이 증진될 것이다. 문화와 마찬가지로 문화역량에 대한 정의도 다양하다. Purnell과 Paulanka (2008)는 '문화역량'은 건강관리전문가가 돌보아야 할 대상자에게 자기의 존재, 감정, 사고와 환경들이 지나친 영향을 주지 않도록 이런 요인들에 대해 지속적으로 성찰하는 행동으로 대상자의 문화에 따르는 간호적응이라고 보았다. 부언하면 문화역량은 무의식적인 과정이며 순차적으로 나타날 수 없는 것이다(Purnell & Paulanka, 2008).

Smith (1998b)에 따르면, 문화역량은 간호할 사람과 제공한 서비스에서 보여주어야 할 자각, 지식, 기술, 상호작용, 민감성의 지속적인 과정이다. 문화역량이란 간호사가 대상자의 유병률과 사망률의 개선, 대상자

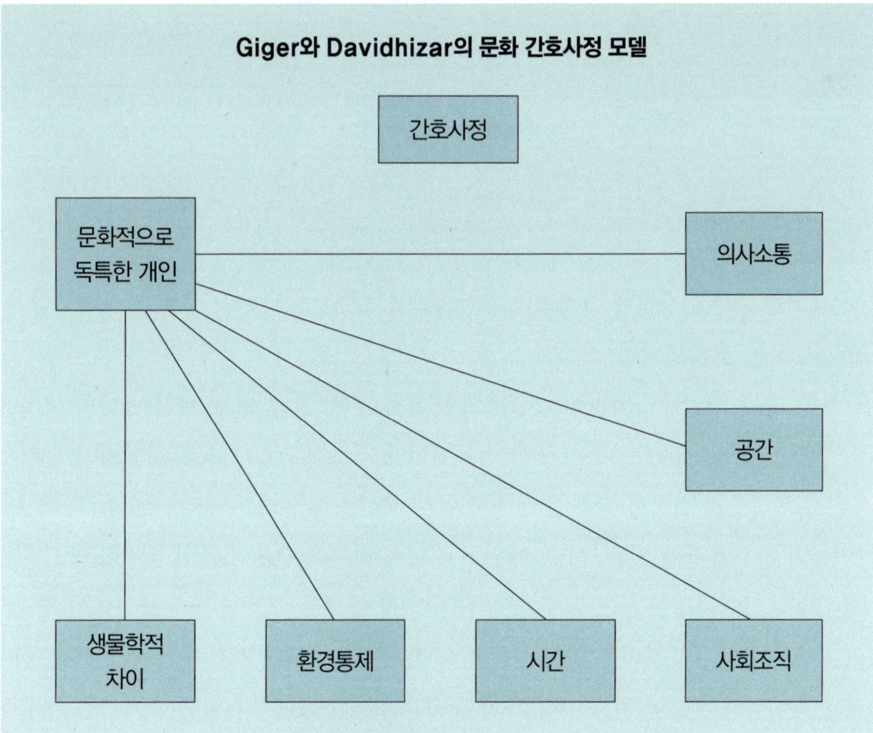

그림 1-1 간호 관리와 간호 실무에서 문화현상 적용하기

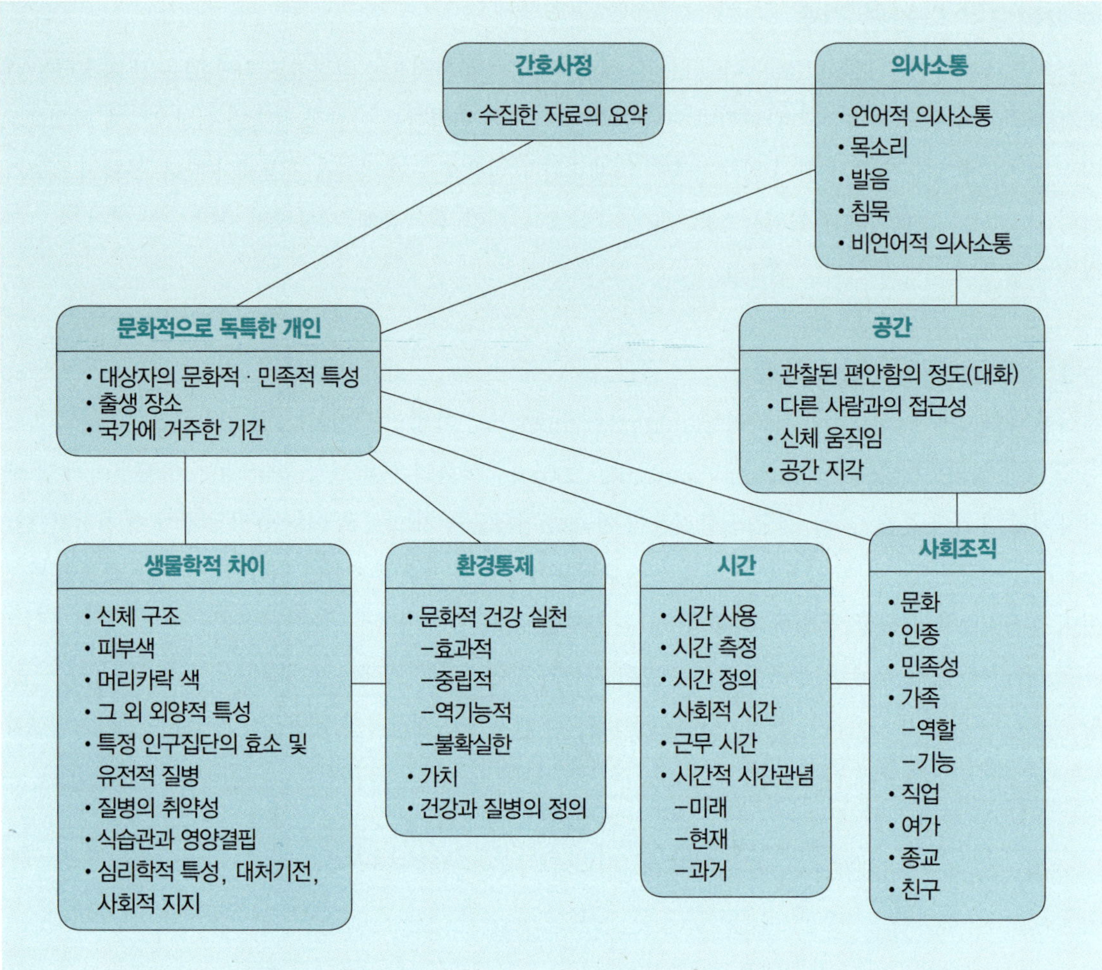

그림 1-2 Giger와 Davidhizar의 문화 간호사정 모델 조직도

만족감 증진, 전문적인 수준 향상처럼 긍정적인 건강결과를 가져오도록 간호 중재를 변환시킬 수 있는 기술, 실무와 태도를 추구하는 것을 말한다.

문화역량은 개인, 집단, 건강관리기관이 대상자의 문화적 유산, 신념, 태도, 행동에 대한 지식에 근거한 의미 있고 유용한 건강전달 전략을 발견하기 위한 역동적이고 지속적 과정이다. 문화역량을 발전시키려면, 건강관리전문가는 문화적으로 적절한 간호 모델에서 얻은 지식을 활용하는 것이 필요하다. 더구나 문화역량은 보다 높은 인식과 정신 운동성 기술, 태도, 개인적 신념의 더욱 세련된 수준의 정제를 암시한다. 문화역량의 달성은 인종, 민족, 사회학적인 성 정체성, 생물학적인 성 정체성, 문화유산에 상관없이 통찰력이 예리한 간호사 개인의 최적의 건강을 증진하기 위한 의미 있는 중재를 고안하는 것을 도울 수 있다. 문화역량에 관한 적절한 정의를 조사하는 것은 흥미롭다. Braithwaite와 Taylor(2001)가 집필한 글에서 Cohall과 Bannister(2001)는 Giger와 Davidhizer가 사용한 '문화역량' 정의를 인용하였다.

Giger와 Davidhizer는 미국간호학회의 문화역량 전문가 패널(2007)의 동료와 함께 문화역량 간호기술을 사용하여 건강 불균형을 해소하는 방법을 설명하는 중요한 합의문을 개발하기 위해 주도적인 역할을 하였다. 이 전문가 패널은 인종/문화 그룹 간의 건강 불균형을 제거할 뿐만 아니라 특정 그룹에 적합한 문화역량 간호기술을 사용할 수 있도록 의료 전문가들을 지원하기 위해 12개 합의된 권고안을 제시하였다.

문화적으로 독특한 개인

문화적으로 역량 있는 간호를 하기 위해서 각 개인은 문화적으로 독특한 경험, 문화신념과 문화적 기준의 산물이라는 것을 기억해야 한다. 문화적 표현은 유형화된 반응으로 나타나고 개개인에게 독특한 정체성을 준다(그림 1-2). 문화적 인종집단 내에 많은 다양성이 있을지라도, 특수한 문화집단과 관련된 일반 기준 자료에 대한 지식은 문화적으로 적절한 간호를 하기 위한 출발점이다.

문화적으로 민감한 환경

다양한 임상현장에서 문화적으로 다양한 건강관리를 제공한다. 1차, 2차, 3차 건강관리를 고려하지 않더라도 문화적으로 적절한 정보에 관한 지식은 간호사가 각 대상자에게 독특한 치료계획을 수행하는 데 도움을 줄 것이다.

문화 변수와 문화가 건강과 질병행위에 미치는 효과를 평가하기 위해 간호에 적용할 수 있는 실무사정 도구가 부족하므로, 이 책에서 간호사가 문화적으로 적절한 간호를 하는 데 도움을 받을 수 있는 6가지 기본 문화현상을 평가하는 체계적 접근 전략을 제시하였다. 비록 6가지 문화적 현상을 모든 문화집단에서 관찰할 수 있어도 문화 간의 적용은 다양하다. 따라서 이러한 영역의 개별적인 사정은 다문화 대상자와 함께 일할 때 필요하다(그림 1-3).

5 Giger와 Davidhizar의 문화 사정 모델의 발전과 개선

DEVELOPMENT AND REFINEMENT OF GIGER AND DAVIDHIZAR'S TRANSCULTURAL ASSESSMENT MODEL

임상과 교육의 적용

Giger와 Davidhizar의 문화사정 모델이 1991년에 소개된 이후 임산부(Giger, Davidhizar & Wieczorek, 1993), 수술 대상자(Bowen & Davidhizar, 1991), 정신과 대상자(Giger, Davidhizar, Ever & Ingram, 1994) 등 다양한 임상영역에서 대상자 간호에 적용되고 있다.

Spector(1993)는 문화유산 모델(Cultural Heritage Model)과 통합해서 문화사정 모델의 유용성을 제시하였다. Potter와 Perry의 기본간호학 교재에 실린 이 두 모델의 조합(그림 1-4)은 문화적으로 역량 있는 간호를 전인적인 방법으로 제공하기 때문에 독창적이다. 부언하면 Spector (1996)는 비록 다른 계층별 배열이

Giger와 Davidhizar의 문화 간호사정 모델

문화적으로 독특한 개인

1. 출생지
2. 문화적 정의
3. 인종
4. 국가에 거주한 기간(필요시)

의사소통

1. 목소리
   A. 강한, 낭랑한
   B. 부드러운
   C. 보통
   D. 날카로운
2. 발음
   A. 명확한
   B. 불분명한
   C. 사투리
3. 침묵
   A. 드물게
   B. 자주
   C. 기간
      (1) 짧게
      (2) 보통
      (3) 길게
      (4) 관찰되지 않음
4. 비언어적 의사소통
   A. 손 움직임
   B. 눈 움직임
   C. 전신 움직임
   D. 동작(몸짓 gesture, 표정, 자세)
5. 터치
   A. 터치할 때 놀라거나 위축됨
   B. 어려움 없이 터치을 수용함
   C. 어려움 없이 타인을 터치함
6. 질문 사항
   A. 어떻게 당신의 요점을 다른 사람에게 이해시키나요?
   B. 친구, 가족, 지인과 대화하기를 즐기나요?
   C. 질문을 받으면 대부분 대답하나요?
   (말로, 신체움직임으로 혹은 둘다)
   D. 가족과 상의해야 할 중요한 일이 있을 때, 어떤 식으로 접근하나요?

공간

1. 편안함의 정도
   A. 공간을 침범하면 이동한다.
   B. 공간을 침범해도 이동하지 않는다.
2. 대화할 때의 거리
   A. 0 ~ 46cm
   B. 46 ~ 91cm
   C. 91cm 이상
3. 공간의 정의
   A. 대화하거나 다른 사람 옆에 서 있을 때 편안하게 느끼는 거리를 설명해보세요
   B. 주변에 있는 물건(예: 가구)이 공간감각에 어떤 영향을 주나요?
4. 질문 사항
   A. 가족과 대화할 때 얼마나 가깝게 서 있나요?
   B. 동료나 지인과 대화할 때 얼마나 가깝게 서 있나요?
   C. 낯선 사람이 신체접촉을 하면 어떤 반응을 하나요, 혹은 어떤 기분이 드나요?
   D. 사랑하는 사람이 신체접촉을 하면 어떤 반응을 하나요, 혹은 어떤 기분이 드나요?
   E. 우리가 앉아 있는 거리가 편안한가요?

사회조직

1. 건강상태
   A. 나쁨
   B. 보통
   C. 좋음
   D. 아주 좋음
2. 결혼 상태
3. 자녀 수
4. 부모님의 생존/사망
5. 질문 사항
   A. 사회활동을 어떻게 정의하나요?
   B. 어떤 활동을 좋아하나요?
   C. 취미활동은 무엇인가?, 여가시간에 무엇을 하나요?
   D. 신을 믿나요?
   E. 신을 어떻게 찬양하나요?
   F. 가족 내에서 당신은 어떤 기능을 하나요?
   G. 가족 내에서 당신은 어떤 역할을 하나요?
   (아버지, 어머니, 자녀, 조언자)

그림 1-3 Giger와 Davidhizar의 문화 간호사정 모델

Giger와 Davidhizar의 문화 간호사정 모델

H. 어렸을 때 무엇 혹은 누가 당신에게 가장 많은 영향을 끼쳤나요?
I. 형제자매나 부모와의 관계는 어떤가요?
J. 당신에게 직업이란 어떤 의미인가요?
K. 당신의 과거, 현재, 미래의 직업을 설명해 주세요.
L. 당신의 정치적 견해는 어떻습니까?
M. 당신의 정치적 견해가 건강과 질병에 대한 당신의 태도에 어떻게 영향을 주나요?

시간

1. 시간적 시간관념
   A. 과거 지향적
   B. 현재 지향적
   C. 미래 지향적
2. 시간의 관점
   A. 사회적 시간
   B. 시계 시간
3. 시간에 대한 생리화학적 반응
   A. 밤에 최소 8시간 잠을 잔다.
   B. 일정한 시간에 잠을 자고 일어난다
   C. 일정대로 약을 먹거나 치료를 받는 것의 중요성을 이해한다.
4. 질문 사항
   A. 어떤 종류의 시계를 착용하나요?
   B. 오후 2시에 약속이 있다면 몇 시에 도착하나요?
   C. 간호사가 '약 30분' 내에 약을 투여한다고 말했다면, 간호사실에 전화하기까지 얼마나 오래 기다릴 수 있나요?

환경통제

1. 통제감
   A. 내적 통제감(변화를 일으키는 힘이 내부에 있음)
   B. 외적 통제감(운명, 행운, 기회가 상황에 많은 영향을 미친다고 믿음)
2. 가치 지향
   A. 초자연적 힘을 믿는다.
   B. 마법, 마술, 기도가 변화를 일으킨다고 믿는다.
   C. 초자연적 힘을 믿지 않는다.
   D. 마법, 마술, 기도가 변화를 일으킨다고 믿지 않는다.
3. 질문 사항
   A. 손님들이 얼마나 자주 방문하나요?
   B. 예상치 못한 손님이 방문하는 것이 괜찮은가요?
   C. 당신이 어렸을 때 부모님이나 다른 사람이 당신의 질병을 치료한 방식을 설명해 주세요.
   D. 스스로 혹은 주변의 누군가 당신을 아프게 한 가정용 치료제를 사용한 적이 있나요?
   E. 치료에 도움이 된 가정용 치료제가 있나요? 추후에도 사용할 의향이 있나요?
   F. "좋은 건강"이란 무엇이라고 생각하나요?
   G. 질병 혹은 "불건강한 상태"는 무엇이라고 생각하나요?

생물학적 차이

1. 다음 사항을 포함한 전신 신체검진을 수행하시오.
   A. 신체 구조(작은, 보통, 큰 체형)
   B. 피부색
   C. 흔하지 않은 피부 변색
   D. 머리카락 색과 분포
   E. 기타 외관의 특성(예: 켈로이드, 갈색반점)
   F. 체중
   G. 신장
   H. 혈색소, 헤마토크릿, 흑인이나 지중해인이라면 겸상적혈구 증상 등 진단검사를 확인한다.
2. 질문사항
   A. 가족 내에 흔한 질병은 무엇인가요?
   B. 가족 중에 누구라도 특정 질환에 대해 유전학적으로 취약하다는 말을 들은 적이 있나요?
   C. 가족구성원이 아플 때 가족의 일반적인 행동을 설명해 주세요.
   D. 화가 나면 어떻게 반응하나요?
   E. 어려운 시기에 대처하는 데 있어 누가 혹은 무엇이 도움이 되나요?
   F. 당신과 당신 가족이 좋아하는 음식은 무엇인가요?
   G. 다음과 같은 물질을 먹고 싶다는 이상한 욕구를 느낀 적이 있나요?
      (1) 흰색 혹은 붉은 색 점토?
      (2) 세탁용 전분
   H. 아이였을 때 어떤 종류의 음식을 먹었나요?
   I. 가족들의 기호식품 또는 가족들이 전통음식이라고 생각하는 음식은 무엇인가요?

그림 1-3 Giger와 Davidhizar의 문화 간호사정 모델(계속)

Giger와 Davidhizar의 문화 간호사정 모델

간호사정

1. 대상자가 문화적으로 동화되었는지 또는 자신의 문화적 관습을 준수하는지 주목한다.
2. 간호계획에 자료를 통합한다.
   A. 대상자가 문화적 차이에 대해 이야기하도록 격려한다. 간호사가 다른 세계관을 가진 타 문화권 출신의 사람을 이해하게 된다.
   B. 의사소통 방법을 수용하고 이해하기 위해 노력한다.
   C. 각 개인의 공간에 대한 요구도를 존중한다.
   D. 신을 경배할 권리를 존중한다.
   E. 만나고 싶은 성직자나 영적인 사람이 누구인지 확인한다.
   F. 종교적 행위가 건강, 삶이나 안녕에 영향을 미치는지 확인한다(예: 여호와의 증인은 수혈을 거부할 수 있다. 정통파 유대교인은 소금함유량이 높은 유대인 율법에 따른 음식만 먹으며, 고기를 먹을 때는 우유를 마시지 않는다).
   G. 취미를 확인한다. (특히 재활이나 단기/장기 요양을 위해 간호중재를 수립할 때)
   H. 이러한 분야에서 시간과 가치 지향과 차이점을 존중한다. 시간 엄수를 지킨다면 걱정과 우려가 감소할 것이다.
   I. 대상자의 건강 상태와 개인적 요구에 따라 사생활을 제공한다. (NOTE: 통증에 대한 지각과 반응은 문화적으로 연관되어 있다)
   J. 문화적 건강 습관을 주목한다.
      (1) 효과적인 방식을 확인하고 격려한다.
      (2) 효과가 없는 방식을 확인하고 제한한다.
      (3) 중립적인 방식은 추후에 부작용이 발생하는지 확인하고 결정한다.
   K. 음식 선호도를 주목한다.
      (1) 건강상태가 허락하고 장기적으로 이익이 되며, 영양과에서 제공할 수 있다면 식이요법을 많이 조정할 수 있다.
      (2) 대상자에게 심각한 영향을 끼칠 수 있는 식이습관을 주목한다.

그림 1-3 Giger와 Davidhizar의 문화 간호사정 모델(계속)

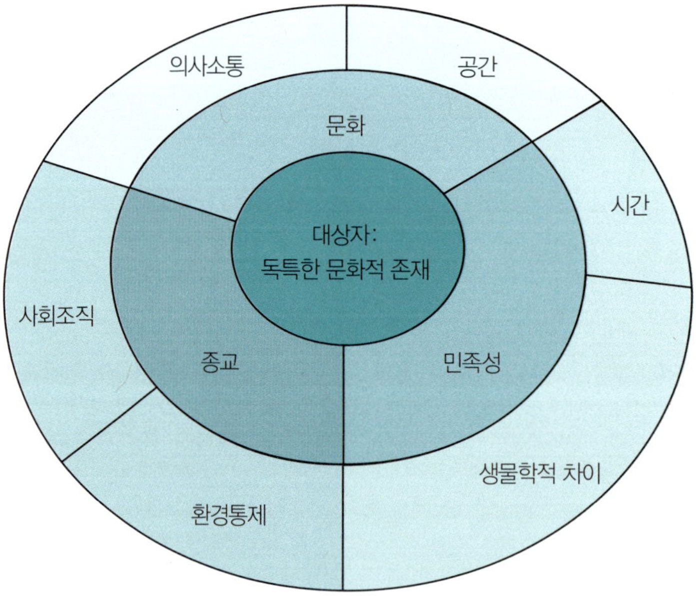

그림 1-4 간호에 지대한 영향을 미친 독특한 문화 유산과 문화현상에서의 대상자 모델

출처: Spector, R. [1996]. Cultural diversity in health and illness [3rd ed.]. Norwalk, CT: Appleton & Lange; Spector, R. [2000]. Cultural diversity in health and illness [5th ed.]. Englewood Cliffs, NJ: Prentice Hall Health; and Giger, J., & Davidhizar, R. [1995]. Transcultural nursing [2nd ed.]. St. Louis: Mosby.

지만 Giger와 Davidhizar의 6가지 문화적 현상을 사용하여 종교적 · 문화적으로 다양한 대상자들의 문화사정을 위한 독창적이고 신속한 참고 지침을 만들었다(표 1-1).

1994년 Kozier, Erb, Blaise, Johnson과 Smith-Temple은 건강사정과 연관된 문화적 행위를 다문화 집단에서 쉽게 규명할 수 있는 구조를 제공하기 위하여 이 모델을 사용하였다. Giger와 Davidhizar의 다문화사정 모델과도 관련이 있어 기초적인 문화에 관한 정보를 수집하였다(표 1-2). Kozier, Erb, Blaise와 Wilkinson(1995) 등은 연구를 더욱 확대했으며, 편집장 Lamarre는 1992년에 프랑스인과 프랑스계 캐나다인 간호사가 사용할 수 있도록 프랑스어로 번역했다. Giger와 Davidhizar(1998)는 이 사정 도구를 포함하여 캐나다의 선별적 문화집단을 사정하는 방법을 첨가하는 등 범세계적으로 지평을 넓혔다.

1993년 미국 간호사연맹(NLN)에서 Nursing Management Skills: A Modular Self-Assessment Series, Module Ⅳ, Transcultural Nursing(Sheridan & Zimbler, 1993)을 출판했다. 이 책을 비롯하여 본 모델을 적용한 많은 논문을 통해 간호사는 다양한 임상현장에서 건강관리 기술을 개선할 수 있을 것이다. 1994년 Nashville에 근거지를 둔 영화제작사 Envision는 Giger와 Davidhizar의 문화사정 모델을 핵심으로 하여 '보건의료의 문화적 다양성: 새로운 관점'이라는 제목으로 비디오를 제작하였다.

1994년 출판된 Mosby's Medical, Nursing and Allied Health Dictionary (4th ed.)에 실린 '다른 문화권 출신의 부모에 대한 지침서'는 Giger와 Davidhizar의 연구에서 발췌된 것이다.

1995년 Burk, Wieser와 Keegan은 도구 하나를 제안했다. 이 도구는 임신한 멕시코계 미국 여성의 문화신념과 건강행위를 분석하기 위한 것으로 사정을 위한 기반은 Giger와 Davidhizar의 문화사정 모델을 이용하였다.

2004년 미국 보건복지부(U.S. Department of Health and Human Services, Office of Minority Health, 2004)는 Giger와 Davidhizar의 문화사정 모델을 문화 역량 간호 제공을 위한 가장 중요한 모델 중 하나로 사용했다. 리뷰에서, 대학보다 의료 기관들이 전체적으로 Giger와 Davidhizar의 문화사정 모델 평가를 더 자주 사용했다고 보고하였다. 이 발언은 많은 학교가 Giger와 Davidhizar의 문화사정 모델을 교과과정에 사용했다고 보고했기 때문에 논란의 여지가 있을 수 있다(Lipson & Desantis, 2007). Kaplow와 Hardin(2007)은 Giger와 Davidhizar의 문화사정 모델을 중환자에게 적용할 수 있도록 간소화된 버전으로 개발했다. Giger와 Davidhizar의 문화사정 모델은 작성 완료하는 데 일반적으로 45분이 걸리는데 비해 Critical Care Cultural Assessment (Giger and Davidhizar 수정본)은 짧은 시간 내에 완성할 수 있다. 비슷한 시기인 2008년, 영국 런던의 왕립 간호대학은 계속해서 변화하고, 문화적으로 다양한 사회에 전 세계적인 간호를 제공하기 위한 개념적 · 이론적 모델로서 Giger와 Davidhizar의 문화사정 모델을 사용했다.

2003년 응급간호사협회는 Giger와 Davidhizar의 문화사정 모델을 사용하여 응급간호에서의 문화다양성에 대한 성명서를 개발하였다. 마찬가지로, 미국 간호대학협회(American Association of Colleges of Nursing)는 Giger와 Davidhizar의 문화사정 모델을 가장 중요한 이론적 기틀을 삼아 학부뿐만 아니라 대학원 수준의 문화 간호역량 측정도구를 2010년 개발하고, 2011년에 개정판을 만들었다(American Association of

표 1-1 간호에 영향을 미치는 문화적 현상의 횡문화 사례

출신국가들	의사소통	공간	시간	사회조직	환경통제	생물학적 차이
아시아						
중국 하와이 필리핀 한국 일본 동남아국가(라오스, 캄보디아, 베트남)	국어선호 사투리, 문체(written character) 침묵 비언어적이고 문맥적 암시	비접촉형	현재	가족: 계층적, 구조적, 충성 전통 고수 다양한 종교: 도교, 불교, 이슬람, 기독교 지역사회: 사회적 구조	전통적인 건강과 질병 신념 전통 의학의 사용 전통적인 건강전문가: 한의사와 한약사	간암 위암 콕시디오이데스 진균증 고혈압 유당불내증
아프리카						
미국 서부해안(노예) 많은 아프리카 국가들 서인도제도 도미니카 공화국 아이티 자마이카	국어 사투리, 피진어, 크리올어, 스페인어, 프랑스어	밀접한 개인공간	미래보다 현재	가족: 대다수 여성, 한부모 대규모, 확대 가족망 지역사회내의 독실한 교회 예배 지역사회: 사회적 구조	전통적인 건강과 질병 신념 민간의학 전통적인 치료자: root-worker	겸상적혈구성 빈혈 고혈압 식도암 위암 콕시디오이데스 진균증 유당불내증
유럽						
독일 영국 이탈리아 아일랜드 기타 유럽 국가들	국어 대다수가 즉시 영어를 배움	비접촉형 냉담 거리감 있는 남부 국가들: 밀접한, 접촉형	현재보다 미래	핵가족 대가족 유대-기독교 지역사회: 사회적 구조	현대 건강관리체계를 주로 이용함 전통적인 건강과 질병 신념 일부는 민간의학 전통을 따름	유방암 심장질환 간경변증 당뇨병
아메리칸 인디언						
500개의 아메리칸 인디언 부족 알류트족 에스키모	부족 언어 침묵과 신체언어 사용	공간은 매우 중요하며 경계선이 없음	현재	극도로 가족중심적 생물학적 대가족 아동에게 전통을 존중하도록 교육함 지역사회: 사회적 구조	전통적인 건강과 질병 신념 민간의학 전통적인 치료자: medicine man	사고 심장질환 간경변증 당뇨병
히스패닉 국가들						
스페인 쿠바 멕시코 중앙 아메리카와 남아메리카	스페인어 또는 포르투갈어	촉각적 관계 접촉 악수 포옹 신체적 존재를 중시	현재	핵가족 대가족 콤파드라스고(compadrazgo): 대부 지역사회 : 사회적 구조	전통적인 건강과 질병 신념 민간의학 전통적인 치료자: 쿠란데로(curandero) 강신술(espiritista) 산파(partera) senora	당뇨병 기생충 콕시디오이데스 진균증 유당불내증

출처: Rachel Spector, RN, PhD. In Potter, P. A., Perry, A. G. (1997). Fundamentals of nursing: concepts, process, and practice (4th ed.). St. Louis: Mosby.

표 1-2 건강사정과 관련된 문화적 행동

문화집단	문화적 다양성(일반적인 신념/행위)	간호 중재
아프리카계 미국인	사투리와 속어로 인한 실수를 방지하기 위해 의사소통 시 세심한 주의가 필요하다(예: 'bad'는 'good'을 뜻할 수도 있다).	대상자의 의미나 의도에 대해 질문한다.
멕시코계 미국인	눈 움직임이 중요하다. 아이와 접촉없이 쳐다보거나 감탄하며 바라보는 경우 아이에게 '악한 눈(evil eye)'을 준다.	아동을 칭찬하거나 검진을 실시할 때 항상 아동과 접촉하도록 한다.
아메리칸 인디언	눈맞춤은 무례함의 표시이므로 피하도록 한다.	대상자가 눈을 맞추지 않더라도 매우 주의를 기울이고 있으며 관심이 있다는 것을 기억한다.
애팔래치안	눈맞춤은 적대감의 표시이거나 결례로 간주된다. 빠른속도로 말하는 것은 혼란을 줄 수 있다.	말한 내용을 분명하게 정리한다.
아메리칸 에스키모	신체 언어가 매우 중요하다. 공식적으로는 다른 사람에게 거의 반대를 표시하지 않는다. 대상자는 공손해 보이기 위해 동의하지 않더라도 '네'라고 말한다.	의미를 파악하기 위해서 대상자의 언어뿐만 아니라 신체 언어도 관찰한다.
유대계 미국인	정통 유대교인은 이성으로부터의 접촉은 모욕적인 행동으로 간주한다.	대상자가 정통 유대교인인지 확인하고 과다한 접촉은 피하도록 한다.
중국계 미국인	'네'를 표시하기 위해서 머리를 끄떡이거나 '아니오'를 표시하기 위해서 손을 흔들기도 한다. 과도한 눈맞춤은 무례함을 의미한다. 과도한 접촉은 모욕적인 행동으로 받아들인다.	세심하게 질문하고 대답은 분명하게 정리한다. 과도한 눈맞춤이나 접촉은 피한다.
필리핀계 미국인	기분나쁘게 구는 사람은 무조건 피한다. 비언어적 행동이 매우 중요하다.	본인과 대상자의 비언어적 행동을 관찰한다. 대상자의 걱정이나 신체적, 감정적 불편감에 민감하게 반응하도록 한다.
아이티계 미국인	대화하면서 신체접촉을 한다. 의사소통 중에 직접적인 눈맞춤은 관심을 얻거나 존중한다는 뜻이다.	대화할 때는 직접 눈을 맞춘다.
인도계 미국인(힌두)	남성은 여성의 눈맞춤을 불쾌하다고 볼 수 있음을 기억한다. 눈맞춤을 피한다.	여성에게는 존경의 표시로 눈맞춤을 피한다.
베트남계 미국인	눈맞춤을 피하는 것은 존경의 표시이다. 머리는 성스러운 것으로 여긴다. 머리를 토닥이는 것은 예의에 어긋난다. 의사소통 중에 손바닥을 뒤집는 것은 모욕적인 행동이다.	눈맞춤을 제한한다. 머리는 꼭 필요할 때만 만지도록 하며, 머리를 만지기 전에 명확히 이유를 설명한다. 손 움직임은 자제한다.

출처: Giger, J., & Davidhizar, R. (1995). Transcultural nursing (2nd ed.). St. Louis: Mosby; also appears in Kozier, B., Erb, G., Blaise, K., Johnson, J. Y., & Smith-Temple, J. (1993). Techniques in clinical nursing (2nd ed.). Reading, MA: Addison-Wesley.

Colleges of Nursing, 2008, 2011). 2010년, 호주 멜버른의 Felemban은 세계의 교육자들이 학생들에게 문화 건강과 간호 개념을 가르치기 위한 전략을 수립하는 가장 중요한 모델 중 하나로 Giger와 Davidhizar의 문화사정 모델을 사용했다. Giger와 Davidhizar의 문화사정 모델은 미국 전역의 간호대학으로 널리 전파되었다(Lipson & Desantis, 2007).

다른 전문 분야의 적용

본 모델은 다른 많은 보건의료 전문직(예: 화상 진찰, 치과학, 교육 수련부, 병원 행정부)에 적용하기가 쉽다(Dowd, Giger & Davidhizar, 1998). 이 모델은 진단영상학 분야에서 무수히 사용되어 왔다. 방사선과에서 다문화권 직원을 위한 관리지침(Davidhizar, Dowd & Giger, 1997a), 방사선과에서 문화적 다양성을 위한 모델(Davidhizar, Dowd & Giger, 1997b), 통증반응에 영향을 미치는 문화적 차이를 다루는 방법(Davidhizar, Dowd & Giger, 1997c) 등이다. 치위생사들도 다문화권 대상자를 접하게 된다. 다문화 대상자를 위해 Dental Assistant에서 '다문화 환자 사정, 발전된 치과치료방법(Davidhizar & Giger, 1998a, 1998b)'을 출판하여 치과를 방문한 대상자의 행동을 인식하는 방법을 설명한다. 보건의료전문직의 간행물인 Hospital Topics (Davidhizar & Giger, 1996), Community Health: Education and Promotion Manual(Giger, Davidhizar, Johnson & Poole, 1996), Health Care Traveler(Giger, Davidhizar, Johnson & Poole, 1997)에서도 모델이 소개되고 있다. 다양한 임상현장에서 Giger와 Davidhizar의 모델은 문화의 다양성을 이해하고 문화적으로 역량 있는 간호를 배우고자 하는 사람들에게 빠르게 확산되고 있다. 이는 Giger와 Davidhizar의 문화사정 모델은 건강관리 측면에서 다문화주의자들의 최신 경향의 분석에 응용할 수 있음을 의미한다(Smith, 1998a). 2010년, Singh와 Duggal은 Light on Ayurveda Foundation에 글을 쓰면서, 민족 약학과 전통 의학 사이의 시너지 관계를 설명하기 위해 Giger와 Davidhizar의 문화사정 모델을 중요한 프레임워크로 사용했다. 모델을 프레임워크로 사용하는 동안 연구자들은 민족약학과, 전통 의학, 문화적 상대주의에 대한 도전과 기회를 제공했다.

연구를 통한 개선

다양한 연구자들의 노력을 통해 Giger와 Davidhizar의 문화사정 모델이 정련되고 있다. 예를 들면, 'Giger와 Davidhizar의 문화사정 모델을 적용한 농장 가족 문화사정'이라는 제목으로 1992년 Kansas 대학교의 석사논문이 발표되었다(Daugherty, 1992). Georgia Southern 대학교 대학원생은 '아프리카계 미국인 고혈압 여성의 건강 신념과 자가간호수행'을 연구할 때 Giger와 Davidhizar의 문화사정 모델을 이론적 틀로 사용하였다(Walthour, 1993). 석사논문뿐만 아니라 몇 편의 박사논문에서도 모델이 적용되었다. 1995년 Birmingham에 있는 Alabama 대학교와 Emory 대학교에 있는 다학제적인(간호, 행동 의학, 지질단백질 연구, 인간유전학, 예방 의학, 영양, 생물 통계학) 연구자 모임이 통합보건과학회(Uniformed Health Science), 보건과학대학교(University of the Health Sciences), Tri-Services 간호 군대 연구단체(Tri-Services Nursing Military Research Group), 국방부(Department of Defense) 등으로부터 750,000달러의 연구비를 받아 심장질환과 심장질환 위험요소가 있는 폐경 전 아프리카계 미국인 여성에 대한 만성적인 지표와 행위적 위험-감소 전략을 연구하였다. 본 모델은 이행을 증진하는 교육 도구로서 유용성을 검증하는 이론적 틀로 기여하였다. 연구의 제목은 '심장질환 위험 요소가 있는 폐경 전 아프리카계 미국인 여성(25~45세)의 만성적 지표와 고위험 요인에 대한 행위적 요인 감소 전략'이다(Giger & Strickland, 1995).

1998년 Alabama Birmingham 대학교 박사과정 학생인 Linda Smith는 Giger와 Davidhizar의 문화사정 모델을 이론적 틀로 하여 예비 연구를 하였다. 서술적 상관관계 연구의 첫 번째 목적은 문화역량에 관한 개념과 하위변수 간의 관계를 파악하기 위한 것이고, 두 번째 목적은 임상간호사(51명)를 중심으로 세 가지 문화 척도에 대한 현실성과 타당성을 확인하는 것이다. 세 척도는 Bonaparte (1977, 1979)가 개발하고 Rooda(1990, 1992)가 수정한 문화적 태도(Cultural Attitude Scale, CAS), Bernal와 Froman (1987)이 개발한 문화적 자기 효능감(Cultural Self-Efficacy Scale, CSES), 지식 관련 문항(Rooda, 1990)이다. 이미 선행 연구에서 신뢰도, 타당도는 검정된 것이지만, 잠재적으로 다른 인구집단에 속하는 병원 근무 간호사를 대상으로 재검정하였다. Giger와 Davidhizar의 문화사정 모델은 이론적 기초를 제공하였고 CSES, CAS, 지식 관련 문항은 새로 채택된 도구이다.

본 도구의 신뢰도 계수는 CSES (58문항)는 .9778, CAS (40문항) .6412, 지식 관련 질문(22문항) .6038로 나타났다. 태도와 자기 효능감 변수 사이의 관계를 분석한 결과 통계학적으로 유의한 순 상관관계를 나타내어(P<.05) 두 변수 간에 상관관계가 없다는 영가설이 기각되었다. 이러한 연구결과로 미루어 볼 때 아시아인, 아프리카계 미국인, 히스패닉계 대상자에 대한 문화적 자기 효능감과 다양한 대상자를 돌보는 간호기술과 관련된 간호사들의 자기 효능감이 문화적 태도와 문화적 자기 효능감과 관련이 있음을 확인할 수 있다. 간호, 문화적 건강 신념과 태도는 다문화 대상자를 간호하는 태도와 관련이 있으며, 두 가지 변수 모두 문화적으로 역량 있는 간호와 연관이 있음을 알 수 있다(Smith, 1998b).

1998년 Ohio 간호대학에 있는 Sharon S. Mullen과 Carla G. Phillips도 Giger와 Davidhizar의 문화사정 모델을 중요한 이론적 틀로 사용했다. Ohio 남동부 출신의 애팔래치아인들의 문화적 신념을 조사하기 위한(Mullen & Phillios, 1998) 질적 연구의 주요 목적은 서로 다른 민족의 문화적 신념을 확인하는 것이다. 문화적으로 역량 있는 간호를 제공하기 위하여 Giger와 Davidhizar의 문화사정 모델을 사용하여 여섯 가지 현상(의사소통, 공간, 사회조직, 시간, 환경통제, 생리적 차이)을 중심으로 문화적 신념을 확인하였다. 연구대상자는 Ohio 동남부 지역에서 오랫동안 거주한 토박이인 성인 14명이었다. 자료수집 방법은 Giger와 Davidhizar의 문화사정 모델에 있는 구조화된 인터뷰 질문과 관찰 지침을 사용하였다. 이 연구결과는 애팔래치아인이 사회적으로 더 친밀하고 개방적인 의사소통을 하고, 내부 중심의 통제력을 가지며 개인의 공간 요구도가 상대적으로 적고, 미래 지향적이며, 의미 없는 가정치료를 사용하고 있으며, 시간 약속을 잘 지키며, 일반 애팔래치아인보다 치료적 지시를 잘 따른다는 것이다. 반면에 주류 애팔래치아인의 특성인 강한 성격을 가지려고 하고, 금욕주의이고 자기주장을 내세우지 않으며, 신에 대한 강한 신념을 가지려 한다는 점 등에서 여전히 그 기질이 남아 있다는 것을 확인하였다.

2006년 Eggenberger, Grassley와 Restrepo는 멕시코계 미국인 여성의 건강관리 관점을 이해하기 위한 이론을 개발하기 위해서 Giger와 Davidhizar의 문화사정 모델을 사용하였다. Giger와 Davidhizar의 모델에서 개념을 정립하고 사회조직과 환경통제에 기반한 인터뷰 가이드를 개발했다. 6명의 멕시코계 미국인 여성과의 면담내용을 주제 분석한 결과 멕시코 문화권에서는 가족, 종교, 건강신념의 통제감, 태도, 생활습관이 중요하다는 결과를 도출하였다. 연구자들은 건강관리 전문가들이 문화역량 간호를 위한 가이드가 되는, 멕시코계 미국인 문화를 이해할 수 있는 매우 훌륭한 출발점을 제시했다고 결론지었다.

문화 역량 연구를 수행하려고 노력하는 사람들도 Giger와 Davidhizar의 문화사정 모델에 엄청난 관심을 보였다. 예를 들면 Tanrıverdi, Bayat, Sevig와 Birkök (2011)는 터키 동부 지역의 대상자가 의료 서비스를 받기로 결정했을 때 어떤 문화적 요인이 존재하는지 파악하기 위해 Giger와 Davidhizar Transitial Assessment Model을 사용했다. 연구자들은 이러한 지식으로 인해 의료서비스의 질이 높아지고, 따라서 대상자가 의료서비스를 선택하고 이용하게 된다고 가정하였다. 질적 연구의 일차적인 목적은 Giger와 Davidhizar의 문화사정 모델을 이용하여 문화적 특성이 건강관리 서비스 이용에 미치는 영향을 평가하는 것이었다. 터키 동부 시골에 살며, 연구 참여에 자원한 31명을 연구대상으로 하였다. 의료서비스 이용에 대한 장애요인과 한계점으로는 넓은 범위에서 성별에 따른 차이, 전통적인 치료 방법의 사용, 높은 수준의 환경통제, 그리고 건강에 대한 운명주의적 태도가 포함되는 것으로 나타났다. 한 가지 중요한 결론은, 터키에 거주하는 연구대상자에게 있어, 의료 서비스를 이용하는 데 가장 큰 장애물 중 하나는 바로 여성이라는 점이었다.

20년 이상 Giger와 Davidhizar의 문화사정 모델은 건강관리 전문가들이 문화 역량을 갖춘 적절한 건강관리 서비스를 예술적이고 과학적인 방식으로 제공하도록 기여해왔다. 이 뛰어난 연구 성과를 인정받아 미국간호학회는 이 모델을 올해의 Edge Runners 중 하나로 선정했다. 문화간호 모델 중 이 뛰어난 학자들에게 명예를 인정받은 모델은 지금까지 Giger와 Davidhizar의 문화사정 모델뿐이다.

6 본문의 구성
ORGANIZATION OF THE TEXT

이 책의 주요 구성은 다문화 대상자에 대한 사정 영역과 함께 각 단원에 6가지 문화적 현상(의사소통, 공간, 사회조직, 시간, 환경통제, 생물학적 차이)들을 제시하고 있다. 각 현상들은 미국을 비롯한 전 세계를 통해서 발견된 다양한 문화집단에서도 적용할 수 있다. 각 장의 마지막 부분의 학습문제는 NCLEX-RN시험을 위한 리뷰 형식으로 구성하였다.

참고문헌

Aamodt, A. M. (1978). The care component in a health and healing system. In E. Bauwens (Ed.), The anthropology of health. St. Louis: Mosby.

Affonso, D. (1979). Framework for cultural assessment. In A. L. Clark (Ed.), Childbearing: a nursing perspective (2nd ed., pp. 107-119). Philadelphia: F. A. Davis.

American Association of Colleges of Nursing. (2008). Tool kit of resources for cultural competent education for baccalaureate nurses. Available at 〈http://www.aacn.nche.edu/education/ pdf/toolkit.pdf〉 Retrieved March 30, 2011.

American Association of Colleges of Nursing. (2011). Tool Kit for Cultural Competence in Master's and Doctoral Education. Available at 〈http://www.aacn.nche.edu/education/pdf/Cultural_Competency_Toolkit_Grad.pdf〉 Retrieved on March 30, 2011.

Andrews, M., & Boyle, J. (2008). Transcultural concepts in nursing care (5th ed.). Philadelphia: Lippincott Williams & Wilkins.

Bernal, H., & Froman, R. (1987). The confidence of community health nurses in caring for ethnically diverse populations. Image: Journal of Nursing Scholarship, 19(4), 201-203.

Bloch, B. (1983). Bloch's assessment guide for ethnic/cultural variations. In M. S. Orque, B. Bloch, & L. S. A. Monrroy(Eds.), Ethnic nursing care: a multicultural approach(pp. 49-75). St. Louis: Mosby.

Bonaparte, B. H. G. (1977). An investigation of the relation between ego defensiveness and open-closed mindedness of female registered professional nurses and their attitude toward culturally different patients. New York: New York University.

Bonaparte, B. H. G. (1979). Ego defensiveness, open-closed mindedness, and nurses' attitude toward culturally different patients. Nursing Research, 28(3), 166-172.

Bowen, M., & Davidhizar, R. (1991). Communication with the client in the OR. Today's OR Nurse, 1, 11-14.

Braithwaite, R., & Taylor, S. (2001). Health issues in the black community (2nd ed.). San Francisco: Jossey-Bass.

Branch, M. F., & Paxton, P. P. (Eds.) (1976). Providing safe nursing care for ethnic people of color. Englewood Cliffs, NJ: Prentice-Hall.

Brink, P. J. (2001a). Transcultural nursing: a book of readings. Long Grove, IL: Waveland Press.

Brink, P. J. (2001b). Cultural diversity in nursing: how much can we tolerate. In J. McCloskey & H. Grace (Eds.), Current issues in nursing (6th ed.). St. Louis: Mosby.

Brownlee, A. T. (1978). Community, culture, and care: a cross-cultural guide for health workers. St. Louis: Mosby.

Burk, M., Wieser, P., & Keegan, L. (1995). Cultural beliefs and health behaviors of pregnant Mexican-American women: implications for primary care. Advances in Nursing Science, 17(4), 37-52.

Cohall, A., & Bannister, H. (2001). The health status of children and adolescents. In R. Braithwaite & S. Taylor (Eds.), Health issues in the black community (pp. 13-43). San Francisco: Jossey-Bass.

Daugherty, B. (1992). Utilizing Giger and Davidhizar's transcultural assessment model for the cultural assessment of farm families (Unpublished master's thesis). Lawrence, KS: University of Kansas.

Davidhizar, R., Dowd, S., & Giger, J. (1997a). Managing a multicultural radiology staff. Radiology Management, 19(1), 50-55.

Davidhizar, R., Dowd, S., & Giger, J. (1997b). Model for cultural diversity in the radiology department. Radiologic Technology, 68(3), 233-238.

Davidhizar, R., Dowd, S., & Giger, J. (1997c). Cultural differences in pain management. Radiologic Technology, 68(4), 345-348.

Davidhizar, R., & Giger, J. (1996). Reflections on the minority elderly in health care. Hospital Topics, 74(3), 20-24.

Davidhizar, R., & Giger, J. (1998a). Caring for the patient from another culture. Journal of the Canadian Dental Association, 39(1), 24-27.

Davidhizar, R., & Giger, J. (1998b). Transcultural patient assessment: a method of advancing dental care. The Dental Assistant, 39(1), 40-43.

Dowd, S., Giger, J., & Davidhizar, R. (1998). Use of the Giger and Davidhizar Model by other health professions: contributions of nursing science. International Nursing Review, 45(4), 119-203.

Eggenberger, S., Grassley, J., & Restrepo, E. (2006). Culturally competent nursing care for families: listening to the voices of Mexican-American women. OJIN: The Online Journal of Issues in Nursing, 11(3).

Emergency Nurses Association. (2003). Emergency Nurses Association Position Statement. Available at 〈http:// www.ena.org/SiteCollectionDocuments/Position%20 Statements/Diversity_in_Emergency_Care_-_ENA_PS.pdf〉 Retrieved June 25, 2011.

Felemban, E. (2010). Transcultural competency in the curricula of nursing. Middle East Journal of Nursing, 4(2), 23-30.

Geissler, E. M. (1991). Transcultural nursing and nursing diagnosis. Nursing and Health Care, 12(4), 190-203.

Giger, J., & Davidhizar, R. (1990). Transcultural nursing assessment: a method for advancing practice. International Nursing Review, 37(1), 199-203.

Giger, J., & Davidhizar, R. (1994). Transcultural nursing: have we gone too far or not far enough? In O. Strickland & D. Fishman (Eds.), Nursing issues in the 1990s (pp. 491-504).New York: Delmar.

Giger, J., & Davidhizar, R. (1998). Canadian transcultural nursing, assessment, and intervention. St. Louis: Mosby.

Giger, J., Davidhizar, R., Evers, S., & Ingram, C. (1994). Cultural factors influencing mental health and mental illness. In C. M. Taylor (Ed.), Mereness' essentials of psychiatric nursing(14th ed., pp. 217-236). St. Louis: Mosby.

Giger, J., Davidhizar, R. E., Johnson, J., & Poole, V. (1996). Health promotion in minority populations. In C. S. Schust (Ed.), Community health: education and promotion manual. Gaithersburg, MD: Aspen.

Giger, J., Davidhizar, R. E., Johnson, J., & Poole, V. (1997). The changing faces of America: using cultural phenomena to improve care. The Health Care Traveler, 4(4), 10-40.

Giger, J., Davidhizar, R., & Wieczorek, S. (1993). Culture and ethnicity. In I. Bobak & M. Jensen (Eds.), Maternity and gynecological care (5th ed., pp. 43-67). St. Louis: Mosby.

Giger, J. N., & Davidhizar, R. (2002). The Giger and Davidhizar Transcultural Assessment Model. Journal of Transcultural Nursing, 13, 185-188.

Giger, J., & Strickland, O. (1995). Behavioral risk reduction strategies for chronic indicators and high risk factors for

premenopausal African-American women (25-45) with coronary heart disease. Grant Number N95-019, Department of Defense, Uniformed Health Services. Bethesda, MD: University of the Health Sciences, Tri-Service Nursing Research.

Giger, J. N., et al. (2007). American Academy of Nursing Expert Panel Report: Developing cultural competence to eliminate health disparities and other vulnerable populations. Journal of Transcultural Nursing, 18(2), 95-102.

Kaplow, R., & Hardin, S. (2007). Critical care nursing: synergy for optimal outcomes. Boston, MA: Jones and Bartlett.

Kay, M. (1978). Clinical anthropology. In E. E. Bauwens (Ed.), The anthropology of health (pp. 3-11). St. Louis: Mosby.

Kozier, B., Erb, G., Blaise, K., Johnson, J., & Smith-Temple, J. (1995). Techniques in clinical nursing (2nd ed.). Reading, MA: Addison-Wesley.

Leininger, M. (1977). Transcultural nursing and a proposed conceptual framework. In M. Leininger (Ed.), Transcultural nursing care of infants and children: proceedings from the first transcultural conference. Salt Lake City: University of Utah.

Leininger, M. (1985a). Qualitative research methods in nursing. Orlando, FL: Grune & Stratton.

Leininger, M. (1985b). Transcultural care, diversity and universality: a theory of nursing. Nursing and Health Care, 6(4), 209-212.

Leininger, M. (1991). Transcultural nursing: the study and practice field. Imprint, 38(2), 55-66.

Leininger, M., & McFarland, M. (2006). Culture care diversity Sudbury, MA: Jones and Bartlett.

Lipson, J., & Desantis, L. (2007). Current approaches to integrating elements of cultural competence in nursing education. Journal of Transcultural Nursing, 18, 10S-20S.

Mullen, S., & Phillips, C. (1998). Cultural beliefs of southeastern Ohio Appalachians. Proceedings of the Fourth International and Interdisciplinary Health Research Symposium 1998 Health Care and Culture School of Nursing. Morgantown, VA: West Virginia University.

Murdock, G. P., et al. (2004). Outline of cultural materials (5th ed.). New Haven, CT: Human Relations Area Files.

Orque, M. S. (1983). Orque's ethnic/cultural system: a framework for ethnic nursing care. In M. S. Orque, B. Bloch, & L. S. A. Monrroy (Eds.), Ethnic nursing care: a multi-cultural approach (pp. 5-48). St. Louis: Mosby.

Purnell, L. D., & Paulanka, B. J. (Eds.) (2008). Transcultural health care (2nd ed.). Philadelphia: F. A. Davis.

Rooda, L. (1990). Knowledge and attitudes of nurses toward culturally diverse patients (Unpublished doctoral dissertation). West Lafayette, IN: Purdue University.

Rooda, L. (1992). Attitudes of nurses toward culturally diverse patients: an examination of the social contact theory. Journal of the National Black Nurses Association, 6(1), 48-56.

Royal College of Nursing. (2008). Transcultural health care practice: foundation module section three: models of transcultural care. Available at 〈http://www.rcn.org.uk/ development/learning/transcultural_health/foundation/sectionthree〉 Retrieved March 15, 2011.

Rund, N., & Krause, L. (1978). Health attitudes and your health programs. In E. E. Bauwens (Ed.), The anthropology of health (pp. 73-78). St. Louis: Mosby.

Sheridan, D., & Zimbler, E. (1993). Nursing management skills: a modular self-assessment series, module IV, transcultural nursing. New York: National League for Nursing.

Singh, A., & Duggal, S. (2010). Ethnopharmacology and traditional medicine exploring challenges and opportunities. The Light of Ayurveda Foundation. Available at 〈http://www.loaj.com/ayurvedic_herbology.html〉 Retrieved March 30, 2011.

Smith, L. (1998a). Trends in multiculturalism in health care. Hospital Material Management Quarterly, 20(1), 61-69.

Smith, L. (1998b). Concept analysis: culture competence. Journal of Cultural Diversity, 5(1), 4-10.

Spector, R. (1996). Cultural diversity in health and illness (3rd ed.). Norwalk, CT: Appleton & Lange.

Spector, R. (2008). Cultural diversity in health and illness (8th ed.). Upper Saddle River, NJ: Pearson Prentice Hall.

Stokes, G. (1991). A transcultural nurse is about. Senior Nurse, 11(1), 40-42.

Tanriverdi, G., Bayat, M., Sevig, U., & Birk k, C. (2011). Evaluation of the effect of cultural characteristics on use of health care services. Using the Giger and Davidhizar's Transcultural Assessment Model: a sample from a village in eastern Turkey. Use of Health Care Services, 4(1), 19-24.

Tripp-Reimer, T. (1984a). Research in cultural diversity. Western Journal of Nursing Research, 6(3), 353-355.

Tripp-Reimer, T. (1984b). Cultural assessment. In J. P. Bellack & P. A. Bamford (Eds.), Nursing assessment: a multidimensional approach (pp. 226-246). Monterey, CA: Wadsworth.

Tripp-Reimer, T., Brink, P., & Saunders, J. (1984). Cultural assessment: content and process. Nursing Outlook, 32(2), 78-82.

Tripp-Reimer, T., & Dougherty, M. C. (1985). Cross-cultural nursing research. Annual Review of Nursing Research, 3, 77-104.

Tripp-Reimer, T., & Friedl, M. (1977). Appalachians: a neglected minority. Nursing Clinics of North America, 12(1), 41-54.

U.S. Department of Commerce, Bureau of the Census. (2009). American Community Survey, 2009. Washington, DC: U.S. Government Printing Office. Internet update.

U.S. Department of Commerce, Bureau of Census. (2011). 2010 Census Briefs. Washington, DC: U.S. Government Printing Office.

U.S. Department of Health and Human Services, Office of Minority Health. (2004). Cultural competency and nursing: a review of current concepts, policies, and practices. Contract Number: 233-02-0082, Task Order #1, Task 2: Curriculum Synthesis Report. Washington, DC: U.S. Government Printing Office.

Walthour, E. (1993). Health beliefs and self-care practices of hypertensive African-Americans (Unpublished master's thesis). Statesboro, GA: Georgia Southern University.

Wenger, F. (1989). President's address. Transcultural Nursing Society Newsletter, 9(1), 3.

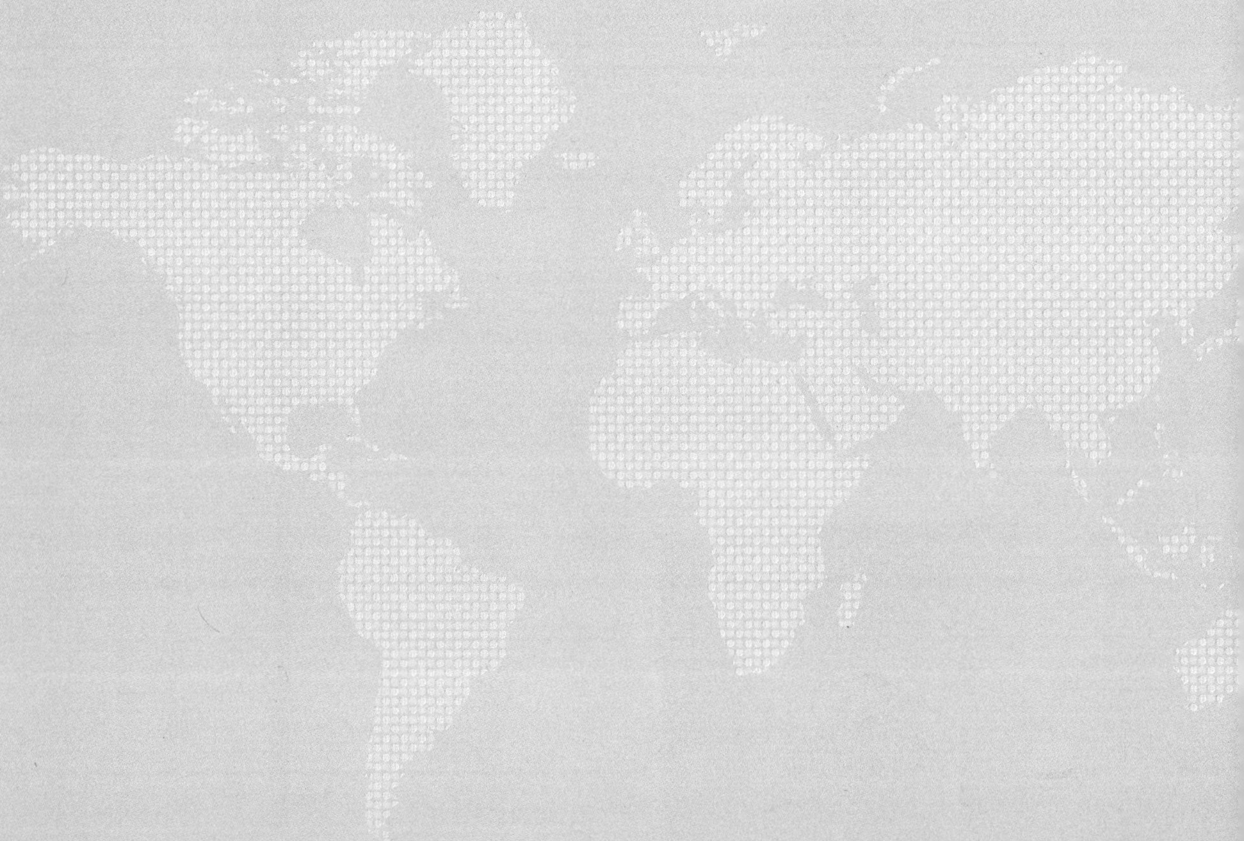

CHAPTER 2

의사소통

Communication

학습목표

1. 문화 간호사정과 관련된 의사소통의 중요성을 서술한다.
2. 간호 현장에서 간호사와 대상자의 관계를 방해하는 의사소통의 장애 요인을 서술한다.
3. 다문화 간호사정과 중재에서 사투리, 억양, 목소리 크기, 터치, 말의 맥락, 몸짓의 중요성을 이해한다.
4. 간호사와 대상자의 긍정적 의사소통을 돕는 적절한 간호 중재 기술을 서술한다.
5. 비언어적 의사소통과 침묵 사용의 의미를 이해하고, 다문화 간호사정과 중재와의 관계를 설명한다.
6. 다양한 문화집단의 이름 형식과 구조의 의미를 설명한다.
7. 다양한 문화와 민족 집단 간 그리고 민족 집단 내 언어가 갖는 의미의 다양성을 설명한다.

'communication'이란 용어는 라틴어 동사 communicare, '공통되다, 나누다, 참여하다, 전하다'에서 유래한다(Guralnik, 1989; Tuleja & O'Rourke, 2009). 의사소통은 그 정의가 나타내는 것 이상으로 인간 상호작용과 행동의 모든 범위를 포함한다. 언어적이든 비언어적이든 다른 사람과 함께 있을 때 모든 행동은 의사소통이 된다(Potter & Perry, 2005; Tuleja & O'Rourke, 2009; Watzlawich, Beavin & Jackson, 1967).

의사소통은 사람들 간의 모든 사고와 관계의 매트릭스로서 사람들과 연결된 그 의미를 제공한다. 의사소통을 통해 다른 사람들과 공통의 의미를 형성하고, 생각과 감정의 형태인 정보, 신호, 메시지를 나눈다. 의사소통은 계속적인 과정이며, 한 사람이 다른 사람에게 전달하는 글, 말, 몸짓, 얼굴표정, 공간, 상징들이 영향을 미친다.

간호사는 건강에서 의사소통의 중요성을 오래전부터 인식하고 있다. 건강간호정보에 대한 효과적인 의사소통은 개인이 건강제공자와 함께 자신의 건강을 잘 관리하도록 동기를 부여하는 것이다. Giorgianni (2000)는 건강간호에 대한 의사소통을 효과적으로 하는 사람은 정보를 더 잘 알고, 건강관리에 더 자신감을 갖는다고 하였다. 의사소통은 Healthy People 2010에 건강 의사소통에 대한 한 장(chapter)을 포함시킴으로써 국가적 가시성을 늘렸고, Healthy People 2020에도 이 추세는 계속된다(U.S. Department of Health and Human Services, 2000, 2011). 6개의 국가 목적 중에서 집에서의 인터넷 접속, 건강제공자의 의사소통 기술에 대한 개인의 만족도, 건강 관련 의사소통에 대한 연구를 추가하였다. 자신의 건강을 위해 행동을 취하려고 할 때 건강간호정보에 대한 효과적인 의사소통이 중요하며, 이것은 Healthy People 2010의 목적이다. Healthy People 2020에서 의사소통의 목표는 건강 의사소통과 건강 정보 기술의 중추가 된다(U.S. Department of Health and Human Services, 2000, 2011).

의사소통은 대부분의 간호학 교과과정의 핵심이다. 그러나 오늘날의 다문화 현장에서 효과적인 의사소통을 하려면 간호학 교과과정에서 의사소통 기술은 물론 다양성의 가치도 교육해야 한다(Cook & Cullen, 2000). 이를 위해서 간호학 교과과정은 점진적으로 문화를 중심개념으로 통합하여 반영하고 있으며(Davidhizar & Eshleman, 2006; Davidhizar & Giger, 2001; Wood, 2001), 건강간호 현장에서도 다문화주의에 적응하기 위한 병동단위의 환경과 조직을 개편하고 있다(Buerhaus & Auerbach, 1999; Byrne, 2002; Davidhizar, Dowd & Giger, 1998; Davidhizar, Shearer & Giger, 2002; Davidhizar & Shearer, 2005).

이러한 변화에도 불구하고 간호사와 대상자 간에는 의사소통의 장애가 자주 발생한다. 특히 간호사와 대상자의 문화적 배경이 다를 때 의사소통 장애가 나타난다. 간호사와 대상자가 같은 언어를 사용하지 않거나 의사소통의 유형과 양상이 다를 때, 간호사와 대상자 모두 소외감과 무력감을 가질 수 있다. 의사소통이 원활하지 않으면 신체적 치유과정도 원활하지 않을 것이다. 또한 간호사도 자신의 말을 대상자가 이해하지 못하거나 대상자의 말을 이해하지 못할 때 분노감과 무력감을 느낄 수 있다. 비효과적인 의사소통 시 통증과 같은 신체적 문제는 통제되지 않을 것이다(Davidhizar & Hart, 2005). 간호사는 같은 문화의 대상자와 의사소통에 대한 실용지식뿐만 아니라 다른 문화의 사람들과 의사소통할 때 영향을 주는 인종적 · 문화적 · 사회적 요인 또한 철저히 의식하고 있어야 한다. 또한 가족구성원과의 의사소통은 대상자와 가족의 만족에 중요하다. Shields와 King(2001)은 4개국의 가족구성원과 면담한 결과, 모든 참여자는 간호제공에 있어서 가족구성원과의 의사소통이 중요하다고 하였다.

간호사는 대상자가 자신과 같은 언어를 사용한다 하더라도 개인의 문화적인 성향은 다르기 때문에 개인의 의사소통 양상과 이해가 어떻게 다른지를 의식해야 한다. 또한 간호사는 다른 언어를 사용하는 개인과 관계형성을 위한 의사소통 기술도 가지고 있어야 한다(Davidhizar & Brownson, 2000; Ericksen, 2002; Sieh & Brentin, 1997). 일반적으로 간호사는 대상자의 건강상태에 대한 인식과 사정이 정확하고 대상자가 인식하고 있는 것과 일치한다고 추측한다. 그러나 인식의 차이가 존재하고, 이 인식의 차이는 고위험 건강문제를 지닌 집단에게 제공하는 간호에 문제를 일으킨다(Crump, Bartman, Walker & Mitchell, 2000). 비용, 두려움, 불충분한 의사소통, 치료의 불이행, 부적절하거나 불필요한 치료, 윤리적 문제와 같은 많은 요인이 질 높은 대상자 간호를 어렵게 한다. 이 모든 요인은 융합되어 간호사와 대상자 사이에 인식의 차이를 만든다(Andrews & Boyle, 2003; Crump, Bartman, Walker & Mitchell, 2000; Giger, Davidhizar, Johnson & Poole, 1997; Lester, 1998).

1 의사소통과 문화
COMMUNICATION AND CULTURE

의사소통과 문화는 서로 밀접하게 얽혀 있다. 의사소통은 문화가 전승되고 보존되는 수단이며(Delgado, 1983; Orlando & Nickoloff, 2007; Tohidian & Tabatabaie, 2010), 문화는 감정 표현과 적절한 언어적·비언어적 표현에 영향을 준다. 미국인은 감정을 감추고, 미국은 일반적으로 터치가 적은 문화로 생각된다. 반면에 동양 문화는 슬픔, 화, 기쁨의 표현에 개방적이며, 크게 표현하고 더 자주 터치를 한다(Davidhizar & Giger, 2002; Hall, 1996; Thayer, 1998). 또한 다른 문화적 변수, 즉 시간에 대한 인식, 터치, 영토권은 의사소통에 영향을 준다. 터치에 대한 문화적 차이는 매우 다양하다. Sidney Jourard (1972)는 세계 여러 나라의 커피숍에서 사람들 간의 터치를 연구하였는데, 어떤 도시에서는 보다 많은 터치를 하였다. 예를 들어 푸에르토리코의 산후안에서는 한 시간 동안 커플 간의 터치가 180번이나 있었고, 프랑스의 Paris에서는 한 시간에 110번이었다. 다른 도시에서는 터치가 적었는데, 특히 플로리다의 게인스빌에서는 한 시간에 두 번 일어났고, 영국의 런던에서는 한 시간에 한 번도 없었다.

문화적 의사소통 양상은 일찍 습득되는데, 보통 5세에 습득되고 양육 행동에서도 확인할 수 있다(Anderson, 2003; Capirci, Iverson, Pizzuto & Volterra, 1996). Gibson(1984)은 소비에트 연방, 미국, 그리스의 놀이터와 해수욕장에서 2~5세 아동과 양육자 사이의 피부 터치 특성과 빈도를 비교 연구하였다. 자료분석 결과, 아이를 만나거나 벌주기 위한 터치 비율은 비슷한 반면에 달래기, 안기, 놀이를 위한 터치 비율은 달랐다. 미국 아이들은 다른 문화의 아이들보다 터치가 덜 이루어지는 것으로 보고되었다.

다른 문화집단에 속한 사람들의 의사소통 행동은 생각과 감정의 표현, 의사결정, 의사소통 전략에 영향을 준다. 개인의 의사소통은 문화를 반영하고 결정하며, 결과적으로 문화를 형성하게 된다(Hedlund, 1993; Krech, Crutchfield & Ballachey, 1962). 다시말해서 문화는 의사소통 행동에 의해 제한되고 형성되는 것이다. Sapir (1929)는 개인은 사회를 표현하는 매개체인 특별한 언어에 지배된다고 주장하였다. 언어습관에 따라 경험이 결정되며, 이 언어습관으로 인해 개인은 세계에 대한 특정 개념과 해석을 선택하게 된다. Kayser (1996)는 문화적·언어적 배경이 다른 아이들에게 제공하는 교육 프로그램에서 언어 개입의 성공이 매우 중요하다고 하였다. 모국어가 영어가 아닌 아동에게 영어 언어발달에 중점을 두는 것은 학습 기회를 감소시키고 보다 높은 수준의 인지기술 발달을 제한한다.

의사소통의 다양성은 가족과 같은 소집단의 소수 개인에게 구체적인 의미로 제한될 수 있다. 반면에 독특한 의사소통 양상은 집시나 아미쉬 같은 민족과 문화집단의 사람들에게서 자주 발견된다(Banks & Banks, 1995; Beachy, Hershberger, Davidhizar & Giger, 1997). 어떤 사람은 청각장애인을 문화집단으로 간주하기도 한다. 청각장애가 있는 사람들은 경우에 따라 독특한 언어와 의사소통 양상을 갖고 있을 수 있으며, 간호사는 특별한 의사소통 접근법을 사용해야 한다(McLeod & Bently, 1996). 의사소통 양상은 독특하기 때문에 간호사는 문화집단의 모든 사람에게 의사소통 양상을 일반화할 수 있다는 가정에서 벗어나야 한다. 대상자를 사정할 때 간호사는 공통의 문화적 양상을 염두에 두고, 대상자를 개인으로서 접근해야 하며, 이 개인을 문화적 전통에 따라 구분하지 않아야 한다.

2 언어학 LINGUISTICS

의사소통은 광범위한 개념이고, 모든 인간 행동을 포괄하기 때문에 많은 방식으로 개념이 정의되었다. 한 가지 방식은 언어학에서와 마찬가지로 의사소통의 구조를 고려하는 것이다. 언어 패턴은 문법적으로 동일하지 않은 단어를 사용하는 것 이상을 나타낸다. 이러한 패턴은 사회 치료에서 실제 불균형을 야기할 수 있다. 의사소통의 구조에 대한 주요한 점은 사회학의 민속학적 방법론과 인류학의 언어학 분야에서 발전되어왔다. 구조는 언어의 한 형태로 인식될 수 있으며, 메시지를 구성하기 위한 말과 행동의 사용으로 인식될 수 있다. 민속학 방법론자들의 역할은 의사소통의 구조와 효과를 고려하고 의사소통의 규칙과 이 규칙을 위반되었을 때 그결과를 살펴보는 것이다. 민족지학 방법론자들은 언어의 구조와 규칙에 관한 연구를 강조했을 뿐만 아니라 비언어적 의사소통의 구조와 규칙을 연구했다(Garfinkel, 2002; Sudnow, 1967).

3 의사소통 기능 FUNCTIONS OF COMMUNICATION

의사소통의 개념에 대한 다른 정의 방식은 의사소통을 통해 성취하고자 하는 것이 무엇인가를 고려하는 것이다. 의사소통의 기능은 의사소통이 어떻게 구성되는가보다는 의사소통을 통해 성취하고자 하는 것이 무엇인가를 확인하는 것이다. 구조가 기능에 영향을 준다는 의미에서 의사소통의 구조와 기능 간에는 상관관계가 있다.

인간의 상호작용의 한 부분으로서 의사소통은 정보를 알려주거나 특정 메시지를 준다. 메시지는 응답이 있을 것이라는 기대 없이 보내질 수 있다. 정보의 공개 속에는 자기 공개의 요소가 포함되어 있다. 의사소통은 자기 공개의 한 방법이며, 의도하거나 의도하지 않게 자신이나 개인의 자기 인식에 대한 정보를 제공하는 수단이 될 수 있다(Hedlund, 1993; Luft & Ingham, 1984; Myers, 2007). 자기 인식은 자신과 자기 가치를 나타내는 행동을 포함한다. 어떤 상황에서 자기 인식은 의사소통을 통해 얻을 수 있다. 의사소통의 이 기능은 사람들과의 상호작용을 포함한다(Davidhizar & Dowd, 2005). 다른 사람과의 의사소통을 통해 개인은 사람의 감정을 인식하게 되고, 존경을 표하거나 권력을 주거나 받는 중요한 대인 관계적 기능을 할 수 있다(Beutter & Davidhizar, 1999; Davidhizar & Dowd, 2004; Miller & Davidhizar, 2001).

4 의사소통 과정
PROCESS OF COMMUNICATION

의사소통의 개념은 발신자, 전달 장치, 신호, 수신자, 피드백을 포함하는 하나의 과정으로 정의할 수 있다(Varcarolis, 2006). 발신자는 메시지, 생각, 정보를 다른 사람과 집단에게 신호나 상징을 통해 전달한다. 메시지의 전달과 수신에는 많은 요인이 영향을 준다. 예를 들어 신체적 건강과 감정적 안녕, 논의되는 상황과 그것이 갖는 의미, 산만하게 하는 다른 어떤 것, 논의되는 내용에 대한 지식, 의사소통 기술, 다른 사람과 주제에 대한 태도 등이 모두 의사소통에 영향을 준다(Box 2-1). 그리고 개인의 요구와 관심, 그리고 문화와 사회, 철학적 가치를 포함하는 배경, 감각과 그 감각의 기능적 능력, 판단을 내리고 다른 사람들을 판단하는 개인적인 경향, 의사소통이 발생되는 환경, 현 상황과 관련되는 경험들 모두 수신되는 메시지에 영향을 준다. 그때 수신자는 메시지를 해석한다. 메시지에 대해 발신자에게 피드백을 보내며, 더 많은 의사소통이 일어난다. 만약 피드백이 되지 않으면 상호작용은 없을 것이다. 미국의 주류 문화는 저맥락(low-context)인 반면에 아시아 문화는 고맥락(high-context)으로, 극히 적은 메시지가 부호화되고 해석되고 전달된다. 개인주의적 문화에 속해 있는 구성원은 상대적으로 맥락에 의존이 낮은 방식인, 더 직접적인 방식으로 의사소통하는 경향이 있다. 반면 집단주의 문화의 구성원은 더 간접적인 방법으로 고맥락적 메시지를 보낸다(Xu & Davidhizar, 2005).

의사소통 과정은 보편적이지만 간호사는 문화집단에 따라 피드백의 형식과 형태가 독특하다는 것을 알아야 한다. 예를 들어, 알래스카 에스키모인이 미국 문화에 동화되기 전에 이들은 말로 반응을 하는 것보다는 눈을 깜박이는 것으로 메시지를 전달하였다(Davidhizar & Giger, 2000). 이러한 비언어적 반응은 베트남인에게서도 발견된다. 베트남 사람들이 미소를 짓는 것은 이해했다는 것을 나타내는 것은 아니다. 베트남 사람은 단지 대립되는 것을 피하고, 상대방을 기쁘게 하려고 '예'라고 말한다. 미소는 방해되는 감정을 감추는 것이다. 간호사는 머리를 끄덕이는 것을 흔히 이해와 순응으로 해석한다. 그러나 베트남 사람은 단지 말하는 사람에게 경의를 표하기 위해 끄덕인다 (Hoang & Erickson, 1982; Lindsay, Narayan & Rea, 1998). 간호사는 베트남 대상자가 미소 짓고 머리를 끄덕였는데도 간호사의 지시대로 이행하지 않을 때 놀란다.

오늘날의 건강간호체계에서 최적의 의사소통은 과학기술의 사용을 포함한다. 전

Box 2-1 의사소통의 영향요인

1. 신체적 건강과 정서적 안녕
2. 논의되고 있는 상황과 그것의 의미
3. 의사소통과정의 산만함
4. 논의되는 내용에 대한 지식
5. 의사소통 기술
6. 다른 사람에 대한 태도와 논의하고 있는 주제에 대한 태도
7. 개인의 요구와 관심
8. 문화, 사회, 철학적 가치를 포함하고 있는 배경
9. 감각과 그 감각의 기능적인 능력
10. 판단을 내리고 다른 사람들을 판단하는 개인적인 경향
11. 의사소통이 발생하는 환경
12. 현 상황과 관련된 경험들

표 2-1 미국에 거주하는 사람들이 사용하는 영어 이외의 다른 언어

18세 이상의 사람들이 집에서 사용하는 언어	빈도
스페인어 또는 스페인계 크레올어	34,560,000
중국어	2,466,000
프랑스어(사투리인 케이즌어 포함)	1,979,000
타갈로그어	1,488,000
베트남어	1,225,000
독일어	1,122,000
한국어	1,052,000
아프리카 언어	742,000
일본어	44,000
미아오, 흐몽어	190,000
몬-크메르어, 캄보디아어	183,000
나바조어	171,000
라오스어	147,000

출처: The U.S. Bureau of the Census. (2011). *Statistical Abstracts of the United States* (13th ed.). Washington, D.C.: The National Data Book, U.S. Government Printing Office.

자우편, 핸드폰, 음성 메일, PDA는 의사소통에서 적시성을 크게 향상시켰다(Davidhizar & Dowd, 2006). 전자우편 메시지는 문서로 남기기 위해 자료를 인쇄할 수 있다. 보다 효율적인 서비스를 대상자에게 주기 위해 임상정보에 접속 가능한 인터넷에 연결된 노트북 컴퓨터를 사용하면 시골에 있는 대상자 집에서도 사용할 수 있다. 건강전문가는 컴퓨터 접속을 통해 과거 건강기록을 볼 수 있다. 간호사는 최신의 건강관리 정보를 얻고 대상자 건강교육 자료를 인쇄하기 위해 인터넷을 사용하고 웹사이트를 찾을 수 있다. 대상자는 나이와 언어에 적합한 건강정보를 얻기 위해 텔레비전 프로그램과 웹사이트를 찾도록 도움을 받을 수 있다(Jones, 2000). CD-ROMs, 건강 소비자 전자저널, 무료 통화 전화번호, DVD 사용은 건강증진 전략에 포함된다.

미국 내 언어적 격리

미국은 약 4,300만 성인이 언어적으로 고립되어 있고, 영어를 잘 구사하지 못하고 집에서는 영어가 아닌 다른 언어로 말한다(U.S. Department of Commerce, Bureau of the Census, American Community Survey Briefs, 2010a). 표 2-1은 미국에서 사용하는 일부 언어이다.

5 언어와 비언어적 의사소통
VERBAL AND NONVERBAL COMMUNICATION

의사소통 개념의 또 다른 정의 방식은 언어적·비언어적 행동으로 보는 것이다(Box 2-2). 우선 의사소통은 언어(language) 또는 언어적 의사소통(verbal communication)을 포함하며, 이는 어휘와 문법적 구조를 포함한다(Barkauskas, 1994; Halliday & Webster, 2006).

외국 태생인 사람은 미국 시민권을 얻기 위해 영어의 유창함을 증명해야 한다. 그러나 미국에서 간호사는 영어에 유창하지 않은 많은 사람을 만난다. 2009년 기준으로 미국인 중 3억8,500만 명이 외국 출생이었고, 전 미국 인구의 12.5%였다. 2000년과 2009년 사이에 외국 출생 인구가 1억1,300만 명이 증가했다는 것은

Box 2-2 언어적 · 비언어적 의사소통

언어와 언어적 의사소통

어휘
문법구조
목소리 특징
억양
리듬
속도
발음
침묵

비언어적 의사소통

터치
얼굴표정
눈짓
자세

언어와 비언어적 요소가 결합된 의사소통

온정
유머

흥미로운 일이다. 이는 23.5%의 변화율과 28.6%의 변화점유율을 나타낸다. 2009년 외국 태생 중에 53.7%가 라틴 아메리카에서 출생했고, 28%는 아시아에서, 13.1%는 유럽에서, 2.2%는 북미지역, 4.3%는 아프리카 등에서 태어났다. 실제로 외국 출생 중에 상위 4개 국가는 멕시코(1,150만 명, 29.8%), 중국(200만 명, 5.2%), 필리핀(100만 명, 4.5%), 인도(100만 명, 4.3%)이다. 전체 외국 출생인 중에 43.7%는 미국 시민이고, 17.9%는 빈곤층이다(Time Almance with Information Please, 2011; U.S. Department of Commerce, Bureau of Census, Bureau of the Census, American Community Survey Briefs, 2010a). 실제로 2009년 외국 태생 인구의 56.2%는 미국 시민이 아니었고, 43.7%만이 귀화를 통해 시민권을 얻었다(U.S. Department of Commerce, Bureau of Census, Bureau of the Census, American Community Survey Briefs, 2010a).

외국 출생인 5명 중 4명은 집에서 영어가 아닌 다른 언어로 말한다. 즉, 5세 이상의 외국 출생자의 약 83%가 집에서 영어가 아닌 다른 언어를 사용한다. 52.3%는 스페인어를, 21.9%는 다른 인도-유럽의 언어를, 21.6%는 아시아와 태평양 섬지역의 언어를 사용한다. 2008년 집에서 영어가 아닌 다른 언어를 사용하는 외국 출생인 중 38.5%만이 영어를 유창하게 구사하고, 12.2%는 전혀 영어를 말하지 못하였다. 집에서 스페인어를 사용하는 외국 출생인 중에 48%만이 영어를 매우 잘 사용한다(Time Almance with Information Please, 2011; U.S. Department of Commerce, Bureau of Census, American Community Survey Reports, 2010a; U.S. Department of Commerce, Bureau of Census, 2010).

2008년 집에서 영어를 말하는 5세 이상의 사람은 283,150,000명, 스페인어는 34,560,000명, 프랑스어는 1,979,000명, 이탈리아어는 782,000명, 중국어는 2,466,000명, 타갈로그어는 1,488,000명, 폴란드어는 620,000명이었다. 베트남어는 1,225,000명, 포르투갈어는 661,000명, 일본어는 440,000명, 그리스어는 337,000명, 아랍어는 786,000명, 힌두어는 560,000명이 사용하였다. 러시아어, 이디시어(독일어에 슬라브어), 태국어, 페르시아어, 프랑스 크레올어, 아르메니아어, 나바조어, 헝가리아어, 히브리어, 유태어, 크메르어(캄보디아어), 구자라티어는 최소 100,000명이 사용하였다. 거주가구로 등록된 사람뿐만 아니라 영어를 사용하지 않는 많은 사람은 미국에서 단기 비자나 불법체류자로 살고 있다. 인구의 약 1/6(31,845,000)이 집에서 영어 외에 다른 언어를 사용하지만 아직 간호제공자 중 소수만이 영어 외에 다른 언어를 사용하였다(U.S. Department of Commerce, Bureau of Census, 2011).

또 다른 중요한 의사소통의 단서는 목소리의 특성, 억양, 리듬, 속도, 발음으로 전달된다는 점이다. 사투리는 문화 내외의 사람들 사이에서 상당히 다를 수 있다. 의사소통하는 동안 침묵은 그 자체로 메시지의 중요한 부분이다.

의사소통은 터치, 얼굴표정, 눈짓, 자세, 공간 사용을 나타내는 비언어적 메시지를 포함한다(Giger & Davidhizar, 1990a). 공간적 행동은 의사소통에 영향을 주고 환경 내에서 사람들과 사물과의 움직임과 근접성을 포함한 다양한 행동을 포함한다. 비언어적 의사소통은 강력하고 정직하며, 그 중요성과 의미는 문화마다 다양하다. 그러므로 간호사는 의사소통 과정 속에 나타난 신체표현(body language)을 인식하고 그 역할을 평가해야 한다. 또한 어떤 의사소통은 보낸 메시지 속에 언어적, 비언어적인 요소가 혼합되어 있다. 혼합 메시지의 두 가지 예시가 온정과 유머이다.

언어적 의사소통

언어는 의사소통의 기본이다. 언어 없이는 사고, 합리화, 일반화의 고차원적인 인지과정이 불가능하다. 말은 생각, 감정을 표현하고 대상을 규명하거나 기술하기 위해 사용되는 도구이거나 상징이다. 말은 경험을 구체화하고 의미를 전달하고 문화적 인식과 관계에 영향을 준다(Pirandello, 1970; Talbot, 1996; Varcarolis, 2006). 또한 세계를 보는 특별한 방식을 제공하며, 같은 말이라도 문화집단 내 다른 개인들에게는 다른 의미를 갖는다. 또한 말의 의미는 시간이 지나면서 상황에 따라 변화한다. 발신자가 의도한 대로 메시지를 받고 이해한 것을 확인하는 것은 중요하다. 1954년에 Sullivan은 치료적 관계에서 다른 사람의 말과 행동에 대한 해석을 검증하기 위한 계속적인 확인이 중요하다고 하였다. 이는 오늘날의 경험적·교육적·문화적 차이가 존재하는 간호사-대상자 관계에서도 마찬가지이다. Smith와 Cantrell (1988)은 사적인 질문과 신체적 거리가 불안율에 미치는 효과에 대한 비교연구를 하였다. 조사자가 사적인 질문을 했을 때 대상자와의 신체적 거리와는 상관없이 맥박수가 상승하였다. 이 연구 결과, 메시지의 가장 중요한 부분이 비언어가 아닌 언어인 것으로 나타났다. 그 반대도 또한 사실로 나타났다. 그러나 메시지의 진정한 의미를 결정하기 전에 언어적이고 비언어적인 의사소통은 둘 다 고려해야 한다.

적절한 문화적 간호를 제공하기 위해 간호사는 자신의 문화적 배경에 의한 가치와 간호 받을 대상자의 가치를 분리해야 한다. 간호제공자가 자신의 특정 문화적 가치와 행동을 대상자에게 투사하였을 때 횡문화적 의사소통과 이해는 성립되지 않는다. Thiederman (1986)은 간호사 자신의 가치를 대상자에게 투사하는 것은 실제로 간호를 방해하고 대상자의 불이행을 유발한다고 주장하였다.

어휘. 사람들이 같은 언어를 사용해도 발신자와 수신자의 말의 의미는 과거 경험과 학습에 따라 다르기 때문에 때로는 의사소통이 어려워진다. 말은 외연적이면서도 함축적인 의미를 갖는다. 외연적 의미는 일반적으로 같은 언어를 공유하는 대부분의 사람이 사용하는 것이다. 함축적인 의미는 보통 개인의 경험으로부터 온다. 예를 들어 모든 미국인은 'pig'라는 단어에 같은 일반적인 외연적 의미를 갖는다. 그러나 그 사람의 직업과 문화적 인식에 따라 함축적 의미는 전적으로 다르거나 완전히 다른 반응을 나타낼 수 있다. 'pig'란 단어는 어떤 사람들에게는 직업과 문화 배경에 따라 긍정적이거나 부정적인 반응을 일으킨다. 예를 들어, 정통파 유태인은 돼지 농장주와 다른 반응을 한다. 정통파 유태인에게 'pig'는 '불결한'이라는 단어와 동의어이고 피해야 할 말이다. 반대로 돼지 농장주에게 'pig'라는 단어는 깨끗하고 건전한 생계수단을 의미한다. 문헌에는 다양한 민족과 인종 간에 말의 의미 차이 때문에 수많은 갈등이 발생한다고 보고하고 있다. Margaret Mead(1947)는 자신의 많은 저명한 문화연구 중에서 'compromise'라는 말이 영국인과 미국인에게 전하는 의미가 다르다는 것을 보고하였다.

영국에서 'compromise'라는 말은 좋은 단어이다. 첫 번째 의미는 타협방식을 찬성한다는 것이며, 문제에서 50% 이상의 점수를 얻었다는 것이다. 영국에서는 타협을 통해 좋은 해결책을 찾기 위해 노력하는 것인 반면, 미국에서는 모든 중요한 점을 잃은 해결책이라는 나쁜 의미를 나타낸다.

언어를 배우는 사람들은 종종 오직 한개의 맥락에서 말의 의미를 학습한다. 예를 들어, Diaz-Duque (1982)는 '내일 퇴원할 것이다(to be discharged tomorrow)'라고 들은 히스패닉 사람이 '아래에 분비물이 심해지고 있다(a discharge from below)'로 해석했다고 보고했다. Diaz-Duque는 히스패닉 사람들은 'constipation'이라는 단어를 변비가 아니라 비충혈이라고 인식하기 때문에 constipation 같이 어원이 같은 말에 문제가 생긴다고 지적하였다. Lunsford (2006)는 지금은 대학교수로 있는 Xial Ming Li의 이야기를 떠올렸는데 Xial Ming Li는 중국에서 작가였던 사람으로 미국으로 건너왔다. 그러나 그녀는 그녀의 글을 읽은 미국 대학 교수와 갈등을 겪었다. 그녀는 적절한 단어와 문법을 사용하였지만 기대했던 "미국식"으로 글을 쓸 수 있도록 도와주는 조언자가 필요했다.

같은 언어를 사용하는 사람이 말을 할 때도 문제가 생기지만 더 심한 문제는 다른 언어를 사용할 때 나타난다. 각각의 언어는 어떤 세계와 삶에 대한 무의식적인 가정들을 포함하고 있다. 말의 의미 차이를 이해하는 데 있어 문화는 다른 사람에게 통찰력을 제공한다. 예를 들어, 영어를 말하는 많은 미국인은 히스패닉 사람들 간에 시간에 대한 다른 오리엔테이션이 있는 것 같아서 혼란스러워한다. 시간이란 단어의 의미를 이해하는 것은 다른 오리엔테이션에 대한 통찰력을 갖도록 돕는다. 스페인어에서 시간은 'passing (a clock passes time 또는 moves)'으로 정의한다. 반면에 영어에서는'run'이라고 한다. 영어가 표현하는 것처럼 만약 시간이 빨리 움직이고 있다면, 우리는 서둘러야 한다. 반대로 스페인어의 정의는 보다 여유로운 태도를 보인다(Randall-David, 1989). 이런 문화적 이해는 스페인 사람이 자주 건강관리 약속시간에 늦는 이유에 대한 통찰력을 줄 수 있다.

언어는 사람들의 주된 관심과 흥미를 반영하며, 이는 어떤 단어의 수에서 확인할 수 있다. 몇몇 오래된 연구에서 어떤 문화는 특정 단어의 중요성을 설명하기 위해 많은 단어를 사용한다고 보고하였다. 에스키모인들은 눈(snow)의 견고성과 질감에 따라 20가지의 단어를 사용한다(Tohidian & Tabatabaie, 2010). 사람들의 언어는 그들의 문화를 여는 열쇠이다. 대상자의 언어에 친숙한 간호사는 그 대상자의 문화에 최고의 통찰력을 얻을 수 있다.

이름. 이름은 특별한 심리문화적인 의미를 갖는다. 모든 사람은 이름이 있고, 모든 문화는 신생아에게 이름을 짓는 것을 중요한 일로 생각한다. 이름 짓는 과정은 문화마다 다양하다. 예를 들어, 로마의 이름 짓는 전통은 남아에게 첫 번째는 이름, 두 번째는 성, 세 번째는 확대가족 단위를 의미한다. 이름 Caius Julius Caesar는 남성 우월주의뿐만 아니라 부족 계승의 중요성을 나타낸다(Clemmens, 1988). 로마시대 여자는 오직 이름 하나만 있었고 성을 나타내는 여성용 형태의 예로는 아버지의 누이와 다른 친척들이 그러한 것과 같이 'Caesar의 누이는 Julia'라는 것이다. 초기 로마시대에 여성은 인격이 없었고 로마사회에서는 이름을 지을 가치조차 없었던 것이다.

히브리 전통은 이름에서 나타나듯이 부계 방식으로, 이름과 'son of'가 합쳐진다. 어머니의 이름은 포함되지 않는다. 영적 전통의 계승은 이름 짓는 방식으로 증명된다. 히브리 전통은 오늘날 아이슬란드에서 볼 수 있는데, 모든 남성은 자신의 이름을 갖고 이어서 아버지의 이름을 붙이고 'son'으로 끝난다. 현대 서부 사회에도 이름 짓는 방식이 있다. 미국의 지배적인 문화에 가장 흔한 것은 부계 계승과 하나 또는 그 이상의 이름이 합쳐진 것이다. 미국에서 가운데 이름은 흔히 어머니의 결혼 전 성과 같이 가족과 관련된 것이다.

러시아의 이름 짓는 방법은 딸과 아버지뿐만 아니라 아들과 아버지의 관계에 대한 단서를 제공한다. 습관적으로 이름과 아버지 조상의 이름으로 말하면서 어머니는 제외되었고, 성은 생략되었다. 스페인과 라틴 아메리카 사람은 다른 문화와 달리 여성의 이름을 포함하고 있다. 즉, 아이들은 첫째로 아버지의 이름, 둘째로 어머니의 이름을 포함하고 있다. 어머니 이름의 추가로 이름이 길어지기 때문에 어머니의 이름은 보통 서류와 공식적인 경우에만 나타난다. 또 다른 예로는 유태인에게서도 나타난다. 그들은 남편과 아내의 성을 함께 사용한다. 그러나 다양한 문화에서 이름을 짓는 가장 보편적인 주제는 혈통을 나타내는 것이다(Clemmens, 1985, 1988).

문법 구조. 문화적 차이는 문법 구조와 그 사용 그리고 구(phrase)의 의미를 반영한다. 'That's all right'은 아프리카 미국인에 의해 자주 사용되는 구로서 실제 '나는 어떤 계획이 있지만 당신에게 그 계획이 무엇인지를 말하지 않는다'라는 의미로 자주 사용된다(Mitchell, 1978). 다른 예로 어떤 히스패닉계 미국 여성은 유산과 사산은 임신으로 생각하지 않고, 오직 성공적으로 살아 있는 아기를 낳았을 때만 임신으로 간주한다(Haffner, 1992). 간호사는 다양한 문화에 있는 사람들은 구가 뜻하는 일반적인 의미를 거의 확인하지 않는다는 점을 명심해야 한다.

문장의 길이와 말의 형태는 문화마다 다양하고 사회 계층에 따라 다양하다. 예를 들어, Argyle (1992)는 낮은 계층의 사람들은 보통 짧고 단순한 문장을 사용하고, 교육이 높은 사람들보다는 직접적인 문장을 더 사용한다. 단어 선택, 문법 구조, 언어의 유창성, 발음은 사회적 지위와 계층을 나타내는 단서를 제공한다. 또한 전문용어는 의사소통을 방해하는 변수이다. 간호사는 대상자가 이해할 수 있도록 간단하고 전문어가 없는 언어(의학용어 없는)로 사물을 표현하는 데 어려움을 겪는다. 반면, 대상자가 사용하는 전문용어를 모르는 간호사는 대상자와 어려움을 겪을 수 있다.

어떤 문화에서는 사회적 예의를 표현하는 방식이 의사소통 문제를 만들 수 있다. '시간을 죽이는 것'으로 보이는 소소한 대화, 잡담, 평범한 주제에 대한 토론이 때로는 더욱 의도적인 토론을 하기 위한 기반으로 필요하다. 그러나 질문에 대한 대답으로 짧고 간단한 답변을 요구하는 바쁜 간호사는 히스패닉계 미국인 대상자가 주는 일화적인 정보에 화가 날 수 있다. 많은 대상자는 당황스러움을 줄이기 위해 부적절한 자료를 추가하는 경향이 있다. 그들은 의학적인 문제에 관심이 집중되지 않았을 때 더욱 편안해한다. 그래서 그들은 인적 자료와 실제 증상을 분리시킨다. 또한 문화적 요인은 언어적으로 산만하게 보이는 역할을 한다. 민간요법사를 찾는 환자는 날씨, 환경, 식습관에 대한 정보가 실제로 건강전문가에게 중요한 정보라고 믿는다.

목소리. 준언어학은 단어 자체 이상의 어떤 것을 말한다. 목소리 특성은 소리의 톤과 범위를 포함하는 것으로 의사소통의 중요 요소이다. 흔히 사용하는 '그런 음조로 나에게 말하지 마(Don't speak to me in that tone of voice)'는 의사소통 메시지의 이러한 측면을 보여준다.

간호사는 아시아계 미국인과 아메리카 인디언의 부드러운 소리를 부끄러움으로 해석할 수 있다. 반면에 소리가 크고 특별한 단어에 신중한 강세를 주는 간호사의 행동은 시끄럽고 사나운 것으로 보인다. 특별한 단어에 강세 없이 부드럽고 느리게 말하는 사람들은 우유부단한 것으로 보인다. 간호사가 대상자가 말하는 것을 들을 수 없을 때 간호사는 더 크게 말하는 경향이 있다. 목소리를 높이는 것은 이해하는 데 불필요하다는 것을 기억해야 한다. 간호사는 대상자를 사정할 때 준언어학적 행동이 중요한 문화적 고려사항임을 알아야 한다. 간호사는 목소리의 톤, 특성, 흐느낌, 웃음, 그렁거림과 같은 비언어적 소리를 듣고서 준언어학적 행동을 인식할 수 있다.

억양. 억양은 의사소통 메시지의 중요한 측면이다. 사람들이 자신의 느낌을 'fine'이라고 말할 때 그들이 정말 그렇다는 것을 의미하거나 좋은 느낌이 아니지만 논의하고 싶지 않다는 의미이기도 한다. 만약 냉소적으로 말한다면 그들은 '좋아'의 반대 의미를 말한다. 만약 빈정대듯이 말한다면 '좋아'의 반대로 느끼고 있음을 의미하는 것이다. 사람들이 말하는 것에는 잠재적이거나 감춰진 의미가 있으며 억양은 진짜 메시지를 해석하기 위한 단서를 준다.

억양의 기술은 문화마다 다양하다. 예를 들어, 미국인은 명령문을 제안과 질문의 형태로 말한다. 반면에 아랍어는 많은 강조와 과장을 한다(Argyle, 1992). 어떤 문화는 간접적이고 미묘하게 말하는 것에 가치를 두기 때문에 서구의 건강간호전문가의 솔직한 표현에 당황한다. 예를 들어, 아시아 대상자는 이런 식의 의사소통을 무례하고 미성숙하고 기교가 없는 것으로 해석한다. 반대로 건강간호 전문가는 아시아 대상자를 애매하고 두려워하고 문제에 직면하지 못하는 것으로 여긴다(Sue & Sue, 1999).

리듬. 리듬 또한 문화마다 다양하다. 어떤 사람들은 언어적 의사소통을 할 때 멜로디 리듬을 사용한다. 반면 어떤 사람들은 리듬이 없다. 또한 리듬은 한 문화 속의 사람들 간에도 다양하다. 예를 들어, 어떤 아프리카계 미국인 성직자는 열렬한 설교를 위해 노래 리듬을 사용한다.

속도. 말의 속도와 크기는 주로 개인의 감정에 대한 단서를 제공한다. 우울한 사람은 느리고 조용하게 말하는 경향이 있고, 반면에 공격적이고 우세한 사람은 빠르고 크게 말하는 경향이 있다.

발음. 어떤 문화집단에서 온 사람들은 흑인 사투리, 흑인 영어, Irish 사투리, Brooklyn 억양과 같은 사투리로 구분된다. 흑인 영어는 표준 영어에서는 흔히 발견할 수 없는 단어와 표현을 포함하고 있으며, 때때로 아프리카계 미국인에 의해 표현된다. 이것은 표준 영어의 연속선상의 끝부분들로 더 많이 아프리카화한 것에서부터 덜 아프리카화한 것까지의 범위가 있다(Taylor, 1976). 그러나 연속선상 끝부분의 사투리를 하는 사람들도 아프리카계 미국인으로 구분되는 '흑인 소리'를 낸다. 어떤 사람은 'boil (끓음)'을 'raisin (건포도)'으로, 'difficult breathing (호흡곤란)'을 'smothers (질식자)'라 하고(Snow, 1976), 'dentures (의치)'는 'racks (받침대)'로 말한다(Dillard, 1973). 어떤 아프리카계 미국인은 자신이 말한 것을 다른 사람이 이해하지 않기를 바랄 때 사투리로 말한다. 흑인 사투리의 한 가지 기능은 아프리카계 미국인의 집단 영역을 강조하는 것이다(Taylor, 1976).

또한 '아', '저'와 으르렁거림은 의사소통의 중요한 차원을 나타낸다. 망설임은 확실하지 않고 약속을 하는 것에 느린 사람이라는 것을 나타내고, 반면에 어떤 문화에서는 반대의 의미를 갖는다.

침묵. 침묵의 의미는 문화마다 다양하다. 침묵은 사려 깊다는 것이거나 말할 것이 없다는 것이다. 또한 대화 중 침묵은 완고함과 저항, 걱정, 불편함을 나타낸다. 어떤 문화에서 침묵은 극도의 불편함을 나타낸다. 그러므로 매순간을 대화로 채우도록 노력해야 한다. 다른 문화의 사람들은 침묵에 가치를 두고 그것을 인간의 요구를 이해하는 데 중요한 것으로 본다. 많은 아메리카 인디언은 전통적인 중국인과 일본인처럼 후자의 관점을 갖는다. 그러므로 이들이 말하다가 갑자기 중단하는 것은 간호사가 계속하기 전에 말한 내용을 고려하기 바란다는 것을 암시한다. 다른 문화에서는 다른 방식으로 침묵을 사용한다. 예를 들어, 영국과 아랍 사람은 침묵을 사적인 것을 지키기 위해 사용한다. 반면 러시아, 프랑스, 스페인 사람들은 파트너 간의 동의를 표현하기 위해 침묵을 사용한다. 어떤 아시아 문화권의 사람은 특히 연장자에게 존경의 신호로 침묵을 사용한다. 멕시코 사람들은 동의와 존경을 나타내는 것이 아니라 권위 있는 사람이 준 지시가 있을 때 침묵을 사용한다.

간호사는 침묵의 가능한 의미를 인식해야 한다. 그래서 개인적인 불안은 침묵이 조기에 중단되거나 비치료적으로 되는 것을 촉진하지 않는다. 침묵의 치료적 가치를 이해하는 간호사는 다른 문화 대상자를 간호하는 데 이를 사용할 수 있다.

비언어적 의사소통

Hall (1969)은 우리가 받는 메시지의 65%가 비언어라고 하였다. 사람들은 말하지 않은 것을 몸짓과 행동을 통해 전달한다. 메시지를 정확하게 해석하기 위해서는 말을 해석해야 할 뿐만 아니라 뉘앙스, 억양, 얼굴 표현에 의한 의미도 해석해야 한다. 언어적 행동처럼 비언어적 행동도 반복하고, 명확하게 하고, 반박하고, 수정하고, 강조하고, 의사소통의 흐름을 조절할 수 있다. 비언어적 행동은 독립된 행동보다 의미의 중요성이 떨어지지만 전체 전달 메시지에 추가된다. 사람들은 자주 비언어적 행동을 다르게 해석하기 때문에 대상자를 이해하기 위해 간호사는 다른 건강간호팀원과 느낌들을 교류하여 확인해야 한다. 또한 간호사는 대상자의 비언어적 행동뿐만 아니라 언어적 의사소통을 부정하거나 반박하는 개인의 비언어적 행동도 인식해야 한다(Reusch, 1961).

터치. 터치는 간호사와 대상자 사이의 거리를 연결시켜 주는 의사소통의 강력한 형태이다(Bronstein, 1996; Davidhizar & Giger, 1988; Giger, Davidhizar & Wieczorek, 1993). 터치는 많은 의미를 갖는다 (Box 2-3). 이것은 사람을 연결하고 확신을 주며 안심시키고 외로움을 감소시키고 온정을 나누고 자극을 주고 자아개념을 높인다. 반대로 터치는 좌절, 분노, 공격, 벌을 전달하고 개인 공간과 사생활을 침범하며 부정적인 관계(비굴함처럼)의 형태를 전달한다. 어떤 상황에서 터치는 힘을 나타내는 것이기 때문에 당황스러울 수 있다. Thayer (1988)의 연구에 의하면 높은 지위의 사람은 낮은 지위의 사람보다 터치에 대해 보다 많은 자유를 느낀다. 일반적으로 윗사람에게 손을 대는 것은 부적절한 것으로 생각한다.

터치하는 것과 터치를 하지 않는 것은 문화적 의미와 상징이 내포되어 있으며 학습된 행동이다. 문화적 터치의 사용은 다양하다. 각 문화에서 아이들은 다른 정도의 터치와 자극을 갖도록 훈련된다. 그래서 그들의 신체기관, 체질, 기질상의 특성이 강조되거나 감소된다. 어떤 문화는 '나를 만지지 마시오'라는 방식의 삶이

Box 2-3 터치의 의미

터치의 의미는 다음과 같다;

1. 글자 그대로 그리고 비유적으로 유용성을 나타냄으로써, 한 사람을 다른 사람과 연결한다.
2. 확인과 승인을 준다.
3. 공감, 관심, 격려, 양육, 돌봄, 신뢰, 관심, 관대함, 보호를 줌으로써 안심을 준다.
4. 다른 사람과 관계를 나타냄으로써 외로움을 감소시킨다.
5. 온정, 라포, 사랑, 친밀감, 즐거움, 행복을 나눈다.
6. 감각, 인식, 경험 모드로 자극을 준다.
7. 자아개념을 증가시킨다.
8. 좌절, 화, 공격, 벌을 표현한다.
9. 신체, 심리적 공격과 침입으로 개인의 공간과 사적인 것을 침해한다.
10. 다른 사람과의 부정적 관계를 전달한다.
11. 성적 흥분을 일으킨다.
12. 의사, 이발사, 재단사와 같이 기능적 · 전문적 역할을 수행하게 하고, 개인적 메시지가 전혀 없다.
13. 사업 관계자, 낯선 사람들, 아는 사람들끼리 악수하는 것과 같이 우정(진심)을 나타낸다.

특징이다. 이런 사람들은 애무하고 키스하는 것이 당황스럽다. 어떤 문화에서는 매번 터치의 주제가 다르다. 미국의 일반 문화는 친한 사람들끼리 포옹하고, 동지애의 행동으로 어깨를 두드리는 것에 익숙하다. 강하고 활기찬 악수는 좋은 성격의 상징이고 힘의 표시이다. 그러나 어떤 아메리카 인디언 집단은 손을 대인관계에서 사용하고 그것이 의미하는 바가 다르다. 강한 악수보다는 가벼운 터치나 손잡기 또는 단지 손 비비기가 있다. 어떤 아메리카 인디언은 활기찬 악수를 공격적인 행동으로 해석하고 강하고 긴 악수로 인해 기분이 상한다(Montagu, 1986).

미국인은 망설이는 터치는 성적인 것을 포함하고 있다고 생각한다. 심지어 어떤 미국인은 무심결에 접촉하는 것을 금기로 여기는데, 이는 빅토리아 여왕 시대의 성적 신중함이 남아 있기 때문이다(DeThomaso, 1971). 또한 다른 문화에서는 터치를 금기로 생각한다. 즉, 영국과 독일인은 미국인보다 훨씬 터치를 하지 않는다. 반대로 스페인인, 이탈리아인, 프랑스인, 유태인, 남아메리카인은 터치를 많이 한다(Montagu, 1986). 그러나 터치를 다양한 국가나 민족 집단에게 일반화하는 것은 문제가 될 수 있다. 예를 들어 Shuter (1973)는 코스타리카, 콜롬비아, 파나마에서 터치에 대한 연구를 하였는데, 이 연구의 결과에 따르면 라틴 아메리카인이 고도로 터치 지향적이다. 또한 Thayer (1988)는 코스타리카, 콜롬비아, 파나마의 연인들을 비교하였는데 코스타리카의 파트너는 다른 두 나라의 파트너보다 더 자주 터치하고 포옹하였다.

대부분의 문화는 사람의 성에 따라 다른 규칙과 의미를 부여한다. Whitcher와 Fisher (1979)는 입원 중에 있는 여성이 터치에 두드러지게 긍정적 반응을 보이고, 혈압과 수술 전 불안이 낮아졌다. 반면 남성은 흥분하였고 이어서 혈압과 불안이 증가하였다. Thayer (1988)는 Kansas 시 국제공항에서 여성은 남성보다도 더 많은 신체적 터치와 포옹으로 환영한다는 것을 발견하였다. 남성에게는 악수가 더 흔한 환영법이었다. 어떤 연구에서는 '성에 관계없이 터치를 불편해하는 사람들은 다른 방법의 의사소통에도 불편해하고 더 낮은 자아 존중감을 갖고 있다'고 보고하였다(Thayer, 1988). 다른 연구에서 터치를 더 많이 하는 사람들은 다른 사람들의 동기와 의도를 덜 두려워하고 덜 의심하며, 일상생활에서 불안과 긴장이 더 적다. 어떤 문화에서는 뒤로 기대기, 손바닥을 보여주고, 다른 사람의 옷깃을 만지작거리는 것이 친밀함을 나타내는 것이기 때문에 연애행동으로 인식한다. 대화를 하는 동안 다른 사람의 가슴을 찌르는 것과 같은 터치는 거만한 행동으로 본다. 그러나 찔리는 동안 웃는 것은 다른 사람의 공격적인 의도에 순응하는 방법이면서 동시에 다른 사람의 공격적 의도를 사소하게 만들거나 없애는 것이다(Scheflen & Scheflen, 1972).

어떤 문화에서 터치는 마술과 치유로 간주된다(Mackey, 1995). 예를 들어 어떤 멕시코계 미국인과 아메리카 인디언은 악마의 주문을 푸는 상징으로, 또는 치유의 수단으로 본다(Montagu, 1986). 한편 베트남계 미국인은 다른 사람과 어깨를 접촉할 때 불안을 느낀다. 왜냐하면 그들은 영혼이 신체 접촉으로 육신을 떠날 수 있고 건강문제가 발생한다고 믿기 때문이다(Rocereto, 1981). 베트남 사람들은 인간의 머리를 생명의 자리로 여긴다. 그러므로 매우 사적인 것이다. 머리 표면이나 머리에 구멍을 내는 시술은 베트남 사람들을 놀라게 할 수 있다. 그들은 이런 시술로 인해 생명의 정수가 도망간다고 생각하기 때문이다(Stauffer, 2005).

간호사는 근무현장에서 만나는 개인의 터치에 대한 규칙을 의식해야 한다. Lane (1989)은 남자 대상자는 여성 대상자보다 터치와 접근을 덜 받아들이는 것으로 인식하며 이는 남성이 일반적으로 여성보다 개인적 공간이 더 크다는 사실 때문이라고 하였다(Insel & Lindgren, 1978; Sommer, 1959). Lane는 터치에 대한 사회적 규범과 기대 때문에 이중적인 표준이 있다고 결론지었다. 즉, 남성 대상자는 여성 간호사보다 터치에 더 수용적인 반면, 여성 간호사는 여성 대상자와의 터치와 접근에 더 편안함을 느낀다.

터치의 규칙은 불문과 무언이며, 그것은 보통 관찰자가 볼 수 있다. 간호사는 문화적으로 수용된 터치의 규칙을 준수하여 현명하게 터치를 사용하고, 어떤 사람에게 터치를 강요하는 것을 피해야 한다. 터치하는 사람과 터치되는 사람 모두의 터치 의미에 따라, 다른 사람의 태도에 따라 전달하는 메시지를 마음속에 간직해 두어야 한다. 일반적으로 터치와 친밀감에 대한 요구는 강해서 그 요구의 만족이 부적절한 터치에 대한 두려움보다는 행동에 더 큰 영향을 준다. 일시적인 터치는 낯선 사람들 간에 긍정적이고 일시적인 유대를 형성하고, 유순하게 하고, 도움이 되게 한다. 터치는 모든 경우에 그 사람의 특별한 요구에 깊은 주의와 공감을 주면서 신중히 적용되어야 한다. 모든 문화는 자주 누가, 누구를, 언제, 어디에서 터치하는지에 대한 무언의 규칙이 있다. 침습이라고 인식되지 않기 위해 기민한 간호사는 터치에 대한 대상자의 반응을 기억해두어야 한다.

얼굴표정. 얼굴표정은 일반적으로 개인의 감정을 표현한다. 미국인은 얼굴표정을 의사소통 메시지의 한 부분으로 사용한다. 얼굴근육이 고정된 상태에서 지속적인 응시는 냉정함을 나타낸다. 공포를 느끼면 눈은 확장되고, 눈썹은 올라가고, 입은 입술을 뒤로 당겨 팽팽하게 한다. 사람은 화가 났을 때 눈은 윗 눈꺼풀을 내리고 눈썹은 아래로 당겨 강렬한 응시상태가 된다. 화난 사람의 입술은 주로 굳게 다물어져 있다. 눈을 위로 돌리는 것은 피곤하거나 찬성하지 않음을 나타내기도 한다. 좁아진 눈, 오므린 윗입술과 움직이는 코는 일반적으로 혐오를 나타낸다. 당황하거나 자신을 의식하는 사람은 눈을 멀리, 또는 아래로 돌릴 수 있고, 홍조 띤 얼굴을 하며, 미소 짓는 척하고, 눈, 코, 얼굴을 문지르거나 머리카락, 턱수염과 콧수염을 잡아당긴다. 치켜뜬 눈썹과 바로 바라보는 것은 놀라움을 나타낸다(Ekmam & Friesen, 1975; Polhemus, 1978).

또한 얼굴표정은 문화마다 다양하다. 이탈리아인, 유태인, 아프리카 미국인, 히스패닉인은 흔쾌한 웃음, 행복과 고통, 그리고 불쾌한 감정을 표현하기 위해 몸짓 및 말과 함께 많은 얼굴표정을 사용한다. 아일랜드인, 영국인, 북유럽인들은 특히 낯선 사람에게 얼굴표정을 거의 짓지 않으며 반응도 거의 없다. 또한 얼굴표정은 감정과는 반대의 뜻을 전달하기 위해 사용된다. 예를 들어, 아시아에서 부정적인 감정은 미소로 감출 수 있다(Sue & Sue, 2003).

눈짓. 눈짓에 관한 연구는 컴퓨터를 기반으로 한 자료수집과 분석기술의 발달로 크게 증가하였다. 눈짓을 기록하는 기술은 연구자에게 거대한 자료들을 제공한다(Grainger, 1992; Rayner, 1992; Shapiro, 1991).

눈짓은 대인 간 의사소통의 중요한 측면이다. 일반적으로 대부분의 사람들은 사회적인 상호작용을 하는 동안 짧은 순간 서로의 눈을 본다(Argyle & Dean, 1965; Davidhizar, 1988a). 사람들은 듣는 동안 많은 눈 맞춤을 하며 약 3~10초간 흘긋 보기도 한다. 흘긋 보는 것이 이보다 더 길어지면 불안해진다.

눈맞춤은 횡문화적 간호사정에서 중요한 도구이고 관찰과 상호작용을 시작하는 데 사용된다. 미국에서 주류 문화의 사람들(백인)은 눈맞춤을 긍정적인 자아개념, 개방성, 타인에 대한 흥미, 경청과 정직의 상징으로 생각한다. 눈맞춤은 따뜻함을 전할 수 있으며 사람들 간 관계의 간격을 연결할 수 있다. 요점을 말하기 원하는 안경 낀 간호사는 안경을 벗음으로써 눈맞춤의 강도를 증가시킬 수 있다. 또한 안경을 벗는 것은 눈맞춤의 장애물을 제거하여 개인의 얼굴을 인간으로 대할 수 있는 방법이라고 보고하고 있다(Giger & Davidhizar, 1990b).

눈맞춤이 적은 것은 부끄러움, 관심 부족, 복종, 겸손, 죄책감, 당황, 낮은 자존감, 무례함, 사려 깊음, 부정직의 신호로 해석될 수 있다. 사회적 상호작용에서 말하는 사람은 듣는 사람과 떨어져 흘긋 보는데, 이는 무엇을 말해야 하는지 파악하기 위해 생각이나 계획을 모으는 것이다. 만일 눈맞춤을 계속할 수 없다면 흥미 부족으로 해석한다. 또한 동공 확장과 수축은 불안 수준과 긍정적 반응을 나타내는 것일 수 있다(Hess, 1965, 1975).

대부분 멕시칸계 미국인과 아프리카계 미국인들은 눈맞춤을 편안해한다(Guruge & Donner, 1996; Murray & Huelskoetter, 1991). 이와는 대조적으로 상대적으로 힘이 적은 '소수민족 계층'의 어떤 아프리카계 미국인들은 사회화 과정에서 다른 사람과의 눈맞춤을 정교하게 피하도록 배웠다고 한다(Giger, Davidhizar, Evers & Ingram, 1994). 사실 미국에서 눈맞춤을 피하는 것은 무례함, 집중력 부족, 정신병의 의미로 여겨졌다(Bigham, 1964; Paynich, 1964). 한편 몇몇 필리핀인은 눈맞춤을 피하는 것을 마녀일 가능성과 연관 짓는다(McKenzie & Chrisman, 1977). 눈맞춤에 어려움을 보이는 다른 집단으로는 몇몇 아시아인과 아메리카 인디언을 들 수 있다. 이들은 눈맞춤을 무례함과 사생활 침해와 관련짓는다. 많은 아메리카 인디언은 눈맞춤을 무례한 것으로 간주하는데, 이는 '개인의 눈을 보는 것'은 '개인의 영혼을 들여다보는 것'이라고 믿기 때문이다(Galanti, 2003; Giger & Davidhizar, 2001; Henderson & Primeaux, 1981; Pool, Davidhizar & Giger, 2003).

특정 인디언인은 높거나 낮은 사회경제적 계층의 사람과 눈맞춤을 피한다. 일반적으로 베트남인은 거의 눈을 맞추지 않는다(Rocereto, 1981). 또한 어떤 아프리카계 미국인은 긴 시간의 눈맞춤을 피한다(Giger & Davidhizar, 1990b). 몇몇 인디언 문화는 눈맞춤을 특별한 성적 의미로 생각한다. 또한 일부 정통 유태인은 노인 남성이 아내가 아닌 다른 여인과 눈맞춤을 할 때 성적 의미를 뜻한다(Sue & Sue, 1999). 어떤 애팔래치아인은 눈을 돌리는 경향이 있는데 그들은 눈맞춤을 적개심 및 공격심과 관련짓기 때문이다(Tripp-Reimer & Friedl, 1977). 어떤 문화들은 다른 문화보다 눈에 많은 관심을 둔다. 예를 들면, 인도와 그리스에서는 눈의 사용을 중시한다(Eibl-Eibesfelt, 1972).

자세. 의사소통은 자세에 영향을 받는다. 간호사는 탁자 위에 팔을 두거나 손바닥을 위로하여 상호작용 내에 존재하는 거리감을 좁힐 수 있다. 서구문화에서 손바닥을 위로 하는 것은 심지어 의견이 다른 경우에도 묵인의 메시지를 보내는 것이다. 그러나 간호사는 다른 문화에서는 손바닥을 위로 하는 것이 성적인 의미를 가질 수 있다는 것을 알아야 한다. 따라서 이런 제스처 사용에 대한 결정은 신중하게 고려해야 한다.

자세는 수용성에 대한 중요한 메시지를 줄 수 있다. 미국 내 백인들처럼 몇몇 서구문화에서 듣는 사람의 전체적인 자세가 말하는 사람의 자세에 더 가까이 있을수록 수용 가능성은 높아진다. 만일 개인의 무의식적 제스처가 다르다면, 해결할 문제에 대한 시각은 서로 다를 것이다. 몸의 움직임을 다른 사람의 움직임에 맞추는 것은 심지어 결속력이 없더라도 결속력을 전달할 수 있다. 예를 들어, 미국 백인의 주류 문화에서 경청하는 자세는 상대방에게 기울인 자세이다. 경청하는 자세는 높은 지위를 가진 사람과 좋아하는 사람에게 사용된다(Mehrabian, 1968, 1981). 미국 남성은 다리를 오므리고 팔을 몸 앞에 둠으로써 성적 매력을 나타낸다. 반대로 미국 여성은 팔을 옆으로 내리는 개방적인 자세를 취함으로써 매력을 나타낸다(Hall, 1966). 단단한 근육, 구부러진 몸, 신중한 움직임은 신체적 고통을 나타낸다. 영국에서는 우위에 있는 사람이 순종하거나 복종하는 사람보다 더 바르게 서 있거나 앉아 있을 때 우월함을 전달한다(Argyle, Salter, Nicholson, Williams & Burgess, 1970). 사회문화적 전통에 대한 지식은 신체표현을 해석하는 데 필요하며, 다른 문화권에서는 다양한 신체 일부가 다르게 사용되기 때문이다.

언어와 비언어적 요소가 결합된 의사소통

많은 대인관계 의사소통은 언어적 요소와 비언어적 요소가 모두 결합된다. 언어적·비언어적 요소가 결합된 두 가지가 온정과 유머이다.

온정. 온정은 우정, 안녕, 즐거움의 감정을 조장하는 소양이거나 상태이다. 온정은 언어로 전달할 수 있고 (예: "처치할 때까지 계속 누워 있어. 그게 빨리 할 수 있게 도와주는 것이야"), 비언어적으로 어깨를 토닥이거나 온화한 미소를 짓는 것으로도 전달할 수 있다.

비록 온정은 인식에 관한 것이지만 인간의 요구에 중점을 둔 의사소통은 말하는 사람의 온정과 더욱 관련이 있는 것으로 보인다. 존경을 나타내며, 인간의 요구를 설명하고, 그리고 자아 수용을 높이는 진술은 긍정적으로 해석될 것이며, 동기나 도덕, 협력을 높일 수 있다. 또한 개인적인 인식과 관심은 온정을 전달한다. 언어적 인식(예: 모임에서 "안녕") 또는 진정한 관심(예: "느낌은 어때?")은 관심을 전달하고 대상자와 가족 그리고 간호사 간의 긍정적인 유대를 촉진한다(Davidhizar, 1989).

간호사가 온정을 전달하는 것은 대상자와의 치료적 관계에서 중요하고 역동적인 면이다. 만일 대상자가 다른 문화권에서 왔고 말한 내용을 이해하는 데 어려움이 있다면, 간호사의 온정은 긍정적인 관계를 증진하는 데 활력소가 될 것이다. Graham-Dickerson(1996)은 치유의 과정은 간호사와 대상자의 내적 관계에 의해 촉진되며, 다른 문화권에서 온 대상자와의 유대감 없이는 치유의 과정에 들어갈 수 없을 것이라고 하였다.

유머. 유머는 언어적·비언어적 의사소통의 강력한 구성요소이다. 유머는 사람들이 공유한 즐거움에 대해 유대감을 갖게 하고, 불안과 긴장을 낮추며, 관계를 형성하고, 문제해결과 학습을 증진하며, 동기를 제공하고 개인이 살 수 있도록 한다. 유머는 건강하고 건설적인 대처기전이며, 다소 수용할 수 있는 방법으로 공격적인 감정을 누그러뜨릴 수 있고, 스트레스 상황을 관리할 수 있다(Davidhizar, 1988b). 치료적 유머는 비웃음과 냉소를 거의 사용하지 않는다(Huckaby, 1978). 인격, 문화, 배경, 스트레스와 통증의 수준은 유머에 대한 반응에 영향을 준다. 다른 문화권에서 온 사람이 유머를 오해하면 관계에 장애가 될 수 있으므로 유머는 제한적으로 신중하게 사용해야 한다. 간호사는 유머가 적절한지를 결정하기 위해 개인 대상자와 상황을 신중하게 사정해야 한다. 유머는 적절하게 사용될 때 의사소통을 개선시킬 뿐만 아니라 암, 관절염, 홍반성 낭창 같은 결합조직질환 등의 질병과 싸우기 위한 신체 기능을 촉진함으로써 면역계에 영향을 줄 수 있다(Simonton, Simonton & Creighton, 1978).

말한 사람이 완전한 언어와 뉘앙스를 갖지 못하고, 유머와 농담, 웃긴 말에 담긴 재담을 알지 못할 때 그 사람을 오해하거나 잘못 해석할 수 있다. 다른 언어로 말하는 사람들이 웃을 수 있도록 준비하는 것은 중요하다. 진지함을 뜻하는 말은 우스꽝스러운 것으로 인지될 수 있다. 스스로 웃을 수 있고 다른 사람과 함께 웃을 수 있는 능력은 문화적 상황 내에 존재하는 불안을 경감시킬 수 있다.

6 간호 적용
IMPLICATIONS FOR NURSING CARE

다른 문화권 대상자에 관한 지침

간호사는 면담 환경에서 대상자와 관계를 맺는다. 간호사는 대상자를 간호하는 과정에서, 또는 공적인 병원 환경이나 클리닉에서 관계를 맺을 수 있다. 비록 대상자가 간호사의 행동을 독특한 관점으로 문화적 쟁점을 해석할 수 있지만, 다음의 지침은 간호사-대상자의 관계가 긍정적이 되도록 할 것이다(Box 2-4).

다른 문화권 대상자의 배경에 대한 개인적 신념 사정하기. 간호사의 개인적 신념에 대한 의식은 다른 문화적 배경을 가진 대상자와 관계를 맺는 데 중요하다(Boone, 2005). 다른 배경을 가진 대상자를 돌보는 간호사는 의식적·무의식적 태도를 결정하기 위해 신중하게 개인적 신념과 경험을 검토한다. 간호사는 간호에 비판적이고 부정적인 영향을 줄 수 있는 개인적 가치, 편견, 생각, 태도를 멀리하는 것이 중요하다. 간호사는 다른 사람의 신념과 행동에 대한 이해를 넓힘으로써 개인의 반응을 조절하는 것을 배울 수 있다(Winans-Orr & McIntosh, 1996). Leininger와 McFarland(2006)는 대부분의 간호사가 이주자 및 문화적 이방인과 효과적으로 의사소통하려는 준비를 충분히 하지 않고, 이점이 간호의 큰 위기라고 하였다. 다른 문화에 대한 이해는 다른 문화 속 몰입을 통하여 넓힐 수 있다. 부차적으로 문화사정 도구의 이용은 개인적 태도를 사정하는 방법을 제공한다(Anthony, 1997).

Box 2-4 다른 문화권 대상자와 관련된 지침

1. 다른 문화 대상자의 개인적 신념 사정하기
- 당신의 개인적 신념과 경험을 검토한다.
- 비판적이고 부정적으로 간호에 영향을 줄 수 있는 가치, 편견, 생각, 태도는 배제한다.

2. 문화적 관점으로 의사소통 변수 사정하기
- 미국 내 대상자의 세대를 포함하여 대상자의 인종적 정체성을 결정한다.
- 가능하다면 대상자를 정보의 출처로 이용한다.
- 대상자와 당신의 관계에 영향을 미치고 적절하게 반응할 수 있는 문화적 요소를 사정한다.

3. 의사소통된 요구와 문화적 배경에 따라 간호계획하기
- 대상자의 문화적 관습과 신념에 대해 가능한 한 많이 배운다.
- 대상자에게 건강, 질병, 건강간호에 대한 문화적 해석을 밝힐 수 있도록 격려한다.
- 대상자의 독특함에 대해 민감해진다.
- 대상자와 당신자신의 건강과 질병의 개념에 대한 불일치의 원인을 찾는다.
- 대상자의 개인적 기능수준에서 의사소통한다.
- 간호활동의 효율성을 평가하고 필요할 때 간호계획을 수정한다.

4. 문화적 요구에 맞게 의사소통 접근법으로 수정하기
- 대상자에서 공포, 불안, 혼동의 증상에 귀 기울인다.
- 대상자의 문화적 성향에 따라 안심하는 태도로 답한다.
- 어떤 문화집단에서는 대상자에 대한 다른 사람과의 논의는 불쾌하고 간호과정을 방해한다는 것을 의식한다.

5. 대상자 존중과 의사소통된 요구 존중이 치료적 관계의 중심임을 이해하기
- 친절하고 경청하는 접근을 통해 존중감을 전달한다.
- 대상자의 문화권에서 어떻게 듣기가 의사소통되는지 배운다.
- 적절한 적극적인 듣기 기술을 사용한다.
- 문화적 장벽을 와해할 수 있는 융통성 있는 태도, 존중, 관심을 채택한다.

6. 비위협적인 태도로 의사소통하기
- 서두르지 않는 태도로 면담한다.
- 수용 가능한 사회문화적 시설을 이용한다.
- 정보수집 단계에서 일반적인 질문을 한다.
- 응답자가 대상자의 건강문제와 관련되지 않은 정보를 줄 수 있다는 것을 인내한다.
- 신중하게 듣고, 시간을 허용하고, 대상자에게 충분한 시간을 할애하여 신뢰 관계를 만든다.

7. 의사소통에서 확인하는 기술 사용하기
- 대상자가 이해하지 못했다는 피드백에 신경을 쓴다.
- 의미가 왜곡 없이 해석될 것이라고 가정하지 않는다.

8. 성문제와 관련된 주제일 때 쉽게 말하지 못함을 고려하기
- 몇몇 문화권에서 반대 성의 사람들과 성문제를 자유롭게 논의하지 못함을 인식한다.

9. 다른 언어로 말하는 대상자에게 특별한 접근 선택하기
- 대상자의 공포를 경감시키는 데 도움이 되는 상냥한 음성과 얼굴표정을 사용한다.
- 천천히 구별되게 말하고 크게 말하지 않는다.
- 대상자의 이해를 돕기 위해 제스처, 그림, 연기를 사용한다.
- 대상자가 이해할 수 있는 단어나 그들이 자주 사용하는 단어에 주의를 기울인다.
- 그들에게 단순하고 반복적인 메시지를 준다.
- 대상자가 이해할 수 없는 의학용어나 약어의 사용을 피한다.
- 적절한 언어 사전을 사용한다.

10. 의사소통 증진을 위한 통역사 활용하기
- 각각의 단어가 아닌 메시지를 번역하기 위해 통역사를 요구한다.
- 이해를 확인하기 위한 피드백을 얻는다.
- 문화적으로 민감한 통역사를 이용한다.

문화적 관점에서 의사소통 변수 사정하기. 다른 문화권의 대상자와 의사소통하려면 문화적 관점에서 각 대상자를 사정하는 것이 중요하다. Oxendine (2000)은 Zuni, Pueblo, Hopi와 Navajo 여인들은 건강교육 프로젝트에서 겉장에 유방 그림이 있는 유방암 소책자에 관심을 보이지 않았다고 보고하였다. 여성들은 부적합한 유방의 그림을 발견하였고 유방암이라는 용어보다 유방건강이라는 용어를 원한다고 하였다. 소책자용의 새로운 표지 도안을 위한 대회가 개최되었을 때 120명의 미국계 인디언 예술가들이 참여했다. Carneiro (2000)는 Hispanic Latino 지역사회를 위한 건강교육 프로그램을 담은 비디오에 Latino에서는 볼 수 없는 금발의 파란 눈을 가진 마른 모델을 묘사하였다. Latino 지역사회에서는 통통한 모습이 더욱 건강하다고 생각하고 몇몇 Latino 부모는 마른 아기는 아기에게 먹일 수 있을 만큼 충분한 돈이 없는 경우로 생각한다는 것을 교육자들은 인식하지 못했다. 또한 간호사는 개인이 우선순위를 맥락에 두는 문화에서 왔는지 내용에 두는 문화에서 왔는지를 사정해야 한다. 왜냐하면 이것이 의사소통 형태에 영향을 주기 때문이다(Goldman & Schmalz, 2005; Xu & Davidhizar, 2005). 의사소통의 문화적 현상은 문화적으로 적절한 간호를 제공하면 문제가 되지 않는다. 의사소통 변수의 차이점을 이해하는 간호사는 대상자에게 질 높은 간호를 제공하기 위해 의사소통 장애를 극복하려고 노력할 수 있다.

문화 사정은 어떤 문화에 대한 모든 정보를 요구하지 않는다는 것을 깨닫는 것이 중요하다. 그러나 자료는 미국 내 세대(즉, 1세대나 2세대)을 포함하여 민족적 정체성을 포함해야 한다. 민족적 전통에도 불구하고 1세대 이주민의 신념은 2세대 사람들의 신념과 다를 수 있다. 항상 대상자는 1차 정보제공자이어야 한다. 다른 사람들이 아무리 대상자와 가깝더라도 다른 사람들은 다른 생각과 신념을 가지고 있기 때문이다.

간호사는 관계 속에 포함될 수 있는 문화적 요소에 대한 사정을 신중하게 한 후에 적절한 반응을 해야 한다. 예를 들어, 눈맞춤에 가치를 두는 아프리카 미국인과 멕시코계 미국인에게 간호사가 눈맞춤을 사용하는 것은 중요하다(Kendall, 1996). 한편 눈맞춤을 두려워하는 필리핀계 미국인에게는 눈맞춤을 피해야 한다. 동남아시아인과 관계 시 공식적인 표현방법이 있음을 기억하는 것이 중요하다. 이름으로 대상자를 부르는 것을 허용할 때까지는 성을 사용하는 것이 공손함을 보이는 것이다. 또한 아시아인은 정보를 얻기 위해 간접적인 접근을 사용한다. 무례하다고 여기는 질문과 조사자가 정보를 받아들일 것 같지 않은 직접적인 질문은 잘 수용하지 않는다(Hagen, 1988; Mattson, 1995). 오늘날 다문화 사회에서 의사소통이 효과적이기 위해서는 문화적으로 민감한 태도로 관계를 해야 한다(Campinha-Bacote, 1995).

의사소통된 요구와 문화적 배경에 따라 간호 계획하기. 다른 문화권의 사람을 간호하는 것은 의사소통하는 대상자의 생활양식과 일치해야 하고 대상자가 간호사에게 전달하고 상호 동의한 독특한 요구와 일치해야 한다(Geissler, 1991; Grossman, 1996). 적절한 계획을 세우기 위해 간호를 받는 대상자의 문화적 관습과 신념에 대한 지식을 넓히는 것은 중요하다. 문화가 건강, 안녕감, 질병과 죽음에 대한 적절한 접근에 영향을 주고 있기 때문에 간호사는 대상자에게 건강, 질병, 건강간호에 대한 해석을 전달하도록 격려해야 한다(Sieh & Brentin, 1997). 대상자의 질병에 대한 인식은 의사소통뿐만 아니라 계획된 간호에도 영향을 줄 수 있다. 간호사가 다른 문화권의 대상자를 효과적으로 돌보려면 각 대상자의 독특함에 대한 민감성이 필요하다. 민감성은 오직 적절한 의사소통 기술을 통해 획득할 수 있다. 의사소통할 수 없거나 문화적 행동을 정확하게 해석할 수 없는 간호사는 부적절감과 무기력감을 느낄 것이고 스트레스로 인한 소진상태를 빨리 경험할 것이다(Scholz, 1990). 문화를 학습하는 데 최고의 스승은 사람 자체라는 것을 기억하는 것이 중요하다. 개인들은 그들의 개인적 기능 수준에서 의사소통한다. 다른 문화권 사람의 가치와 신념은 간호 제공방법에 영향을 줄 수 있다. 많은 문화는 고려해야 할 유사한 특이성을 갖는다. 마지막으로 다른 문화집단의 대상자와 간호활동의 효율성을 평가하는 것이 중요하다. 의사소통된 요구에 근거한 효율적인 중재를 제공하기 위해 간호 계획을 수정하는 것이 필수적이다.

문화적 요구에 맞게 의사소통 접근법 수정하기. 일반적으로 다른 문화권의 사람에게 간호 전달을 방해하는 요소는 치료과정에 대한 혼동과 공포이다. 간호사는 불안 증상에 귀를 기울여야 하고 대상자의 문화적 지향에 맞게 위안을 주는 태도로 반응해야 한다. 영어는 대상자의 제2의 언어이므로, 간호사는 실제 단어의 의미와 그 의미가 가족과 문화적 기원에 따라 어떻게 다양하게 나타나는지 주의를 기울여야 한다(Davidhizar & Brownson, 2000).

어떤 문화는 우선적인 의사소통의 형태가 구어이고 문서에 의존하지 않는다. 이런 사회에서 구어는 보다 큰 의미와 힘을 갖는다. 예로 Hmong은 구술 문화집단으로 여겨진다. 이런 개인들에게 사회집단의 형성과 수용은 구어에 의존한다(Shadick, 1993). 구술 문화권의 사람과 상호작용할 때 간호사는 효과적인 교육-학습과정이 되기 위해서 지도가 말로 이루어져야 함을 기억해야 한다.

몇몇 이슬람 종파는 예방을 믿으려 하지 않으며 가장 기본적인 건강 중재와 증진활동을 수행하려고 하지 않는다. 질병을 예방하기 위해 적극적인 조치를 취하는 것은 알라의 소망에 대항하는 것으로 생각한다(Carneiro, 2000; Davidhizar & Giger, 2002). 간호사는 건강 요구에 맞는 의사소통 기술을 생각하기 위해 문화적 신념이 건강행동에 미치는 영향을 평가해야 한다.

대상자의 소통된 요구에 대한 존중이 치료적 관계의 핵심임을 이해하기. 대상자를 존중하는 요구는 모든 문화적 경계를 넘어 자원 사용을 보존하는 간호개념이다(Purnell, 2001). 언어와 문화적 지향과 상관없이 개인과 그들의 감정과 신체적 요구에 중점을 두고 접근하려는 간호사는 의사소통을 증진하고 사람 간의 간격을 좁혀야 한다. 존중을 전달하기 위해서는 정서적 요구에 초점을 두는 것이 핵심이다. 대상자에 대한 존중은 친절과 대상자에게 귀를 기울이는 방법으로 전달된다. 들은 것이 무엇인지를 표현하여 대상자가 생각과 감정을 나누도록 격려하는 등 능동적인 청취 기술을 사용한다. 간호사는 듣는 것이 대상자의 문화에서 어떻게 전달되는지에 주의를 기울여야 한다. 예를 들어, 몇몇 사람에게 듣기는 눈맞춤으로 나타나지만 다른 사람에게 듣기는 들을 '귀'를 가졌음을 의미할 수 있다. 대상자가 표현하려고 하는 것이 무엇인지에 대해 예측함으로써 보다 정교해질 수 있다. 듣는 임무의 핵심은 듣는 기술이다(Martin, 1995). 듣기는 진정한 관심과 돌봄을 전달한다. 귀 기울여진다는 느낌은 강력하며 사람 간의 거리를 좁히고 긍정적인 대인관계 상호작용 속으로 사람을 끌어들인다. 융통성, 존중, 관심의 태도는 문화와 역할에 의해 나타난 인공적 거리의 벽을 허물 수 있다.

비위협적 태도로 의사소통하기. 면담은 수용 가능한 사회문화적 편의시설을 사용하면서 서두르지 않는 태도로 시작해야 한다. 일반적인 사회적 주제로 시작하고 질문에 앞서 개인과의 연결고리를 만드는 것이 현명하다(Wissing, 2000). 문화적 정보의 인식과 사용은 면담 진행을 위한 값진 토대를 제공한다(Sieh & Brentin, 1997). 정보수집 중에는 특별한 질문보다 일반적인 질문이 이루어져야 한다. 조사자는 응답자에게 관련 없는 정보제공 시간을 할애해야 한다. 많은 사람은 직접적인 접근은 무례하고 무신경한 것으로 생각한다. 예를 들면, 유럽인과 히스패닉인은 자주 '짧은 대화'에 가치를 두고 질병 관련 문제에 대해서만 말하는 간호사에게 호의적으로 대하지 않을 것이다. 특히 아시아와 스페인어를 쓰는 많은 사람은 직접적인 질문보다는 개방적인 질문으로 간접적인 접근에 더 잘 반응한다(Giger & Davidhizar, 1990b). 이야기하기(Evans & Severtsen, 2001), 사진(Killion, 2001), 문헌(Barton & Richardson, 1998; Studer, 2002)은 개인과 그들의 문화적 지향을 이해하는 데 중요한 정보를 제공할 수 있다.

신뢰를 발전시키기 위한 전략 사용하기. 개인적인 문제를 논의할 때 관계 발전을 위한 시간을 갖는 것이 중요하다. 문화적 관점에 관한 의미 있는 책인 'The Spirit Catches You and You Fall Down(당신과 당신의 추락을 잡아주는 정신)'에서 Fadiman (1997)은 건강관리자가 투약을 거부하는 결핵에 걸린 Hmong 임신 여성을 방문한 예를 제시하였다. 통역자는 간호제공자가 이 주제로 대화를 시작하는 것을 중단시키고 환자 가족의 안녕을 기원하고 남편과 대화를 시작함으로써 대화를 시작했다고 한다. 일단 친밀한 접촉이 이루어진 후에 사회사업가가 왜 아내가 약을 먹으려 하지 않는지와 아기가 팔이나 다리 없이 태어날 수 있다는 공포를 갖는지를 질문하였다. 이 오해가 풀렸을 때 그녀는 약을 먹었다. 만일 건강간호 요구에 대해 협조가 이루어지면 신뢰와 자신감을 높이기 위해 긍정적인 태도로 일차적 의사소통을 하는 것이 중요하다(Jenkins & Fallowfield, 2000). 너무 바쁘고 들을 시간이 없고 대답할 충분한 시간이 없으며 진정으로 듣기를 원하지 않는 것으로 보이는 것은 대상자와의 관계를 단절시킨다. 소수 인종과 소수 민족은 미국 백인보다 간호제공자에게 신뢰가 낮은 것으로 나타났다(Satcher & Pamies, 2006). 예를 들어 La Vesit, Nickerson과 Bowie (2000)는 아프리카 미국인은 건강간호체계에 인종차별을 더 인식하고 불신을 보고한다고 하였다.

다른 문화적 배경을 가진 사람과 일할 때 바쁜 간호사가 기억해야 할 점은 서양인에게 건강문제를 말하는 것을 망설이는 것은 의사소통 과정을 방해한다는 것이다. 어떤 미국계 인디언들은 더 자신감이 있고 개인적 요구를 기꺼이 말하기도 한다. 그러나 Hagey와 Buller (1983)는 Ojibway 사람들은 전통적으로 간호제공자에게 직접적인 언어로 질문 받는 것을 피하며, 그것은 위엄을 모독하는 것이며, 부적절하다고 여긴다. 이런 질문은 침묵과 의미 없는 답변을 가져올 수 있다. 어떤 Ojibway 사람들은 질문에 답하는 데 있어서 전반적으로 질문이 수락되는데 며칠에서 몇 주일이 걸린다. 간호사는 문화적으로 섬세한 간호를 제공하기 위해 뿌리 깊은 불간섭주의를 지향하는 Ojibway 사람들의 가치를 이해해야 한다. 물론 이런 불간섭주의는 모국인과 민족 집단에서도 발견된다(Grypma, 1993; Reimer & Redskye, 1998). 문화적 배경과 상관없이 듣기는 가장 효과적인 치료적 기술이다(Potter & Perry, 2005).

의사소통에서 확인 기법 사용하기. 확인 기법이 항상 중요하지만, 특히 대상자가 다른 문화권에서 왔을 때 더욱 큰 의미를 갖는다. 간호사는 대상자가 이해하지 못했다는 피드백에 신경을 써야 하고 '내가 당신의 말을 정확하게 듣거나 이해했는가?' 같은 반문과 확인 기법을 사용해야 한다. 간호사는 이해에 어려움이 있을 때 '통증이 있는 곳을 말하는 것이 맞나요?' 처럼 정확하게 주제가 무엇인지 찾는 것은 도움이 될 수 있다. 주제가 결정되면 단어의 수가 많이 감소할 수 있다. 메시지가 이해되지 않으면, 대상자에게 다른 방법으로(예: 지적과 모방을 통해) 메시지를 전달하도록 하는 것이 도움이 될 것이다. 간호사는 결코 메시지를 이해하는 척해서는 안 된다. 사람들은 상대방이 자신의 말을 이해했는지를 안다. 이해하는 척하는 것은 간호사가 메시지를 실제 중요하게 생각하지 않는다는 점을 전달한다(Pore, 1995).

말하는 것을 주저하는 것은 성적 문제와 관련된 주제임을 고려하기. 히스패닉과 인디언 대상자는 성 관련 문제를 말하는 것을 망설이며, 동성의 간호사에게 더 편안하게 말할 수 있다. 특정한 문화권(스페인, 파키스탄, 아랍과 같은)에서 남자아이와 성문제를 말할 때 어머니보다는 아버지가 옆에 있는 것이 좋다.

다른 언어로 말하는 대상자에게 특별한 접근 선택하기. 대상자가 간호제공자가 사용하는 언어로 말하지 못하면 건강관리체계에서 놀람과 좌절의 세계를 경험하게 된다. 또한 대상자의 모국어가 간호사의 모국어와 다를 때에도 해당된다(Davidhizar, Shearer & Giger, 2002). 간호사는 전문적인 언어를 말할 수 없는 대상자가 응급실 접수, 진단적 처치 같은 기본적 처치로 인해 극도의 불안을 느낄 수 있다는 것을 기억해야 한다. 이해하지 못하는 대상자는 더 적대적이고 공격적이거나 비협조적이고 위축될 수 있다(Spector, 2004).

간호사는 간호제공자를 기쁘게 하기 위해 이해하는 척하는 대상자를 경계해야 한다. 이런 대상자는 일반적으로 모든 질문에 예로 답한다. 말을 사용하지 않고 간호사는 대상자와 감정적인 차원으로 관계를 맺어야 한다. 돌보는 어조와 얼굴표정이 대상자의 공포를 경감하는 데 중요할 수 있다.

만약 통역자가 없는 상황에서 대상자가 몇 가지 언어를 이해하는 것 같으면, 천천히 뚜렷하게 말하고 많은 제스처를 사용하여 행동하고, 그림을 사용하고, 메시지를 여러 번 다른 방법으로 반복한다. 간호사는 대상자가 이해하는 것 같은 단어와 빈번하게 사용되고 있는 단어에 신경을 써야 한다. 메시지는 간단하게 하고, 절과 절이 아닌 문장과 문장으로 말해야 한다. 이해에 어려움을 보이는 대상자는 더욱 명료화하도록 그들이 들은 것이 무엇인지에 대해 피드백을 주도록 요구해야 한다.

특히 부분적으로 언어를 이해하는 대상자와 말할 때 의학용어와 전문용어 사용을 피하는 것이 좋다. TPR과 BP 같은 약어는 피해야 한다. 언어 습득의 단계에서 사람들은 표준 단어를 이해한 후에 속어 표현과 전문용어를 습득하기 때문이다.

간호사는 간호사가 말하는 언어와 대상자가 말하는 언어 둘 다를 확인할 수 있는 스페인어-영어, 영어-스페인어 같은 사전을 선택해야 한다. 또한 Taber's Cyclopedic Medical Dictionary (Venes, 2005)와 Mosby's Medical Nursing and Allied Health Dictionary (Anderson, Keith, Novak & Elliot, 2005)와 같은 표준 간호 참고서는 몇 가지 언어로 공통적인 의학 진술과 질문을 수록하고 있다. 간호학 교과서에 비영어권 대상자와의 의사소통 부분이 크게 증가하였다. 예를 들면, Ignatavicius와 Workman의 Medical-Surgical Nursing (2006)에 스페인어를 하는 대상자용 의사소통 참고서가 포함되어 있다.

대상자가 얼마나 많은 영어를 아는지 사정하기 위해 대상자가 영어를 읽을 수 있고 구어를 글로 쓸 수 있는지를 사정하는 것은 중요하며, 공인기관에서 인쇄된 정보, 동의서, 건강정보를 얻을 수 있다. 온라인 기술로 인해 다언어적 의사소통과 특정 연령층의 의사소통은 자동적으로 가능하고, 건강간호와 처방약의 정보를 만드는 것 역시 어떤 언어로도 가능하다(Giorgianni, 2000). 그러나 Mika, Kelly, Price, Franquiz와 Villarreal (2005)는 미국 인구의 상당수가 효과적인 건강 관련 정보사용을 위해 글을 읽고 쓰고 이해하는 것 모두 심각한 상태에 있다고 보고하였다. 성인문맹조사에서 미국 내 성인의 45%가 글을 읽고 쓰는 능력에 제한이 있다고 하였다(Kirsch, Jungeblut, Jenkins & Kolstad, 1993).

또한 대상자의 문화적 지향은 간호제공자의 임무에 영향을 준다. 예를 들면 보수적인 아랍, 아프간과 다른 이슬람 대상자에게 여성이 남성에게 지침을 주는 것은 효과적이지 않다(Davidhizar & Giger, 2002). 만일 남자 간호사가 아랍 여성 대상자를 간호한다면, 가족구성원이 항상 함께 있어야 하는 엄격한 규칙을 요구한다. 노인 아랍 대상자는 젊은 의료인이 주는 직접 지시에 응하지 않을 수도 있다. 이들 대상자에게는 간접 요구와 제안이 바람직한 방법이다(Nellum-Davis, 2002; Wilson, 1996).

의사소통 증진을 위한 통역자 활용하기. 대상자와 간호사가 같은 언어로 말하지 않을 때는 통역자가 있어야 한다. 의료 통역자가 가능하지 않다면, 가족구성원이 유용할 수 있다. 그러나 아이를 이용하는 것은 피해야 하는데, 아이들은 기술상의 정보를 적절하게 이해하지 못하거나 설명할 수 없기 때문이다(Davidhizar & Brownson, 2000). 간호사는 대상자가 가족에게 특정한 정보를 털어놓지 않을 수도 있기 때문에 가족구성원의 통역이 대상자에게 만족스러운지를 평가해야 한다(Clark, 1995). Hallenbeck (2004)은 가족이 통역자가 됐을 때 암이나 죽음에 대해 개방적으로 이야기하지 않는 가족의 가치가 통역에 영향을 줄 수 있음을 언급하였다. 통역자는 단어의 문자 그대로의 의미뿐 아니라 의사소통에 동반되는 비언어적 메시지도 통역할 수 있어야 한다. 통역자가 메시지를 억양, 얼굴표정과 제스처로 나타낸다면 메시지 전달은 더욱 효과적이다. 심지어 통역이 효과적이었다고 확인됐을지라도 간호사나 통역자는 정확한 의사소통이 이루어졌다고 완전히 확신할 수 없다. 그러므로 피드백 획득이 중요하다. 제삼자를 통한 의사소통은 명확한 메시지 전달문제를 일으킨다. 통역자는 종종 통역과 번역의 어려움에 직면하게 된다. 비록 메시지가 다른 언어로 번역되었어도 이해를 하도록 돕는 것은 더 복잡하며, 메시지를 이해할 수 있는 용어로 통역해야 한다. 통역자는 다문화적 민감성을 가져야 하고, 지식을 전달하는 방법을 이해하고, 대상자가 자신의 요구를 간호사에게 표현하도록 어떻게 대상자를 지지할지를 알아야 한다. 문화적 민감성을 가진 통역은 단순히 말을 다른 언어로 바꾸는 것보다 더 복잡하다(Diaz-Duque, 1982; Wolfson, 1996). 다문화적 실무에서 단일 언어주의는 인종적 딜레마를 나타난다. 만일 간호사, 통역자, 대상자 간에 간호윤리원칙에 대한 관점이 다르다면 문제는 악화될 수 있다(Kaufert & Putsch, 1997). Boston (1993)은 Montreal의 이탈리안 이민 가족이 언어의 장벽 때문에 그들 간호제공자와 좌절을 느낀 것에 대해 연구를 하였다. 이 연구결과는 응답자가 언어의 장벽 때문에 그들의 치료에 대해 두려움을 갖고 도움이 필요 없음을 표현하였다고 하였다. 심지어 통역자가 제공되어도 가족은 그들 자신의 깊은 걱정과 공포가 적절하게 전달되지 않는다고 믿고 있었다. 의사소통은 정보의 전달을 넘어서야 하고 감정과 사회적 지지를 전달하는 방법도 포함해야 한다(Papadopoulos & Lees, 2004). England, Doughty, Genc와 Putkeli (2003)은 심지어 통역자가 제공되어도 의료인은 사회적 쟁점과 관련된 의사소통 문제가 설명되지 않을 수 있다는 것을 고려해야 한다.

건강전문가가 대상자의 언어로 말할 수 있을 때 문화적 장벽은 낮아질 것이다. 심지어 간호사가 단지 중요 단어나 절만을 알고 있을 때도 의사소통과 간호 만족에 크게 영향을 줄 수 있다(Burnard & Naiyapatana, 2004; Powell, 2005).

사례연구

최근 고혈압으로 진단받은 37세인 흑인 여성이 의학 검사를 받으려고 입원했다. 최근 그녀는 뉴올리언스에서 뉴욕으로 옮겨 왔다. 여성은 흑인 억양으로 남부 특유의 무겁고 느린 말투와 영국 구어체로 말해서 간호사가 의사소통 하는 것이 어려웠다. 간호사와 대상자의 관계를 어렵게 하는 또 다른 요인은, 대상자가 병원 전문용어와 의학용어를 이해하지 못하며 간호사와 대상자가 사용하는 단어의 의미가 다양하다는 것이다. 예를 들어 간호사가 대상자에게 '당신 주치의는 괜찮은가'라고 질문하면 대상자는 '그는 나쁘다'라고 답한다. 얼마 후 간호사는 대상자가 흑인들의 특별한 은어로 말한다는 것을 알게 되었다. 대상자는 병원에 있는 것을 매우 무서워하고 불안해한다. 대상자에게 질문할 때 간호사는 이 공포와 불안이 '병원'이란 단어의 외연적이고 함축적 의미와 관련이 있음을 알게 된다. 대상자는 병원이 죽음과 연관되고 살아서 병원을 나갈 수 없다고 믿는다. 간호사는 대상자와 의사소통할 때 같은 단어를 크게 계속 반복적으로 말한다.

임상적 의사결정

1. 영어를 모국어로 사용하지 않는 사람들에게 간호를 제공할 때 간호사가 직면한 문제를 두 가지 이상 기술하시오.
2. 간호사가 문화적으로 적절한 간호를 제공할 때 사용할 수 있는 네 가지 의사소통 접근법을 기술하시오.
3. 영어가 모국어가 아닌 대상자와 관계를 맺을 때 간호사가 사용할 수 있는 접근법을 기술하시오.
4. 영어로 말하지 못하는 대상자를 상대할 때 간호사가 접할 수 있는 불안과 관련된 비언어적 지표를 두 가지 이상 기술하시오.
5. 의사소통할 때 큰소리로 하는 것이 좋다고 생각하는 간호사가 직면하게 되는 문제를 두 가지 이상 열거하시오.

학습문제

1. 간호사가 영어를 구사하지 못하는 대상자를 사정할 때, 불안과 관련된 비언어적 암시를 나타내는 것은?
   a. 비협조적이고 위축되어 있다.
   b. 간호사를 직접 보고 "예"라고 고개를 끄덕인다.
   c. 피를 보며 고개를 끄덕인다.
   d. 협조적이다.

2. 간호사는 영어가 서툰 대상자가 입원할 때 사정 자료를 보면서 모든 질문에 예라고 대답하거나 예라는 의미로 머리를 끄덕인 것을 알았다. 이것을 무엇이라고 해석할 수 있는가?
   a. 대상자는 모든 질문에 답하려고 한다.
   b. 대상자는 협조를 나타내려고 머리를 끄덕이고 "예"라고 답했다.
   c. 간호사는 대상자가 들을 수 있도록 질문을 더 큰 목소리로 반복해서 말해야 했다.
   d. 간호사는 간호사정을 도와줄 수 있는 통역사를 구해야 한다.

3. 스페인어로 말하는 대상자에게 당뇨병 교육을 할 때 통역사 도움을 받으려고 한다. 다음 중 가장 좋은 통역사는?
   a. 대상자와 함께 사는 가족
   b. 언어와 비언어적 메시지를 통역하는 사람
   c. 스페인어로 언어를 통역할 수 있는 사람
   d. 구두와 서면 형식으로 언어를 통역할 수 있는 사람

정답

1. a 2. d 3. b

참고문헌

Anderson, M. (2003). Transcultural perspectives in the nursing care of children. In M. Andrews & J. Boyle (Eds.), Transcultural concepts in nursing care. Philadelphia: Lippincott Williams & Wilkins.

Andrews, M. M., & Boyle, J. S. (2003). Transcultural concepts in nursing care (4th ed.). Philadelphia: Lippincott Williams & Wilkins.

Anthony, M. (1997). A cultural values assessment tool. Journal of Cultural Diversity, 4(2), 49-52.

Argyle, M. (1992). The social psychology of everyday life. New York: Routledge.

Argyle, M., & Dean, J. (1965). Eye-contact, distance, and affiliation. Sociometry, 28, 289-304.

Argyle, M., Salter, H., Nicholson, N., Williams, M., & Burgess, P. (1970). The communication of inferior and superior attitudes by verbal and nonverbal signals. British Journal of Social and Clinical Psychology, 9, 221-231.

Banks, A., & Banks, S. (1995). Cultural identity, resistance, and "good theory": implications for intercultural communication theory from Gypsy culture. Howard Journal of Communication, 6(3), 146-163.

Barkauskas, P. (1994). Quick reference to cultural assessment. St. Louis: Mosby.

Barton, G., & Richardson, L. (1998). Using literature to create cultural competence. Image: Journal of Nursing Scholarship, 30(1), 75-79.

Beachy, A., Hershberger, E., Davidhizar, R., & Giger, J. (1997). Cultural implications for nursing care of the Amish. Journal of Cultural Diversity, 4(4), 118-128.

Beutter, B., & Davidhizar, R. (1999). A home care provider's challenge: caring for the Hispanic client in the home. Journal of Practical Nursing, 49(3), 26-36.

Bigham, C. (1964). To communicate with Negro patients. American Journal of Nursing, 64(9), 113-115.

Boone, S. (2005). Talk directly to patients about beliefs, practices. Hospital Care Management, 13(6), 95-96.

Boston, P. (1993). Culture and cancer: the relevance of cultural orientation within cancer education programmes. European Journal of Cancer Care, 2, 72-76.

Bronstein, M. (1996). Healing hands. The Canadian Nurse, 92(1), 32-34.

Buerhaus, P., & Auerbach, D. (1999). Slow growth in the United States of the number of minorities in the RN workforce. Image: Journal of Nursing Scholarship, 31(2), 179-183.

Burnard, P., & Naiyapatana, W. (2004). Culture and communication in Thai nursing: a report of an ethnographic study. The International Journal of Nursing Studies, 41(7), 755-765.

Byrne, M. (2002). Diversity and the subculture of healthcare. Healthcare Traveler, 9(6), 14-16, 59, 60.

Campinha-Bacote, J. (1995). The quest for cultural competence in nursing care. Nursing Forum, 30(4), 19-24.

Capirci, O., Iverson, J., Pizzuto, E., & Volterra, V. (1996). Gestures and words during the transition in two-word speech. Journal of Child Language, 23, 645-673.

Carneiro, J. (2000). Know the audience. The Pfizer Journal: Innovations in Communication, 4(3), 19-27.

Clark, C. (1995). Enhancing communication with families. Health Traveler, 3(2), 34.

Clemmens, E. (1985). An analyst looks at languages, cultures, and translations. American Journal of Psychoanalysis, 45(4), 310-321.

Clemmens, E. (1988). Some psychological functions of language. American Journal of Psychoanalysis, 43(4), 294-304.

Cook, P., & Cullen, J. (2000). Diversity as a value in undergraduate education. Nursing and Health Care Education, 21(4), 178-183.

Crump, R., Bartman, B., Walker, D., & Mitchell, J. (2000). Special populations: who are they and what makes them so special? Community Health Forum, 2(2), 35-37.

Davidhizar, R. (1988a). Distance in managerial encounters. Today's OR Nurse, 10(10), 23-29.

Davidhizar, R. (1988b). Humor no nurse should be without it. Today's OR Nurse, 10(1), 18-20.

Davidhizar, R. (1989). Developing managerial warmth. Dimensions of Critical Care, 8(1), 28-34.

Davidhizar, R., & Brownson, K. (2000). Literacy, cultural diversity, and client education. Home Health Care Management Practice, 12(2), 38-44.

Davidhizar, R., & Dowd, S. (2004). When your boss is evil. RT, 17(40), 4-7.

Davidhizar, R., & Dowd, S. (2005). The trick about leadership is to make it look easy. Healthcare Traveler, 13(2), 2631.

Davidhizar, R., & Dowd, S. (2006). Taking criticism. Journal of Practical Nursing, 56(2), 21-24.
Davidhizar, R., Dowd, S., & Giger, J. (1998). Prepare now to work with diverse staff. Case Management Advisor, 9(9), 149-151.
Davidhizar, R., & Eshleman, J. (2006). Strategies for developing cultural competency in an RN-BSN program. Journal of Transcultural Nursing, 17(2), 179-183.
Davidhizar, R., & Giger, J. (1988). Managerial touch. Today's OR Nurse, 10(7), 18-23.
Davidhizar, R., & Giger, J. (2000). Culture and care: profiling Alaskan Eskimos. Healthcare Traveler, 7(4), 43-47.
Davidhizar, R., & Giger, J. (2001). Teaching culture within the nursing curriculum using the Giger-Davidhizar model of transcultural nursing assessment. Journal of Nursing Education, 40(6), 282-284.
Davidhizar, R., & Giger, J. (2002). Cultural issues: using a transcultural assessment model to understand Afghanis and Islamic culture and religion. Advances for Nurses, 37-38.
Davidhizar, R., & Hart, A. (2005). Pain management. Healthcare Traveler, 13(6), 3-41.
Davidhizar, R., & Shearer, R. (2005). When your nursing student is culturally diverse. Health Care Manager, 24(4), 356-363.
Davidhizar, R., Shearer, R., & Giger, J. (2002). The challenges of cross-cultural communication. RT Image, 15(11), 18-23.
Delgado, M. (1983). Hispanics and psychotherapeutic groups. International Journal of Psychotherapy, 33(4), 507-520.
DeThomaso, M. (1971). Touch power and the screen of loneliness. Perspectives in Psychiatric Care, 9(3), 112-117.
Díaz-Duque, O. F. (1982). Overcoming the language barrier: advice from an interpreter. American Journal of Nursing, 82(9), 1380~1382.
Dillard, J. (1973). Black English: its history and usage in the United States. New York: Vintage Books.
Eibl-Eibesfelt, I. (1972). Similarities and differences between cultures in expressive movements. In R. A. Hinde (Ed.), Nonverbal communication (pp. 297-312). Cambridge,
England: Cambridge University Press.
Ekman, P., & Friesen, W. (1975). Unmasking the face: a guide to recognizing emotions from facial clues. Englewood Cliffs, NJ: Prentice Hall.
England, R., Doughty, K., Genc, S., & Putkeli, Z.(2003). Working with refugees: health education and communication issues in a child health clinic. Health Education Journal, 62(4), 359-368.
Ericksen, A. (2002). Culturally speaking. Healthcare Traveler, 9(6), 8-12, 59-60.
Evans, B., & Severtsen, B. (2001). Storytelling as cultural assessment. Nursing and Health Perspectives, 22(4), 180-183.
Fadiman, A. (1997). The spirit catches you and you fall down:Hmong child, her American doctors, and the collision of two cultures. New York: Noonday Press.
Galanti, G. (2003). Caring for patients from different cultures: case studies from American hospitals (3rd ed., pp. 26-27). Philadelphia: University of Pennsylvania Press.
Garfinkel, H. (2002). Ethnomethodology's program. New York:Rowman and Littlefield.
Geissler, E. (1991). Transcultural nursing and nursing diagnosis. Nursing and Health Care, 12(4), 190-192.
Gibson, J. (1984). As they grow: 1 year olds. Parents, 128.
Giger, J., & Davidhizar, R. (1990a). Culture and space. Advancing Clinical Care, 6(6), 8-10.
Giger, J., & Davidhizar, R. (1990b). Transcultural nursing assessment: a method for advancing nursing practice. International Nursing Review, 37(1), 199-202.
Giger, J., & Davidhizar, R. (2001). Diversity in caring. In P. Potter & A. Perry (Eds.), Fundamentals of nursing (5th ed.). St. Louis: Mosby.
Giger, J., & Davidhizar, R. (2002). Culturally competent care:emphasis on understanding the people of Afghanistan, Afghanistan Americans, and Islamic culture and religion. International Nursing Review, 49, 79-86.
Giger, J., Davidhizar, R., Evers, S., & Ingram, C. (1994). Cultural factors influencing mental health and mental illness. In C. Taylor (Ed.), Mereness' essentials of psychiatric nursing(pp. 214-238). St. Louis: Mosby.
Giger, J., Davidhizar, R., Johnson, J., & Poole, V. (1997). Health promotion among ethnic minorities: the importance of cultural phenomena. Rehabilitation Nursing, 22(6), 303-307, 310, 336.
Giger, J., Davidhizar, R., & Wieczorek, S. (1993). Culture and ethnicity. In I. M. Bobak & M. Jensen (Eds.), Maternity and gynecological care (5th ed., pp. 43-67). St. Louis: Mosby.
Giorgianni, S. (2000). Activating the health consumer. The Pfizer Journal: Innovations in Communication, 4(3), 4-36.
Goldman, K., & Schmalz, K. (2005). E = MC2: Effective multiple competence. Health Promotion Practice, 6(3), 237-239.

Graham-Dickerson, P. (1996). Healing through discourse for culturally diverse people within the health care system. The Journal of Multicultural Nursing and Health, 2(3), 33-37.
Grainger, R. (1992). Eye movements: a new psychotherapeutic tool. American Journal of Nursing, 92(5), 18.
Grossman, D. (1996). Cultural dimensions in home health care nursing. American Journal of Nursing, 96(7), 33-36.
Grypma, S. (1993). Culture shock. The Canadian Nurse, 89(8), 33-36.
Guralnik, D. (Ed.), (1989). Webster's new world dictionary:student edition (3rd ed.). New York: Prentice Hall.
Guruge, S., & Donner, G. (1996). Transcultural nursing in Canada. The Canadian Nurse, 92/8(36-40), 34-39.
Guy, T. (2005). The adult literacy education system in the United States. Background paper prepared for the Education for All Global Monitoring Report 2006. Athens, GA: University of Georgia. Available at: 〈http://unesdoc.unesco.org/images/0014/001462/146281e.pdf〉 Retrieved July 24, 2011.
Haffner, L. (1992). Translation is not enough: interpreting in a medical setting. Western Journal of Medicine, 157(3), 248-254.
Hagen, E. (1988). Southeast Asians in the United States: an overview of belief systems, and the refugee experience. Long Beach, CA: St. Mary Medical Center. Paper presented at the seminar: Working with the Southeast Asian Health Consumer.
Hagey, R., & Buller, E. (1983). Drumming and dancing: a new rhythm in nursing care. The Canadian Nurse, 79(4), 28-31.
Hall, E. T. (1966). The silent language. New York: Anchor Books.
Hallenbeck, J. (2004). Communication across cultures. Journal of Palliative Medicine, 7(3), 477-480.
Halliday, M., & Webster, J. (2006). On language and linguistics. London: Continuum International Publishing.
Hedlund, N. (1993). Communication. In R. P. Rawlins, S. Williams, & C. K. Beck (Eds.), Mental health-psychiatric nursing: a holistic life approach (3rd ed.). St. Louis: Mosby.
Henderson, G., & Primeaux, M. (1981). Transcultural health care. Menlo Park, CA: Addison-Wesley.
Hess, E. H. (1965). Attitude and pupil size. Scientific American, 212, 46-54.
Hess, E. H. (1975). The role of pupil size in communication. Scientific American, 233(5), 110-119.
Hoang, G., & Erickson, R. (1982). Guidelines for providing medical care to Southeast Asian refugees. Journal of the American Medical Association, 248(6), 710-714.
Huckaby, D. (1987). Take time to laugh. Nursing, 87(17), 81.
Insel, P. M., & Lindgren, H. C. (1978). Too close for comfort: the psychology of crowding. Englewood Cliffs, NJ: Prentice Hall.
Jenkins, V., & Fallowfield, L. (2000). Reasons for accepting or declining to participate in randomized clinical trials for cancer therapy. British Journal of Cancer, 82, 1782-1788.
Johnson, B. (1965). The meaning of touch in nursing. Nursing Outlook, 13(2), 59-60.
Jones, R. (2000). Developments in consumer health informatics in the next decade. Health Libraries Review, 17(1), 26-31.
Jourard, S. (1972). The transparent self: self disclosure and well-being (2nd ed.). New York: Van Nostrand-Reinhold.
Kaufert, J., & Putsch, R. (1997). Communication through interpreters in healthcare: ethical dilemmas arising from differences in class, culture, language, and power. The Journal of Clinical Ethics, 8(1), 71-87.
Kayser, H. (1996). Cultural/linguistic variations in the United States and its implications for assessment and intervention in speech-language pathology: an epilogue. Language, Speech, and Hearing Services in Schools, 27(4), 385-387.
Kendall, J. (1996). Creating a culturally responsive psychotherapeutic environment for African-American youths: a critical analysis. Advances in Nursing Science, 18(4), 11-28.
Killion, C. (2001). Understanding cultural aspects of health through photography. Nursing Outlook, 49(1), 50-54.
Kirsch, I., Jungeblut, A., Jenkins, L., & Kolstad, A. (1993). Adult literacy in America: a first look at the results of the National Adult Literacy Survey. Washington, DC: National Center for Education Statistics, U.S. Dept. of Education.
Krech, D., Crutchfield, R., & Ballachey, E. (1962). Individual in society: a textbook of social psychology. New York:McGraw-Hill.
Lane, P. (1989). Nurse-client perceptions: the double standard of touch. Issues in Mental Health Nursing, 10, 1-13.
LaVeist, T., Nickerson, K., & Bowie, J. (2000). Attitudes about racism, medical mistrust, and satisfaction with care among African American and white cardiac patients. Medical Care Research Review, 57(Suppl. 1), 146-161.
Leininger, M., & McFarland, M. (2006). Culture care diversity and universality (2nd ed.). Sudbury, MA: Jones and Bartlett.
Lester, N. (1998). Cultural competence: a nursing dialogue. American Journal of Nursing, 98(8), 26-33.

Lindsay, J., Narayan, M., & Rea, K. (1998). Nursing across cultures: the Vietnamese client. Home Healthcare Nurse, 16(10), 693-700.

Luft, J., & Ingham, H. (1984). The Johari window: a graphic model of awareness in interpersonal relations. In J. Luft(Ed.), Group processes: an introduction to group dynamics(3rd ed.). Palo Alto, CA: Mayfield.

Lunsford, A. (2006). Easy writer: a pocket reference (3rd ed.). Boston: Bedford/St. Martin's.

Mackey, R. (1995). Discover the health power of therapeutic touch. American Journal of Nursing, 95, 27-32.

Martin, B. (1995). The difficult art of listening. Gospel Herald, 88(48), 1-2.

Mattson, S. (1995). Culturally sensitive perinatal care for Southeast Asians. Journal of Obstetric and Gynecological Neonatal Nursing, 24(4), 335-341.

McKenzie, J., & Chrisman, N. (1977). Healing herbs, gods, and magic folk health beliefs among Filipino-Americans. Nursing Outlook, 25(5), 326.

McLeod, R., & Bently, C. (1996). Understanding deafness as a culture with a unique language. Advanced Practice Nursing-Quarterly, 2(2), 50-58.

Mead, M. (1947). The application of anthropological technique to cross-national communication. Transcultural New York-Academy of Science, Series II, 9, 4.

Mehrabian, A. (1968). The influence of attitudes from the posture, orientation, and distance of a communicator. Journal of Consulting Clinical Psychology, 32, 296-308.

Mehrabian, A. (1981). Silent messages: implicit communication of emotions and attitudes. Belmont, CA: Wadsworth. Mika, V., Kelly, P., Price, M., Franquiz, M., & Villarreal, R.(2005). The ABCs of health literacy. Family Community Health, 28(4), 351-357.

Miller, S., & Davidhizar, R. (2001). Sociocultural aspects of adherence to medical regimens for Mexican Americans. Journal of Care Management, 7(3), 44-48.

Mitchell, A. (1978). Barriers to therapeutic communication with Black clients. Nursing Outlook, 26, 109-112.

Montagu, A. (1986). Touching: the human significance of the skin (3rd ed.). New York: Columbia University Press.

Mosby's dictionary of medicine, nursing, and health professions(2012). (9th revised ed.). St. Louis: Mosby.

Murray, R., & Huelskoetter, N. (1991). Psychiatric/mental health nursing: giving emotional care (3rd ed.). Norwalk, CT: Appleton & Lange.

Myers, A. (2007). A study on the differences between appropriate interpersonal self-disclosure in a work environment. Wichita, KS: Wichita State University.

Nellum-Davis, P. (2002). Clinical practice issues. In D. E. Battle(Ed.), Communication disorders in multicultural populations(3rd ed.). Boston: Andover Medical Publishers.

Orlando, O., & Nickoloff, J. (2007). An introductory dictionary of theology and religious studies. Collegeville, MN: A Micheal Glazier Book/Liturgical Press.

Oxendine, J. (2000). Creating culturally-sensitive health materials for American Indians. In Closing the Gap: A Newsletter (p. 12).

Papadopoulos, I., & Lees, S. (2004). Cancer and communications: similarities and differences of men with cancer from six-different ethnic groups. European Journal of Cancer Care, 16, 154-162.

Paynich, M. (1964). Cultural barriers to nurse communication. American Journal of Nursing, 64(2), 87-90.

Pirandello, L. (1970). Language and thought. Perspectives in Psychiatric Care, 8(5), 230.

Polhemus, T. (Ed.), (1978). The body reader: social aspects of the human body. New York: Pantheon Books.

Poole, V., Davidhizar, R., & Giger, J. (2003). Cultural aspects of psychiatric nursing. In N. Keltner, L. Schwecke, & C. Bostrom (Eds.), Psychiatric nursing (4th ed.). St. Louis: Mosby.

Pore, S. (1995). I can't understand what my patient is saying. Advance for Nurse Practitioners, 3, 47-48.

Potter, P., & Perry, A. (2005). Fundamentals of nursing (6th ed.). St. Louis: Mosby.

Purnell, L. (2001). Guatemalans' practices for health promotion and the meaning of respect afforded them by health careproviders. Journal of Transcultural Nursing, 12(1), 40-47.

Quarnero, P. (2005). Mexicans. In J. Lipson & S. Dibble (Eds.), Culture and clinical care. San Francisco: UCSF Nursing Press:School of Nursing, University of California.

Randall-David, E. (1989). Strategies for working with culturally diverse communities and clients [Brochure]. Washington, DC: Association for the Care of Children's Health.

Rayner, K. (1992). Eye movements and visual cognition: scene perception and reading. New York: Springer-Verlag.
Reimer, J., & Redskye, C. (1998). The Canadian Ojibwa. In R. Davidhizar & J. Giger (Eds.), Canadian transcultural nursing: assessment and intervention. St. Louis: Mosby.
Reusch, J. (1961). Therapeutic communication. New York: W. W. Norton.
Rocereto, L. (1981). Selected health beliefs of Vietnamese refugees. Journal of School Health, 51(1), 63-64.
Sapir, E. (1929). The status of linguistics as a science. Language, 5, 207-214.
Satcher, D., & Pamies, R. (2006). Multicultural medicine and health disparities. New York: McGraw-Hill.
Scheflen, A., & Scheflen, A. (1972). Body language and social order. Englewood Cliffs, NJ: Prentice Hall.
Scholz, J. (1990). Cultural expressions affecting patient care. Dimensions in Oncology Nursing, 4(1), 16-20.
Shadick, K. (1993). Development of a transcultural health education program for the Hmong. Clinical Nurse Specialist, 7(2), 48-53.
Shapiro, F. (1991). Eye movement desensitization and reprocessing procedure: from EMD to EMD/R a new treatment model for anxiety and related traumata. The Behavioral Therapist, 14, 133-135.
Shields, L., & King, S. (2001). International pediatric nursing: qualitative analysis of the care of children in hospital in four countries. Journal of Pediatric Nursing: Nursing Care of Children and Families, 16(3), 206-213.
Shuter, R. (1976). Proxemics and tactility in Latin America. Journal of Communication, 26(3), 46-52.
Sieh, A., & Brentin, L. (1997). The nurse communicates. Philadelphia: Saunders.
Simonton, O. C., Simonton, S., & Creighton, J. (1978). Getting well again: a step-by-step, self-help guide to overcoming cancer for patients and their families. New York: Bantam Books.
Smith, B., & Cantrell, P. (1988). Distance in nurse-patient encounters. Journal of Psychosocial Nursing, 26(2), 22-26.
Snow, L. (1976). "High blood" is not "high blood pressure." Urban Health, 5(3), 54-55.
Sommer, R. (1959). Studies in personal space. Sociometry, 22, 247-260.
Spector, R. (2004). Cultural diversity in health and illness (6th ed.). Upper Saddle River, NJ: Pearson Prentice Hall.
Stauffer, R. (2005). Personal communication. Harrisburg, VA.
Studer, C. (2002). Reflections: body language melting pain into song. American Journal of Nursing, 102(1), 45.
Sudnow, D. (1967). Passing on: the social organization of dying. Englewood Cliffs, NJ: Prentice Hall.
Sullivan, H. (1954). The interpersonal theory of psychiatry. New York: W. W. Norton.
Sue, D. W., & Sue, D. (1999). Counseling the culturally different: theory and practice (3rd ed.). New York: John Wiley & Son.
Sue, D. W., & Sue, D. (2003). Counseling the culturally diverse: theory and practice (4th ed.). New York: John Wiley.
Talbot, L. R. (1996). The power of words. Canadian Journal of Nursing Research, 28(1), 9-15.
Taylor, C. (1976). Soul talk: a key to Black cultural attitudes. In D. Luckroft (Ed.), Black awareness: implications for Black patient care. New York: American Journal of Nursing.
Thayer, S. (1988). Close encounters. Psychology Today, 10(1), 31-36.
Thiederman, S. (1986). Ethnocentrism: a barrier to effective health care. Nurse Practitioner, 11(8), 52-59.
Time Almanac. (2011). Chicago: Encyclopedia Britannica.
Tohidian, I., & Tabatabaie, S. (2010). Considering the relationship between language, culture and cognition to scrutinize the lexical influences on cognition. Current Psychology, 29, 52-70.
Tripp-Reimer, T., & Friedl, M. (1977). Appalachians: a neglected minority. Nursing Outlook, 32(2), 41-45.
Tuleja, E., & O'Rourke, J. (2009). Intercultural communication for business. Mason, OH: South-Western, Cengage Learning.
U.S. Department of Commerce: Bureau of the Census. American Community Survey Briefs. (2010a). The foreign-born population in the United States: current populations reports (pp. 20-534). Washington, DC: U.S. Census Bureau.
U.S. Department of Commerce, Bureau of the Census, American Community Survey Briefs. (2010b). Nativity status and citizenship in the United States: 2009. Washington, DC: U.S. Government Printing Office.
U.S. Department of Commerce, Bureau of the Census, American Community Survey Briefs. (2010c). Place of birth of the foreign-born population: 2009. Washington, DC: U.S. Government Printing Office.
U.S. Department of Commerce, Bureau of the Census. (2011). Statistical Abstracts of the United States. The national databook (130th ed.). Washington, DC: U.S. Government Printing Office.
U.S. Department of Health and Human Services. (2000). Healthy people 2010. Washington, DC: U.S. Government Printing Office.

U.S. Department of Health and Human Services. (2011). Healthy people 2020. Available at 〈http://www .healthypeople.gov/2020/TopicsObjectives2020/pdfs/ HP2020_brochure.pdf〉 Retrieved July 24, 2011.

Varcarolis, E. (2006). The clinical interview and communication skills. Foundations of psychiatric mental health nursing (5thed.). Philadelphia: Saunders.

Venes, D. (2009). Taber's cyclopedic medical dictionary (20th ed.). Philadelphia: F. A. Davis.

Watzlawich, P., Beavin, J., & Jackson, D. (1967). Pragmatics of human communication: a study of interactional patterns, pathologies, & paradoxes. New York: W. W. Norton.

Whitcher, S. J., & Fisher, J. D. (1979). Multidimensional reaction to therapeutic touch in hospital setting. Journal of Personality, Sociology, and Psychology, 37(1), 87-96.

Wilson, M. (1996). Arabic speakers: language and culture, here and abroad. Topics in Language Disorders, 18(4), 65-80.

Winans-Orr, P., & McIntosh, M. (1996). Putting control theory to work. The Canadian Nurse, 51-52.

Wissing, D. (2000). Respect is key to great people pictures. Journey, 12.

Wolfson, L. (1996). Breaking the language barrier. Hemispheres (Paris, France), 37-38.

Wood, D. (2001). Learning about difference. Minority Nurse Spring, 45-50.

Xu, Y., & Davidhizar, R. (2005). Intercultural communication in nursing education: when Asian students and American faculty converge. Journal of Nursing Education, 44(5), 209-215.

CHAPTER 3

공간

Space

학습목표

1. 공간행동에 영향을 주는 원격 수용기와 근접 수용기와 관련된 요인을 설명한다.
2. 사적 공간 용어를 정의하고, 이를 다문화 대상자를 간호하는 데 적용한다.
3. 간호사의 행동이 다문화 배경을 가진 대상자의 불안감과 통제력 상실에 미치는 영향을 설명한다.
4. 다문화 배경을 가진 대상자를 돌볼 때 자율성과 자기 가치를 높이기 위해 간호사가 취할 수 있는 행동들을 나열한다.
5. 촉각적 공간과 시각적 공간의 차이를 설명하고, 문화 간호와의 관계를 설명한다.

사적 공간(personal space)은 한 사람의 신체를 둘러싼 영역으로, 이는 공간과 공간 내에 있는 물체들을 포함한다. 또한 사적 공간은 인간이 받아들이는 수신자극을 여과하는 내적(사적) 공간으로 기술할 수 있다(Scott & Dumas, 1995). Scott(1988)은 보이지 않는 역동적 경계선이 내적(사적)공간(inner personal space)을 4개의 중심 공간영역, (1)정신의 핵심영역; (2)수용할 수 없는 것으로 지각된 사고와 감정영역; (3)수용할 수 있는 것으로 지각된 사고와 감정영역; (4)표면적인 공적 이미지의 영역으로 나눈다고 정의한다. 개인의 편안한 수준은 사적 공간의 내부와 외부 모두 관련된다. 즉, 사적 공간이 침범받으면 불편해진다. 사적 공간이 개별적인 문제와 상황에 따라 달라도 사적 공간의 편안한 구역은 문화에 따라 매우 다양하다(Davidhizar, Shearer & Giger, 2002).

전통적으로 간호 연구는 지리적 접근방법과 간호와 공간의 역동성에 관심을 갖지 않았다. 그러나 최근 들어 간호지리학과 건강지리학 분야에서 간호, 공간, 장소와의 관계를 연구하기 시작하였다(Andrews, 2003; Halford & Leonard, 2003). Andrews는 간호지리학 연구를 통해서 건강지리학과 장소, 환자에 민감한 질적인 주요 건강 서비스와 의학적 관심사의 관계를 설명할 수 있다고 가정한다(Andrews, 2002; Andrews & Andrews, 2003, Andrews & Phillips, 2002). 간호사들은 오랫동안 사회과학적으로 추론하여 공간행동이 관계의 거리 측정에 중요하다는 것을 인정하여 왔다. 보통 공간행동은 자발적이고 비의도적이므로 사람들은 전형적으로 진짜 감정을 반영하는 것으로 말보다는 오히려 행동의 적합성을 더 신뢰하는 경향이 있다. 대부분의 공간행동이 자발적이고 비의도적이라 해도, 이 영역에서 의사소통은 호의적이고 원하는 인상을 주는 데 사용될 수 있다. 예를 들면, 대상자에게 인사할 때 간호사는 존경을 표시하기 위해 일어서는 것을 선택할 수 있다.

인간행동을 이해하려면 수용체계의 본질과 수용체계로 받아들인 정보가 어떻게 문화로 변화되는지를 알아야 한다. 공간행동은 내·외적 환경 내에서 감각자극에 대한 반응으로, 공간현상은 단지 보고, 듣고, 만지고, 냄새 맡는 감각체계의 통합적인 부분으로 이해될 수 있다. 공간행동은 다양한 행동으로 나타나며, 환경 내 타인이나 물체와의 근접성과 움직임을 포함한다.

1 공간지각
PERCEPTION OF SPACE

감각기관은 원격수용기(distance receptors)와 근접수용기(immediate receptors)로 나눌 수 있다.

- 원격수용기는 멀리 있는 물체를 검사하는 것과 관련되는데, 여기에 눈, 귀, 코가 포함된다.
- 근접수용기는 가까이 있는 세계를 검사하기 위해 사용되는 감각기로 피부막으로 받아들인 감촉을 포함한다(Hall, 1969, 1977).

이러한 분류는 간호사가 공간현상을 이해하는 데 도움을 주지 못할 수 있다. 예를 들면, 피부는 촉각의 주요 장기이며, 열 증가와 감소에 민감하다. 또한 복사열과 전도열을 피부로 알아낼 수 있다. 그러므로 피부는 근접 수용기이면서 원격 수용기로 이해될 수 있다. 일반적으로 수용기 체계의 진화 연령과 중추신경계에서 전달되는 정보의 양과 질 사이에는 관련성이 있다. 많은 심리학자는 생명 자체와 같이 접촉체계가 오래된 것으로 간주한다(Hall, 1966). 자극에 대한 반응 능력은 접촉에 기반을 두고 있기 때문에, 접촉반응은 생명 유지에 기본적인 기준 가운데 하나이다. 시력은 인간에게 가장 최근에 발달된 감각으로 믿는다. 인류학적 견지에서 볼 때, 시력은 원시인이 음식과 안전을 구하기 위해 땅을 떠나 나무를 타고 오를 때 후각보다 더 중요하게 되었다. 시력 없이는 이 나뭇가지에서 저 나뭇가지로 뛰어오르는 것이 어렵고 위험하기 때문에 원시인에게 입체적으로 보는 시력이 필수적이다.

원격 수용기

원격 수용기는 시각, 청각, 후각 감각기관을 포함한다. 간호사는 보는 것, 터치, 냄새와 이러한 자극에 대한 반응이 문화에 따라서 어떻게 변화할 수 있는지를 이해할 수 있어야 한다.

시각과 청각. 시각은 가장 최근에 진화된 감각이다. 그러나 시각은 눈을 통해 촉각이나 청각보다 훨씬 높은 비율로 신경계에 많은 자료가 유입되므로 가장 복잡하다. 예를 들면, 시각장애인이 실외에서 6~30 m의 원 넓이로 제한된 범위에서 정보를 수집할 수 있다. 시각장애가 없는 사람은 멀리 있는 별을 볼 수 있지만, 시각장애인은 청각이나 후각을 이용해서 가까운 주변만을을 지각할 수 있기 때문이다. 매우 감각이 뛰어난 시각장애인일지라도 익숙한 지역을 지나가는 데 평균 지각속도가 1시간에 3~4km로 제한되지만, 볼 수 있는 사람은 물체들과 부딪치지 않기 위해 시각보조기가 추가로 요구되기 전에 소리보다 더 빨리 달릴 수 있다. 귀와 비교해서 눈으로 수집될 수 있는 정보의 양은 정확히 계산할 수 없다. 그러한 계산은 해석과정뿐만 아니라 무엇을 계산할 것인지에 대한 정확한 지식을 필요로 한다. 대부분 과학자들은 일반적으로 시각과 청각, 두 체계의 상대적 복잡성은 눈과 귀가 뇌 중추와 연결되는 신경의 크기를 비교해서 얻을 수 있다고 본다(Brown, Leavitt & Graham, 1977; O'Shea, Roeber & Bach, 2010).

시신경은 달팽이관신경 뉴런의 약 18배에 달하는 수많은 뉴런을 포함한다. 그러므로 시신경이 더욱 많은 정보를 전달할 수 있는 것으로 추정한다. 눈은 정상적으로 위험을 경고해 주기 때문에 방어기전으로 작용할 수 있다. 즉, 해로운 자극으로부터 우리를 보호하기 위해 정보를 수집하는 데 있어 눈은 귀보다 1,000배 이상 효과적이다. 일상생활에서 청각보조기를 사용하지 않은 귀가 효과적으로 지각할 수 있는 지역은 아주 제한적이다. 귀는 6 m 거리까지만 매우 효과적이다. 약 30 m 거리에서 일방향의 목소리를 통한 의사소통은 일반적인 대화를 할 수 있는 거리에서보다 더 느린 속도에서만 가능하다. 또한 쌍방향 대화가 이 거리에서 가능할지라도 상당히 변동적이다. 이 거리를 넘어서면 청각적 암시를 받을 수 없게 된다. 반면에 시각보조기를 사용하지 않은 눈은 반경 90 m 내에서 상당히 많은 정보를 수집할 수 있고, 1.6 km 이내 떨어진 거리범위 내에서 상호작용을 하는 데 효과적이다(Hall, 1969).

눈과 귀를 활성화시키는 자극(impulse)은 속도와 특성이 다르다. 예를 들면, 0℃의 바닷물에서 음파는 초당 335 m로 움직이고, 초당 50~500사이클의 빈도(Hertz)로 들린다. 반면에 광선은 초당 300,000 km로 움직이므로 황녹색에서 최고 500조의 빈도로 눈에 보인다(Hall, 1969).

눈과 귀를 확장하기 위해서 복잡하고 주목할 만한 기계와 기구들이 만들어졌다. 라디오, TV, 인터넷은 공간지각에 혁명을 일으켰고, 전 세계 사람들 간의 거리를 좁혔다. 제2차 세계대전 중 라디오는 점령국으로부터 자유세계 국가까지 뉴스를 제공하는 데 아주 널리 사용되었다. 이 시기에 유명한 방송인인 도쿄 로즈는 거짓을 보도하여 많은 청취자들에게 제2차 세계대전의 본질과 방향에 영향을 미쳤다. 그러나 이 시기에 TV가 생기면서 시각적 자극이 부족한 라디오의 지각적 격차를 채워주었다. TV는 1960년대에 나타나 더욱 밝고,

깨끗하고, 뚜렷한 영상을 시청자들에게 제공하였다. 컬러 TV는 또 다른 지각 격차를 채워주고, 우리의 수용기를 보강해 주었다. 미국인은 역사적으로 처음, 거실에서 대통령의 평범하고, 기이하고, 별난 행동들을 볼 수 있었다. 예를 들면, 미국인은 TV를 통해 케네디 대통령의 연설을 듣고 쿠바의 미사일 위기에 대해 많이 알게 되었다. 또한 미국 케네디 대통령이 자녀와 함께 노는 것을 볼 수 있었다. 1963년 케네디 대통령이 암살되었을 때, TV 보도를 통해 암살에서 매장되기까지 알게 된 미국인의 상상 속에 여전히 남아 있다. TV로 말미암아 미국과 세계는 오늘날까지 큰 슬픔을 경험하고 있으며 함께 애도하고 있다. 사이버 공간기술의 발달은 공간에서 또 다른 시각적 차원을 보강하고 있다. 2001년 9월 11일 테러리스트가 비행기로 세계무역센터와 미국 국방성을 파괴한 것으로 미국과 세계 모두 충격을 받았다. 사람들은 TV와 인터넷에서 재난에 대한 많은 장면을 보게 되었고, 9월 11일에 일어난 테러리스트의 공격을 몇 주 동안 방영하여 무서운 영상을 보게 되었다. 또한 과학기술은 시각적으로 재난에 대한 타인의 정서적 반응을 세계가 보게 하여, 세계가 애도에 빠지게 한다. 슬픔에 빠진 미국인은 즉시 세계 각처의 친구들에게 공감을 느끼도록 전자메일을 보낸다. 사이버 공간기술은 각 대륙을 인터넷으로 연결하여 기념비적 슬픔의 세계로 통합한다. 기술로 제공된 시각적 인상은 재난을 직접 경험하지 않은 사람들을 극히 불안하게 할 수 있다(Davidhizar & Shearer, 2002). 2005년 미국은 TV나 인터넷을 연결한 사람들이 카트리나 허리케인의 황폐화가 생생한 체험의 한 부분이 된 비슷한 현상을 경험하였다(Thomas, 2006). 인터넷과 멀티미디어 기술은 논쟁을 증진하고, 사건에 대한 정부와 국가의 반응을 평가하는 시민권을 적극적으로 발휘하도록 하는 유사-대중 공간범위를 제공한다(Thomas, 2006).

요약하면, 시각적 공간은 청각적 공간과 완전히 다른 특성을 가지고 있다. 청각적 공간과 시각적 공간의 특성 차이는 시각적 정보가 청각적 정보보다 구체적이고 훨씬 집중된 경향이 있다는 것이다. 그러므로 시각적 정보는 청각적 정보보다 외부 조작에 덜 주관적이다. 이러한 규칙의 한 가지 주요 예외는 선택적으로 익숙하거나 익숙하지 않은 방 안에 놓여 있는 물체로부터 시각장애인을 도울 수 있는 더 높은 가청 주파(audio frequency)를 이해하도록 배워 온 시각장애인이다. 예를 들면, 시각장애인은 그 방향으로부터 발생하는 소리와의 관계로 방 안 어디에 문이 있는지를 알 수 있다.

오늘날까지도 청각적 공간과 시각적 공간 사이의 모순이 개인에게 어떤 영향을 미치는지 알지 못한다. 청각적 공간이 수행의 한 요소라는 것을 알려주는 몇 가지 자료가 있다. 음성학자 블랙(J.W. Black)은 방의 크기와 반향음(외부 소리의 진동)이 개인의 독서율에 영향을 미칠 수 있다는 것을 증명하였다. Black(1950)은 큰 방은 작은 방보다 반향음이나 소리의 순환이 더 느리므로, 큰 방에서 인간은 더 천천히 읽는다는 것을 발견하였다. 위원회가 개최되는 회의 장소에서 단순히 청각적·시각적 단어들의 혼합으로 제대로 일하지 못하는 위원회의 수행능력을 증진시킨 영국 건축가가 있었다. 건축가는 의장이 부적절하므로 바꾸어야 한다는 불평을 들었다. 그러나 건축가는 이 위원회가 직면한 어려움이 의장이라기보다는 환경에 더 큰 원인이 있다고 믿었다. 회의실은 번잡한 거리 옆에 있었고, 자동차 소음은 단단한 벽과 빌딩 내부, 특히 회의실 내부의 바닥으로부터 반향이 일어나 매우 크게 들렸다. 건축가는 회의실에 방음 천장, 카펫과 방음벽을 설치하였다. 일단 방해가 적어지자 의장은 과도한 긴장 없이 회의를 이끌 수 있었고 의장에 대한 불평들이 사라졌다.

서로 다른 문화에서 자란 사람들은 무의식적으로 다양한 정보의 조각들을 걸러내고, 정보를 관련되거나 관련되지 않은 범주로 분류하는 것을 배운다. 그리고 일단 이렇게 확립된 지각유형은 평생 그대로 지속된다. 예를 들면, 일본인은 서양인이 텅 비었다고 생각할 수도 있는 공간에 의미를 부여하는 경향이 있다(Gregg, 1996). 일본인은 '큰 그림'을 보고 재료를 구성요소로 분해하기보다는 먼저 부분들을 제시하고, 부분들이 모여 전체로 나타나길 기대한다(Davidhizar, Dowd & Bowen, 1998; Simply Stated, 1985). 또한 시각적으로 다양한 방식으로 보고, 시각적 자극을 더 많이 받아들인다. 그러므로 일본인은 종이 벽을 소리 차단막으로 사용해도 완전히 만족할 수 있다. 얇은 종이 벽으로 각 방을 분리한 일본 여관에 머문 서양인은 옆방에서 열리고 있는 파티가 새로운 감각경험이 될 수 있다. 대조적으로 독일과 네덜란드 사람은 이중문과 두꺼운 벽으로 소리를 차단한다. 만일 크기가 같은 두 방이 있는데 한 방은 소리 차단막이 있고 다른 한 방은 없다면 집중하려는 예민한 독일이나 네덜란드 사람은 소리차단막이 있는 방에서 방해받고 싶지 않을 것이다(Hall, 1966, 1969). 또한 공간의 문화적 유형은 문화가 다른 도시 공간의 배치에서 나타날 수 있다. 예를 들면, 미국 도시는 일반적으로 북-남, 동-서 축으로 격자를 따라 배치한다. 프랑스 파리의 주요 도로는 격자 형태가 아닌 중앙에서부터 방사되는 형태로 배치한다(Gregg, 1996). 프랑스 도시에서 프랑스 문화의 특징인 집중화를 볼 수 있다. 프랑스 사무실에서 가장 중요한 사람은 사무실의 중앙에 책상이 있다.

공간의 문화적 유형의 또 다른 측면은 공간기능이다. 예를 들면, 인도에서 공간은 때때로 우월감과 열등감의 개념과 관련된다. 인도의 도시, 마을, 심지어 가정에서조차 공간은 열등한 곳과 우월한 곳으로 디자인될 수 있다. 인도에서 공간은 높고 낮은 카스트 계급, 속된 활동과 신성한 활동, 남성과 여성이 분리되도록 나뉠 수 있다(Gregg, 1996).

후각. 어떤 문화에서는 후각이 가장 중요하다. 예를 들면, Hall(1966, 1969)은 미국인은 문화적으로 후각이 덜 발달되었음을 발견하였다. 값비싼 탈취제와 공공장소의 냄새억제제를 사용하여 후각 자극을 박탈한다.

미국인은 방 탈취제, 지한제, 구강세척제, 카펫 탈취제 등의 광고를 지속적으로 퍼붓고 있다. 이러한 요인은 모두 차이가 없는 공간을 만들고, 미국 내 많은 사람의 삶 속에서 풍부함과 다양성을 박탈한다. 예를 들면, 어떤 사람이 마늘 요리를 하면 마늘 냄새를 없애기 위해 방 탈취제가 요리과정에서 사용될 수 있다. 미국인의 이러한 행동유형은 기억을 없애는 것이다. 그들은 냄새가 시각이나 소리보다 더 깊이 잠재되어 있는 기억을 일깨운다고 믿는다. 즉, 일어났던 일과 관련된 소리나 장면이 잊혀졌을 때도 냄새의 기억은 좀처럼 사라지지 않는다. 오늘날에조차 많은 미국인은 크리스마스 같은 축제들을 어떤 냄새와 동일시한다. 예를 들면, 크리스마스는 전통적으로 빵 굽는 냄새, 서양호랑가시나무, 소나무, 과일 냄새와 동일시되어 왔기 때문에 현재에도 미국의 많은 사람은 크리스마스에 이러한 냄새를 되살리기 위해 노력한다. 크리스마스 인공 트리를 가지고 있는 사람은 살아 있는 신선한 나무의 효과를 내기 위해 소나무향이 나는 스프레이를 산다. 많은 미국인이 또 다른 오래된 냄새인 시골 향기를 쉽게 맡을 수 있도록 분무기 통을 갖고 있다. 새 차 냄새는 가죽 냄새가 나는 자동차 스프레이로 흉내 낼 수 있다. 비누는 원하는 정서로 전환시키기 위해 구매한다. 예를 들어, 가정에서 엄마는 비누를 사용하여 편안해질 수 있다. 또한 냄새는 부정적인 반응을 만들기도 한다. 예를 들면, 세탁용 비누로 빨래를 한 개인은 강하고 병원 냄새가 나는 체취를 지니고 있다고 여겨질 수 있다. 미국 사람들 대부분은 병원 냄새가 병실에서나 적합하지 다른 곳에서는 그렇지 않다고 생각한다.

아마도 냄새는 가장 기본적인 의사소통 방법 중 하나일 것이다. 냄새는 일차적으로 화학물질이어서 화학적 감각에 속한다. 후각은 개인을 구별할 뿐만 아니라 타인의 정서상태를 확인할 수 있도록 하는 다양한 기능을 가지고 있다. 신생아는 보는 것으로 잘 식별하지 못해도 후각을 통해서 냄새로 엄마와 아빠를 확인할 수 있다.

병원환경에서 불쾌한 냄새가 나도록 하는 고용인은 실제적인 관리상의 문제를 초래한다. 감독자는 이에 대해 상담하고, 취약한 위생상태에 대해 고용인들을 문책할 수 있다. 알코올 냄새가 나는 고용인은 집으로 보내야 한다. 당뇨병을 앓고 있는지 아니면 어떤 구강세척제나 비누로 인해 나는 것인지와 같이 냄새가 병리학적인 것인지를 간호사가 인식하는 것은 중요하다. 대상자가 불쾌한 냄새를 풍긴다면, 간호사는 먼저 현재 염증과정과 같은 어떤 병리학적 상태가 있는지 평가해야만 한다. 정신병원에서 대상자의 냄새는 정신분열증 같은 상태와 관련 있을 수 있다. 냄새가 병리학적인 것과 관련이 있을지라도 자가 간호기술에 대한 동기 부족이 원인일 수도 있다.

근접 수용기

근접 수용기는 피부막을 통해 전달되는 촉각처럼 가까운 세계를 검토하기 위한 것이다. 간호사는 이러한 자극에 대한 개인의 반응에 문화가 영향을 줄 수 있고, 어떻게 문화적 영향으로 변화되는지를 잘 알아야 한다.

피부막. 인간은 눈, 귀, 코를 포함한 원격 수용기로 막대한 양의 정보를 받아들인다. 원격 수용기로 받아들인 막대한 양의 정보 때문에, 사람들은 피부를 주요 감각기로 생각하지 않는다. 그러나 인간이 열과 냉을 인지하는 능력이 부족하다면, 인류는 곧 멸망할 것이다. 열과 냉을 지각하는 능력과 이러한 자극을 적절하게 다루는 능력이 없다면, 우리는 겨울에 냉동되거나 여름에 과열될 것이다. 주요 감각기인 피부는 섬세한 감각과 질적 의사소통을 한다는 것을 너무나 간과해왔다. 자기수용기(propriceptors)라고 하는 신경은 우리가 근육을 움직일 때 일어날 수 있는 것에 대한 정보를 준다. 이 신경들은 우리가 몸을 원활하게 움직이도록 피드백을 주어서 운동감각 공간지각에 있어 중요한 위치를 점하고 있다. 또한 몸은 외부수용기(exteroceptors)라는 또 다른 일련의 신경이 있는데, 피부에 위치하여 열, 냉, 접촉과 통증감각을 중추신경계로 전달한다. 서로 다른 두 종류의 신경 시스템으로 비추어 볼 때, 운동감각 공간(kinesthetic spaces)은 열 공간(thermal space)과는 상당한 질적 차이가 있다. 그러나 간호사는 이 두 시스템이 함께 작동하며, 작동시점에서 서로 상호보완적이라는 것을 알아야 한다.

현대 과학은 겨우 몇 가지의 뚜렷한 열 특성만을 발견하였다. 방사열과 적외선 열을 방사하고 탐지하는 피부의 능력은 매우 비상하다. 사람들은 이러한 피부 능력이 과거 생존에 매우 중요하였고, 인류 초기에 아주 의미 있는 기능이었을 것이라고 추정한다. 최근에서야 피부의 열 특성을 발견하였지만 간호사는 근접 수용기 같은 피부의 중요성을 간과해서는 안 된다.

인간은 피부온도 변화를 기초로 하여 정서상태와 관련된 메시지를 주고받을 준비가 되어 있다. 피부가 흰색인 사람들은 당황하거나 분노할 때 일반적인 지표는 피부가 빨개지는 것이다. 그러나 피부색이 검은 사람들도 역시 피부가 붉어진다. 그러므로 피부가 빨개지는 것을 단순히 피부색의 변화로 지각해서는 안 된다. 간호사는 피부가 검은 사람들의 당혹감이나 분노 같은 정서상태의 변화를 알아내고자 할 때, 이마 융기부위에 집중하여 주의 깊게 관찰해야만 한다. 이 부위의 혈액증가는 온도를 상승시키고, 붉게 보일 것이다. 피부가 검은 사람들에게서 피부색 변화가 의미 있게 나타나지 않더라도, 이 부위를 만지면 따뜻함을 느낄 수 있다.

열방사 연구가 가능하도록 새로운 도구가 많이 개발되어 직접 관찰로는 이전에 접근할 수 없었던 대인 의사소통(interpersonal communication)에서 열의 세부사항을 연구할 수 있게 되었다. 원래 인공위성과 자동유도 미사일을 위해 개발되었던 열 측정 장치들(적외선 색출장치와 카메라)은 시각을 보조하여 현상을 기록하는 데 사용되고 있다. 어둠 속에서 인간의 방사열을 사용하여 찍은 사진은 붉어진 신체부위에서 주변 부위보다 실제로 더 많은 열이 방사되는 것을 보여준다. 또한 혈액순환이 차단된 곳을 측정하는 피부온도 측정장치를 사용하여 암 진단이 가능하다. 피부온도 측정장치는 피부색이 열 전달의 양에 영향을 미치지 않기 때문에 건강관리 전달체계에서 유용하다. 어두운색 피부는 밝은색의 피부보다 열을 많이 발산하지 않는다. 그러므로 모든 개인에 있어 열 발산과 관련된 관찰 가능한 현상은 신체부위의 혈액공급 양이다.

피부 표면의 열 증가는 다음 세 가지 방법으로 확인할 수 있다.

- 피부의 열 탐지, 특별히 두 개인이 서로 충분히 가까이 있을 때 증가된다.
- 피부온도가 상승할 때 강화되는 후각신경의 상호작용으로 발견된다. 예를 들면, 체온이 높아지면 더 먼 거리에서 향수와 로션 냄새를 맡을 수 있다.
- 시진은 체온의 상승과 감소에 대한 단서를 줄 수 있다. 예를 들면, 창백한 사람은 체온의 저하가 있고, 붉은 사람은 체온의 상승이 있을 수 있다.

어떤 개인이나 종족은 미묘한 피부온도의 변화에 더 민감하다. 어떤 사람들은 의사소통에 있어 이러한 매개물을 강조하거나 이익을 얻는다. 예를 들면, 위치에 따른 피부 온도의 변화에 대해 잘 알고 있는 개인은 향수를 신체의 특정 부위에 뿌릴 수 있다. 군집현상은 군중 내에서 열을 발산하고, 집중하는데 충분한 공간이 없을 때 움직임에 있어 일련의 연쇄반응을 일으킨다. 또한 같은 수준의 안녕감을 유지하려면 더운 군중은 추운 군중보다 더 큰 방이 필요하다. 열 공간이 겹치고 사람들이 서로 냄새를 맡을 수 있을 때 더욱 가까워지게 되고, 서로의 정서가 화학적 영향 아래 있다는 것을 간호사는 알아야 한다. 어떤 사람들은 문화적 유산의 미덕으로 군집현상에 어려움을 겪는다. 이들은 어떤 사람이 의자에서 일어난 후에 곧바로 그 의자에 앉지 못한다. 이러한 현상은 한 사람이 침대(bunk)에서 일어나자마자 침대를 함께 공유하는 연습인 'hot bunking'에 참여하게 된 잠수함 선원을 자주 예로 든다. 왜 자기 열은 불쾌하지 않고, 낯선 사람의 열은 불쾌한지 알 수 없다. 이것은 인간이 작은 차이에 매우 큰 민감성을 가지고 있다는 사실에 부분적으로 기인할 수 있다. 따라서 사람은 친숙하지 않은 열 유형에 부정적으로 반응한다(Hall, 1966, 1969).

체열조절은 뇌와 깊은 관련이 있고 시상하부에 의해 조절된다. 문화는 피부온도 변화의 지각과 관련된 태도에 영향을 미친다. 인간은 신체의 열 체계에 노력을 기울이거나 의식적인 조절을 하지 않는다. 많은 문화적 집단은 조절할 수 있는 현상에 스트레스를 받는 경향이 있고, 그렇지 못한 것들은 부정하는 경향이 있다. 바꾸어 말하면, 문화적 유산의 미덕으로 어떤 사람들은 조절할 수 없는 자극을 무시하도록 배웠기 때문에, 그들은 체열을 최고의 개인적 자극으로 경험한다. 그러므로 체열은 아동기의 경험에서와 마찬가지로 친밀감과 관련된다. 아동과 마찬가지로 부모, 사랑하는 사람과 개인적인 친밀한 접촉을 사용해 왔던 성인은 군집환경에서 열과 온기가 방사될 때 즐거움을 느낄 수 있다. 반면 근접관계에서 불편감을 경험했거나 아동기에 친밀감에 노출되지 않았던 사람은 근접환경에서, 예를 들면 과도하게 밀집된 버스에서 큰 곤란함과 불안감을 경험할 수 있다.

지나치게 밀집되어 근접성이 필수적인 인구밀도가 매우 높은 나라에서 태어난 사람은 근접성이 일반적이지 않은 지역으로 이사할 때 불편감을 경험할 수 있다. 반면 인구밀도가 낮은 나라에서 태어난 사람은 근접성이 일반적인 나라에서 과도한 밀집 감정을 의식할 수 있다. 예를 들면, 극도로 인구밀도가 높은 자메이카나 중국 같은 나라, 혹은 홍콩 같은 도시를 방문하는 미국인 여행자는 근접성의 경험에 쉽게 반응하고, 이러한 나라나 도시가 불쾌할 수 있다. 이 같은 경험은 문화 차이에 제한되지 않으며, 시골 사람이 도시를 방문할 때도 인식될 수 있다.

영어는 피부감각과 체열변화와 관련된 표현이 많다. 예를 들어, 미국에서는 화가 나도록 만들고(make hot under the collar), 차갑게 빤히 쳐다보거나(give a cold stare), 과열된 논쟁(heated arguments)에 참여하거나 흥분시킨다(warmed up)는 말을 듣는 것이 어렵지 않다. 이러한 표현들은 연설 장면에서 더 많이 들을 수 있다. 즉, 인격적으로 사람들 가운데 모두 일어나는 체온의 변화를 인식하는 방식일 수 있다. 이러한 경험들은 미국에서 언어로 통합되어 왔다.

촉각 공간과 시각 공간과의 관계

터치와 시각적 공간경험은 쉽게 분리할 수 없도록 뒤섞여 있다. 어린 아이와 신생아는 주변 환경의 모든 것에 손을 뻗어 움켜잡고, 만지고, 입에 넣는다. 촉각과 시각 공간 간의 관계를 아동에게 교육하는 것은 접촉세계를 시각세계 아래로 종속시키는 훈련으로 여러 해가 걸리는 어려운 과업이다. 촉각 공간은 대상으로부터 보는 사람을 분리하는 반면에 시각 공간은 각자로부터 대상을 분리한다는 사실로 시각과 촉각 공간을 구분할 수 있다. 1945년 초에 마이클 발린트(Michael Baliant)는 2개의 서로 다른 지각세계, 즉 시각지향적 세계와 촉각지향적 세계를 기술하였다. 발린트는 촉각지향적 세계는 시각지향적 세계보다 더 가깝고 친밀하므로 이 공간 속에 친밀함은 있지만, 이 공간은 위험하며 예측 불가능한 사람들로 채워져 있다고 말한다. 발린트의 촉각 공간의 정의를 사용한다면, 디자이너와 엔지니어의 모든 과학적 연구에서 접촉, 특별히 적극적인 접촉(실제로 타인이나 대상과 접촉하는)의 중요성을 파악하지 못했다고 생각하는 것은 곤란하다. 사람은 세계와 관련된 촉각자극과 시각자극 둘 다를 통합시킨다. 예를 들어, 자동차 제조업자는 자동차를 디자인할 때, 특히 시각자극에 크게 의존하지만 호화로운 실내장식, 자동 창문과 문, 가스 캡 자물쇠, 장식품, 카펫과 같은 것들에 주의하면서 촉각적 지각을 증명하는 데 관심을 기울인다. 이러한 자극에 대한 반응으로 선견지명이 있는 바이어들은 구매하기 전에 자동차의 실내외 인테리어를 모두 만져본다.

나무, 천이나 도자기로 만든 물건처럼 물건이 시각적으로 진열되어 있을 때도 어떤 물건은 만져서 평가하고, 거의 전적으로 감정하기도 한다. 일본인은 질감을 매우 중요시하여, 수작업을 한 물건은 매끄러움을 강조한다. 거칠게 만들어진 물건보다 매끄럽게 만들어진 물건을 만드는 데 시간을 더 투자하며, 수작업하는 물건에 소비하는 시간은 수공예가의 조심성과 관련 있다고 생각한다. 일본인이 만든 물건은 세심한 숙련공이 만든 것으로 볼 수 있다.

터치는 모든 감각 중에서 가장 개인적이다. 때때로 가장 중요한 감각으로 묘사되는데, 이는 다른 감각을 통해서 실제로 인지된 것을 확증하기 때문이다(Montagu, 1986). 2장에서 논의하였듯이, 터치는 의사소통 과정에서 중추적이며, 흔히 메시지를 전달하는 데 사용된다. 터치는 친밀한 관계의 한 부분이며, 건강을 위해 필수불가결하다고 인식하는 것이 증가하고 있다. 터치가 없는 관계일 때 거리는 외로움을 만들며, 이것은 건강결핍과 관련된다(Cacioppo et al., 2000). 'The Broken Heart: The Medical Consequences of Loneliness'의 저자 James Lynch는 지역사회에서의 삶과 사랑하는 관계가 심장을 보호하는 본질이라고 주장하였다(Lynch, 1998). 사실 수술시기에 외로움이 관상동맥 우회이식술 후 30일과 5년 사망에 기여하는 요인이며, 첫 번째 심근경색 이후 6개월 동안에 심장사고가 재발하는 비율이 혼자 사는 사람들 가운데 유의하게 높다는 것이 연구에서 밝혀졌다(Case, Moss, Case, McDermott & Eberly, 1992; Herlitz et al., 1998). 긍정적인 친밀한 관계는 유병률을 줄이고 장수를 도와 인간을 행복하게 한다(Giorgianni, 2000).

촉각 공간과 대조되는 것은 시각 공간의 현상이다. 시각 공간을 이해하기 위해 간호사는 사람들이 자연 상황에서 적극적으로 자신의 눈을 사용할 때 같은 것을 정확하게 보지 않는다는 것을 이해해야만 한다. 즉, 인간은 정확하게 같은 방식으로 그들 주변의 세계와 관련짓지 않는다. 예를 들면, 서로 다른 사람은 지각 차이 때문에 시각적으로 서로 다른 대상에 주목할 수 있다(Davidhizar, Dowd & Giger, 1997). 간호사가 이런 차이를 인식하는 것과 같은 시기에도 사람들은 서로 다르게 세계를 지각할 수 있다는 것을 아는 것이 중요하다. 같은 문화에 속한 두 개인이 지각하는 세계 간의 거리는 서로 다른 문화에 속한 두 개인이 지각하는 세계 간의 거리와 비교할 때 상당히 짧을 수 있다. 문화가 다른 사람들이 세계를 서로 다르게 지각하면서 살아가고 있다는 것은 의미 있는 증거이다. 북아메리카인은 더욱 선형으로 지각하는 경향이 있다. 이러한 차이는 미술과 건축 디자인에서 볼 수 있다. 미국 예술가는 선형으로 디자인하기를 선호하지만 중국과 일본 예술가는 디자인에서 깊이(심연)와 불변성을 유지하는 것을 더 좋아한다.

2 공간행동
SPATIAL BEHAVIOR

공간행동은 간호 문헌에서 영역권(영토권)에 대한 보편적 욕구와 관련해서 자주 설명한다(Allekian, 1973; Brant, 1983; Davidhizar, 1988; Davidhizar & Giger, 1998; Oland, 1978). 본래 인간은 영역을 정해 놓는다. 영역권은 특정 물리적 공간에 대한 소유, 지배, 권한의 특징을 갖는 상태와 관련된다. 영역권 욕구가 충족되면 인간은 어떤 공간을 지배하고 그 공간에 대한 규칙을 정한다. 다른 사람의 침범이나 악용에 대항해서 자기 공간을 방어하지 못한다면 영역권 욕구를 완전히 충족할 수 없다(Roberts, 1978). Hayter(1981)는 간호를 계획할 때 고려해야 할 영역성을 자기의 물리적 공간, 사적 공간, 전문기술이나 역할의 영역권 욕구의 세 가지 중요한 측면으로 제시하였다. 세 가지 중요한 영역권의 특성으로, 자기 자신의 물리적 공간, 개인 공간, 전문 지식이나 역할의 영역으로 제시하였다. 영역권은 안전, 사생활, 자율성과 자아정체성 욕구와 같은 개인의 다양한 기능을 충족하는 데도 기여한다. 집단권리도 공간과 관련되어서 고려해야 한다. 개인보다 집단에 우선순위를 두는 문화(아시아, 라틴과 지중해 문화, 대부분의 아랍 문화, 아프리카와 중동 문화)에서는 집단권리와 공유 공간을 중요하게 생각한다. 집단보다 개인에게 우선순위를 두는 문화(미국, 캐나다, 북서 유럽, 호주와 뉴질랜드)에서는 사생활에 더 가치를 둔다(Goldman & Schmalz, 2005). 개인에게 우선순위를 두는 문화에서는 아프거나 통증을 느낄 때 혼자 있기를 선택할 수 있다(Davidhizar & Hart, 2005). 다문화연구자인 Palos(University of Texas M.D. Anderson Cancer, School of Public Health in Huston)에 따르면 침상간호와 관련된 20가지 결과들이 양극성(polarity)보다는 집합성(공통성, collectivity)의 개념에서 나타나고, 자율성에 근거를 둔 생의학 모델(Kaegi, 2004)에 익숙한 건강관리전문가에게 낯선 개념일 수 있다고 한다. 간호사는 이런 변수가 공간적 행동과 윤리적 의미에 미치는 영향을 이해하는 것은 중요하다(Piaschenko, 1997).

다른 사람과의 접근성

근접학은 사회적·인간적 공간에 대한 인간의 사용과 지각에 관한 연구와 관련된 용어이다(Hall, 1974). 개인은 주위 공간을 앞, 뒤, 우, 좌로 나누려고 한다(Franklin, Henkel & Zangas, 1995). 앞부분을 가장 중요하게 보고, 가장 큰 부분으로 정확하게 기억하고, 가장 구체적으로 설명한다. 신경과민, 외향성, 친절함과 같은 인성 차원이 원인이 되는 것을 통제하고도 근접학이 자존감과 자기 평가적 기분을 예측한다는 것을 알 수 있다(Hart, Field, Garfinkle & Singer, 1997). 다른 사람과의 물리적 거리를 유지하는 것은 상황에 따라 다르고 문화적으로 학습된다(Murray & Huelskoetter, 1991). 일반적으로 서구문화에서 공간의 세 가지 중요한 차원은 친밀한 구역(intimate zone, 0~46 cm), 사적 구역(personal zone, 46~91 cm), 사회적 혹은 공적 구역(social or public zone, 91~182 cm)이다(Hall, 1966). 친밀한 구역은 쉬거나 보호하고 상담할 때 적용되고, 가까운 사람들을 위한 것이다. 사적인 구역은 보통 친구들이나 어떤 상담을 나누는 상호관계에서 유지된다. 친밀한 구역과 사적 구역에서는 접촉이 있을 수 있다. 사회적 구역은 비개인적 업무를 하거나 함께 일하는 사람들에게 적용된다. 사회적 구역에서 감각 개입과 의사소통은 강하게 나타나지 않는다. 이런 일반적 차원에서 차이는 크고 문화적 배경에 영향을 받는다(Giger & Davidhizar, 1990). Montagu(1986)는 수면 행동에 영향을 주는 양육 관습은 공간의 사용, 특히 수용할 수 있는 상호작용 거리를 결정하는 데 영향을 준다고 하였다. 그는 가족집단의 수면 준비와 서구 중산층의 부모가 아기를 재울 때 따로 두는 관습과 관련된 다양한 문화적 접근에 대해서 보고하였다. Oland(1978)에 따르면 어린 자녀를 다른 가족과 떨어진 별도의 방에 두는 서구 관습은 자녀가 분리되어 더 넓은 영역권에 대한 욕구를 갖도록 문화적으로 적응하게 한다.

에스키모나 캐나다의 북부 인디언들에서 독립된 방에서 자는 것은 숙소가 너무 작기 때문에 모든 사람이 같은 방에서 자는 것과는 매우 다르다(Burke, Maloney, Pothaar & Baumgart, 1988; Giger & Davidhizar, 1998 Young, 1988). 이런 사람들의 경우에는 작은 숙소에서 다른 사람들과의 접근성이 생존을 위한 것이며, 타인의 체온을 가까이하는 것이 극심한 북극 추위에 얼지 않기 위한 것일 수도 있다. 피난민으로 미국에 온 동남아시아 이민자의 경우에도 공간 욕구는 아주 다양하다. 이들은 밀집된 주거 환경에서 사는 것에 익숙하기 때문에 동남아시아 미국인의 경우에 넓은 주거숙박설비가 불편할 수도 있다(Van Esterik, 1980). Sinha와 Mukherjee(1996)는 인도 Dayalbagh 대학교의 대학생을 연구한 결과, 룸메이트가 많으면 더 큰 공간을 필요로 하고 혼잡함에 대한 참을성이 적어지면서 방 환경에 대해 더욱 부정적 태도를 보인다고 하였다. 그러나 룸메이트와 협동이 잘 이루어지면 혼잡함이 줄어들었다. Walkey와 Gilmour(1984)는 입소자들의 우호적 대인관계 거리가 교도소의 폭력행위를 예측하는 데 효과적이라고 보고하였다.

공간욕구와 어떤 사람들과의 특정한 접근성 욕구는 살면서 계속되고 나이들 때까지 계속된다. 양로원에서 노인 대상자은 자기 것으로 확신하는 어떤 의자가 있을 때, 그 의자나 혹은 특별한 친구를 위해서 잡아 둔 가까운 의자에 모르는 사람이 앉으면 화를 낸다. 노인들은 배우자의 죽음과 자식이 떠나가는 것을 통해서 다른 사람들로부터의 분리를 더 많이 경험하면서 공간 욕구가 변화된다. 즉, 다른 사람들보다 더 많이 뒤로 물러서거나 더욱 다가가려고 할 수 있다(Ittelson, Proshansky, Rivlin & Winkel, 1974).

대인 간 메시지는 신체 접근성은 물론 낮 동안 간호사의 위치와 유용성과도 관련이 있다. 콜벨(호출벨)을 어떻게 작동하는지 모르는 대상자는 콜벨을 누르면 간호사가 대답한다는 것을 아는 대상자와 다르게 느끼고, 도움을 청하고 어떤 것을 할 수 있는지 묻기 위해서 간호사를 기다리는 것이 힘겨울 수 있다(Schuster & Ashburn, 1992).

개인마다 감각 자극에 대한 요구 사항이 다르다. 붐빌 때의 과도자극이나 격리되었을 때의 과소자극은 부적절한 반응을 가져올 수 있다. 예를 들면, 재난시기에 혼잡함으로 오는 과도자극이 너무 심하면 희생과 죽음을 가져올 수 있다. 이런 경우에 어떤 사람은 아주 작은 상자 안에 있는 것처럼 인식하면서 자유롭게 움직이지 못하고 거칠게 밀치고 떠민다. 사람이 둘러싸인 공간에 대해 어떻게 반응하는가는 다른 사람과의 접촉에 대해서 어떻게 느끼는지에 따라 다르다. 재난상황에서 이런 지속적인 접촉은 광범위한 공포를 가져올 수도 있고, 사람들을 얼어붙게 할 수도 있다(Hall, 1966).

둘러싸인 공간 필요조건은 개인을 과도하게 자극할 수 있다. 예를 들면, 병원 침대에서 오랜 기간 격리되었던 대상자는 침상안정과 방의 네 벽을 경계로 나타나는 공간적 제한 때문에 과도한 반응을 보일 수 있다. 이런 대상자를 위한 간호 중재에는 커튼을 열어 두고 대상자를 점검하기 위해서 들어와서 자주 부르고, 가능한 한 자주 대상자를 멈추어서 보는 것을 고려해야 한다. 격리된 대상자는 촉각자극과 관련된 과소자극으로 고통을 받을 수 있다. 병에 걸릴 두려움으로 대상자를 접촉하는 것을 망설이는 경우도 가끔 있다. 에이즈 대상자가 표현하는 가장 큰 문제 중 하나는 다른 사람들과의 물리적 거리 때문에 경험하는 격리감이었다. 에이즈에 걸리는 것에 대한 두려움으로 가족은 에이즈 희생자를 만지고, 포옹하고, 키스하는 것을 주저할 수 있다. 간호제공자도 대상자와 더 먼 거리에 서서 장갑을 끼고 덜 마주하면서 두려움을 나타낼 수 있다(Zook & Davidhizar, 1989). 개인이 HIV를 어떻게 인식하고 상호작용하는지는 무수히 많은 사회적·맥락적 상황과 관련된 문제에 따라 다르다(Brown & Maycock, 2005). Leininger와 McFarland(2006)는 건강관리의 주요 초점인 치료(curing)와 건강관리전문가에 의한 돌봄(caring)의 강한 연계를 강조해 왔고, 돌봄 과정의 특별한 구성개념으로 접촉을 제시했다. 인간 상호작용의 치료적 요소로서 접촉은 간호사가 돌봄을 보여줄 수 있게 한다. Marx, Wener와 Cohen-Mansfield(1989)는 양로원에 있는 노인들 가운데 접촉에 대한 다른 반응을 보고하였다. 경우에 따라 접촉은 사적 구역의 침해로 해석할 수도 있고, 접촉을 편안한 의사소통의 형태로 인식할 수도 있다.

오늘날 침상 옆에 가까이 서 있거나 물리적 접근성을 갖는 사람으로서 간호사의 이미지가 달라지고 있다. 간호관리에 쓰이는 재정적 제한이라는 더 큰 담론 속에서 전문간호사는 현재 생성되고, 작용하고, 영향을 주는 의미에서 물리적 접근성 내에 있을 필요가 없다. 현대 기술은 물리적 접근성 요구를 재정의한다. 현대 건강관리의 요구는 간호사가 존재할 곳은 전문적 간호요구를 완수하는 데 필요한 곳으로 재정의하고 있다(Purkis, 1996).

문화 적용

Watson(1980)은 사람마다 공간적 필요조건이 다를지라도 같은 문화집단 내에 있는 개인은 유사하게 행동한다고 지적한다. 예를 들면, 유목민은 영구적 영토를 원하지 않지만 일시적 영토를 정한 뒤에 이주하는 것에는 만족하는 것처럼 보인다. 보통 개인은 자기의 사적 공간의 필요조건을 의식적으로 알지 못하지만, 다른 문화양식을 이해하기는 어렵다. 어떤 사람은 친근감 있는 행동으로 생각할 수 있는 것(다른 사람과 가깝게 서 있는 것과 같은)을 또 다른 사람은 사적 공간을 침해하는 것으로 받아들일 수 있다. 거리를 유지하기를 원하는 사람은 신체언어로 이것을 나타낼 수 있다. 뒤로 물러서거나, 간호사를 똑바로 보지 않거나, 자기 의자를 간호사에서 멀리 당기는 대상자는 부수적 공간 필요조건을 나타내는 메시지를 보내는 것이다. 대상자의 공간 필요조건에 대한 간호사의 반응은 대상자의 정서적 안위에 중요한 요인이다. 간호사가 대상자의 공간욕구에 문화의 영향을 인식하고 민감하게 반응하는 것이 중요하다. 비언어적 신호를 사용하는 데 미묘한 문화적 차이가 오해를 가져올 수도 있다. 그러므로 대상자의 욕구를 충족시키려면 간호사가 공간 필요조건에 대한 문화적 차이에 대해서 아는 것이 필요하다.

아메리칸 인디언, 애팔래치아, 일본계, 멕시코계 미국인 출신 간호사와 대상자는 사적 거리와 사회적 거리 사이가 편안한 위치라는 것을 알 수 있다(Tripp-Reimer & Lively, 1993). Waston(1980)은 사적 공간 사용에서 문화 차이를 연구했다. 국가별 공간의 범주를 수집해서 미국, 캐나다와 영국 사람은 더 많은 사적 공간을 필요로 하고, 라틴 아메리카, 일본인, 아랍 사람은 거의 요구하지 않는다는 것을 발견했다. 후자 집단은 북미와 북유럽 같은 다른 문화집단보다 공적 공간에서 사람들이 붐비는 것을 잘 참았지만, 자기가 사는 공간에 대한 필요조건에 대해 더 큰 관심을 갖는 것으로 나타났다. 특히 일본인은 모든 감각으로 인식하기 위한 자기 주거공간을 적절하게 정리하는 데 더 많은 시간과 관심을 쏟는 경향이 있다(Hall, 1966). 아시아인은 보통 사적 공간에 더 민감하고 150~180 cm 정도의 거리에서 편안하게 느끼는 것으로 보인다. 일부 아시아계 미국인에게 거리를 유지하는 것은 존경을 나타낸다. 그러므로 이런 개인의 사적 공간을 침범하면 안 된다는 것을 알아야 한다. 어떤 서부 인디언은 친구끼리 대화할 때 거의 거리를 두지 않지만, 다른 서부 인디언은 외부인과 상호작용할 때 일정한 거리를 유지하는 것을 기대한다(Carson, 2000). 아랍계 미국인은 특히 이방인과 함께 할 때 정숙과 사생활에 가치를 두고, 동성의 간호제공자일 때 더 편안해하고 개인적인 이야기를 더 많이 한다(Davidhizar & Giger, 2002; Giger, Davidhizar & Wieczorek, 1993; Meleis, 2006).

라틴계 미국인, 아프리카계 미국인이나 인도네시아 문화와 같은 촉각문화 출신 남성 대상자가 증상을 설명하는 동안 친숙한 구역에 서 있을 때 비촉각문화 출신 미국 백인 여성 간호사는 불편할 수 있다(Rawlins, Williams & Beck, 1993; Tripp-Reimer & Friedl, 1977). 남성을 포함해서 동성의 개인이 접촉하는 것은 미국인보다 아랍 사람들에게 더 일반적이다. 그러나 몇몇 아시아 문화에서 여성 간의 접촉은 보편적이지 않다. 예를 들면, 어떤 아시아 문화에서 여성은 서로 혹은 남성과 악수를 하지 않는다(Randall-David, 1989). 아랍인들에게 일반적인 이런 종류의 허물없는 행동은 미국에서는 동성애적 행동으로 받아들일 수 있다(Hall, 1966). Hall과 Whyte(1990)는 라틴계 미국인은 남자끼리의 악수를 냉담하고 비개인적인 것으로 인식하지만, 어떤 라틴계 미국인은 두 남자가 서로의 팔을 상대방 어깨에 두르고 포옹하는 것을 용인된 형태로 인식한다. 반면 일본 남자의 어깨를 만지는 것은 굴욕과 용서할 수 없는 결례로 본다. Argyle과 Dean(1965)은 아프리카와 인도네시아 어떤 사회구성원은 인사하는 동안 더 가깝게 와서 몸의 접촉을 유지한다고 보고한다.

학대와 폭력은 서로의 신체적·개인적·인지적 공간의 침해와 관련된다. 그러나 문화적 맥락과 기준에 따라 폭력의 해석이 다르다(Burlae, 2004). 어떤 문화에서는 매 맞는 부인을 학대로 생각하지 않을 수 있다. 폭력은 더 미묘하다. 남을 얕잡아보는 사장이 남성 종업원은 개인 사무실을 고용주 근처에 주고, 여성 종업원은 지하에 사무실을 주거나 공적 장소에 책상을 줄 수 있다. 이런 공간의 침범은 폭력을 가져올 수 있는 풍자가 될 수 있다(Burlae, 2004).

타이와 베트남 문화에서는 머리를 존중하기 때문에 어린아이의 머리를 쓰다듬는 것을 공격적인 것으로 본다. 이 문화권 사람에게 머리는 '생명의 근원'으로, 머리를 만지는 과정을 통해 영혼이 떠난다고 믿는다. 그러므로 의학적 이유로 머리를 만져야 될 필요가 있을 때 이유를 설명하고 보호자 허락을 얻는 것이 중요하다

(Carson, 2000; Randall-David, 1989).

미국에서 다른 사람에게 약간 구부리고 서 있는 사람은 의사소통할 자세를 알려준다. 제3의 인물을 배제하려는 욕망은 두 사람이 직접 서로 마주보고 계속 눈을 바라보는 것으로 알 수 있다. 다른 사람에게 똑바로 서 있는 사람은 거절을 나타낸다(Scheflen & Scheflen, 1972). 발끝의 위치도 서열을 나타낼 수 있으며, 의사소통하는 거리를 만들 수 있다. 지위가 낮다고 느끼는 사람은 보통 발끝을 안쪽으로 하고 선다(Personal Report, 1987). '세 남자와 아기바구니'와 같은 영화를 비교해 보면 두 문화의 반응 차이를 알 수 있다. 프랑스판에서는 아기 돌보기로 지친 두 총각에게 친아빠가 돌아온다. 두 남자는 자기 의자에 완고하게 앉아서 친구의 질문에 답하거나 그의 존재를 인정하기를 거부한다. 미국판에서는 친아빠가 돌아왔을 때, 친구들은 그를 주먹으로 때리고 시끄러운 소리가 난다(Grosvenor, 1989).

영역권은 사람들의 관계에 영향을 준다. 몇몇 독일인은 몇몇 미국인, 프랑스인, 아랍인보다 더 넓은 공간을 필요로 하고 공간행동에 덜 유연하다. 다른 문화 사람들 간 공간양식의 차이는 신체 근접성은 물론 변화하는 지구학적 위치에도 적용한다. 예를 들면, 독일인은 전 생애를 같은 집에 사는 경우가 많지만, 미국인은 약 5년마다 집을 바꾸고, 유목민은 영속적 영토보다 일시적 영토에 만족한다. Evans와 Howard(1973)에 따르면 푸에르토리코인과 아프리카계 미국인은 공간에 대해 다른 견해를 갖는다. 아프리카계 미국인은 이야기할 때 더 많이 눈을 맞추고, 신체를 움직여 더 가까이 사적 공간을 갖는다(Sue & Sue, 2003). 그러나 2장에서 언급한 것처럼 아프리카계 미국인은 오랜 시간 백인과의 적대적 형벌 상호작용을 통해서 직접적인 눈맞춤을 피하는 것이 사회화되었다. 이런 행동은 사적 공간영역에 영향을 줄 수 있다(Giger, Davidhizar, Evers & Ingram, 1994).

3 환경 내 물체
OBJECTS IN THE ENVIRONMENT

환경 내 물체는 대화의 부수적 영역을 제공하고 언어적 의사소통의 긍정적·부정적 수식어가 될 수도 있다. 대기실이나 사무실에서 움직일 수 있는 의자는 물리적으로 가깝거나 먼 거리를 유지하기 위해서 서로 당기거나 떨어뜨릴 수 있다. 의자를 90도로 두는 것은 협조적 상황을 나타내지만, 의자를 나란히 두는 것은 의사소통을 줄여준다. 불편한 가구로 인해 정서적 거리가 생길 수 있다. 책상 모퉁이에 기대서거나 책상 뒤쪽에 서서 낮은 위치에 앉은 대상자를 내려다보는 것과 같은 자세에서 대화할 때 간호사의 위치가 심리적 거리를 인식하게 할 수 있다. 청진기, 이름표, 유니폼, 간호사 모자 또는 흰 가운과 같은 건강관리 관련 상징들 또한 대상자에게 간호사의 권위에 대한 메시지를 전달하는 물체이다(Bechtel & Davidhizar, 1998). 모든 상징이 각 개인에게 부정적 또는 긍정적으로 관련된다. 예를 들면, 청진기는 환자를 돌보는 사람과 관련되지만, 사적 공간을 침범하는 낯선 사람과 관련될 수도 있다(Andrews, 2003). 간호사는 문화가 환경 내 물체에 대한 대상자의 반응에 미치는 영향을 알고, 대상자의 안위를 증진하는 방식으로 반응해야 한다. 에스키모인을 돌보는 간호사는 그들이 소유한 물체에 두는 가치를 인정해야 한다. 에스키모인은 '내가 가진 것은 모두의 것이다'라는 식의 관대함과 공유하는 것에 높은 가치를 둔다. 이런 사람들은 현재 필요한 것만 갖고 사용한다. 이것은 당뇨병을 앓고 있는 에스키모인에게는 문제가 될 수 있다. 음식의 양이 여유가 있으면 특별한 건강요구와 상관없이 어느 누구와도 함께 할 수 있기 때문이다(Davidhizar & Giger, 2000).

환경 내 청결 또한 건강하고 편안한 환경을 만드는 중요한 요인이다. 이것은 외과 영역에서 특히 중요한데, 외과 공간은 무균술이 유지되도록 물리적 설계를 한다(Fox, 1997). 더운 여름날 대상자 대기실에서 편안하게 에어컨을 작동하는 것은 대상자를 편안하게 하고 불안을 완화시킬 수 있다. 반면, 에어컨이 없거나 작동되지 않으면 대상자와 직원의 불안이 커질 수 있다.

구조적 경계

개인적 경계라는 용어는 종종 환경에서 구조적 경계(structural boundaries)를 사용할 때 언급되곤 한다. 경계는 한 개인과 다른 사람을 분리하고 한 개인의 공간을 정의하게 한다. 담, 문, 커튼, 벽, 책상, 의자와 다른 물체들이 사람 간에 경계를 만들 수 있다(Scott, 1988). 경계의 목적은 환경에서의 분리나 개별화를 촉진하는 것이다. 6개월 정도 되면 발달이 시작된다. 아기의 분리나 개별화의 첫 번째 시도는 부모의 머리카락, 귀나 코를 잡아당기거나 더 잘 보려고 부모로부터 몸을 밀어내는 것과 같은 행동이다. 7~8개월이 되면 아기는 부모로부터 자신을 구별할 수 있다. 아기는 부모의 장식이나 안경을 탐색하고 다른 사람 근처에서 불안해한다. 이런 결정적 발달 단계들은 아이의 경계형성이 시작되었음을 의미하고, 유아기에 계속된다. 3세 된 유아는 안정적인 정체성과 자기 경계를 갖는다(Mahler, Pine & Bergman, 1975).

문, 벽, 유리 패널과 허리높이의 파티션이 건강관리 장소에서 간호사의 영역권에 대한 구조적 경계가 된다. 문, 커튼과 가구 배치는 대상자 영역권을 정의할 수 있다. 구조적 경계는 내·외적 스트레스 적응에 도움이 될 수도 있지만, 구조적 경계가 침범되면 불안이 커질 수 있다. 간호사는 대상자의 경계가 엄격한지 유동적인지를 사정해야 한다. 개방적 경계를 가진 대상자라면, 건강전문가가 개인적 경계를 침범해서 상호작용할 때 크게 불안해하지 않을 것이다. 대상자가 엄격한 경계를 가졌다면, 간호사는 위협으로 느낄 수 있는 접근에 대해 보호해야 한다.

대상자를 동요하게 하는 구속의 사용은 사적 공간과 신체 경계의 물리적 침범과 관계된다. 구속에 저항하고 공격적이 되는 환자는 이런 개인적 침범에 저항하는 것으로 볼 수도 있다.

개인이 다른 사람과 관계할 때 편안한 수준을 정하는 개인적 경계가 설명될 수 있을 때, 영역권은 환경에서 대인 간 현상으로 설명될 수 있다(Hayter, 1981). 앞서 지적한 것처럼 영역권은 물리적 공간영역에 대한 소유, 통제와 권위가 특징인 상태이다. 영역권 욕구가 완전히 충족되기 위해서 사람은 어떤 공간을 통제하고 그 공간에 대한 규범을 정해서, 다른 사람들의 침범이나 악용에 대처할 수 있어야 한다. 또한 다른 사람들이 공간에서 어떤 것을 할 수 있는 그 사람의 권리를 인정해야만 한다(Roberts, 1978). 예를 들어, 입원한 대상자는 다른 사람이 방해할 수 있다는 두려움 없이 개인적으 로 잘 수 있는 장소와 개인 물품을 두고 정리할 공간이 필요하다. 간호사는 환자 사생활을 존중하고 방에 들어가기 전에 노크를 해야 한다(Stuart, 2005).

간호사는 전문적 영역권에 대한 원칙이 있어야 한다. 간호사 스테이션과 라운지는 직원 영역으로 설계할 수 있다. 또는 정신과 병동을 폐쇄간호 스테이션에서 개방간호 스테이션으로 설계를 변경해서 대상자가 개방된 벽으로 와서 안쪽에 있는 직원과 자유롭게 상호작용할 수 있게 혁신적으로 바꿀 수도 있다. 그러나 직원은 이것이 그들의 전문 영역권을 침범할 수 있다는 것을 발견할 수 있다. 간호사는 개인적 폭행을 두려워할 수도 있다(Croker & Cummings, 1995; Roberts, 1989, 1991). McMahon(1994)은 정신과 직원을 위해서 사무실 공간은 간호사끼리 비공식적 접촉 기회와 전문가가 방문했을 때 의견을 나누고, 물건을 보관하고, 환자로부터 자유로운 공간을 제공하는 의사소통 장소로서 여러 의미 있는 기능이 있는 것으로 보았다. 특정 직원에게 특정한 병원 공간을 제한하는 것은 응징적이고 탈인간화하는 것으로 보일 수도 있다. 그러므로 이런 행동에 대한 망상적 해석을 피하기 위해서 이런 제한에 대한 설명을 확실히 이해하는 것이 필요하다.

문화 적용

색은 문화적 함축을 가진 현상이다. 북미 문화에서 노란색, 빨간색, 오렌지색 같은 따뜻한 색은 창조적이고 행복한 반응을 자극한다. 몇몇 아시아 국가에서 흰색은 장례식과 관련된다. 많은 아프리카 국가에서 빨간색은 마법과 죽음을 상징한다(Carson, 2000). 미국 문화에서 정신건강은 자기가 소유한 옷의 색을 코디할 수 있는 능력과 관계된다(Ramírez, 1991). 반대로 아프리카, 지중해, 남태평양 국가들은 다양한 밝은색 드레스가 일반적인 표준이다(Carson, 2000). Leff와 Isaacs(1996)는 이마를 스카프로 묶은 것은 '왕권(royalty)'이나 정신분열증을 의미하는 것이 아니라 서부 인디언의 두통에 대한 문화적 반응이라고 한다. 서구문화에서 청색이나 초록색, 회색과 같은 차가운 색은 중재와 숙고를 격려하여 의사소통을 완화시키는 효과가 있다. 간호사는 의사소통을 증진하는 데 치료적인 환경을 위해서 색을 계획해야 한다(Bartholet, 1968; Mufford, 1992).

움직이기 어려운 만성장애를 가진 대상자는 힘과 자원 사용을 극대화하도록 주거 환경에서 공간을 배치해야 한다(Moss, 1997). 주거 환경에서 공간 협상을 위한 접근 능력은 삶의 질에 중요하고 독립성을 극대화한다. 공간은 건강을 증진할 수도 있다(Useh, Moyo & Munyonga, 2001). 지역사회 중재로서 계단 이용이 건강증진과 체중조절에 좋은 점에 대해 표시한 결과 17,901명이 신체활동이 의미 있게 증가했다고 하였으나(Andersen, Franckowiak, Snyder, Bartlett & Fontaine, 1998) 과체중인 사람보다 마른 사람이, 흑인보다 백인이 표시의 결과로 행동이 바뀌었다.

4 신체 움직임과 자세
BODY MOVEMENT OR POSITION

신체 움직임이나 자세도 다른 사람에게 메시지를 전달할 수 있다. 이런 개념은 Efron(1941) 등(Birdwhitstell, 1970; Scheflen & Scheflen, 1972; Ekman & Friesen, 1975; Ekman, 2001)의 초기 연구와 최근 예술 분야의 고찰에서 잘 기록되었으며(Bull, 1983; Davis, 1975; Davis & Skupien, 1982; Hickson & Stacks, 2002; Leathers, 1997; Wolfgang, 1984), Morenno(1946) 등(Gendlin, 1969; Steere, 1982; Marcus, 1985; Perls, Hefferline & Goodman, 1983)의 연구를 통해서 상담과 심리치료에 적용되어 왔다. 광범위한 지식체계가 신체 움직임을 통해서 개인이 말로 표현하지 못하는 것을 전달할 수 있다는 전제를 지지한다.

신체 움직임은 스트레스를 받을 때 특히 중요하다. 인간은 움직임을 통한 자기표현을 말 이전에 배웠다. 그러므로 스트레스를 경험할 때, 사람은 더 조기에 사용된 어떤 형태의 표현으로 되돌아갈 수 있다. 신체 움직임에 대한 주목은 그 사람이 경험하는 스트레스를 이해할 수 있게 한다. 손가락질하는 것, 머리 끄덕이기, 미소, 등을 손으로 치는 것, 머리와 전반적인 몸의 움직임, 트림하거나 웃음소리를 포함한 신체 소리와 같은 끊임없는 신체 움직임의 표현이 있다. 현관 벨을 어떻게 울리는지와 같은 의미 있는 행동도 각 개인의 인성이나 정서상태와 같은 특징을 보여준다. 예를 들면, 현관 벨을 크게, 참을성 있게, 반복적으로, 자신 없게, 약하게 혹은 공격적으로 울리게 할 수 있다(Bendich, 1988).

간호사는 늦고 빠른 움직임의 효과를 고려해야 한다(Newman, 1976). 응급 시에 빠른 움직임은 필수적이다. 반면 처음 병원에 온 어린 아동은 빠르게 방에 들어와서, 즉시 아이를 들어 올리는 의료인을 두려워할 수 있다. 다른 경우 천천히 조용한 목소리로 접근한 간호사의 느린 움직임에 망설이는 정신과 환자가 진정될 수 있다.

간호사는 치료적 수단으로 노인을 위한 운운동치료(Goldberg & Fitzpatrick, 1980; Stevenson, 1989), 감염 후 동작 치료(Folta, 1989; Kasper, 1989), 춤과 운동치료 등 동작에 대해 탐구해야 한다. 동작 치료는 감정전달 능력이 제한적일 때 의사소통의 방법으로 제공할 수도 있다. 또한 차단된 감정을 편안하게 이완하는 데 적용할 수 있다.

신체 움직임은 다음으로 구분할 수 있다(Knapp & Hall, 1992).

- 상징(emblems). 단어, 구나 상징으로 언어적 전달을 할 수 있는 비언어적 행동. 여기에 수술실에서 적용되는 표시언어, 미국에서 'A-OK'라고 말하거나 브라질에서 음담을 뜻할 때 엄지와 집게손가락으로 원을 만드는 것과 같은 제스처가 포함된다.
- 정서표시(affect displays). 눈살을 찌푸리거나, 웃는 등의 얼굴표정을 짓는다.
- 실례(illustrations). 언어에 동반된 비언어적 행동. 승차를 원하는 것을 알리는 엄지손가락을 위로 향하는 것이나 방향을 나타내려고 손가락으로 지적하는 것이 있다.

- 각색(adapters). 말한 것에 더하거나 수정하는 비언어적 행동. 팔을 끼는 것은 좋아하지 않음을 나타내거나 어떤 사람은 다른 사람과 친밀감을 말한다. 흔들기는 정답게 인사하는 것을 의미한다. 다리를 떨거나 손가락을 두드리는 것은 불안감을 나타낸다.
- 조절(regulators). 상호작용을 유지하고 피드백을 제공하는 움직임이다. 머리를 끄덕이거나 변화된 응시는 다른 사람의 말할 순서를 나타낸다. 머리 끄덕임은 경청을 의미할 수도 있다.

문화 적용

신체 움직임은 문화와 관련된다. 미국에서 머리를 끄덕이는 것은 일반적이지만 아프리카에서는 몸통을 자주 움직인다(Eibl-Eibesfeldt, 1972). 미국인과 영국인은 활동을 표시하는 데 제스처를 사용하는데, 이탈리아인과 유태인은 단어를 강조할 때 쓴다(Bigham, 1964). 문화에 따라서 만지거나 가까이 서거나 똑바로 쳐다보는 것과 같은 행동은 낯선 사람에게 적절치 않은 것으로 고려한다. 어떤 문화에서 특정한 신체 동작은 성적으로 해석된다. 서구문화에서 머리를 쓰다듬거나 옷을 바로하거나 남성이나 여성의 악센트 변화는 성적 함축을 나타낸다(Scheflen & Scheflen, 1972). 미국에서 키스는 성적인 의미를 주지만, 일본인은 상급자에 대한 복종을 보이기 위해서 키스한다(Sue & Sue, 1999). 브라질 대상자와 미국 대상자는 불안장애와 관련해서 불편한 움직임과 공간을 비교할 때, 국가적 선입견이 있다. 미국보다 브라질 대상자가 다문화적 선입견을 보여주는 증상들이 더 많이 나타난다(Romas, Jacob & Lilienfeld, 1997).

5 간호 적용
IMPLICATIONS FOR NURSING CARE

간호사는 대상자의 사적 공간에 영향을 주고 대상자가 차지하는 치료적 외적 공간을 만들어서 치료적 환경을 창조할 수 있다(Birx, 2002). 공간욕구는 안심, 사생활, 자율성, 자아정체의 네 가지 기능을 갖는다(Oland, 1978). 간호사는 이런 기능과 관련되어 문화적으로 적절한 행동과 문화적 다양성을 이해해야 한다. 안심이란 해로운 것으로부터 실제적 안전과 그 사람에게 안전감을 주는 것이다. 간호사는 대상자가 통제감을 느끼는 장소에 있을 때, 더 안전하고 덜 위협받고 덜 불안하게 느낀다는 것을 알아야 한다(Sheeshka et al., 2001). 사람들은 자기 영역에서 더 안전하게 느끼는데 이는 친숙한 방식으로 배치되고 정리되었기 때문이다. 또한 사람들은 일의 예측 가능도가 자기의 사적 공간과 관련되어 있으며 다른 장소에서는 어렵다고 믿는다. 대상자가 입원했을 때 불안 수준이 높아질 수 있다. 동일한 대상자가 집으로 돌아가게 되면 심지어 여전히 아파도 불안이 줄어드는 것을 경험할 수 있다. 몇몇 말기 환자들은 자기 사적 공간에서 느끼는 안심감 때문에 집에 가기를 원한다.

안심과 함께 사적 공간은 사생활과 동시에 보호된 의사소통을 제공한다. 많은 사람은 자기 사적 공간에서 안심하며 방어하거나 겉치레를 유지할 필요가 없다고 믿는다. 평소 자신에게 충만한 사람은 불안감 감소에 영향을 주어서 이완을 증진한다. 사람들은 오랫동안 일하고 나면 긴장과 피로감을 호소하다가도 집에 가자마자 이완되면서 긴장감이 없어진다. 가정과 직장에서 활동은 다르고, 사람들은 자기 사적 공간에서 더욱 편안하다는 사실이 이런 감정에 기여한다(Hayter, 1981). 병원 직원은 승강기를 사적 공간으로 보는 경향이 있지만, 사람들은 그들이 승강기를 타는 동안 부적절한 말참견을 한다. 병원 직원은 승강기는 공적 공간이며, 병원 내 어떤 장소에서도 매우 주의 깊게 조심해야 한다(Ubel et al., 1995). 대상자는 이 방, 저 방으로 이 층에서 다른 층으로 이동될 수 있어서, 대상자가 익숙해진 방의 안전과 사생활의 상실로 불안감을 느낄 수 있다(Smith, 1976). 안전과 사생활의 상실감은 간호실무와 관련된다. 예를 들면, 휴가에서 돌아온 간호사가 사무실 가구가 재배치된 것을 보면 가구가 친숙하게 배치될 때까지 불안하게 느낄 수 있다. 문화를 이해하고 영역과 대인 간 공간을 적용하는 간호사가 영역권과 관련된 문제로 오는 부수적 불안을 최소화할 것이다.

간호사에게 영역의 또 다른 중요한 측면은 자율성이다. 자율성은 그 사람이 일어난 것을 통제할 수 있는 것을 의미한다. 사적 영역에서 사람은 자유롭게 물어보고, 개인적으로 가장 중요한 것들을 지속하고, 사적 감정을 누릴 수 있다. 반면 대상자는 사적 영역을 벗어나서 통제하지는 못한다. 그러므로 대상자가 치료요법을 잘 이해하고 단지 영역 통제의 결여 때문에 치료를 안 하려고 하는지를 간호사가 판단하는 것은 중요하다. '이 방을 어떻게 정리하기를 원하시나요?' 혹은 '치료에 대해 어떻게 생각하시나요?', '조용한 장소에서 당신이 느낀 것에 대해서 이야기할까요?'와 같이 대상자에게 말하는 것은 통제감을 최소화한다. 간호실무에서 자율감이 입증된다. 예를 들면, 간호관리자가 종사자를 상담하려고 할 때, 관리자의 사무실에서 상담을 한다면 관리자의 통제를 극대화할 수 있다. 반면, 의도적으로 회의실과 같은 더욱 중립적 영역을 선택할 수도 있다.

사적 공간과 관련해서 자기 정체감을 정의하는 또 다른 방법은 특성 유형으로 자아 정체감을 보는 것이다(Giger & Davidhizar, 2001; Giger, Davidhizar, Jognson & Poole, 1997; Wilson & Kneisl, 1995). 개인이 관할권을 가진 사적 공간은 자아가 확장되면 특성, 인성, 관심을 반영한다. 간호사가 대상자 가까이 다가가는 것은 불안감을 줄일 수 있다. 반면, 불안한 대상자에게 빠르게 이동하는 것은 대상자의 불안을 높일 수 있다. 기능을 극대화하면서 욕구를 충족하기 위해서 사람들은 사적 공간을 준비하고 정리하려는 욕구가 있다. 예를 들면, 어떤 사람이 새 집을 샀을 때 벽지, 카펫, 조명이나 커튼과 같은 품목을 바꾸고 싶어 한다는 것에서 알 수 있다. 이런 품목이 새 것인지 여부와 상관없이 사람마다 자기표현이나 개성에 대한 욕구가 있다. 대상자가 자기 가족사진, 집에서 가져온 다른 사적 물건들을 전시하고 자기 잠옷을 입었을 때 자아 정체감이 증진된다. 그러므로 이런 개성을 반영하기 위해 물건을 바꾸는 것은 개인의 안전과 자율성에 있어 중요한 부분이다.

사례연구

엔지니어로 일하는 56세의 독일 이민자인 베른하르트 볼프강(Bernhard Wolfgang)은 숨쉬기가 힘들고 흉통이 있어서 입원하게 되었다. 심근경색증이 의심되어 심혈관 관리실에 입원하고, 볼프강의 부인이 바로 가족사진, 대상자의 정원에서 가져온 장미꽃, 옷과 같은 개인물품을 병원에 가져왔다. 그러나 심혈관 관리실은 공간이 제한적이어서 개인물품이 허락되지 않기 때문에 집에 가져가야 한다고 알려주었다. 입원 시 볼프강의 활력징후는 안정적이고 피부색은 좋았다. 그는 흉통이 약해지지 않고 다소 간헐적인 둔한 통증이 있었다. 2일 후 심근경색 진단이 내려지고, 볼프강은 침상안정을 유지했지만 심혈관 관리실의 준특별진료실로 이송되었다. 이곳으로 입원한 후 볼프강은 불안하고, 다소 위축되고, 자기 요구와 감정을 잘 표현하지 못했다.

임상적 의사결정

1. 볼프강을 사정할 때, 어떤 독일인들은 영역과 공간과 관련되어 특별한 요구가 있다는 사실을 간호사가 알아야 한다. 어떤 독일인들과 그들의 공간행동에 영향을 주는 요인을 적어도 두 가지 열거하시오.
2. 볼프강이 준특별진료실에 있는 동안 사생활과 자율성에 대한 그의 요구를 충족할 수 있는 방식을 목록화하시오.
3. 일시적 영역 공간의 설정에 대한 볼프강의 요구를 암시하는 증거들을 몇 가지 열거하시오.
4. 질병과 입원이 볼프강의 사적 영역을 어떻게 위협할 수 있는지 설명하시오.
5. 공간행동에 부정적으로 영향을 줄 수 있는 관상동맥 관리실에 존재하는 요인을 제시하시오.
6. 독일인 대상자에게 부정적으로 영향을 주는 인지적·언어적 자극을 간호사가 통제할 수 있는 방법을 목록화하시오.

학습문제

1. 대상자가 병실에 개인 물품을 두고 자기 잠옷을 입게 하는 것으로 증진될 수 있는 것은?

  a. 사적 공간

  b. 자아 정체감

  c. 시각적 공간

  d. 자율성

2. 베트남 문화에서 머리를 만지는 것은 특별한 의미가 있다. 그렇다면 아기 두위를 측정하기 전에 간호사가 해야 할 것은?

  a. 부모에게 절차를 설명하고 동의를 구한다.

  b. 아기와 함께 놀아준다.

  c. 커튼을 치고 프라이버시를 보호한다.

  d. 아기를 부모 무릎에 앉게 한다.

3. 아시아 대상자를 사정할 때 정보를 얻는 가장 좋은 방법은?

  a. 정보를 얻을 수 있는 흥미 있는 접근법을 활용한다.

  b. 통역자를 통해서 물어본다.

  c. 질문에 답할 수 있는 가족에게 물어본다.

  d. 짧게 답하도록 질문한다.

정답

1. b 2. a 3. a

참고문헌

Allekian, C. E. (1973). Intrusions of territory and personal space. Nursing Research, 22, 236-241.

Andersen, R., Franckowiak, S., Snyder, J., Bartlett, S., & Fontaine, K. (1998). Can inexpensive signs encourage the use of stairs? Results from a community intervention. Annals of Internal Medicine, 129, 363-369.

Andrews, G. (2002). Towards a more place-sensitive nursing research: an invitation to medical and health geography. Nursing Inquiry, 9(4), 221-238.

Andrews, G. (2003). Locating a geography of nursing: space, place and the progress of geographical thought. Nursing Philosophy, 4(3), 231-248.

Andrews, G. J., & Phillips, D. (2002). Changing local geographies of private residential care for older people 1983-1999: lessons for social policy in England and Wales. Social Science and Medicine, 55, 63-78.

Andrews, G. J. P., & Andrews, G. J. (2003). Life in a secure unit: the rehabilitation of young people through the use of sport. Social Science and Medicine, 56, 531-550.

Argyle, M., & Dean, J. (1965). Eye-contact, distance, and affiliation. Sociometry, 28, 289-304.

Baliant, M. (1945). Individual differences of behavior in early infancy. London: Dissertation for Master of Science in Psychology.

Bartholet, M. (1968). Effects of color on dynamics of patient care. Nursing Outlook, 6(10), 51-53.

Bechtel, G., & Davidhizar, R. (1998). Culture, personal space, and health. Competence matters. Birmingham, AL: University of Alabama at Birmingham.

Bendich, S. (1988). Appreciating bodily phenomena in verbally oriented psychotherapy sessions. Issues in Mental Health Nursing, 9, 1-7.

Bigham, C. (1964). To communicate with Negro patients. American Journal of Nursing, 64(9), 113-115.

Birdwhitstell, R. (1970). Kinesics and context: essays on body motion communication. Philadelphia: University of Pennsylvania Press.

Birx, E. (2002). Healing Zen. Ontario, Canada: Viking Compass.

Black, J. W. (1950). The effect of room characteristics on vocalizations and rate. Journal of Acoustical Society in America, 22, 174-176.

Brant, C. (1983). Native ethics and rules of behavior. London, Ontario: University of Western Ontario.

Brown, G., & Maycock, B. (2005). Different spaces, same faces: Perth gay men's experiences of sexuality, risk and HIV. Culture, Health and Sexuality, 7(1), 59-72.

Brown, J. W., Leavitt, L., & Graham, F. (1977). Response to auditory stimuli in six- and nine-week-old infants. Developmental Psychobiology, 10, 255-266.

Bull, P. (1983). Body movement and interpersonal communication. New York: John Wiley & Sons.

Burke, S., Maloney, R., Pothaar, D., & Baumgart, A. (1988). Four views of childbearing and child health care: northern Indians, urban natives, urban Euro-Canadians and nurses. A report for the National Health Research Development Program, Health and Welfare Canada.

Burlae, K. (2004). The theory of mindful space. Identifying, Understanding, and Preventing Violence, 19(1), 85-98.

Cacioppo, J., et al. (2000). Lonely traits and concomitant physiological process: the MacArthur social neuroscience studies. International Journal of Psychophysiology, 35, 143-154.

Carson, V. (2000). Mental health nursing: the nurse-patient journey (2nd ed.). Philadelphia: Saunders.

Case, R., Moss, A., Case, N., McDermott, M., & Eberly, S. (1992). Living alone after myocardial infarction. Journal of the American Medical Association, 267s, 515-519.

Croker, K., & Cummings, A. (1995). Nurses' reactions to physical assault by their patients. Canadian Journal of Nursing Research, 27(2), 81-93.

Davidhizar, R. (1988). Distance in managerial encounters. Today's OR Nurse, 10(10), 23-30.

Davidhizar, R., Dowd, S., & Bowen, M. (1998). The educational role of the surgical nurse with the multicultural patient and family. Today's Surgical Nurse, 20(4), 20-22.

Davidhizar, R., Dowd, S., & Giger, J. (1997). Model for cultural diversity in the radiology department. Radiology Technology, 68(3), 233-240.

Davidhizar, R., & Giger, J. (1998). Canadian transcultural nursing: assessment and intervention. St. Louis: Mosby.

Davidhizar, R., & Giger, J. (2000). Culture and care: profiling Alaskan Eskimos. Health Traveler: The Magazine for Healthcare Travel Professionals, 7(4), 43-47.

Davidhizar, R., & Giger, J. (2002). Cultural issues. Advances for Nurses, 37-38.

Davidhizar, R., & Hart, A. (2005). Pain management. Healthcare Traveler, 13(6), 3-41.

Davidhizar, R., & Shearer, R. (2002). Helping children cope with public disasters. American Journal of Nursing, 102(3), 26-32.

Davidhizar, R., Shearer, R., & Giger, J. (2002). The challenges of cross-cultural communication. RT Image, 15(11), 18-20.

Davis, M. (1975). Towards understanding the intrinsic in body movement. New York: Ayer.

Davis, M., & Skupien, J. (1982). Body movement and nonverbal communication: an annotated bibliography, 1971-1981. Bloomington: Indiana University Press.

Efron, D. (1941). Gesture and environment: a tentative study of the spatio-temporal and "linguistic" aspects of the gesturalbehavior of Eastern Jews and Southern Italians in New York City living in similar as well as different environmental conditions. New York: King's Crown Press.

Eibl-Eibesfeldt, I. (1972). Similarities and differences between cultures in expressive movements. In R. A. Hinde (Ed.), Nonverbal communication (pp. 297-312). Cambridge, England: Cambridge University Press.

Ekman, P. (2001). Telling lies: clues to deceit in the marketplace, politics, and marriage. New York: W. W. Norton.

Ekman, P., & Friesen, W. (1975). Unmasking the face: a guide to recognizing emotions from facial clues. Englewood Cliffs, NJ: Prentice Hall.

Evans, G. W., & Howard, R. B. (1973). Personal space. Psychological Bulletin, 80, 335-344.

Folta, A. (1989, April 3). Exercise and functional capacity after myocardial infarction. Paper presented at the 13th annual Midwest Nursing Research Society Conference, Cincinnati, Ohio.

Fox, N. J. (1997). Space, sterility, and surgery: circuits of hygiene in the operating theater. Social Science & Medicine, 45(5), 649-657.

Franklin, N., Henkel, L., & Zangas, T. (1995). Parsing surrounding space into regions. Memory and Cognition, 23(4), 397-407.

Gendlin, E. T. (1969). Focusing. American Journal of Psychotherapy, 1, 1-18.

Giger, J., & Davidhizar, R. (1990). Culture and space. Advancing Critical Care, 5(8), 8-11.

Giger, J., & Davidhizar, R. (1998). Canadian transcultural nursing, assessment, and intervention. St. Louis: Mosby.

Giger, J., & Davidhizar, R. (2001). Diversity in caring. In P. Potter & A. Perry (Eds.), Fundamentals in nursing (5th ed.). St. Louis: Mosby.

Giger, J., Davidhizar, R., Evers, S., & Ingram, C. (1994). Cultural factors influencing mental health and mental illness. In C. Taylor (Ed.), Mereness' essentials of psychiatric nursing (14th ed., pp. 215-238). St. Louis: Mosby.

Giger, J., Davidhizar, R., Johnson, J., & Poole, V. (1997). The changing face of America. Health Care Traveler, 4(4), 11-17.

Giger, J., Davidhizar, R., & Wieczorek, S. (1993). Culture and ethnicity. In I. Bobak, M. Jensen, & D. Lowdermilk (Eds.), Maternity and gynecologic care: the nurse and the family (5th ed.). St. Louis: Mosby.

Giorgianni, S. (2000). Intimate relationships: a vital component of health. New York: Pfizer.

Goldberg, W., & Fitzpatrick, J. (1980). Movement therapy with the aged. Nursing Research, 29, 339-346.

Goldman, K., & Schmalz, K. (2005). E = MC2: effective multicultural communication. Health Promotion Practice, 6(3), 237-239.

Gregg, J. (1996). Communication and culture: a reading and writing text (4th ed.). Boston: Heinle.

Grosvenor, G. M. (1989). Viva la diff rence [President's editorial]. National Geographic, 15.

Halford, S., & Leonard, P. (2003). Space and place in the construction and performance of gendered nursing identities. Journal of Advanced Nursing, 42(2), 201-208.

Hall, E. T. (1966). The silent language. New York: Anchor Books.

Hall, E. T. (1969). The hidden dimension. New York: Anchor Books.

Hall, E. T. (1974). Proxemics. In S. Weitz (Ed.), Nonverbal communication (2nd ed.). New York: Oxford University Press.

Hall, E. T. (1977). Beyond culture. New York: Anchor Books.

Hall, E., & Whyte, W. (1990). Interpersonal communication: a guide to men of action. In P. J. Brink (Ed.), Transcultural nursing: a book of readings. Prospect Heights, IL: Waveland Press.

Hart, D., Field, N., Garfinkle, J., & Singer, J. (1997). Representations of self and others: a semantic space model. Journal of Personality, 65(1), 77-105.
Hayter, J. (1981). Territoriality as a universal need. Journal of Advanced Nursing, 6, 79-85.
Herlitz, J., et al. (1998). The feeling of loneliness prior to coronary artery bypass grafting might be a predictor of short- and long-term postoperative morbidity. European Journal of Vascular and Endovascular Surgery, 16, 120-125.
Hickson, M. L., & Stacks, D. W. (2002). Nonverbal communication: studies and applications (4th ed.). Los Angeles: Roxbury.
Ittelson, W., Proshansky, H., Rivlin, I., & Winkel, H. (1974). An introduction to environmental psychology. New York: Holt,Rinehart, & Winston.
Kaegi, L. (2004 Summer). What color is your pain? Minority Nurse, 28-35.
Kasper, C. (1989). Exercise-induced degeneration of skeletal muscle following inactivity. Paper presented at the 13th annual Midwest Nursing Research Society Conference. Cincinnati, OH.
Knapp, M., & Hall, J. (1992). Nonverbal communication in human interaction (3rd ed.). New York: Holt, Rinehart, & Winston.
Leathers, D. B. (1997). Successful nonverbal communication: principles and applications (3rd ed.). Boston: Allyn & Bacon.
Leff, J., & Isaacs, A. (1996). Psychiatric examination in clinical practice (3rd ed.). Boston: Blackwell Scientific.
Leininger, M., & McFarland, M. (2006). Cultural care diversity and universality (2nd ed.). Sudbury, MA: Jones and Bartlett.
Lynch, J. J. (1998). Decoding the language of the heart: developing a physiology of inclusion. Integrative Physiological and Behavioral Science, 33, 130-136.
Mahler, M., Pine, F., & Bergman, A. (1975). The psychological birth of the human infant: symbiosis and individuation. New York: Basic Books.
Marcus, N. (1985). Utilization of nonverbal expressive behavior in cognitive therapy. American Journal of Psychotherapy,39(4), 467-478.
Marx, M., Wener, P., & Cohen-Mansfield, J. (1989). Agitation and touch in the nursing home. Psychological Reports, 64(3Pt. 2), 1019-1026.
McMahon, B. (1994). The functions of space. Journal of Advanced Nursing, 19, 362-366.
Meleis, A. (2006). Arabs. In J. Lipson & S. Dibble (Eds.), Culture and clinical care. San Francisco: UCSF Nursing Press.
Montagu, A. (1986). Touching: the human significance of the skin. New York: Harper & Row.
Moreno, J. L. (1946). Psychodrama (Vol. 1). New York: Beacon House.
Moss, P. (1997). Negotiating spaces in home environments: older women living with arthritis. Social Science Medicine, 45(1), 23-33.
Mufford, C. (1992). A cure of many colors. The New Physician, 14-19.
Murray, R., & Huelskoetter, M. (1991). Psychiatric-mental health nursing: giving emotional care (3rd ed.). Norwalk, CT: Appleton & Lange.
Newman, M. (1976). Movement therapy and the experience of time. Nursing Research, 25, 273-279.
Oland, L. (1978). The need for territoriality. In H. Yura & M. B. Walsh (Eds.), Human needs and the nursing process. Norwalk, CT: Appleton-Century-Crofts.
O'Shea, R. P., Roeber, U., & Bach, M. (2010). Evoked potentials: vision. In E. B. Goldstein (Ed.), Encyclopedia of perception(pp. 399-400). Los Angeles: Sage.
Perls, F. S., Hefferline, R., & Goodman, P. (1983). Gestalt therapy. New York: Dell.
Personal Report for the Executive. (1987). New York: National Institute of Business Management.
Piaschenko, J. (1997). Ethics and the geography of the nursepatient relationship: spatial vulnerable and gendered space. Scholarly Inquiry of Nursing Practice, 11(1), 45-59.
Purkis, M. E. (1996). Nursing in quality space. Nursing Inquiry, 3(2), 101-111.
Ram rez, M. (1991). Psychotherapy and counseling with minorities. New York: Pergamon Press.
Randall-David, E. (1989). Strategies for working with culturally diverse communities and clients [Brochure]. Washington, DC: U.S. Department of Health and Human Services.
Rawlins, R., Williams, S., & Beck, C. (1993). Mental healthpsychiatric nursing: a holistic life cycle approach (3rd ed.). St. Louis: Mosby.

Roberts, S. (1989). The effects of assault on nurses who have been physically assaulted by their clients. Toronto, Ontario: University of Toronto.

Roberts, S. (1991). Nurse abuse: a taboo topic. The Canadian Nurse, 87(3), 23-25.

Roberts, S. L. (1978). Behavioral concepts and nursing throughout the life span. Englewood Cliffs, NJ: Prentice Hall.

Romas, R. T., Jacob, R. G., & Lilienfeld, S. O. (1997). Space and motion discomfort in Brazilian versus American patients with anxiety disorders. Journal of Anxiety Disorders, 11(2), 131-139.

Scheflen, A., & Scheflen, A. (1972). Body language and social order: communication as behavioral control. Englewood Cliffs, NJ: Prentice Hall.

Schuster, C., & Ashburn, S. (1992). The process of human development: a holistic lifespan approach (3rd ed.). New York: Lippincott.

Scott, A. (1988). Human interaction and personal boundaries. Journal of Psychosocial Nursing, 26(8), 23-28.

Scott, A., & Dumas, R. (1995). Personal space boundaries: clinical applications in psychiatric mental health nursing. Perspectives in Psychiatric Care, 31(3), 14-19.

Sheeshka, J., Potter, B., Norrie, E., Valaitis, R., Adams, G., & Kuczynski, L. (2001). Women's experiences breastfeeding in public places. Journal of Human Lactation, 17(1), 81-88.

Simply Stated (1985). Writing user manuals for Japanese readers, No. 57.

Sinha, S., & Mukherjee, N. (1996). The effect of perceived cooperation on personal space. Journal of Social Psychology, 136(5), 655-657.

Smith, M. (1976). Patient responses to being transferred during hospitalization. Nursing Research, 25, 192-196.

Steere, D. A. (1982). Bodily expressions in psychotherapy. New York: Brunner/Mazel.

Stevenson, J. (1989). Exercise in frail elders: findings and methodological issues. Paper presented at the 13th annual Midwest Nursing Research Society Conference. Cincinnati, OH.

Stuart, G. (2005). Therapeutic nurse patient relationship. In G. Stuart & M. Larai (Eds.), Principles and practice of psychiatric nursing (8th ed.). St. Louis: Elsevier.

Sue, D. W., & Sue, D. (2003). Counseling the culturally diverse: theory and a holistic life cycle approach (4th ed.). New York: John Wiley.

Thomas, E. (2006). Taken by storm. Newsweek, 46-66.

Tripp-Reimer, T., & Friedl, M. (1977). Appalachians: a neglected minority. Nursing Clinics of North America, 12(41), 41-54.

Tripp-Reimer, T., & Lively, S. (1993). Cultural considerations in mental health-psychiatric nursing. In R. Rawlins, S. Williams, & C. Beck (Eds.), Mental health-psychiatric nursing (3rd ed.). St. Louis: Mosby.

Ubel, P., Zell, M., Miller, D., Fischer, G. S., Peters-Stefani, D., & Arnold, R. M. (1995). Elevator talk: observational study of inappropriate comments in a public space. American Journal of Medicine, 99(2), 190-194.

Useh, U., Moyo, A., & Munyonga, E. (2001). Wheelchair accessibility of public buildings in the central business district of Harare, Zimbabwe. Disability and Rehabilitation, 23(11), 490-496.

Van Esterik, P. (1980). Cultural factors affecting adjustment of Southeast Asian refugees. In E. Tepper (Ed.), Southeast Asian exodus: from tradition to resettlement (pp. 151-172). Ottawa, Ontario: The Canadian Asian Studies Association.

Walkey, F., & Gilmour, R. (1984). The relationship between interpersonal distance and violence in imprisoned offenders. Criminal Justice and Behavior, 11(3), 331-340.

Watson, O. M. (1980). Proxemic behavior: a cross-cultural study. The Hague, the Netherlands: Mouton.

Wilson, H., & Kneisl, C. (1995). Psychiatric nursing (5th ed.). Reading, MA: Addison-Wesley.

Wolfgang, A. (Ed.). (1984). Nonverbal behavior: perspectives, applications, and intercultural insights. Lewiston, New York: C. J. Hogrete.

Young, T. (1988). Health care and cultural change: the Indian experience in the central subarctic. Toronto: University of Toronto Press.

Zook, R., & Davidhizar, R. (1989). Caring for the psychiatric inpatient with AIDS. Perspectives in Psychiatric Nursing Care, 25(2), 3-8.

CHAPTER 4

사회조직

Social Organization

학습목표

1. 사회조직에서 문화적 행동을 어떻게 습득하는지를 서술한다.
2. 문화적 구속, 자문화중심주의, 동질성, 이중문화, 혼혈, 민족성, 민족, 유색인종, 소수집단, 고정관념과 같은 독특한 사회조직 개념에 대한 용어를 정의한다.
3. 중요한 사회조직 집단을 서술한다.
4. 핵가족, 부부가족, 확대가족, 대안가족, 혼합가족, 한부모가족 등 다양한 특수형태가족을 정의한다.
5. 하나의 단위로서 가족과 관련된 우선적 목표를 나열한다.
6. 다문화 간호사정과 중재에서 종교의 영향을 서술한다.

문화적 행동 또는 어떤 상황에서 개인이 어떻게 반응하는가는 유전적으로 물려받는 것이 아니라 사회적으로 습득되는 것이다. 문화적 행동양상은 지식과 내재화된 가치 습득을 포함하는 문화적응[enculturation (socialization)] 과정을 통해 학습된다. 대다수는 문화적응을 통해 자기 문화에 능숙해진다. 어린이는 어른을 보면서 행동규칙을 추론하여 문화적으로 행동하는 것을 배운다(Kalish & Shiverick, 2004; Nolt, 1992). 문화적 행동양상은 생활사와 관련된 행동을 설명해 주기 때문에 간호사에게 있어서 중요하다. 다문화적으로 중요한 생활사는 출산, 죽음, 사춘기, 임신, 양육, 질환과 질병 등이다. 어린이는 이러한 생활사를 통해 신념, 가치, 태도를 배우며, 그 결과로 학습된 행동은 또 다른 방식으로 학습할 필요성이나 강요된 순응이 없는 한 전 생애를 통해 지속된다. 문화적 행동양상은 의례에서 확실히 나타난다. 어떤 문화적 행동은 결혼식, 장례식이나 특별한 축제일에 차린 음식 등 의례에서 관찰할 수도 있다(Bonder, Martin & Miracle, 2002). 간호사는 사회조직의 가치를 인식하고, 생리적·정신적 성장, 성숙과의 관계를 잘 알아야 한다.

1 전체로서 문화
CULTURE AS A TOTALITY

대부분의 인류학자들은 문화와 문화 특유 행동에 대한 의미를 이해하기 위해서는 전체적인 사회맥락에서 문화를 보아야 한다고 믿는다. 전체론(holism)이라는 개념은 인간 행동은 맥락과 분리되지 않는다는 것을 전제로 한다. 그러므로 문화의 부분은 상호 관련되고 기능적 통합으로 상호의존적인 총체로서 보고 분석해야 한다. 정책, 경제, 종교, 친족, 건강체계와 같은 문화요소는 각각의 분리된 기능을 수행하지만 전체로 작용하기 위한 그물을 형성한다. 문화는 부분의 합 이상이다(Goldsby, 1977; Henderson & Primeaux, 1981).

문화적 구속

아이가 자라면서 특정 문화를 배우지만 어느 정도는 이를 인식하지 못하고 사로잡힌다. 몇몇 인류학자들은 이를 '문화적 구속(culture-bound)'이라고 한다. 이러한 맥락에서 문화적 구속은 '현실'이라고 간주하는 어떤 현실에서 살고 있는 사람을 말한다. 사람은 대부분 문화적응에 근거해 자기 세계를 해석하는 방식을 학습한다. 그러므로 같은 준거틀을 공유하도록 자란 사람들에게는 어떤 해석이 이해할 수 있고 설득력이 있지만, 다른 사람들은 이러한 이해를 공유하지 않으므로 맥락을 이해하지 못한다. 미국의 여러 곳을 여행한 Shipler (1997)는 인종 간의 연결이 지구상에서 가장 어려운 것이라고 말한다. 통찰력 있는 작품인 'A Country of Strangers'에서 그는 '우리가 서로를 마치 낯선 이들처럼 멀리 떨어져서 쳐다볼지라도, 우리는 서로의 상상력 속에 갇혀 있다'고 말한다. Sleeper (1997)는 자유인종주의(Liberal Racism)에서 인종주의를 극복하고 피부색과 상관없는 세계(color blind world)를 만들려는 노력보다는 반 인종적(nonracial) 의미의 평등을 위해 투쟁해야 한다고 제안한다. 사실 여론조사에서 많은 미국인은 인종을 위해서가 아니라 스스로를 위해 판단해야 한다는 것에 동의한다(Sniderman & Carmines, 1997).

간호사는 건강문제를 결정하고 해결하기 위해 간호과정과 같은 특유의 과학적 접근을 사용하기 때문에 전문직 중에서도 문화와 긴밀하다. 많은 간호사는 간호과정을 대상자의 문화유산에 개의치 않고 모든 대상자 욕구를 충족시킬 수 있는 가장 훌륭한 유일한 방식으로 간주한다. 그러나 대상자는 현대의 과학적 접근을 다른 관점으로 보아, 간호과정이 어느 정도 욕구를 만족시키지만 그렇지 않은 부분도 있다고 생각한다. 간호과정은 민간요법, 총체적 건강관리, 영적 중재와 같은 대안적 건강 서비스는 고려하지 않는다. 이러한 문화에서 의학은 서구적 관점에서 비과학적이라 생각되는 방법으로 시행된다. 그래서 치료에 대한 결과가 의학과 건강관리 중재와는 다르게 나타나기도 한다.

전통적으로 미국 간호사는 현대의 서양의학이 모든 인간의 건강욕구에 대한 답이라는 믿음을 갖도록 사회화되어 왔다. 모든 질병은 생물학적 원인의 결과였다(Grypma, 1993). 최근 미국인은 환경에 점차 민감해지며 자연과의 조화로운 관계를 추구하여 질환에 대한 전통적인 태도를 재평가하고 있다.

오늘날에는 개인이 유기적 총체라는 개념에 주목한다. 간호사는 참선, 불교수행(Birx, 2002), 중국에서 수백 년간 내려온 노인의 만성통증을 감소시키기 위한 운동요법인 타이치(Adler, Good, Robert & Snyder, 2000)와 같은 서양의학 외의 대안을 공부하고 평가하고 있다. 미국에서 간호지도자는 간호의 패러다임을 과학적인 것에서 총체적인 것으로 바꿀 것을 요구하고 있다(Davidhizar, King, Bechtel & Giger, 1998; Guruge & Donner, 1996; Thomas, 2001).

문화권 증후군

간호사는 어떤 질병이 특정한 문화집단에서 독특하게 발견되는 것을 인정해야 한다. 문화권 증후군(culture-bound syndromes)이란 하나의 문화 또는 집단과 관련된 문화에 특정한 '질환(disease)'이다. 일반적으로 특수한 사회나 문화 지역에 한정되며, 지역화되어 있고, 민족적이며 일련의 경험패턴에 대한 일관된 진단범주이다(American Psychiatric Association [APA], 2000). 어떤 경우에 질병(illness)은 'Diagnostic and Statistical Manual of Mental Disorders (APA, 2000)'에 있는 범주와 연결되기도 하나 지역적 문화요소에 영향을 받는 징후, 과정과 사회적 반응과 관계된다. 예를 들어,'amok'는 필리핀에서 살인자가 되게 하는 정신적 또는 정서적 고통으로 알려져 있으며, 'susto'는 두려운 사건의 결과로 영혼이 신체를 떠난다고 믿는 스페인 언어권과 관련된 질병이다(Bonder et al., 2002).

자문화중심주의

사람들은 대부분 자신의 특수한 문화적 관점에서 세계를 바라본다. '자문화중심주의(ethnocentrism)'는 자신의 방식이 최고라고 인식하는 것이다. 간호전문직에서조차 자문화중심주의로 배우는 경향이 있다. 간호사는 자기 방식이 최선이 아니며 타인의 생각이 '무시할 만한' 또는 '열등한' 것이 아니라는 사실을 인지하고 있어야 한다. 간호사는 평범한 사람들의 생각이 대상자에게 가치가 있으며 더 중요하고, 그들의 건강관리 행동이 결과적으로 그들의 건강상태에 영향을 준다는 것을 알아야 한다. '자문화중심주의'와 반대되는 용어는 공통 특성이나 관습에 따라 구분되는 다수의 사람과 관련된 '민족적(ethnic)'이란 용어이다. 사람들은 출생국과 밀접한 관련이 있는 공통의 유대, 요소, 생활양식과 기본적 신념으로 연결된다.

일반적으로 서구문화에서 사용하는 의학 패러다임은 건강, 질병, 죽음을 생물리학적 현실로 본다. 그러나 간호사가 갖는 생명에 대한 의미는 대상자와의 관계에 영향을 미칠 수 있다. 예를 들어, 질환과 악과는 아무런 관련이 없다고 믿는 간호사의 믿음은 질환이 신이 내린 벌이나 영혼의 작용이라고 믿는 대상자의 믿음과 충돌할 수 있다(Gregory, 1992; Grypma, 1993; Zola, 1972). 일부 푸에르토리코 사람들은 아픔과 고통이 악행의 결과라고 믿는다. 많은 우간다 사람들은 신생아 질병이나 죽음은 이웃의 저주 때문이라고 믿는다(Grypma, 1993).

간호사는 대상자의 치료방법이 서양의학에 없는 것일 수 있으며 충격적이기도 하다는 것을 아는 것이 중요하다. 예를 들면, 의식절차로 생식기를 찌르거나 음핵을 제거하는 여성 생식기 절제는 아프리카 28개국에서 50%의 비율로 발생한다고 추정되고 있다(Natinsky, 2001). 간호사가 인정해야 할 또 다른 개념은 질병에 대한 도덕적 정의는 각 사회마다 다른 특수한 역사적, 사회적 또는 의학적 상황에서 발생한다는 것이다. 예를 들어 어떤 사회에서 나병은 흔하며 많은 가족이 묵인하는 심신을 허약하게 하는 또 다른 질병이라고 간주한다. 다른 사회에서 나병은 낙인이 찍히며, 나병 환자는 이혼당하고 집에서 쫓겨나 결국은 걸인이 된다(Wexler, 1981).

동질성

미국에서 동질의 문화를 발견하기란 어렵다. 동질의 문화가 존재한다면 민족 공동체(ethnic collectivity)로 언급되는 현상, 즉 개인은 같은 태도, 흥미, 목표를 공유한다. 민족 공동체에서 양육된 사람은 공통의 근원, 정체감과 행동에 대한 공통 기준을 포함하는 유대를 공유한다. 이러한 가치는 문화적 규범으로 지각되는 경험에서 획득되고 각 개인의 사고와 행동을 결정한다(Harwood, 1981; Saunders, 1954). 문화적응의 궁극적 결과는 건강관리에까지 연결되어서 건강과 질병행동과 관련된 행위에 중요한 영향을 준다. 미국에서 문화는 모든 사람에게 공유되는 일련의 가치가 포함된 것처럼 보는 경향이 있다. 그러나 민족 공동체일지라도 민족 간 다양성이 있어 건강행동에서 명백하게 나타난다. 예를 들어, 민족 간 다양성은 정신질환의 개념(Berry, 1988; Guttmacher & Elinson, 1972; Sands & Berry, 1993), 건강과 질병에 대한 문화적 정의, 의학적 관리에 대한 회의주의로 인한 건강관리 서비스 이용과 이용 부족(Berkanovic & Reeder, 1973; Spector, 2008), 아플 때 의존적 역할을 하는 개인의 성향에서 알 수 있다(Suchman, 1964). 간호사에게 민족 간 다양성에 주의해야 할 단서가 분명하지 않을 수 있기에(예: 언어, 외모, 의복) 간호사-대상자 간 차이가 확실하다면 민족 간 다양성에 주의하고 대상자와의 상호작용에 민감하게 대처해야 한다(Bonder et al., 2002).

이중문화

이중문화(bicultural)란 용어는 2개의 문화, 생활양식과 가치를 가지고 있는 사람을 말할 때 사용한다 . 아프리카계 미국인, 히스패닉계, 아시아와 아메리카계 인디언 유산을 물려받은 아동은 이중문화, 즉 소수와 다수 문화에서 기능할 수 있는 기술을 습득하도록 사회화된다(Andrews & Boyle, 2008; Zayas & Solari, 1994).

민족성

민족성(ethnicity)은 종종 '인종(race)'의 의미로 잘못 사용되지만, 민족성이란 용어는 생물학적 식별 이상을 포함한다. 광의로 민족성은 연속적으로 후손에게 전해지는 공통적인 사회, 문화적 유산을 공유하는 집단을 말한다. 가장 중요한 민족성의 특징은 민족 구성원들이 정체감을 느끼는 것이다.

인종

많은 과학자가 인종(race)이란 용어를 정확하게 설명하려고 했다(American Association of Physical Anthropologists; AAPA, 1996). AAPA는 유전적으로 동질한 인구에 대한 순수한 의미로 인종은 오늘날 어떠한 인간 종족에도 없다고 시사한다. Freeman(1998)도 이전에 '피 한방울 법칙(one drop rule)'을 지켰던 생물학적 개념은 구시대적이고 오늘날 사회에서 더 이상 주장할 수 없음을 지적한다. 그럼에도 불구하고 많은 생물학 연구자들은 사회경제적 상태가 건강에 더 큰 영향을 미치지만 인종은 주목할 만한 유효한 용어라고 제시한다. 따라서 민족성이라는 용어와 달리 인종은 생물학과 관련이 있다. 특정 인종의 구성원은 피부색, 골격, 혈액형 등과 같은 특징적인 신체 특성을 공유한다. 많은 경우 생물학적 문화적 유사점이 서로를 강화시키기 때문에 민족성과 인종은 겹쳐질 수 있고 겹쳐지기도 한다(Bullough & Bullough, 1982). 인종의 엄밀한 정의는 주로 그 종족 내에서만 결혼해서 자라난 주민들이다(Giger, Davidhizar & Wieczorek, 1994). 여전히 집단 내에서만 결혼하는 인종은 거의 없으나 미국의 조지아와 사우스캐롤라이나 연안을 따라 살고 있는 서아프리카인의 후손과 같은, 세계의 특정 지역에서는 순수 혈통을 발견할 수 있다. 이들은 타 인종과의 결혼을 거부하면서 혈통을 보호해 왔으며, 혈통뿐 아니라 자기들만의 영국 사투리를 가지고 있는 걸러(Gullah)인들로 알려져 있다(Wolfram & Clark, 1971). 간호사는 인종에 상관없이 민족으로서 문화유산을 가지고 있음을 기억해야 한다. 또한 인종은 건강, 학문적 성취, 전문적 성취에 영향을 주는 수입과 가족 구조에 상호 관련되어 있음을 인정해야 한다(Blum, Buehring & Rinehart, 2000).

인종과 민족의 정체성이 변화됨에 따라 공식적 분류와 식별 과정도 변화되고 있다. 미국 정부는 1790년 이전까지 인종설문에 비중을 두어 자국민의 인종 분류를 하는 힘든 작업을 진행하였다. 그럼에도 불구하고, 인종이나 민족성을 측정하는 범주와 방법은 첫번째 인구 센서스가 이 나라를 진화론적으로 정의한 정치적 외적 차원의 세력과 협력해져서 이루어진 이후 급격하게 변화해왔다. 여론조사 참가자들은 단순히 개인의 인식에 근거하여 인종 설문에 답을 하였다. 초기의 조사에서 노예의 지위가 종족 범주에 대한 대명사로 사용되었다는 점에서 최소한 인종적으로 무신경했다. 이 시기에는 '자유로운 백인', '노예', 또는 '자유로운 사람' 중에서만 선택할 수 있을 정도였다(Sandefur, Martin, Eggerling-Boeck, Mannon & Meier, 2001; U.S. Department of Commerce, Bureau of the Census, American Community Survey, 2015). 인구 센서스가 진화하면서 'mulatto', 'quadroon', 'octoroon' 등의 혼혈 아프리카계 미국인과 백인계 혼혈인들에게는 구체적 인종범주가 필요하게 되었다. 1800년대 후반부에 아시아 집단이 처음으로 인구 센서스에 등록되었다. 여기에는 중국인, 일본인, 필리핀인이 포함되었다(Hirschman, Alba & Farley, 2000). 1870년에는 아시아에 한국인, 베트남인, 아시아계 인디언이 포함되었다. 1870년에 아메리카계 인디언이 처음으로 다른 아시아 그룹이 추가되었으며, 별도의 그룹으로 포함되었다. 비슷한 시기에 히스패닉계도 측정하고 산정하기 시작하였다. 인구조사원은 히스패닉이 누구인지 파악하기 위해 스페인어를 가정에서 사용하고, 히스패닉 민족성을 표방하는 부모로부터 출생하였으며, 스페인 성을 가진 사람들을 찾아내어 이를 식별하기 시작하였다(Hirschman et al., 2000). 시간이 지남에 따라 인종과 민족을 조악하게 측정하고 산정하는 방식이 시대에 뒤쳐진 것으로 드러났다.

1970년까지 인종 분류가 인구 조사원의 관점에서 피조사자의 관점으로 식별의 변화가 일어났다. 하지만 매우 중대한 변화에도 불구하고 인종과 민족 집단을 산정하는 데는 1960년대와 1970년대 사이에 비교적 적은 효과만이 발생하였다고 할 수 있다. 하지만 이 변화는 차후의 인구 센서스에 커다란 변화를 싹틔우는 촉매제 역할을 하였다(Hirschman et al., 2000). The Office on Management and Budget (OMB)는 1997년 연방의 인종과 민족 자료를 근거로 하여 새로운 분류 표준을 발표하였다(OMB, 2000). 인구 조사국에서는 OMB의 표준을 실마리로 하여 인종 분류를 새로이 작업하고 포함하여 2000년에 처음으로 5개의 분류인 백인, 흑인/아프리카계 미국인, 아메리카계 인디언/알래스카 원주민, 아시아인, 하와이 원주민/다른 태평양 섬 주민을 제안하였다. 인구조사국은 6번째의 분류체계로 기타 인종도 포함하였다. 처음에는 아시아인으로 분류하였던 하와이 원주민/다른 태평양 섬 주민은 분리하였다. 첫 인구조사와 중대하게 다른 점은 응답자가 인종 분류를 한 개 이상 선택할 수 있도록 허용한 것이다.

혼혈

두 가지 인종과 문화집단을 가지고 있는 사람을 '혼혈(biracial)'로 간주한다. 혼혈과 이중문화를 가지고 있다는 것은 종종 개인이 극복할 수 없는 딜레마에 빠지게 한다. 피부색, 눈 모양이나 머리카락 같은 신체적 속성은 다른 사람들이 혼혈인을 수용하는 것에 큰 영향을 준다. 혼혈주의와 관련된 한 가지 문제는 개인이 생물학적으로 연결된 인종집단의 어느 한 쪽을 확인하거나 발견할 수 없다는 것이다(Giger, Davidhizar, Evers & Ingram, 1994). 어떤 민족이나 문화집단에도 소속되지 못한다는 느낌이나 완전배제는 종종 딜레마를 만든다. 예를 들어, 흑인의 피가 8분의 1이 섞인 아프리카계 미국인은 피부색이 밝기 때문에 아프리카계 미국인으로 받아들이기 어렵다. 반대로 이 사람은 흑인 혈통 때문에 백인에게서도 배척당한다. 타 인종 간 결혼이 증가하고 있지만 차별에 대한 쟁점은 여전히 나타나고 있다. 골프 황제 타이거 우즈(Tiger Woods)는 국가적 지명도에도 불구하고 1997년에 밝혀진 백인, 흑인, 인디언, 아시아인이라는 혼혈 태생 때문에 때때로 적대감에 부딪혔다(Cose, 2000). Cose는 최근 생겨나고 있는 미국 메스티조의 미래까지도 라틴 아메리카인의 경험이 지침이 되어 더 하얀 피부를 가진 사람이 여전히 이점을 가질 것이라고 한다. 브라질에서도 인종적 혼합이 때때로 축하받을 일이고, 지위와 특혜도 여전히 더 밝은 피부색과 관련이 된다. 몇몇 유색인은 백인이 유색의 차이들을 만들어내는 차이라고 인식한다(Giger, Johnson, Davidhizar & Fishman, 1993).

소수집단

소수집단(minority)은 인구의 대다수보다는 적은 수로 구성된 특정 인종, 종교 또는 직업군으로 이루어질 수 있다. 이러한 정의를 가지고 본다면 모든 사람은 다양한 종류의 소수집단에 속할 수 있다는 것이 분명하다(Bullough & Bullough, 1982). 종종 집단은 권력의 부족, 추정되는 열성 특성 또는 아마도 원하지 않는 특징 때문에 소수집단으로 나타나기도 한다. 어떤 사회에서 문화집단은 계층적 힘의 구조로 정해질 수 있다. 다수의 집단에 비해 소수 집단의 사람들은 열등하고 권력이 부족한 것으로 여겨진다.

소수집단은 숫자와 같은 의미가 아니다. 미국에서 유색인종(아프리카 미국인, 라틴 미국인, 아시아 미국인)은 소수집단으로 간주한다. 그러나 세계의 인구를 총합으로 고려해 볼 때 유색인종이 다수집단인 것은 명백하다.

젠더(gender)도 소수집단이란 용어가 얼마나 잘못 사용되고 있는지에 대한 또 다른 예이다. 미국에서 여성(50.9%)은 남성(49.1%)보다 높은 비율을 차지하고 있지만 직장에서의 낮은 고위 관리직 분포 때문에 소수집단으로 간주된다(U.S. Department of Commerce, Bureau of the Census, Asian American Community Survey, 2012). Adams (1995)에 따르면 가장 중요하게 정의되는 소수집단의 특성은 '다른 사회집단에 의해 여러 불이익을 경험하는' 것이다.

소수민족

소수민족(ethnic minority)이란 용어는 다른 용어보다 유색인에게 불쾌감을 덜 주기 때문에 종종 사용된다. 민족성, 인종과 이 범주에 포함된 개인집단의 상대적 지위를 고려하는 것으로 추정된다. 소수민족이라는 단어를 사용하지 않았다면, 아마도 이 용어는 어떤 집단의 사람들(즉, 유색민족)에게는 문화적으로 덜 공격적일 수 있다. Gary (1991)에 따르면, 유색인이라는 용어는 특히 인종적 선호에 대한 민감성을 높여야하는 상황에서 유색인이라는 용어는 바람직한 선택일 수 있다. 2050년까지 미국 인구의 약 절반은 백인이 아닐 것으로 추정되므로 소수민족이라는 용어의 의미는 사라질 것이다(Kunen, 1996; U.S. Department of Commerce, Bureau of the Census, Asian American Community Survey, 2012).

고정관념

고정관념(stereotyping)이란 비슷한 문화, 인종 또는 민족의 사람들이 같은 가치와 믿음을 공유한다고 가정하는 것이다. 예를 들어, 아프리카계 미국인 간호사에게 단순히 민족성과 인종 때문에 아프리카계 미국인 대상자를 간호하도록 배정할 때 나타난다. 모든 아프리카계 미국인은 비슷하므로 아프리카계 미국인 간호사는 아프리카계 미국인 대상자의 욕구에 더 민감할 것이라고 가정할 때 고정관념이 만들어진다. 인종과 민족성은 사람들을 다른 사람에 대한 신념과 가치체계에서 불변하는 전문가로 만들진 않는다. 고정관념은 과학적으로 증명된 연구기반 자료 또는 과거의 연계와 경험의 결과일지라도, 궁극적으로 불완전한 자료수집과 잘못된 해석으로 이끌 수 있다.

젠더와 문화적 중요

중국 전통 사회에서 여성은 남성에게 종속된 역할을 하고, 이러한 믿음은 1000년대까지 거슬러 올라간다(Mo, 1992). 전통 중국인은 우주가 음(여성)과 양(남성)이라는 정반대의 것으로 상호보완적으로 발전됐다고 믿는다. 어떤 전통적 중국계 미국인에게는 음(yin)이 어둡고, 차고, 습하고, 수동적이며, 허약한, 인간의 여성적인 측면을 나타낸다. 또한 양(yang)은 밝고, 뜨겁고, 건조하며, 능동적이고, 강한, 인간의 남성적 측면을 나타낸다(Mo, 1992). 전통사회에서 소녀와 여성의 행동을 지시하는 문서화되거나 불문율로서 역할이 있다(Strickland & Giger, 1994). 북미의 어떤 나라들은 기술적으로 매우 진보되었어도, 사회에서의 여성 역할에 대한 전통적 믿음이 여전히 지속되고 있다. Peitchinis(1989)는 일터에서 여성이 남성보다 상대적으로 결근율이 높다고 보기 때문에 여성에 대한 차별이 존재한다고 보았다. 많은 여성에게 차별은 취업에 장애가 되고, 더구나 그들의 상대인 남성은 극복할 필요조차 없는 승진에서의 '유리천장'이다(Misener, Sowell, Phillips & Harris, 1997).

2000년 미국 General Accountability Office의 연구에(Associated Press, 2000; General Accountability Office, 2010) 따르면 미국에서 가장 많은 여성을 고용하고 있는 10개 중 7개 산업체에서 여성과 남성의 관리직임금은 2000년에 1995년보다 훨씬 더 격차가 크다. 2008년까지도 이러한 불평등은 끝나지 않았다. 예를 들어 2008년 여성의 전일제 임금은 중위소득이 638달러였고, 남성은 798달러였다(U.S. Department of Labor Statistics, Bureau of Labor Statistics, 2015).

1995년에는 엔터테인먼트 업종의 여성 관리자는 남성이 1달러를 벌 때, 83센트를 벌었다. 2000년까지 산업계 여성 관리자는 단 62센트만을 벌었다. 2008년 까지도 레저와 서비스업 분야에서는 남성에 비해 78센트에서 83센트까지만 받을 수 있었다(General Accountability Office, 2010). 한편 많은 연구에서 여성이 일터에서 억압당하는 집단일지라도 성 차별을 예방하기 위한 정책과 절차를 시행하는 산업체의 노력을 보여주고 있다. 예를 들면 여성은 육아휴직, 선택적 업무조정, 가정사로 인한 단기 특별 휴가, 무료 산전교실과 같은 혜택을 누릴 수 있다(Danyliw, 1997). 모유수유는 설사, 중이염, 알레르기, 영아돌연사증후군의 빈도와 심각성을 줄이고 난소암과 유방암의 위험을 감소시키기 때문에 모성 대상 모유수유 프로그램은 의료소송에 있어 회사에게 중요한 금전적 절약을 가져다준다(Danyliw, 1997).

어떤 문화에서 간호는 사회적 위치가 낮은 직업이다. 사우디아라비아와 쿠웨이트에서는 외국에서 고용한 건강관리제공자가 아픈 사람을 간호한다(Andrews & Boyle, 2008). 간호사의 사회적 위치가 낮은 문화에서 온 대상자나 의사는 간호사의 권위적 역할이나 전문지식을 받아들이기 어려워한다. 세계 곳곳에서 여성의 순수함과 단정함이 중요한 가치이며, 이러한 가치를 무시하는 것은 고통의 원인이 된다. 예를 들어, 중동과 다른 이슬람 국가에서 여성의 순수함은 특히 중요하다. 몇몇 국가에서는 동성의 간호사를 배정한다(Habel, 2001). 간호사가 여성이고 대상자가 남성일 경우 접촉은 오직 동성끼리만 허락되고 직접적인 눈맞춤을 거부하는 문화집단이라면, 간호에 있어 특별한 치료방법이 필요하다(Kulwicki, 2003; Meleis, 2006).

장애와 문화

오늘날 사람들은 오로지 인종/민족성, 종교와 문화유산과 같은 특성으로 인구집단을 포괄하는 문화의 정의에 더 많이 주목해 왔다. 덧붙여 건강 불평등이 있는 것도 진실이다. 통계자료를 보면 현대에 인종이나 민족성뿐만 아니라 건강 불균형(health disparity)을 가지고 살아가는 사람들에 대한 문화도 정의해야 함을 알 수 있다. 예를 들면, 장애인은 현재 많은 건강 불균형을 가지고 사는 문화집단으로 간주된다. 오래 지속되는 상태나 장애가 있는 사람은 건강 불균형으로 고통을 받는다. 2009년에 4억1천2백만 명의 미국인이 장애를 가지게 되었다(U.S. Department of Commerce, Bureau of the Census, Disability Census Briefs, 2012).

Kinne, Patrick와 Doyle (2004)는 16가지의 이차적 증상으로 낙상이나 다른 상처, 호흡기계 감염, 천식, 수면장애, 만성통증, 우울 등의 이차적인 질병으로 고통을 받는 장애인이 2~3배는 더 많을 것이라고 보고했다. 장애인은 또한 초기 장애상태에서 기인하는 예방 가능한 신체적·정신적·사회적 장애에 대해 높은 위험에 처해 있다. 장애인은 장애가 없는 사람(9.4%)보다 건강이 나쁘거나 괜찮다(44.8%)고 보고할 가능성이 높다(U.S. Department of Health and Human Services, 2000). 이들은 신체활동을 덜하고 흡연을 하고 더 비만인 경향이 있다(U.S. Department of health and Human Services, 2002, 2011). 사회적 관계 감소, 고용 감소 그리고 낮은 임금 등 장애가 있는 사람들은 더 나쁜 사회경제적 상황에 있는 것으로 나타났다(U.S. Department of health and Human Services, 2002, 2011). 이렇듯 문화적으로 독특한 개인들이 경험하는 구체적인 어려움을 판단하기 위해 Giger와 Davidhizar 모델의 여섯 가지 현상을 사용해서 평가하는 것이 중요하다(Hahn, 2006)(그림 4-1).

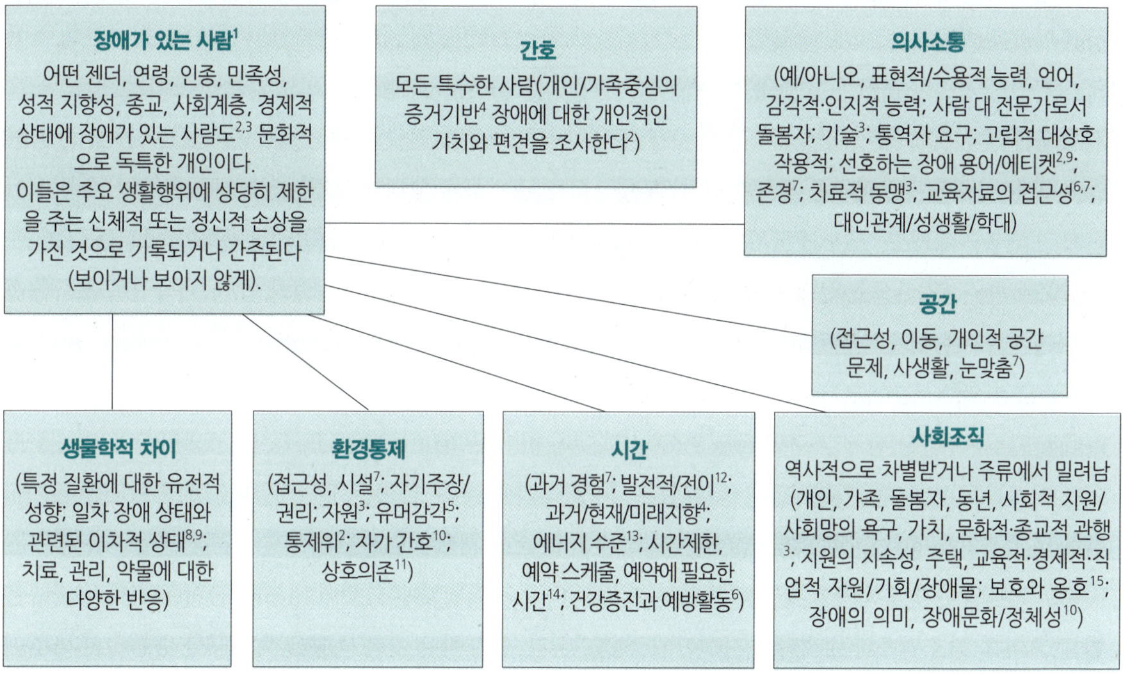

1. Americans with Disabilities Act. 42 U.S.C. ∮ 12102(2).
2. Lipson, J.G., Rogers, J.G. (2000). Cultural aspects of disability. Journal of Transcultural Nursing, 11, 212-219.
3. Eddey, G.E., Robey, K.L. (2005). Considering the culture of disability in cultural competence education. Academic Medicine, 80, 706-712.
4. Giger, J.N., Davidhizar, R, (2002). The Giger and Davidhizar Transcultural Assessment Model. Journal of Transcultural Nursing, 13, 185-188.
5. Gill, C.J. (1995). A psychological view of disability culture. Disability Study Quarterly, 15, 16-19.
6. Smeltzer SC, et al. (2004). Accessible online health promotion for persons with disabilities. Online J issues Nurs. 2004 Jan 31;9(1):11.
7. Mele, N., Archer, J., Pusch, B.D. (2005) Access to breast cancer screening services for women with disabilities. JOGNN, 34, 453-464.
8. Pope, A.M. (1992). Preventing Secondary Conditions. Mental Retardation, 30, 347-354.
9. Nosek, M.A., Hughes, R.B., Howland, C.A., Young, M.E., Mullen, P.D., Shelton, M.L. (2004). The meaning of health for women with physical disabilities: a qualitative analysis. Family Community Health, 27, 6-21.
10. Treloar, L.L. (1999). People with disabilities? the same, but different: implications for health care practice. Journal of Transcultural Nursing, 10, 358-364.
11. MacIntyre, A. Dependent Rational Animals: Why Human Beings Need the Virtues. Chicago: Open Court.
12. Meleis, A. (1999). Theoretical considerations of health care for immigrant and minority women. In P.F. Hill, J.G. Lipson, & A.I. meleis [eds.] Caring for women Cross-culturally. Philadelphia: F.A. Davis.
13. Soderberg, S. (1999). Sturggling for dignity: the meaning of women's experience of living with fibromyalgia. Qualitative Health Research, 9, 575-587.
14. Jha, A., Patrick, D.L., Maclehose, R.F., Doctor, J.N., Chan, L. (2002). Dissatisfaction with medical services among Medicare beneficiaries with disabilities. Archives of Physical Medicine and Rehabilitation, 1335-1341.
15. Administration on Developmental Disabilities (ADA), Administration for Children and Families, U,S, Department of Health and Human Services (n.d.). The American Dream Belongs to Everyone: A Report to Congress, the president, and the National Council on Disability. Reference for Culture and Diasbility Assessment Model developed by J.E. Hahn, 2006.

그림 4-1 한(Hahn)의 문화와 장애 사정 모델.

출처: Giger, J. N., Davidhizar, R. (2004). Transcultural nursing assessment and intervention, St. Louis: Mosby.

2 체계로서 사회조직 집단
SOCIAL ORGANIZATION GROUPS AS SYSTEMS

사회조직은 가족, 종교, 민족, 인종, 부족, 친척, 문중과 특유의 흥미집단을 포함하는 다양한 집단으로 구성된다. 집단은 특별한 사람에 의존하고 다른 체계보다 구성원 간 변화에 많은 영향을 받는다. 인종과 민족 집단을 제외하고 대부분의 집단에서 구성원은 오고 간다. 그러므로 구성원의 생애 동안 집단의 형성과 해체는 다른 체계의 형성과 해체보다 더 잘 나타나는 경향이 있다.

일반체계 이론에 따르면 사회조직 집단은 집단이 변화되더라도 일정한 상태와 균형감 또는 평형으로 특징지어진다. 대부분의 집단은 형성되어 성장하고 성숙하는 단계에 도달한다. 사회조직 집단은 독특한 성격, 욕구, 생각, 잠재력과 한계를 가진 사람을 포함하는 다양한 요소로 시작한다. 집단의 발전과정에서 행동양식과 일련의 규정, 믿음, 가치가 발달된다. 집단이 성숙을 위해 노력할 때, 집단의 부분들은 구분되고, 각 구성원은 특수한 기능을 맡게 된다.

가족집단

간호사가 2개 이상의 문화에 걸쳐 일할 때 무엇보다도 중요하게 고려해야 할 집단은 가족이다. 가족이 있어서 건강관리체계도 있는 것이지만, 가족이라는 단어의 정의에 대한 합의는 존재하지 않는다. Merriam-Webster's Dictionary(2003 online edition)에는 21개의 가족에 대한 정의가 있다. 미국 인구조사에서는 가정이라는 용어를 '한 주택에 거주하는 사람'으로 정의하였다(U.S. Department of Commerce, Bureau of the Census, American Community Survey, 2012). 2010년에 미국에서는 77,538,296 가족 가정(family households)이 미국 전체 가구의 66.4%, 39,177,996 비가족 가정(nonfamily households)이 33.6%를 차지했다. 이 중 48.4%가 기혼부부 가족이었고, 여성 혼자 이루는 가족은 13.1%였다(U.S. Department of Commerce, Bureau of the Census, American Community Survey, 2012).

문화적 배경이나 가족의 본성과 관계없이 가족은 미국 사회의 기본단위이다. 사회학적 관점에서 가족은 더 큰 사회와 상호작용하는 하나의 사회단위로 정의된다. 경제학은 가족을 물질적 욕구를 충족시키기 위해 어떻게 함께 작용하는지의 관점에서 정의한다. 심리학적 관점에서 가족은 성격발달과 부모와 자녀 관계와 같은 하부집단과의 관계 발달을 위한 기본단위로 정의된다. 또 다른 정의로 생물학적 관점에서 가족은 종족보존의 생물학적 기능을 가진 단위로 개념화된다. 하지만 가족들이 대부분의 건강 관리를 하고, 한 때는 가족 내에서 이루어지는 것으로 기대했지만, 오늘날은 가족 내에서 이루어지지 않는 것이 일반적이며 받아들여지고, 이런 사실이 건강관리제도에도 큰 영향을 주고 있다(Giorgianni, 2003).

가족 구조의 유형

전통적 핵가족. Virginia Satir(1983)에 따르면 전통적 핵가족(traditional nuclear family)은 건전한 마음

과 신체를 가지고 20대 초반이나 중반에 결혼하여 일생 동안 상대방에게 충실하고 자녀를 임신하여 양육하며 은퇴하고 마침내 죽는, 같은 인종, 종교 그리고 한 명의 남성과 한 명의 여성으로 구성된다. 이러한 정의는 협소하게 보이지만, 수년간 대중적으로 유지되어 왔고 여전히 많은 사람이 가장 바람직하게 생각하는 가족 형성이라고 보고 있다. 오늘날 핵가족에 대한 현대적 정의는 결혼한 여성과 남성이 출산 또는 입양으로 자녀를 둔 두 세대로 형성된 가족으로서 그 다양성을 인정한다(Jones, 2003). 이 특수한 가족형태 내에서 확인된 모든 가족 형태에서, 각 구성원이 수행해야 할 역할과 기능은 다양하다. 흔한 가족 구조 중 하나는 아버지가 집 밖에서 일하고 어머니는 집에서 자녀를 양육하고 집안일을 하는 것이다. 그러나 오늘날 전통적 핵가족의 어머니와 아버지는 모두 직장생활을 한다. 따라서 양육과 자녀관리는 주간 탁아시설과 같은 가족이 아닌 타인이나 부모가 함께 분담한다.

가장 흔한 가정의 유형인 결혼한 부부가족은 1990년에서 2012년까지 전체 가정의 55%에서 51.65%로 달라졌다. 결혼한 부부 가정은 43%(120,768,000명), 아버지만 있는 가정은 4%, 어머니만 있는 가정은 12%였다(World Almanac, 2015; U.S. Department of Commerce, Bureau of the Census, American Community Survey, 2015). 결혼한 부부 가정은 주마다 다양해서 유타주와 아이다호와 서부-중부 지역에서 가장 많았다(World Almanac, 2015). 결혼한 부부 가정의 44%가 1세 미만의 자녀와 함께 살고 있었다. 국가 가정의 인원은 감소추세로 1990년에 2.63명에서 2012년에 2.57명이었다. 평균 초혼 연령은 여성이 25.8세이고, 남성이 27.4세였다. 오늘날은 낙인이 덜 작용하여 자녀가 성인이 되어서도 독립하지 않고 부모가 있는 집에 살고 있는 경우가 증가하고 있다. 2004년 조사한 결과로는 25세에서 34세 사이의 2억7천2백만 명의 남성과 1억5천6백만 명의 여성이 여전히 부모가 있는 집에서 살고 있었다. 이것은 1970년의 약 2배가 되는 숫자이다(Jayson, 2006). 아시안, 아프리카-미국인, 히스패닉을 포함하는 어떤 민족집단은 더 오래 집에 머물고 더 멀리 가지 않으려는 경향이 있다.

2012년 미국 인구의 중위 연령은 37.2세이고 1990년의 32.9세에 비해 높다. 중위 연령은 증가하고 있으며 첫 결혼 연령도 그러하다. 2010년 남성의 초혼 연령이 26.8세 였고 여성이 25.1세였으나 가파르게 상승하고 있다(U.S. Department of Commerce, Bureau of the Census, American Community Survey, 2015). 연령 증가 경향이 지속됨에 따라 자녀를 가지려는 가족이 줄어들고 있어 1994년에 50%였고, 2012년에 39%였다. 자녀가 있는 가족 중에서, 부부 가족의 비율은 1994년에 74%에서 2012년에 49.3%로 크게 줄어들었다. 오늘날 미국인 자녀의 14% 이상이 핵가족 부모 밑에서 성장하고 있는 것으로 평가되고 있다(U.S. Department of Commerce, Bureau of the Census, American Community Survey, 2015). 가족 내 자녀의 수는 줄어들고 있는 반면에 결혼 또는 미혼의 미국인이 입양하는 수는 늘고 있다. 1998년에 미국여성조사에서 20만 명이 입양을 하였으며, 2000년에 50만 명이 입양을 원하고 있는 것으로 나타났다. 미국에는 아이들이 적기 때문에 해외에서 입양하는 비율이 가파르게 증가하여 2000년에 18,441명이 입양되었다(Clark & Shute, 2001).

흥미롭게도 핵가족이 감소하고 있지만, 이민법은 여전히 '가족선호'를 원하고 있다. 가족을 함께 유지하기 위해 미국 정책은 미국 시민권자와 외국인 영주권자의 친척에게 무제한의 비자를 허락한다. 그러므로 미국에 부모가 있는 기술이 없고 문맹인 노동자는 미국에 가족이나 고용주가 없는 대학원 교육을 받은 외국인보다 더 좋은 이민 기회를 갖는다. 1995년에 가족을 통하여 이민한 사람은 68%였으며, 이 중 10% 정도는 성인 형제자매였다. 멕시코에서 태어난 사람은 법적으로 다른 나라에 비해 많은 수인 18%가 가족을 통한 이민자로 입국한다. 그 결과 멕시칸과 중앙 아메리카인의 가족단위 이민인구는 특별한 기술이 필요 없는 노동력에 치우치고 있다(Headden, 1998).

두 번째로 흔한 가족유형은 혼자 사는 경우로 2000년 28.15%에서 2012년 30%로 증가하였다(U.S. Department of Commerce, Bureau of the Census, American Community Survey, 2015).

부부가족. 한 쌍의 핵가족(nuclear dyad family)이라고도 하는 부부가족은 한 세대로 구성된 자녀가 없는 결혼한 부부로 이루어진 가족이다. 미국에는 5,650만 명의 사람(인구의 19.4%)이 배우자끼리만 살고 있는 것으로 보고한다(U.S. Department of Commerce, Bureau of the Census, American Community Survey, 2015). 자녀가 없는 가족은 수많은 이유가 있다; 자녀를 갖지 않기로 선택하거나 자녀를 가질 수 없거나 입양할 수 없거나 자녀가 사망한 경우 등이다. 2002년 미국에서는 결혼한 부부들이 부모세대와는 달리 자녀 갖기를 더 주저하는 경향을 보인다(Orecklin, 2002). 문화에 따라서 한 쌍의 핵가족 형태가 가족 형성의 시작점이 되기도 하고, 가족 사회조직의 주요한 흐름 중 하나로 간주된다. 하지만 다른 문화에서는 한 쌍의 핵가족 형태가 사회조직에서 주류인 경우도 있다.

확대가족. 확대가족(extended family)은 여러 세대이며 출산, 결혼이나 입양에 의한 모든 친척을 포함한다. 가족집단은 조부모, 고모, 삼촌, 조카딸, 조카, 사촌, 남동생, 여동생, 사돈식구를 포함한다. 근래에는 가정이나 공동체에서 자녀들이 떠나는 경향이 있으며 결국 확대가족에서 핵가족으로 분리가 된다. 미국은 장수 인구가 증가하고 있으며, 2010년 미국인의 22.9%가 65세 이상이었다(U.S. Department of Commerce, Bureau of the Census, 2010 Census Brief, 2015). 이와 함께 다세대나 확대가족의 수가 증가하고 있다. 2019년에는 24백만 가구(23.4%) 이상에서 65세 이상의 개인이 포함된다. 또한 독거노인들이 증가하여 65세 이상인 9백만 명(9.2%)이 무가족 가구이다(U.S. Department of Commerce, Bureau of the Census, American Community Survey, 2015).

조손 가족. 조부모가 손자를 돌보는 가족집단이 증가하고 있다. AIDS로 사망한 부모와 자녀양육에 관심이 없는 부모의 수가 증가하면서 조부모가 일차 돌봄자의 역할을 하고 있다(McMahon, 1997). 7천8백만 명의 아프리카 어린이가 한명의 조부모와 살고 있는 것으로 추정되며 이 숫자는 1991년의 4천7백만 명에 비해 64% 증가한 것이다. 조부모와 살고 있는 아이들 중 1991년에 77%가, 2009년에 76%가 한 명의 부모와 함께 살고 있다(U.S. Department of Commerce, Bureau of the Census, American Community Survey, 2015).

대안가족. 대안가족(alternative family)은 한 세대의 성인 또는 결혼이라는 사회적 승인 없이 함께사는 성인과 자녀의 형태로 구성된다. 대안가족은 공동체(동성이나 이성의 룸메이트로 구성된) 또는 애인관계의 남녀이다. 미국에는 이성의 배우자인 500만 가구와 동성의 배우자인 60만 가구를 포함한 550만 가구를 형성하고 있다. 이러한 미혼의 가구는 1980년에는 2%, 1990년에는 4%였으며, 2010년에는 전체 가구의 8.9%로 증가하였다(World Almanac, 2015).

한부모가족. 한부모가족(single-parent family)은 두 세대로 구성되고 출산이나 입양으로 한 어머니나 한 아버지로 이루어진다. 한부모가족의 원인은 이혼, 사망, 이별이나 유기 등이며, 한부모가족의 사회적 수용과 같은 이유로 증가하고 있다. 2010년 인구조사에서 남편 없이 여성이 유지하는 가족은 1,520만 가구로 13.1%였다. 여성이 가구주인 가구가 15,250,349이고 전체의 13.1%는 18세 이하 자녀가 있었다(U.S. Department of Commerce, Bureau of the Census, American Community Survey, 2015). 1940년의 3.8%와 비교해 보면, 2005년과 2013년 사이에 1000명당 44.3명의 아이들이 15세에서 44세 사이의 미혼 여성에게서 태어났다(U.S. Department of Health and Human Services, Health United States, 2013). 이는 7%의 출생 증가를 나타내는 것이다. 하지만 미혼모의 중위 연령은 20대 후반이며 이혼했거나 결혼한 적이 없을 수도 있고, 한 명 이상의 아이는 약 40%가 아버지와 함께 살고 있었다(U.S. Department of Commerce, Bureau of the Census, American Community Survey, 2015). 십대의 과반수는 1990년에 태어나서 한부모 가정에서 아동기를 보낸 것으로 예측된다. 편부가족도 270만 가구로 계산되며, 1994년과는 다소 차이가 있다(U.S. Department of Commerce, Bureau of the Census, American Community Survey, 2015).

혼합가족. 혼합가족(reconstituted, blended family)은 새로운 핵가족을 구성하려는 의도로 이미 형성된 가족이 '헤쳐 모인' 경우이다(Satir, 1983). 혼합가족은 전통적인 핵가족처럼 두 세대이다. 그러나 혼합가족은 형태가 다르고 자녀를 둔 사람과 결혼한 남성이나 여성 한 사람이거나, 남성이나 여성 모두 자녀를 둔 상태에서 결혼한 경우이다. 이 가족형태는 생물학적 자녀를 낳기 때문에 '당신 자녀', '내 자녀', '우리 자녀'가 있게 된다. 혼합가족은 배다른 형제, 자매, 의붓부모, 의붓조부모를 포함하는 가족원의 구성 때문에 아주 복잡해질 수 있다. Unipolar 혼합가족과 bipolar 혼합가족은 한 쪽이나 양쪽 부모가 결혼해서 데려온 의붓자녀에 따라 구분된다. 한 부모의 자녀가 가족과 함께 살지 않을 때, 그 가족은 secondary-step, bipolar family이다. 한 부모가 이전의 두 번의 결혼에서 생긴 자녀를 데리고 오면 double-step family라는 용어를 사용한다(Rosemond, 1994). 미성년 자녀 중 거의 25%가 계부모와 함께 살고 있다(Johns, 2003).

특수한 가족형태: 공동체가족과 동성애자가족. 어떤 문화에서 가족의 정의에서 특히 결혼과 핵가족이 필수 조건이라는 사실을 무시하면 더욱 광범위한 가족형태의 집합이 발생한다. 이러한 집단은 가족처럼 기능하므로 인정되어야 한다. 특별한 형태의 가족은 한 세대이거나 다세대일 수 있다. 둘 또는 그 이상의 성인

이 이러한 특별한 가족형태를 구성하고 그들은 동성이거나 이성일 수 있다.

공동체는 한 가정 또는 아주 근접한 구조에서 함께 살기로 선택한 남편-아내, 부모-자녀, 형제-자매 관계로 엮어진 집단이다. 공동체의 가족구성원은 집단 내 타인에게 헌신해야 한다. 책임뿐 아니라 배정된 가족 역할은 집단 내 구성원 사이에 분배된다. 일반적으로 집단의 각 구성원에 대한 특별한 규칙과 기대가 있다. 공동체는 종교, 철학, 정치적 목표 또는 경제적·사회적·신체적 공통 욕구와 같은 공통 목표를 가진 사람들이 형성한다. 예를 들면 이스라엘 키부츠, 종교집단, 양로원, 부부가 자원을 공유하는 가정 등이다.

어떤 동성애자(gay) 가구는 두 사람으로 구성되어 있고 일반적으로 핵가족의 한 쌍처럼 기능한다. 또다른 동성애자 가구는 공동체처럼 더 많은 사람으로 구성된다. 오늘날 동성애자 권리운동의 결과로 동성 부부도 터놓고 함께 거주한다. 그럼에도 불구하고 Washington Post, Harvard University, Henry J. Kaiser Family Foundation (1999)의 연구결과 53%의 응답자가 동성 성인 간의 성적 관계는 잘못된 것이라고 믿는다고 말한 것처럼 사회의 많은 사람이 이러한 특별한 가족형태를 받아들이지 않는다. 2015년까지, 이러한 보편적인 태도는 Pew Poll의 데이터로 바뀌었고, 현재 동성결혼을 미국인의 55%는 지지하고 39%는 반대하고 있다.

게이와 레즈비언에 대한 차별에 대항하기 위해 일터, 결혼, 입양에 대한 입법이 주와 연방정부 수준에서 점차 제정되고 있다. 1996년에는 의회에서 Defense of Marriage Act 법령이 통과되어 연방에서 동성 결혼을 한 사람들의 결혼이 보장되었으며 동성 결합을 위한 법적인 요구사항이 사라지게 되었다. 2015년 6월에는 미국 대법원에서 Obergefell v. Hodges 사건의 결정으로 법 아래 모든 시민의 평등권을 보호받을 수 있는 결혼의 기본권에 대한 원칙이 미국 수정 헌법 제14조의 평등 보호 조약으로 서면화되었다. 1997년에 뉴저지의 게이 커플은 아이를 입양하여 레즈비언과 게이 커플 중에서 처음으로 명백히 법적으로 입양을 허용받았다. 현재 1백만에서 3백만 명 정도인 레즈비언과 게이 커플들은 베이비 부머의 황금기에 들어서서 폭등할 것으로 예상된다. 게이 은퇴자 커뮤니티가 보스톤과 팜 스프링에 발달되어 있어 게이 은퇴자들 사이에 마음이 맞는 공동체들이 차별에 맞서고 있다(Rosenberg, 2001). 젊은 동성애자들은 그들의 성 지향성을 더 일찍 밝힌다. 1997년에는 미국 고등학교에 약 100개의 동성애 지지 연합회가 있었으나 오늘날에는 거의 3,000개에 이른다(Cloud, 2005). 간호학 문헌에도 점차 성 지향성의 다양성에 대해 서술하고 있고, 동성애에 대한 자신의 감정을 받아들여 성 지향성과 관계없이 개인을 무조건적으로 수용하도록 격려하고 있다(Townsend, 2006).

가족체계의 특성

일반체계 이론에 따르면 체계는 전체를 형성하는 서로 관련된 부분이나 단위의 집단이다. 일반체계 이론을 가족에 적용하면 각 가족구성원은 인식 가능한 가족체계를 만드는 단위이다. 이러한 부분이나 단위는 더 큰 체계 내의 하나, 또는 그 이상의 하위체계로 작용한다. 가족체계 내에서 하위체계는 구성원들이 서로를 조정하는 방식에 의존한다. 예를 들어, 가족체계에서 부모는 하나의 하위체계이고 자녀도 또 다른 하위체계이다. 동시에 가족체계의 남성과 여성은 두 가지의 다른 하위체계가 되기도 한다. 하위체계는 어떤 공통의 요인과 연결된 가족원으로 구성된다. 가족체계 내에서 특별한 하위체계에서의 역할은 세대 간 고려점, 성 정체성, 관심사 또는 특별히 명시된 기능에 의해 결정된다. 각 가족구성원은 여러 다른 체계에 속하기도 한다. 가족구성원은 지역사회체계, 학교체계, 직장체계와 같은 외부 체계에 속하기도 한다. 하위체계는 가족체계 내에서 중요한 기능이 전체 가족 구조를 유지하도록 구성된다.

Fawcett(1975)는 가족을 살아 있는 개방체계로 연구하고 가족간호를 간호에 있어 떠오르는 개념의 틀로 보았다. 간호사는 수년간 가족간호를 해왔으나 가족을 전체로 보고 연구하기 시작한 것은 최근이다(Finkleman, 2000; Kearney, York & Deatrick, 2000).

행동체계로서의 가족. 가족은 체계에 내재하는 독특한 특성을 가진 행위체계로 개념화되었다. 집단으로서 가족의 심리사회적 기능과 각 가족구성원의 정서적 적응 사이의 밀접한 상호관계가 존재한다. 가족생활의 장애와 가족구성원의 장애 사이에 구별할 수 있는 연결고리가 있으며, 이러한 연결은 체계 이론의 맥락에서 가장 잘 이해할 수 있다. 체계 이론은 사람이 가족, 친구, 그리고 그들이 사는 사회와의 관계라는 맥락에서 인정받고 규정되는 것을 지향한다. 가족체계 이론은 1950년대 미국의 동부와 서부해안에서 발전되었다. 서부해안에서 캘리포니아 Palo Alto에 있는 동료들과 Jackson, Haley 등은 의사소통 이론의 개념을 탐구하고 조현병 환자 가족에게 항상성을 적용하였다(Bateson, Jackson, Haley & Weakland, 1968; Satir, 1983). 동부해안에서는 워싱턴 DC에서 Bowen (1985)이 생물학적 체계 모델에 근거한 가족체계를 개념화하였다. 필라델피아에서 Minuchin (1974)은 심신장애 환자 가족에 대한 연구에 체계모델을 적용하였다.

Lewis, Beavers, Gossett와 Phillips (1976)와 Caplan (1976)은 체계적 시각에서 문제가 있는 가족과 건강한 가족을 탐구하였다. 체계는 부분의 합보다 더 큰 전체이며, 체계는 하위체계로 나눌 수 있지만 하위체계는 전체의 부분을 대표하지 않는다. 문화적 시각으로 가족을 연구하기 위해서는 가족체계와 생활체계의 특성을 이해하여야만 한다. 최근 간호과정에서 가족을 대상자로 보거나 환경으로 보는 것이 동일하다. 따라서 가족간호에서 사용되는 간호과정은 개인에게 사용되는 사정, 간호 진단, 계획, 중재 그리고 평가와 같다. Friedman (1986)에 따르면 유일한 차이점은 개인과 가족 모두가 동시에 치료를 받는다는 것이다. 간호과정을 위한 가족 접근에 근본적인 몇 가지 가정, 즉 모든 개인은 가족맥락에서 보아야 하고, 가족은 개인에게 영향을 미치며, 개인은 가족에게 영향을 미친다는 믿음을 포함한 가정이 있다. 간호업무가 지역사회의 간호전달에 더 포함될수록, 모든 가족에게 간호를 전달하는 데 있어 간호 전문지식을 더 강화해야 한다(Hitchcock, 2003).

독립적 단위. 모든 체계는 기능할 수 있게 하는 기본단위가 있다. 가족체계 구조에서 기본적인 상호의존적 단위는 각 가족구성원이다. 어떠한 개방체계에서처럼 한 가족구성원의 변화는 전체 가족체계에 영향을 준다. 예를 들어, 한 가족구성원이 신체적 또는 정서적으로 아플 경우 전체 가족체계는 어떤 방식으로든 변하게 된다. 가족체계에서 부차적인 변화는 출산, 이혼, 사망, 입원, 대학 진학으로 집을 떠나거나 결혼과 같은 사건의 결과로 가족 구성의 변화 때문에 생겨난다. 긍정적 또는 부정적인 모든 변수는 가족체계의 불균형과 지장을 초래한다. 모든 가족체계는 사건, 에너지, 정보가 교환될 때 가족체계가 균형상태로 돌아갈 수 있도록 허용되는 경우 분열이나 불균형이 나타날 때 사용하는 역동적인 특성을 가진다(Lewis, 1979).

미국은 미혼(결혼한 적 없거나, 과부, 이혼) 성인 수가 극적으로 증가하고 있다. 25세에서 34세 사이에 결혼하는 젊은 성인의 수는 2000년에서 2009년 사이에 55%에서 45%로 10% 감소하였다. 이는 같은 기간 동안에 코호트 연구에서 비혼자가 34%에서 46%로 역동적으로 증가한 것에 대비하여 흥미로운 결과이다. 이 자료는 결혼하지 않은 사람들이 결혼한 사람을 초과한 첫 번째 자료이다(U.S. Department of Commerce, Bureau of the Census, American Community Survey, 2015;World Almanac, 2015). 2012년에 배우자를 잃은 사람들은 1억3천8백만 명(남성의 2.3%, 여성의 10.3%)이었고 이혼한 사람들은 2억1천5백만 명(남성의 8.8%, 여성의 11.5%)이었다(World Almanac, 2015).

환경. 모든 개방체계처럼 내·외적 환경은 가족체계가 성장하는 방향을 조정한다. 내적 환경은 가족경계 내에서 사회적·물리적 요소를 포함한다. 환경의 상태는 결혼 관계, 힘의 위치, 가족구성원의 근접도, 의사소통, 문제해결 능력, 자유로운 감정 표현, 상실 대처 능력, 가족의 가치, 친밀감 정도, 가족구성원의 자율성에 영향을 받는다. 가족체계에서 외적 환경은 교회, 이웃, 확대가족, 학교친구, 직업, 건강관리체계, 정책적 체계, 오락과 같은 가족 밖의 사회적·물리적 세계이다.

경계. 가족체계에서 '경계'는 가족체계를 외부 환경과 분리하고 독특하게 유지하는 상상의 선이나 구분영역이다. 모든 개방체계와 마찬가지로, 정보, 물질 그리고 감정의 형태로 에너지는 가족구성원과 외부 환경 사이를 통과한다. 가족체계의 개방성과 폐쇄성은 정보나 교환되는 에너지의 정도와 경계의 유형으로 관리·지배된다. 가족체계로 들어오는 정보는 환경과 가족기능에 대한 정보를 가족에게 제공한다. 가족이 정보를 받아들이면 환경을 조직하고 반응하며, 불균형에 대처하는 가족을 돕거나 원상 복귀하는 데 사용한다. 가족으로 들어오는 에너지는 필요할 때까지 저장될 수 있다. 마지막으로 가족 내로 들어오는 에너지나 정보는 거절하거나 무시될 수 있다(Satir, 1983).

모든 개방체계처럼 체계 내로 들어오거나 나가는 에너지 또는 정보의 양은 체계가 적절히 적응한다면 기능이나 항상성의 꾸준한 상태를 유지하기 위한 확실한 한계 내에서 균형을 맞추어야 한다. 어떠한 체계도 너무 개방되거나 폐쇄되면 기능할 수 없게 된다. 이론적 의미를 제외하고 실제로 완전히 닫힌 체계는 존재하지 않는다. 반면에 가족체계가 완전히 개방되면 다른 체계로부터 분리되어 있는 가족구성원이 속한 체계로서의 정체성을 잃게 된다. 그러므로 가족구성원은 소외되거나, 뿌리를 찾지 못하고 소속감이 없어서 고통 받게 된다. 반대로 이론적인 가족체계의 폐쇄는 아주 고정된 경계를 형성하여 가족구성원들이 곤경에 빠져 헤어나오지 못하고, 고정되어 밖으로 나올 수도, 성장할 수도, 변화할 수도 없게 된다.

가족체계 내 의사소통

가족구성원 간 언어적·비언어적 상호작용은 의사소통이다. 가족구성원의 의사소통 양상 관련 요인은 각자의 언어적·비언어적 메시지를 이해하는 구성원의 유형과 건설적 방식으로 각자의 감정, 생각, 반응을 표현하는 책임의 정도, 가족이 언어의 명확한 교환을 격려하는 정도, 구성원 스스로 얘기하도록 격려하는 정도, 자연스럽게 얘기하는 유형이 있다. 가족구성원의 유대는 의사소통 유형의 형식에 기인한다.

가족 역할

가족구성원의 역할은 가족 내 자신과 다른 가족이 갖는 희망, 목표, 믿음, 감정, 태도, 행위양식이다. 역할은 지시되거나 획득된 것이며 각자가 가족 내에서 해야 할 것을 구체화한다. 보통 사회계층과 문화적 규범에 의존할지라도 역할은 가족 내에서 그리고 가족 밖에서의 요인에 반응하여 역동적이고 변화한다. 역할은 상호적이고 다른 가족구성원에 의해 행해지는 역할로 보완된다. 가족의 평형은 가족 내에서 역할이 얼마나 균형 잡히고 상호적인가에 달려 있다(Duvall & Miller, 1985; Friedman, 1986).

가족구성원이 특정 역할을 맡게 되는 방식은 기질, 키, 체중, 젠더, 출생순위, 나이, 건강상태 등 여러 요인에 영향을 받는다. 그러나 어떤 역할은 가족구성원의 성별에만 의존한다. 여성은 여동생, 딸, 어머니, 아내나 여자 친구가 되고, 반면에 남성은 남동생, 아들, 아버지, 남편이나 남자 친구가 된다. 가장, 아동 양육자, 주부, 요리사, 수리공, 정원사와 같은 다른 역할들은 수행역할이며 어떤 일을 수행할 수 있는 사람의 능력에 의존한다. 수행역할과 반대되는 것이 가족체계의 요구나 가족의 장기 질병과 같은 확대가족의 위기 또는 오랜 기간의 가족 불화를 조절하는 수단으로 특정 시기에 채택하는 지도자, 보육자, 희생양, 돌봄자, 광대, 중재자 또는 순교자와 같은 정서적 역할이다. 정서적 역할의 기능은 가족구성원 간 불화를 감소시키고 가족구성원 간 일시적인 적응을 증진시키는 것이다. 그러나 지속적인 정서적 역할의 사용은 적응을 손상시키므로 가족의 성장을 방해한다. 한 예로 가장 나이가 많은 자녀가 다른 구성원을 지지하고 분쟁을 중재하는 가족 관리자의 역할을 떠맡는 경우가 있다. 이 경우 가족의 돌봄자는 표면상으로는 강하고 능력 있어 보이려 하나 안으로는 '실패하면 안 돼' 또는 '약해지면 안 돼'와 같은 비현실적인 감정을 갖고 있으므로 역할은 부정적인 특성을 갖는다. 이러한 정서적 역할에서 이 사람은 완전해야 한다는 압박감으로 기능하나 동시에 자기 회의와 공포를 가지고 있다. 간호사는 역할이 개인의 적응에 중요한 영향을 미친다는 것을 기억하는 것이 중요하다. 역할기능은 개인이 속한 사회조직의 가치에 영향을 받는다. 예를 들어 Vehvilainen(1998)의 국제 연구에 의하면, 핀란드의 루터교 여인은 다른 집단에서 연구된 것(미국인 모르몬 교도와 캐나다 정통 유태인)보다 임신과 양육에 가치를 덜 두는 것으로 나타났다(American Mormons and Canadian Orthodox Jews).

가족조직

가족조직을 이해하기 위해서 간호사는 기능과 목표 구조화를 다루어야 한다. 간호사나 가족은 역동적이고 끊임없이 적응하고, 계속적으로 구조와 기능면에서 진화한다는 것을 기억하는 것도 중요하다. 가족의 기능적 능력은 구성원의 개인적 욕구와 희망에 달려 있다. 간호사가 가족구조 내에서 가족구성원의 욕구를 충족시키지 못하면 고통을 느끼고 혼란이 뒤따를 것이다. 간호사는 미국 문화에서 가족은 계속 유지되는 것이고 동시에 사회적 가치와 규범이 전달되는 일차 체계라는 것을 알아야 한다.

미국 문화에서 가족은 (1) 각 개인에 대한 격려와 돌봄과 (2) 자율적이고 건강한 자녀 생산이라는 두 가지 우선적인 목표가 내재해 있다(O'Brien, 1992). 결혼한 부부는 서로가 지지하고 보호해 줄 것이라고 기대한다. 남편과 아내 둘 다 관계의 경계 안에서 의미와 정서적 밀접함을 공유한다고 기대하며, 인격성장이라는 목표를 발달시킨다. 가족 내에서 지지적 관계가 존재하지 않으면 개인과 서로에 대한 격려와 돌봄이라는 첫 번째 목표를 달성할 수 없다. 가족의 두 번째 목표는 자녀의 생각, 감정과 생활의 방향을 발전할 수 있도록 함으로써 자신의 정체성과 개성을 만들도록 격려하는 것이다. 동시에 다른 사람과의 유사점과 차이점을 알도록 격려하고, 이러한 정보에 근거해서 행동할 수 있도록 자녀를 격려해야 한다(Lewis, 1979). 가족이 이러한 두 가지 기본적인 목표를 성취하는 정도를 결정하는 요인은 관계의 유형과 적응기전이다. 이러한 두 가지 기본적인 목표 성취에 실패하는 많은 원인으로 가족구성원의 정신적 장애, 불완전한 자녀의 성숙 그리고 가족체계의 해체가 있다. 가족이 적응기전을 사용할 때 내적 평형이 나타난다. 적응기전은 (1) 가족 내 의사소통 기술의 수준, (2) 가족구성원의 가족 행복에 대한 기여도, (3) 가족 내 상호 존경과 사랑, (4) 당면한 스트레스의 형태, 종류와 양, (5) 내·외적 환경에서 접하는 스트레스에 대한 반응 유형, (6) 지원, 자원, 지지체계에 참여할 수 있는 기회에 의존한다(Ackerman, 1984; Black, 2001). 예를 들어, 알코올중독 아버지가 있는 가족은 아내와 자녀에게 이 문제가 정신적 장애가 되어 결국은 가족체계가 해체되기 때문에 목표를 달성할 수 없다. 이 가족의 해체원인은 개인의 정신적 장애뿐 아니라 자녀와 성인 구성원의 불완전한 성숙, 경제적 불안정, 스트레스 원인에 적절히 대처할 수 없고, 더 중요한 것은 가족단위를 돌봄과 사랑으로 인식할 수 없기 때문이다(Brown, 1986).

기능 수준. 확인된 가족기능의 네 가지 수준(Averaswald, 1973), 즉 (1) 가족의 기능과 활동; (2) 가족 간 상호작용; (3) 대인관계; (4) 가족체계는 점차 관념적 수준으로 연속적 형태를 갖는다(Box 4-1).

문화적 시각에서 가족을 이해하기 위해서 간호사는 가족관계를 다른 민족들과 비교하여 어떤 민족이나 문화집단에서는 더 강하다는 것을 인식해야 한다. 그러나 사회경제적 계층의 중요성을 간과해서는 안 된다. Casavantes (1976)에 따르면 특히 적은 자원을 가진 가난한 사람들일수록 강한 가족관계의 유형이 존재하고 신체적·정서적 욕구를 충족시킬 가족과 친인척 간 관계망 지원에 의존한다. 중류 또는 상류 계층의 사람들은 종종 확대가족 이상을 넘어서는 자원을 가지고 있으므로 지역사회 내에서 신체적·정서적 지원이라는 도움을 받을 수 있다. 사람들은 지역사회 내에서 오락이나 사회활동을 위한 경비나 다른 필요한 자원을 가지고 있지 않을 때 오락이나 사회적 발산을 위해 같이 더 많은 시간을 보내고 가족집단에 더 의존한다고 믿는다.

Box 4-1 가족기능의 수준

최소수준
수준1: 가족기능과 활동
수준2: 가족 간 상호작용
수준3: 대인관계

최대수준
수준4: 가족체계

수준1 가족의 일들을 처리하고 기능한다. 이 수준은 관찰 가능하고 쉽게 확인할 수 있는 구체화되고 실용적인 활동을 포함한다. 더 중요한 것은 가족구성원이 편하게 토론할 수 있다는 것이다. 수준1에서는 네 가지 가족기능을 분류할 수 있다.

1. **가족의 생활 활동.** 가족들은 신체적 안정과 경제적 자원을 제공할 것으로 기대된다. 이 분류에서 가족구성원의 능력은 음식, 의류, 집, 건강 돌봄을 획득하는 것이다.
2. **다른 사람을 도와주는 가족구성원의 능력.** 이 범주에서 가족이 다른 구성원을 정서적 · 지적으로 발달하도록 돌보아 주는 능력은 동시에 가족과 개인의 정체성을 획득하는 것이다.
3. **재생산, 사회화, 자녀 출생.** 이 범주에서 기능적 목표는 가족이 밀접하게 연결되는 것을 허용하여 하위 문화적 역할과 가치를 전수하도록 하는 것이다.
4. **가족, 문화, 사회 사이의 통합.** 이 범주에서 가족의 능력은 외부 환경 자원을 지지하고 환류하기 위해 사용하는 능력이다.

수준2 가족구성원 사이에 의사소통으로 다양한 상호작용을 하여 무엇을 말하고, 어떻게 말하며, 의사소통 양식을 반복하고, 각각의 가족구성원에게 의사소통하고, 의사소통 기술의 질을 높이는 것이다. 또한 이 수준에서 가족구성원 사이의 정보를 전달하는 것이 포함된다.

수준3 가족구성원들이 가족과 관련이 있는 사람들과 상호작용하는 방법을 다루는 것이다. 가족의 폐쇄성의 차원과 가족구성원 간의 동감, 지지, 승인의 정도와 힘이 중요하다. 가족이 의사결정과 문제해결에 관련된 기능을 하는 방법이 이 수준에 포함된다.

수준4 가족 체계의 개념을 다루는 것은 물론 가족기능이 어떻게 체계로서 작용하는지를 다룬다. 수준4는 가족기능 중에서 가장 추상적인 기능이다. 이는 전체성, 개방성, 폐쇄성, 항상성, 법칙성의 개념을 아우르는 개념이다.

출처: Schneider, R. (1980, June). Conceptual scheme of family organization and function. Paper presented at St. Louis University Medical Center conference, St. Louis, MO.

사회경제적 계층에도 불구하고 가족은 스스로 조직하고 구조화되어야 한다. 구조란 가족의 조직화를 의미하고 핵가족이나 확대가족과 같은 가족의 형태를 포함한다. 가족의 가치체계는 가족에게 명시된 역할, 가족 내의 의사소통 유형, 그리고 가족 내 권력분배를 좌우한다(Friedman, 1986; Schneflen, 1972). 인간, 자연, 초자연(운명), 시간, 그리고 가족관계에 대한 기본적 믿음이 가족의 가치체계를 구성한다. 가치체계는 종종 사회경제적 상태나 민족 집단에 의해 분류된다. 예를 들면 사회경제적으로 하류층은 현재적 성향을 가지고 있으며, 환경이나 초자연(운명)이 자신을 통제한다고 본다. 종종 가족관계는 심각한 경제적 어려움 때문에 배우자의 유기나 자녀의 조기 방임으로 붕괴된다. 이러한 가족은 다른 확대가족구성원에 의해 자녀를 돌보아서 생존하거나 적응하게 된다. 예를 들어, 조모는 아들이나 딸의 자녀를 양육해서 직접적인 도움을 제공한다. 이러한 가족에서 권력은 보통 독재적이거나 전혀 행사하지 못한다.

미국의 중류나 상류 계층의 가족들은 대부분 미래를 위한 일과 계획의 중요성에 영향을 주는 신교도 직업 윤리 가치를 지지한다. 이러한 가치는 인간이 어느 정도 악할지라도 힘든 일을 통해 행동이 변화할 수 있다는 믿음을 포함한다. 중류나 상류 계층의 가족 구조에서 경제적 안정과 성공은 힘든 일에 대한 보상으로 간주한다. 이러한 계층에서 가족관계는 핵가족이 중심이고, 사회화는 직업 관련 또는 이웃 친구와의 관계에서 일어나며 권력은 하류 계층의 가족보다도 더 평등적이다. 권력은 가족의 경제 수준이 높아질수록 남성 우위로 가는 경향이 있다. 중류나 상류 계층의 가족은 종종 스스로가 환경을 조절하거나 지배할 수 있다고 생각한다(O'Brien, 1992).

전형적인 백인 미국 가족과 아시아계 미국 가족을 비교할 때, 일반적으로 몇 가지 차이점이 있다. 현 세대로 정의하는 전형적인 백인 미국 가족은 재정적으로 독립적이고, 남편과 아내의 핵심적 관계를 보이며, 각자의 행복을 강조하고, 좀 더 감정 중심적이다. 반면에 아시아계 미국 가족은 과거, 현재, 미래 세대로 정의되고 친척에 대한 경제적 책임을 느끼며, 핵심관계가 부모와 자녀이고, 가족의 안녕을 강조하고, 좀 더 과업중심적이다(Hsu, 1985). 아시아계 대상자의 질병에 대한 설명 모델은 가족에게 많은 영향을 받고(Smart, 1991), 질병에 대한 논의는 가족에 대한 의무와 관련된다(Nilchaikovit, Hill & Holland, 1993).

간호사는 계층에 의한 가족의 구조와 조직에 대한 이러한 진술이 사회계층에 대해 광범위하게 일반화되어 있고 본래 문화적 차이로 설명하지 못한다는 것을 명심해야 한다. 예를 들어, 뉴펀들랜드의 이뉴잇(inuit) 가족과 같은 많은 민족 집단은 사회경제상태와 상관없이 백인 신교도 중산층 미국인보다도 확대가족의 관계를 더 중요하게 여긴다. 사회경제적으로 하류 계층의 사람들 사이에서 흔히 보이는 것처럼 좋은 수입원을 가지고 있으나 현재 시간적 지향점을 가진 가족은 저축의 중요성을 인식하지 못해서 항상 빈곤에 허덕인다. 가족체계를 확대가족과 같은 가족단위에 맞춰 조직하거나 핵가족과 같이 개인적 체계로 가는 경향이 있는지를 이해하기 위해서 간호사는 가족을 집단으로 평가해야 한다. 미국 가족은 다양한 다문화 인구로 구성되어 있고 친족관계, 기능과 거주지의 세 가지 기준으로 정의한다.

친족관계

첫 번째 기준인 친족관계는 가족구조 내에서 각 개인의 존재 또는 위치를 남편-아버지, 아내-어머니, 자녀-형제의 3가지로 나타낸다. 이러한 지위를 구성하는 핵가족과 직계가족을 포함하는 가족구조에 여러 관례적인 형태가 있다. 핵가족은 남편과 아내, 비성인 자녀로 구성되며, 부부, 부모와 형제요소를 모두 가진 세 쌍의 관계에 기초한다. 핵가족은 2세대까지 제한되지만 직계가족은 조부모, 부모와 자녀인 3세대를 포함한다.

기능

두 번째 기준인 기능은 가족의 목적, 목표와 철학을 말한다. 가족기능은 주어진 역할에 대한 개인의 기대되는 행동으로 정의한다. 가족에 대한 기술에서 기능이란 용어는 가족역할과 역할을 위해 주어진 과업을 묘사하는 데 사용한다. 모든 가족은 가족단위를 통합하기 위한 그리고 가족의 욕구를 충족시키기 위한 단위기능을 갖는다. 각 가족구성원의 욕구와 사회적 기대를 충족시키려면 가족기능의 역할은 분명하게 묘사되어야 한다. 2인 이상으로 이루어진 가족체계에서 가족구성원은 사회적 위치에 따른 단위 기능적 책임감이 있다. 가족구조 내에서 위치에 따라 개인은 동료, 의사결정자, 건강 동기 부여나 성 파트너와 같은 다양한 역할로 기능한다. 간호사는 가족체계 유지가 이렇게 다양한 역할에 의존하다는 것을 기억해야 한다. 어떤 문화집단은 가족을 전체론적 기능단위로 보는 전통적 방식으로 기능한다. 다른 문화집단은 가족이 단위로 기능하는 것이 아니라 구성원들이 독립적으로 기능하는 의미의 개별단위로 기능한다.

간호사가 간호할 때 가족 중에서 누가 의사결정을 하는지 평가하는 것이 특히 중요하다. 예를 들어, 간호나 교육을 받는 치료동의서에 대한 결정이나 지시를 따라야 하는지에 대한 결정은 개별적으로 이루어질 필요가 있다(Haddad, 2001). 반면에 대상자는 가족이나 배우자 없이 건강관리결정을 내리는 것이 불편할 수 있다. 어떤 경우 대상자는 의사결정을 배우자에게 미루기도 한다(Dowd, Davidhizar & Giger, 2007). 또 다른 경우 집사나 교회와 같은 다른 개인이나 집단이 포함될 수 있다. 멕시코 전통 가족에서는 의사결정자는 남성이다. 건강관리에 대한 의사결정이 필요하면 여성은 남편이 돌아올 때까지 어떠한 결정이라도 미룬다(Bechtel & Davidhizar, 1998). 건강관리 의사결정과정에 대상자와 가족의 자율성을 인정하는 건강관리단체 인가 협동위원회(Joint Commission for the Accreditation of Healthcare Organizations)의 기준에 가족의 의사결정 방식에 대한 고려가 포함되었다(JCAHO, 2000). 임종과 관련된 결정은 집단의 모든 구성원이 동일하게 행동하거나 동일한 신념을 공유한다고 추측할 수는 없지만 문화적으로 결정될 수 있다. 가족이 의사결정을 맡게 되지만 환자를 위한 치료 중단은 삶의 운명에 영향을 줄 수 있고 조상을 살해하는 것과 동일시되기도 한다. 그러므로 많은 가족이 신만이 죽을 때를 결정한다고 생각하고, 말기 환자와 치매 환자에게 입으로 음식과 수분을 주지 않고 인공적으로 영양과 수분을 제공하길 원한다(Mitty, 2001).

간호사가 조사해야 할 또 다른 가족기능은 가족의 신체·정서·사회적 자산과 관련된 것이다(Murray, Meili & Zentner, 1993). 신체적 기능은 음식, 의복, 거주지 제공, 위험에서 보호, 그리고 건강관리 제공을 포함한다. 정서적 기능은 정서적 욕구충족을 포함한다. 사회적 기능은 사회적 단란함, 자존감 증진, 창조성과 자주성 지지를 포함한다. 가족기능을 조사하는 또 다른 접근은 과업 중심 시각에서 가족을 보는 것이다(Sussman, 1971). 과업은 자녀의 사회화, 조직 내 적응과 관련된 가족구성원의 역량강화, 사회조직의 적절한 사용, 정체성과 정서적 행위를 조성하는 환경제공, 만족감, 가족의 안녕에 필요한 정서적으로 건강한 환경을 포함한다. 적응은 기능과 과업을 수행하고 건강-질병 체계와 같은 다른 사회체계의 변화하는 욕구를 충족시키기 위한 가족의 능력에 필수적이다.

오늘날 미국의 양육에 중요한 영향을 미치는 차원 중 하나는 컴퓨터, TV, 비디오를 하는 아동 시간 관리이다. 2002년 조사에 따르면 아동은 집에서 평균 4.5시간을 스크린 앞에서 보내는 것으로 평가되었고, 이는 이전 해보다 30분이 증가하였다. 1999년, Kaiser Family Foundation 연구에 의하면 미국 아이들은 평균 TV 2대, VCR 2대, 오디오 플레이어 3개, CD 플레이어 2개, 비디오게임 플레이어 1개, 컴퓨터 1대가 있는 집에서 성장하였다. 아동은 점차 앉아서 생활하는 양식을 취하고 폭력과 성적 이미지에 노출되는 횟수가 증가하였다(Kaiser Family Foundation, 1999). 부모는 Cyber Patrol, Net Nanny, Cyber Sitter와 같은 소프트웨어를 사용하여 온라인 상에서 자녀를 보호하려 하나 완전한 것은 없으며 자녀는 인터넷상에서 포르노에 취약한 상태에 놓여 있다(Dunnewind, 2001; Nordland & Bartholet, 2001).

거주지

가족의 거주지는 가족을 이해하는 데 중요한 기준이다. Martin(1978)과 Leininger(1995)는 도시와 지방의 가족을 평가할 때, 아프리카계 미국인 가족의 가치 사이에 나타나는 변화를 논의했다. Martin은 가족이 지방에서 도시로 이사 왔을 때 '서로 돕기'를 강조하는 가치의 붕괴와 대조적으로 개인주의, 물질주의, 세속주의가 증가하는 것을 발견했다. 도시의 아프리카계 미국인을 지방의 상대와 비교했을 때 도시의 아프리카계 미국인은 지배적인 도시문화에서 앞서 나가는 데 필요한 강인함과 정교함이 부족한 것처럼 보이기도 한다. Martin에 따르면, 거주지의 변화와 관련해서 나타나는 변화의 차이에도 불구하고 지리적 분리는 친족 간의 단절을 의미하는 것은 아니며 오히려 친족 사이의 정서적 유대를 강화시킨다. 오늘날 아프리카계 미국인은 도시든 지방이든 간에 고향으로 이주하여 고향민사람들에게 돌아가는 경향이 있다. 몇몇의 아프리카계 미국인에게 있어 도시가 자신의 희망과 소원을 충족시키지 못한다는 인식이 증가하고 있다. 1940년대부터 1970년대까지 몇몇의 아프리카계 미국인이 남쪽 지방으로부터 이주해 왔다. 1980년대에는 북쪽의 도시에서 남쪽의 지방으로 이주하는 경향을 보였다. 북쪽 도시의 많은 아프리카계 미국인이 아틀란타, 달라스 그리고 휴스턴과 같은 도시로 이주하였다(Kunen, 1996).

종교

많은 사회학자에 따르면 종교는 사회적 현상이다(Carroll, Johnson & Marty, 1979). 그러므로 종교의식은 문화에 뿌리를 두고 있으며, 각 문화는 일반적으로 건강을 정의하고 질병을 예방하거나 치료하는 행동을 정의하는 신념을 갖고 있다(Davidhizar, Bechtel & Cosey, 2000). 그러나 종교를 믿는 많은 사람은 종교를 완전히 다른 방식으로 생각하는 경향이 있다. 사람에 따라서 종교는 사람과 초자연과의 의사소통 맥락으로 보기도 하고, 종교는 우주의 힘에 대한 본능적 반응의 표현이라고 보는 반면에 종교적 경험은 평범한 경험과는 다르다고 생각한다(Johnstone, 2007). 다른 종교에 대한 세계관은 신으로부터의 분명한 메시지로 묘사한다. 보통 이러한 믿음은 종교의 사회학적 차원을 덜 중시하고 무시하며 거절하기도 한다. 그럼에도 기독교나 불교 같은 특별히 종교적인 가족과 관련해서 또는 아주 특수한 종교집단과 관련해서 종교는 다른 사회기관과 사회의 권력과 상호작용하며 사회학적 원칙과 법규를 따르고 설명한다고 여겨진다. 다시 말해 종교가 무엇이든 그것은 사회현상이며 다른 사회현상과 계속적으로 상호작용하는 관계이다.

이론적 또는 사회학적 정의에도 불구하고 다른 많은 종류의 집단이 종교에 기반하고 있다. 일반적으로 종교적 구조는 교회유형과 탈퇴 집단 유형(withdrawal-group type)의 두 가지 기본적인 유형으로 나뉜다. 교회유형의 구조는 광범위하게 기반을 두고 있으며 대부분의 사람이 인도의 힌두교와 스페인의 가톨릭과 같은 사회에서의 구성원으로서 지지하는 사회규범적인 정신적 가치를 대변한다. 대개 어떤 사회의 구성원 신분은 무언가를 지지하기 위한 의식적이고 신중한 선택을 하지 못한다면 따라야 하는 신념을 나타낸다. 교회유형의 구조는 일반적으로 개인적인 변화 차이를 인정하는 포괄적 시스템이며 실제적인 구성원에게 엄격한 요구를 하지는 않는다. 미국에서 교회유형의 구조는 수많은 주요 교파를 망라한다. 이러한 교파적 구조는 대부분의 사람이 한 가지 신앙과 한 교회에 속하는 인도나 스페인과 같은 다른 나라의 교회유형의 구조와 현저한 대조를 보인다. 일부 국가들, 특히 미국에서 각각의 교회는 종종 사회계층보다는 민족 집단과 밀접한 관계가 있으며, 교회는 민족적 정체성을 주장하는 수단으로 번성하고 있다. 예를 들어, 흑인교회는 교파적 신앙을 떠나 흑인의 생활경험과 비슷해진다. 반면에 아미쉬 사람들은 한 가지 교파적 믿음을 받아들이며 그 믿음은 아미쉬 생활경험과 비슷해진다.

종교구조의 두 번째 유형은 개인의 수행과 경험이 가족과 종교의 지역사회 기능보다 더 중요하다는 믿음을 표현하는 탈퇴집단이다(Ellwood, 2005). 탈퇴집단은 다수의 신앙이나 신앙 결핍이 그들을 위한 것이 아니라고 믿는 사람들의 욕구를 충족시킨다. 탈퇴집단에 속한 사람들은 독립적인 선택을 함으로써 스스로를 규정한다. 이런 집단에서는 종교를 지지하는 아미쉬나 여호와의 증인이 포함되는 데, 이는 보통 사람들이 하는 것보다 더 열정적이고 확고하게 헌신한다. 이러한 집단은 종파(sects)라 부를 수 있다. 혼합주의(syncretism)와 새로운 아이디어를 결합시키고 신비주의적 경험을 강조하는 집단을 종종 사이비 종교집단(컬트, cults)이라고 한다. 그러나 컬트라는 단어는 부정적 함축으로 서양사회에서 조심스럽게 사용한다. 집시문화만큼이나 예수그리스도 후기성도교회(모르몬교), 이슬람교, 여호와의 증인, 제7일 안식일 예수재림교, 불교, 힌두교와 같은 어떤 종교집단에서 종교라는 확대된 사회조직은 개인의 가족구성원 신분보다 더 중요하다. 이러한 시각이 몇몇의 신학 학자들에 의한 것일지라도(Ellwood, 2005), 종교집단의 많은 구성원은 이러한 믿음을 반드시 공유하려고 하지는 않는다는 것을 기억할 필요가 있다. 예를 들어, 예수그리스도 후기성도교회에서는 자녀들에게 아주 어린 나이에 가족은 영원하다고 가르친다. 이런 점에서 가족은 안정되고 사랑으로 결합된 집단이며 지구상에서 가장 중요한 단위 중 하나로 본다(Sheler, 2000).

다른 종교를 가진 사람들 간의 결혼이 증가하면서 부모가 같은 신앙을 공유하지 않는 일이 흔해졌다. 유대인이 비유대인과 결혼하는 비율이 아메리카계 유대인 공동체에서 반세기 동안 10%가 증가하였고, 1960년에 두 배가 되었으며, 또다시 1970년대에 두 배가 되어 1990년대에는 50%가 넘었다. 세 명 중 한 명의 아메리카계 유대인이 다종교 가정에서 산다(Wingert, Springen, Stone et al., 1997). 가톨릭의 21%, 모르몬교의 30%, 이슬람교의 40%가 다종교 가정을 형성하고 있다. 그래서 미국에서는 새로운 형태의 종교 구분이 '혼합 인종'과 유사하게 발전하고 있다. 그러나 종교 간의 다양성이 받아들여지고 있음에도 의식은 필연적으로 분파주의를 포함한다. 유대교와 기독교인 사촌을 가진 아동처럼, 두 가지의 신앙으로 자녀를 양육하는 것이 다양성을 촉진시킬지라도 아동은 종종 혼란스러울 수 있다. 혼인에 대한 태도가 점점 더 자유로워지고 있지만, 다종교 가정의 아동이 교회에 참석하여 휴일을 보내는 것이 혼란스러울 수 있다. 반면에 미국에서 다종교 결혼을 완전히 받아들여지지는 않고 있다. 보수적인 관점에서 메노파 교도와 루터교는 서로의 결혼에 대한 관용이 적고 부부간의 생이별을 강요하기도 한다(Wingert, Springen, Stone et al., 1997).

미국에는 전통적으로 215개의 교회가 있다. 미국에서는 이러한 많은 집단에서 종교생활이 나뉘고 특징지어 진다(Kosmin & Keysar, 2009; Lindner, 2004). 미국종교 식별 조사에서 2000년까지 종교를 가졌다고 주장하는 사람이 152,000,000 명이었으며, 2008년에는 228,182,000명으로 증가한 수가 교회에 다닌다고 응답하였다(Kosmin & Keysar, 2009). 가톨릭의 수가 가장 많아서 24%인 57,199,000명을 차지하였으며, 침례교가 16,200,000 명(남부 침례교는 36,148,000명), 감리교는 11,366,000명, 그리스도교는 6,400,000 명을 차지하였다. 모르몬교는 3,158,000명으로 1830년 이후에 매우 빠르게 성장하여 5위를 차지하였다. 흑인 펜테코스테 교회의 역사를 가지고 있는 그리스도교도 5개의 교파 중의 하나로 빠르게 성장하고 있다(Lindner, 2004) (표 4-1, 4-2).

세계적으로 기독교는 서부 유럽에서부터 약화되어 기독교인도 교회에 나가지 않는 경우가 종종 있다. 세계 기독교의 중심은 나이지리아와 인도로 발달되어 나가고 있다(Woodward, 2001). 가난한 사람들과 함께하는 기독교의 정신은 위축되고 쇠퇴하고 있다. 미국의 기독교는 많은 젊은 신앙인에게 엔터테인먼트로 혁신을 하고 있다. 록음악에 대한 대안으로 소설을 제치고 음악이 엔터테인먼트의 영역으로 확장되었고, 2001년 그래미 수상 가수의 노래는 2천8백만 달러로 6천 5백만 장이 판매되었다(Ali, 2001; Left Behind series,

표 4-1 미국의 가장 큰 교파

교파	2008년 집계 성인인구
로마가톨릭	78,000,000
침례교	39,299,000
감리교	14,174,000
루터교	9,110,000
연합그리스도교	6,448,000
모르몬교	3,158,000
장로교	5,187,000
펜테코스테파	810,000
감독파	2,405,000
그리스도교	1,921,000
조합교	736,000
여호와의 증인	1,914,000
제7안식일교	938,000
미국정교	900,000
비특이 기독교	786,000

출처: Self-identification in the American Religious Identification Survey (2009).

표 4-2 미국에서 가장 큰 종교 조직

종교	2008년 집계 성인인구	2008년 인구 백분율
기독교	159,030,000	76.7
유대교	2,680,000	1.2
이슬람	1,349,000	0.6
불교	1,189,000	0.5
힌두교	766,000	0.4
통일교	629,000	0.3
이교도	307,000	0.1
심령주의	116,000	*
미국 인디언교	103,000	*
바하이교	84,000	*

*0.05% 미만

출처: Self-identification in the American Religious Identification Survey (2009). Nonreligious, Atheist, and Agnostic categories have been dropped from this list.

2011). 79%의 미국인은 영적이라고 자기 자신을 묘사하며, 64%는 종교적이라고 묘사한다(Underwood, 2005). 죽으면 자신의 영혼이 천국이나 지옥에 갈 것이라고 믿는 사람이 67%이며, 24%는 천국이나 지옥이 존재하지 않는다고 믿는다. Belief.com이라는 종교 웹사이트에서 8백만 명 이상이 매일 영적 지혜에 관한 이메일을 보내고 다양한 취향의 구독자가 5백만 명에 이른다. 이메일 주제어로는 'inspiration'이 2천4백만 건으로 가장 많았고, 성경이 1천6백만 건으로 두 번째로 많았다. 460,000명의 구독자는 불교의 사상, 268,000명은 모세율법 영성, 268,000명은 이슬람교의 지혜가, 236,000명은 종교적 내용이 없는 메시지를 게시하였다. 이슬람교는 세계에서 가장 빠르게 증가하는 종교로 7백만 명의 미국 신자가 존재한다(Ali, 2005). Campo Flores(2004)는 달라스, 내쉬빌, 타마락, 플로리다에 번성하고 있는 기독교 야간모임과 "Get your praise on" 기독교 운동이 증가하고 있다고 하였다.

간호 이론 내에서 지난 10년간 영성에서 종교를 분리하고, 영성을 간호 중재의 초점으로 하려는 경향이 있었다(Kirkham, Pesut, Meyerhoff & Sawatzky, 2004). 영성간호의 우선순위는 삶의 종결 시 간호이다. 임종, 죽음, 사별에 대한 횡문화 간호에서의 관심이 최근 극적으로 증가하고 있다(Fordham, Giger & Davidhizar, 2006). 특히 도움받지 못한 사람들(노화, 장기간 퇴행성질환 또는 선천성 질병으로 사망하는 사람들)의 죽음 등에 대한 관심이 많다. 이 환자들은 '말기 환자'라는 이름이 주어지지도 않으며 예후도 알지 못한다(Exley, 2004).

3 여호와의 증인 JEHOVAH'S WITNESSES

간호 적용

간호사가 여호와의 증인에게 문화적으로 적절한 간호를 제공할 중재가 많다. 간호사의 가장 중요한 관심사는 여호와의 증인은 성서와 기독교 역사에 근거해서 동종수혈(혈액은행이나 기부를 통한 혈액)을 반대한다는 것이다. 앞으로 혈액을 사용하기 위해 대상자에게서 미리 채혈하고 전혈이나 침적 세포(packed cell)로 저장하는 것도 안 된다(Watchtower, 1989). 여호와의 증인은 '신의 결정은 혈액이 생명을 나타내므로 신성하다는 것이다'는 시각을 가지고 있다(Watchtower, 1989). 그들은 어떤 사람도 혈액을 받아들여서 삶을 유지해서는 안된다는 것이며 신의 계명이라고 믿는다. 여호와의 증인은 생명체에서 혈액을 채취하여 제물로 사용하지 않으면 폐기해서 먼지로 덮어야 한다고 믿는다. 이러한 믿음을 가진 사람은 동종수혈을 필요로 하는 어떠한 외과적 의학적 중재도 거부할 가능성이 있다. 불길한 위험에 직면해서 생명을 잃을 위협에 임박해도 여호와의 증인은 동종수혈만이 혈액 대치의 가능한 선택사항이라면 자신과 가족의 치료를 거부한다. 그러나 모두는 아니지만 많은 여호와의 증인이 어떤 형태의 자가 수혈을 감수한다. 받아들여지는 한 가지 유형은 수술 시작 시 유도된 혈액희석을 통해 회수된 혈액이다. 그 혈액은 수술 끝에 또는 수술 후에 재주입된다. 이러한 유형의 자가 수혈을 수용할지라도 상처로부터 흡입하여 모은 혈액, 필터를 통해 주입되었거나 원심분리기로 부스러기나 응고혈액을 제거한 후 대상자에게 되돌리는 것과 같은 다른 유형은 대체방법으로 수용되지 않는다(Watchtower, 1989). 많은 여호와의 증인은 모든 상황에서의 수혈 거부와 수용할 수 있는 혈액 증량의 유형을 적은 카드를 소지한다. 간호사는 카드에 대해서 대상자에게 물어야 하고 또는 대상자가 무의식이라면 대상자의 개인 소지품을 조사해서 찾아야 한다. 자가 수혈이나 혈액 증량이 대체되지 않을 때 의사는 대수술 동안 콜로이드(colloids)나 콜로이드 대체 수분, 전기소작, 저혈압 마취, 저체온 등의 대체방법을 찾는다.

미국의 대법원과 같은 어떤 국가의 법정에서는 성년의 성인은 치료를 거부할 권리가 있으나 미성년자는 치료를 거절할 수 없다고 판결하였다. 많은 여호와의 증인이 미성년 자녀의 외과적 또는 의학적 중재를 거절하는 법정 다툼을 계속하고 있다.

간호사의 두 번째 관심사는 소시지와 햄과 같이 혈액이 첨가되었을 수도 있는 특정 음식에 대한 여호와 증인의 거절이다. 여호와의 증인은 평화주의자이며 양심적인 반대자이기 때문에 간호사는 상호작용 중에 그러한 문제가 제기되지 않도록 더 관심을 기울여야 한다. 일반적으로 정부의 규칙과 관련된 주제의 대화는 피한다. 여호와의 증인은 국경일이나 크리스마스와 같은 경축일을 준수하지 않기 때문에 그러한 축하 준비에 대상자가 포함되지 않도록 해야 한다.

4 제7일 안식일 예수재림교
SEVENTH-DAY ADVENTISTS

간호 적용

제7일 안식일 예수재림교의 종교적 교리는 신체는 신전이므로 건강해야 한다는 것이다. 이러한 신앙을 믿는 사람은 어떤 형태든 해물, 고기, 카페인, 알코올, 약물, 담배와 같은 종류를 피한다. 제7일 안식일 예수재림교는 금요일 저녁이나 토요일 오전, 오후의 외과적 중재를 종교적 교리에 직접적으로 위반되는 것으로 해석하기 때문에 이를 거절한다. 같은 대상자는 호흡기나 신체적 치료와 같은 다른 의학적 중재도 이 시기에 정상적으로 행해지는 것을 거절한다.

부정한 음식과 관련된 종교적 교리로 몇몇 대상자는 바닷가재나 게와 같은 껍질을 가진 음식, 메기처럼 죽은 것을 먹는 생선, 또는 특정 고기를 거절한다. 요오드와 단백질이 많은 음식을 거절하여 요오드와 단백질이 부족할 수 있으므로 간호사는 대상자에게 요오드와 단백질을 대체할 음식을 섭취하도록 교육하는 것이 중요하다. 어떤 상점에서는 고기를 대체하는 다양한 단백질을 제7일 안식일 예수재림교인들을 위하여 판매하고 있다. 이 대체식품들은 종종 콩과 같은 채소로 만들어졌고 쇠고기 대신에 갈아 넣어 고기를 대체할 수 있다. 이 대체식품들을 먹어서 질병을 예방하도록 격려해야 한다. 간호사와 간호관리자들은 제7일 안식일 예수재림교인이 금요일 저녁부터 토요일 저녁까지가 안식일이므로, 금요일 저녁과 토요일 낮에는 중재를 거부할 수도 있음을 알아야 한다. 간호관리자는 간호사들이 차별방지법에 저촉되지 않도록 해야 하고 이러한 측면에서 정책입안자들도 간호 수행의 어려움을 최소화하도록 해야 할 것이다.

5 가족 관련 민족집단
ETHNIC GROUPS IN RELATION TO FAMILY IN THE UNITED STATES

2010년 인구 센서스에서는 인구의 성장과 지리학적 위치의 흥미로운 변화 추세가 나타났다. 예를 들면 2010년 자료에서 가장 인구증가가 높은 곳은 네바다로 35.1% 증가하였고, 아리조나가 24.6%, 유타가 23.7%, 아이다호가 21.3% 마지막으로 텍사스가 20.6%로 나타났다. 로드아일랜드, 루이지애나, 오하이오주는 성장세가 느렸다. 미시간은 유일하게 인구가 감소한 주로 0.6%를 나타냈다. 2010년 미국에는 320,786,413명의 사람이 살고 있는 것으로 추정된다(U.S. Department of Commerce, Bureau of the Census, 2010 Census Brief, Race, 2013).이 중 45,003,665(14%)은 흑인이고 2,932,319(0.9%)은 미국인 인디언/에스키모-알류트족이며, 14,674,252(5.6%)은 아시안, 378,782명(0.3%)은 태평양 군도 거주자였다. 덧붙여 50,477,594(17%)은 히스패닉으로 43%의 변동률을 보였다. 전체 인구의 약 223,553,265(72.4%)은 비히스패닉 백인으로 자신을 구분하였다(U.S. Department of Commerce, Bureau of the Census, 2010 Census Brief, Race, 2013). 미국은 2050년이면 현재의 40% 이상인 3,939,000,000 명의 인구가 추정되고, 더 다양화될 것으로 보인다. 비히스패닉계 백인의 분포는 현재 70.38%에서 53%로 감소되는 반면, 순수 히스패닉은 16.3%에서 24%로 증가할 것이다. 아시안과 태평양 군도인도 5.6%에서 9%로 증가할 것이다. 아메리칸 인디언, 에스키모, 알류트족은 1% 아래로 약간 감소할 것이고 아프리카계 미국인은 12.6%에서 16%로 증가할 것이다(U.S. Department of Commerce, Bureau of the Census, American Community Survey, 2013).

아메리칸 인디언

2010년 인구조사에 따르면 미국에는 2,932,248명의 아메리칸 인디언이 살고 있다(U.S. Department of Commerce, Bureau of the Census, 2010 Census Brief, Race, 2013). 연방정부는 아메리칸 인디언에 대해 565부족 이상을 인정하고 있고, 200부족이 연방정부로부터 혜택을 받지 못하고 있다. 누군가 특정 부족을 다루지 않으면 이들의 거주 유형을 예측하기란 어렵다(Palacios, Butterfly & Strickland, 2006). 2010년 인구조사에서 가장 많은 아메리칸 인디언 인구를 가진 10개의 주를 보고했는데 순서대로 하면, 캘리포니아, 오클라호마, 애리조나, 텍사스, 뉴멕시코, 뉴욕, 워싱턴, 노스캐롤라이나, 미시간, 알래스카이다. 플로리다는 10만 명 이상의 아메리칸 인디언이 사는 또 다른 주이다. 이 11개 주가 전체 아메리칸 인디언의 62%의 고향이다(U.S. Department of Commerce, Bureau of the Census, American Community Survey, 2013). 미국에서 인디언 보호구역은 아주 느리고 또 빠른 변화가 동시에 일어나는 곳이다. 나바호족의 72%는 여전히 집에 전화기가 없고 많은 집에 배관시설이 되어 있지 않다. 반면에 아메리칸 인디언 중에 제2형 당뇨병과 비만이 세계적으로 갑자기 높은 빈도로 나타나고 있다(Reid, 2000). 각 나라 또는 아메리칸 인디언 부족이 가지고 있는 자신의 고유 언어와 종교 그리고 신앙체계 의식이 같은 부족의 구성원 같은 집단 내에서도 완전히 다르기 때문에 문화적으로 적합한 간호 중재가 쉽지 않다(Palacios et al., 2006).

아메리칸 인디언 가족은 흔히 여러 가구를 망라하는 확대된 가족구성원으로 구성된다. 여러 종교의식을 통해 다른 사람도 가족망 안에서 부모처럼 되기도 한다. 어떤 아메리칸 인디언 부족 내에서 조부모는 가족의 지도자로 보며 나이가 많은 사람을 존경한다. 어떤 부족 내에서 특히 위기에 가족구성원이 지지와 안전자원으로 기대될 때 가족은 아주 중요하다. 어떤 아메리칸 인디언 부족은 확대가족을 단위로서 매우 강조하기 때문에 문화적으로 적합한 간호를 제공하기 위해 간호사는 가족구성원의 의견과 생각을 청해야 한다. 의사와 병원을 이용할 수 있을지라도, 어떤 가족은 전통적인 치료예식을 존경하기 때문에 효과적으로 치료하기 위해서는 질병을 치료하는 옛날 방식을 포함하는 것이 중요하다.

몽족

몽족은 아시아계이며 원래는 라오스 지방의 산악지대에 살던 민족-문화집단이다(Johnson & Hang, 2006; Lester, 2006). 오늘날 미국에 살고 있는 대부분의 몽족은 베트남 전쟁 때 미국을 지지해서 고향에서 쫓겨난 것이다(Johnson & Hang, 2006). 미국에 살고 있는 몽족은 260,073명이다(U.S. Department of Commerce, Bureau of the Census, Asian Census Brief, 2013). 개별 아시안 집단에 대한 2010년도 인구조사 자료는 아니지만, 아시아계 미국인의 평균 나이는 32.7세이다. 반면에 1995년 미국에 살고 있는 몽족의 평균 나이는 19.1세였다. 평균 나이로 볼 때 몽족은 미국의 가장 젊은 민족집단으로 보고되었다(U.S. Department of Commerce, Bureau of the Census, American Community Survey, Asian Briefs, The Hmongs, 2013). 몽족은 미국에 거주하는 젊은 문화집단 중 하나일 뿐 아니라 다른 아시아계 미국인(2.59명)과 일반적인 미국 인구(3.2명)보다도 더 대가족(6.5명)인 경향이 있다(U.S. Department of Commerce, Bureau of the Census, American Community Survey, Asian Briefs, The Hmongs, 2013). 미국에 거주하는 25세 이상의 몽족 중에 6.2%가 고등학교 졸업 미만이고, 81.1%가 고등학교를 졸업하였고, 16.8%가 대학교를 졸업하였으며, 13.4%가 학사학위 이상이다. 미국에서 거주하는 몽족 중 96.9%는 아시안 또는 태평양 군도 언어를 집에서 사용하고, 58.6%는 영어를 잘 못하며, 43.9%는 언어적으로 고립되어 있다고 보고하였다(U.S. Department of Commerce, Bureau of the Census, American Community Survey, Asian Briefs, The Hmongs, 2013).

몽족은 구전문화집단으로, 일부 몽족은 몽족 언어나 다른 언어를 읽도록 배운 적이 없다는 것을 암시한다(Shadick, 1993). 1950년대에 프랑스인 선교사가 로마 알파벳을 기반으로 한 몽족 언어를 전파하였으며(Shadick, 1993) 몽족 언어는 구전되어 백 몽족 언어와 청 몽족 언어인 두 개의 주요 사투리가 있다(Dunnigan, 1986). Catlin(1982)에 의하면 몽족은 8개의 성조 중 하나를 사용한다. 문자 언어보다도 구전 언어가 더 큰 의미를 가지고 힘을 가지고 있다(Shadick, 1993). 간호사는 몽족 대상자와 상호작용할 때 이것을 기억해야 한다. 그들은 주로 구전 문화집단이므로 치료계획이나 협약서를 서면으로 제공하면(영어를 할 수 있는 대상자일지라도) 문화적으로 적절한 간호를 할 수 없게 된다. 몽족 무당은 그들 사회에서 영향력을 가진 사람이며 건강 정보자로 기여한다(Hensel, Mochel & Bauer, 2005).

특별 이익집단

특별 이익집단은 미국 사회구조의 특별한 부분이다. 개개인은 지지와 자조를 포함한 많은 이유로 집단에 가입한다. 지지집단은 가입자의 사회망을 넓히고 일반적인 문제의 해결책을 공유하며 자신과 환경의 인식을 개조할 기회를 제공한다. 지지집단에는 삶의 질 집단, 돌봄자 지지집단, 사별 지지집단 등이 있다(McMahon & Presswalla, 1997). 자조집단은 안녕을 증진시키기 때문에 구성원들에게 매력적이다. 자조집단은 만성 정신질환과 같은 특별한 임상상태, 이혼과 같은 특별한 사회상태 또는 화학적 의존과 같은 특별한 정신사회적 문제에 주로 초점을 둔다. 예를 들면, 알코올중독자 모임(Alcoholics Anonymous, AA), 마약중독자 모임(Narcotic Anonymous, NA), 과식자모임(Overeaters Anonymous, OA)이 있다. 지지집단은 가족이나 공식적인 건강관리체계를 대신하고 일반적으로 건강행위를 일상생활과 연결시키는 목적을 가지고 있다. 자조집단은 자립심을 기르는 치유의 한 형태이다(McMahon & Presswalla, 1997). 친구, 친척, 이웃은 심리적 안녕에 결정적일 수 있고 사회적 고립 감소, 정신건강 증진, 대처활성화, 예방적 문제해결로 문제완화, 생활 스트레스를 줄일 수 있도록 사람을 돕는다(Brown, 1990).

간호 적용

간호사는 자신과는 다른 사회문화적 배경을 가진 대상자를 간호할 때 가족구조와 조직에 대한 지식, 종교적 가치와 믿음 그리고 집단 내에서의 민족성과 문화가 어떻게 역할과 역할 배정에 관련이 되는지를 포함한 대상자의 사회문화적 배경을 알고 민감해야 한다. Friedman(1986)은 간호 중재는 가족구성원인 개인만큼이나 전체로서의 가족에 대한 것이어야 한다고 주장한다. 그러므로 간호사는 가족을 첫째는 환경과 둘째는 대상자로서 2개의 분리된 총체로 보아야 한다. 대상자 간호를 위한 두 가지 접근은 간호사가 문화적으로 적절한 간호를 제공하려 할 때 유용하다.

가족을 환경으로 볼 때, 간호 중재의 우선적인 초점은 건강과 아주 특별한 환경에서 개개의 가족구성원의 발전이다. 이러한 맥락에서 간호사는 가족이 제공하는 각 개인의 기본 욕구의 충족 정도에 대해 평가하는 것이 중요하다. 개인의 욕구는 발달단계와 현재의 상황에 따라 다양하다는 것을 기억해야 한다. 간호사는 가족이 신체적 필요 이상을 제공한다는 것을 인식해야 한다; 대상자의 심리사회적 욕구충족을 돕는 가족의 능력이 무엇보다 중요하다.

가족을 환경으로 볼 때 간호사는 다른 가족구성원 또한 중재가 필요하다는 것을 인식해야 한다. 예를 들어, 자녀가 입원했을 때 부모는 불안과 스트레스를 느끼기 때문에 그들을 중재하는 것이 입원한 자녀를 중재하는 것만큼 중요하다(Davidhizar, Havens & Bechtel, 1999; Sydnor-Greenberg & Dokken, 2000).

가족을 대상자로 볼 때, 가족구조와 조직에 밀접한 결정적 요인을 평가하는 것이 중요하다. 예를 들어, 고혈압 환자가 병원에 입원하면 다음과 관련해서 여러 가족 관련 요인을 평가해야 한다.

- 가족의 현재 식이 유형
- 식이 유형을 바꾸기 위한 가족의 바람과 자원
- 고혈압과 이것이 신체에 끼치는 영향에 대한 가족의 지식
- 고혈압 환자를 지지할 수 있는 가족의 능력
- 스트레스와 불안에 대처하고 관리할 수 있는 가족의 능력

가족을 환경으로 보든 또는 대상자로 보든, 간호계획이 개발될 때 문화적 개념을 통합하는 것이 필수적이다. 간호과정에서 나타나는 묘사나 차이는 특별한 민족 또는 문화집단과 밀접하게 관계되는 문화적 변화와 믿음의 결과이다. 그러므로 간호사는 간호를 계획할 때 가족구성원과 공유되는 문화적 믿음과 관심사를 포함하는 것이 필수이다.

사례연구

수지 정은 24세의 중국계 미국인으로 오른쪽 하복부의 통증으로 입원하였다. 몇 시간 내로 충수돌기절제술을 받고, 병실로 돌아왔을 때 활력징후는 안정되어 있었다. 간호사는 환자가 신속히 회복되고 있는데 가족과 친척이 계속 주변을 서성거리는 것을 보았다. 또한 가족들이 계속해서 밤을 새며 병상을 지키기 때문에 간호하기가 아주 어렵다는 것을 알았다.

임상적 의사결정

1. 인종 그룹과 다양한 민족 구성원 사이의 상호작용에 영향을 미치는 사회조직 요소를 세 가지 이상 나열하시오.
2. 문화적 행동을 발달시키는 데 기여하는 사회조직 요소를 두 가지 이상 나열하시오.
3. 수지의 사례에서 질병에 대한 사회심리 적응을 위하여 종교의 역할을 설명하시오.
4. 수지를 간병하는 많은 가족구성원들 때문에 오는 혼란을 최소화하기 위한 간호중재를 세 가지 이상 나열하시오.
5. 수지의 가족들이 병실에 모여든 이유 두 가지 이상 나열하시오.
6. 수지 가족이 환자를 지지하는 행위체계로서 영향을 미치는 요소를 세 가지 이상 나열하시오.
7. 수지의 가족 구조 안에 존재하는 상상 경계와 실제 경계를 각각 두 개 이상씩 나열하시오.
8. 가족 구조의 사회적 맥락 속에서 수지의 역할을 두 가지 이상 나열하시오.

학습문제

1. 여호와의 증인 환자를 간호하려고 할 때 수술할 때 필요한 혈액에 관련하여 간호사가 알아야 할 것은?
   a. 환자는 전혈을 수혈받을 것이다.
   b. 환자는 미리 준비한 자가 수혈을 받아들일 것이다.
   c. 환자는 투석기를 통하여 자가혈액을 수혈받을 것이다.
   d. 환자는 상처에서 여과된 혈액을 수혈받을 것이다.

2. 몽족 아동환자에게 문화적으로 민감한 간호에 적절하지 않은 것은?
   a. 가족 간호를 계획한다.
   b. 눈맞춤을 하지 않음으로서 존중을 표현한다.
   c. 머리를 만지지 않는다.
   d. 모든 지시를 서면화된 양식으로 의사소통한다.

정답

1. c 2. d

참고문헌

Ackerman, N. (1984). The theory of family systems. New York: Gardner Press.

Adams, D. (1995). Cultural diversity and institutional inequity. In D. L. Adams (Ed.), Health issues for women of color. Thousand Oaks, CA: Sage.

Adler, P., Good, M., Roberts, B., & Snyder, S. (2000). Fourth Quarter). The effects of Tai Chi on older adults with chronic arthritis pain. Journal of Nursing Scholarship, 32(4), 377-378.

Ali, L. (2001). The glorious rise of Christian pop. Newsweek, 38-41.

Ali, L. (2005). New welcoming spirit of the Mosque. Newsweek, 52.

American Association of Physical Anthropologists (AAPA). (1996). AAPA statement on biological aspects of race. American Journal of Physical Anthropology, 101, 569-570.

American Psychiatric Association (APA). (2000). Diagnostic and statistical manual of mental disorders, Text Revision (4th ed.). Washington, DC: American Psychiatric Association.

Andrews, M., & Boyle, J. (2008). Transcultural concepts in nursing care (5th ed.). Philadelphia: Lippincott.

Associated Press. (2000). Study: earnings gap between genders growing. USA Today, 1.

Averaswald, E. (1983). Families, change and the ecological perspective. In A. Ferber (Ed.), The book of family therapy. New York: J. Aronson.

Bagby, I., Perl, P. M., & Froehle, B. T. (2001). The mosque in America: a national portrait. Washington, DC: Council on American-Islamic Relations.

Bateson, G., Jackson, D., Haley, J., & Weakland, J. (1968). Toward a theory of schizophrenia. In D. D. Jackson (Ed.), Communication, family and marriage. Palo Alto, CA: Science & Behavior Books.

Bechtel, G., & Davidhizar, R. (1998). Mexicans in the psychiatric care setting. Psychosocial Nursing and Mental Health Services, 36(11), 20-27.

Berkanovic, E., & Reeder, L. G. (1973). Ethnic, economic and social psychological factors in the source of medical care. Social Problems, 21, 246-259.

Berry, J. (1988). Acculturation and psychological adaptation: a conceptual overview. In J. W. Berry & R. C. Annis (Eds.), Ethnic psychology: research and practice with immigrants, refugees, native peoples, ethnic groups and sojourners. Amsterdam: Swets & Zeitlinger.

Birx, E. (2002). Healing Zen. Ontario, Canada: Viking Compass.

Black, C. (2001). It will never happen to me (2nd ed.). Center City, MN: Hazelden.

Blum, R., Buehring, T., & Rinehart, P. (2000). Protecting teens: beyond race, income, and family structure. Minneapolis, MN: Center for Adolescent Health, University of Minnesota.

Bonder, B., Martin, L., & Miracle, A. (2002). Culture in clinical care. Thorofare, NJ: Slack.

Bowen, M. (1985). Family therapy in clinical practice. Northvale, NJ: Jason Aronson.

Brown, S. (1986). Children with an alcoholic parent. In N. Estes & M. Heinemann (Eds.), Alcoholism: development, consequences, and interventions (3rd ed., pp. 207-220). St. Louis: Mosby.

Brown, R. (1990). Self-help and therapy groups. The Marshall Cavendish encyclopedia of personal relationships: human behavior. New York: Marshall Cavendish.

Bullough, V. L., & Bullough, B. (1982). Health care for the other Americans. East Norwalk, CN: Appleton-Century-Crofts.

Campo-Flores, A. (2004). Get your praise on. Newsweek, 56.

Caplan, G. (1976). The family as a support system. In G. Caplan & M. Killilea (Eds.), Support systems and mutual help: multidisciplinary exploration. New York: Grune & Stratton.

Carroll, J., Johnson, D., & Marty, M. (1979). Religion in America: 1950 to present. New York: Harper & Row.

Casavantes, E. (1976). Pride and prejudice: a Mexican American dilemma. In C. A. Hernandez, M. J. Haug, & N. N. Wagner (Eds.), Chicanos: social and psychological perspectives (2nd ed., pp. 9-14). St. Louis: Mosby.

Catlin, A. R. (1982). Speech surrogate systems of the Hmong: from singing voices to talking reeds. In B. T. Downing & D. P. Olney (Eds.), The Hmong in the West (pp. 170-197). Minneapolis, MN: Center for Urban and Regional Affairs, University of Minnesota.

Clark, K., & Shute, N. (2001). The adoption maze. U.S. News, 130(10), 60-64.

Cloud, J. (2005). The battle over gay teens. Time, 43-51.

Cose, E. (2000). Our new look: the colors of race. Newsweek, 28.

Danyliw, N. (1997). Got mother's milk? U.S. News and World Report, 123(23), 79.

Davidhizar, R., Bechtel, G., & Cosey, E. (2000). Hospital extra: the spiritual needs of hospitalized patients. American Journal of Nursing, 25, 282-289.

Davidhizar, R., Havens, R., & Bechtel, G. (1999). Assessing culturally diverse pediatric clients. Pediatric Nursing, 25(4), 371-376, 393-394.

Davidhizar, R., King, V., Bechtel, G., & Giger, J. (1998). Nursing clients of Greek ethnicity at home. Home Healthcare Nurse, 16(9), 618-623.

Dowd, S., Davidhizar, R., & Giger, J. N. (2007). The mystery of altruism and transcultural nursing. The Health Care Manager, 26(1), 64-67.

Dunnewind, S. (2001). Saturated. Pittsburgh Post-Gazette AP from the Seattle Times, E-2.

Dunnigan, T. (1986). Process of identity maintenance in Hmong society. In G. L. Hendricks, B. T. Downing, & S. Deinard (Eds.), The Hmong in transition (pp. 41-53). Staten Island, NY: Center for Migration Studies.

Duvall, E., & Miller, B. (1985). Marriage and family development (6th ed.). New York: Harper & Row.

Ellwood, R. (2005). Many peoples, many faiths (8th ed.). Upper Saddle River, NJ: Pearson Prentice Hall.

Exley, C. (2004). Review article: the sociology of dying, death, and bereavement. Sociology of Health and Illness, 26(1), 110-122.

Fawcett, J. (1975). The family as a living open system: an emerging conceptual framework for nursing. International Nursing Review, 22, 113.

Finkleman, A. (2000). Psychiatric patients and families: moving from catastrophic event to long-term coping. Home Care Providers, 5(4), 142-147.

Fordham, P., Giger, J., & Davidhizar, R. (2006). Multi-cultural and multi-ethnic considerations and advanced directives: developing cultural competency. Journal of Cultural Diversity, 13(1), 3-9.

Freeman, H. P. (1998). The meaning of race in science considerations for cancer research: concerns of special populations in the National Cancer Program. Cancer, 82, 219-225.

Friedman, M. M. (1986). Family nursing: theory and assessment (2nd ed.). East Norwalk, CT: Appleton-Century-Crofts.

Gary, F. (1991). Sociocultural diversity and mental health nursing. In F. Gary & C. Kavanaugh (Eds.), Psychiatric nursing (pp. 138-163). Philadelphia: J. B. Lippincott.

General Accountability Office. 2010. Washington, DC: Author.

General Conference of the Seventh Day Adventists. (2014). Facts and figures. Available at 〈http://www.adventist.org/〉. Retrieved May 16, 2002.

Giger, J., Davidhizar, R., Evers, S., & Ingram, C. (1994). Cultural factors influencing mental health and mental illness. In C. Taylor (Ed.), Mereness' essentials of psychiatric nursing (14th ed., pp. 215-238). St. Louis: Mosby.

Giger, J., Davidhizar, R., & Wieczorek, S. (1994). Transcultural nursing: have we gone too far or not far enough? In D. Strickland & D. Fishman (Eds.), Nursing in a diverse society. Albany, NY: Delmar.

Giger, J., Johnson, J., Davidhizar, R., & Fishman, D. (1993). Strategies for building a supportive faculty. Nursing and Health Care, 14(3), 144-159.

Giorgianni, S. (2003). How families matter in health. The Pfizer Journal, 7(1), 1.

Goldsby, R. A. (1977). Race and races (2nd ed.). New York: Macmillan.

Gregory, D. (1992). Nursing practice in native communities. In A. Baumgart & J. Larson (Eds.), Canadian nursing faces the future (2nd ed.). St. Louis: Mosby.

Grypma, S. (1993). Culture shock. The Canadian Nurse, 89(8), 33-36.

Guruge, S., & Donner, G. (1996). Transcultural nursing in Canada. The Canadian Nurse, 92(8), 36-40.

Guttmacher, S., & Elinson, J. (1972). Ethno-religious variation in perception of illness: the use of illness as an explanation for deviant behavior. Social Science Medicine, 5(2), 117-125.

Habel, M. (2001). Caring for people of many cultures. Nurse Week, 20-22.

Haddad, A. (2001). Ethics in action (competent, elderly Chinese woman … can't give consent because she must wait for her family to arrive to give approval. RN, 64(3), 21-22, 24.

Hahn, J. (2006). Hahn's culture and disability assessment model (unpublished). Adapted from J. Giger & R. Davidhizar. (2004). In Transcultural nursing assessment and intervention. St. Louis: Mosby.

Harwood, A. (1981). Ethnicity and medical care. Cambridge, MA: Harvard University Press.

Headden, S. (1998). Favor aliens with job skills. U.S. News and World Report, 123(25), 83-85.

Henderson, G., & Primeaux, M. (1981). Transcultural health care. Reading, MA: Addison-Wesley.

Hensel, D., Mochel, M., & Bauer, R. (2005). Chronic illness and Hmong shaman. Journal of Transcultural Nursing, 16(2), 150-154.

Hirschman, C., Alba, R., & Farley, R. (2000). The meaning and measurement of race in the U.S. census: glimpses into the future. Demography, 3(37), 281-393.

Hitchcock, J. (2003). Framework for assessing families. In J. Hitchcock, P. Schubert, & S. Thomas (Eds.), Community health nursing caring in action (2nd ed.). San Francisco: Delmar.

Hsu, J. (1985). Asian family interaction patterns and their therapeutic implications. In P. Picot, P. Berner, R. Wolf, & K. Thau (Eds.), Psychiatry: the state of art (Vol. 8, pp. 599-606). New York: Plenum Press.

Jayson, S. (2006). Is "failure to launch" really a failure? USA Today, D1.

Jehovah's Witnesses Official Website. (2014). Retrieved from 〈http://www.jw-media.org/aboutjw/article43.htm#Publishing〉.

Johnson, S., & Hang, A. (2006). Hmong. In J. Lipson & S. Dibble (Eds.), Culture and clinical care. San Francisco: UCSF Nursing Press.

Johnstone, R. (2007). Religion in society (7th ed.). Upper Saddle River, NJ: Pearson Prentice Hall.

Joint Commission of Accreditation of Healthcare Organizations (JCAHO). (2000). Accreditation manual for hospitals. Oakbrook Terrace, IL: Joint Commission of Accreditation of Healthcare Organizations.

Jones, A. (2003). Reconstructing the stepfamily: old myths, new stories. Social Work, 48(2), 228-234.

Kaiser Family Foundation. (1999). Kids and media at the new millennium: a comprehensive national analysis of children's media use. Menlo Park, CA: The Henry J. Kaiser Family Foundation.

Kalish, C., & Shiverick, S. (2004). Children's reasoning about norms and traits as motives for behavior. Cognitive Development, 19, 401-416.

Kearney, M., York, R., & Deatrick, J. (2000). Fourth Quarter). Effects of home visits to vulnerable young families. Journal of Nursing Scholarship, 32(4), 309-314.

Kinne, S., Patrick, D. L., & Doyle, D. L. (2004). Prevalence of secondary conditions among people with disabilities. American Journal of Public Health, 94(3), 443-445.

Kirkham, S., Pesut, B., Meyerhoff, H., & Sawatzky, R. (2004). Spiritual caregiving at the juncture of religion, culture, and state. Canadian Journal of Nursing Research, 36(4), 148-169.

Kosmin, B., & Keysar, B. (2009). American religious identification survey (ARIS). Hartford, CT: Trinity College.

Kulwicki, A. P. (2003). People of Arab heritage. In L. Purnell & B. Paulanka (Eds.), Transcultural health care: a culturally competent approach (2nd ed.). Philadelphia: F. A. Davis.

Kunen, J. (1996). The end of integration. Time, 39-44. Left Behind Series. Leftbehind.com. Official Web site of the book series. Retrieved July 20, 2011.

Leininger, M. (1995). Transcultural nursing: concepts, theories, research, and practices. New York: McGraw-Hill.

Lester, M. (2006). MCC workers help preserve Hmong culture. Mennonite Weekly Review, 6.

Lewis, H. (1979). How's your family? New York: Brunner/Mazel.

Lewis, J. M., Beavers, W. R., Gossett, J. T., & Phillips, V. A. (1976). No single thread: psychological health in family systems. New York: Brunner/Mazel.

Lindner, E. (2004). Yearbook of American and Canadian churches. Nashville: Abingdon Press.

Martin, E. P. (1978). The Black extended family. Chicago: University of Chicago Press.

Martin, W. (2003). The kingdom of the cults (revised ed.). Minneapolis: Bethany House.

McMahon, A. (1997). Working with families. In J. Haber, D. Krainovich-Miller, A. McMahon, & P. Price-Hoskins (Eds.), Comprehensive psychiatric nursing. St. Louis: Mosby.

McMahon, A., & Presswalla, J. L. (1997). Working with groups. In J. Jaber, B. Krainovich-Miller, A. McMahon, & P. Price-Hoskins (Eds.), Comprehensive psychiatric nursing (4th ed.). St. Louis: Mosby.

Meleis, A. I. (2006). Arabs. In J. Lipson & S. Dibble (Eds.), Culture and health care. San Francisco: UCSF Nursing Press.
Merriam-Webster's Collegiate Dictionary (11th ed.). ⟨http://www.merriam-webstercollegiate.com⟩.
Minuchin, S. (1974). Families and family therapy. Cambridge, MA: Harvard University Press.
Misener, T., Sowell, R., Phillips, K., & Harris, C. (1997). Sexual orientation: a cultural diversity issue in nursing. Nursing Outlook, 45(4), 178-182.
Mitty, E. (2001, First Quarter). Ethnicity and end of life decision making. Reflections on Nursing Leadership, 46, 28-31.
Mo, B. (1992). Modesty, sexuality, and breast health in Chinese American women. Western Journal of Medicine, 157, 260-264.
Murray, R., Meili, P., & Zentner, J. (1993). The family basic unit for the developing person. In R. Murray & J. Zentner (Eds.), Nursing concepts for health promotion (5th ed.). Englewood Cliffs, NJ: Prentice Hall.
Natinsky, P. (2001). Female genital cutting: why are women mutilated? Community Health Forum, 2(5), 41-43.
Nilchaikovit, T., Hill, J. M., & Holland, J. C. (1993). The effects of culture on illness behavior and medical care: Asian and American differences. General Hospital Psychiatry, 15(1), 41-50.
Nolt, S. (1992). A history of the Amish. Intercourse, PA: Good Books.
Nordland, R., & Bartholet, J. (2001). The web's dark secret. Newsweek, 44-50.
O'Brien, S. (1992). Fall). Gender bias in family benefit provision. Canadian Journal of Community Mental Health, 11(2), 163-186.
Office of Management and Budget. (2000). Provisional guidance on the implementation of the 1997 standards for federal data on race and ethnicity. Available at ⟨http://www.ofm.wa.gov/pop/race/omb.pdf⟩. Accessed February 2, 2011.
Orecklin, M. (2002). If at first you don't succeed. Time, 14. Palacios, J., Butterfly, C., & Strickland, C. (2006). American Indians. In J. Lipson, S. Dibble, & P. Minarik (Eds.), Culture and clinical care. San Francisco: UCSF Nursing Press.
Peitchinis, S. (1989). Employment standards handbook. Toronto: McClelland Stewart.
Reid, R. (2000). American Indian health. Medicine of the Americas, 1(1), 53.
Rosemond, J. (1994). Stepfamilies: a family by any other name. Hemispheres (Paris, France), 93.
Rosenberg, D. (2001). A place of their own. Newsweek, 54-56.
Sandefur, G. D., Martin, M. A., Eggerling-Boeck, J., Mannon, S., & Meier, A. (2001). An overview of racial and ethnic demographic trends. In N. J. Smelser, W. J. Wilson, & F. Mitchell (Eds.), America becoming: racial trends and their consequences. Washington, DC: National Academy Press.
Sands, E., & Berry, J. (1993). Acculturation and mental health among Greek-Canadians in Toronto. Canadian Journal of Community Mental Health, 12(2), 117-124.
Satir, V. (1983). Conjoint family therapy (3rd ed.). Palo Alto, CA: Science & Behavior Books.
Saunders, L. (1954). Cultural differences and medical care. New York: Russell Sage Foundation.
Schneflen, A. (1972). Body language in social order. Englewood Cliffs, NJ: Prentice Hall.
Schneider, R. (1980). Conceptual scheme of family organization and function. Paper presented at St. Louis University Medical Center Conference, St. Louis, MO.
Shadick, K. (1993). Development of a transcultural health education program for the Hmong. Clinical Nurse Specialist, 7(2), 48-53.
Sheler, J. (2000). The Church of Latter-Day Saints grows by leaps and bounds. U.S. News and World Report, 129(19), 59-65.
Shipler, D. (1997). A country of strangers. New York: Alfred A. Knopf.
Sleeper, J. (1997). Liberal racism. New York: Viking Press.
Smart, N. (1991). The religious experience of mankind (4th ed.). New York: Macmillan.
Sniderman, P. M., & Carmines, E. G. (1997). Reaching beyond race. Cambridge, MA: Harvard University Press.
Spector, R. (2008). Cultural diversity in health and illness (7th ed.). Upper Saddle River, NJ: Pearson Prentice Hall.
Strickland, O., & Giger, J. (1994). Women's health in the decade of the woman. In O. Strickland & D. Fishman (Eds.), Nursing issues and ethics (pp. 362-399). Albany, NY: Delmar.
Suchman, E. A. (1964). Sociomedical variations among ethnic groups. American Journal of Sociology, 70, 319-331.
Supreme Court of the United States. (2015). Syllabus Obergefell et al. v. Hodges, Director, Ohio Department of Health, et al. Certiorari to the United States Court of Appeals for the Sixth Circuit. no. 14-556. Argued April 28, 2015 Decided June 26, 2015.

Sussman, M. B. (1971). Family systems in the 1970s: analysis, politics, and programs. Annals of American Academy of Political Social Science, 396, 40-56.

Sydnor-Greenberg, N., & Dokken, D. (2000). Family focus. Communicating information at diagnosis: helping families and children manage asthma. Journal of Child and Family Nursing, 3(4), 290-295.

Thomas, N. (2001). The importance of culture throughout all of life and beyond. Holistic Nursing Practice, 15(2), 40-46.

Townsend, M. (2006). Psychiatric mental health nursing concepts of care (5th ed.). Philadelphia: F. A. Davis.

Underwood, A. (2005). Spirituality in America. Newsweek, 45-64.

U.S. Department of Commerce, Bureau of the Census. (2004). We the American Asians. Washington, DC: U.S. Government Printing Office.

U.S. Department of Commerce, Bureau of the Census. (2012). The Asian American Community Survey 2012. Washington, DC: U.S. Government Printing Office.

U.S. Department of Commerce Economics and Statistics Administration. (2012). U.S. Census Bureau. (2012) Disability brief. Washington, DC: US Government Printing Office.

U.S. Department of Commerce, Bureau of the Census. (2013). Asian Census Brief, 2013. Washington, DC: U.S. Government Printing Office.

U.S. Department of Health and Human Services. (2013). Health United States, 2013. Hyatttsville, MD: U.S. Government Printing Office.

U.S. Department of Commerce, Bureau of the Census. (2013). Population Distribution and Change: 2000 to 2010: 2010 Census Briefs. Washington, DC: U.S. Government Printing Office.

U.S. Department of Commerce, Bureau of the Census. (2013). American Community Survey, Asian Briefs, The Hmongs. U.S. Government Printing Office, 2013.

U.S. Department of Commerce, Bureau of the Census. (2015). American Community Survey 2015. Washington, DC: U.S. Government Printing Office.

U.S. Department of Health and Human Services. (2011). National Center for Health Statistics (2010). Health United States 2010 with Special Feature on Death and Dying. Hyattsville, MD: U.S. Government Printing Office.

U.S. Department of Health and Human Services. (2002). Healthy People 2010: Understanding and improving health (2nd ed.). Washington, DC: U.S. Government Printing Office.

U.S. Department of Labor Statistics. (2015). Employment Situation Summary. Bureau of Labor Statistics, 2015. Vehvilainen, K. (1998, Second Quarter). Wake up to Finnish nursing. Reflections in Nursing Leadership, 28-29.

Watchtower. (1989). Questions from readers. Watchtower, 30-31. Watchtower Bible & Tract Society (1953). Let God be true (revised ed.). New York: Author.

Watchtower Bible & Tract Society (1955). You may survive Armageddon into God's new world. New York: Author.

Wexler, N. E. (1981). Learning to be a leper. In E. G. Mishler, L. R. AmaraSingham, S. T. Hauser, R. Liem, & S. D. Osherson (Eds.), Social context of health, illness and patient care. Cambridge, England: Cambridge University Press.

Wingert, P., et al. (1997). A matter of faith. Newsweek, 49-53.

Wolfram, W. A., & Clark, H. (1971). Black-White speech relationships. Washington, DC: Center for Applied Linguistics.

Woodward, K. (2001). The changing face of the church. Newsweek, 45-50.

World Almanac. (2015). New York: World Almanac Books.

Zayas, L., & Solari, F. (1994). Early childhood socialization in Hispanic families: context, culture, and practice implications. Professional Psychology, Research and Practice, 25(3), 2100-2206.

Zola, I. (1972). The concept of trouble and sources of medical assistance to whom one can turn with that. Social Science and Medicine, 6, 673-679.

CHAPTER 5

시간

Time

학습목표

1. 다문화 간호와 관련하여 시간이라는 용어의 정의를 설명한다.
2. 다문화 간호에서 시간의 측정과 관계의 중요성을 이해한다.
3. 사회적 시간과 시계의 시간을 구분한다.
4. 세계관적 시간과 사회적 시간을 서술한다.
5. 사회적 시간구조의 세 가지(시간적 형태, 시간적 시간관념, 시간적 관점)를 정의한다.

지구상에 생명체가 존재한 이후로 시간은 모든 미스터리 중 가장 큰 미스터리이다. 시간의 미스터리는 생각(thought)이 개념에 부여되자마자 명백해졌다. 시간과 함께 한 경험은 계속적으로 우리를 수수께끼와 모순으로 이끈다. Wessman과 Gorman(1977)에 따르면, 인간의 정신이 낳은 시간의 의식과 개념은 시간 자체이고 시간의 흐름과는 동떨어진 존재처럼 보이고 그것은 개인적이고 멈출 수 없는 과정으로 인식된다. 우리가 시간을 측정하고 시간이 우리를 측정한다. 시간은 친밀하고 사적이다. 그럼에도 불구하고 인간사(human time)의 모순(paradox)을 구성하는 특징과 거리가 있거나 분리되어 있다.

1 시간 개념
CONCEPT OF TIME

시간 흐름의 개념은 대다수의 사람에게 문화적 유산과 관련 없이 매우 친숙하다. 낮과 밤을 오가고, 낮과 밤의 흐름과 더불어 인류는 나이를 먹었다. 오늘날 가장 기계화된 세계에서 수많은 탁상시계와 손목시계가 쉬지 않고 똑딱거리고 수백만의 사람에 의해 스케줄이 결정된다. 이렇듯 시간 흐름의 개념은 인류의 2차 본질로서 모든 사람에게 널리 이해되었다(Spector, 2004).

그러나 시간개념의 의식이 발전한 것은 단순한 현상이 아니고 점진적 과정이다(Hymovich & Chamberlin, 1980). 대다수의 사람은 문화 유산과 관련 없이 시간을 시간 흐름에 대한 의식이 바뀌었을 때로 기억한다. 그와 같은 시간은 지루한 상황일 수도 있고 혹은 최고로 감정적이거나 스트레스를 받는 상황일 수도 있다. 이러한 상황일 때 시간은 매우 느리게 지나가거나 매우 빠르게 지나가는 것처럼 생각된다. 시간에 대한 감각은 선천적이 아니고 모든 일반적인 경험의 결과로 일찍 발달된 것이다. 이것은 학습된 시간의 감각이다. 시간은 인간이 시간의 존재를 의식하기 전에 인간 본질의 한 부분이 되었다. 심지어 영아조차도 시간의 본질을 인지한다. 영아는 정확한 시간표에 따라 먹고, 밤에 의해 낮이 이어짐을 경험한다. 앉거나 깨거나 잠드는 것 등의 신체적 조건 안에서 규칙적인 리듬의 변화에 노출되어 있다. 이러한 시간의 현상은 시간이 리듬과 변화와 관련되어 있다는 것이다.

영아는 성장하고 발달하고 기어 다니기 시작한다. 기어 다닐 때의 속도는 시간이 한 곳에서 다른 곳으로 이동할 때의 시간을 결정한다. 이와 같은 단순한 임무는 사람에게 시간은 속도와 속력과 연관되었다고 의식하게 만드는데 이것이 시간의 2차 현상이다. 인간은 나이가 들어감에 따라 속도를 옛날이야기를 듣는 것처럼 배운다. 이야기의 줄거리는 아이들이 자신들이 태어나기 전에 사물에서 발생했던 일을 배우도록 한다. 시간은 역사와 관련이 되고 사건의 연속을 위해 앞뒤로 거슬러 올라간다. 아이의 성장과 발달이 계속됨에 따라 정확성의 의식이 발달된다. 아이들은 느리거나 늦는 것에 벌을 받을 수도 있고 그것에 대한 그들의 반응과 상관없이, 벌은 인격형성과 시간에 대한 이해발달에 기여한다. 따라서 시간의 3차 현상은 사회적 행동과 관련이 있다(Sideleau, 1992).

아이들은 시간을 의식하기 시작하고 '내가 태어나기 전에 어디서 왔지?', '하느님은 세계를 창조하기 전에 무엇을 했어?', '내가 죽기 전에 나에게 무슨 일이 일어날까?' 같은 질문을 한다. 이런 질문들은 시간이 철학과 종교와 관련되어 있음을 암시한다. 아이들이 시계에서 시간을 읽고 어른이 되어가면서 시계는 어디나 존재하고 인생은 시간에 의해 지배를 받는다고 배운다. 이것은 시간의 잘못된 일체감이다. 질문을 통하여 인간은 지상의 존재를 생각하고 시간은 조절되지 않고 어떤 외적인 것과 관련되며 절대적인 것으로 보이는 것이 있다는 것을 이해하게 된다(Elton, 1975; Sideleau, 1992).

발달과정을 거슬러봄으로써 시간의 정의에 대한 이해를 발전시키는 것은 너무 단순하다. 시간의식의 발전은 가장 무의식적인 처음 생각과 편견에 의해 직접 영향을 받는다. 그러나 인류의 본질은 정신과 생각, 편견의 틀을 자각하는 것이다.

시간에 관한 다른 고려사항은 시간이 구체적이냐 추상적이냐에 관한 것이다. 시간은 실제 구체적인 것으로 인식되거나 추상적인 것 속에서 실제가 아닌 것으로 여겨진다. 수학과 물리학은 시간을 지역적이거나 참고 기능만을 가진 추상적인 차원으로 본다(McGrath & Kelly, 1986). 한편 생물학은 시간을 많은 생명체와 행동과정, 즉 임신, 치유, 변태(metamorphosis) 등의 본질적인 구성요소로 본다. 시간개념화의 차이는 물리학과 생물학의 명백한 차이와 각각이 어떻게 붕괴의 개념을 다루는지와 관련될 수 있다. 물리학에서 붕괴 혹은 무작위는 계속적으로 시간을 초월하여 증가하고, 생물학에서는 시간의 초월과 더불어 조직, 구조와 유기체 그리고 유기체와 환경과의 관계 내에서 존재하는 정보로 본다.

2 시간 측정
MEASUREMENT OF TIME

시간은 두 가지의 확실한 의미를 갖는다. 첫째는 기간, 시간의 간격에 관한 것이다. 둘째는 구체적인 경우, 시간의 지점에 관한 것이다. 이 두 가지 의미는 시간의 지점이 로마의 설립과 예수의 탄생 같은 임의의 혹은 고정된 관련 지점에서 시작되어 시간 간격의 끝으로 구체화되는 것과 관련된다. 가령 "몇 시야?"라고 질문한다면 답은 오전이나 오후의 "○○시야" 같은 현재 시간의 지점에 관한 언급이다. 동시에 답은 시간의 간격에 관한 언급이고 '자정은 밤 12시'라는 것처럼 특정한 관련 지점의 시간을 가리키는 것이다(Elton, 1975; Sideleau, 1992). 두 의미는 매우 다르고 서로 혼동되어서는 안 된다. 측정장치는 시간의 간격을 뜻하고 시계들은 시간이 가리키는 지점을 읽도록 디자인되었다. 시계는 기준시계로 표준화되어야 한다.

표준시계의 목적은 현재시간까지 정확하게 시간의 간격을 측정하는 것이다(Landes, 2000). 이 현상은 모든 표준시계가 조정되는 보편적인 하나의 표준시계로 돌아간다. 보편적인 표준시계의 목적은 시간간격과 시간지점의 견지에서 조작적인 시간을 규정하는 것이다. 측정장치의 목적은 시간을 규정하는 것이다. 그러나 인간은 장치의 소유물을 구체화하기 위해 시간에 대한 직관적인 생각을 가질 필요가 있다. 시간과 같은 현상의 측정장치는 다른 현상을 측정하는 장치보다 더 정확하다. 예를 들어, 다른 사람의 체중을 측정하려고 한다면 이 체중은 조작된 한 지점이나 척도를 읽음으로써 나타낼 수 있다. 따라서 좋은 척도는 좋은 시계가 정확한 시간을 나타내듯이 정확한 무게를 나타내야 한다. 그러나 개인이 지능검사에서 획득한 점수처럼 인간의 지능지수(IQ)를 규정하기 원한다면 거기에는 지능을 구성하는 것이 무엇인지, 좋은 지능검사를 구성하는 것이 무엇인지, 점수가 적절하지 않은지, 무게나 시간의 측정처럼 의미가 있는지에 대한 일반적 동의는 없다.

먼 옛날부터 인류의 역사에는 시간에 대한 명백한 기준, 즉 날(day)과 년(year)이 있었다. 날은 밝음과 어둠의 경험 때문에 쉽게 알게 되는 시간의 간격이며, 지구가 스스로의 축으로 돌고 있는 결과이다. 년은 지구축의 기울기에 의해 계절이 지나가기 때문에 알기가 쉽다. 날은 지구가 자신의 축을 중심으로 1회의 자전을 하는 시간이고, 년은 지구가 공전을 하기 위해 취하는 시간으로 365.25일이다. 따라서 우리가 처음 날을 표시하고 그다음 년을 표시함으로써 시간의 흐름을 표시하는 것은 자연스러운 것이다. 날에서 시간의 측정은 시간들로 나뉘고, 시간들은 분으로, 분들은 초로 각각 60으로 나뉜다.

아주 초기 문명기에 각 날의 중간은 태양이 하루 동안 가장 높이 있을 때의 지점으로 결정되었다. 이 지점은 오후로 규정하고 시계는 그것을 12로 읽도록 했다. 만일 한 곳에 오후가 있다면 자정은 지구의 반대편이고, 다른 장소의 다른 시간이다. 시간의 변화하는 법을 이해하기 위해 지구를 북극과 남극을 지나는 하나의 원으로 보아야 한다.

과학에서는 전통적으로 런던의 그리니치(Greenwich) 관측소를 경도 0으로 하였다. 지구에 있는 모든 장소의 경도는 그리니치의 동경과 서경의 많은 도수로 주어진다. 따라서 지구 표면의 반은 그리니치 동경 180도까지의 경도를 갖는다. 반면 다른 반은 그리니치 서경 180도까지의 경도를 갖는다. 그리니치 동경인 모든 장소의 시간은 그리니치보다 빠르고, 그리니치 서경의 모든 장소의 시간은 그리니치보다 느리다. 예를 들면, 사람이 그리니치로부터 시작하여 경도 45도의 동쪽으로 여행한다면 시간은 그리니치 동경시보다 3시간 빠르다. 사람이 그리니치 동경에서 경도 180도의 서쪽으로 여행한다면 그리니치 시간보다 12시간 느리다. 더 단순한 주기로 그리니치의 일요일 아침 오전 2시는 그리니치 동경 180도로 일요일 오후 2시이고, 그리니치 서경 180도에서는 토요일 오후 2시이다(Elton, 1975).

이런 시간의 현상은 긴 거리를 여행하는 사람에게 다소 흥미로운 경험이 된다. 예를 들어, 세계여행을 하는 사람이 생일을 두 번 맞이한다거나 일요일 오전 2시에 동쪽으로 세계여행을 떠난 사람이 일요일에 토요일 오전 2시에 있게 된다. 사람들은 일요일을 다시 맞고 생일을 다시 기념할 수 있다. 만일 일요일에 생일을 기념하려는 사람이 일요일 오전 2시에 서쪽을 향해 세계를 가로질러 간다면 외관상으로는 거의 일요일 전체이지만 생일을 놓치게 된다(Elton, 1975).

시계

역사가와 철학가에 따르면 최초의 시계는 의심의 여지없이 다양한 해시계인데 이는 물, 기름, 모래와 완전 연소되는 기름과 초 같은 물질의 규칙적인 흐름으로 사용되는 장치에 의한 것이다. 최초의 시계는 기원전 1600년 이집트로 거슬러 올라가며 시계는 고대와 중세 전체에서 사용되었다.

13세기에 톱니모양의 왕관바퀴를 가진 리듬으로 움직이는 시계가 발명되었다. 그러나 시계 건축에서 가장 중요한 발명은 1581년에 갈릴레오(Galileo)가 발명한 진자의 도입으로 시작되었다. 갈릴레오는 흔들리는 진자는 특별한 횟수의 흔들림으로 쉽게 일련의 시간에서 똑딱거린다는 것을 알았다. 흔들림이 점진적으로 끝나도 시간은 비교적 영향을 받지 않는다. 따라서 역사상 처음으로 시간을 더욱 정확하게 측정하였다.

태양년

과학자가 만든 중요한 차이는 역년과 태양년의 차이이다. 과학자들에 의하면 역년은 365일로 구성되어 있고, 태양년은 365.242199태양일로 구성되어 있다(tropical은 열대 지방이라는 단어이지만 더운 기후와는 아무 관련이 없다). 이 둘의 수적인 차이는 윤년이 필요하다. 시간은 태양년의 길이를 근거로 하며 역표시라고 한다. 하나의 태양년은 31,556,925,9747초의 용어로 규정한다. 오늘날 원자시계는 낡은 진자, 무게와 중력으로 조절하는 옛날시계를 대치하였다. 원자시계는 너무 정확하고 순조로이 진행되어 과학자들은 원자시와 역표시 사이의 차이가 매우 뚜렷할 것이라고 예측한다. 사실 원자시계는 지구상의 다른 어떤 시계보다 천만 배 정도 더 정확하고 오차가 10억분의 1초를 벗어나지 않는다. 원자시계는 너무 정확해서 각 사건의 발생시를 정확한 초로 얻을 수 있다.

태양시

태양시(solar time)는 최초의 시간 측정 방법일 것이다(Dossey, 1993). 태양시는 태양이 직접 머리위(자오선위를 수직으로)를 통과하는 정오 12시의 지점으로 고려된다. 태양이 같은 자오선위를 직접 연속적으로 가로지르는 사이의 시간을 태양일(solar day) 이라고 한다. 그러나 이런 시간의 측정이 문제를 가지고 있지 않다는 것은 아니다. 날들의 측정이 정확하지 않은 것은 지구가 태양 주변의 궤도를 돌기 때문에 태양일이 1년 전체에서 약간씩 길이가 달라진다.

태양시의 개념은 지구상의 남쪽과 북쪽, 즉 남극과 북극에서 일하는 간호사에게 많은 의미를 갖는다. 캐나다의 가장 북쪽에서 일하는 간호사는 인도인이 태양이 여름 동안 위에 있고 겨울 동안 아래에 있기 때문에 '인도시'를 따른다는 것을 알 수 있다. 일광이 필요한 활동은 24시간 안에 언제든지 할 수 있다. 밤 동안에 머물고 낮 동안에 잠을 자는 것은 현재에 옳다고 느끼는 것을 하기 위한 시간관념과 관련된다. 한편 백인의 시간은 미래에 근거하며 태양보다는 시계와 스케줄에 고착한다(England, 1986; Wuest, 1992; Young & Hayne, 1988). 일반적으로 캐나다의 최북단에서 자라지 않고 이 지역에 새로 자리 잡은 백인은 익숙한 시간에 일을 하고 익숙한 시간에 잠을 잔다. 그러나 캐나다 최북단에서 자란 다른 사람들에게는 같은 시간의 시간관념이 아닐 수 있다.

달력

효과적인 달력을 발명한다는 것은 처음 달력이 발명된 이후로 아직까지 어려움을 가지고 있다. 과학자는 이런 어려움이 지구가 태양을 회전한다는 사실에 근거하여 세 가지의 명백한 주기 때문이라고 생각한다. 세 가지의 혁신적인 주기는 단순하게 관련된 것이 아니라 명확한 차이를 가지고 있다. 예로, 1태양년은 365.224 태양일과 같으며, 1달은 하나의 만월이 그다음 만월 사이, 29,5306태양일 사이에서 관찰되는 시간으로 고려된다.

역사를 통하여 우리는 시간을 달(months)과 달력의 년(years)을 세고 그것을 조합함으로써 측정해 왔지만 달과 년의 조화는 가장 혼란스럽다고 증명되었다. 심지어 우리가 달을 무시하면 거기에는 전체적인 일의 수가 아닌 태양년의 문제가 있다. 이 문제는 인지적으로 윤년체계에 의해 다루어졌다. 달력의 발달에 기여한 윤리적이고 문화적인 많은 문명의 유산과 상관없이 우리는 아이나 어른이 기억하거나 이해하는 데 어려움이 있는 복잡한 체계가 남아 있다는 것이 이상하지 않다.

달력은 의미 있는 많은 사건과 율리우스 시저(Julius Caesar)와 같은 특정한 인물을 추적할 수 있다. 그는 달이 2월을 제외하고 30일과 31일을 교대적으로 가졌다고 공포하였다. 역사가는 만약 율리우스 시저가 다섯 번째 달을 Julius로 정하지 않았다면 모든 것이 순조로웠을 것이라고 믿었다. 문제는 아우구스투스(Augustus)가 율리우스 시저(Julius Caesar)를 따라 달을 선택했을 때 시작되었다. 그는 즉시 Julius처럼 한 달을 Augustus로 정했다. 그러나 그의 달이 율리우스 시저의 달보다 짧은 것을 깨닫고, 2월로부터 하루를 가져와서 그의 달에 첨가하여 년의 나머지 달을 재정비했다. 그 결과 연속적으로 긴 달이 3개가 되었고 그것은 June, July, August이다. 오늘날 아우구스투스 황제의 헛됨 때문에 아이들은 9월이 30일까지 있다고 배우고 있다.

초기 율리우스 시저의 포고에 따르면 8월이 30일이 되면 9월이 31일로 교대로 변경되었다(Elton, 1975). 지난 50년 동안 국제연맹과 UN의 국제적 동의에 의해 달력을 표준화하기 위한 시도가 있었지만 이런 시도들은 단일화에 실패했다. 예를 들면, 미국에서는 1월 1일이 새해의 시작이지만 다른 많은 나라의 새해 시작과는 다르다.

3 사회적 시간과 시계의 시간
SOCIAL TIME VERSUS CLOCK TIME

시간이라는 단어는 즉각적으로 시계와 달력의 이미지에서 나타난다. 그러나 사회적 시간은 시계의 시간과 동등하지 않다. 사회적 시간은 사회적 과정과 사회생활의 개념화, 질서와 관련한 형태이고 시간관념에 관한 것이다. 수세기 동안 많은 위대한 사상가는 사회적 시간이 시계의 시간과 구별되어야 한다는 것을 깨닫고 논의했었다. 1910년대 초에 앙리 베르그손(Henri Bergson)은 뉴턴 물리학에서 동종의 시간은 인류의 본질을 밝히는 시간이 아님을 주장했다. 한편 인류학자인 Philip Bock(1964)은 인디언식 깨움을 '시간을 모으는 것', '기도의 시간', '노래하는 시간', '휴식 시간', '식사 시간'의 견지에서 의미 있게 분석하였다. 이런 시간이 시각과 특별한 관계가 있는 것은 아니다. 그것들은 모두 단순히 하나의 시간에서 또 다른 시간으로 시각이 아닌 동의된 감정에 의한 애도의 변화를 의미한다.

몇몇 사회학자에 의하면 특정한 심리적 질병은 현재에 살고 있는 개인의 전체적인 삶의 견지로 보이며, 과거와 미래에 존재하는 의미는 완전히 의식으로부터 제공된 것이다. 사회적 시간과 시계 시간의 차이는 전자는 더 총괄적인 개념인 반면, 후자는 그럴 수도 있고 아닐 수도 있다. Hoppe와 Heller(1974)는 멕시칸계 미국인에 관한 연구에서 그들은 약속시간에 늦는 경향을 현재시간의 시간관념으로 설명하였다. 특히, 정신과 병원 같은 고위험 상황에서 현재시간의 시간관념은 예방적이기보다는 갈등적 접근을 유발할 수도 있다. 예를 들면, 가정에서 즉시 해야 할 일이 있는 대상자는 클리닉이나 병원의 약속시간에 늦을 수 있다. 간호사는 현재 중심 시간관념을 가진 대상자가 시간에 늦을까 봐 약속을 꺼려한다는 점을 기억해야 한다.

사회적 시간과 시계 시간의 이와 같은 관련성 부족은 신비적인 믿음으로 여겨진다. 신비적 생각에 따르면 마술은 인과관계를 언급하는 시간적인 질서를 부정할 수 있다. 예를 들면, 화살로 부상을 당한 인디언 전사는 화살을 차가운 곳에 걸어 놓거나 화살에 연고를 발라서 자신의 통증을 보살필 수 있다. 인디언 전사가 시도하려는 것은 시각을 뒤엎는 것이고, 그것은 사건을 바꾸기 위해 현재를 과거로 비틀어 놓는 것이다. 신비로운 믿음을 가진 사람에게 시간적인 간격은 단순하지 않으며 동종의 연속으로 선천적인 자질과 의미 혹은 자신의 존재와 효능과 연결된다(Cassirer, 1992).

많은 사회학자는 시간이 부족하거나 시간을 최소화하는 사람들이 규칙성과 시간적인 척도가 부족하다고 믿었다. 자연적이고 사회적인 현상은 규칙성과 척도를 말할 수 있다. Ariotti(1995)는 자연적인 사건은 인간의 활동을 시간에 익숙하게 한다고 하였다. (1)고대 그리스에서는 두루미가 올 때가 재배하는 시간이었고, (2)제비가 돌아올 때는 정원의 가지치기를 끝냈다. (3)남아프리카의 부시맨은 시리우스(Sirius)와 카노푸스(Canopus)가 떠오르는 것과 밤하늘을 가로질러 가는 천체의 움직임에 의해 겨울이 진행됨을 그릴 수 있다고 하였다.

특정한 자연적 사건은 특정한 활동과 연관된다. 미국에서는 2월 2일에 해가 떠서 마멋(groundhog)이 자기 그림자를 보게 되면 다시 겨울잠을 자러 들어가므로 겨울이 6주 이상 길게 지속될 것이고, 개똥지빠귀(robin)가 돌아오면 봄이 온다는 속설이 있다. 또 봄과 여름 새가 가을에 남쪽으로 일찍 날아가면 겨울이 매우 춥고 빨리 온다고 생각했다.

고고학자는 지질학자의 방법을 사용하여 시간을 측정함으로써 인류역사의 조각을 맞춘다. 시간의 측정은 자연계의 초기 요소들의 침전과 부식의 속도를 근거로 한다. 측정의 예는 나이테 연대기이다(Weyer, 1961).

4 사회적 시간과 시계 시간의 세계적 관점
WORLDVIEW OF SOCIAL TIME VERSUS CLOCK TIME

사람들은 사회적 시간과 시계 시간의 세계적 관점이 다르다고 생각한다(Davidhizar, Dowd & Giger, 1997). 예를 들면, Sorokin(1964)은 주단위의 시간 분배는 기계적인 뉴턴식 분배라기보다는 사회적 상황을 반영한다고 한다. 대부분의 사회는 일정한 주(week)를 가지며 주는 3에서 16, 또는 더 많은 날이 있다. 대부분의 경우 주는 시장 활동의 순환을 반영한다. 카시족 사람들은 8일마다 시장을 열었기 때문에 일주일이 8일이었다. 그들은 주(week)의 날들을 시장이 발생한 이후에 이름 붙였다(Sorokin, 1964).

몇몇 문화권의 사회적 시간은 시계 시간과 다를 뿐 아니라 실제적으로 시계 시간을 따르지 않았다. 알제리의 농부는 전체적으로 시계 시간의 흐름을 무시하며 살았고, 인간사를 아주 경멸하여 약속시간의 개념이 없고 먹는 시간을 정확히 지키지 않고 시계를 '악마들'의 제조공장으로 여겼다(Thompson, 1967). 반면 몇몇 암만파 교도들은 주변 사람들이 일광절약시간(daylight savings time)을 따를 때 표준시간을 30분 앞서 지킨다(Gingerich, 1972; Nolt, 1992; Randall-David, 1989; Wenger, 2006). 이것은 의학적 약속시간을 준수하도록 권하는 간호사에게 중요한 의미를 갖는다.

다양한 문화권의 사람들은 시계 시간을 사회적 시간의 반대로 여기므로 간호사는 시계시가 중요하지 않거나 부적절한 것으로 여겨지게 해서는 안 된다는 점을 기억해야 한다. 비록 여러 문화권의 몇몇 사람에게 시계시와 사회시의 상관성이 필수적이지 않다 하더라도, 시계시는 손목시계나 시계가 일종의 폭군이 될 수 있는 현대 서구사회와 같은 사회적 맥락에서 중요성을 갖지 않는다.

문헌과는 별도로 시계시 속에서 인간의 많은 강박행동의 실제 예가 발견된다. Lebhar(1958)은 그가 정확히 43세이고 사는 데 오직 227,760의 시간을 가졌다고 가정하고 세부적으로 인생의 나머지 시간을 최소화하는 방법을 찾았었다. 그는 만약 자는 시간을 8시간에서 6시간으로 줄인다면 하루 2시간이 자는 것으로부터 절약되고, 26년 동안 18,980시간이 절약된다고 했다. 이 절약을 하루 6시간 자고 남는 18시간으로 전환한다면 약 2년 11달과 맞먹으며, 실제적으로 나머지 살아 있는 시간이 2년 11개월 늘어나는 것이다. 이 예는 개인의 존재가 낭비를 줄이기 위해 인간의 생활을 어떻게 강박적이고 필사적인 노력으로 감소시켜 연속적 분과 시간으로 장황하게 바꿀 수 있는지 보여준다.

Gilles와 Faulkner(1978)는 텔레비전 뉴스에서 시간의 역할에 관한 연구를 했다. 그들은 시간이 예정되지 않은 '딱딱한' 뉴스의 산출에 주요 요소임을 알았다.'딱딱한' 뉴스란 특정한 긴급함이 있는 화재, 자살, 사고 같은 사건이다. 연구의 결과를 세 가지 주제로 요약하면, 첫째, 사건에 관해 가치 있는 뉴스는 그것을 덮는 데 들이는 시간에 직접 비례한다고 결론지었다. 사건은 비교적 외상이나 예측될 수 있는 충격 정도를 포함하지 않는 면에서 작다고 증명된다. 그러나 이 요소는 연출가가 사건에 투자한 시간이 고려되지 않았으며 이야기는 언제든지 뉴스 프로그램에서 사용할 수 있다. 둘째, 언제 일이 발생하고 얼마나 오래 지속할 수 있을지에 따라 뉴스에서 무엇이 고려되어야 하는지에 관한 것이다. 시청자가 뉴스에서 알게 되는 것이 무엇인지는 특정한 말을 위한 보편적인 뉴스의 편집에 달려 있다. 셋째, 이러한 뉴스의 편견이 직업적인 가정을 반영한다는 것이고 시간의 압박이 정치적 혹은 사회적 관점보다 크다는 것이다. 정치사회적 편견보다 중요한 것은 뉴스를 만드는 구성원들이 프로그램을 위해 정해진 시간까지 사건을 촬영하거나 쓰도록 시간을 강요당한다는 것이다. 마감의 압력 때문에 매일 방영하는 뉴스에서 사건의 경위가 드러나는 것을 줄이고 가장 극적인 부분만을 편집해서 내보내게 되는 것이다.

현대 기술사회에서 시계의 시각은 매우 중요하다. 그러나 우리는 시계 시간이 사회생활의 비교적 주변 부분일 수도 있다는 것을 기억해야 한다. 모든 사람이 피할 수 없는 시계의 폭정하에 있는 것은 아니다. 프랑스인의 표본조사에서 약 21%의 응답자가 시간엄수에 대해 급한 게 없다는 믿음을 보였고 시간을 낭비한다고 생각한 적이 없다고 했다(Stoetzel, 1953). 어떤 문화권의 사람들은 시간엄수와 시간낭비의 상관성은 거의 없다고 인식한다. Hein(1980)은 시간에 관한 가정과 정의는 문화와 문화적 변수에 의해 결정된다고 생각하였으며 개인 간의 상호작용, 시간엄수에 관한 개인적 관점, 시간의 사용과 낭비, 시간의 가치와 존중을 반영한다고 하였다. 기다리는 것은 시간에 대한 문화적 대응이다. 왜냐하면 특별한 행동, 사람, 사건은 특정한 시간의 틀 속에서 예측되기 때문이다. 기다림은 몇몇 아프리카계 미국인 대상자를 위한 시간과 유사한 의미를 갖는다. 간호사는 아프리카계 미국인 대상자와 약속을 잡고 대상자를 기다린다. 그러나 대상자가 몇 시간 아니 며칠 동안 도착하지 않으면 대상자의 마음속에 약속을 초월하여 앞서 해야 하는 중요한 사건이 있기 때문이다. 간호사는 이 시간을 기다림, 즉 시간의 낭비로 보지만 약속을 한 대상자는 시간을 낭비하지 않은 것이다(Randall-David, 1989).

몇몇 문화권에서 아시아인은 시간을 유연하게 생각하며 지극히 중요한 것을 제외하고는 서두르거나 시간을 엄수할 필요가 없다고 여긴다. 아시아인은 상대방을 파악하기 위해 시간을 보내거나 무례하게 조기에 결과를 미리 결정하려 한다(Stauffer, 1995). 그럼에도 불구하고 간호사는 약속시간을 지키는 것의 중요성을 강조한다. 히스패닉과 라틴인도 예정된 약속을 지키는 데 어려움이 있어 때때로 'Latin time'이라고 한다. 그러나 히스패닉인은 때때로 약속을 위해 떠날 준비를 하지 않는 사람들을 고려한 결과라고 설명한다(Hoppe & Heller, 1974; Ruiz, 2003; Ruiz & Padella, 1977).

미국의 간호교육은 전문직과 관련되어 시간을 정확하게 지켜야 한다고 강조한다. 예를 들면, 많은 건강전문기관에서는 처방된 지 30분 이내에 투약되지 않으면 매일 투약되고 시간을 규제하는 투약이 아니더라도 투약 오류가 발생한다고 여긴다. 간호사는 비타민이나 하제같이 매일 규칙적으로 투약되지 않고 시간제한이 없으며 긴급하지도 않은 약물의 투약 오류 목록을 만들어야 한다.

대부분의 기관은 투약 오류를 징계와 해직에 연관시킨다. 어떤 기관은 간호사가 정확한 시간의 틀 속에서 아침과 저녁의 간호를 모두 완수하도록 기대한다. 심지어 많은 대상자가 대상자 간호를 위한 기관의 스케줄대로 같은 시간대에 처치되지 않더라도 그렇다. 예를 들어, 대상자가 새벽 3시에 샤워를 도와달라고 요청한 것을 밤번 간호사가 거절했을 때 대상자는 긴장할 수 있는데, 이는 샤워가 낮번 간호사의 일이기 때문이다. 새벽 3시에 그날의 시작을 하는 대상자의 경우에 오전 7시까지 기다릴 수 없다. 다른 예는 아침 일찍 시행하는 활력징후이다. 밤번 간호사가 아침 일찍 회진하는 의사에게 환자의 상태를 알맞게 사정하기 위해 시행하는 것이지만, 대상자는 간략한 처치를 위해 깨어 있어야 하며 그 다음 다시 자도록 하는 것에 짜증이 날 수 있다.

Zerubavel(1979)은 병원의 시간적인 지시를 분석하였는데 동일한 지시에 대한 시계 시간은 분, 시간, 날, 혹은 주에 대해 누가 말하든지 유사하였다. 그러나 Zerubavel은 다른 날은 다른 사람에게 매우 다른 것을 뜻한다고 결론지었다. 사람들은 일을 각자 다르게 인식하기 때문에 어떤 날, 어떤 사람들에게 바람직하게 기억되는 것이 중요하다. 건강전문가는 연속해서 2주 동안 일하는 것을 불공평하게 인식할 수 있다. 비슷하게 저녁과 밤번의 일은 일반적으로 낮번의 업무보다 싫어할 수 있다. 따라서 병원의 행정가는 스케줄에서 공정함의 필요성을 이해하는 것이 중요하다. 어떤 병원의 정책은 모든 사람이 싫어하는 시간의 일을 나누어 일하도록 한다. 다른 병원에서 직원들은 싫어하는 시간의 일에 대해 차등으로 급료를 받는다. 예를 들면 저녁, 밤, 주말, 공휴일 수당이다.

5 사회적 시간의 구조
STRUCTURE OF SOCIAL TIME

사회적 시간의 구조는 복잡한 현상이다. 이것을 이해하기 위해 사회적 시간의 세 가지 확장된 분야, 즉 시간적 형태, 시간적 시간관념, 시간적 관점을 분석해야 한다.

시간적 형태

Hawley(1986)는 사회적 시간의 형태를 생태적 조직의 중요한 양상의 하나로 분석하였다. 어떤 사회적 현상의 시간적 형태에는 주기성, 속도, 시기, 기간, 연속성의 다섯 가지 근본요소가 있다.

주기성. 주기성은 사회생활의 다양한 리듬이며 사람의 욕구와 활동 둘 다와 관련되는 행동으로 특징지어진다. 예를 들어, 모든 지역사회는 일상적인 기능이 있는데 다소 규칙적으로 주기성이 있는 음식, 쉼터, 친구 등을 찾는 것을 특별하게 여긴다. 사람은 규칙적인 주기성을 추구하는 초월적인 요구가 있다. 심지어 몸의 신체 기능은 주기적인 형식으로 발생한다. 체온, 혈압, 맥박 같은 몸의 생리 기능에는 주기적인 변화가 있다.

Nelkin(1970)은 미국 이주노동자의 행동 형태를 연구하였고 그들의 생존에 적절한 몇 가지 일상, 주기상 계절적 리듬을 발견했다. Nelkin은 이주노동자는 치밀하고 느슨한 시간을 교대로 보낸다고 결론지었다. 이주민의 시간은 미래지향적이고 합리적이고 전형적인 인지적 시간과 대조되어, 현실지향적이고 비합리적이며 지극히 개인적인 것으로 보인다. 연구 결과에 따르면, 이주민의 사회적 시간은 지나친 음주, 도박, 변덕스러운 사회적 유대와 무감각 같은 부적응 행동을 설명하는 계속적 주기적인 과정이라기보다는 그것이 연결되지 않는 주기이기 때문에 다르다고 지적한다.

주기성은 또한 관리 수준에서 중요하게 고려된다. 중요 양상은 모임에 대한 주기성이다. 예를 들어, 자원봉사조직이 구성원의 주기적인 모임을 계획하는 것은 부적절하다. 봉사단체가 구성원을 너무 자주 모으려고 하면, 집단 구성원의 이탈로 조직자체가 자멸될 수 있다. 이러한 조직들은 구성원의 시간과 요구에 일치하고 구성원의 흥미를 유지하는 데 필요한 새로움을 창조해야 한다. 이와는 대조적인 것인 직업 할당의 부분인 비 자발적 모임이다. 간호행정에서 정규모임은 요구되는 관리구조의 한 부분으로 필요하고 새로움과 흥미로움에 대한 의도로 계획되지는 않는다. 관리구조가 정규모임을 요하기 때문에 모임은 특별한 협의 항목과 관련 없이 계획되어야 한다.

주기성은 또한 개인 수준에서 언급된다. 사람은 자신의 일 유형(주기성), 만족감과 생산성을 극대화하도록 조절할 수 있다고 믿는다(Strauss, 1963). 어떤 개인은 자발적으로 강도 높은 일의 주기와 게으름의 주기를 교대로 선택한다.

관리자는 생산성은 순환적인 것이고, 생산성 주기는 항상 유지되지 않는다는 것을 알아야 한다. 예를 들면, 간호병동에서 중노동을 해야 하는 극히 예민한 환자를 간호한 후에 간호사는 심한 압력이 없는 주기로 회복될 필요가 있다. 고용자들은 심한 압력이 없는 주기로 회복할 필요가 있다. 임무에 많은 시간을 요하는 또 다른 일로 지극히 날카로운 주기가 뒤따르는 것은 현명하지 않다. 그러나 아주 본질적인 어떤 직장환경은 개인의 주기성을 위해 제공되지 않을 수도 있다. 예를 들어, 산업체 노동자는 자동 조립선에서 보이는 것처럼 계속적인 리듬의 속도로 일해야 한다.

주기성을 이해하기 위해 간호사는 이것이 인간 삶의 중요한 양상과 시간적인 형태의 처음 양상이라는 것을 기억해야 한다. 주기성은 일종의 규칙성을 가진 사회적 현상의 되풀이이고, 시간과 다른 사회적 현상의 비교에 의해 측정될 수 있다.

속도. 속도는 시간적 형태의 두 번째 양상이고 비율로 언급한다(Morgenstern, 1960; Wang, Lui & Ahalt, 1996). 몇몇 사회적 시간의 단위에서 활동의 빈도와 현상의 변화율에 관한 것이다. 예를 들면 미국의 산업화는 러시아와 중국과는 다른 속도를 내기 때문에 다르다(Gioscia, 1971; Wang, Lui & Ahalt, 1996). 남부 일리노이 대학의 연구(Veterans World Project, 1972)에서는 베트남 퇴역병을 신속하게 집으로 데려오는 것이 중요한 문제로 제안되었다. 전투현장에서 미국으로 돌아오는 퇴역병의 갑작스러운 이동이 많은 상처를 줄 수 있고 심리적인 적응을 요하는 제트기를 이용하였다는 것이다.

속도는 종종 시간의 인지속도와 경험, 도시와 농촌, 일과 여가 같은 다양한 사회생활 형태의 신속함을 포함한다. 예를 들어, 시카고나 뉴욕 같은 대도시의 삶의 속도는 변두리인 중서부 작은 읍의 삶의 속도와 많이 다르다. 정착한 사람들은 다른 속도에 적응하는 데 어려움을 가질 수도 있다.

개인이 일의 속도를 조절하는 것은 건강한 자아개념에 중요한 것으로 여겨지므로 개인 수준에 따라 몇 가지 중요한 결과를 갖는다. 사회적 질서의 변화속도는 정서적 건강과 관련이 있으며, 변화의 속도가 빠를수록 개인의 스트레스는 더 크다(Kohn, 1977). 이것은 짧은 시간에 많은 변화를 경험하는 심리적 붕괴인'미래충격'이라는 용어를 만든 Alvin Toffler(1970)의 주제로 생각된다. 이 예에서 전통적으로 그들의 문화와 사회를 매우 빠른 속도로 변화시킨 일본인을 언급한다. 일본 메이지 시대의 정교한 변화의 빠른 속도는 일본인들에게 상당한 스트레스를 주었다. 어떤 역사가들은 1878년 일본의 혁명이 일본인을 서구사회에서 구하지 못했다고 결론짓는다. 또한 뒤이은 세대들은 이런 강력한 변화의 결과로 큰 타격의 변화소모율을 경험하였고 특별한 정신적 고통으로 고생하였다(Pyle, 1969).

시기. 시기는 시간적 형태의 세 번째 요소이고 일치화로 언급된다. 시기는 다양한 사회적 단위의 순응을 포함하여 함께하는 과정이다. 일치감의 필요성은 현대사회의 시계에 관한 강조를 이끈다. 시기는 계획된 사회적 변화의 시작에 결정적 요소로서 산업화 과정, 부대 캠페인 같은 다양한 사회적 문맥에서 명백한 중요성을 가질 수 있다. 특별한 관점을 지지하는 대통령 후보자는 인기가 없어서 주기적으로 낙선하게 되더라도 지지하는 관점이 주목을 받거나 또 다른 관점을 내세워 인기를 얻으면 나중에는 이긴다. 예를 들면, 리처드 닉슨(Richard Nixon)은 1960년대에 대통령 당선을 위해 선거운동을 했지만 실패했다. 8년 후에 베트남 전쟁의 고조기에서 다시 대통령 후보로 나왔는데 전쟁의 주기적인 쟁점을 유세하여 대통령이 되었다. 성공은 적절한 장소에서 적절한 시간에 인기 있는 생각과 관련이 된다.

시기에 대한 다른 중요한 예는 아이들의 시간을 제한하는 것을 제도화하는 연구자료에서 볼 수 있다. 아이들은 심리적 한계 때문에 제한된 시간 동안 경쟁적인 스포츠에 참여한다. 아이들이 스포츠 게임과정에서 심리적 한계와 갈등하기 전에 조화를 이루도록 시간을 제한하여 이끌어 주는 것이 필요하다(Doob, 1971).

몇몇 연구자는 현대 미국 가족의 주요한 문제 중 하나는 각 구성원이 참여할 수 있는 다양한 활동 때문에 가족의 생활이 일치하지 않는 것이라고 한다. 수년 동안 계속되는 또 다른 어려움은 산업화된 삶의 긴박한 요구에 순응하려는 지방 이주민의 노력에 있다. 어떤 연구자들은 이런 지방 이주민 특유의 기능은 산업화 과정으로 일치되어야 하고, 그런 일치감은 개인의 자아 실현은 허락하지 않는다고 했다.

기간. 기간은 시간적 형태의 네 번째 요소이다. 이것은 심리학자의 관심이 사회학자의 관심보다 크다는 것이다. 기간에 대한 심리학적인 관심은 개인이 의식하는 기간 혹은 '넓은 입장'을 언급하는 무엇인가의 기간과 관련이 있다. 사회심리학의 초기 작가 중 하나인 James(1990)의 고전작품에 의하면 길고 짧은 주기는 넓은 입장을 나타내는 모호한 경계를 더하거나 나눔으로써 상징적으로 상상하였다.

기간은 심리학적 수준을 초월한 중요성을 가지나 다른 사람들은 사회학자가 조직에서의 기간 및 행동과 관련하여 많은 법을 수립한다고 언급하였다. Parkinson(1970)은 사소하고 지연된 법을 개발하였다. 조직의 협의모임에서 사소한 법칙으로 어떤 항목에 많은 시간을 소비하는 것은 그 항목을 포함하여 투자에 반비례한다. 사람들은 10,000달러의 비용이 드는 항목보다 50달러에 드는 항목에 더 불평을 할 수 있다. 예를 들면, 주립 정신병동 전문가 모임에서 칫솔과 비누 같은 대상자의 개인적 항목을 담아 둘 수 있는 75센트의 플라스틱 그릇을 사는 것을 놓고 많은 시간 논의하였다. 1년 후 플라스틱 뚜껑을 잃어버렸고, 몇몇 모임에서 '가치 있는 플라스틱 그릇'을 보호하기 위한 전략적 정책이 개발되었다. 이 정책은 잃어버린 뚜껑이나 물품들을 대체하기 위한 요청서를 작성하여 간호감독에게 보내는 것이다. 지연된 법은 부정의 죽은 형태라고 주장한다. 덧붙여 기간은 유용한 변수로 인지된다.

연구자들은 시간의 중요성, 불안, 시간의 인식에 대한 지루함 같은 다양한 현상의 효과를 조사하려는 노력을 계속한다. 예를 들어, 연구자들은 뚜렷한 시간의 주기가 주관적으로 빨리 지나가는 것처럼 느끼게 하는 몇 가지의 방법을 개발하면 노동자의 사기를 높일 수 있다고 결론지었다(Meade, 1960).

연속. 연속은 시간적 형태의 다섯 번째 요소이고 질서를 요하는 활동에서 추출되었다. 연속의 유용함에 관한 명백한 증거는 가치를 측정하는 것이다. 예를 들어, 놀기 전에 일하는 것은 유용한 체계가 반영된 활동순서이다. 1972년의 고전연구에서 프리드만(Friedman)은 신체적 활동, 이론적(과학적)·심미적 흥미와 관련하여 가치를 측정하였고 연구에서 참여자들은 시간과 돈의 척도 둘 다에 대해 유사한 선택을 한다는 것을 알았다. 프리드만은 비용과 시간은 동등하며 유사한 상호적인 명령은 다양한 활동을 만든다고 결론지었다.

현대 미국 사회에서 시간은 사실 돈이다. 그러나 가능한 순차적으로 정돈된 활동은 산업화 과정의 가치보다는 필요성을 반영할 수 있다. 갈등은 연속이 실제적으로 가치보다는 필요성을 대표할 때 나타난다. 일반적으로 이런 갈등의 종류는 조직 환경에서 일반적이고 논쟁은 관료적 규칙에 의해 요구되는 질서의 필요성에서 나타난다.

결과적으로 연속적인 질서는 습관을 반영할 수 있다. 원초적인 사회의식은 관습에 따라 정돈된다. 현대의식은 어떤 범주의 것은 보다 적절한 가치의 반영으로 여긴다. 예를 들어, 방이나 엘리베이터에 들어가기 전에 모자를 벗는 행동은 습관의 연속이지만, 같은 사람이 애국가가 연주되기 전에 모자를 벗는 행동은 가치에 의해 요구되는 결과이다.

시간적 시간관념

시간적 시간관념은 과거, 현재, 미래의 배열과 개인과 집단의 행동이 일차적으로 과거, 현재, 미래와 관련되어 있는지에 따라 구별될 수 있다는 사실에 관한 것이다. 심리학자와 사회학자는 이런 특별한 배열에 반론을 제기했다. 한 반론은 과거, 현재, 미래는 분리될 수 없는 기질적인 전체로 형성되었다고 인식하였다(Cassirer, 1992; Sideleau, 1992). 두 번째 반론은 다양한 집단 사이에서 과거, 현재, 미래의 배열은 변화를 포함한다. 예를 들면, 상황에 대한 배우들의 시간관념은 항상 현재뿐만 아니라 그 상황에서 미래의 상태임을 의미하는 '예측되는 양상'과 연결된다. 그러나 이것은 배우들이 일반적으로 그 상황에서 그들의 죽음을 예기하지 못하기 때문에 제한된 면에서만 진실이다. 또한 미래에 대한 시간관념이 모든 사회적 활동에서 보편적이고 일관적인 양상이라는 거짓이다.

미래의 시간관념은 현재 행동이 지배적 요소라는 것이고 일종의 시간관념 같은 것은 보편성을 경유한 것으로 언급한다. 예로 나바호족 인디언의 시간에 대한 관점은 기대양상이 포함되지 않는다. 과거에 나바호족 인디언이 땅의 경계조절과 보존 프로그램에 참여하려는 노력은 나바호족 인디언이 예측되는 미래를 근거로 활동하는 시간적인 관점을 가지고 있지 않았기 때문에 정부관계자를 헛되게 하였다(Hall & William, 1960). 나바호족 사람은 실제 시간이고 실제 공간인 이곳과 지금을 좋아한다(Iverson, 1992). 몇몇 나바호족 인디언은 미래가 실제가 아니다. 미래의 이득에 대한 약속은 생각할 가치가 없다(Hall & William, 1960). 간호사는 사회, 집단 또는 개인이 과거, 현재, 미래를 준비하는 것은 연속적인 행동일 것으로 기억해야 한다.

Kluckhohn과 Strodtbeck(1973)은 이런 세 가지 형태의 정렬된 순위에 대한 지식을 논의하는 것은 사회적 단위와 그 단위를 위한 변화의 방향에 대해 말하는 것이라고 한다. 몇몇 미국인은 미래를 우선적으로 강조한다. 그렇다고 과거와 현재에 무지한 것은 아니지만 '낡은 것'에는 바람직하지 않다는 꼬리표의 의미가 있다. 이것은 미국인 중 현재 상태에 전체적으로 만족하는 사람이 거의 없다는 것이다. Kluckhohn과 Strodtbeck에 따르면 미국인은 변화가 미국인의 삶의 방식으로 인지되는 것이 금기가 아닌 한 변화에 쉽게 가치를 둔다. 확장된 미래 시간관념과 변화의 양 사이에는 직접적 관계가 존재한다. 그러나 인지되는 변화는 존재하는 질서를 위협하는 종류로 받아들여지지 않는다.

변화에 대한 저항은 과거의 시간관념이 있는 곳에서 기대할 수 있어야 한다. 이것의 큰 문제는 미래 시간관념이 부족한 사회를 산업화하려는 노력 속에서 나타난 것으로 생각된다. 1953년 대표적인 연구에서 Ritzenhaler는 전통적으로 미래에 대한 관심이 부족한 치페와족 인디언 가운데는 그들의 일을 산업화하려는 시도가 있었을 때 당장 필요한 돈을 충분히 갖자마자 직장을 떠났다고 하였다.

시간적인 시간관념은 변경할 수 없는 것이 아니다. 그들은 변할 수 있고 변화에 따라 다양한 행동들이 따른다. 따라서 현재 시간관념의 변화는 몇몇 문맥에서 의미 있는 결과를 가질 수도 있다(Ketchum, 1951). 예를 들면 다수의 어떤 전형적인 행동들은 복잡한 상황에서 현재에 적응할 수 있도록 백화점 할인행사에서 투쟁하는 것, 화재 시 비상구로 대피하는 것, 난류 동안 비행기 안에서 공황상태인 것 같은 과잉행동으로 나타날 수 있다. 유사하게, 결혼 또는 관계에서 상대방이 불특정한 상황으로 관계를 인지하고 안정된 가치보다는 감정에 따라 행동할 수 있다. 다시 말해서 상황은 사람들이 미래와 과거의 시간관념이 부족한 현재의 시간관념 속에서 기능이 구조적이고 여러 가지 자아 파괴적이고 자기 제한적인 행동의 결과일 수 있다.

변화가 예측될 때마다 개인 또는 집단은 변화에 대한 시간관념에 저항할 수 있고 일반적으로 심각한 결과가 뒤따르게 된다. 전통적 시간관념의 내적 혼합은 다소 과거지향적이지만 현대화에 의한 압박으로 다소 현재와 미래지향적일 수 있으며 사회의 고통을 가져올 수 있다. 예를 들어, 캉탈과 과테말라의 공장에 많은 문제가 발생한 것은 관리가 시장변화와 노후 설비의 문제에 민감하지 않아서이다(Nash, 1967). 악화된 상황은 과거지향적인 사회인 이란에서 발생했다. 과거지향적 사회에서 과거는 일차적 중요함이고 미래는 최소의 의미를 갖는다. 이란에서 사업가들은 공장이 어떻게 사용되는지에 대한 어떤 실재적인 계획 없이 상당한 금액을 공장에 투자하였다(Hall & William, 1960).

시간적인 시간관념은 사회행동의 중요한 변수이고 사회적 수준에서 중요하다. 어떤 심리학 연구는 시간적인 시간관념은 알코올중독 같은 다양한 정서적 질환과 청소년 비행 같은 이탈행동과 직접적인 관련이 있다고 한다.

시간적 관점

시간적 관점은 사회, 사회집단, 개인들 속에서 두드러지는 과거, 현재, 미래의 이미지를 뜻한다. 과거, 현재, 미래를 정렬하는 순위는 중요하지만 아직 사회적 시간의 적절한 이해를 얻는 데는 무의미하다. 예를 들어, 특정 그룹이 미래지향적이라면(즉, 미래에 가장 높은 가치를 두는) 행동은 주로 미래를 인지하는 방법에 의존할 것이다. 만약 사회에서 사람들이 미래에 멸종된다고 인지한다면 그들은 생존을 명확히 하는 것에 집중할 것이다. 이러한 전환은 사람들이 미래가 없다고 인지할 때(예: 핵전쟁으로 전멸할 것이다) 지금의 삶이 풍성하도록 현재의 적응을 선택하도록 한다. 이 뚜렷한 예는 죽어가는 대상자의 시간 인지로 알게 된다. 죽어가는 대상자에게 현재의 삶은 매우 중요하다. 그러나 간호사는 시간 인지의 다른 면을 깨달아야 한다. 간호사는 정확하게 대상자가 과거, 현재, 미래를 보는 방법을 알아두어야 한다. 이런 관점들은 죽음에 직면한 대상자가 임종 과정에서 겪는 여러 문제를 간호사가 돕는 데 도움을 준다(Maguire, 1984). 현재의 행동을 향한 미래기능의 이미지는 특정한 가치에 따르며, 어떤 사회학자들은 사회를 그들의 과거 뒤로 미는 것뿐만 아니라 자신의 미래 이미지를 성취하기 위해 자석처럼 끌어당긴다고 본다(Polick, 1973).

질병과 질환, 건강간호에 대한 미래의 지향은 예방 의학이 본질적이다. 예방활동은 현재에 미래를 보호하기 위해, 특정 질병상태에 관하여 특히 AIDS를 예방하기 위해 콘돔을 사용하여 안전한 성을 실천하고, 콜레스테롤과 혈당의 상승을 예방하기 위한 식단에 충실하고, 음주 후 운전을 하지 않고 안전벨트를 착용하는 것이다.

6 시간과 인간 상호작용
TIME & HUMAN INTERACTION

지금까지, 사회적 시간은 상호작용에서 나타난 의식을 만들려고 노력해왔다. 개인이나 집단의 문화유산과 상관 없는 인간에게 본질적인 그런 종류의 시간은 없다. 대신 시간은 사회질서를 구조화하고 기능하게 하는 결과이다. 특정한 시간이 나타나게 되면, 그에 따른 상호작용을 지속하고 영향을 주는 경향이 있다. 여러 문화집단은 사회적 상호작용에 다양한 의미와 다양한 결과를 갖는 시간체계를 구축한다. 문화집단이 시간을 사회적 사건으로 주로 측정하는지 혹은 시계로 측정하는지에 따라 시간 의미에 대한 가장 기본적 차이가 있다.

주로 사회사건으로 시간을 재는 문화집단은 그 집단의 활동에 따라서 시간을 구축한다. 반대로, 시계로 시간을 재는 문화집단은 시계로 활동을 계획한다. 사회생활과 활동으로 시간을 재는 사람에게 시간은 기본적으로 질적이며, 시계로 시간을 재는 사람에게 시간은 양적이다. 사회활동으로 측정할 때, 시간은 일어나는 활동들과 관련되어서만 의미가 있다. 시간을 시계로 잴 때, 시간은 돈과 관련되어서만 의미가 있고, 가치 있는 상품으로 인식하고, 일어나는 모든 활동은 시계의 영향 아래서 행해진다.

간혹 어떤 문화집단이나 사회가 시계를 배제하거나 시간제약에서도 완전히 독립된 특징을 보이기도 한다. 그럼에도 불구하고, 집단이 시간을 인식하는 방법은 상호작용과 관계된다. 예를 들면, 발리섬 사람은 세속화되지 않은 시간개념을 갖는다. 이들에게 사회적 시간은 복잡한 주기체계를 가진 달력이 포함된다. Geertz(1975)에 따르면, 1~10일 길이로 범주화된 10개의 다른 날짜 주기를 포함하기 때문에, 이를 "변화 이전 달력(premutational calendar)"이라고 한다. 이것은 복잡한 체제이지만 많은 종교적 실천 목표에 도움이 된다. 즉 거의 모든 공휴일과 종교의식을 구분할 수 있고, 동시에 일상 활동에서 개인을 지도한다. 이런 복잡한 체제구조는 특정한 날에 특정한 활동을 하거나 못하게 한다. 예를 들면, 집을 짓고 사업을 시작하고 이사하고 여행을 떠나고 곡식을 거두고 뿌리는 데 좋은 날과 나쁜 날이 있다.

발리섬 사람의 믿음과는 대조적으로, 일부 미국인은 시간은 돈이므로 귀중한 상품이라고 믿는다. 그래서 특정한 상황에 적절한 양의 시간 개념에 따라 인간 상호작용을 조절한다. 예를 들면, 몇몇 미국인은 잘 모르는 사람에게 정당하게 쓸 수 있는 시간의 양과 친구나 가족에게 쓸 수 있는 시간의 양을 구분한다. Weigert(1981)는 상호작용하는 시간으로 두 사람 간 관계의 의미를 측정할 수 있다는 결론을 내렸다. 일상적으로 알고 지내는 2명이 어떤 장소에서 만나서, 서로 인사하고 한두 마디 사교적 인사를 나누는데 몇 분 이상 걸리지 않는다. 그런 만남의 상호작용 시간은 제한적이다. 이와는 반대로 친한 친구 2명이 만났을 때 한 친구가 상호작용에서 제한을 두었다면 다른 친구는 거부감을 느낄 수 있다. 이때 친구는 시간사용을 제한한 친구가 그 행동에 대해 설명해 주기를 기대하는데 설명해 주지 않는다면 우정은 심각한 상황에 처할 수 있다. 상호작용은 시간소모로 평가될 수 있다는 단순한 논리적 결과이다.

미국에서 시간 절약과 효율적 시간활용법에 대한 요구가 높다. 수많은 책, 논문, 워크숍, 테이프, 세미나에서 미국인은 시간에 가치를 두기는 하지만 이를 현명하게 사용하지는 못한다고 말한다. 대다수의 바쁜 전문인은 현명한 시간 사용과 직장동료나 친구들과의 상호작용에서 시간을 어떻게 써야 할지에 대해 어쩔 줄 몰라한다. 예를 들면, 바쁠 때 동료가 와서 "잠깐 시간 있니?"라고 했을 때 갈등이 생길 수 있다. 시간을 돈이라고 생각하면 1분도 비싸다. 이 사람은 시간에 가치를 두기 때문에 "그래"라는 대답은 값비싼 것으로 보고 정당하지 않다고 여길 수 있다. 반면, "아니"는 상대가 세심하지 못하고 차갑다고 느끼게 할 수 있다. 따라서 시간-효율화 전문가들의 조언은 인간 상호작용을 비인격화되게 할 수 있다. 이런 전문가의 조언에 따르는 사람은 업무를 성취하는 데 많은 시간을 보내지만 친구나 가까운 사람과의 관계는 더 줄어들 수 있다.

Drucker(1993)는 경영자를 포로라고 말하는데, 경영자의 시간 위에서 움직일 수 있고 모든 이를 행동하도록 할 수 있기 때문이다. 경영자의 시간은 다른 사람에게 중요한 문제로 먼저 채워지므로, 경영자 자신을 위한 시간은 거의 없다. 다른 사람에 바로 반응해야 하는 간호관리자는 사무실에서 서류작업 할 시간이 거의 없어서 많은 일을 집으로 가져온다. 간호관리자의 개인적 우선순위는 간호사들에게 "더 긴박한" 문제가 현재 있을 때 흔히 수정된다.

7 시간의 문화적 지각
CULTURAL PERCEPTIONS OF TIME

시간과 관련된 문화 차이를 동료나 대상자와의 관계에서 간호사가 받아들이는 것은 중요하다. 문화가 다른 사람들이 상호관계를 할 때, 건강관리현장에서 오해할 소지가 상당히 많다. 간호사가 시간개념과 관련되어 잘못 이해하는 사건을 피하려면, 다른 문화 사람들이 시간을 고려하는 방식을 이해해야 한다(Tripp-Reimer & Lively, 1993).

Campinha-Bacote(1997)는 몇몇 문화에서 미래중심(future-time)과 현재중심(present-time) 시간관념(time orientation)을 비교하였다.

- 대다수 미국인: 현재보다 미래
- 아프리카계 흑인: 미래보다 현재
- 푸에르토리코계 미국인: 미래보다 현재
- 멕시코계 미국인: 현재
- 중국계 미국인: 현재보다 과거
- 미국 인디언: 현재

미래중심적 시간관념을 가진 사람

민족이나 문화적 유산과 무관하게, 중산층 미국인 대부분은 미래중심적이다. 예를 들면, 몇몇 중산층 미국인은 더 높은 상급교육과 같은 어떤 미래 목표가 충족될 때까지 만족감을 늦추려고 한다. 따라서 상급교육을 통해서 전문가로 준비될 때까지 가정을 만들고, 집을 사고, 더 비싼 차를 사거나 돈을 투자하는 것을 미룬다. 반면 어떤 경우에는 일반적인 미국 문화 구성원과는 다른 개념을 가진 사람들은 엄격하게 시간을 계획한다. 이런 사람들은 삶의 방식을 시간으로 짜인 계획을 고수하려고 한다. 여가와 관련된 계획이었든 일과 관련된 계획되었든 상관없이 그러하다. 미래중심적 시간관념을 가진 사람과 일하는 간호사는 미래와 관련된 사건에 대해서 이야기하고 시기 적절하고 정확한 방식으로 계획된 사건들에 대한 일정을 짜는 것이 필요하다.

현재중심적 시간관념을 가진 사람

현재중심적 시간관념을 가진 사람은 시간 구조화된 계획을 철저하게 반드시 따르지는 않는다. 이들에게는 미래와 과거보다 현재가 우선적이다. 더 특별하게, 바로 이 순간 무엇이 일어났는가가 미래 약속 보다 중요하다. 간호사는 이런 사람을 게으르거나, 존경할 수 없고, 관심부족이라는 꼬리표를 붙여서는 안된다. Hoppe와 Heller(1974)는 히스패닉 대상자가 약속에 늦는 이유가 현재중심적 시간관념이라고 본다. Carter(1979)는 낮은 사회경제집단의 아프리카 미국인의 가치 차이를 알아야 하고, 노골적으로 시간을 무시해서 늦는다는 꼬리표를 붙이지 말고, 건강 혹은 경제나 교통 문제들을 고려해야 한다고 한다. 현재중심적 시간관념을 가진 사람은 선형의 시간에 반응하는 것으로 설명할 수 있다. 이들은 똑바른 면에 시간이 존재한다고 보기 때문에, 특별한 일이나 사람과 시간을 보내는 지금 이순간은 되돌아올 수 없다고 믿는다. "결코 이 순간이 다시 오지 않는다", "이런 방식은 딱 한번이기 때문에 지금 우리는 그것을 해야 해". 이런 생각은 "너에게 다시 돌아올꺼야", "나중에 할 수 있어"라는 말에서, 두 사람이 가까이 있을 것이고 그 순간의 본질을 다시 경험할 수 있음을 의미하는, 순환적 시간관념(circular-time orientation)을 가진 사람들이 갖는 생각과는 대조가 된다. 건강관리와 관련해서, 현재중심적 시간관념을 가진 사람은 예방 관리에 참여하기 어렵다. 그러나 이들은 급성관리시설에 응급간호를 찾을 것이다. Grypma(1993)가 말하기를 어떤 미국 인디언 여성은 산전간호를 예약한 후에, 산모교실을 예약하고, 약속을 다시 확인했어도, 약속을 지키지 않는다. 갑작스런 날씨 변화, 섬 가까이에서 전복을 따기에 최적 상황인 썰물이 여성들이 산전 교실에 참여하지 않은 이유였다. 이들에게는 음식물에 대한 현재중심적 시간개념이 아기를 낳는 미래사건 계획보다 더 중요하다.

몇몇 아프리카계 미국인과 맥시코계 미국인은 시간은 유동적이라는 신념을 공유한다. 아프리카계 미국인의 경우, 이런 신념은 30분에서 1시간 정도 늦는 것을 받아들인다는 시간개념으로 여러 해에 걸쳐 변화되었다. Mbiti(1990)는 이런 시간 개념은 서아프리카로 돌아갔을 때, 그곳에서 시간개념은 탄력적이고 곧 일어날 사건들은 물론 이미 일어난 사건들과 연루된다는 것을 추적하였다.

많은 미국 인디언과 이뉴잇족(알래스카거주)은 그날 필요한 것만 사용해야 하고 자연은 미래 필요한 것을 계속 제공할 것이라고 믿는다. Atcheson(1987)이 지적하기를, 인디언에게 건강, 삶은 영적 경험이고, 위대한 영(Great Spirit)의 선물을 남용하면 안 된다고 한다. 어떤 미국인디언과 이뉴잇족은 다른 사람에게 많은 것을 주는 사람을 존경해야 한다고 믿는다. 이것도 현재중심적 시간관념과 관계된다. 많은 미국인디언과 이뉴잇족은 현재에서 살아가고 미래에 관심 두지 말라고 교육받아왔다.

시간 인식은 사회경제 상태와 관련될 수 있다는 것을 기억해야 한다. 예를 들면, 아프리카계 미국인과 맥시칸계 미국인은 현재중심적 사람이라는 특징을 가진다고 해도, 어떤 사람은 우세한 문화에 동화되어서 시간을 의식하고, 시간엄수에 가치를 둔다. 이런 아프리카계 미국인과 맥시칸계 미국인은 미래중심적 시간개념을 가지고, 중요한 일들을 계획한다. 이들은 더 교육받고 전문적 지위를 가질 수도 있다. 이것이 꼭 같지는 않아서, 어떤 개인이 교육을 잘 받지 못하고 전문적 지위에 없더라도, 미래 희망을 갖고 자신과 자식에게 시간에 가치를 둘 수 있다. 이런 사람들은 자식이 더 나은 교육을 받고 미래를 위해 노력하도록 격려할 것이다.

시간 인식은 종교관념과도 관계될 수 있다. 일부 미국인디언, 멕시코계 미국인, 아프리카계 미국인은 강한 신념을 갖고, 시간개념도 아주 미래중심적이다. 모든 사회경제적, 교육수준에 속한 이런 사람들은 고통과 박해받는 지상에서의 삶은 사후 미래 행복을 위한 기회가 될 수 있기 때문에 인내해야 한다는 일반적 믿음을 갖는다. Smith(1976)에 따르면, 이런 사람들은 죽음과 관련된 미래 활동을 계획할 수 있다. 예를 들면, 장례를 계획하고, 묘지를 사고, 유언을 하고, 죽을 준비를 한다. 이런 사람은 상속인에게 상속권 박탈을 위협하거나 상속자가 어렵게 모은 돈으로 해야 할 것에 대해서 말할 수도 있다.

Levine과 Wolf(1985)는 동료 Laurie West와 Harry Reis의 도움으로, 브라질의 니테로이에 거주하는 남녀 학생과 프레즈노에 위치한 California주립대학의 남녀 학생의 시간 감각을 비교했다. 91명의 브라질 학생과 107명의 캘리포니아 학생들을 대상으로 조사하였다. 브라질과 캘리포니아 학생들은 교육특성과 규모가 유사했고, 머물고 있는 도시는 약 350,000명 인구의 제2의 대도시였다. 연구자는 가상의 친구와의 점심 약속에서 늦는지 일찍 가는지를 포함한, 여러 상황에서 학생들의 시간개념에 대해서 질문했다. 자료에 따르면, 평균 브라질 학생은 약속한 점심시간보다 33분 늦었을 때 점심에 늦은 것으로 보는 반면, 프레즈노 학생은 약속한 점심시간보다 19분 늦었을 때 점심에 늦다고 보았다. 브라질 학생은 어떤 사람이 약속보다 이르다고 고려하는 것은 평균 54분 이전으로 본 반면에, 프레지노 학생은 이른 것을 24분으로 보았다. 브라질 학생은 늦은 것에 대한 전형적 이유를 제시하라고 했을 때, 북미 학생보다는 거의 배려부족을 이유로 말하지 않았고, 대신 브라질 학생은 사전지식 없이 개인이 통제할 수 없고 예측할 수 없는 상황을 지적하였다. 또한 브라질 학생은 본인이 늦은 것에 대한 책임도 덜 느끼는 것으로 나타났다. 그럼 간호사는"브라질 사람은 시간과 시간엄수의 개념이 더 유연한가?"라는 질문을 할 수 있다. 간호사는 "브라질 사람이 시간과 시간엄수 개념이 더 유연하면, 이것은 라틴사람들과 관련된 운명적이고 무책임한 기질의 전형적 특성과 어떻게 관계되는가?"라는 질문도 생각한다. 이런 사례는 간호사에게 다른 문화에서 온 사람들의 전형적 이미지를 갖는 것을 조심해야 한다는 것을 알려준다. 대신에 간호사는 시간을 고려하는 변수로서, 문화마다 다른 문화적 변수에 대해 이해해야 한다.

Levine과 Wolf(1985)는 북미와 브라질 학생이 약속에 늦는 사람이 어떤 특성을 갖는지에 대해서도 유사한 차이점을 발견했다. 조사에서 브라질 학생은 항상 늦는 사람은 아마도 정시에 오는 사람보다 더욱 성공한 사람일 수 있다고 지적한다. 학생들은 지위가 높은 사람은 늦게 도착할 것이고, 그래서 시간엄수를 하지 않는 것은 성공의 상징이라는 전제를 받아들이는 것처럼 보인다. 이와 대조적으로, 북미 학생에 따르면, 계획한 시간보다 늦게 도착한 사람은 늦어서 뛰어오고, 업무도 늦고, 늦었다는 것을 알고 일반적으로 체계화하지 못 해서 다른 사람에게 보고하지 못하고, 우선순위에 문제가 생기고, 신중하지 못해서, 전문적으로 발전하지 못하고 성공하지 못한다고 보았다. 성공적 비즈니스와 전문적 이미지 창조에 대한 미국 대중문학은 지속적으로 시간엄수에 대한 요구를 지지한다.

8 시간과 관련된 물리화학적 영향
PHYSIOCHEMICAL INFLUENCES IN RELATION TO TIME

생리적 리듬 연구에서 내적 신체 리듬이 24시간 내에 변동하는 것을 발견하였다. 어떤 개인의 생리적 능력은 낮 시간에 저조하고, 반면 어떤 사람은 낮 동안에 높은 수준을 유지한다(Biological Rhythms, 1970; Yogman, Lester & Hoffman, 1983; Ziac, 1984). 약물을 투여하는 하루의 시간이 그 효과와 부작용에 영향을 미친다는 보고가 있다. 약물은 생리적 능력이 낮을 때 더욱 영향력이 크다. 그러나 간호사는 약물이 생리적 능력이 더 낮을 때 영향력이 커져도, 처치는 덜 치료적일 수 있다는 것을 알아야 한다. 건강관리전문가는 외과적 처치나 진단검사를 계획할 때 대상자의 생리적 리듬을 고려하지 못한다. 생리적 기능이 낮을 때 사람은 마취에 대한 반응에 더 큰 위험에 처할 수도 있고 혈액손실에 반응하지 못할 수 있다(Bremner, Vitiello & Prinz, 1983; Sideleau, 1992). 진단검사와 치료가 생리리듬에 따라 시간이 조절될 때 대상자가 더 참을 수 있다는 결과도 있다. 호르몬과 다른 안정적 생리기전은 주기적 방식으로 신체에서 변화한다. 혈액과 소변채취 시간도 정보 해석에 중요하고 영향을 준다.

물리화학적 수준도 연령과 관계된다. 아동은 대사율이 더 높아서, 아동에게 시간이 더 천천히 흐르는 것으로 보인다. 반면, 노인은 대사율이 늦어서 더 빨리 시간이 지나가는 것처럼 보인다.

신체리듬은 미리 정해진 시간에 잠을 깨게 할 수 있다. 그러나 잠을 깨는 것도 통제된 반응이다. 신경과 내분비계를 포함한 신체체계는 내적 생리적 리듬으로 나타날 수도 있고, 과거 정신적 외상사건의 시간이나 날짜와 같은, 심리적 현상으로 나타날 수도 있다.

심리적 현상은 대상자의 시간 인식에 크게 영향을 줄 수 있다. 예로, 정신문제를 가진 사람은 다음과 같은 명백한 여러 유형의 시간장애를 보인다.

- 시간의 속도와 흐름과 관련된 지각, 즉 시간이 너무 빨리 간다거나 너무 늦게 가는 것 같은 느낌
- 밤과 낮을 구별하지 못하는 것과 관련된 혼돈으로 나타나는 한정된 시간분배를 알지 못하는 것
- 시간에 대한 관심이나 무관심, 즉 일정계획을 지나치게 고수하거나 시간제한이나 일정의 계획과 완전히 상관없는 것

간호사는 대상자의 시간 인식이 문화적 현상에 따른 것인지, 생화학적이거나 심리적 인식으로 오는지를 세심하게 구별해야 한다. 예를 들면, 약물중독은 변화된 시간 감각을 갖게 한다. 환각제를 사용하게 되면, 시간적 제한과 공간적 확장을 경험할 수 있다. 이런 경우, 시간 장애가 너무 심해서 약속보다 자주 빨리 온다(Sideleau, 1992). 반대로, 신경안정제의 영향을 받는 사람은 시간적 확장과 공간적 제한을 경험하고, 약속보다 자주 늦게 온다. 생화학적 불균형이나 심리장애인 대상자가 이런 현상을 경험할 수는 있지만, 이런 것이 문화적 현상으로 오는 것인지, 장애로 오는 것인지를 간호사는 세심하게 결정해야 한다(Giger, Davidhizar, Evers & Ingram, 1994; Giger, Davidhizar, Johnson & Poole, 1997).

9 간호 적용
IMPLICATION FOR NURSING CARE

궁극적으로 대상자 간호에 중요한 영향을 주는 문화 변수로 시간을 이해하는 간호사는, 질적 간호를 제공하기 위해서 시간관리 방법을 이해할 수 있어야 한다. 건강관리전문가는 일반적으로 시간은 대치될 수 없고, 필연적이고, 시간낭비는 인생을 낭비하는 것이라는 태도를 갖는다. 더욱이 시간 부족 같은 것은 없다, 개인이 시간을 보내는 방식과 상관없이, 같은 시간이 흐른다(Salmond, 1986). 즉, 이런 사람은 일주일을 꼭 168시간을 산다. 건강관리 요구가 계속 변하면서 간호사에 대한 요구도 변화한다. 간호사는 많은 스트레스를 일으키게 하는 더욱 시간 효율적 방식으로 일하도록 요구받고 있다. 어떤 간호사는 통제력을 잃고 개인적으로 만족하지 못해서 소진된다. 그러나 간호사는 소진에 대해서 통제감을 유지하고 개인적으로 만족하기 위한 방법으로 효율적 시간관리 체계를 채택해야 한다는 것을 기억해야 한다. 우선순위를 계획하고 정확히 표현하는 것은 업무만족과 관계된다(Feldman, Monicken & Crowley, 1983; MacStavic, 1978; McNiff, 1984). 더 오래 혹은 더 힘들게 일하는 것이 아니라 더 영리하게 일하는 것의 중요성을 간호사는 잘 알고 있다(Barros, 1983).

간호사와 의사 간의 갈등은 종종 시간 인식의 차이로 온다. 간호사는 대상자 간호계획을 완수하기 위해서 엄격한 계획에 맞추어서 매 시간을 관리하는 편이다. 의사는 대상자와 보내는 아주 짧은, 실제시간으로 시간을 재지 않고 질병과 치료 기간으로 시간을 잰다. 의사는 시간에 덜 엄격한 것처럼 보이고, 간호사의 시간 감각에 따르지 않는 것처럼 보인다(Sheard, 1980; Young & Hayne, 1988).

간호사의 경우, 시간관리 문제는 전문적 목표를 달성하려는 업무에서 시간과 개인적 시간을 모두 관리하는 방법이 포함된다. 또한 간호에서 비용관련 문제에 대해서도 높은 관심에서 오는데, 시간관리 관심은 대상자의 요구를 충족하는 데 필요한 간호시간을 계획하고 간호를 감독하는 직원 시간을 관리하기 위해서 대상자의 정확한 간호요구 사정이 필수적이다(Vestal, 1987). 1970년대에 대상자 간호의 비용효과에 대한 관심과 조사가 간호요구의 적절한 결정요인이 아닐 수 있다는 인식에서 대상자 분류체계의 발전을 가져오게 하였다. 이런 분류체계는 간호자원 요구를 결정하기 위해서 대상자를 간호관리 시간의 중요도를 반영하는 범주로 그룹을 분류하였는데 일반 병원에서 처음으로 적용되었다. 1979년 즈음에, 1,000개 이상의 병원이 필요한 간호와 시간 수준을 분류하는 몇몇 방법을 사용하는 것으로 보고되었다(Schroder, Washington, Deering & Coyne, 1986). 1983년에 병원 승인 연합위원회와 미국병원협회기준이 모든 병원에서 대상자 분류 체계를 추천했을 때 대상자 분류 체계의 발전에 중요한 자극제가 되었다. 정신병원에서 대상자 분류체계에 관심이 커지면서, 정신병원은 미국병원협회기준에 따라서 승인받게 되었다.

인공항문 대상자 병동을 병원에 두는 것과 같은, 대상자의 적절한 그룹화는 실무자 시간을 효율적으로 사용하게 한다. 또한 인공항문 세척을 마친 뒤에 대상자 침상 바꾸어 주기와 같은, 대상자 활동을 논리적 순서로 그룹화하는 것도 간호시간을 절약할 수 있다.

활동들을 함께 그룹화하여 분류할 때 공급과 업무의 체계화가 중요한다. 항목들을 조직화하는 것은 잊을 수 있는 것을 모아서 하나의 절차로 수행하는 동안 다양한 방해물을 예방할 수 있다.

입원기간을 줄이는 간호노력은 건강관리비용 감소에서 중대한 관심사이다(Midgley & Osterhage, 1973). 그러나 간호사에게 있어 시간 관리의 또 다른 측면은 대상자의 요구를 결정하고 간호과정을 위한 자료수집에서 적절한 시기의 자료수집과 관련된다(Felton, 1970; Polit & Hungler, 2004). 대상자와 간호요구 사정이 적절치 못한 시간에 이루어지면 부정확한 해결책을 계획할 수 있다. 시간의 중요성을 잘 아는 간호사는 자료수집의 적절한 시간을 고려할 수 있다. 24쪽 분량의 간호사정이 최적의 대상자 자료를 제공한다고 해도 이런 자료 수집에 소요되는 시간이 다른 대상자 간호를 태만하게 할 수도 있다면, 시간 제약은 사정 시간에 영향을 줄 것이다. 시간 제약은 또한 건강관리장소에서 연구목적을 위한 자료수집에도 영향을 준다. 재정적 규제는 연구 목적을 위해 추가 직원을 두는 것을 금지한다면, 연구가 우선순위인지 다른 간호직원의 의미가 우선순위인지에 대한 결정을 내려야 한다(Monette, Sullivan & Dejong, 2008).

변화 요인으로, 간호사는 변화와 관련되어 시간을 잘 고려해야 한다. 조직변화이론에 따르면, 단지 지식의 변화와 관련된 것은 별 어려움 없이 짧은 시간에 변화를 가져올 수 있다. 태도와 관련된 것은, 조금 더 긴 시간이 필요할 수 있다. 개인의 행동과 관련된 변화는 어느 정도의 시간이 필요할 수 있고, 어느 정도 어려움에 직면할 수도 있다. 집단행동으로 전개된다면 많은 시간이 요구되고 높은 수준의 어려움과 직면할 수 있다(Hersey & Blanchard, 2001).

간호사가 모든 미국 사람을 시기적절성에 가치를 두는 사람으로 똑같이 보지 않기 위해서, 시간과 시간엄수가 장소마다 종교마다 다르다는 것을 강조해야 한다. 종교와 도시마다 자기 리듬과 법칙을 갖는다. 지금(now)과 조금 후(later)라는 단어도 다른 의미로 쓰인다. 지금과 조금 후는 민족이나 문화집단마다 다르게 해석할 수 있다. 아프리카계 미국인은 지금은 "지금 즉시"를 의미하지 않고, 오히려 지금은 "곧(soon)"을 의미하므로, 행동하는 데 여러 시간이 걸릴 수 있다. 같은 아프리카계 미국인의 경우에, 조금 후도 "몇 시간 이내"로 보지 않는다(Mbiti, 1990). 반대로 미래중심 시간관념의 미국인은, 지금은 "지금 즉시"를 의미해서 바로 행동하고, 조금 후는 "몇 시간 이내"를 의미한다.

여러 곳을 여행하는 미국인은, 언어문제뿐만 아니라 대조적인 생활 속도와 같은 주요한 차이에 직면한다. 이런 차이는 미국 내 지역에서도 있을 수 있다. 예를 들면, 도시이든 농촌이든 상관없이 남쪽에서는 일반적 삶의 속도가 느리고 느긋하고, 시간엄수도 중요한 지표가 아니다. 이런 지역사람들은"시골"로 고정화될 수 있다. 반대로 뉴욕같이 대도시에서 삶의 속도는 빨리 걷고, 빨리 말하고, 빨리 결정하는 빠른 활동과 관련된다. 다양한 기관과 건강전문가에게서도 시간 차이가 나타난다. 예를 들면, 간호사는 어떤 병원부서에서는 더 빠른 속도가 필요하다는 것을 안다. 다양한 임상분야에서 속도가 다를 수 있다. 의무도 다르고, 고위험 영역, 중환자실, 응급실, 수술실 등에서는 속도가 더 빠르게 가속화될 수 있다. 반면 이런 영역도 환자의 수가 적을 때는"느린 시간"을 경험한다.

몇몇 아프리카계 미국인, 푸에르토리코계 출신 미국인, 미국인디언, 맥시코계 미국인과 중국계 미국인과 같이, 현재중심적 시간개념을 가진 대상자를 간호할 때, 간호사는 목욕, 투약, 식사와 같은 간호절차를 위해서 엄격하게 계획하는 것과 같은, 고정된 자원으로 시간을 고수하는 것을 피해야 한다는 것을 알아야 한다. 이런 경우, 간호사는 시간과 관련된 기관의 지침과 대상자의 시간 개념 간에 갈등이 있을 수 있다는 것을 확인할 수 있다. 다시 말해서, 그런 사람은 시간을 유연하게 인식하고 지금 일어나는 것이 미래 일어날 수 있는 것 보다 더 중요하게 인식한다는 것을 간호사는 알아야 한다. 그러므로, 간호사는 고정된 시간에 따르기 보다는 어떤 시간의 범주 내에서 대상자 간호를 채택할 수 있어야 한다. 다양한 민족, 문화, 연령, 사회경제 집단에서 온 개인은 시간을 다르게 지각한다는 것을 깨닫는 것이 중요하다(Gaglione, 1988). 시간과 관련된 문화행동에 대한 포용력을 높이는 첫 단계는 시간을 인식하는 데 다른 방식이 있다는 것을 받아들이는 것이다. 간호사는 시간 인식에 영향을 주는 변수의 범위를 받아들여야 한다. 예를 들면, Carter, Green, Green과 Dufour(1994)는 노숙자는 매우 현재 중심적이라는 것을 알았다. 이것은 추후 관리와 치료권고를 따르는 데 유의한 영향을 줄 수 있다. 반면, 특정 질병이 시간 인지에 영향을 줄 수 있다. 정신분열증인 사람은 현재 중심적이고 미래에 초점을 두는 데 제한된 능력을 가진 것처럼 보인다. 이것은 병원과 지역사회 생활 상황을 조정하는 데 의미 있는 영향을 줄 수 있다(Suto & Frank, 1994). 만성질환은 미래 시간 개념에 영향을 줄 수 있다. 어떤 사람에게 희망은 미래시간관념에서 중요하다(Alberto, 1990).

사례연구

37세 흑인 미국인 수지 존스는 불안정형 당뇨병(brittle diabetes)으로 병원 외래로 왔다. 존스는 6개월 전에 당뇨진단을 받았지만 인슐린으로 당뇨가 조절되지 않고 있다. 대상자는 오전 7시와 오후 4시에 레귤라 인슐린(regular insulin, 속효성 인슐린) 5단위와 함께 렌테인슐린(lente insulin, 중간형 인슐린) 40단위 치료를 받고 있다. 존스가 오늘 병원에 왔을 때, 아침 인슐린을 주입하고 나서 먹는 것을 잊어버려서, "인슐린 반응"으로, "잠깐 의식을 잃은" 사건을 경험하였다고 간호사에게 말했다. 이전에도 자주 오늘처럼, 존스는 미리 잡혀진 약속에 적어도 1시간 이상 늦게 온다. 다음 질문은 존스에게 시간 변수와 그 의미와 관계된 것이다.

임상적 의사결정

1. 수지 존스가 약속한 것보다 늦게 도착하는 것과 관련될 수 있는 변수로서 시간과 문화 지각과 관련되어 있는 요인을 2 가지 이상 열거하시오.
2. 수지 존스가 앞으로 병원의 진료시간을 지키게 할 수 있는 제안을 2가지 이상 열거하시오.
3. 수지 존슨가 의학치료방법을 따르지 못하는 것과 관련된 시간변수를 2가지 이상 제시하시오.
4. 간호사가 수지 존슨가 인슐린과 같은 중요한 약물과 시간과 관계에 대해서 더 잘 이해하게 하는 방법을 제시하시오.
5. 수지 존스가 간호사에게 설명한 인슐린 반응에 영향을 주는 요소를 제시하시오.

학습문제

1. 현재 중심적 시간관념을 가진 대상자를 교육할 때, 간호사가 이해해야 할 것은?
   a. 제 시간에 약을 먹게 하는 것
   b. 예방적 건강요법을 지키게 하는 것
   c. 약을 정시에 먹는 것을 강조하기보다 일어날 수 있는 다른 일들에 관심을 갖는 것
   d. 미래의 좋은 점과 관련된 행동에 영향을 주는 것

2. 나바호족 당뇨병 환자의 퇴원교육을 하는 간호사가 기억할 것은?
   a. 환자가 약속을 지키는 것이 어려울 수 있다.
   b. 환자가 식사시간과 결부되면 약물복용을 잘 따를 것이다.
   c. 환자가 미래 중심적이어서 잘 따를 수 있도록 동기화된다.
   d. 환자가 자연과 조화를 이루기 위한 질병예방 활동을 수행할 것이다.

3. 간호사가 알래스카 에스키모환자와 가정약물요법에 대해 이야기할 때, 대상자에게 기대할 수 있는 것은?
   a. 대상자는 미래의 일에 관심을 둔다.
   b. 대상자는 미래에 영향을 주는 현재 사건들의 중요성에 관심을 둔다.
   c. 대상자는 주로 과거 역사적 일들에 관심을 갖는다.
   d. 대상자는 시간관념에 영향을 받지 않는다.

정답

1. c 2. a 3. a

참고문헌

Alberto, J. (1990). A test of a model of the relationships between time orientation, perception of threat, hope, and self-care behaviors of persons with chronic obstructive pulmonary disease (unpublished doctoral dissertation). Indiana University School of Nursing, Bloomington, IN.

Ariotti, P. E. (1995). The concept of time in Western antiquity. In J. T. Fraser & N. Lawrence (Eds.), The study of time (Vol. 3, pp. 69-80). New York: Springer-Verlag.

Atcheson, J. (1987). Traditional health beliefs and compliance in Native American tuberculosis patients (unpublished master's thesis). McMaster University, Hamilton, Ontario.

Barros, A. (1983). Time management: learn to work smarter, not longer. Medical Laboratory Observer, 107-111. Biological rhythms in psychiatry and medicine. (1970). Chevy Chase, MD: U.S. Department of Health, Education, and Welfare, National Institute of Mental Health.

Bock, P. (1964). Social structure and language structure. Southwestern Journal of Anthropology, 20, 393-403.

Bremner, W. J., Vitiello, M. V., & Prinz, P. N. (1983). Loss of circadian rhythmicity in blood testosterone levels with aging in normal man. Journal of Clinical Endocrinology and Metabolism, 56(6), 1278-1281.

Campinha-Bacote, J. (1997). Understanding the influence of culture. In J. Haber, B. Krainovich-Miller, A. McMahon, & P. Hoskins (Eds.), Comprehensive psychiatric nursing (5th ed., pp. 76-90). St. Louis: Mosby.

Carter, J. (1979). Frequent mistakes made with Black clients in psychotherapy. Journal of the National Medical Association, 71(10), 56-64.

Carter, K., Green, R., Green, L., & Dufour, L. (1994). Health needs of homeless clients accessing nursing care at a free clinic. Journal of Community Health Nursing, 11(3), 139-147.

Cassirer, E. (1992). An essay on man. New Haven, CT: Yale University Press.

Davidhizar, R., Dowd, S., & Giger, J. (1997). Model for cultural diversity in the radiology department. Radiology Technology, 68(3), 233-240.

Doob, L. (1971). Patterning of time. New Haven, CT: Yale University Press.

Dossey, L. (1993). Healing words. San Francisco: Harper.

Drucker, P. (1993). The effective executive. New York: Harper Business.

Elton, L. (1975). Time and man. New York: Pergamon Press.

England, J. (1986). Cross-cultural health care. Canada's Mental Health, 34(4), 13-15.

Feldman, E., Monicken, L., & Crowley, M. (1983). The systems approach to prioritizing. Nursing Administration Quarterly, 7(2), 57-62.

Felton, J. S. (1970). Communicating in writing I and II. Occupational Health Nursing, 18(5), 13-19, 18(6), 13-25.

Freedman, J. L., Levy, A., Buchanan, R., & Price, J. (1972). Crowding and human aggressiveness. Journal of Experimental Social Psychology, 8, 528-548.

Gaglione, B. (1988). Cognitive orientations of three healthy retired American men (unpublished doctoral dissertation). Rutgers-The State University of New Jersey, New Brunswick, NJ.

Geertz, C. (1975). The interpretation of cultures. London: Hutchinson.

Giger, J., Davidhizar, R., Evers, S., & Ingram, C. (1994). Cultural factors influencing mental health. In C. Taylor (Ed.), Essentials of psychiatric nursing (14th ed., pp. 215-238). St. Louis: Mosby.

Giger, J., Davidhizar, R., Johnson, J., & Poole, V. (1997). The changing face of America. Health Traveler, 4(4), 11-17.

Gilles, R., & Faulkner, R. (1978). Time and television news work: task temporalization in the assembly of unscheduled events. Sociological Quarterly, 19, 89-102.

Gingerich, O. (1972). The Amish of Canada. Waterloo, Ontario, Canada: Council Press.

Gioscia, V. (1971). On social time. In H. Yaker, H. Osmond, & F. Cheek (Eds.), The future of time (pp. 73-141). Garden City, NY: Doubleday.

Grypma, S. (1993). Culture shock. The Canadian Nurse, 89(9), 33-37.

Guruge, S., & Donner, G. (1996). Transcultural nursing in Canada. The Canadian Nurse, 92(9), 34-39.

Hagey, R., & Buller, E. (1983). Drumming and dancing: a new rhythm in nursing care. The Canadian Nurse, 79(4), 28-31.

Hall, E., & William, F. (1960). Intercultural communication: a guide to men of action. Human Organization, 19, 7-9.

Hawley, A. (1986). Human ecology. Chicago: Chicago University Press.
Hein, E. C. (1980). Communication in nursing practice (2nd ed.). Boston: Little, Brown.
Hersey, P., & Blanchard, K. (2001). Management of organizational behaviors (8th ed.). Upper Saddle River, NJ: Prentice Hall.
Hoppe, S., & Heller, P. (1974). Alienation, familism, and the utilization of health services by Mexican Americans. Journal of Health and Social Behavior, 15, 304.
Hymovich, D. P., & Chamberlin, R. W. (1980). Child and family development. New York: McGraw-Hill.
Iverson, P. (1990). The Navajos. New York: Chelsea House Publishers.
James, W. (1990). Principles of psychology (2nd ed., Vol. 1). Chicago: Encyclopaedia Britannica.
Ketchum, J. D. (1951). Time, values, and social organization. Canadian Journal of Psychology, 5, 97-109.
Kluckhohn, F., & Strodtbeck, F. (1973). Variations in value orientation. Westport, CT: Greenwood Press.
Kohn, M. (1977). Class and conformity (2nd ed.). Chicago: University of Chicago Press.
Landes, D. (2000). Revolution in time (revised ed.). Cambridge, MA: Harvard University Press.
Lebhar, G. (1958). The use of time (3rd ed.). New York: Chain Store.
Levine, R., & Wolff, E. (1985). Social time: the heartbeat of culture. Psychology Today, 29-35.
MacStavic, R. E. (1978). Setting priorities in health planning: what does it mean? Inquiry: A Journal of Medical Care Organization, Provision and Financing, 45(1), 20-24.
Maguire, D. C. (1984). Death by choice. Garden City, NY: Image Books.
Mbiti, J. S. (1990). African religions and philosophies (2nd ed.). Portsmouth, NH: Heinemann.
McGrath, J., & Kelly, J. (1986). Time and human interaction. New York: Guilford Press.
McNiff, M. (1984). Getting organized at last. RN, 47, 23-24.
McRae, L. (1994). Cultural sensitivity in rehabilitation related to native clients. Canadian Journal of Rehabilitation, 7(4), 251-256.
Meade, R. (1960). Time on their hands. Personnel Journal, 39, 130-132.
Midgley, J. W., & Osterhage, R. A. (1973). Effect of nursing instruction and length of hospitalization on postoperative complications in cholecystectomy patients. Nursing Resident, 22(1), 69-72.
Monette, F. C., Sullivan, T., & Dejong, C. (2008). Applied social research (7th ed.). Belmont, CA: Thomson Higher Education.
Morgenstern, I. (1960). The dimensional structure of time. New York: Philosophical Library.
Nash, M. (1967). Machine age Maya. Chicago: University of Chicago Press.
Nelkin, D. (1970). Unpredictability and life style in a migrant camp. Social Problems, 17, 472-487.
Nolt, S. (1992). A history of the Amish. Intercourse, PA: Harold Press.
Parkinson, C. (1970). The law of delay. London: John Murray.
Polick, F. (1973). The image of the future (Vol. 1-2). San Francisco: Jossey-Bass.
Polit, D., & Hungler, B. P. (2004). Nursing research: principles and methods (7th ed.). Philadelphia: Lippincott Williams & Wilkins.
Pouissant, A., & Atkinson, C. (1970). Black youth and motivation. The Black Scholar, 1, 43-51.
Pyle, K. (1969). The new generation of Meiji Japan. Stanford, CA: Stanford University Press.
Randall-David, E. (1989). Strategies for working with culturally diverse communities and clients [Brochure]. Washington, DC: Department of Health and Human Services.
Ritzenthaler, R. E. (1953). The Impact of Small Industry on an Indian Community. American Anthropologist, 55(1), 143-148.
Ruiz, R. (2003). Cultural and historical perspectives in counseling Hispanics. In D. Sue (Ed.), Counseling the culturally diverse: theory and practice (4th ed.). New York: Wiley.
Ruiz, R. A., & Padella, A. M. (1977). Counseling Latinos. The Personnel and Guidance Journal, 55, 401-408.
Salmond, S. (1986). Time management: the time is now. Orthopedic Nursing, 5(3), 25-32.
Schroder, P. J., Washington, W. P., Deering, C. D., & Coyne, L. (1986). Testing validity and reliability in a psychiatric patient classification system. Nursing Management, 17(1), 49-54.
Sheard, T. (1980). The structure of conflict in nurse-physician relations. Supervisor Nurse, 11(8), 14-16.

Sideleau, B. (1992). Space and time. In J. Haber, A. Leach- McMahon, P. Price-Hoskins, & B. Sideleau (Eds.), Comprehensive psychiatric nursing (4th ed.). St. Louis: Mosby.

Smith, J. A. (1976). The role of the Black clergy as allied health care professionals in working with Black patients. In J. D. Luckraft (Ed.), Black awareness: implications for Black care (pp. 12-15). New York: American Journal of Nursing Company.

Sorokin, P. (1964). Sociocultural causality, space, time. New York: Russell & Russell.

Spector, R. (2004). Cultural diversity in health and illness (6th ed.). Upper Saddle River, NJ: Prentice Hall.

Stauffer, R. (1995). Personal communication. Harrisburg, VA.

Stoetzel, J. (1953). The contribution of public opinion research techniques to social anthropology. International Social Science Bulletin, 5, 494-503.

Strauss, G. (1963). Group dynamics and intergroup relations. In A. O. Lewis Jr. (Ed.), Of men and machines (pp. 321-327). New York: E. P. Dutton.

Suto, M., & Frank, G. (1994). Future time perspective and daily occupations of persons with chronic schizophrenia in a board and care home. American Journal of Occupational Therapy, 48(1), 7-18.

Thompson, E. (1967). Time, work-discipline, and industrial capitalism. Past and Present, 38, 58-59.

Thompson, P., & McDonald, J. (1989). Multicultural health education: responding to the challenge. Health Promoting, 28(2), 8-11.

Toffler, A. (1970). Future shock. New York: Random House.

Tripp-Reimer, T., & Lively, S. H. (1993). Cultural considerations in mental health-psychiatric nursing. In R. P. Rawlins, R. S. Williams, & C. K. Beck (Eds.), Mental health-psychiatric nursing (3rd ed., pp. 166-177). St. Louis: Mosby.

Vestal, K. (1987). Management concepts for the new nurse. Philadelphia: J. B. Lippincott.

Veterans World Project. (1972). Wasted men: the reality of the Vietnam veteran. Edwardsville, IL: Southern Illinois University.

Wang, D., Liu, X., & Ahalt, S. (1996). On temporal generalisation of simple recurrent networks. Neural Networks, 9, 1099-1118.

Weigert, A. (1981). Sociology of everyday life. New York: Longman.

Wenger, A. (2006). The culture care theory and the older order Amish. In M. Leininger (Ed.), Cultural care diversity and universality: a theory of nursing (2nd ed.). Sudbury, MA: Jones and Bartlett.

Wessman, A., & Gorman, B. (1977). The emergence of human awareness and concepts of time. In B. S. Gorman & A. E. Wessman (Eds.), Personal experience of time (p. 3). New York: Plenum Press.

Weyer, E. (1961). Primitive peoples today. Garden City, NY: Doubleday.

Wuest, J. (1992). Joining together: students and faculty learn about transcultural nursing. Journal of Nursing Education, 31(2), 90-92.

Yogman, M. W., Lester, B. M., & Hoffman, J. (1983). Behavioral rhythmicity and circadian rhythmicity during mother, father, stranger, infant social interaction. Pediatric Research, 17(11), 872-876.

Young, D. E., Ingram, C., & Swartz, L. (1990). Cry of the eagle: encounters with a Cree healer. Toronto: University of Toronto Press.

Young, L., & Hayne, A. (1988). Nursing administration: from concepts to practice. Philadelphia: Saunders.

Zerubavel, E. (1979). Patterns of time in hospital life. Chicago: University of Chicago Press.

Ziac, D. C. (1984). Menstrual synchrony in university women. American Journal of Physical Anthropology, 63(2), 237.

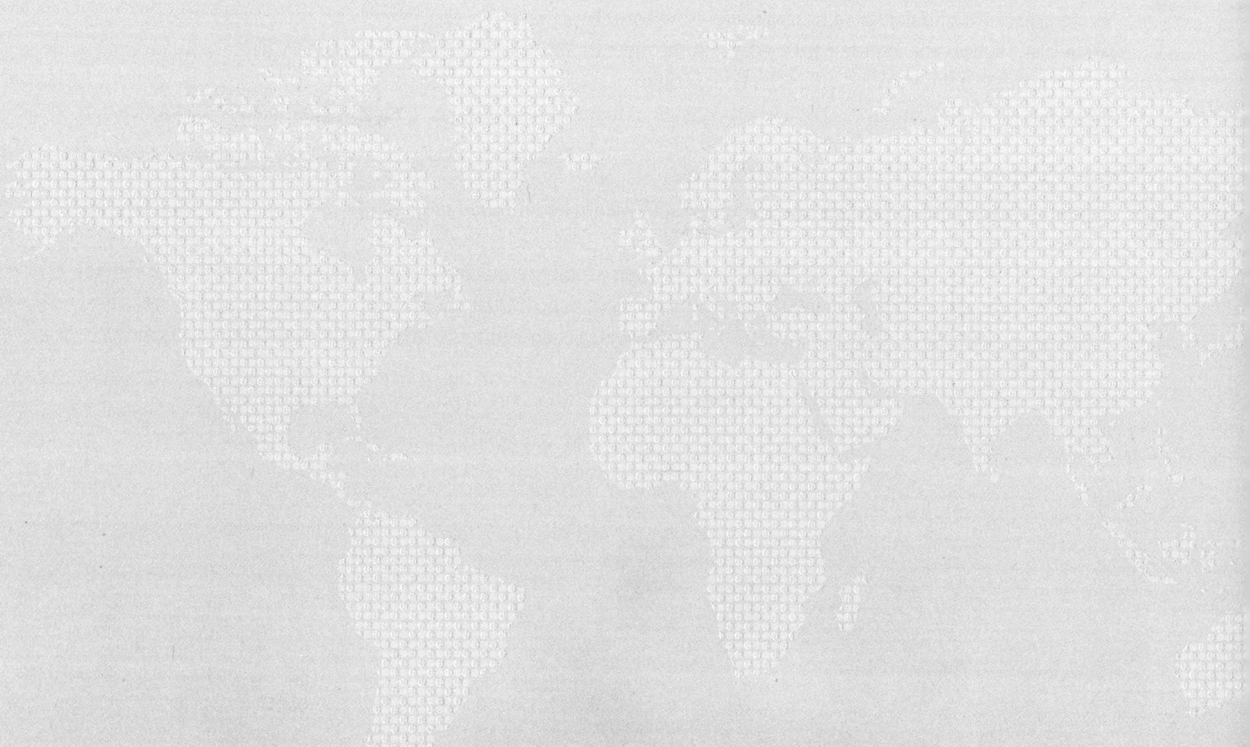

CHAPTER 6

환경통제

Environmental Control

학습목표

1. 환경통제와 관련된 건강추구 행위에 영향을 미치는 문화요소를 확인한다.
2. 환경통제와 관련된 질병행위에 영향을 미치는 문화요소를 확인한다.
3. 다양한 문화적 민간요법의 종류와 건강추구 행위에 미치는 영향을 확인한다.
4. 외적 통제위와 건강추구 행위와의 관계를 확인한다.
5. 특정 문화집단에 속한 사람들의 외적 통제위에 영향을 미치는 요소를 확인한다.

환경통제란 하나의 문화적 그룹에 소속되어 있는 개인이나 사람들이 자연을 조절하는 활동을 계획하는 능력이다. 또한 환경에 내재하는 요소를 이끌기 위한 능력을 인식하는 것을 말한다. 여기에서 환경이란 단지 한 개인이 사는 곳 혹은 치료가 제공되는 곳보다 훨씬 더 넓은 의미를 함축하고 있다는 것을 알 수 있다. 즉 실제적으로 '환경'이라는 용어는 대부분 개인에게 영향을 주는 모든 관련 체계나 과정을 포함한다(Sideleau, 1997).

체계란 개인에게 영향을 주거나 받게 되는 구조조직을 뜻한다. 과정이란 조직적이며 목적을 가지고 작용하는 유형으로 보일 수 있다. 과정은 일반적으로 가족, 집단과 지역 공동체 간의 역학관계와 상호작용을 포함한다. 환경과 인간은 끊임없이 물질과 에너지를 주고받는 상호관계를 갖는다. 이러한 상호교환이 목적과 목표를 가지고 잘 이루어진다면 상호작용과 교환과정은 기능적이고 유용하다고 여겨지게 되는 것이다. 그러나 교환이 목적과 목표 없이 이루어지게 된다면 인간과 환경관계는 동시적으로 일어날 수 없게 된다(Haber et al., 1997).

넓은 의미로 건강이란 개인과 환경 간의 균형이라고 볼 수 있다. 즉 영양을 고려한 식사, 지역에 있는 예방의학 서비스 이용, 위험이나 오염물질을 관리하는 기구 설치와 같은 모든 건강을 위한 습관은 개인에게 긍정적 영향을 주고, 그 개인은 다시 환경에 긍정적 영향을 준다(Spector, 2004).

건강 신념과 실천에 관한 복잡한 체계는 문화집단 안에, 집단을 넘어서서 존재한다. 이러한 건강 신념과 실천의 크고 작은 다양성은 민족과 사회적 계층의 경계, 가족집단을 넘어서서 발견된다. 현대에 가장 보편적으로 받아들여지고 있는 건강관리는 생태학적 접근이다. 이 모델은 생물학적 관계를 중시하는 것이 특징이며, 이를 지지하는 사람들은 생물학적 접근이 다른 심리학적·사회학적 이슈보다 더 중요하고 실제적이라고 주장한다(Kleinman, Eisenberg & Good, 1978).

오늘날 서구사회의 건강관리전문가들은 먼저 신체의 비정상적인 구성과 기능 그리고 질병치료에 관심이 있다. Kleinman 등(1978)에 의하면 이러한 생태학적 접근(biomedical model)은 구체적 문화이고, 문화와는 분리될 수 없으며, 신념에 의한 것이라고 한다. 생태학적 모델은 연속선상의 한 부분을 나타낸다고 할 수 있고, 다른 면은 전통적 모델로서 의과학에서 신념과 실천을 지지한다(Chirsman, 1977). 전통적 모델을 믿는 사람들은 문화에 의해 생성된 민족적 신념과 전통적 신념을 포함한 다양한 건강신념과 실천을 지지한다(Spector, 2004).

1 병과 질병의 구분
DISTINCTION BETWEEN ILLNESS AND DISEASE

지난 10년간 과학자들과 인류학자들 사이에서는 병(illness)과 질병(disease)을 구분하기 시작했다. 개인이 겪는 병적 증상은 꼭 생태학적인 질병의 해석이 필요하지 않을 수도 있다는 주장이다. 병은 아픈 것에 대한 개인의 인식으로 정의될 수 있으나, 질병(disease)은 평균값에서 벗어난 경우로 진단되는 것을 뜻한다(Fabrega, 1971; McGrattan, 2004). 병은 질병이 없어도 나타날 수 있고, 이와 관련해서 내과의사를 찾은 사람의 50% 정도는 명확한 진단을 찾을 수 없다고 한다. Kleinman 등(1978)에 의하면 이러한 병은 개개인의 감각적 인식으로 문화 안에서 만들어진다고 한다. 다시 말하면, 어떻게 개인이 질병을 경험하고 대처하느냐는 그 개인이 어떻게 아픈 것을 설명하느냐에 달려 있다는 것이다. 간호사는 문화적으로 적절한 간호를 제공하기 위해서는 대상자의 병, 질병과 불편함에 대한 개인적이고 문화적 반응을 통합해야 한다는 것을 기억해야 한다.

문화는 건강 관련 행위에 영향을 줄 뿐 아니라 아픈 것에 대한 기대와 인식에 영향을 주고 건강문제를 언제, 어떻게, 누구와 의사소통할지에도 큰 영향을 준다(Campinha-Bacote, 1997). 간호사는 통찰력을 가지고 건강과 병에 대한 인식은 문화적 요소에 의해 구체화된다는 것을 반드시 기억해야 한다. 개인의 건강행동, 건강상태, 건강을 추구하는 태도가 다르다는 것은 이러한 문화적 구체화의 직접적 결과인 것이다(Grypma,

1993; Guruge & Donner, 1996; McRae, 1994; Thompson, 1993).

건강행위란 개인이 적절한 건강상태를 유지하거나 적절치 못한 상태를 조정하고 변화시키는 것을 바탕으로 하는 사회적이고 생물학적인 활동을 뜻한다(Bauwens & Anderson, 1992). 반면에 건강상태는 개인이 외적 또는 내적인 환경에 성공적으로 순응한 정도를 뜻한다(Bauwens & Anderson, 1992; Rumsfeld, 2002). 따라서 건강행위는 건강상태에 영향을 주게 되고, 건강상태는 다시 건강행위에 영향을 주게 된다. 건강행위와 건강상태는 근본적으로 상호관련성이 있기에 사회문화적 요소, 즉 경제, 정치, 환경적 영향, 건강관리 시스템 등에 의해 영향을 받을 수 있다(Elling, 1997).

2 문화적 건강실천과 의학적 건강실천
CULTURAL HEALTH PRACTICES VERSUS MEDICAL HEALTH PRACTICES

문화적 건강실천은 효과적·중립적·역기능적 실천(Pillsbury, 1982)이나 불확실한 실천으로 구분된다.

효과적 문화적 건강실천

서양의학의 척도에 의하면 효과적 문화적 건강실천은 현대 과학적 실천과는 크게 다르지만, 결과적으로 건강상태에 유익을 줄 수 있다. 효과적 건강실천은 효과적인 간호를 촉진하기 때문에, 간호사는 문화집단 안팎으로 이러한 실천을 적극적으로 격려해야 한다. 치료계획이 대상자의 신념과 일치될 때 간호사는 성공적으로 효과가 나타날 확률이 더 많다는 것을 기억해야 한다. 예를 들어, 멕시칸계 미국인과 같이 뜨거운 것과 차가운 것에 대한 이론을 지지하는 문화집단 사람은 이러한 특정 신념에서 유익을 얻을 수도 있다. 즉 위궤양 같은 위와 관련된 병적 증상을 보이는 사람들은 뜨거운 음식을 피하게 되는데, 이는 위궤양의 치료를 위한 의학적 관리에서 자극이 없는 음식을 섭취하게 하는 처방과 밀접하게 관련이 있는 것이다. 따라서 과학적 건강관리 실천은 효과적 문화적 건강실천과 적절히 조화를 이룰 수 있다.

중립적 문화적 건강실천

중립적 문화적 건강실천은 개인의 건강상태에는 영향을 주지 않는다. 몇몇 건강관리전문가는 중립적 건강실천은 중요하지 않다고 하지만, 간호사는 이러한 건강실천이 바로 개인의 행동에 밀접하게 관여할 수 있으므로 매우 중요하다는 것을 기억한다(Pillsbury, 1982). Greene(1981)는 이러한 중립적 실천에 관한 서술에서 '태반과 탯줄의 의례적 관리'에서 탯줄에 대한 해석, 임신기간 중 성적 행동을 피하는 것, 위생적인 실천, 개기일식 때에 달에서 나오는 빛에 노출되는 것을 피하는 것 등의 예를 포함하였다. 많은 동남아 여성은 임신 중에 문지방에 앉아 있거나 문지방을 밟게 되면 출산 시 진통과 분만이 악화된다고 믿는다. 따라서 대기실이나 진료실에서 문 가까이에 있는 것을 피한다. 이들은 임신 중 과식이나 부족한 활동, 늦게 잠들거나 낮

잠을 자는 행위도 출산을 어렵게 하는 요인이라고 믿는다. Hill 족의 여성들(Hmong과 Mien)은 가위나 칼의 접촉을 피하는데, 이는 날카로운 기구들이 구개파열이나 유산을 일으킨다고 믿기 때문이다. 이런 여성들 사이에서 머리 위쪽으로 무엇을 잡으려고 하거나 무리한 일을 하는 것은 유산이나 선천적 결함을 가져올 수 있다고 믿는다(Lew, 1989; Mattson, 1995). 이러한 실천들은 계획적인 간호를 필요로 하지는 않지만, 간호사는 그 중요성을 인식하고 신념을 따르고 실천하는 대상자의 권리를 존중해 주어야 한다.

역기능적 문화적 건강실천

역기능적 문화적 건강실천은 유해한 것이다. 미국의 경우 지나치게 정제된 밀가루와 설탕을 많이 사용하는 경우가 있다. 간호사는 이러한 역기능적 건강실천을 파악하고 개인이 각자의 역기능적 건강실천을 인식하고 유익한 실천방안을 세울 수 있도록 돕는 교육적 프로그램을 개발해야 한다. 역기능적 건강관리는 캐나다의 British Columbia에 있는 여러 인종 간, 종족 간, 문화 간 여성들 사이에서 발견되었다(Hislop, Deschamps, Band, Smith & Clarke, 1992). British Columbia에서 1955년부터 전 국민적으로 실행된 자궁경부 세포검사 프로그램은 치명적인 자궁경부 편평세포암으로 인한 사망률을 70% 이상 낮추는 결과를 초래하였으나 캐나다 원주민들(Inuits, Indians, Metis) 사이에서 여전히 높은 수치를 보이고 있음이 보고되었다(Threlfall, 1986). 실제로 캐나다 여성 원주민이 비원주민보다 사망률이 4배나 높게 나타났으며, 약 85%의 비원주민들이 세포검사에 응한 것에 비해 원주민들은 약 30%가 검사에 응하였다. 그러나 원주민의 낮은 참가율이 그들의 신념, 태도에 의한 것인지 아니면 가능한 자원의 부족함으로 인한 것인지는 밝혀지지 않았다.

불확실한 문화적 건강실천

1994년에 Williams, Baumslag와 Jelliffe는 효과를 알 수 없는 문화적 건강실천 범주를 포함한 문화사정체계를 개발하였다. 불확실한 것으로 구분되는 실천사항에는 갓 태어난 아기를 포대기로 싸서 체온을 유지하고, 산모와 아기의 복부를 붕대로 감아 제대의 탈장을 예방하는 것이 있다. 간호사는 많은 건강실천들이 하나의 카테고리에 완벽하게 일치하지 않는다는 것을 알아야 한다. Greene (1981)에 따르면 건강실천사항들을 다른 대안적인 실천적 방안과 비교하여 유익하고 해로운 정도에 따라 주관적으로 평가한다고 한다.

3 가치와 건강실천과의 관계
VALUES AND THEIR RELATIONSHIP TO HEALTH CARE PRACTICES

가치란 개인적으로 지정된 규정으로 인간의 삶을 통제하고 이끌게 되며 신념, 태도와 행동의 초석이 된다. 문화적 가치란 한 인간이 성장, 성숙되어 가는 과정에서 자신이 속한 문화에 순응하며 무의식적으로 습득하게 되는 체계이다. 문화적 가치는 거의 무의식적인 단계에서 존재하고 믿게 되므로 변형되기가 매우 어렵기 때문에 간호사는 이러한 가치를 인식하는 것이 중요하다. 문화적 가치는 개개인에게 깊은 영향을 미치게 된다(Giger, Davidhizar, Johnson & Poole, 1997).

가치지향

Kluckhohn과 Strodtbeck(1973)은 가치의 지향에 대해 복잡하지만 명확한 유형을 이루는 원리이며, 계속되는 인간의 행동과 생각을 명령하고 이끌어 보편화된 인간의 문제에 대한 답을 연결하는 것이라고 정의하였다. 또한 한 개인이 같은 문화 집단의 다른 사람들과 다른 가치지향을 갖게 될 수도 있다고 하였다. 그러나 같은 문화 집단에서 여러 가치가 존재한다고 할지라도, 지배적인 가치지향은 한 문화 집단에서 다수의 사람들이 인식할 수 있다고 결론을 지었다.

Kluckhohn과 Strodtbeck(1973)은 여러 문화적 집단의 사람들이 시간, 개인 활동, 상호 간의 관계, 자연과 초자연적인 것에 대한 생각을 어떻게 구성하고 있는지 비교연구하였다. 그들은 시간적·활동적·관계적·선천적·자연적·자연에 관련한 인간이 지향하는 것을 포함하는 개념들을 개발하였다.

시간적 지향

시간적 지향이란 특정한 문화 집단에 속한 사람들이 시간을 구분하는 방법을 뜻한다. 시간은 일반적으로 과거, 현재, 미래의 세 가지 체계로 나뉜다. Kluckhohn과 Strodtbeck(1973), Haber 등(1997)에 의하면 대부분의 문화는 이러한 세 가지 체계를 모두 결합하지만, 문화에 따라 어느 한 체계가 다른 체계보다 더 우세하게 되는 경우가 있다고 한다.

활동적 지향

활동적 지향이란 문화집단이 성취를 중요시하는 '활동(doing)'에 근본을 두는지, 아니면 '존재(being)'에 근본을 두어 사람들을 각 시대를 연결하는 중요한 존재로 보는지에 대한 인식을 뜻한다. 다시 말하면, 활동 중심적 문화에서는 성취를 중요시 여기는 반면, 존재 중심적 문화에서는 인간 고유의 존재를 중요시 여긴다.

관계적 지향

문화적 관점에서의 관계적 지향은 일반 대인관계와는 구별된다. 구체적으로 관계적 지향은 사람들이 하나의 문화 속에서 개인을 위해 목표를 세우는 방식이다. 관계적 지향은 정통적 방식, 개인적 방식, 수평적 방식에서 발견된다.

정통적 방식. 정통적 방식(lineal mode)이 우세한 문화집단에서는 집단의 목표와 복지를 주요한 문제로 생각한다. 다른 주요한 문제는 시간을 넘어선 그 집단의 지속과 올바른 계승이다. 정통적 방식을 따르는 문화에서는 친족관계를 정통을 유지하는 기본적 단위로 여긴다.

개인적 방식. 개인적 방식(individualistic mode)이 우세한 문화에서는 개인의 목표가 집단의 목표보다 더 중요하다. 따라서 각 개인은 자신의 행동과 성취에 최종적 책임을 지니게 된다.

수평적 방식. 수평적 방식(collateral mode)이 문화집단 안에서 우세할 경우에는 형제자매나 또래집단 같은 수평적 집단의 목표와 복지가 큰 중요성을 띠게 된다. 이에 관한 예로는 러시아와 이스라엘에서 개인의 목표가 전체 수평적 집단에 관련된 목표보다 부차적인 것으로 여겨지는 현상을 들 수 있다.

인간과 자연의 지향

인간과 자연의 지향은 인간이 자연을 지배하거나 자연과 조화를 이루며 살아가거나 자연에 복종하는 현상을 의미한다. 인간이 자연을 지배하는 개념의 원리는 인간이 자연을 지배하는 것을 넘어서서 인류가 자연현상을 다스릴 수 있음을 나타낸다. 인간이 자연과 조화를 이루며 살 때는 인간, 자연, 세계 사이에 화합이 일어나게 된다. 인간이 자연에 복종을 하게 되는 것은 운명론을 따르게 되는 것인데, 이는 운명은 피할 수 없으며 개인 스스로는 자연을 다스리거나 미래에 대한 통치권이 없다는 것이다. 즉, 스스로는 힘이 없고 각자의 운명에 이끌림을 받게 된다고 생각한다. 애팔래치아 사람들의 예에서 '내가 암에 걸린다면, 그냥 받아들일 것이다'라고 여기게 되는 경우, 암을 예방하는 검사는 도움이 되지 않는다. 그러나 애팔래치아 사람들이 몹시 아플 때 병원에 가거나 내과 의사를 찾는 것으로 볼 때, 이러한 운명적인 태도는 완전히 지속성이 있지는 않다고 보인다.

선천적 인간 본질의 지향

선천적 인간 본질의 지향은 인간의 본성을 선과 악 또는 중립적인 것으로 본다. 몇몇 문화집단에서는 인간 본성이 변화할 수 있다고 보기도 하고, 변화하지 않는다고 보기도 한다. 예를 들어, 인간의 악함은 변하지 않는다고 여기기도 하고, 악하나 변화할 수 있다고 보기도 하는 것이다. 또는 중립적이어서 좋은 영향을 받느냐, 나쁜 영향을 받느냐에 따라 달라질 수도 있다고 본다.

4 건강관리 가치로서의 통제위
LOCUS-OF-CONTROL CONSTRUCT AS A HEALTH CARE VALUE

사회학습 이론에서 통제는 다음과 같이 정의된다.

강화요인은 어떠한 행위로 나타나는 것이지만 개인에 의한 것이 아닐 때, 우리 문화에서는 전형적으로 이를 불운의 결과나 운명, 또는 힘이 있는 다른 자들에 의한 것, 또는 개인 주위의 복잡한 영향력으로 인해 예측하기 힘들다고 여기게 된다. 개인이 사건을 이렇게 해석할 경우, 이는 외적 통제 안에 있는 신념이라고 말할 수 있다. 만약에 개인이 사건을 자기 자신의 행동이나 자신의 고유한 특성 때문에 일어난 일이라고 한다면, 이러한 신념은 내적 통제 안에 있다(Rotter, 1966).

이러한 정의에 의하면 행위와 결과 사이에 조건관계가 존재한다고 믿는 사람들은 내적인 통제를 하며 미래의 행동과 상황에도 영향을 줄 수 있다는 것을 가정할 수 있다. 노력과 결과는 관련성이 없다고 개인이 믿게 되면 마음의 통제는 외적인 곳에 있게 되고 미래를 운이나 운명에 따르게 되며, 미래를 변화시키기 위해 행동하지 않게 된다. 이러한 조절은 날씨, 건강예방, 치료적 건강활동, 안녕상태 등 여러 현상에 적용해 볼 수 있다. 예를 들어, 예방과 치료적 관리를 따르는 사람은 내적 조절을 하며 미래와 자신의 건강을 증진시키기 위해 긍정적으로 반응할 확률이 높다. 반면에, 건강관리를 위한 행동과 실제 건강이 상관없다고 믿는 사람들은 외적 조절을 하며, 미래에 영향을 주고 건강을 촉진하기 위해 실천할 동기가 부족하다. Rotter(1975)는 통제는 행동의 특징 자체를 나타내지 않은 채 다른 사람들과의 상호작용으로 의해 수정될 수 있다고 결론을 내렸다.

이러한 통제위는 사회학습 이론(Rotter, 1966, 1975, 1992)에서 고안되었지만, Siegleman(1992)은 지나치게 일반적일 수 있고 긍정적이거나 부정적인 사건들을 무너뜨리는 경향이 있다고 주장하였다. 이와 반대로 Peterson과 Stunkard(1992)는 수천 명의 연구자가 이미 통제위 구성을 과학적으로 연구했다고 주장하였다. 사실상 Phares(1978)는 이러한 통제는 수많은 연구를 요약하며, 외적 통제위와 비교할 때 내적 통제위는 주로 사회적 요인 등에 주로 저항하게 되어 탁월함을 추구하게 된다고 보았다. Phares(1978)는 내적인 것이 늘 좋은 것은 아니라고 한 반면, 나머지 연구자들은 민감한 환경에서 내적 통제를 하는 사람은 그들의 신념에서 유익을 경험할 수 있다고 하였다(Peterson & Strunkard, 1992). 1966년 Rotter(1992)의 전공논문이 다른 문헌연구에 4,700회가 넘게 인용되었다. 따라서 응용할 수 있는 구성으로서 그것의 정당함에 믿음을 주는 것을 언급하였다. Giger, Davidhizar, Turner(1992) 같은 간호학계의 문화전문가들은 다양한 문화배경의 사람을 이해하기 위한 목적으로 통제위 구성 이론이 유용하다고 주장하고 있다.

통찰력 있는 간호사들은 외적인 통제위를 하는 사람들이 자연, 건강, 질병, 사망을 운명적으로 바라본다는 것을 인식해야 한다. 예를 들어, 일부 히스패닉, 애팔래치안, 푸에르토리칸은 외적 통제위를 가지고 있다. 또한 일부 아메리카계 인디언, 중국계 미국인, 일본계 미국인, 일본계 캐나다인은 자연과 어느 정도 조화를 이루고 살기에 그들의 문화적 신념은 통제위 구성 밖의 개념을 가지고 있다. 그러나 북유럽의 미국인이나 아프리카계 미국인은 내·외적 통제위 구성에 모두 속한다고 보고된다(Kluckhohn & Strodtbeck, 1973). 간호사는 대상자가 질병, 건강 등의 결과를 보는 것에 있어서 외적 통제위 구성에 해당되는 행동들을 수정할 수 있도록 돕고, 내적 통제위를 개발할 수 있도록 도와야 한다.

5 민간요법 FOLK MEDICINE

민간요법은 "제3세계의 신념과 실천"이라고도 하는데, 이것에 익숙하지 않은 간호사나 건강관리전문가에게는 낯설고 이상하게만 보일 수 있다(Giger, Davidhizar & Turner, 1992; Snow, 1981). 낯설고 이상한 것은 사실상 신념에 대한 친숙함에 달려 있다. 대부분 민간요법은 한번 익숙해지기만 하면 전혀 낯설고 이상한 것들이 아님을 알 수 있다.

익숙함이 곧 수용을 의미하는 것은 아니므로, 통찰력 있는 간호사는 자신에게 익숙한 치료법과 합당한 치료법을 잘 구분해야 한다. 민간요법을 지지하는 사람들이 현대의학에 익숙해졌다고 해도 자신의 신념과 의학 실천을 포기해야 한다고 느끼지 않는 경우와 건강관리전문가가 민간요법에 익숙해졌다고 해도 현대의학을 포기할 필요가 없다고 느끼는 경우에는 서로 인내해야 할 필요성이 있다. 즉, 한 개인의 세계관은 개인의 질병과 치료에 관한 신념을 크게 좌우한다. 예를 들어, 마술에 대한 믿음은 질병이 곧 인간행위의 결과이며 마법 같은 기술을 통해 치료가 일어날 수 있다고 가정한다. 종교적 신념은 질병이 초자연적인 힘의 결과이며, 이러한 초자연적인 힘으로 다시 회복될 수 있다고 믿는다. 과학적 관점에서 질병은 인과관계 안에서 일어나는 자연스런 현상이며, 의학적 치료로 회복될 수 있다고 가정한다(Henderson & Primeaux, 1981).

민간요법에 대한 신념

민간요법은 질병이나 병적 현상을 자연스러운 것과 자연법칙에 벗어나는 것으로 구분한다. 트리니다드의 아이티 사람이나 멕시칸, 멕시칸계 캐나다인이나 아프리카계 캐나다인, 몇몇 남부 백인계 사람 사이에서는 이러한 두 가지 구분이 흔한 편이다(Snow, 1981).

자연적 현상과 비자연적 현상으로의 구분

자연적 현상은 신이 세상을 창조했기 때문에 모든 현상이 신의 의도로 생성한다고 믿는 것이다. 따라서 자연의 법칙에 의하면 일상생활의 예측이 가능하다. 반면 비자연적 현상은 자연의 조화를 깨뜨렸다고 믿음으로써 신이 의도한 계획을 방해하는 사건으로 보거나 악한 힘이나 악마의 모략을 나타낸다고 믿는다. 이러한 비자연적 현상은 미리 예측할 수 없기 때문에 두려움을 주게 되고, 자연 세계 밖에서 일어나게 되므로 일반적으로 할 수 있는 죽음의 통제 밖에 있다.

이러한 현상을 선과 악, 또는 자연적인 것과 비자연적인 것 같이 반대적 현상으로 보는 것은 모든 것에는 정확히 반대인 것이 있다는 민간요법체계의 신념과 관련이 있다. 예를 들어, 민간요법을 믿는 몇몇 아프리카계 캐나다인은 모든 출산에는 죽음이 함께 오며, 모든 만남에는 헤어짐이 있고, 사람들 중에는 건강이 좋지 않은 누군가도 있다고 믿는다. 이것은 모든 질병에는 치료가 있고, 독은 해독제가 존재하며, 약초가 치료 효과가 있다고 믿는 등의 경우를 포함한다(Snow, 1981). 이러한 신념으로 인해 어떤 문화집단은 AIDS, 헤르페스, 매독 등의 만성질환을 인정하지 않는다.

오늘날 본초의학(herbal medicine)은 재탄생하고 있다(French, 1996). Eisenberg 등(1993)은 34%의 미국인이 어떤 형태로든 목초제품을 사용하고 있다고 보고하였다. 1990년에 미국은 비관습적 치료를 위하여 총 137억 달러를 소비하였고, 이 중 75%는 개인적으로 지출하였다고 한다. 캐나다인 역시 본초의학의 소비에 참여하고 있다(Abarts, 1995).

2007년 현재 일부 지역에서는 천연 의약으로 불리는 어떤 것의 수가 많이 증가하였다. 천연 의약품에는 비타민, 식이 보조제 및 대체 의약품도 포함된다. 사실 건강 보조 식품 소비자와 건강 보조 식품 소비자의 인기는 계속 증가하고 있다. 오늘날, 미국인 중 40 % 이상이 대체요법을 시도하고 있을 뿐만 아니라 35~49세 미국인의 50%는 대체요법을 시도하고 있다고 보고된다.

미국인을 대상으로 보고 된 것은 다음과 같다.

- 1억600만 명이 비타민과 미네랄을 사용하고 있다.
- 4,460만 명이 한방 구제 수단을 사용하고 있다.
- 2420만 명이 전문식이 보조제를 사용하고 있다(Institute Safe Medication Practices, 2007)

자연적 질병과 비자연적 질병의 구분

질병은 일반적으로 자연적 질병과 비자연적인 질병으로 구분되며, 이에 따라 치료법이나 치료자가 달라질 수도 있다. 모든 질병은 삶의 영역 속에서 부조화와 모순을 나타내는 것으로 보고, 환경의 위험으로 나타나는 자연적 질병과 신의 처벌로 여겨지는 비자연적 질병으로 나뉜다.

환경의 위험적 요소로 인한 자연적 질병. 민간요법에서의 자연적 질병은 차가운 공기, 불순한 공기, 음식이나 물 등과 같이 위험한 물질들에 의한 것이라고 믿는다. 자연 만물의 모든 것은 서로 연결되어 있고, 이러한 관계를 이해할 때 문제가 해결된다. 공감을 자아내는 마술은 민속의학의 신념과 치료의 기본으로서 전염적 마술과 모방적 마술로 나뉜다. 전염적 마술의 뿌리는 부분이 곧 전체를 나타낸다는 전제를 가지고 있으며, 많은 마법술은 희생자의 머리카락 뭉치를 얻어내거나 면도를 하는 등 해를 끼치는 악인의 행위를 포함하는 감염주술에 기초를 두고 있다. 반면에 모방적 마술은 같은 부류의 것이 같은 것을 따른다는 사실을 전제하고 있다. 예를 들어, 침대 아래에 놓인 칼은 출산 시 고통을 없앤다는 것이다. 자연적 질병을 예방하는 차원에서 대상자를 도울 때 간호사는 반드시 달의 주기와 행성의 위치, 계절 변화와 같은 자연적 현상과 신체 간의 직접적 연관성에 대해 이해하고 있어야 한다. 이러한 신념체계에서는 인간의 건강이 자연현상과 긴밀히 연관되어 있으므로, 신체와 자연의 조화를 유지하기 위해서는 이러한 징후를 읽어내는 것이 필수적이다.

신의 처벌로서의 비자연적 질병. 비자연적 질병은 사람이 죄를 지어 신이 보호하지 않아서 생긴 것으로, 신이 인간에게 제시한 적절한 행동원칙을 지키지 않은 벌로서 생겨난 것이라고 여겨진다(Gregory, 1992). 이러한 신념을 가진 사람에게 비자연적 질병의 원인은 신과 악마를 나타내는 선과 악의 힘 사이에서의 계속되는 전쟁에 기초를 두고 있다. 악의 영향으로는 악몽에서부터 결핵이나 암에 이르는 모든 비자연적 질병의 원인으로 여겨진다(Boston, 1993). 예를 들어, 당뇨병을 앓고 있던 한 아프리카계 미국인 여성은 자신의 질병이 어린 시절 지었던 죄에 대해 악마로부터 벌을 받고 있는 것으로 여기고 계속해서 인슐린 투여를 거절하였다. 비자연적 질병은 마술의 결과로 여겨지기도 한다. 마술은 선과 악을 위해 평범하지 않은 힘을 동원하는 능력을 지닌 사람들이 있다는 믿음에서 기인한다.

민간요법체계와 다른 의학체계의 비교

하나의 체계로 민간요법을 이해하기 위해서는 그 체계 자체를 생태학적 모델, 서양의학체계, 대체적 치료법, 종교적 체계 등과 함께 연구해야 한다. 모든 의학체계는 인간 유기체의 존속에 관한 철학으로 이루어져 있다. Thomas Weaver(1970)의 정통적 연구에 의하면 민간요법과 서양의학은 모두 신념과 태도, 실천, 건강과 질병에 관련된 역할, 검사와 치료의 방법 등을 포함하는 상호의존적인 부분이나 변수를 가진 사회적 체계라고 여겨진다.

모든 의학체계는 적응하는 성질을 지니고 있다. 의학적 체계는 특정한 행동의 결과와 상관없이 건강상태를 증진시키기 위한 행동에서 나오는 문화적 전통과 사회적 기관의 유형으로 정의된다(Dunn, 1998).

개인은 건강을 위해서 어떻게 질병이 만들어지며, 그에 따른 고통과 진통의 상태가 어떤 것인지에 대한 생각을 가지고 있어야 한다. 개인에게 건강에 대한 철학이 생기면 여러 건강의 역할에 대한 윤곽을 알게 된다. 신체는 인간의 필수적 부분이기에 모든 의학 시스템에서는 인체의 부분이나 배설물을 진단 목적으로 사용한다. 민간요법에서는 대부분 의약품을 피부에 문지르거나 신체를 씻어내고, 아픈 곳에 연고를 바르는 목적으로 처방한다.

생태학적 모델. 생태학적 모델은 민간요법체계와 긴밀하게 연결되어 있다. Kay(1979)는 (1)생태학이 생물학적인 또는 유기체와 환경의 관계를 다루는 생물학의 종류; (2)사회적인 것 또는 사람과 기관의 관계와 상호의존성; (3)문화적인 것 또는 문화와 환경의 관계, 문화와 환경 속의 사회를 중점으로 둔다고 하였다. 건강관리의 생태학적 모델은 개인이 특정 질병에 왜 걸리며, 다른 사람들은 걸리지 않는지에 대해 가능한 설명을 제공하는 데 도움이 된다. 건강관리전문가는 점점 더 AIDS, 겸상적혈구빈혈 같은 소수인종과 종족의 건강문제에 대해 생태학적으로 접근하고 있다.

서양의학체계. 질병을 개인과 물질적·사회적·영적 세계와의 관계로 설명하는 민간요법체계와는 달리, 서양의학체계는 질병에 대한 과학적 설명으로 이루어져 있다. 민간요법의 실천이 과학적 행동이라기보다는 개인적인 것에 중심을 두었다면, 서양의학의 실천은 예방적이고 치료적인 의술에 초점을 맞춘다. 민간요법에서는 향을 피우고 특정 사람들이나 차가운 공기, 악한 눈(evil eye)을 피하기 등을 합리적으로 여긴다. Kay(1979)는 한 사람의 종교는 곧 다른 사람의 마술이나 미신이라고 말하였다. 사실상 건강관리전문가가 몇몇 문화집단의 종교가 의학적 실천과 직접적인 관련이 있다는 것을 알기는 어렵다.

서양의학과 민간요법의 초점은 매우 다르지만, 다른 점들이 모두 중요하지는 않다. 예를 들면 서양의학은 주로 의사-환자, 의사-간호사, 간호사-환자 등 쌍으로 이루어지는 반면, 민간요법은 부모, 친척, 친척이 아닌 건강관리사 등 다수의 사람으로 이루어져 있다. 오늘날 서양의 건강관리전문가는 이러한 다수의 건강관리 네트워크의 적절성과 기능을 인정하면서 서양의학체계를 조금씩 도입하고 있다.

민간 식이요법은 인간 생태학의 중요한 분야이므로, 건강관리전문가는 이것의 중요성을 이해하고 직접 실천방안을 세우려고 하고 있다. 어느 민족에 소속되어 있느냐와 상관없이 사람은 신체의 원활한 작용을 위해 적당량의 에너지, 즉 지방, 단백질, 비타민, 무기질 등의 영양소를 포함한 충분한 음식을 섭취해야 한다. Rittenbaugh(1992)는 영양의 필요와 영양실조에 대한 신체적 반응, 소화 능력 등에 관한 사람들 간의 다양성에 대해는 거의 알려진 바가 없다고 보고하였다. 과거 서양중심의 건강관리전문가들은 지식의 부족으로 다민족 사람들에게 적절치 않은 처방을 한 것으로 보인다. 다양한 문화적 배경을 가진 개인은 특정한 서양 음식이 맞지 않을 수가 있다. 그러므로 간호사는 문화적으로 적절한 간호계획을 세울 때 민간 식이요법과 관련된 사항과 민간요법 실천들을 반드시 고려해야 한다.

대체요법. 1990년 34%의 미국인, 즉 61만 명의 사람들은 질병을 치료하기 위해 하나 또는 그 이상의 비의학적 형태의 치료방법을 사용한다고 보고하였다. 대부분의 사람이 자신의 건강관리전문가에게 알리지 않은 채 이러한 대체요법을 사용하고 있었다고 한다(Eisenberg et al., 1993). 반대로 Nova Scotia Medical Society's Complementary Medicine Section의 창립자인 William LaValley는 25%의 캐나다 사람이 대체요법으로 건강관리하고자 한다고 하였다(University of Calgary-Complementary Medicine Seminar, 1995). University of Calgary-Complementary Medicine Seminar(1995)의 다른 발표자는 캐나다 캘거리 HIV/AIDS 클리닉의 환자 18%와 The University of Calgary gastroenterology 클리닉의 환자 27%도 대체요법을 시도해 본 적이 있다고 보고하였다. 앨버타의 약 44% 의사들은 대체요법을 행하는 치료사들을 소개해 준 적이 있다고 하였는데, 이 중 10%만이 문제를 정확하게 알고 소개하였다고 한다(Peterson, 1996). 서양의학이 질병 자체에 초점을 둔다면 대체요법은 환자를 총체적으로 보며 주의를 기울인다(Peterson, 1996). 대체요법에서는 병적 징후를 빙산의 일각으로 보고 신체는 인간의 마음과 소통하며 삶에서 무엇인가가 바뀌거나 없어져야 하거나 더해져야 한다고 표현하는 수단으로 여긴다(Peterson, 1996). 대체요법에서는 인간의 마음과 신체가 하나이다. 침술, 터치요법, 아로마요법, 명상 등은 실천 가능한 대체요법으로 널리 퍼져 있다(Barnum, 1994). 새로운 분야인 정신신경면역학을 연구하고 있는 과학자들은 생각, 감정을 좌우하는 두뇌의 부분과 신경학과 면역 시스템의 긴밀한 연결점을 설명하였다(Dossey, 1993). Dossey(1993)는 이러한 발견에 기초하여 생각 자체가 생태학이 될 수 있다고 결론을 내렸다. 앞으로 대체요법이나 현대의학의 과학적 가치는 계속 증명되겠지만, 대상자 스스로 조절 가능한 정신적 요소가 분명 존재한다는 것을 알아야 한다. 이러한 이유로 간호사들은 전통적이지 않은 방법들에 대해서도 잘 알고 있어야 할 것이다(Cronsberry, 1996).

종교적 체계. 몇몇 종교집단에서는 건강관리 행동에 관한 자세한 규정을 가지고 있다. 종교적 경험은 문화적 신념을 기본으로 하고, 영적인 지도자에게 받는 축복, 죽은 친족의 망령, 때로는 기적적인 치료도 포함된다. 종교를 기본으로 하는 치료의 힘은 움직이는 물체 또는 움직이지 않는 물체에서도 발견된다. 종교는 개인이 건강의 균형을 잘 이루도록 사회적 활동, 도덕적 활동, 식이요법을 지시하고 더 나아가 질병을 예방하는 데 중요한 역할을 한다. 예를 들어, 종교적 건강관리는 향을 태우는 행위, 구속에 관한 의식, 기도 등을 포함한다. 크로아티아 성블라이세 성당(St. Blaise)의 축제날에 행해진 'blessing of the throats'는 인후염이나 질식과 같은 질병을 예방하기 위한 종교행위이다. 세례는 순결과 헌신, 악으로부터 예방하는 의식이다. 신의 뜻과 죽음을 위한 준비로 아픈 사람을 성별(anoint, 머리에 기름을 붓는 것)하는 것은 회복과 연결이 되어 있으며, 기적의 소망 안에서 행해지는 행위일 수도 있다. 할례는 종교적인 행위로 질병과 해를 막는 구속의 의미를 지니고 있다(Morgenstern, 1966; Spector, 2004).

간호사는 주술사와 성직자 간의 차이를 아는 것이 중요하다. 주술사는 초자연적인 힘을 이끄는 반면, 성직자는 다른 성직자나 성경에서 의식들을 배운다. 전통적인 민간요법체계에서는 종교적 의식 중 여기와 현재, 그리고 미래와 내세를 뜻하는 죽음 후의 세상을 연결하는 행사를 중요시 여긴다(Morley & Wallis, 1978).

또 다른 종교적 체계의 예는 아미쉬 집단이다. 아미쉬에게 종교와 관습은 분리될 수 없고, 삶에 융합된 형태로 나타난다(Randall-David, 1989). 이들은 일하는 시간, 직업, 여행의 행선지, 친구와 배우자의 선택을 종교적 사고를 통해 결정한다. 아미쉬들은 자연의 요소를 지배하지 않고 함께하는 것을 중요하게 여긴다. 흙, 동물, 식물, 날씨와의 근접성을 중요하게 여겨진다. 구원은 곧 지역 공동체에 복종하는 것으로 볼 수 있다(Wenger, 2006). 아미쉬는 인간의 신체는 신이 창조하였기 때문에 함부로 손댈 수 없다고 믿는다. 몇몇 아미쉬는 의학이 도움은 되지만, 결국 치료하는 분은 신이라고 고백한다(Randall-David, 1989).

많은 아미쉬는 특별한 건강음식과 비타민 등의 산업에 서서히 영향을 받고 있다(Wenger, 1988). 몇몇 가정에서는 민간요법과 건강관리의 반대양상이 우세하다(Hostetler, 1980). Egeland(1967)는 가정의 문화가 건강행동에 관계가 있다고 가정하였다. 가정문화가 건강의 기본적인 사회단위를 이루는 것이다(Egeland, 1967). 독특한 교회들을 구분하는 개념인 Friendshaft, 교회의 계파를 교차시키는 개념은 의사의 유형을 결정하는 것과 관련하여 아미쉬 지역 공동체에서 특별한 행동과 성향을 결정하게 된다. 이는 병적 징후의 원인을 예측하며 치료적인 식이요법, 민간요법, 가족의 기준 등의 선호하는 치료법을 선택하는 데 영향을 주게 된다.

문화로서의 장례의식

몇몇 학자는 문화마다 애도와 죽음에 대한 의식이 여러 가지로 나타나며, 대부분 종교의 영향을 크게 받는다고 하였다(Chachkes & Jenning, 1994; Younoszai, 1993). 장례의식이 어느 범위 안에서 어떻게 행해지느냐는 나라의 기원, 그리고 주류 사회로의 적응도에 따라 명확하게 다를 수 있다. Clements 등(2003)은애도하는 과정의 길이, 빈도, 강도는 문화집단에 따라 다르며, 주로 가정의 문화신념에 따라 행해진다고 보고하였다(Clements et al., 2003).

문화신념과 사전의료지시서. 미국의 건강 관리 시스템은 다음 세 가지 가치를 기반으로 하고 있다.

- 인간의 삶은 신성하며 어떤 희생을 치르더라도 보존되어야 한다.
- 자율적 의사결정은 항상 유지되어야 한다.
- 무엇보다 개인이 불필요하게 고통을 당하지 않는 것이 중요하다(Kagawa-Singer, 1998).

몇몇 연구결과에서 진실을 말하는 것과 생명을 연장하는 방법에 대한 개념은 문화마다 다르고, 임종에 대한 결정의 형태도 분명하게 다른 것을 알 수 있다(Giger, Davidhizar & Fordham, 2006). 자신의 건강관리에 관해 자발성을 가지고 결정하기를 원하는 사람들에게는 사전의료지시서를 제안하지만, 어떤 문화집단은 이러한 개념을 받아들이는 것을 주저한다. 예를 들어, 아프리카계 미국인은 건강관리체계를 계속해서 불신한다. 이러한 불신은 터스키기 매독연구와 같은 역사적 이유일 수도 있다. 많은 아프리카계 미국인의 결정은 개인의 역사와 종교, 사회경제적 위치에 따라 다르겠지만, 여전히 대다수 사람은 사전의료지시서의 사용을 인종에 대한 무시를 합법화하고, 치료를 거절하며, 인종 학살을 실행하는 것이라고 여긴다(DeSpelder & Strickland, 2005).

결정에 대한 자발성과 사망과 임종에 대한 진실을 말하는 것. 미국에서 자발적인 결정은 다양한 문화적 배경을 가진 사람들로부터 인정을 받고 있다(Giger et a., 2006). Blackhall, Murphy, Frank, Michel과 Azen(1995)은 한국계 미국인과 멕시칸계 미국인은 말기 환자의 결정에 대해 환자중심의 모델이 아닌 가족중심의 모델을 지지한다는 것을 발견하였다. 일부 한국계 미국인은 사랑하는 사람이 점차로 부정적인 결과가 일어날 것이라고 믿을 때, 사랑하는 사람의 좋지 않은 예후를 들었을 때, 고통을 회피하고자 할 수 있다. 이러한 경우는 가족이 집단의 결정권자로서 기능하게 된다. 일본계 미국인과 히스패닉 사람들도 이러한 신념을 갖는 것으로 보인다(Giger et al., 2006; Kagawa-Singer, 1996, 1998).

한 연구결과에 의하면 멕시칸계 미국인과 한국계 미국인은 가족의 한 사람이 특히 암세포의 전이 같은 진단결과에 대해 꼭 알아야 하는 것은 아니라고 믿고 있으며, 이는 백인이나 아프리카계 미국인과는 현저하게 다른 결과임을 나타내었다(Blackhall et al., 1995). 한국계 미국인의 47%와 멕시칸계 미국인의 65%가 사랑하는 사람에게 암세포전이와 같은 진단결과를 말해 주어야 한다고 답했는데, 이는 백인의 87%, 아프리카계 미국인의 88%와 비교해 볼 때 현저히 낮은 것을 알 수 있다. 이 연구에서 약 41%의 멕시칸계 미국인은 사랑하는 사람 스스로가 생명보조장치에 대한 결정을 해서는 안 된다고 믿고 있으며, 이는 약 56~60%의 백인과는 차이를 보였다. 몇몇 연구자는 멕시칸계 미국인은 임종결과를 미리 알면 안 된다고 믿는다고 하였다. 그러나 삶의 질이 우선인지 길이가 우선인지에 대한 결정에 대해서는 문화집단마다 다른 의견을 가지고 있다. Blackhall 등(1995)에 의하면 아프리카계 미국인은 백인처럼 생리적 진통은 계속되고 수명은 줄어든다 해도 삶의 질을 높이기 위해 진통제를 선택한다고 한 경우는 반 정도밖에 되지 않았다. 반면 백인은 히스패닉과 아프리카계 미국인처럼 기관내삽관과 같은 생명연장장치를 선택하지 않는다고 하였다(Giger et al., 2006).

간호사는 다양한 문화를 배경으로 하는 사람들과 일을 할 때는 장례의식에 대한 신념은 물론 사전의료지시서, 진실을 말하는 것, 결정의 자발성 등과 같은 중요한 사항들도 반드시 염두에 두고 있어야 한다.

6 간호 적용
IMPLICATIONS FOR NURSING CARE

간호사는 대상자가 내적 또는 외적 통제위를 가지고 있는지, 민간요법체계, 종교, 생태체계를 믿고 있는지와 상관없이 조화와 균형 속에서는 안전하지만, 극한 경우로 가면 어떤 것도 위험할 수 있다는 사실을 인지하고 있어야 한다. 다시 말해서 너무 많이 먹거나, 너무 많이 마시거나, 너무 늦게까지 깨어 있는 등의 활동은 신체에 좋지 않다. 할렘에서 행해진 1972년의 한 중요한 연구에서는 90%의 아프리카계 미국인 청소년들이 설문조사를 통해 자기 자신을 관리하는 것이 건강을 위해 가장 중요하며, 도를 지나치는 행위는 신체를 약하게 하므로 당장은 눈에 보이지 않더라도 조금 후나 미래에 개인에게 영향을 미칠 것이라고 결론을 내렸다(Brunswick & Josephson, 1972).

외형으로는 성별과 나이가 개인의 강함과 약함을 나타내는 것 같아 보이지만 일반적으로 강함은 개인이 질병을 견디는 능력과 연관되어 있고, 약함은 병에 걸리기 쉬운 정도와 관련되어 있다. 예를 들어, 강함은 인류의 남성과 주로 연관이 되어 왔다. 캐나다에서는 남성에 비해 여성이 약하다고 하는데, 결과적으로 여성들이 기능적 혈액 부족과 해부학상의 차이로 병에 걸리기 쉽다고 한다. 특정 나이의 집단은 개인의 강함과 약함에 연관이 깊을 수도 있다. 태아나 유아는 가장 약하다고 알려졌으며, 출생 전의 행동을 포함하여 산모의 행동을 감지하고 있다고 알려졌다. 임신기간에 조화와 중용을 지키는 것은 건강한 아이를 갖는데 중요한 요인이므로 많은 문화집단에서 임신기간에 가장 많은 금기사항을 지키도록 하고 있다. 예를 들면 멕시칸계 미국인이나 아미쉬 사람들, 후터파 사람들(Hutterites)과 백인, 아프리카계 미국인 모두 임신에 있어서 산모의 태도에 대한 교훈을 받아들이고 있다는 점을 들 수 있다. 임신기간에 산모의 정서상태, 특히 동정, 공포, 무시, 증오 등은 아이에게 영향을 줄 수 있다고 믿고 있다. 남부 아프리카계 미국인은 어떤 사람을 향한 증오심은 아이로 하여금 그 사람을 닮아가게 하고, 산모가 어느 사람이 발작을 일으켜 동정을 하게 되면 아이가 발작을 일으킬 수도 있다고 한다. 미국 남부 출신의 아프리카계 미국인과 멕시칸계 미국인은 산모가 다른 이의 신체적 고통을 보고 조롱하면, 관대함이 없는 산모를 벌하는 뜻으로 아이가 같은 신체적 고통을 입고 태어난다고 믿는다(Snow, 1981).

어떤 문화집단에서는 신체와 자연이 직접적인 관련이 있다고 믿기 때문에 간호사는 달의 주기, 행성의 위치, 계절 등 자연적 현상의 관련성을 인지하고 있는 것이 중요하다.

미국 남쪽 지방에서는 행동을 규정하는 자연현상을 믿고 따른다. 이 중 몇몇 사람은 농사짓기, 잡초제거, 아기 젖떼기, 낚시 등의 행사를 인도하는 〈Old Farmer's Almanac〉의 역서를 따른다. 이 역서는 치아를 뽑거나 심는 가장 좋은 시기 등 많은 건강의 필요사항들을 제시하고 있다(이 역서에 따르면 치아제거의 가장 좋은 시기는 달이 차오를 때며, 치아를 심는 가장 좋은 시기는 달이 감소할 때이다). Almanac은 외과 수술을 할 최선의 시간을 알게 한다. Almanac은 남쪽 지방의 사람들에게만 쓰이는 것이 아니라 북쪽의 도시에서도 쓰이며, 이러한 도시에서는 많은 아프리카계 미국인 약사가 신년에 고객들에게 Almanac을 선물로 증정한다고 한다. 재미있는 것은 첫 번째 〈늙은 농부의 연감(Old Farmer's Almanac)〉은 1897년 의사가 저술했다고 한다.

간호사가 기억해야 하는 것은 다양한 문화집단에 많은 사람들들이 황도대의 별자리들을 건강요양법을 다루기 위해 사용하다가 혹 비웃음거리가 될까 봐 건강관리전문가에게 말하지 않고 있다고 한다. 그들은 황도대의 별자리로 개인이 견뎌야 할 외부의 힘을 알아보고 명상, 식이요법, 행동의 기본으로 사용하곤 한다. 간호사는 이러한 일부 행동은 유해할 수도, 중립적일 수도, 유익할 수도 있다는 점을 기억해야 한다. 예를 들어, 만약 생명과 관련된 외과 수술을 받아야 하는 환자가 보름달이 될 때까지 기다려야 한다면 매우 위험하게 될 것이다. 따라서 간호사는 환자들을 위한 교육 프로그램을 고안하여 그들 행동을 조정하고, 건강을 유지하는 동시에 질병을 예방하면서 황도대의 별자리를 해석할 수 있는 방법을 가르쳐야 할 것이다.

간호사는 꿈도 건강을 위한 역할을 할 수 있다는 점을 이해해야 한다. 많은 아이티인은 꿈이 초자연적인 세계와 대화할 수 있게 하는 현상이라고 믿는다. 만약 죽은 친척들이 꿈에 나타난다면, 그들이 다른 세상의 메시지를 가지고 온 것으로 해석한다(Holcomb, Parsons, Giger & Davidhizar, 1996; Randall-David, 1989).

민간요법체계에서는 세상은 위험한 곳이고, 개인은 반드시 자연과 다른 사람들, 신의 벌로부터 조심해야 한다는 세계관을 명확히 알 수 있다. 이러한 세계관은 개인이 스스로를 돌보는 것이 가장 중요하고, 신뢰보다는 불신이 더 지혜로울 수 있다는 것을 가르친다. 예를 들어, 히스패닉이나 라티노 사람들은 질병의 뿌리가 신체의 불균형, 또는 신의 뜻, 신비적 힘, 악한 영, 강한 인간의 힘이나 심리적 혼란 등을 포함하는 초자연적인 힘에 있다고 믿는다. 또 몇몇 히스패닉과 라티노 사람은 curandero(기도나 인공물을 사용하는 치료자), yerbero(식물채집자), espiritista(espiritismo의 집행자로 영혼과의 대화와 도덕적 행위를 통한 영혼의 순화작용과 관련한 종교적 예식을 행하는 자), santero(santeria의 집행자로 사람들에게 어떻게 초자연적인 것을 다루고 조절하는지를 가르치는 종교적 예식을 행하는 자)를 포함한 다양한 치료자를 통한 질병의 치료를 우선적으로 여긴다(Randall-David, 1989; Richardson, 1982; Ruiz, 1985; Wanderer & Rivera, 1986; Weclew, 1975). 따라서 위기에 처한 대상자에게 영적 치료자나 성직자의 치료를 제공하는 것이 필요할 수도 있다.

서양의학체계와 달라서 직접적인 충돌이 생길 수 있는 대체요법의 출현은 문제를 복잡하게 할 수 있다. 간호사는 건강관리가 안 되는 지역에서 건강관리 제공의 문제, 열악한 건강관리 대신 더 나은 관리를 제공하는 문제뿐만이 아니라, 다양한 문화적 배경에서 각 개인이 건강을 어떻게 얻고 유지할 수 있는가에 그들만의 깊은 신념이 있다는 것을 반드시 기억해야 한다. 자연적인 그리고 초자연적인 세계와 연관되어 있을 수 있는 이러한 신념은 의사와 환자, 간호사와 환자의 관계에 큰 영향을 끼칠 수 있고, 이에 따라 개인이 처방전을 따를 것인가 따르지 않을 것인가를 결정하는 데 영향을 줄 수 있다. 예를 들어, 어떤 문화에서는 암의 생성을 부족 목초약제의 사용 때문으로 보거나 조상에 대한 모욕이나 처벌로 인식하게 된다. 이렇듯 기본적인 서양의학의 접근은 다양한 문화에 있는 대상자에게 늘 맞지 않을 수도 있는 것이다(Boston, 1993).

간호사는 저소득층의 아프리카계 미국인, 남부 출신 백인, 푸에르토리코인이나 멕시칸계 미국인이 전문건강관리를 받기 위해 병원을 방문했을 때는 이미 집에서 가능한 치료는 행해졌다고 가정해 볼 수 있다. 이때 간호사는 대상자가 자신의 질병과 싸우기 위해 무엇을 해왔는지를 아는 것이 중요하다. 만약 집에서 행한 치료가 해롭지 않다면 간호사의 의견이 받아들여질 수 있는 가장 좋은 치료계획을 세울 수 있다. 해로운 치료는 반드시 배제되어야 한다. 이를 위한 가장 좋은 방법은 환자에게 치료가 효과가 있었는지를 물어보는 것이다. 환자가 효과가 없었다고 대답한다면, 이는 또 다른 치료가 행해졌을 가능성이 있는 것이며, 환자가 해로운 치료행위를 이롭다고 한다면 간호사는 반드시 그러한 행위의 위험성을 알려주는 교육을 해야 한다. 간호사는 개인과 환경의 관계에 대해 반드시 탐구해 보아야 한다. Pyles(1989)에 의한 조사연구는 Etzioni의 순응 이론을 간호대학 직원들의 만족도와 관련을 시켰다. 연구자료에 의하면 학교의 기준에 따른 역학구조와 그 결과로 생긴 직원들의 도덕참여의 측면은 문화적 목표를 나타내는 대학교와 비슷한 구조로 양립되는 것을 알 수 있었다. Gould(1989)는 임상연구로 주요 도시 3곳의 요양원에서 살아가고 있는 112명의 노인을 연구하였는데, 삶의 만족도는 건강과 관련되어 질 높은 건강관리를 받는 것을 측정하여 그것이 개인의 복지를 뜻하는 것으로 조사되었다. 또한 기관에 익숙해진 노인과 자발적인 의사결정을 허락하지 않는 관리자와의 관계도 발전되고 있다는 것을 추가적으로 나타내었다. 따라서 연구자료는 저소득층의 노인이 기관의 환경으로부터 영향을 받는 것이 적음에도 불구하고 왜 삶의 만족도가 높은지를 증명해 주었다.

사례연구

마르타 브라운은 27세 여성으로 북쪽에 위치한 켄터키의 언덕에 있는 작은 오두막집에 살고 있다. 그녀는 남편, 6명의 자녀들과 함께 살고 있다. 보건간호사가 '이'가 있다고 진단한 3명의 아이를 방문하기로 하였다. 간호사는 이치료 약물 사용에 대해 설명하였다. 그리고 마르타의 지난 2년동안 기침의 경과 상태에 대해서도 알아보았다. 간호사는 마르타가 기침을 하고 있었고, 쇠약해져 있으며, 잿빛색인 것을 보고하였다. 인근 광산에 다니는 남편 덕분에 건강보험의 혜택이 있지만 아이들은 집에서 분만했고, 마르타는 신체적으로 건강하지 못했다. 간호사가 가까운 건강 클리닉에 가지 않은 이유를 물었을 때 그녀는"질병은 신의 뜻이고, 신이 원한다면 나를 치료할 것이다. 내 가족은 이사온지 얼마 되지 않았고, 나는 시간이 없었다. 처음 이사를 왔고, 시간이 없었다. 게다가 의사는 믿을 수가 없다. 나의 이모인 제인은 단 한번 밖에 병원에 안갔는데 병원을 다녀 온 그 다음주에 죽었다."라고 답하였다.

임상적 의사결정

1. 마르타는 애팔래치아 출신이며 모든 개인이 독특하다는 사실을 고려하여 마르타의 활동 방향과 관련하여 "그대로 있을지" 혹은 "치료를 할지" 중 어느 쪽으로 결정할 가능성이 높은지 여부를 결정하시오.
2. 그녀가 치료방법을 찾지 못한 이유에 대한 보건간호사에 대한 대답에 근거하여 앞으로 마르타와의 관계 방향을 결정하시오.
3. 보건간호사에 대한 마르타의 대답과 히스패닉이라는 사실에 근거하여, 어떤 사람 대 자연 관점을 갖을 가능성이 있는가?
4. 마르타의 의견과 히스패닉이라는 사실에 근거해서, 인간 본성에 대해서 어떤 견해를 가질 것으로 보는가?
5. 마르타가 의학적 도움을 받는 것에 대해 걱정하는 이유를 3가지 열거하시오.

학습문제

1. "될 대로 되겠지"라고 말하는 애팔래치아 대상자를 교육할 때 간호사가 대상자를 가장 정확히 이해한 것은?
   a. 외적 통제위를 따른다.
   b. 내적 통제위를 따른다.
   c. 운명적인 관점은 예방적인 건강행위와 관계가 있다.
   d. 내적 통제위를 따르지 않는다.

2. 어떤 결과가 내적 통제와 관계가 있다고 믿는 대상자를 돌볼 때, 다음 중 대상자의 행동으로 예상되는 사항은?

a. 건강 관리를 위해 주어진 지시 사항을 따른다.

b. 행운, 기회 또는 운명의 결과로 미래를 본다.

c. 행동을 준수하는 것은 건강과 무관하다.

d. 외적 통제에 대한 신념을 고수한다.

3. 외적 통제위를 따르는 대상자를 돌보는 간호사가 예상할 수 있는 것은?

a. 대상자는 자연과 병을 운명적이라고 믿는 경향이 있다.

b. 대상자는 자신에게 영향을 미치는 사건을 통제할 수 있다고 느낀다.

c. 대상자는 건강 목표를 달성하기 위해 행동을 수정할 수 있다.

d. 대상자는 건강과 질병 결과를 통제하기 위해 도움을 원할 것이다.

정답

1. a 2. a 3. a

참고문헌

Abarts, L. (1995). University of Calgary hosts complementary medicine society. Holistic and Complementary Medical Society of Alberta Newsletter, 1(1), 1.

Ballard, C. G., O'Brien, J. T., Reichelt, K., & Perry, E. K. (2002). Aromatherapy as a safe and effective treatment for the management of agitation in severe dementia: the results of a double-blind, placebo-controlled trial with Melissa. Journal of Clinical Psychiatry, 63, 553-558.

Barnum, B. S. (1994). Nursing theory (4th ed.). Philadelphia: J. B. Lippincott Co.

Bauer, W. W. (1969). Potions, remedies, and old wives'tales. Garden City, NY: Doubleday.

Bauwens, E., & Anderson, S. (1992). Social and cultural influences on health care. In M. Stanhope & J. Lancaster (Eds.), Community health nursing: process and practice for promoting health (3rd ed., pp. 89-108). St. Louis: Mosby- Year Book.

Blackhall, L. J., Murphy, S. T., Frank, G., Michel, V., & Azen, S. (1995). Ethnicity and attitudes towards patient autonomy. Journal of the American Medical Association, 274, 820-825.

Boston, P. (1993). Culture and cancer: the relevance of cultural orientation within cancer education programmes. European Journal of Cancer Care, 2, 72-76.

Brewer, J. A., & Bonalumi, N. M. (1995). Cultural diversity in the emergency department. The Journal of Emergency Nursing, 2(6), 494-497.

Brunswick, A. F., & Josephson, E. (1972). Adolescent health in Harlem. American Journal of Public Health, 72(Suppl.), 7-47.

Campinha-Bacote, J. (1997). Understanding the influence of culture. In J. Haber, B. Krainovich-Miller, A. McMahon, & P. Price-Hoskins (Eds.), Comprehensive psychiatric nursing (5th ed.). St. Louis: Mosby.

Chachkes, E., & Jennings, R. (1994). Latino communities: coping with death. In B. Dane & C. Levine (Eds.), AIDS and the new orphans: coping with death (pp. 77-100). Westport, CT: Greenwood Press.

Chrisman, N. J. (1977). The health seeking process. Culture and Medicine in Psychiatry, 1, 351-377.

Clements, P. T., et al. (2003). Cultural perspectives of death, grief, and bereavement. Journal of Psychosocial Nursing, 41(7), 18-26.

Cronsberry, T. (1996). Alternative cancer therapies. The Canadian Nurse, 92(4), 35-38.

DeSpelder, L., & Strickland, A. (2005). The last dance: encountering death and dying (7th ed.). Boston: McGraw-Hill.

Dossey, L. (1993). Healing words. San Francisco: Harper.

Dunn, F. L. (1998). Transcultural Asian medicine and cosmopolitan medicine as adaptive systems. In E. Leslie (Ed.), Asian medical systems: a comparative study (p. 135). Delhi: Motilal Banarsidass Publishers.

Egeland, J. (1967). Belief and behavior as related to illness: a community case study of the old order Amish (Doctoral dissertation, Yale University). Ann Arbor, MI: University Microfilms International: Dissertation Abstracts International, X.

Eisenberg, D., Kessler, R., Foster, C., Norlock, E. F., Calkins, D. R., & Delbanco, T. L. (1993). Unconventional medicine in the United States: prevalence, costs, and patterns of use. New England Journal of Medicine, 328(4), 246-252.

Elling, R. H. (1977). Socio-cultural influences on health and health care. New York: Springer Publishing.

Fabrega, H. (1971). Medical anthropology. In B. J. Siegel (Ed.), Biennial review of anthropology. Stanford, CA: Stanford University Press.

French, M. (1996). The power of plants. Advances for Nurse Practitioners, 16-18.

Giger, J. N., Davidhizar, E., & Fordham, P. (2006). Multicultural and multi-ethnic considerations and advanced directives: developing cultural competency. Journal of Cultural Diversity, 13(1), 3-9.

Giger, J., Davidhizar, R., Johnson, J., & Poole, V. (1997). The changing face of America. Health Traveler, 4(4), 11-17.

Giger, J., Davidhizar, R., & Turner, G. (1992). Black American folk medicine health care beliefs: implication for nursing plans of care. The ABNF Journal, 2(3), 42-46.

Gould, M. (1989). The relationship of perceived socialenvironmental factors and functional health status to life satisfaction in the elderly. Paper presented at Sigma Theta Tau International Conference, Indianapolis, IN.

Greene, L. (1981). Social and biological predictors of nutritional status, physical growth, and neurological development. New York: Academic Press.

Gregory, D. (1992). Nursing practice in native communities. In A. Baumgart & J. Larson (Eds.), Canadian nursing faces the future (2nd ed.). St. Louis: Mosby-Year Book.

Grypma, S. (1993). Culture shock. The Canadian Nurse, 89(8), 33-37.

Guruge, S., & Donner, G. (1996). Transcultural nursing in Canada. The Canadian Nurse, 92(8), 36-40.

Haber, J., Giuffra, M., Haber, J., Hoskins, P., Leach, A., & Sideleau, B. (1997). Sociocultural issues. In Comprehensive psychiatric nursing (5th ed.). St. Louis: Mosby.

Henderson, G., & Primeaux, M. (1981). Transcultural health care. Reading, MA: Addison-Wesley.

Hislop, T. G., Deschamps, M., Band, P. R., Smith, J. M., & Clarke, H. F. (1992). Participation in the British Columbia Cervical Cytology Screening Programme by Native Indian women. Canadian Journal of Public Health, 83(5), 344-345.

Holcomb, L. O., Parsons, L. C., Giger, J. N., & Davidhizar, R. (1996). Haitian Americans: implications for nursing care. Journal of Community Health Nursing, 13(4), 249-260.

Hostetler, J. (1980). Amish society (3rd ed.). Baltimore: Johns Hopkins University Press.

Institute for Safe Medication Practices. (2007). A white paper on medication safety in the U.S. and the role of community pharmacists. Institute for Safe Medication Practices: Huntingdon Valley. Available at: 〈http://www.ismp.org/ press-room/viewpoints/CommunityPharmacy.pdf〉.

Jain, S., & Mills, P. J. (2010). Biofield therapies: helpful or full of hype? A best evidence synthesis. International Journal of Behavioral Medicine, 17, 1-16.

Kagawa-Singer, M. (1996). Cultural systems related to cancer. In R. McCorkle, M. Grant, M. Grant-Strong, & S. B. Brains (Eds.), Cancer nursing (2nd ed., pp. 38-52). Philadelphia: Saunders.

Kagawa-Singer, M. (1998). The cultural context of death rituals and mourning practices. Oncology Nursing Forum, 25(10), 1725-1756.

Kay, M. (1979). Clinical anthropology. In E. E. Bauwens (Ed.), The anthropology of health (pp. 3-11). St. Louis: Mosby.

Kleinman, A., Eisenberg, L., & Good, B. (1978). Culture, illness and care. Annals of Internal Medicine, 88, 251-258.

Kluckhohn, K., & Strodtbeck, F. (1973). Variations in value orientations. Westport, CT: Greenwood Press.

Lew, L. (1989). Southeast Asian Health Project: application for mother, children and infants demonstration grant (Unpublished grant proposal). Ottawa, Ontario.

Mattson, S. (1995). Culturally sensitive perinatal care for southeast Asians. Journal of Obstetric and Gynecological Neonatal Nursing, 24(4), 335-341.

McGrattan, M. (2004). The social construction of disease: why homosexuality isn't like cancer. Available at: 〈http:// www.interdisciplinary.net/ptb/mso/hid/hid3/McGrattan%20 paper〉. Retrieved July 24, 2011.

McRae, L. (1994). Cultural sensitivity in rehabilitation related to native clients. Canadian Journal of Rehabilitation, 7(4), 251-256.

Morgenstern, J. (1966). Rites of birth, marriage, death, and kindred occasions among the Semites. Chicago: Quadrangle. Morley, P., & Wallis, R. (1978). Culture and caring. London: Peter Owen.

Peterson, B. (1996). The mind-body connection. The Canadian Nurse, 92(1), 29-31.

Peterson, C., & Stunkard, A. (1992). Cognates of personal control: locus of control, self-efficacy, and explanatory style.Applied & Preventive Psychology, 1, 111-117.

Phares, E. (1978). Locus of control. In H. London & J. Exner (Eds.), Dimensions of personality (pp. 263-304). New York: Wiley.

Pillsbury, B. (1982). Doing the month: confinement and convalescence of Chinese women after childbirth. In M. Kay (Ed.), Anthropology of human birth. Philadelphia: F. A. Davis.

Pyles, C. (1989). Power compatibility profile in a school of nursing. Paper presented at the Sigma Theta Tau International-Conference, Indianapolis, IN.

Randall-David, E. (1989). Strategies for working with culturally diverse communities and clients [Brochure]. Washington, DC: U.S. Department of Health and Human Services.

Richardson, L. (1982). Caring through understanding: part 2. Folk medicine in the Hispanic population. Imprint, 29(2), 21.

Rittenbaugh, C. (1992). Human foodways: a window on evolution. In E. E. Bauwens (Ed.), The anthropology of health (3rd ed.). St. Louis: Mosby-Year Book.

Rotter, J. B. (1966). Generalized expectancies for internal versus external control of reinforcement. Psychological Monographs, 80(1), 1-28.

Rotter, J. B. (1975). Some problems and misconceptions related to the construct of internal versus external control of reinforcement. Journal of Consulting and Clinical Psychology, 43, 56-67.

Rotter, J. B. (1992). Some comments on the "Cognates of personal control." Applied & Preventive Psychology, 1, 127-129.

Ruiz, P. (1985). Cultural barriers to effective medical care among Hispanic-American patients. Annual Review of Medicine, 36, 63-71.

Rumsfeld, J. S. (2002). Health status and clinical practice. Circulation, 106, 5-7.

Sideleau, B. (1997). Space and time. In J. Haber, A. McMahon, P. Price-Hoskins, & B. Sideleau (Eds.), Comprehensive psychiatric nursing (5th ed.). St. Louis: Mosby.

Siegleman, M. (1992). Power and powerlessness: comments on "Cognates of personal control." Applied & Personal Psychology, 1, 119-120.

Snow, L. F. (1981). Folk medical beliefs and their implications for the care of patients: a review based on studies among Black Americans. In G. Henderson & M. Primeaux (Eds.), Transcultural health care. Reading, MA: Addison-Wesley.

Spector, R. (2004). Cultural diversity in health and illness (6th ed.). Upper Saddle River, NJ: Pearson Prentice Hall.

Thompson, K. (1993). Self-governed health. The Canadian Nurse, 89(8), 29-32.

Tindle, H. A., Davis, R. B., Phillips, R. S., & Eisenberg, D. M. (2005). Trends in use of complementary and alternative medicine by US adults: 1997-2002. Alternative Therapies in Health and Medicine, 11(1), 42-49.

Threlfall, W. J. (1986). Cancer patterns in British Columbia Native Indians. Medical Journal, 28, 508-510.

University of Calgary Complementary Medicine Seminar (1995). Calgary, Alberta, Canada: University of Calgary.

Wanderer, J., & Rivera, G. (1986). Black magic beliefs and white magic practice: the common structures of intimacy, tradition and power. Social Science Journal, 23(4), 419.

Weaver, T. (1970). Use of hypothetical situations in a study of Spanish-American illness referral systems. Human Organisms, 29, 141.

Weclew, R. V. (1975). The nature, prevalence, and level of awareness of curanderismo and some of its implications for community mental health. Community Mental Health Journal, 11(2), 145-154.

Wenger, A. (1988). The phenomenon of care in a high context culture: the old order Amish (Unpublished doctoral dissertation). Detroit, MI: Wayne State University.

Wenger, A. (1995). Cultural context, health, and health care decision making. Journal of Transcultural Nursing, 7(1), 3-14.

Wenger, A. (2006). The culture care theory and the older order Amish. In M. Leininger (Ed.), Cultural care diversity and universality: a theory of nursing (2nd ed.). Sudbury, MA: Jones and Bartlett.

Williams, C. D., Baumslag, N., & Jelliffe, D. B. (1994). Mother and child health: Delivering the services. New York: Oxford University Press.

Woods, D. L., Beck, C., & Sinha, K. (2009). The effect of therapeutic touch on behavioral symptoms and cortisol in persons with dementia. Forschende Komplement rmedizin/ Research in Complementary Medicine, 16, 181-189.

Woods, D. L., Craven, R. F., & Whitney, J. (2005). The effect of therapeutic touch on behavioral symptoms of persons with dementia. Alternative Therapies of Health and Medicine, 11, 66-74.

Woods, D. L., & Dimond, M. (2002). The effect of therapeutic touch on agitated behavior and cortisol in persons with Alzheimer's disease. Biologic Research for Nursing, 4, 104-114.

Woods, D. L., Rapp, C. G., & Beck, C. (2004). Escalation/ deescalation patterns of behavioral symptoms of persons with dementia. Aging and Mental Health, 8, 126-132.

Younoszai, B. (1993). Mexican American perspectives related to death. In D. P. Irish, K. F. Lundquist, & V. J. Nelson (Eds.), Ethic variations in dying, death, and grief. Washington, DC: Taylor & Francis.

CHAPTER 7

생물학적 차이

Biological Variations

학습목표

1. 다양한 민족의 생물학적 차이를 설명한다.
2. 간호를 제공할 때 다양한 민족의 생물학적 차이에 대한 지식을 적용한다.
3. 문화와 민족이 다른 대상자를 간호할 때 일어날 수 있는 간호결과를 설명한다.
4. 타 문화 집단에 속하는 사람의 식습관과 영양결핍에 대해 설명한다.
5. 각 문화에 따라 심리적 특성의 차이를 설명한다.
6. 민족에 따라 다른 질병의 취약성을 설명한다.

사람들이 문화적으로 다르다는 것은 잘 알려진 사실이다. 문화적 차이는 의사소통, 타인과의 공간관계와 요구, 가족, 친척, 종족 등 사회조직, 시간관념, 환경통제 능력과 요구에서 분명하게 나타난다. 그러나 다양한 인종 집단 간의 생물학적 차이에 대해서는 크게 인지하지 못하거나 자세히 알려져 있지 않지만 간호사에게는 생물학적 문화적 차이에 대한 과학적 지식이 존재한다는 것이 확실히 알려져 있다. 생물학적 차이에 관한 문헌과 정보가 여러 문헌에서 급속도로 다양하게 제시되고 있으며, 인간의 적응과 항상성에 초점을 둔 '생문화 생태학(biocultural ecology)'은 연구의 한 분야를 차지하게 되었다(Bennet, Osborne & Miller, 1975). 생문화 생태학의 목적은 문화, 인체 생물학, 생태학과 환경으로 나누어 인간을 단편적으로 분석하던 것을 한데 아우르기 위함이다. 생문화 생태학은 주어진 환경에서 특정 지역의 개인이나 집단에 초점을 두고 문화, 인체 생물학, 환경학 간의 상호작용을 통해 다양한 인간집단을 조사하는 것이다. 특정 인종에 속한 사람의 의미 있는 모든 자료는 그 특정 인종을 완전히 이해하기 위해 반드시 필요하다. 서로 다른 두 사람이 똑같을 수 없는 것처럼 두 민족이나 두 문화 집단이 똑같을 수는 없다. 따라서 개인적 특성과 함께 문화나 인종 집단과 관련된 모든 현상을 이해해야만 한다.

비록 생문화 생태학 개념의 중요성이 사회학이나 의료 인류학 등 여러 학문에서 연구되어 왔지만, 간호학에서 간호사를 위해 이 분야의 중요성을 기술하기 시작한 것은 최근의 일이다. 1960년대 중반에 Madeleine Leininger(1970)와 같은 간호사가 추진한 횡문화에 대한 견해는 간호사가 문화적 통찰력을 발전시켜 문화적 관점에서 인간의 삶과 가치에 대한 더 깊은 이해를 갖도록 도와주었다. 그러나 횡문화 간호개념이 소개되었음에도 불구하고, 다양한 인종에 따른 생물학적 차이에 관한 자료는 간호학에서 여전히 빈약하다. 간호교육과 간호실무에 생물학적 차이에 관한 개념을 포함시켜야 한다는 가장 강력한 논거는 생물학적 차이에 관한 과학적 사실이 문화적으로 적절한 건강관리를 제공하는 데 도움이 된다는 것이다. 다양한 문화권의 사람을 간호하는 간호사는 해를 끼치지 않고 숙달된 간호를 제공하기 위해 기본적인 생물학적 차이를 인지하여야 한다.

미국 간호사는 대부분 사회 주류인 백인의 생물학적 기준값에 근거한 간호중재를 교육받아 왔다. 성장과 발달, 영양, 기타 생물학적 현상에 대한 기초자료의 연구는 백인을 대상으로 하였기 때문에 간호사가 기준으로 삼고 있는 다양한 민족의 생물학적 차이를 반영하지 못한다. 각기 다른 인종의 사람들은 그 차이점도 매우 다양하다는 것이 외모에서도 분명히 나타날 뿐만 아니라, 내적으로는 유전적 차이로 나타나기도 한다. 그러므로 인종을 고려하지 않은 표준을 다양한 인종에 그대로 적용한다는 것은 부적절하다. 미국에서는 백인 기준의 성장과 발달, 영양, 질병 취약성에 대한 가치관을 아프리카계 미국인, 아시아인, 아메리칸인디언에게 적용하고 있다. 따라서 기준값에서 벗어나는 결과에 대해 '비정상(nonnormal)'이라고 표현하기보다 '백인과 다름(non-white)'이라고 표현하는 것이 더 적절하다(Overfield, 1977, 1995). 사실 인종에 따른 생물학적 차이는 너무 광범위하여 다양한 측면에서 다루어져야 한다.

1 건강 불균형, 건강관리 불균형, 건강 불평등과 건강 불공평의 차이
DIFFERENTIATION BETWEEN HEALTH DISPARITIES, HEALTH CARE DISPARITIES, HEALTH INEQUALITIES, AND HEALTH INEQUITIES

생물학적 차이의 중요성을 이해하기 위해 건강 불균형, 건강관리 불균형, 건강 불평등, 건강 불공평이라는 주요 용어를 이해할 필요가 있다. 이 용어들은 건강관리전문가가 광범위한 다문화권 사람들에게 문화적으로 역량 있는 간호를 제공하려고 할 때 중요하다.

건강 불균형

건강 불균형(health disparity)은 사회적 측면, 특정 집단 측면(population-specific), 생심리사회적(biopsychosocial) 측면에서 정의할 수 있다.

예를 들면 사회적 관점에서 건강 불균형은 환경, 건강관리 접근성, 이용성, 질적인 면, 건강상태, 건강관리 결과에서 연속적으로 나타나는 차이로 표현한다. 다시 말해 가장 포괄적으로 표현하면 건강 불균형은 '질병뿐만 아니라 건강관리 결과나 건강관리를 위한 접근성에 있어 특정 집단에서 보여지는 차이(HRSA, 2004)'라고 정의할 수 있다. 실제로 미국 국립보건원의 일차 건강 불균형 특별조사위원회는 건강 불균형을 '미국 내 특정 인구집단에 존재하는 질병 발생률, 유병률, 사망률, 질병 부담감과 기타 불리한 건강상태에 대한 차이'라고 정의함으로써 건강 불균형에 대한 정의를 다소 단순화시켰다(First National Institutes of Health Work Group on Healthy Disparities, 2002). 건강 불균형에 있어 건강관리라는 측면은 매우 중요한 요인이기 때문에 미국의학연구소, 건강관리에서 인종과 민족 불균형 이해와 개선위원회(Institute of Medicine's Committee on Understanding and Eliminating Racial and Ethnic Disparities in Health Care)는 인종 및 민족에 따른 건강관리 불균형개념을 정의하였다(Smedley, Stith & Nelson, 2003). 위원회는 '건강 불균형이란 의료기관 접근성과 관련된 문제, 병원진료에 대한 요구, 의료 중재에 대한 선호도나 적절성 등에 따른 결과로 흔히 발생하는 건강관리의 질에 대한 인종적,혹은 민족적 차이'라고 분명하게 언급했다. 또한 질병의 종류나 제공받은(의료)서비스 시간과 상관없이 건강관리에서의 불균형이 항상 일관되게 나타났다고 진술했다(Smedley, Stith & Nelson, 2003).

인종, 민족성, 사회경제적 상태, 필요한 의료 서비스에 대한 접근성과 상관없이 인구집단에서 발생할 수 있는 생물학적 차이를 포함하는 사회학적 정의나 특정 인구집단의 정의가 없다는 것은 흥미로운 사실이다. 이 점을 염두에 두고 생심리사회적 관점에서의 건강 불균형에 대한 접근법을 살펴보면, 생물학적 차이라는 개념을 함께 사용하는 것을 볼 수 있다. 생심리사회학적 관점에서는 유전자와 생물학, 환경과 행동을 포함한 모든 것이 건강 불균형을 형성하는 데 아주 복잡하게 기여한다. 사회경제적 상태는 불평등한 치료를 유발하는 주요 원인이며, 특히 소수민족이 밀집한 지역에서 더욱 그러하다. 이 새로운 정의에는 취약성이라든가 인종과 민족성, 사회경제적 상태, 지리학적 위치, 어떠한 종류의 건강문제인가에 대해 고려하고 있지만(Appel, Giger & Davidhizar, 2005), Braithwaite와 Taylor(2002)는 소득 수준을 평준화시키고 건강관리 접근성을 방해하는 장애요인을 제거하더라도 건강관리의 격차가 여전히 존재할 수 있으며, 이는 건강관리 제공자의 문화적 이해 부족이 불균형의 한 요인임을 나타내는 근거라고 주장하였다. 생리·사회 심리적 관점에서는 특정 인종과 민족 집단, 특정 지역의 주민, 저소득층이나 취약계층, 장애인 등의 특정 집단이 건강 불균형으로 고통을 겪을 가능성이 높다는 점을 부인하지 않는다(Atrash & Hunter, 2006). 미국 내에서는 불균형(disparity)이라는 용어를 전적으로 사용하는데 비해, 미국 외의 지역에서는 불평등(inequlity)이나 불공평(inequity)이라는 용어를 더 흔히 사용하는 경향이 있다.

건강관리 불평등

건강관리 불편등(health care inequality) 과 관련해서 불평등이라는 용어는 연령, 순위, 상태, 처치 숙련성의 차이를 비롯해 이용 가능한 서비스가 천차만별인 것과 연관되어 사용된다. 불공평은 '공평하지 않은

(unequal) 상태' 또는 '기회나 치료의 부족'이라는 의미로 정의한다. 건강 불균형의 또 다른 관점은 공중보건과 사회과학의 맥락에서 이 용어가 불공정(injustice)이란 의미를 포함한다는 것이다(Atrash & Hunter, 2006). Atrash와 Hunter (2006)는 건강관리서비스에 대한 접근성이 동등한 수준일 때도 대부분의 소수인종이나 소수민족은 더 낮은 수준의 건강 서비스를 경험하고 있으며, 백인에 비해 상대적으로 판에 박힌 의료 서비스만을 받는 경향이 있다고 주장하였다. 예를 들면, 아프리카계 미국인들은 말기 신장질환일지라도 백인에 비해 복막투석이나 신장이식수술을 덜 받는 편이다(Kasiske, 1998; Barker-Cummings, McCellen, Soucie et al., 1995). 비슷한 예로 긴뼈 골절로 응급실을 내원한 아프리카계 미국인과 히스패닉 대상자는 백인에 비해 통증완화를 위해 필요한 진통제 투여를 덜 받는 것으로 나타났고(Todd, Deaton, D'admao et al., 2000), 또 다른 연구에서는 울혈성 심부전이나 폐렴이 있는 아프리카계 미국인 의료보험 환자는 백인에 비해 더 낮은 건강관리서비스를 받는 것으로 나타났다(Ayanian, Weissman, Chasan-Taber et al., 1999).

2 생물학적 차이
DIMENSIONS OF BIOLOGICAL VARIATIONS

신체 구조, 피부색, 기타 외양적 특징, 효소 및 유전적 다양성, 심전도 유형, 질병 취약성, 식습관과 영양결핍, 심리특성과 인종 간에는 직접적인 관계가 있다. 상기 주제에 대해 각 인종에서 보이는 차이는 다음과 같다.

신체 구조

인종에 따른 신체 구조의 차이에 대해서는 우선 신체 크기와 신체 형태를 살펴보고자 한다. 신생아의 신체 비율도 인종에 따라 다르다. 비록 이 주제에 대한 연구 자료는 많지 않지만, 신생아의 신체 비율은 산모의 골반 형태에 일치하도록 유전적으로 프로그램되었다고 추정한다(Overfield, 1977, 1995).

신체 구조 및 골밀도 역시 성인은 차이를 보인다. 예를 들어, 골다공증의 유병률과 척추골절의 발생률은 아프리카계 미국인 여성이 백인보다 훨씬 낮다고 한다(Cummings, Kelsey, Nevitt & O'Dowd, 1985; Gilsanz, Roe, Mora et al., 1991; Melton & Riggs, 2000; Pollitzer & Anderson, 1990). 이는 인종에 따라 성인의 골량(bone mass)이 다르기 때문인 것으로 보인다(Pollitzer & Anderson, 1990).

성인을 대상으로 할 때 성별에 상관없이 아프리카계 미국인이 백인보다 골밀도가 더 조밀한 것으로 나타났다. 그러나 아프리카계 미국인과 백인만 성인 골밀도의 차이가 나타난 것은 아니다. 폴리네시안 성인의 골밀도는 같은 연령의 백인보다 더 조밀하고, 반대로 아시아계 미국인은 다른 인종에 비해 골밀도가 일반적으로 더 낮았다(Reid, Cullen, Schooler et al., 1990).

인종별로 성인의 골량 차이를 일으키는 생물학적 지표는 밝혀지지 않았다. 일생 중 어느 시기에 이러한 차이가 더욱 현저해지는지도 확실하지 않다. Li, Specker, Ho와 Tsan (1989)에 따르면 사춘기 전인 아프리카계 미국인 아동은 백인 아동에 비해 골밀도가 더 높은 편이다. 일부 연구자는 이러한 연구결과를 볼 때 골격량(skeletal mass)에 대한 인종의 차이는 아동기 초기에 시작되어 평생 지속된다고 추정하였다.

신체 구조와 크기를 볼 때, 얼굴은 신체에서 가장 관심을 끄는 부분 중 하나이다. 얼굴은 민족적 차이를 쉽게 확인할 수 있는 부위이다. 안검도 인종에 따라 다양한 차이를 보인다. 어떤 민족은 안검이 눈 위의 연골부위까지 뒤집어지는가 하면, 다른 민족은 안검이 뒤집어지지 않는다. 내안각췌피(몽고주름, epicanthic fold)는 동양적 특성을 가진 사람에게서 현저하게 발견되지만, 때로는 다른 인종에서 나타나기도 한다.

귀 역시 얼굴에서 매우 흥미를 끄는 부위로서 다양한 형태가 있다. 귓바퀴가 얼굴 가까이 바싹 붙은 사람이 있는가 하면 그렇지 않은 사람도 있다. 머리에서 떨어져 있는(floppy) 귀는 귀고리를 하기가 수월하지만 귓바퀴가 머리에 납작하게 붙은 귀는 귀고리를 하기가 힘들다.

코도 크기와 모양이 다양한데 이는 민족의 조상과 직접 관련되어 있다. 전통적 동양인 코의 형태인 작은 코는 추운 기후에 살면서 진화한 결과라고 추정되며, 전통적 이란인이나 아메리칸 인디언의 코와 같이 콧잔등이 높은 코는 건조한 기후의 결과로 보인다. 습기가 많고 더운 기후 때문에 아프리카계 미국인은 넓고 낮은 형태의 코로 발달되었다(Overfield, 1977, 1995).

치아의 크기는 얼굴 하단의 크기를 형성하는 데 중요한 역할을 하므로 역시 민족적 특성을 확인할 수 있는 요인이다. 오스트레일리아계 원주민(aborigines)은 4개의 어금니가 추가로 더 있고 세상에서 가장 큰 치아를 가지고 있다. 동양계 미국인과 아프리카계 미국인은 치아가 큰 반면, 백인 미국인은 작은 이를 가지고 있다. 이가 큰 사람의 경우 턱이 얼굴 앞쪽으로 돌출되기 쉽다. 이 정도의 돌출은 정상에 속하며 치아를 교정할 만큼의 문제는 아니다. 일부 인종은 치아 수가 적은 경우도 있다. 예를 들어, 어떤 인종에서는 3번째 어금니나 상악 측절치(maxillary lateral incisor)가 없는 경우도 있다. 왜소 측절치(peg teeth)도 특정 치아의 존재 유무를 촉진하는 진화과정의 한 단계이다(Johe, Steinhart, Sado, Greenberg, & Jing, 2010; Overfield, 1995).

혀 또한 다양한 모습을 보이는데 가장 흔한 경우는 음낭혀(scrotal tongues, 부어 있고 주름이 많은 혀)로 일부 민족의 5% 정도 발생하며, 지도모양혀(geographic tongues)는 일부 민족의 3% 정도에서 발견된다. 균열된 혀(fissured tongues)는 일부 민족에서 5~40% 정도 발견된다(Witkop & Barros, 1963).

아래턱뼈 융기 또는 입천장 융기도 간호사가 입을 관찰할 때 주의해야 할 부분이다. 입천장 융기는 입천장 중앙에 발생하고, 아래턱뼈 융기는 2번째 어금니 근처의 아래턱뼈 안쪽에 혹처럼 발생한다. 융기는 매우 흔히 발생하며, 입천장 융기는 대부분의 인종에서 인구의 최대 25%까지도 발생한다. 아래턱뼈 융기는 백인에서는 7%, 아프리카계 미국인에서는 2%, 동양인에서는 40% 에서 발생한다(White & Pharoah, 2009).

신체 크기와 구조에 따른 변이는 근육의 크기와 양에 의해서도 나타난다. 어떤 민족은 일부 근육이 아예 존재하지 않는다. 발에 있는 제3비골근(peroneus tertius muscle), 손목에 있는 긴손바닥근(palmaris longus muscle)은 일부 인종에서는 발견되지 않는다. 그러나 일반적으로 근육의 부재는 인종에 따른 차이는 없으며, 한 근육이 없다고 해서 다른 근육이 반드시 없는 것도 아니다.

키도 유전성이 있는지에 관한 수많은 연구가 이루어져 왔다(Overfield, 1995). 일반적으로 키는 인종에 따라 다양하게 나타난다고 결론지었으며, 미국에서 아프리카계 미국인과 백인계 미국인은 가장 키가 크며, 아메리칸 인디언은 멕시코계 미국인과 비슷하거나 좀 더 작다. 아시아계 미국인은 가장 키가 작다. 사회경제적 수준이 높은 집단이 모든 인종 중에서 키가 크다고 나타났다(Overfield, 1995). 백인을 기준으로 신체 성장과 발달 정도를 고려해 볼 때 아프리카계 미국인은 일반적으로 발달 정도가 월등했으며, 동양계는 일반적으로 발달 정도가 낮았다.

체중

체중은 인종과 성별에 따라 개인차를 보인다. 아프리카계 미국인과 백인계 미국인은 신장은 비슷하지만 체중의 양상은 다르다. 이는 아프리카계 미국인은 백인보다 골량과 근육량이 더 무겁기 때문인 것으로 보인다(Khan, 2001; Wagner & Heyward, 2000). 평균적으로 아프리카계 미국인 남성(75 kg)은 백인 남성(77 kg)보다 체중이 덜 나가지만(Greenberg, Dintiman, & Oakes, 2004), 아프리카계 미국인 여성(67.8 kg)은 모든 연령대에서 백인 여성(62 kg)보다 체중이 더 나간다. 게다가 35세에서 65세의 아프리카계 미국인 여성은 같은 연령의 백인 여성보다 약 9 kg이 더 나간다(Greaves, Puhl, Baranowski, Gruben, & Seale, 1989).

비슷한 사례로 백인 멕시칸 미국인은 몸통 지방으로 인해 비히스패닉계 백인보다 체중이 더 나간다(Greaves, et al., 1989). 평균적으로 비만은 저소득층에서 현저하고, 저소득층보다는 중산층에서 적게 나타나고, 상위계층은 중산층보다 훨씬 적게 나타난다(Garn, Sullivan & Hawthorne, 1989).

Healty People 2010과 2020의 통계에서 아프리카계, 히스패닉계, 아메리칸 인디언이 받는 건강관리에 관한 결과가 형편없는 수준이었다면, 아동의 건강관리 수준의 질은 더욱 낮다(U.S. Department of Health and Human Services, 2000). 과체중이 미국인에게 흔히 발생하는 문제라면, 미국 아동에게는 아주 만연한 문제이다(Strauss & Pollack, 2001). 2003년도 아동의 건강위험성(Youth Risk, Behavioral Surveillance) 조사자료를 보면 비히스패닉계 흑인 아동(16.2%)과 히스패닉계 아동(16.4%)의 과체중 유병률이 비히스패닉계 백인 아동(10.4%)보다 높았으며, 비히스패닉계 흑인 여학생(14.2%)과 히스패닉계 여학생(11.5%)의 과체중 유병률이 백인 여학생(6.5%)보다 높았다. 남학생의 비만율을 비교하면, 비만율이 가장 높은 군은 히스패닉(21.3%)이었고, 비히스패닉계 흑인(18.2%)이 백인 남학생(14.0%)보다 비만율이 더 높았다. 그럼에도 불구하고 아동기 비만은 아프리카계 미국인 아동에게서 급속하게 꾸준히 증가하는 추세이다. 일부 연구가들은 아동기 비만은 고위험성 식이섭취와 신체활동 저하로 발생한다고 결론짓기도 하였다. 아동기 비만은 인슐린 저항성이라고도 불리는 대사증후군을 유발할 수도 있다.

아동기부터 청소년기 대사증후군의 진전. 대사증후군(X 증후군)은 보상성 인슐린 저항성의 부재, 유당불내성, 지질이상(dyslipidemia), 복부비만이 나타나는 비정상 증상이 나타난다(Matthews, Hosker, Rudenski et al., 1985). Chen, Bao와 Begum 등 (2000)은 백인 아동과 아프리카계 미국인 아동 간의 대사증후군과 관련된 심혈관계 위험요인군을 연령별로 조사하였다. 대사증후군에 대한 이 연구에서 군집에는 인슐린 저항성 지수, 체질량지수(BMI), 중성지방, HDL 비율, 평균 동맥압이 포함되었다. 연령에 상관없이 4개의 매개변수(고인슐린혈증[대사증후군], 고콜레스테롤혈증, 고혈압과 비만)가 관상동맥질환 유발에 관련이 있는 것으로 나타났다. 좌식 생활, 일부 아동(특히 아프리카계 미국인)의 과다한 지방 섭취와 비만은 대사증후군 발생의 관련 요인이다. 다시 말해 아프리카계 미국인, 히스패닉, 아메리칸 인디언 아동은 어린 나이에도 불구하고 대사증후군이 진행되면서 당뇨병과 심혈관계 질환으로 진전되게 된다.

Chen, Bao, Begum 등(2000)의 연구결과는 전반적으로 백인 아동(9.8; $p < 0.01$)이 아프리카계 미국인 아동(7.4; $p < 0.01$)보다 측정된 네 가지 지표 모두가 더 높게 나타났다는 점에서 흥미롭다. Bogalusa Heart Study의 후속 연구결과도 흥미롭다. 이러한 일련의 자료들에 대한 과거와 최근 분석을 보면 아동기 비만(지방과다)과 인슐린 저항성 증후군에 대해 아동기에는 확실하게 예측하기 어렵다. 그러나 집단에 부정적인 요인이 있을 경우 추후 대사증후군으로 진행될 수 있고, 성인기 심혈관계 질환까지 발병할 수 있다는 것을 시사한다(Srinivasan, Myers & Berenson, 2002). 아프리카계 미국인 아동이 나이가 들수록 백인 대조군과는 부정적인 요인이 더욱 차이를 보이고, 결국 성인기에 대사증후군과 심혈관계 질환이 나타난다(Giger, Richardson & Jones, 2002). Srinivasan, Myers와 Berenson (2002)은 8~17세의 아프리카계 미국인 아동과 백인 아동 간의 성인기 대사증후군 발생위험성에 아동기 지방과다(비만)와 인슐린에 가중값을 두어 그 기여도를 조사하였다. 연구자는 로지스틱 회귀(logistic regression) 모델을 사용한 결과 아동기 BMI와 인슐린 저항성이 성인기 대사증후군 발생을 예측할 수 있는 주요 요인이라고 기술하였다. 이 연구에서는 곡선관계로 나타난 BMI가 가장 강한 예측요인이었다. 추가 결과를 보면, 아동기 비만은 추후 대사증후군이 발생하는 데 강력한 예측요인이었다. 이러한 결과는 특히 아프리카계 미국인 아동과 같은 소수민족의 아동들이 체중조절의 중요성과 신체활동 증진 프로그램을 통해 많은 도움을 받을 수 있음을 시사한다(Srinivasan, Myers & Berenson, 2002). 간호사는 이런 취약 가정의 아동기 비만율 감소를 도와야 한다. 아동기 비만을 감소시키기 위한 전략은 매우 명확하지만, 부모나 심지어 건강관리전문가도 종종 무시해버리곤 한다. 비만 감소 전략에는 취약 아동의 신체활동 증진, 1일 텔레비전 시청시간 줄이기, 지방섭취량(특히 비효율적인 음식) 제한하기가 있다(Davis, Northington & Kolar, 2000). Lindquist, Reynolds와 Goran (1999)은 아동들의 신체활동에 대한 사회문화적 결정요인을 발견하였다. 연구결과를 보면 한부모가정 아동의 텔레비전 시청률이 매우 높았던 반면, 동일 아동에게 활달한 운동 시간이 매우 높게 나타났다. 이러한 결과는 텔레비전 시청시간이라는 용어에 모순이 있는 것처럼 보인다. 한부모가정의 아동들은 부모가 일하는 동안 스스로 책임지고 활동한다고 보는 것이 옳을 것이다. 비록 이 아동들은 텔레비전을 더 많이 보는 경향이 있지만, 일일이 부모의 허락을 받을 필요가 없기 때문에 야외활동에 더 많이 참여하는 경향도 있다. 이 연구에서 추가로 밝혀진 바에 의하면, 특히 한부모 가정에서 여자아이들은 정기적인 신체활동량이 더 적었고, 아프리카계 미국인 아동은 의무적인 운동량이 더 적게 나타났다. 아프리카계 미국인 아동의 경우처럼 일부 소수민족의 아동이 수많은 학교에서 의무적으로 하는 신체운동에 덜 참여하는지에 대한 논리적인 설명은 아직 없다. 간호사들은 1일 식이섬유와 과일섭취량을 증가시킬 수 있는 방법과 적절한 음식섭취, 신체활동의 중요성에 관

해 부모와 아동의 이해를 도와야 할 의무가 있다. 또한 간호사는 과도한 텔레비전 시청과 같은 유해활동을 제한하도록 부모에게 강조해야 한다.

피부색

다양한 문화적 배경을 가진 대상자를 간호할 때, 간호사는 인종별로 환경에 의해 어떻게 변화하였는지를 이해해야 한다. 피부색의 차이는 과거 조상들이 살아오면서 생활환경에 대한 생물학적 적응의 결과라고 생각한다. 예를 들어, 인간의 피부색은 원래 검은색이었으며, 백색 피부는 날씨가 흐리고 추운 북유럽 지역의 환경적 압력과 돌연변이로 나타난 결과라고 과학적으로 가정해 왔다. 특히 구름이 많이 끼는 흐린 날씨의 지역에서는 밝은색의 피부가 비타민 D를 합성하기가 더 쉽기 때문에 돌연변이가 발생하였을 것으로 보인다. 검은색 피부는 열대지방의 태양과 땅의 열기로부터 피부를 보호하는 경향이 있다(Overfield, 1977, 1995).

피부색은 간호 중재에 있어 매우 중요한 생물학적 변수이다. 간호 중재는 정확한 대상자 사정에 기초해서 이루어져야 하며, 대상자의 피부색이 검을수록 피부색의 변화를 감지하는 것이 더 어렵다. 어두운 피부의 대상자를 간호할 때 간호사는 자연광에서 기본 피부색을 먼저 확인해야 한다. 가능하다면 검은 피부색의 대상자는 햇빛이 잘 비치는 창문 옆 침대에 눕히도록 한다. 피부색을 사정할 때 햇빛이 없다면 최소 60watt 전구를 사용해야 한다. 기본 피부색을 확인하기 위해 색소침착이 가장 적은 피부, 즉 전완, 손바닥, 발바닥, 복부와 엉덩이의 색을 관찰한다. 이 부분을 관찰할 때 피부색이 얼마나 검은지에 상관없이 모든 피부에서 관찰되는 선홍색을 주의 깊게 살펴본다. 선홍색이 보이지 않는다면 대상자는 창백한 상태일 수 있다. 검은색 피부를 가진 대상자를 사정할 수 있는 주요 부위는 구강, 결막, 손톱이다. 일반적으로 구강점막의 착색도는 대상자의 피부색과 관계가 있다. 피부가 검을수록 점막색도 더 어둡다. 그럼에도 불구하고 점막은 항상 피부보다 더 밝은색이다.

구강의 과다색소 침착이 혀와 점막에 나타날 수 있으며, 그럴 경우 구강점막이 관찰하기 좋은 부위가 아닐 수 있다. 구강의 과다색소 침착은 대상자의 피부색이 얼마나 검은색인지와 직접적인 관련성이 있어서 아프리카계 미국인의 50~90%에서 발생하는 반면, 백인은 10~50% 정도 발생한다. 간호사가 주의해야 할 또 다른 곳은 바로 경구개이다. 황달이 있을 때 경구개는 노란색을 띤다. 경구개는 구강점막이나 혀처럼 색소침착에 쉽게 영향을 받는다. 황달이나 청색증 같은 피부색의 변화를 사정하는 데는 입술도 효과적이다. 그러나 일부 흑인 중에는 선천적으로 입술색이 약간 푸른색을 띠기도 한다(Rouch, 1977). 따라서 청색증을 사정하기 위해 기본 입술색을 확인해 두어야 한다(Branch & Paxton, 1976).

다문화권 사람들을 간호할 때 결막의 정상 색깔도 알아두어야 한다. 결막은 청색증이나 창백증의 피부색깔 변화를 반영하는 부위이며, 점상출혈을 관찰하기 좋은 부위이다. 황달 여부를 결정하기 좋은 또 다른 부위는 공막이다. 검은색 피부를 가진 대상자는 결막 하 지방축적 때문에 공막이 약간 노르스름할 수도 있기 때문에 간호사는 먼저 공막의 기준색을 정해야 한다.

손톱은 청색증이나 창백증을 사정하기 좋은 부위이다. 검은 피부색을 가진 대상자는 손톱이 두껍거나 과다색소 침착, 멜라닌 축적으로 선이 생겨서 관찰하기 어려울 수 있다. 색깔 외에도 손톱에 압력을 가했다가 풀었을 때 얼마나 빨리 재충혈되는지를 확인하는 것도 중요하다(Rouch, 1977). 재충혈 시간이 오래 걸린다면 창백증이나 청색증을 의심할 수 있다. 검은색 피부의 사람들은 발적, 염증, 반상출혈을 사정하는 것이 어려울 수 있다. 발적(rashed)이 쉽게 눈에 띄지 않을 수 있기 때문에 촉진해 보는 것도 필요하다. 발적이 있는지 촉진할 때 피부의 온기나 경화상태도 같이 확인하도록 한다.

다른 외양적 특징

창백증이나 청색증 외에도 피부의 다른 이상 여부를 관찰하도록 한다. 몽고반점은 아프리카계 미국인, 아시아계 미국인, 아메리칸 인디언과 멕시코계 미국인의 신생아한테서 나타난다. 몽고반점은 크기와 색깔이 다양해서 종종 멍으로 오인하기도 한다. 또 다른 이상은 켈로이드이다. 이것은 상처를 치유하는 과정이 과도해지면서 나타나는 로프모양의 흔적인데 수술, 피어싱, IV 카테터 삽입과 같은 손상 때문에 발생하기도 한다.

효소와 유전적 차이

개인의 유전적 구성은 수정되는 순간 결정된다. 즉, 그 사람에게서 어떤 특성이 두드러지게 나타날 것인가를 결정하는 지도가 그려지는 것이다. 다시 말하면 성장과 발달은 유전적 특성에 따라 결정된다. 아무리 운동을 하거나 비타민을 섭취하더라도 유전적 구조상 결정된 것보다 3cm 이상 더 키가 클 수는 없는 것이다. 비슷한 맥락으로, 아무리 개인지도나 특별학습을 받더라도 유전적으로 결정된 지능 이상으로 더는 발전할 수는 없다(Burt, 1966; Lorton & Lorton, 1984).

의학 용어에서 민족성은 개인의 유전적 구성을 대표한다. 비록 일부 상황에 따라 인종의 관련성이 없지만 특정 질병에 대한 인종적 특성을 아는 것은 위험요인을 사정하고 질병을 진단하거나 대상자를 평가할 때도 도움이 된다(Divan, 1989).

유전자(gene)는 세포가 필요로 하는 단백질을 만드는 데 필요한 완벽한 형태의 설명서를 전달하는 화학적 정보단위이다(Lewis, 2010). 유전자에는 특정 단백질을 구성하는 방법이 부호화(coding)되어 담겨 있다는 것을 기억하는 것이 중요하다. 부호로 표시된 지침서(coded instruction)를 DNA라고 하며, 2개의 쌍으로 된 이중 나선이라고 하는 긴 사슬이 회전하는 형태로 구성되어 있다. DNA는 네 가지 화학성분(adenine, thymine, cytosine, guanine)으로만 구성되어 있지만 조합순서에 따라 다양한 정보를 표시한다. 마치 알파벳을 조합하면 의미를 지닌 단어가 되고, 문장이 되는 것과 같은 원리이다. DNA는 신체의 각 세포 안의 '핵'이라 불리는 중심체 안에 존재한다. 인간의 모든 세포는 사실 똑같은 DNA를 가지고 있다. 단, 핵이 없는 성숙 적혈구만 예외이다. 모든 체세포는 이중나선구조의 DNA로 구성된 46개의 분자를 가지고 있으며, 각각의 분자는 5천만에서 2억5천만 개의 염기로 구성되며 이것을 염색체(chromosome)라고 한다(Collins, 1997).

분자유전학이나 세포유전학처럼 유전자 검사에도 몇 가지 수준이 존재한다. 분자유전학은 생화학이나 세포 수준에서 유전자를 연구하는 것이다. 유전자와 유전자에 의한 효과를 분리하듯이 유전학자들도 특정 질병이나 성향이 어떻게 표현되는가에 따라 특정 질병이나 성향을 담당하는 유전자를 구분할 수 있다(Lewis, 2010). 예를 들면, 유전자는 어떤 형태를 구성하는 것을 유전자형이라고 하며, 이러한 유전자가 어떻게 표현되는가에 따라 표현형이라고 한다. 분자유전학과 달리 세포유전학은 각 염색체 형태와 표현형을 매치시킴으로써 유전자를 연구한다. 21세기에 들어서 세포유전학은 초파리가 가진 4개 염색체의 지도를 완성함으로써 급속하게 발전하였다. 1950년이 되자 22쌍의 상염색체에 대한 유전자 지도를 만드는 어려운 작업이 시작되었다. 오늘날에는 유전자 지도를 배열하는 이 과정을 'Human Genome Project'라고 한다. Human Genome Project의 목적은 2005년까지 인간의 게놈을 대표하는 30억개의 코드 문자를 규명하는 것이었다. 동시에 유전학자들은 모든 DNA 배열 지도에서 모든 유전자의 정확한 위치를 확인하는 연구를 하였다(Gannett, 2008). 2003년 4월 14일에 인간 게놈 프로젝트의 유전자 배열과 관련된 작업은 계획보다 2년 앞당겨서 완전히 마무리되었다.

유전자 연구의 또 다른 분야는 집단유전학이라고 한다. 집단유전학은 인구집단에서 나타나는 대립유전자 빈도를 연구하는 것이다. 집단유전학은 인간이 동일 인종, 동일 민족, 동일 문화에 속한 자신과 매우 비슷한 사람과 결혼하는 경향이 강하기 때문에 매우 중요한 학문이다. 이러한 이유로 특정 인구집단 내에서는 특정 대립유전자의 발현빈도가 높은 경향이 있다. 예를 들어, 미국 인구 800명당 1명꼴로 *BRCA1* 유방암유전자의 영향을 받지만 이 수치는 Ashkenazi 유대인에게는 100명당 1명으로 발생률이 높게 나타난다(Lewis, 1997).

오늘날 유전자는 질병의 발생 원인을 이해하는 데 중요한 역할을 하고 있다. 외상을 제외한 모든 질병은 유전적 소인과 연결되어 있음을 기억할 필요가 있다. 유전성이란 개념이 처음 소개된 것은 19세기 멘델(Gregor Mendel)에 의해서이다. 멘델은 다양한 종류의 완두콩을 교배하고 분류하여 완두콩이 두 가지의 대립되는 유전적 성향을 가지고 있음을 발견하였다(Overfield, 1995). 줄기가 짧은 완두(*l*)와 역시 줄기가 짧은 완두(*l*)를 교배하면 '순종', 즉 줄기가 짧은 완두(*ll*)만 나타나는 것을 확인하였다. 그러나 줄기가 긴 완두(*l*)를 줄기가 짧은 완두(*l*) 혹은 줄기가 긴 완두(*L*)와 교배하면 오직 줄기가 긴 완두(*Ll, LL*)만 나왔다. 이러한 현상은 유전자가 다양한 형태로 존재한다는 것을 시사한다. 유전학에서는 이것을 대립형질(allele)이라고 한다(Lewis, 2010).

원칙적으로 유전자는 안정된 독립체이지만 시간이 흐르면서 연속적인 변화를 겪게 되는데, 이를 돌연변이라고 한다. 유전자의 새로운 형태는 안정된 방식으로 다음 세대로 전달된다. 돌연변이가 발생하면 변형된 유전자를 가지고 있는 유기체는 돌연변이라고 하며, 정상적인, 또는 변화되지 않은 유전자를 가진 유기체는 야생형(wild type)이라고 한다. 야생형은 유전자형(genotype)이나 표현형(phenotype)을 묘사할 때 사용된다.

복사된 유전자가 어떻게 후대로 전달되는지를 이해하기 위해서는 유기체의 생명주기에서 배수기(2배가 되는 시기)를 거치면서 하나의 유전자가 복사되어 2개가 된다는 것을 알아야 한다. 2개의 복사체 중 하나는 모체로부터 생식세포(난자, 정자)로 전달된다. 이때 생식세포는 유기체가 가진 유전자가 1개씩 들어 있는 반수체가 된다. 그 결과 모체로부터 각각 물려받은 새로운 형태의 생식세포는 새로운 접합체를 형성하기 위해 연합한다(Lewis, 1997).

돌연변이를 통해 새로운 대립형질 유전자가 형성된다. 특정 인구집단이 가진 특정 유전자가 다수 복사되는 과정에서 오직 1개의 복사체에서만 돌연변이가 발생하는 것이 일반적이다. 새로운 돌연변이가 다음 세대까지 살아남을 수 있느냐는 변화와 자연의 선택에 의해 결정된다. 한 세대에서 다음 세대로 넘어가면서 대립형질의 빈도수는 변동한다(Thompson, McInnes & Willard, 1991). 이러한 전체적인 현상을 유전적 경향이라고 한다.

한 개인이 1개의 유전자 안에 2개의 똑같은 대립형을 가지고 있다면 동형 접합성이라고 하고, 2개의 다른 대립형을 가지고 있다면 이형 접합성이라고 한다. 다시 말해 사람은 부모로부터 기본적으로 1개의 대립형질을 물려받는다. 이러한 대립형질은 똑같을 수도 있고 다를 수도 있다. 염색체 쌍의 위치에 따라 두 가지 대립형질로 구성된 유전자가 있을 수 있다. 예를 들어, 혈액형의 경우 A, B, O형은 ABO 혈액형에 대한 대립형질을 가지고 있다. 특정 위치에 1개의 대립형질이 있다면 유전자는 단일체(monomorphic)의 유전자이다. 반대로 특정 유전자 위치에 다양한 대립형질이 있다면 다형성의(polymorphic) 유전자이다(Overfield, 1995). 이 개념을 잘 설명해 주는 것이 glucose-6-phosphate dehydrogenase 결핍이라고 하는 효소결핍 질환이다. 이것은 400개 이상의 대립유전자를 가진, 가장 많은 다형성 유전자에 의해 발생한다(Luzzato, 1986).

멘델은 고전적 연구에서 확인된 유전자 각각을 2개의 대립형질이라고 기술하였다. 이는 눈으로 확연히 감별 가능한 형태를 의미한다. 유전자는 수백 개, 혹은 수천 개의 DNA 변화 때문에 다양한 대립형질(변이)을 보인다. 그러나 DNA와 DNA 배열이라는 개념은 아직 명확히 규명되지 않았기 때문에 멘델은 표현형(phenotype)의 변화를 통해서 유전자변이를 감지할 수 있었다. 예를 들어, 초록색 완두콩에서 노란색 완두콩이 나온다면, 이 현상은 표현형의 변화일 것이다(Lewis, 1997). 일부 경우에서 하나의 유전자는 또 다른 유전자의 존재를 감출 수 있음을 감지하였다. 다른 유전자의 존재를 감추는 유전자를 우성인자라고 표현하며, 감춰진 유전자는 열성이라고 한다. 우성과 열성개념은 멘델이 줄기가 짧은 완두와 순종의 줄기가 긴 완두를 교배했을 때 잘 나타난다. 키가 큰 완두(*L*)는 키가 작은 완두(*l*)에 대해 우성이다. 그러므로 다음 세대인 모든 완두는 키가 컸다. 유전된 형질은 우성이나 열성에 속한다. 형질이 우성이냐, 열성이냐 하는 것은 표현형의 특정한 성향에 따라 다르다(Lewis, 1997; Overfield, 1995). 예를 들어, 유태인에게서 흔히 발생하는 테이삭스 증후군(Tay-Sachs disease)이라는 유전질환에서 이형접합체는 유전자의 부호에 따라 정상적으로 만들어지는 효소의 양을 절반으로 감소시킨다. 그러나 이 감소된 양은 정상기능을 유지하는 데 충분할 것으로 보인다. 그래서 두 가지 우성 대립형질을 가진 사람은 건강하게 살아남을 수 있다. 질병이 나타나는 표현형은 대상자가 2개의 열성 형질을 모두 물려받았을 때 나타난다.

어떻게 특정한 유전자를 물려받는가는 두 가지 기본 특성, 즉 대립형질의 우성이나 열성 여부, 문제가 되는 유전자가 포함되어 있는 염색체의 종류에 따라 결정된다(Lewis, 1997). 만약 어떤 사람이 우성 형질을 가지고 있다면, 오직 한 종류의 유전자만(우성 형질) 표현형으로 나타날 것이다. 반대로 열성 형질을 두 가지 모두 가지고 있다면 열성 형질이 표현될 것이다. 예를 들면 암 예측요인인 *BRCA1*과 *BRCA2*은 우성이다. 그래서 개인이 한쪽 부모로부터 질병을 일으킬 수 있는 유전자 중 한 가지를 물려받게 되는 것이다. 유전에 대한 두 번째 사례는 특정 유전자가 포함된 염색의 위치에 대한 것이다. 예를 들어, 사람은 46개(23×2)의 염색체를 가지고 있는데, 그중 2개는 성별을 결정하는 X와 Y염색체이다. Y염색체에 1개의 유전자가 존재하는지, 존재하지 않는지에 따라 성별이 결정된다. 남은 염색체는 비성적 염색체, 또는 상염색체라고 한다. 여성은 44개의 상염색체와 2개의 X염색체를 갖는다. 반대로 남성은 44개의 상염색체와 1개의 X염색체, 1개의 Y염색체를 갖는다. 다시 말하면 실제 23쌍의 염색체(22쌍의 상염색체, 1쌍의 X 또는 Y염색체)를 갖는다(Harper, 1993; Lewis, 1997). 그런데 성염색체의 구성에는 차이가 있다. 성염색체의 유전자는 성별에 따라 유전형태가 각각 다르다. X 관련 우성 유전의 경우 남성한테서 남성으로 전달되는 것은 결코 발생할 수 없다. 왜냐하면 남성은 자신의 아들에게 X염색체를 전달해 줄 수 없기 때문이다. 게다가 X 염색체 유전질환을 가진 남성에게서 태어난 모든 딸은 열성이나 우성 형태의 유전자를 실제로 받게 된다. 아버지가 X 관련 열성 유전자를 딸에게 준다면 딸은 보균자가 될 것이다. 그러나 아버지가 X 관련 우성 유전자를 딸에게 전해준다면, 딸 역시 질병에 걸릴 것이다(Harper, 1993). 그러므로 특정 유전자가 상염색체와 성염색체 중 어디에 위치해 있으며, 대립형질에서 열성 유전자와 우성 유전자 중 어느 한쪽을 받느냐에 따라 특정 형질을 물려받을 수도 있고 아닐 수도 있다(Saito, Okui, Tokino et al., 1992).

유전학의 중요성을 이해하기 위해서는 사람에게서 single Mendelian 형질의 상대적 역할을 알아야 한다. Single Mendelian 형질은 하나의 유전자와 관련된 장애나 형질에 연관되어 있다. 예를 들어, 가장 많이 발현되는 Mendelian 장애로는 낭성섬유증, 테이삭스 질병, 뒤센 근이영양증이다. 그러나 이러한 Mendelian 형질이 일반적이라고 가정하더라도 이는 매우 드문 현상으로 10,000명분의 1, 혹은 그 이하로 드물게 발생한다. 오늘날 약 2,500개의 Mendelian 장애가 알려져 있으며, 재발유형을 볼 때 눈에 띄는 또 다른 2,500개의 장애 역시 Mendelian과 관련된 것이 아닌지 추정하고 있다(Lewis, 1997).

유전학과 함께 유전이 인종별로, 횡문화적으로 어떻게 발현하는지 이해하고, 인종과 유전적 적응증을 이해하는 것은 매우 중요하다. 인종을 흑인, 백인, 아시아인/아메리칸 인디언으로만 구분하는 과학자들이 있다. 아시아인과 아메리칸 인디언은 유전적 유사성으로 종종 한 그룹으로 분류한다(Brues, 1977; Overfield, 1995; Polednak, 1971). 인종은 고정된 것이 아니라 시간이 지남에 따라 환경적 자극에 대응하여 진화하기 때문에 중요한 용어이다. Yupik Eskimos는 MN 혈액체계에서 M의 유전자 비율이 75%에 속하고, ABO 혈액체계에서는 O형이 61%, A형이 25%, B형이 16%라고 알려져 있다. 그중에는 Rh 음성(Rh-negative) 혈액형은 나타나지 않는 것으로 보인다. 건강관리전문가는 Yupik Eskimos의 가장 흔한 형질은 혈액형 M과 O이며 언제나 Rh 양성(Rh-positive)라고 잘못 가정할 수 있다. Yupik은 실제 이러한 형질을 보이기도 하지만 그중 일부는 다를 수도 있다(Overfield, 1995).

이란성 쌍둥이는 아프리카계 미국인이 4%로 가장 발생률이 높고, 백인은 약 2%, 아시아인은 0.5%만이 발생한다고 보고하였다(Bulmer, 1970; Giger, Davidhizar & Wieczorek, 1993).

일부 연구에서 아프리카계 미국인 아동과 백인 아동의 평균 지능지수가 비록 적은 수치지만 꾸준히 차이를 보이는 것은 유전적 차이를 반영한다고 해석하고 있다. Jensen (1969)은 수입과 교육 수준 등의 변수를 통제하고서도 지능지수의 차이가 나타났다고 보고하여 많은 논란을 불러일으켰다. 1977년에 Jensen은 남부 시골의 아프리카계 미국인 5~16세의 아동만을 대상으로 지능지수를 측정했는데, 아동의 연령이 증가할수록 지능지수가 상당히 낮게 나타났다. 이를 토대로 아프리카계 미국인과 백인의 지능지수의 차이는 유전적으로 결정되었다고 주장하였지만 별다른 지지를 얻지 못하였다.

약물 상호작용과 대사

약물에 대한 반응도 인종에 따라 다양하다. 일부 자료를 보면 약물이 인종에 따라 각기 다른 방식과 비율로 대사가 일어난다는 것을 확인할 수 있다(Echizen, Horai & Ishizaki, 1989; Weber, 1999). Zhou, Koshakji, Silberstein 등(1989)은 중국인 대상자가 백인보다 프로프라노롤(propranolol)의 심혈관계 효과에 더 민감하다고 보고했다. 체내에서 나타나는 외부 화학물질이나 약물에 대한 반응은 수화, 결합, 산화의 세 가지로 분류된다(Kalow, 1982, 1986, 1989; Weber, 1999).

약물이 신체에서 어떻게 작용하는지를 이해하는 것이 필수적이라는 용어는 약물역동학으로, 실제적으로 약물농도가 안정적 상태일 때 신체에서 약물의 대사가 이루어진다는 것을 의미하거나 결정하려는 의도이다. 약물역동학에 관한 두 가지 생각이 있다. 첫 번째는 약물의 약물역동학은 신진대사, 혈중 농도, 흡수, 분포 및 배설을 다룬다. 두 번째, 약물역동학이 시토크롬 P(CYP) 효소이성체(conjugate), 혈장단백질 결합 및 산화(Henderson, 2010)에 의한 산화를 포함한 다른 변수들도 포함한다는 것을 제안한다. 대부분의 약물은 일반적으로 두 단계로 대사된다. 1단계에서는 약물이 산화되고 CYP-450 동종효소(isoenzyme)를 통해 중재된다. CYP-450 효소는 실제로 철분을 포함한 미세소체의 약물대사 동종효소 50 이상을 수퍼 패밀리라고 불리는 것을 대표한다(Henderson, 2010; Matthews & Johnson, 2006). CYP-40은 환원된 상태에서 450 mm의 특징적인 최대분광흡광도에서 명명되었고(Henderson, 2010; Matthews & Johnson, 2006), 450 mm에서 CYP로 이름을 변경하였다. 새롭게 명명된 CYP-450의 모든 부분은 명칭을 더 나타내거나 명기하기 위한 것이다. 예를 들어, CYP는 실제로 인간 염색체 P-450을 지정한다. 그 다음에는 별표(*)가 있는 아라비아 숫자가 나오는데, 이 알파벳은 대립 형질변형 및 새로운 명명법을 지적하려는 의도이다(Matthews & Johnson, 2006). 예를 들어, CYP2D6 * 3은 실제로 하위 패밀리 D뿐만 아니라 패밀리 2에도 속한다. 이 요인들과 함께 동종효소를 실제로 암호화하는 유전자는 6이며 대립유전자 변이형은 3이고 별표(*)가 앞에 붙어서 그것을 더 구별한다(Matthews & Johnson, 2006).

2상 효소는 트랜스퍼라제(transferase)이며 내인성 물질이 약물 및 대사산물과 결합할 수 있게 하는 데 필요하다고 생각한다. CYP-450 효소 2D6 (debrisoquine hydroxylase)는 많은 약물에 대한 대사경로의 중요한 단계이기는 하지만 약물과 약물의 상호작용에 대한 책임도 있다는 것을 기억하는 것이 중요하다(Henderson, 2010). Henderson (2010)은 CYP-450 시스템을 이해하는 것이 필수적이므로 이 지식을 통해 인종적/민족적으로 다양한 인종에 대한 인구통계학적 변수의 수를 기반으로 잠재적인 약물상호작용 및 알려진 부작용을 정확하게 예측할 수 있다고 하였다.

예를 들어, 항정신성 약물은 대사에 필수적이기 때문에 중요한 동종효소는 CYP2D6 이다. CYP2D6 동종효소는 항우울제, β 차단제, 항정신성 약물, 모르핀 유도체 및 기타 약물을 포함하여 임상적으로 사용하는 모든 약물의 25~30%를 대사하는 역할을 한다는 것을 기억하는 것이 중요하다(Matthews & Johnson, 2006). 또한 CYP2D6 동종효소가 실제로 항고혈압제인 debrisoquine의 다형성 관계와 관련되어 발견되었다는 점은 주목할 만하다. 사실, 이러한 발견은 주요 4-하이드록시 대사산물과 관련하여 debrisoquine의 비뇨기의 비율을 나타내는 두 개의 뚜렷한 표현형이 있음을 보여 주었다(Matthews & Johnson, 2006).

일반적으로 개인은 대사불량자, 중간 정도의 대사가 느린 자, 과도하게 대사하는 자, 또는 초고속 대사자로 구분한다(Henderson, 2010). 또한 CYP2D6의 대사속도는 인종에 따라 다르다. 예를 들어, 세계에서 대사가 불량한 자로는 아시아인의 0.5~2.4%, 백인의 3~7.3%, 멕시코계 미국인의 3.3%, 니카라과인의 3.6%에서 발생한다(Henderson, 2010). 또한 CYP2C9, CYP2C10 및 CYP3A4 와 같은 특정 부류의 약물대사를 설명하는 다수의 동형단백질이 있다. 인종과 약물이 어떻게 상승작용을 하는지 이해하는 개념을 민족 약학(ethnopharmacology)이라고 한다. 다음은 특정 약물에 대한 반응의 예이다.

이소니아지드(isoniazid)는 결핵치료에 흔히 사용되는 약물이다. 이 약물은 매우 느리거나 매우 빠르게 불활성화된다. 매우 느리게 불활성화시키는 사람들은 말초신경염 발생위험성이 높다. 빠르게 불활성화시키는 사람은 백인의 40%, 아프리카계 미국인의 60%, 아메리칸 인디언과 에스키모인의 60~90%, 동양인의 85~90%가 해당한다(Vessell, 1972). 피리독신(pyridoxine)은 이소니아지드와 함께 투여하는데, 결핵치료 동안 더 느린 반응 때문에 간격을 넓게 두고 투여한다. 프리마퀸(primaquine)은 산화에 의해 대사가 이루어지는 약으로 말라리아를 치료한다. 적혈구의 당대사에 필요한 효소가 부족한 사람에게 이 약물을 투여할 때 적혈구 용혈이 발생할 수 있다. 전 세계의 약 1억 명이 이러한 특정 효소가 결핍되어 있어서 프리마퀸 투약이 불가능하다. 아프리카계 미국인의 약 35%가 효소부족을 보인다.

석시닐콜린(succinylcholine)은 수술 중 사용되는 근육이완제이다. Pseudocholinesterase 효소에 의해 수화되어 불활성화된다. 대부분의 경우 즉시 불활성화되지만 일부 사람은 효소가 비전형적 형태이므로 근육마비가 장기간 지속되어 약물주입 후 호흡곤란으로 고통을 받는다. 아프리카계 미국인, 아시아인, 아메리칸 인디언은 pseudocholinesterase 결핍의 위험성이 있다. 백인은 이 세 그룹보다 위험성이 조금 더 크다. 일부 유태인과 알래스카 에스키모인은 위험성이 심각하게 크다. 135명 중 1명은 석시닐콜린을 정상적으로 대사하지 못한다(Kalow, 1982, 1986, 1989; Vessell, 1972).

술은 인종에 따라 다르게 나타난다. 알코올 대사에는 ADH와 ALDH라는 두 가지 효소가 관여한다. ADH는 알코올을 acetaldehyde로 전환시키고 ALDH는 acetaldehyde를 acetic acid(비독성물질)로 전환시킨다.

이 두 효소 모두 한 가지 이상의 변이가 있다. 높은 활동형 ADH는 알코올을 acetaldehyde로 빠르게 전환시키지만, 낮은 활동형 ADH는 느리게 전환시킨다(Kalow, 1972, 1986; Weber, 1999). ALDH는 네 가지 변이(variant)가 있는데(ALDH-1부터 ALDH-4까지), ALDH-1은 '정상'성분이라고 표현되지만 다른 종류는 acetaldehyde 대사능력이 떨어진다(Goedde, 1983, 1986).

ADH와 ALDH-1이 '정상'수준인 백인은 알코올대사도 매우 효율적이다. 반대로 아메리칸 인디언과 아시아인들은 높은 활동형 ADH는 과다하고, ALDH-1은 부족하다. 그 결과 알코올을 acetaldehyde로 빠르게 전환시키지만 acetic acid로의 대사는 지연된다. Acetaldehyde가 독성이고 acetic acid는 비독성이기 때문에 상기 결과는 안면홍조와 심계항진이라는 불유쾌한 효과를 나타낸다(Keltner, 1994; Kudzma, 1992). 일부 연구에 따른 자료를 보면 아메리칸 인디언과 아시아인들은 알코올섭취 후에 눈에 잘 띄는 안면홍조와 다른 혈관계 증상을 경험한다. 반대로 백인과 아프리카계 미국인은 덜 심각한 반응을 경험한다. 알코올섭취 후 안면홍조는 아시아인의 45~85%인데 비해 백인은 3~29%이다(Chan, 1986). 알코올 섭취와 관련한 최근 자료에서 히스패닉계 미국인과 아프리카계 미국인은 간경변에 의한 사망위험성이 높다고 경고하였다. 그 이유는 정확히 알려지지 않았지만 연구결과에서 술 마신 사람들을 인종과 민족으로 분류해서 aspartate aminotransferase와 gamma-glutamyltransferase의 수치 상승을 비교하였다(Stewart, 2002). 흑인과 멕시칸 미국인들은 백인에 비해 aspartate aminotransferase 수치가 2배 상승했다. 수치 상승은 술을 적게 마시거나 안 마시는 군보다 술을 자주 마시는 군에서 더욱 현저했다.

커피, 차, 콜라뿐만 아니라 많은 약물의 성분인 카페인은 아시아인보다 백인에게서 더 빨리 대사되고 배설된다(Grant, Tang & Kalow, 1983). 카페인 대사에서 보이는 차이는 간효소 차이와 직접적인 연관성이 있다고 생각된다(Kudzma, 1992).

항고혈압약은 인종에 따라 대사율이 다른 약 중의 하나이다. 일부 연구에서 아프리카계 미국인과 백인 간에 항고혈압약의 대사가 유의한 차이가 있음을 제시하였다(Freis, 1986; Moser & Lunn, 1982; Zhou, Koshakji, Silberstein et al., 1989). Freis(1986)는 아프리카계 미국인들은 프로프라노롤(인데랄, Inderal)과 같은 베타 아드레날린 길항제가 고용량으로 필요하다고 기술했다. 반대로 Moser와 Lunn (1982)은 ACE 억제제(Captopril)는 아프리카계 미국인에게는 단독 치료법으로 사용할 경우 백인보다 비효과적임을 발견하였다. Zhon 등(1989)은 체표면적과 체중을 고려하더라도 중국인 남성들은 미국백인 남성보다 프로프라노롤의 절반 용량만 필요하다고 기술하였다.

싸이아자이드계 이뇨제(thiazide diuretics)는 고혈압 초기치료제로 선택하는 약물이지만 유전자는 나트륨 재흡수에 중요한 역할을 하며 환자의 이뇨제 치료반응에 영향을 줄 수 있다. 항고혈압치료에 대한 아프리카계 미국인의 반응은 FRS2 유전자가 있는 12q15 염색체[30,31]와 관련이 있다. 이것은 성장인자 신호전달에 관여한다. FRS2는 혈관의 평활근 세포조절에 중요한 역할을 한다(Piatkov, 2013). T594M 유전자(상피성 나트륨 통로) 변이체의 단일 뉴클레오티드 다형성을 가진 환자는 싸이아자이드계(thiazide) 이뇨제보다 혈압조절을 위한 아밀로라이드 치료에 더 유리하게 반응하는 것으로 생각된다. 심한 저칼륨혈증의 경우, 칼륨보존 amiloride 또는 triamterene과 같은 이뇨제는 혈청나트륨 및 칼륨 수준에 따라 사용해야 한다(Hollier et al., 2006; Piatkov, Jones & McLean, 2013; Swift & Macgregor, 2004).

정신과 약물 또한 인종에 따라 대사율이 다르다. 알프라졸람(자낙스, Zanax)의 혈장 레벨을 42명의 건강한 남성(미국에서 출생한 14명의 아시아인, 외국에서 출생한 14명의 아시아인, 14명의 백인)을 대상으로 연구한 결과, 아시아 대상자는 동일한 혈장농도 수준에 도달하는 데 백인보다 더 적은 양이 필요했다(Lin, Lau, Smith et al., 1988). 신장과 체중은 연구결과에 영향을 주지 않았지만, 아시안 그룹(미국에서 출생한 아시아인, 외국에서 출생한 아시아인)에서 약물의 혈장농도는 더 오래 유지되었다. 간호사는 정신과 약물이 인종에 따라(아시아계 미국인의 경우) 혈중농도가 더 높을 수 있다는 것을 기억해야 한다. 이러한 약물은 체표면적이나 체중뿐만 아니라 인종도 고려하여 투여용량을 조정해야 한다.

Lawson(1986)은 일부 인종은 약물을 더 느리게 대사시켜서 약효를 더 크게 느끼기 때문에 제3세계 대상자에게는 일반적으로 더 적은 양의 신경이완제를 투여한다고 기술하였다. 인종에 따른 신경이완제의 차이는 미국에서도 발견된다.

Glazer, Morgenstern과 Doucette(1993)는 신경이완제 약물투여를 받는 정신과 외래 환자 중에 의사의 부주의로 지각 운동이상증(tardive dyskinesia)과 같은 움직임 장애가 발생하는 것은 인종이 하나의 요인이 될 수 있다는 것을 발견하였다. 자료를 보면 백인이 아닌 대상자(97%가 아프리카계 미국인이었다)는 백인에 비해 지각 운동이상증 발생률이 2배 가까이 되었다. 결과의 정확도를 높이기 위해 연구자들은 기타 인구학적 요인과 임상적 위험요소를 통제하였다.

추후 연구에서 Glazer, Morgenstern과 Doucette(1994)는 백인과 비교했을 때 백인이 아닌 사람이 더 젊고, 미혼인 경우가 더 많았으며, 정신분열증 진단을 받은 경우가 더 많았다. 또한 약물을 먹지 않고 숨기는 성향이 강하기 때문에 더 많은 양의 신경이완제 처방을 받는 경향이 있었다. 지각 운동이상증에 대해 알려진 요인을 제한했음에도 불구하고 질병추정률은 백인보다도 백인이 아닌 사람에게서 약 2배 높게 나타났다. 이 연구에서 측정한 기타 다른 인구학적·임상적·심리사회적·일반 건강변수는 인종과 지각 운동이상증의 발생경향에 대한 연관성을 설명하지 못했다. 생물학적 지표로서 인종과 지각 운동이상증 발생 간의 상관관계는 여전히 명확하지는 않다. 음주나 흡연 같은 습관은 약물대사 속도를 증가시킨다고 알려져 있고, 그래서 일부 백인과 아프리카계 미국인은 일부 아시아계 미국인보다 음주량이 유의하게 많았음을 충분히 고려해 볼 필요가 있다.

Lefley(1990)는 아프리카계 미국인 대상자는 정신질환으로 오진을 받는 경우가 유의하게 많았다고 기술하였다. 그들은 좀 더 폭력적이기 때문에 백인, 히스패닉, 아시아인보다 약물처방을 더 많이 받고, 격리되는 경우가 더 많았다. 아프리카계 미국인에게 고용량의 약물처방을 하는 것은 혈중농도나 주의 깊은 관찰에 근거한 결정이라기보다는 건강관리전문가들의 인식(perception)에 의한 것으로 나타났다(Keltner & Folks, 1992).

성별은 약물대사에 현저한 효과를 가져올 수 있는 또 다른 문화적 고려사항이다. Yonkers, Kando, Cole과 Blumenthal(1992)은 여성이 특히 경구피임약을 함께 복용했을 때 정신과 약물의 혈장농도가 더 높게 나타날 위험이 있다고 제시하였다. 연구자들은 여성이 항정신성 약물의 효험이 더 크고, 갑상선기능저하증이나 노인 여성에게서는 지각운동이상증 같은 부작용의 발생률도 높다고 기술했다. 이러한 차이점에 대한 타당한 설명이 제공되더라도, 여성은 전통적으로 약물의 효능과 대사율을 측정하기 위한 임상시험에서 제외되기 쉽다.

EKG 유형

아프리카계 미국인, 특히 남성에게서 흔히 발견되는 것은 심전도상 심장 앞에 붙인 전극에서 측정되는 역전된(inverted) T파이다. 이러한 일탈은 아프리카계 미국인에게서는 정상적인 변이지만 백인 등의 다른 인종에서 나타난다면 병리학적 상태를 의미할 수도 있다.

질병의 취약성

인종 간 차이를 보이는 또 다른 카테고리는 질병의 취약성이다. 특정 질병에 대한 발생률이 높거나 낮은 것은 유전적으로 결정된 것일 수도 있다.

결핵. 역사적으로 일부 아메리칸 인디언들은 비인디언들보다 7~15배 높은 결핵유병률을 보이는 반면, 아프리카계 미국인들은 백인들보다 결핵발생률이 3배 정도 높다(Giger, 2011). 도시에 거주하는 아메리칸 유태인들은 결핵에 대한 저항성이 가장 높다(Overfield, 1995). 아프리카계 미국인들의 결핵에 대한 질병취약성이 증가한 것은 감염으로부터 보호역할을 하는 결합조직의 구성이 지나쳐서 나타난 경향일 수도 있다. 왜냐하면 결핵은 육아종성 감염이기 때문이다때문이다(Polednak, 1986).

결핵은 20세기 초반에 미국의 주요 사망원인이었으며, 1940년대와 1950년대 초반에 항결핵제가 소개될 때까지 지속되었다(Phipps, 1993). 결핵 사례는 1953년 83,304명에서 1984년 22,225명으로 꾸준히 감소했지만(Centers for Disease Control and Prevention [CDC], 1991), 1986년부터는 미국의 결핵보고율 수가 다시 증가하기 시작하여 1986년 3%에서 1996년 7%로 증가하였다. 1985년에서 2013년 사이에 결핵보고율이 가장 높았던 곳은 마이애미, 애틀랜타, 샌프란시스코, 탬파, 뉴어크, 뉴욕(CDC, Tuberculosis Surveillance Report, 2013)이었다. 이 지역들이 다른 곳보다 결핵발생률이 높은 것은 HIV 양성, 특히 정맥주사성 약물중독자로 말미암아 HIV 양성인 사람의 비율이 높기 때문으로 추정된다. 게다가 이 지역들은 결핵이 풍토병인 국가에서 이민 온 사람들이 대거 유입되는 곳이기도 하다(CDC, HIV/AIDS Surveillance Report, 2013).

HIV 감염자는 이러한 종류의 결핵을 치료하는 데 사용하는 약물 중 다수에 내성을 보이는 결핵균을 가지고 있다. 약물내성을 지닌 결핵에 감염된 사람은 다른 사람에게 내성균을 전파시킬 수 있으며, 그럴 경우 약물내성을 보이는 결핵에 대한 효과적인 치료란 거의 불가능해진다(Phipps, 1993).

특정 인종 간의 결핵보고율은 지난 수년간 극적으로 변해왔다. 예를 들어, 1988년의 결핵발생률은 비히스패닉계 백인보다 아프리카계 미국인이 7배나 높았으며, 아시아 및 태평양 섬(pacific islanders) 지역 사람은 9배, 아메리칸 인디언과 히스패닉은 4배가 높았다. 소수민족은 미국에서 보고되는 결핵 사례의 2/3 이상을 차지하고 있는데, HIV에 감염된 결핵발생률이 증가하는 것과도 일부 관련이 있어 보인다. 2013년에 결핵발생률이 높았던 지역은 캘리포니아 주(2,470명 중 213명은 백인, 219명은 흑인, 916명은 히스패닉, 14명은 아메리칸 인디언, 1,118명은 아시아계나 태평양 섬 지역 출신이었다), 플로리다 주(821명 중 189명은 백인, 342명은 흑인, 211명은 히스패닉, 1명은 아메리칸 인디언, 79명은 아시아계나 태평양 섬 지역 출신), 뉴욕 주(1,006명 중 121명은 백인, 231명은 흑인, 306명은 히스패닉, 1명은 아메리칸 인디언, 306명은 아시아계나 태평양 섬 지역 출신), 텍사스 주(1,501명 중 179명은 백인, 309명은 흑인, 773명은 히스패닉, 0명은 아메리칸 인디언, 239명은 아시아계나 태평양 섬 지역 출신)였다. 아동의 결핵발생률을 보면 소수민족이 거의 83%를 차지하고 있다(CDC, Tuberculosis Surveillance Report, 2013).

질병취약성은 환경의 영향일 수도 있고, 유전과 환경요인의 복합적 영향일 수도 있다는 것을 기억하는 것은 중요하다. 결핵은 사회환경적 요인과 심리적 스트레스 요인 모두에 의해 발생할 수 있다는 자료가 있다. 시애틀의 고전적 연구에서 Holmes 등(1957)은 환경적 요인이 결핵 발병과 관련이 있다는 것을 발견하였다. 이 연구에서 대상자 각자에게 입원 전 12년간의 인생경험에 대한 자료를 수집하였다. 분석결과 대상자 각각이 중요하고, 스트레스를 많이 받았다고 지각한 경험이 점차 증가하는 것을 다수에게서 확인할 수 있었다. 스트레스성 경험에 대한 대상자의 지각은 심리적 위기상황으로 연결되었고, 이는 입원하기 2년 전에 명백하게 나타났다. 이 자료에 대한 추후 분석결과 사회적 관계를 다루는 기술이 부족한 대상자가 특히 많은 양의 압박을 받을 때 결핵의 위험요소가 될 수 있다는 것을 보여주었다.

혈액형, Rh인자, 혈액 질병. 혈액형 양상도 인종에 따라 다르게 나타난다. 아메리칸 인디언은 O형이 아주 많고 A형은 약간 있으며 B형은 사실상 전혀 없다. 일본인과 중국인에서는 A, B, O형의 분포가 거의 비슷하지만 AB형은 약 10%밖에 되지 않는다. 아프리카계 미국인과 백인은 A, B, O형이 거의 비슷하게 분포하지만, 우세한 혈액형은 A형과 O형이며 AB형과 B형은 약간 적게 분포한다.

통계적으로 O형을 가진 사람은 십이지장궤양의 위험성이 높은 반면, A형을 가진 사람은 위암이 발생하기 쉬운 것으로 나타났다. 또한 O형을 가진 여성은 경구피임약을 복용할 때, 다른 ABO 혈액형을 가진 여성보다 혈전성 질환발생률이 낮은 것으로 나타났다(Jick, Slone, Westerhom et al., 1969; Overfield, 1995).

Rh 음성은 백인 중에 가장 많이 나타나며, 다른 인종에서는 매우 드물고 에스키모인들은 전혀 없다(Lewis, 1942). Rh 시스템에는 최소 27개의 다른 항원이 존재하기 때문에 이해하기 어렵고 매우 복잡하다. 임상적으로 의미를 두는 것은 D 항원이다. 왜냐하면 다른 Rh 항원보다 면역성이 강하며, 신생아의 용혈성 질환에 주로 관여하는 항원이기 때문이다. D 항원이 존재할 때, Rh 양성이라고 표현한다. 세계 인구의 약 85%

가 Rh 양성 혈액을 가지고 있다. Rh 음성은 D 항원이 없을 때 사용한다. Rh 음성인 사람이 Rh 양성인 혈액에 노출되면 Rh 항체를 형성하게 된다. Rh 양성 혈액에 지속적으로 노출되면, Rh 항체는 Rh 항원을 갖고 있는 적혈구 표면에 있는 일치되는 항원과 결합한다. 대개 Rh 항체는 그 수가 부족하다. 그 결과 ABO 부적합에서 발생하듯이 즉각적인 용혈현상은 나타나지 않는다. 그보다는 Rh 항원 적혈구가 비장에서 대식구에 의해 빠르게 분해되어 헤모글로빈이 빌리루빈으로 전환되어 황달을 일으키게 된다. 그러므로 남편이 Rh 양성이고 Rh 양성인 아기를 분만하거나 유산했던 Rh 음성 경산부가 낳은 신생아는 황달이 발생하기 매우 쉽다. Rh 음성인 여성이 Rh 양성인 신생아를 분만하거나 유산한 직후 RhoGAM을 투여하면 다음 임신에서 이러한 일을 예방할 수 있다.

당뇨. 생문화적 발생률 또는 인종에 따른 발생률의 차이를 보이는 또 다른 경우로는 당뇨, 고혈압, 겸상적혈구성 빈혈과 전신성 홍반성 낭창(SLE)이 있다. 보고된 바로는 Seminole, Pima, Papago 등의 특정 아메리칸 인디언 부족은 당뇨병 발생률이 매우 높다. 그러나 알래스카 에스키모인에게는 발생률이 매우 낮다(Westfall, 1971). 당뇨병은 미국의 주요 건강문제로서 2,090만 명 이상이 당뇨를 진단받았고 700만 명 이상은 아직 진단을 받기 전으로, 모두 합치면 미국 총 인구의 6.2% 이상을 차지한다(American Diabetic Association, 2005; CDC, Diabetes Surveillance Report, 2002). 미국에서는 매년 80만 명이 당뇨로 진단받는다(American Diabetic Association, 2015; CDC, Diabetes Surveillance Report, 2015; National Center for Health Statistics, 2014). 사실상 당뇨병의 발생률이 너무 높기 때문에 당뇨를 진단받은 사람과 아직 진단을 받기 전인 사람들로 보아야 할 것이다(Carter Center of Emory University, 1985).

미국 인구에서 당뇨를 앓고 있는 사람이 너무 많기 때문에 2001년 미국의 주요 사망원인 7위를 차지하고 있다(American Diabetic Association, 2005; CDC, Diabetes Surveillance Report, 2005; U.S. Department of Health and Human Services, 2005). 당뇨는 4만 명 이상의 주요 사망원인이었고 약 16만 명의 사망인구 중에는 당뇨가 기여요인으로 작용했다고 보고하였다(U.S. Department of Health and Human Services, 2014). 미국 사회에서 당뇨 발생률이 너무 높기 때문에 모든 비히스패닉계 백인의 약 10.2%(1,570만 명)가 당뇨이며, 흑인은 18.7%(490만 명), 히스패닉은 11.8%(420만 명)가 당뇨라고 추정하였다.

인구분포에 따르면 아메리칸 인디언은 인구의 15.1%(105,000)가 당뇨이며 불균형적으로 높은 발생률을 보이는 반면, 알래스카 원주민은 5.3%로 매우 낮은 비율을 보인다. 지역적으로 보면 미국 남동쪽에 거주하는 아메리칸 인디언은 25.7%로 발생률이 최고로 높다(American Diabetic Association, 2005). 인종별로 보면 미국 내 백인, 흑인, 중국인, 필리핀인의 주요 사망원인 7위로 꼽힌다. 미국 인구를 전반적으로 보면 여성은 남성보다 당뇨와 관련된 사망률이 더 높다. 2007년에는 인종별 표준화 사망률은 분석한 결과, 백인 22.8, 흑인 50.1, 아메리칸 인디언 또는 알래스카 원주민 50.3, 아시아계나 태평양 섬 출신 18.4, 히스패닉 33.6 이었다(U.S. Department of Health and Human Services, Health United States, 2014).

당뇨 발생률이 인종과 성별에 따라 다양하다는 점에 주의할 필요가 있다. 연령이 증가함에 따라 발생률도 증가하지만, 모든 연령에서 아프리카계 미국인 여성에게서 발생률이 가장 높았다. 1999년 아프리카계 미국인 여성의 발생률(1,000명당 50.9)은 백인 여성(1,000명당 23.4)에 비해 2배나 높았다(Mirsa, 2002).

의학협회의 보고서 '불평등한 치료(Unequal Treatment)'에서는 소수민족은 때로 건강관리와 관련해서 불평등한 치료를 받는다고 제시하면서 당뇨관리에 관해 자세히 조명하였다(Smedley, Stith & Nelson, 2003). 흑인, 히스패닉, 아메리칸 인디언은 백인보다 당뇨로 인한 사망률과 질병부담률이 50~100% 높지만, 이러한 취약집단은 건강관리를 훨씬 못 받고 있는 것으로 나타났다. Chin, Zhang과 Merrell(1998)은 성별, 교육 정도, 연령을 통제(adjustment)한 후에도 아프리카계 미국인들은 당화혈색소 검사, 지질 검사, 안과 방문, 인플루엔자 예방접종에 있어 백인보다 수행 정도가 훨씬 낮은 것으로 나타났다. 2형 당뇨병인 흑인들은 백인이나 멕시코인보다 경구 혈당강하제보다는 인슐린치료를 훨씬 더 많이 받는다는 것에도 주목할 필요가 있다(Cowie & Harris, 1997).

당뇨병에는 세 가지 유형이 있다. 1형(예전에 인슐린 의존형이라고 불렸던) 당뇨병, 2형 당뇨병(예전에 인슐린 비의존형이라고 불렸던), 임신성 당뇨이다. 1형 당뇨병은 10~14세에 발생률이 제일 높으며, 여자아이보다는 남자아이에게서 훨씬 자주 나타난다. 백인에게서 발생률이 높으며, 전체 당뇨병 중 10~20%를 차지한다(Krolewski & Warram, 2005). 2형 당뇨병은 연령이 증가함에 따라 극적으로 증가하며, 주로 여성에게 흔하다. 백인이 아닌 사람군에서 더 흔히 발생하며, 전체 당뇨병 중 80~90%를 차지한다(Carter Center, 1985). 임신성 당뇨는 전체 임부 중 20%에서 보고되고 있으며, 임부의 연령이 높을수록 발생률도 증가하지만 인종이나 문화에 따른 차이는 없다(Rifkin, 1984).

고혈압. 고혈압 발생률은 백인 미국인보다 아프리카계 미국인이 유의한 차이로 높다. 발병시작 시기도 아프리카계 미국인이 백인 미국인보다 더 빠르고 고혈압 정도도 더 심각하며 아프리카계 미국인의 높은 사망률과도 연관이 있다. 다른 연구에서도 아프리카계 미국인과 다른 인종과의 혈압 차이가 두드러지게 나타났다(Lerner & Kannel, 1986; Stokes, Kannel, Wolf, Cupples & D'Agostino, 1987).

1972년 National High Blood Pressure Education Program(NHBPEP)과 National Heart, Lung and Blood Institute(NHLBI)가 함께 중재를 시행하였다(Joint National Committee, 2003). 지금까지 고혈압에 대한 인식, 예방, 치료에 대한 결과는 성공적이다.

여러 해 동안 40세 이상의 아프리카계 미국인의 35%가 고혈압이었다(Tipton, 1974). 18~79세 성인을 대상으로 한 무작위 연구에서 비흑인 9%, 아프리카계 미국인 22%가 고혈압이었다. 또 다른 연구에서 아프리카계 미국인의 모든 연령집단에서 백인 미국인보다 더 높은 고혈압 발생률을 보였다. 그러나 고혈압은 여성보다 남성에서 약간 더 많이 발생하는 것으로 나타났다(Joint National Committee, 2003). 30년간의 추적 연구에서 고혈압은 35~64세의 남성과 여성 모두의 관상동맥질환의 독립적인 위험요인이었다(Stokes, Kannel, Wolf et al., 1987).

다른 자료에서는 흑인, 비히스패닉 여성의 고혈압 발생률이 가장 높게 나타났다(National Center for Health Statistics, 2006). 메릴랜드 주에서 18세 이상 성인 주민 6,425명을 조사한 결과 아프리카계 미국인 중 28.2%가 경증에서 중등도 고혈압이었으며(160 mmHg 이상의 수축기압과 95 mmHg 이상의 이완기압), 이와 대조적으로 백인은 20.1%가 고혈압으로 나타났다(Saunders, 1985; State of Maryland, 1984).

전통적인 용어인 '경증 고혈압(mild hypertension)'과 '중등도 고혈압(moderate hypertension)'은 심혈관질환의 위험요소로서 고혈압이 미치는 주요 영향을 제대로 반영하지 못하기 때문에 Joint National Committee (2003)에서 고혈압의 발견, 평가, 치료에 대해 정의하였다(Box 7-1). 이 보고서에 의하면 현재 정의는 수축기압 140 mmHg 이상이거나 이완기압 90 mmHg 이상 또는 수축기압과 이완기압 모두의 이들 수치 이상을 의미한다. 그러나 2003년 새로운 기준을 제공하여 수축기압이 120~139 mmHg 이상이거나 이완기압이 80~89 mmHg인 경우를 고혈압 전단계(prehypertension)라고 한다. 고혈압 전단계의 치료는 강력한 징후에 달려 있다. Joint National Committee에서 항고혈압제를 제안하지는 않았지만 강력한 징후(심부전, 심근경색 후, 고위험 관상동맥질환, 당뇨병, 만성신장질환, 재발 뇌출혈 예방)가 있다면, 이 질환을 조절하기 위해 약물을 고려해야 한다고 하였다. 협회는 고혈압의 발생은 나이에 따라 증가하며 아프리카계 미국인이 백인 미국인보다 더 빈발하고, 두 인종에 있어서 교육 수준이 높은 사람보다 낮은 사람이, 사회경제적 상태가 낮은 사람에게 특히 잘 발생한다고 결론지었다. 또한 젊은 성인과 중년기 초기에서는 여성 고혈압유병률이 여성보다 남성에서 더 높았다(Joint National Committee, 2003; Roccella & Lenfant, 1989).

2003년 12월 18일, 급성심장병 예방을 위한 항고혈압과 지방저하 치료(Antihypertensive and Lipid-Lowering Treatment to Prevent Heart Attack Trial, ALLHAT)에 대한 결과가 마침내 공개되었다. 이 임상시험에서 40,000명 이상의 피험자가 등록하였다. 이 연구의 주요 목적은 이뇨제(클로르탈리돈), 안지오텐신 전환효소 억제제(리시노프릴), 칼슘채널차단제(amlodipine)와 α 차단제(doxazosin)를 비교하는 것이었다. 이 연구의 결과는 싸이아자이드계 이뇨제가 관상동맥 질환에 이롭고 비용도 적게 들어서 고혈압의 초기 약물로 제시하였다(ALLHAT Officers, 2002a, 2002b). 또한 ALLHAT의 발견에 따르면 이미 항고혈압제를 투여 받고 있는 대상자에게도 이뇨제를 병용 투여해야 한다고 제안하였다. 또한 대부분의 고혈압 환자, 특히 아프리카계 미국인은 혈압을 적절히 조절하기 위해 하나 이상의 혈압약을 사용하도록 요구할 것이다.

고혈압 발생은 지리적 위치에 따라 다르다. 예를 들어, 미국 남동지역의 아프리카계 미국인과 백인은 다른 지역보다 고혈압 경향이 더 높았고, 직접적인 결과로 뇌출혈 관련 사망의 비율이 더 높았다(Roccella & Lenfant, 1989).

고혈압이 있는 대다수의 사람들은 장기간 무증상이다. 고혈압이 있는 사람의 50% 이상이 고혈압인지 알지 못한다. 본태성 고혈압은 90%이며 이차성 고혈압은 약 10%이다.

본태성 고혈압과 이차성 고혈압의 진단은 다음의 위험요인이 있을 때 진단한다.

Box 7-1 고혈압의 분류

혈압분류	수축기혈압 mmHg	이완기혈압 mmHg	강제적 적응증이 없는 약물치료	강제적 적응증이 있는 약물치료
정상	〈120	그리고 〈 80	항고혈압제 없음	강제적 적응증에 대한 약물사용
고혈압전단계	120~139	혹은 80~89	항고혈압제 없음	강제적 적응증에 대한 약물관리
고혈압1단계	140~159	혹은 90~99	대부분의 경우 thiazide 계 이뇨제를 포함한 항고혈압제. 또한 ACE 억제제 또는 베타 차단제 및 칼슘통로 차단제와 같은 약물을 고려할 수 있음	강제적 적응증에 대한 약물관리; 다른 항고혈압제(예: 이뇨제, ACE 억제제)를 고려할 것
고혈압2단계	≥160	혹은 ≥100	두 약물의 조합(thiazide 계 이뇨제와 ACE 억제제 또는 β 차단제 및 칼슘통로 차단제와 같은 약물 모두 사용)	강제적 적응증에 대한 약물사용과 다른 항고혈압제 사용

ACE, Angiotensin-converting enzyme; DBP, diastolic blood pressure; SBP, systolic blood pressure.

* Excerpted from the Seventh Report of the National Committee on Detection, Evaluation, and Treatment of High Blood Pressure(2003). Bethesda, MD: National Institutes of Health—National Heart, Lung, and Blood Institute.

† Treatment determined by highest blood pressure category.

본태성 고혈압의 진단기준

1. 가족력이 있을 때
2. 레닌-안지오텐신의 민감성 증가
3. 비만
4. 콜레스테롤 혈증
5. 고혈당
6. 흡연
7. 비정상적인 나트륨과 수분 보유

이차성 고혈압의 진단기준

1. 대동맥 협착
2. 갈색세포종(카테콜라민 분비 종양)
3. 쿠싱질환
4. 만성사구체신염
5. 임신중독증

6. 갑상샘중독증
7. 피임제 같은 약물의 효과
8. 콜라겐 질환

본태성 고혈압은 백인 미국인보다 아프리카계 미국인에게 영향이 더 크다. 24~34세의 비흑인 남성의 3.6%와 아프리카계 미국인 남성의 12.5%, 비흑인 여성 2.3%, 아프리카계 미국인 여성 8.6%가 본태성 고혈압이다. 이 연구에 따르면 본태성 고혈압은 나이에 따라 꾸준히 증가하였고 모든 연령층에서 아프리카계 미국인이 높았다. 아프리카계 미국인과 비흑인의 본태성 고혈압 비율은 2:1이다. 본태성 고혈압은 아프리카 미국인이 연령과 관계없이 더 심각하였다. 85세까지의 모든 연령에서 본태성 고혈압의 사망률은 비흑인보다 아프리카계 미국인이 더 높았다. 24~44세의 남성 중 아프리카계 미국인의 본태성 고혈압의 사망률은 14.8%, 비흑인은 1%였다. 같은 연령의 본태성 고혈압의 여성 사망률은 아프리카계 미국인이 12.3%, 비흑인은 0.8%였다(Merck, Sharp & Dohme, 1974). 즉, 아프리카계 미국인은 비흑인보다 본태성 고혈압 발생이 거의 15배가 된다. 간호사는 고혈압의 조기발견과 지속적 관리와 치료를 돕기 위해 위험요인을 알아야 한다.

피부색과 같은 유전적 요인은 아프리카계 미국인과 짙은 피부색을 가진 사람들의 고혈압 발생률과 관련이 있다는 주장은 일관성이 없다(Braithwaite & Taylor, 2002). 그러나 교육, 직업, 민족에 따른 사회경제적 상태와는 관련이 있었다. 다중회귀분석 결과 수축기압과 이완기압 모두는 낮은 사회경제적 상태의 짙은 피부색 대상자와 유의하게 관련성이 있었다(Klag, Whelton, Coresh et al., 1991).

이후에 같은 지리학적 위치에 있는 아프리카계 미국인들에 대한 완전히 다른 연구가 이루어졌다. 이전 연구와는 달리, 이 자료는 같은 지리적 위치에서 사는 35세 이상의 아프리카계 미국인 여성을 볼 때 피부색이 15년 동안의 고혈압 발생과는 유의미한 관계가 없다고 보고하였다(Keil, 1981).

이 연구에서는 상지 내 측면의 피부색을 광전도 측정기로 측정하였고 연구결과, 사회경제적 지위도 독립적이었다. 이 두 연구는 Braithwaite와 Taylor (2001)가 디트로이트에서 아프리카계 미국인 남성에게 수행한 연구결과와 매우 다르다. Braithwaite와 Taylor (2001)에 따르면 눈 사이의 이마의 피부색을 주관적으로 코딩하여 측정한 피부색과 고혈압 간에는 유의미한 관계가 있었다고 하였다.

Klag, Whelton, Coresh, Grim와 Kuller (1991)는 피부색과 수축기 혈압 및 이완기 혈압 간의 관련성을 연구한 결과, 어두운 피부를 가진 사람이 밝은 피부를 가진 사람보다 관련성이 높다고 하였다. 연구에서, 미국의 3개 도시에서 아프리카계 미국인 457명을 대상으로 반사광 측정기를 사용하여 피부색의 강도와 혈압과의 관계를 확인했다. 연구결과, 수축기 및 이완기 혈압 모두 어두운 사람은 밝은 사람보다 혈압이 높을 수 있으며 피부 어두움의 표준편차가 1 증가 할 때마다 혈압은 2 mmHg 증가할 수 있다고 하였다. 그러나 교육이나 직업, 인종으로 구성된 다른 지수에 따라 측정되었든지 간에 사회경제적 지위와 관련이 있었다. 유의미한 발견으로, 낮은 수준의 지표에 해당되는 사람들에서만 나타났다(Klag et al., 1991). 회귀분석 결과, 연구진은 수축기 혈압과 이완기 혈압이 나이와 체질량 지수 및 혈당 농도와 무관하게 낮은 사회 경제적 지위의 어두운 피부와 유의미하게 관련이 있다고 하였다.

연구자는 그 발견이 두 가지 요인 중 하나에 기인한다고 결론을 내렸다.

1. 그 집단이 어두운 피부와 관련된 심리사회적 스트레스를 다루지 못하는 무능력
2. 낮은 사회경제적 지위와 관련된 환경적 요인과 피부가 어두운 사람에게서 더 높은 유병률을 갖는 감수성 유전자 간의 상호작용(Klag et al., 1991)

대상자의 인종과 관계없이 대상자의 혈압은 일상적인 수준에서 측정하고, 대상자는 앉아서 팔의 옷을 올리고 지지하면서 심장높이에서 측정하는 것이 중요하다. 대상자는 담배를 피거나 30분 이내 카페인을 섭취하지 않도록 한다(Joint National Committee, 2003). 측정을 반복해야 하는 경우 첫 번째 판독 후 최소 5분 정도는 기다려야 한다. 정확한 측정을 위해 적절한 크기의 커프를 사용한다. 또한, 커프는 거의(적어도 80%) 또는 팔을 완전히 감싸야 한다(Joint National Committee, 2003).

겸상적혈구성 빈혈. 미국에서 가장 흔한 유전적 장애는 주로 아프리카계 미국인에서 발생하는 겸상적혈구성 빈혈이다. 72,000명의 아프리카계 미국인이 겸상적혈구성 빈혈을 가지고 있는 것으로 예상한다. 실제로 미국에서는 약 500명의 아프리카계 미국인 중 1명과 1,200명의 히스패닉계 미국인 중 1명은 겸상적혈구성 빈혈로 태어난다. 아프리카계 미국인 인구의 약 10%를 포함하여 약 2백만 명의 미국인이 겸상적혈구성 빈혈에 대한 하나의 유전자, "겸상적혈구 체질"(Genes and Disease, n.d.)을 가지고 있다는 것이 흥미롭다.

겸상적혈구성 빈혈이나 체질은 아시아계 소수민족, 인도, 지중해 및 카리브 지역 출신에게서 발생하지만 아프리카계 미국인의 경우보다 적다. 겸상적혈구성 빈혈은 만성 용혈성 빈혈이 특징이며 동형 접합성 열성 장애이다. 겸상적혈구성 빈혈에서 기본 장애는 단일 아미노산(발린)이 베타 사슬의 여섯 번째 위치에 있는 다른 아미노산(글루타민산)으로 대체된 헤모글로빈 내에 있다. 단일 아미노산의 치환은 분자의 특성을 크게 변화시킨다고 믿는다. Hb S는 분자 간 배열의 결과로서 정상 Hb A 대신에 형성된다. 정상적인 산소운반 능력은 Hb A에서 발견된다. 그러나 탈산소화의 결과로, 단백질의 용해도가 변화하여 Hb 분자가 덩어리지게 되어 세포막이 수축하게 된다. 그 결과가 겸상적혈구 형태이다.

영향을 받는 세포는 정상적인 세포의 수명인 105~120일과 크게 다른 7~20일 정도로 단축된다. Hb SA는 이형 접합 상태이며 종종 겸상적혈구 체질로 불리는 무증상 상태이다.

겸상적혈구 질환은 적응 질환으로 나일강 골짜기를 따라 수년 동안 아프리카에서 발생되었다고 알려져 있다. 아프리카에서는 이 장애가 Anopheles 모기에 의한 말라리아 전염에 대한 저항성을 일으키는 것으로 여겨졌다(Williams, 1975). 아프리카에서는 SCD 또는 그 특성이 흑인 인구의 약 10%에 영향을 미치며, 사망률은 21세 이전에 이 질병에 걸리면 100%이다. 미국에서 SCD의 임상적 중요성을 충분히 인식하기 전에는 사망률이 아프리카와 거의 같은 수준이었다. 오늘날 미국에서, 질병의 위기를 조기에 인식할뿐만 아니라 개선되고 포괄적인 치료의 결과로 SCD 환자는 30년 내지는 40년의 삶을 살아갈 수 있다.

SCD에 대한 감별 진단은 (1) 원인 불명의 만성 빈혈; (2) 감염에 대한 높은 감수성; (3) 관절, 뼈의 손상 또는 복통을 가진 모든 아프리카계 미국인을 대상으로해야 한다. 겸상적혈구 질환은 헤모글로빈 전기이동이라는 기술을 통해 실험실에서 진단한다. 이 방법은 중요한 진단을 제공한다. 또한 신체검사 및 실험실 데이터베이스를 포함한 완전한 기록을 작성해야 한다. 실험실 자료에는 백혈구 감별진단 및 망상적혈구수, 전해질, 혈액 요소질소, 혈당, 직접빌리루빈이 포함된 혈액검사와 소변검사가 있어야 한다(Satcher & Pope, 1974). 또한, 통증이나 발열의 징후가 있는 경우 가슴, 복부 및 뼈 촬영이 필요하고 뼈 스캔이 바람직하다.

SCD 환자의 경우 병원에 신속하게 입원하여야 하는 징후는 다음과 같다(Benjamin, Swinson & Nagel, 2000; Leffall, 1974).

1. 관리한 지 4시간 안에 진통제에 반응하지 않는 혈관폐쇄성 통증 위기
2. 재생 불량성 위기
3. 즉시 중환자실에 입원하여 지속적인 관찰과 치료, 격리, 생명을 위협하는 상태
4. Hb과 헤마토크리트 수치가 계속 떨어진다면 발생할 수 있는 고위험의 용혈성 위기
5. 38.3 ℃ 이상의 체온 또는 백혈구수가 15,000개/L 이상인 경우(바이러스성 귀, 코, 인후감염은 소아 환자의 경우 입원의 지표가 아닐 수 있음)
6. 폐, 대뇌, 긴 뼈에 혈전색전증 현상
7. 임신, 위험이 증가할 수 있음

SCD와 관련된 일반적인 문제는 약물사용과 남용이다. 마틴 루터 킹 주니어 병원(Martin Luther King Jr. Hospital)의 전통적인 중재연구에서 국립 겸상적혈구 센터(National Sickle Cell Center)에서 일하는 전문가팀이 SCD 환자를 관리하였다. 그들의 연구는 세 종류의 문제를 드러냈다(Satcher, 1973).

1. SCD 환자는 많은 전문가들로부터 전형적으로 약물남용이 되었다.
2. 겸상적혈구 위기 시 의학적 관리가 지연되는 것은 환자가 통증을 참고 약물복용을 미루기 때문이다.
3. SCD 대상자 중에서 증상이 심하고 무능력상태의 환자에서 약물남용이 발견되었다. 이 환자는 마약을 너무 자주 요구하여서 정신적·신체적으로 의존하게 되었다.

간호사는 겸상적혈구 위기의 조기 징후를 인식하고 이러한 증상을 인식하도록 교육하여야 한다. 간호사는 환자에게 조기인식과 위기증상의 치료에 대한 중요성을 강조해야 한다. 겸상적혈구 위기의 증상과 징후에 대한 지속적인 감시는 적절한 치료를 촉진하고 조기사망을 막을 수 있다(Platt et al., 1994).

전신성 홍반성 낭창(SLE). SLE 는 기관 및 장기에 개별적으로 또는 다양하게 영향을 미치는 원인 불명의 만성질환이다. 이 질병은 남성보다 여성에게 8~10배 더 자주 나타난다. 질병의 연령 분포는 2~97세이다. 전신성 홍반성 낭창은 전통적인 나비모양의 발진의 이름을 따서 명명하였는데, 이는 침식성이 있어 "굶주린

늑대의 피해와 비슷하다"(Hochberg, 1993). 이 질병은 한때 비교적 희귀하고 항상 치명적인 것으로 여겨졌으나 현재는 기술의 발달로 인해 일반적인 질병이고 질병은 스테로이드제제로 치료될 수 있다.

그러나 오늘날에도 일부 환자는 주요 기관에 영향을 미치는 병변 또는 2차 감염으로 사망한다. 질병의 원인은 아직 알려지지 않았지만 3가지 주요 원인을 조사하고 있다: (1) 항체를 포함하는 면역 복합체가 조직에 침착되어 차례로 조직 손상을 일으키는 면역계의 이상; (2) 면역계의 비정상으로 인한 것과 그 결과로 인해 생긴 바이러스 감염; (3) 첫 번째 두 요소의 조합. 또한 일부 약물들은 procainamide(Pronestyl), isonicotinic acid hydrazide(INH, isoniazid), penicillin(Hochberg, 1993)을 포함하여 루푸스 유사 증후군을 유발한다고 알려져 있다.

이전에 언급했듯이, SLE는 드문 질환으로 여겨진다. 그러나 정교한 검사 절차 때문에 연구자들은 이제 이것이 그렇지 않다고 가정한다. 발생률은 인구 10만 명당 2.6명으로 추산된다. 아프리카계 미국인의 경우 비흑인보다 빈번히 발생하지만 아시아 인구는 극히 드문 것으로 보고되고 있다.

관절염의 징후와 증상을 이해하는 간호사는 SLE를 알 수 있다. 특히 허약감, 피로 및 체중 감소가 함께 나타날 때 조기발견할 수 있다. 또한 간호사는 햇빛에 노출 시 발진이나 발열 또는 관절염 증상을 포함하여 햇빛에 대한 민감성 증상을 발견할 수 있다. SLE의 나비모양 병변은 일반적으로 뺨과 콧등에 나타난다. 이러한 병변은 종종 밝은 빨간색이며 머리선을 넘어서 특히 귀 위에 탈모를 일으킬 수 있다. 또한 목에 나타날 수 있고 천천히 점막이나 다른 신체 조직으로 퍼진다. 이 병변은 일반적으로 궤양을 일으키지는 않는다. 그러나, 조직의 퇴행과 위축을 일으킨다. 사구체 신염, 늑막염, 심낭염, 복막염, 신경염 및 빈혈을 비롯한 관련 기관에 따라 다른 임상 결과도 있을 수 있다. SLE의 가장 심각한 증상은 본질적으로 신장 및 신경학적 증상이다.

SLE를 진단하는 데 사용하는 검사실 검사는 단백뇨, 비정상적인 뇌척수액 또는 늑막반응의 방사선 증거와 같이 관련 기관에 특정되어야 한다. 루푸스 홍반성(LE)은 세포준비 또는 일반적으로 LE 세포 검사라고 불리는 것이 나타나기 전에 진단은 나비모양의 발진과 전신적 합병증이 나타나는 것을 기초로 한다. 이 병은 일반적으로 치명적이었다. 그러나, LE 세포시험 결과 항핵 항체 또는 항핵 요법 검사를 비롯한 기타 민감한 검사를 시행하면 증상이 더 다양한 환자가 먼저 확인된다. 따라서 조기발견을 통해 적절한 치료가 시작되었다.

간호사가 제공하는 환자교육에는 적절한 운동의 필요성, 적절한 휴식과 활동의 균형, 햇빛에 직접 노출되는 것을 피할 필요성에 대한 지침이 포함되어야 한다. 이전에 언급했듯이, SLE는 일부 인종 에서 더 높은 유병률을 보였으며, 이 질병의 생물다양성의 중요성을 인식한 간호사는 문화적으로 적절한 간호를 제공하기 쉽다.

AIDS. 분명히 나타나고 있는 한 가지 사실은 아프리카계 미국인과 히스패닉계에서 후천성 면역결핍증후군(AIDS)의 빈도가 증가하고 있다. 미국은 8명의 미국인 중 1명은 아프리카계 미국인이지만, 에이즈로 고통 받는 미국인의 경우 4명 중 1명은 아프리카계 미국인이다. 이 숫자는 지금까지 보고된 총 에이즈 환자의 24%가 아프리카계 미국인을 포함한다는 사실이다. 미국에서는 12명의 미국인 중 1명은 히스패닉이지만 AIDS를 앓고 있는 7명의 미국인 중 1명은 히스패닉(CDC, HIV/AIDS Surveillance Report, 2013)이다.

1981년 6월부터 2013년 12월까지 미국에서 1,870,000건의 에이즈가 보고되었다(CDC, HIV/AIDS Surveillance Report, 2013). 이 숫자 중 남성이 757,740건 발생했지만 여성(CDC, HIV/AIDS Surveillance Report, 2013)에서는 185,560건이 보고되었다.

보고된 에이즈 환자의 숫자 중 436,557명은 백인, 497,267명은 흑인, 215,685명은 히스패닉, 10,567명은 아시아/태평양 출신이다. 3,514명은 아메리칸 인디언/알래스카 원주민이었다. 마찬가지로 2013년 12월까지 미국 여성의 에이즈 감염 사례가 보고된 횟수는 백인 30,554명, 흑인 84,681명, 히스패닉 28,554명, 아시아인/태평양 섬 주민 803명, 아메리칸 인디언/알래스카 원주민 480명이었다(CDC, HIV/AIDS Surveillance Report, 2013).

백인 여성은 전체 에이즈 환자의 17%에 불과하지만 수치는 모든 HIV 환자의 28%로 거의 두 배가 된다. 비례하여 이성애 여성들, 특히 이성애 흑인 여성들은 계속해서 에이즈 진단을 받는 인구 중 가장 빠르게 늘어나고 있다. 또한 인구 규모에 비례하여 아프리카계 미국인은 지속적으로 높은 비율로 HIV에 감염된다(CDC, HIV/AIDS Surveillance Report, 2013). 사실, 지난 10년 동안 에이즈는 CVD를 앞서 가려고 하고 있어서 25세에서 44세의 아프리카계 미국인(CDC, HIV/AIDS Surveillance Report, 2013)의 사망 원인이 되고 있다.

미국에서 2013년 12월까지 13세 이하의 어린이를 대상으로 보고된 소아환자 건수는 백인 1,579명, 흑인 5,337명, 히스패닉 1,876명, 아시아인 54명, 아메리칸 인디언 31명, 16명은 알려져 있지 않은 인종이다(CDC, HIV/AIDS Surveillance Report, 2013). 이 숫자는 놀랍지만, 미국에서 이 광범위한 문제의 전체 범위를 정확히 반영하지는 못한다. 보고된 AIDS 사례에서 얻을 수 있는 자료에 따르면 미국에서의 AIDS 유병률이 매우 광범위하여 300명의 미국인 중 1명이 에이즈에 걸렸다는 것은 전체 인구의 0.3%가 감염되었다는 것이다(CDC, HIV/AIDS Surveillance Report, 2013). 그러나 2008년까지 모든 주에서 이름을 기반으로 한 보고를 추진하는 동안 오직 28개 주만이 HIV/AIDS에 대한 이름을 기반으로 한 통합된 보고 시스템을 시작하였다. 그러한 주는 다음과 같다.

- 알라바마
- 알래스카
- 아리조나
- 알칸사스
- 콜로라도
- 코네티컷
- 플로리다
- 조지아
- 아이다호
- 인디애나
- 루이지애나
- 미시간
- 미네소타
- 미시시피
- 미주리 주
- 네브라스카
- 네바다
- 뉴햄프셔
- 뉴저지
- 노스 다코타
- 오하이오 주
- 오클라호마
- 사우스 캐롤라이나
- 사우스 다코타
- 테네시
- 텍사스
- 유타
- 버지니아

2013년 에이즈가 많은 5개의 최고 도시는 뉴욕 시(126,237건), 로스앤젤레스(43,488건), 마이애미(25,357건), 샌프란시스코(28,438건)와 워싱턴 DC(24,844건 CDC, HIV/AIDS Surveillance, 2013)이었다.

1981년 6월부터 2007년 12월까지 597,499명의 사람들이 미국의 AIDS 또는 AIDS 관련 조건에 굴복하였다. 이 숫자에는 571,453명의 성인과 청소년과 13세 미만의 4931명의 어린이가 포함되었다(CDC, HIV/AIDS Surveillance, 2013). 2007년 단독으로 사망한 환자의 총 수(18,089명)중 4,501명이 백인, 8,041명이 흑인, 2,882명이 히스패닉, 100명이 아시안/태평양섬 인종이었고, 70명은 아메리칸 인디언/알래스카 원주민(CDC, HIV/AIDS Surveillance, 2013)이었다.

포도당-6 인산 탈수소 효소

특정 인종 또는 소수 민족에서 더 널리 퍼진 다른 효소 결핍 장애는 G-6-PD 결핍이다. 이 질환은 특정 집단에서 더 흔하게 발생하지만, 이 집단은 다른 형태의 결핍을 가질 수 있다. Williams(1975)는 전분 - 겔 전기 영동으로 빠르게 움직이는 A 유형은 결핍이 있는 아프리카계 미국인의 35%가 이에 속한다고 하였다. 천천히 움직이는 B유형은 결핍이 있는 흑인의 65%에서 발견되었고 결핍을 가진 비흑인의 경우는 거의가 이에 속한다. 그러나 모든 유형은 유전 전이가 X 염색체에서 일어나기 때문에 여성보다 남성에게 더 많은 영향을 미친다. G-6-PD의 광동어 중국 장애는 중국인과 동남아시아인 사이에서 발견되었다. 광동어 중국인의 발생률은 2~5% 사이이다(Williams, 1975). G-6-PD 결핍은 또 다른 형태는 가장 임상적으로 심각한 유형인 지중해 유형이다. 이 형태의 G-6-PD 결핍은 남성그리스인, 사르디니아인 및 세파르딕 유대인의 50%까지 영향을 미친다.

적혈구의 효소 구성성분인 G-6-PD는 적혈구의 포도당 대사의 10%를 차지하는 육탄 당 모노 인산 경로에 관여한다(Luzzatto & Poggi, 2008). 정상적인 상황에서 이 경로를 통해 대사되는 포도당의 비율은 세포가 대사성 스트레스를 일으키는 산화제에 노출되면 크게 증가할 수 있다. 결과는 증가된 메트 헤모글로빈의 형성과 Hb의 분해이다. 또한 특정약제는 보호 메커니즘을 압도하는 경향이 있다. 특히 노화된 적혈구가 관련되는 경우에는 G-6-PD 활성이 이러한 세포의 노화로 인해 감소한다. 유전적으로 결정된 G-6-PD의 결핍을 가진 적혈구는 덜 산화적 스트레스를 견딜 수 없으므로 결과적으로 용혈과정이 일어나 상당한 빈혈이 유발된다.

특정 조건하에서 G-6-PD가 결핍된 적혈구가 용혈되어 용혈성 빈혈을 유발할 수 있다. 용혈성 빈혈은 quinine, aspirin, phenacetin, chloramphenicol, probenecid, sulfonamides 및 thiazide 이뇨제. 파바콩(fava beans; "broad beans" 또는 "horse beans"라고도 함)의 감염과 섭취가 용혈성 빈혈의 발병과 관련이 있다. 파바콩은 그리스와 같은 지중해 국가의 일부와 북부 아프리카의 식품이다. 파빌리온 섭취로 생기는 파킨슨병은 G-6-PD 용혈의 가장 심각한 형태 중 하나이다(Schuurman, van Waardenburg, DaCosta, Niemarkt & Leroy, 2009). 또한 G-6-PD 결핍은 말라리아를 예방하는 적응 과정과 관련이 있다. 간호사는 환자를 도와서 용혈성 질환을 유발할 가능성이 있는 물질을 확인하는 데 도움을 주어야 한다. 또한 중증의 감염을 예방하기 위해 주의를 기울여야 한다. 질병에 노출되어 확인이 될 때까지 G-6-PD 결핍은 증상이 없는 상태이다. 간호사는 용혈성 질환이 문화적으로 영양 습관 및 지리적 및 환경적 상황과 관련된 결과임을 이해해야 한다.

식습관과 영양결핍

문화집단 간의 차이를 보이는 또 다른 항목은 식습관과 영양결핍이다.

식습관 취향. 식습관은 습관과 양상(pattern)을 포함한다. 사람들은 음식을 선택할 때 각자의 습관이 있다(Zifferblatt, Wilbur & Pinsky, 1980). 많은 요인이 음식의 양상과 선호를 형성하는 데 영향을 준다. 음식에 대한 양상은 가족의 생활방식과 민족, 문화, 사회, 종교, 지리, 경제, 심리적 요소의 결과로 아동기에 발달한다. 모든 변수는 개인의 어떤 음식에 대한 태도, 감정, 신념에 영향을 준다. 특정 문화에서 성인은 식사 시기, 하루 식사 횟수, 특정 식사에 허용되는 음식, 조리 방법, 좋아함과 싫어함, 식사예절에 관한 어린이의 평생 식습관의 기초를 확립하는 문화적 음식 패턴의 기틀을 형성한다.

사람에게는 음식에 대한 뚜렷한 기호가 있어서 대개는 시간이 지나도 일정하다. 예를 들어, 남부 미국인은 평상시 grits(굵게 빻은 옥수수)를 자주 먹지만, lentils(렌틸콩)는 잘 먹지 않는다. 그러나 미국인의 식사는 운송, 광고, 유동성, 경제상태, 생산방법, 다른 사람의 전통문화에 대한 평가와 같은 다양한 요인 때문에 대부분 비슷해지고 있다(Katz, Hediger & Valleroy, 1974; Pangborn, 1975; Riggs, 1980; Saldana & Brown, 1984). 자신들의 문화에 근거한 어떤 사람들은 기본적인 음식의 영양과 건강의 가치에 대한 지식이 아닌 전통적인 소비 습관으로 음식을 선택한다.

Schwerin, Stanton과 Smith(1982)는 사람들이 다양한 조합이나 형태로 음식을 소비하는 뚜렷한 양상을 보였으며, 대부분이 양상은 일정하게 유지되었다고 지적하였다. 예를 들어, 많은 남부 미국인들은 일상적으로 밀가루를 식품으로 선택하지만 정기적으로 렌틸콩을 선택하지는 않았다. 그러나 미국 식단은 교통, 광고, 이동성, 경제적 지위, 생산 방식, 다른 사람들의 문화 유산에 대한 감사 등 여러 요인으로 인하여 보다 균등해졌다(Katz, Hediger & Valleroy, 1974; Pangborn, 1975; Riggs, 1980; Saldana & Brown, 1984).

그들의 문화에 기초한 사람은 오직 전통적으로 음식의 영양 및 건강에 대한 가치관에 근거하여 음식 선택을 하는 것으로 알려져 있지는 않다. 예를 들어, 브로콜리는 영양이 풍부한 음식 중에 하나이지만 미국에서의 소비순서는 21번째이다. 한편 토마토는 가장 흔하게 섭취하는 채소이지만 비타민과 미네랄의 원천으로는 16번째 순이다(Farb & Armelagos, 1980).

사람들이 이동할 때 그들은 이미 가지고 있는 음식습관을 새 지역으로 옮겨간다. 그러나 이런 습관은 그 음식을 새 지역에서 얻을 수 있고 살 수 있을 때에 가능하다. 다양한 문화에서 음식은 다른 지위를 갖는다. 예를 들어, 쇠고기와 가재는 미국에서는 고급 음식이다. 인도의 힌두교는 소를 경외하여 섭취하지 않는다. 해양 국가는 해산물이 흔하기 때문에 가치가 높지 않다. 음식은 종교적 신념, 이용 가능성, 비용, 문화적 가치,

전통 등에 의해 가치가 결정되며, 또는 널리 존경받는 인물이 특정 음식을 지지한다는 이유만으로 귀한 음식으로 대접받기도 한다. 오늘날 많은 문화에 있어서 음식 취향에 대한 남성과 그들의 음식선호에 대한 의견은 여성의 의견보다 더 높게 여겨지고 있다. 사실 어떤 문화에서는 남성에게 여성과 어린이들보다 먼저 음식을 주는 것을 존중한다. 결과적으로 여성과 어린이들은 불충분한 양과 적은 양의 음식을 받는다.

음식은 또한 상징적인 의미를 갖고, 이는 영양적 가치와는 관련이 없다. 음식문화는 감성, 또는 자신과 세계에 대한 가정(assumption)과 연관이 있다(Chang, 1974; Farb & Armelagos, 1980). 음식은 종교적인 상징과 보상으로 사용될 수 있기 때문에 사람들에게 상징이 되었다. 예를 들어, 아이에게 사탕이나 아이스크림을 좋은 행동에 대한 보상으로 주는 어머니는 그 음식을 좋은 음식으로 보강하고 있다. 반면에, 특정음식(브로콜리 또는 양배추와 같은)을 제공하고 나쁜 행동 때문에 그렇게 한다고 말하는 어머니는 그 음식을 나쁜 음식이나 처벌로 강화할 수 있다.

아프리카계 미국인의 식습관과 영양. 아프리카계 미국인의 식생활 패턴은 같은 지역에 사는 비아프리카계 미국인의 식생활 패턴과 크게 다르지 않다. 그러나 남부에 있는 사람들과 비교해 볼 때 북쪽에 살고 자란 아프리카계 미국인과는 분명한 차이가 있다. 문화집단으로써 아프리카계 미국인은 사회경제적으로 낮은 집단에 속해 영양문제를 야기할 수 있다. 영양결핍의 결과로, 아프리카계 미국인은 백인 미국인과는 다소 다른 의료문제가 있다. 앞서 언급했듯이, 고혈압은 백인과 마찬가지로 아프리카계 미국인도 2배나 되는 의학적 문제이다. 특히 여성의 식습관과 관련된 또 다른 의학적 문제가 비만이다. 일반적으로 장시간 잘 익힌 전통음식은 아프리카계 미국인이 겪는 많은 의학적 문제에 기여할 수 있다. 실속있게 준비된 남부 아프리카계 미국인에 뿌리를 둔 전통음식은 표 7-1에 나와 있다.

표 7-1 아프리카계 미국인이 선호하는 음식

식품명	종교	식품유형	서술
참치샐러드	미국 남부	어린 야초 싹	매운 소스와 지방으로 조리
콜라드그린 된장국	미국 남부	정원식물	매운 소스와 지방으로 조리
돼지비계살	미국 남부	돼지기름	돼지 허리 고기로 준비
닭날개	미국 남부	닭	매운 소스와 튀김 준비
돼지곱창	미국 남부	고기	삶거나 튀긴 어린 돼지의 내장 준비
돼지의 위	미국 남부	고기	돼지의 위
옥수수죽	미국 남부	곡물	껍질을 벗기고 끓인 옥수수
베이컨스튜	미국 남부	콤비네이션	검은눈 완두콩과 쌀
민들레	미국 남부	콩	매운 소스와 지방으로 조리
갈비살	미국 남부	돼지	매운 소스와 약한 불로 조리

아프리카계 미국인 임산부에게 생긴 문화적 패턴은 영양요구로 인해 생긴 것으로 추측된다. 3세 미만 어린이, 임산부 및 일부 남성의 또 다른 일반적인 관행은 흙이나 진흙과 같은 흙 같은 물질을 먹는 것이다. 이 관습은 지구물리학(geophagy)으로 알려져 있으며 주로 낮은 사회경제적 집단에서 나타난다. 아프리카 사회에서 수년 동안 칼슘, 철분 및 기타 미네랄, 특히 임신 여성과 수유부의 생물학적 요구는 영양분이 많은 찰흙을 먹어서 부분적으로 충족되었다. 일부 점토의 분석 결과 칼슘, 마그네슘, 칼륨, 구리, 아연 및 철의 상당한 양이 밝혀졌으며, 현대 여성사회에서 임신과 수유 중인 여성들에게 처방된 것과 동일한 물질이다(Davidhizar & Giger, 2008). 미국에 노예로 온 아프리카인은 점토를 계속 먹었는데 점토는 남쪽의 일부 지역에서 여전히 구입하여 북쪽의 친척에게 보내졌다. 그러나 흙은 철, 칼륨, 아연의 흡수를 억제하기 때문에 주로 철분 결핍으로 이어진다(Halsted, 1968). 흙을 먹는 것은 빈혈의 원인이자 결과이다. 찰흙을 쉽게 구할 수없는 지역에서는 세탁용 녹말이 때때로 위장을 자극할 수 있고 필요한 미네랄이 거의 없다할지라도 대체될 수 있다고 믿는다.

간호사가 아프리카계 미국인의 영양요구를 충족시키는 데는 많은 임상적 암시가 있다. 그들은 일반적으로 비아프리카계 미국인보다 Hb와 헤마토크리트 수치가 낮다(Orkins et al., 2009). 이 낮은 Hb와 헤마토크리트 수치는 부분적으로 유전학에 기인한다고 믿어지지만, 일부 연구는 영양요인이 또한 원인이 될 수 있음을 시사한다(Jackson, Sauberlich, Skala, Kretsch & Nelson, 1983). 아프리카계 미국인을 돌보는 간호사에 대한 또 다른 임상적 암시는 유당불내증이다. 많은 아프리카계 미국인은 유당불내증이 있으나 버터 밀크, 요구르트, 발효 치즈 및 소량의 우유와 같은 우유 제품을 견딜 수 있다. 또한 아프리카계 미국인의 식이요법에서 낮은 것으로 알려진 특정 영양소는 철, 칼슘, 비타민 A가 포함된다. 아프리카계 미국인에 대한 또 다른 임상적 암시는 고혈압 발병률이 높기 때문에 저나트륨 식이요법이 필요하다는 것이다. 아프리카계 미국인은 습관적으로 많은 양의 소금과 다른 매운 조미료를 사용하기 때문에 조미료를 먹을 수 있는 식품의 중요성과 소금의 사용을 제한하는 것에 특별한 주의를 기울여야 한다.

푸에르토리코인의 음식 양식과 영양. 다른 라틴아메리카 문화권 사람과 마찬가지로 많은 푸에르토리코인은 “뜨거운 것”과 “찬 것”에 관한 이론을 지지한다. 푸에르토리코의 주요 차이점은 질병을 뜨겁고 찬 것으로 구분하고 약물은 뜨겁고, 차고, 시원한 것으로서 구분하는 것이다. 인도와 스페인의 영향력은 모두 푸에르토리코 향토요리에서 나타난다(표 7-2).

푸에르토리코인의 일반적인 음식은 밥, 거칠고 말린 요리, 베이컨이나 올리브 오일, 마늘, 양파로 조린 빨간색 또는 흰색 콩이다. 또 다른 일반적인 음식은 사프리토(*safrito*)인데 토마토, 피망, 달콤한 칠리 페퍼, 양파, 마늘, 오레가노, 라드 또는 식물성 기름으로 조리 된 신선한 고수풀을 맛있게 섞은 음식이다. 푸에르토리코에서 정기적으로 먹는 다른 음식에는 식물 재배지, 고구마 및 녹색 바나나로 구성된 녹말채소, 카사바, 빵가루, 아세로라, 망고, 아보카도, 옥수수, 오크라, chayotes 및 tubers가 포함된다. “서인도 제도”또는 “바베이도스 체리”라고도 불리는 아세로라는 가장 잘 알려진 비타민 C의 공급원이다. 아세롤라는 1000 mg (1 g)

표 7-2 푸에르토리코인이 좋아하는 음식

음식명	음식유형	서술
아세로라(Acerola)	과일	바베이도스 체리(Malpighia 및 Bunchosia 종)
아조브랑코(Arroz blanco)	곡물	농축흰쌀
바카로아(Bacalao)	고기	소금에 절인 대구
산 코쵸(San cocho)	조합	육류와 조반으로 조리 한 수프
사프리토(Safrito)	소스	특제 토마토 소스
비안다스(Viandas)	야채	플란테인즈, 녹색 바나나 및 고구마를 포함하는 녹말 열대 야채음식

의 100 g 당 비타민 C를 포함한다. 미국에서 흔히 볼 수 있는 많은 식품은 수입하므로 매우 비싸다. 일반적으로 튀긴 닭고기, 돼지고기, 쇠고기는 비용 때문에 식단에 올리기가 제한적이다.

계란은 일반적으로 메인 요리로 사용되며 오믈렛으로 제공될 수 있다. 우유는 푸에르토리코에서 매우 인기 있는 음식이지만 음료로 마시는 경우는 드물다. 푸에르토리코에서는 우유때문에 섭취량이 적다고 한다. 인기있는 음료는 2~5온스(60~150 mL)의 커피가 들어간 카페 콘 leche 이다. 이 음료는 우유 소비의 가장 큰 부분을 차지한다. 대부분 음식은 오랜기간 동안 조리되거나 튀긴다. 라드(lard)와 소금이 섞인 돼지고기는 일반적으로 많은 요리에 사용된다. 영양가가 풍부하다는 과장된 평판을 가지고 있고, 종종 아이들과 수유 중인 여성에게 제공되는 한 가지 식품은 맥아맥주이다. 간호사에게 푸에르토리코의 영양요구를 충족시키는데 많은 임상적 암시가 있다. 임신한 푸에르토리코 여성은 거대적아구성 빈혈의 빈도가 높기 때문에 엽산 함유 식품의 섭취를 늘려야 한다고 지시해야 한다(Parker & Bowering, 1976). 탄수화물을 조절해야 하는 환자에게 섭취량이 많으면 간호사는 환자에게 빵 교환으로 비안다(*viandas*)를 셀 필요성에 대해 설명해야 한다. 간호사는 일부 푸에르토리코인이 이전에 얻은 것에 익숙한 토착섬 음식을 먹을 수 없기 때문에 본토 도시로 이주한 푸에르토리코인의 식단이 다양하지 않을 수 있음을 알아야 한다. 따라서 간호사와 환자는 건강가치가 비슷한 허용 가능한 식품을 찾아야 한다.

쿠바인의 음식 패턴과 영양. 쿠바 식단의 주요 부분은 샐비어, 파슬리, 베이잎, 백리향, 계피, 카레가루, 케이퍼, 양파, 정향, 마늘, 사프란으로 장식한 야채, 스튜 및 캐서롤을 포함한다. 쿠바 음식 준비의 필수적인 부분은 사프란이다. 쿠프 식단에 너무 많이 사용되어 일부 요리는 깊은 황금색 사프란 색소가 없으면 빈약하고 보기 흉한 것으로 간주된다. 닭고기, 생선 또는 고기 스프는 각 주요 식사가 있기 전에 적어도 하루에 한 번 제공된다. 샐러드는 또한 튀김음식, 특히 물고기, 가금 및 계란과 함께 매일 제공된다. 대부분의 쿠바 사람들은 쌀과 여러 종류의 콩을 먹는다. 청과류가 풍부하지만 대부분의 쿠바 난민은 정기적으로 과일과 채소를 소비하지 않는다(Gorden, 1982).

쿠바인의 전형적인 아침 식사는 커피와 빵으로 구성되어 있다. 일부 쿠바인은 강한 커피와 럼주를 많이 마신다. 쿠바인들이 즐기는 음식은 다음과 같다:

식품이름	식품 종류	설명
구아바	과일	작은 노란색 또는 빨간색 달콤한 열대 과일
프렌테인즈	과일	고구마 맛이 나고 끓인 바나나 같은 과일 또는 튀김

쿠바인의 영양 요구를 충족시키기 위해 간호사에게 많은 임상적 함의가 있다. 간호사는 대부분의 쿠바 식단에서 칼슘 섭취가 일반적으로 낮다는 것을 알고 있어야 한다. 그러므로 간호사는 대상자에게 약간의 치즈와 우유를 식사에 통합하도록 해야 한다. 또한, 간호사는 튀긴 음식을 삶거나 굽는 등 다른 방법으로 바꾸라고 조언해야 한다. 돼지고기와 같은 음식은 조리시간을 길게 하면 유익하다는 사실을 알려야 한다.

아메리칸 인디언 간의 음식 패턴과 영양. 과거와 마찬가지로 오늘날 유행하던 아메리칸 인디언에 대한 문제는 식량부족과 식량 다양성의 부족이다. 아메리칸 인디언에게는 신선한 과일, 채소, 고기가 아주 비싸다. 전통 음식은 부족마다 다를 수 있다. 그러나 아메리칸 인디언의 기본 식단은 옥수수, 콩, 스쿼시로 구성되어 있다. 대부분의 부족을 위한 식품은 옥수수이다. 칠리 페퍼는 식량에 향신료를 추가하고 비타민 C의 좋은 원천이므로 부족들이 널리 사용한다. 일부 종족은 하나나 그 이상의 영양소에 대해서는 일일 권장량의 3분의 2 미만 정도로 공급하는 등 매우 가난한 것으로 생각된다(Miller, 1981). 식사는 칼로리, 칼슘, 철, 요오드, 리보플라빈, 비타민 A와 C가 부적절한 경향이 있다(Owens, Garry, Seymore, Harrison & Acosta, 1981).

열악한 영양상태는 심장질환과 간경화 등 아메리칸 인디언의 주요 사망원인과 직접적으로 관련이 있다. 당뇨병은 일반 미국인에 비해 아메리칸 인디언이 세 배 정도 더 흔하다(Miller, 1981). 아메리칸 인디언은 제 2형 당뇨병이 가장 많이 보고되었다. 피마종족은 고인슐린혈증이 인슐린작용에 대한 저항성을 나타낸다(agulesparan, Savage & Knowler, 1982). 일부 아메리칸 인디언 종족 중에는 낮은 Hb 수치와 경증의 갑상샘호르몬부족이 널리 퍼져 있다(Interpartmental Commission, 1964) (표 7-3).

아메리칸 인디언의 영양요구를 충족시키기 위해 간호사에게 많은 임상적 암시가 있다. 간호사는 대부분의 인디언 종족의 식사는 단백질, 칼슘, 비타민 C 및 A가 부족한데 이는 비가용성 또는 경제성 때문에 발생한다는 점을 인식해야 한다. 아메리칸 인디언의 또다른 문제는 유당이 결핍되어 있다는 점이다. 간호사는 환자에게 칼슘과 리보플라빈이 많은 유제품을 섭취하도록 권고해야 한다.

일본인의 음식 양상과 영양. 대부분의 일본음식은 이상적으로 미국인의 생활에 적합하다. 왜냐하면 일본음식은 경제적이고 영양이 풍부하다. 일본인은 음식의 시각적인 효과에 자부심을 갖는다. 일본문화에 있어서 음식의 정렬, 색 대비, 모양은 조리와 양념만큼 중요하게 여겨진다. 또한 젓가락 사용의 규칙, 그릇과 찻잔을 들고 국이나 차를 먹는 것은 규칙으로 자리 잡은 전통이다. 에티켓을 중시하는 전통도 음식을 준비하는 것만큼이나 중요하다.

대부분의 일본음식은 hibachi(숯불에 음식을 굽는 그릴)에서 굽고, 삶고, 프라이팬을 흔들면서 센 불로 볶는 조리를 한다. 일본인들은 프라이팬을 흔들면서 센 불로 볶는 요리는 간단하게 조리되기 때문에 비타민을

표 7-3 아메리칸 인디언의 선호식품

식품명	식품유형	설명
아콘(도토리, 오크나무에서)	견과	누출 페이스트
아마란스	야채, 시리얼	잎, 씨앗
로터스	야채	커널, 덩이식물
화살촉(Sagittaria)	야채	덩이식물
멧돼지(Maranta)	야채	덩이식물
베스우드	야채	꽃봉오리
케터테일	야채, 샐러드	스파이크, 꽃가루
치커리	샐러드요리	어린 잎
민들레	샐러드	잎
인삼(미국인삼)	야채	뿌리
땅콩	야채	덩이식물
Jack-in-the-pulpit	야채	오래 볶은 옥수수
예루살렘 아티 초크	야채	덩이식물
지카마	야채	덩이식물
쐐기풀(장갑끼고 수집)	야채	조리된 싹
Pawpaw	파이, 푸딩	과일
명아주	야채	꼭대기 잎
소나무견과류(잣)	견과류	너트, 네오자 소나무, 돌파인, 피뇽의 너트
Pokeweed	야채	삶은 콩나물, 삶은 뿌리
가시배(스페인 참치)	과일	선인장의 붉은 열매
장미샐러드	젤리	비타민 C가 많은 과일
스마트위드(매듭)	샐러드	잎
밤색샐러드	샐러드	잎
수맥(매끄러운 옻나무)	음료	딱딱한 딸기
바이올렛	야채	잎, 식물 전체
물냉이	샐러드	잎
야생생강	야채	뿌리
유카샐러드	야채	꽃, 꼬투리

보존한다고 생각한다. 고기는 매우 비싸고 채소와 함께 먹는다. 생선은 날것으로 먹는다. 단백질의 중요한 원천으로 간주되는 콩 제품과 두부는 일본인의 일반적인 음식이다. 일본 문화에서는 샐러드에 식사가 거의 제공되지 않으며 빵은 종종 쌀 또는 국수로 대체된다. 일본사람들은 아지노-모토라고 하는 밀가루와 같은

요리 할 때 특별한 향료를 사용하는 경향이 있다. 일본 요리의 또 다른 중요한 조미료는 간장이다. 일본인의 식단에 포함된 일반 음료는 무가당 녹차(국가적 음료), 맥주, 사케(곡주)이다. 우유는 종종 일본문화에서 아이들의 식단에 포함되지만 어른은 거의 사용하지 않는다(표 7-4).

일본인의 영양요구를 충족시키기 위해 간호사에게 많은 임상적 암시가 있다. 일본인에게 흔히 나타나는 임상적 문제는 유당불내증이다. 일본인과 일할 때, 간호사는 칼슘을 공급원으로 우유보다는 두부 같은 식품을 권장하여야 한다. 간호사는 영양가가 높은 쌀을 사용하고 영양가를 보존하도록 요리하기 전에 곡물을 씻지 않도록 조언해야 한다. 나트륨 제한식이 요법을 하는 일본인과 일할 때, 간호사는 사용된 간장량을 측정하고 항상 먹던 여러 종류의 절임식품을 먹지 않도록 해야 한다. 간호사가 기억해야 하는 중요한 임상적 암시는 일본인은 위암의 발생빈도가 높다는 사실인데, 이는 일본인이 날생선 섭취를 많이 하는 것과 관련이 있다(Qureshi, 1981). 날생선을 먹으면 생선 촌충에 감염될 위험이 있다고 믿으며(Goldman, 1985), 위장염의 발병과 관련이 있다(Morse, Guzewich & Hanrahan, 1986).

한국인의 음식 양상과 영양. 다른 아시아 문화와 마찬가지로 한국 식단의 주된 식품은 다른 곡물과 섞인 쌀이다. 한국인은 일반적으로 흰쌀만 먹으면 건강문제를 일으킬 수 있다고 믿기 때문에 보리, 기장, 팥과 쌀을 섞는다. 대부분의 한국인은 매일 세끼를 먹는다. 요리하기 전에 음식을 작은 조각으로 자르고 젓가락을 사용한다. 해초류, 고기 또는 생선을 넣은 국을 항상 먹는다. 한국에서 가장 인기있는 조미료 중 하나는 인삼이다. 한국인들은 인삼이 인간 태아와 비슷한 뿌리를 가지고 있다고 믿고, 연령이나 성별에 상관없이 병을 치료하기 위한 만병 통치약이며, 정력제라고 생각한다.

한국은 삼면이 바다로 둘러싸여 있어서 어류제품이 풍부하고 국내 동물성 단백질 섭취량의 85%를 차지한다. 날것, 갓 찐것, 소금에 절인 것, 말린 것 등 거의 모든 종류의 생선으로 제공된다. 한국에서 가장 비싼 음식 품목 중 하나는 알인데 이는 부족해서 그렇다. 한국인들이 선호하는 고기는 양념에 절여 만든 쇠고기로 설탕을 넣어 만든다.

김치는 한국에서 가장 영양가가 높은 보존 과정 중 하나이며 냉장을 필요로 하지 않는다. 김치는 채소를

표 7-4 일본인의 선호식품

식품명	식품유형	설명
아지노모토	양념	밀 글루텐으로 정제한 것
사케	음료	곡주
생선회	생선	날생선
쇼유	양념	간장
튀김	콤비네이션	해산물 · 야채 튀김
두부(Chinese dòfu)	야채	콩 두피

잘게 자르고 소금에 절여서 지하에서 발효시키거나 특별한 토기에 담는다. 김치는 양배추, 순무, 오이 등의 자연 재배 야채를 준비하고 하룻밤 소금에 절여서 다음 날 씻고, 그후 마늘, 양파, 생강, 고추로 맛을 낸다. 김치는 적어도 1달 동안 발효되며 2~3개월 후에 가장 맛이 좋다.

많은 야채가 한국에서 자란다. 한국인은 신선한 채소와 김치를 일상적으로 먹는다. 야채는 익히지 않고 붉은 고추와 검은 후추, 마늘, 참기름과 간장으로 맛을 낸다. 한국은 바다가 삼면에 둘러싸여 있기 때문에 해조류가 풍부하며 이는 영양가가 높은 음식품목이다. 한국 문화에서 임산부에게는 해초가 필수이다. 한국의 또 다른 일반적인 음식은 쌀가루로 만든 국수이다. 한국의 식단에는 간장, 콩 페이스트, 콩나물, 두부 및 두유와 같은 콩제품이 많이 있다. 한국의 유제품에는 콩 두부와 두유가 포함된다.

신선한 과일은 한국에서 쉽게 살 수 있으며 사과, 복숭아, 딸기, 배, 수박, 블랙베리, 석류, 건포도 및 체리를 포함한다. 과일은 일반적으로 식사와 함께 제공된다. 케이크와 파이와 같은 페이스트리는 일반적으로 식사와 함께 먹지 않는다. 그러나 빵집에서 살 수 있다.

한국의 전국적인 음료는 인삼으로 만든다. 한국은 결코 차를 마시는 국가는 아니다. 대개는 한국 음식과 함께 제공되는 또 다른 음료는 보리차이다. 여름에는 차게 겨울에는 따뜻하게 마신다. 보리차는 밥을 푸고 난후 냄비에 붙어있는 곡물로 준비된다. 이 밥에 물 한 컵이나 두 컵을 붓고 천천히 끓인다. 그리고 식사 후 제공한다. 한국인이 좋아하는 음식은 다음과 같다.

한국인의 선호식품

식품명	식품유형	설명
보리차(숭늉)	음료	남은 쌀곡물로 만든다
인삼	조미료	향신료
김치	콤비네이션	야채는 소금에 절이고 양념을 많이 넣어서 1~3개월 지하에서 발효시킨다.

간호사가 한국인의 영양요구를 충족시키는 데 많은 임상적 암시가 있다. 최근 인삼의 효능에 관한 연구가 진행 중이다. 그리고 장기간에 걸친 인삼의 남용은 고혈압의 원인이 될 수 있다고 한다.

인삼의 장기간 사용으로 나타나는 빈번하지는 않은 부작용은 신경질, 불면증, 피부분화, 아침설사, 부종(Siegel, 1979)과 불규칙적인 혈당 수치(Ginseng, 1980) 등이 있다. 미국에서 살고 있는 한인을 돌보는 간호사는 한국에서 사는 한국인처럼 한인들은 일반적으로 쌀과 다른 곡물들을 섞지는 않는다는 점을 기억해야 한다. 쌀의 영양가를 높이려면 미국한인들은 현미나 영양가가 풍부한 농축 쌀을 사용한다.

한국 사람들은 비싼 미역의 맛에 익숙하므로 간호사는 한국인에게 순무채소, 케일 및 겨자채소와 같은 강한 채소로 대체하도록 권장해야 한다. 유당불내성은 한국의 성인에게 공통적인 문제이다. 따라서 간호사는 한국인에게 신선한 우유제품보다는 코티지 치즈, 요구르트 및 오래된 치즈와 같은 유제품과 기타 비 유제품인 두부로 대체하도록 권장해야 한다. 당뇨병 환자의 경우 설탕대용품을 뜨거운 물에 녹여서 파삭하게 끓인 고기 위에 부어서 먹을 수 있다(Maras & Adolphi, 1985). 비록 김치는 일반 구운 음식에 궁합이 잘 맞지만 미국에서는 쉽게 구할 수 없어서 멕시코 살사를 대용물로 사용할 수 있다(Maras & Adolphi, 1985).

중동인의 음식 양상과 영양. 중동은 동지중해 주위의 9개 나라, 즉 그리스, 터키, 레바논, 시리아, 이라크, 이란, 이스라엘, 요르단, 이집트로 구성된다. 중동의 여러 나라는 음식과 음식에 대한 태도가 같다. 중동인의 가장 일상적인 음식은 양과 염소이다. 안정적인 초원지역과 기후 때문에 쇠고기는 흔하지 않다. 대부분 고기와 쌀, 허브를 매운 양념에 섞은 후에 잎이나 채소로 싸서 먹는 dolma(가장 흔한 고기 요리)를 주로 섭취한다. 동지중해 해양에 근접하기 때문에 다양한 바닷물과 민물 생선, 조개, 어란(알)을 먹는다. 지중해 어떤 나라는 종교적 전통 때문에 어떤 음식은 제한되어 있다. 예를 들어, 모슬렘(이슬람교도)은 돼지고기와 야생 조류로 된 음식을 피한다. 모슬렘의 주요 음식은 채소와 콩이다.

중동인에게 빵은 주요 음식이며 한입 크기로 먹는다(Valassi, 1962). 빵 없는 식사는 있을 수 없다. 빵은 일반적으로 집에서 만들고 짙은 색의 빵을 정제된 흰 빵보다 선호한다. 필래프(pilaf, 고기, 새우 등을 넣고 버터로 볶은 밥)는 잔치음식이며 중동 전 지역에서 먹는다. 다른 흔한 음식은 콩, 렌즈콩이고, 이것은 빵과 쌀 다음 순위이다.

중동지역에서 익힌 콩은 올리브유 드레싱과 레몬주스와 함께 차게 해서 먹는다. 또한 조리하거나 날것의 다양한 채소를 먹는다. 양파, 신선한 토마토소스, 올리브유, 파슬리와 같은 양념을 흔히 사용한다. 120종류 이상의 가지요리가 있으며, 이것은 중동인에게 인기 있는 음식이다.

Baklava(견과류, 꿀 등을 넣은 파이)는 가장 인기 있는 단 음식이다. 그러나 단 음식은 일반적으로 기념일, 사회적 만남에서만 섭취한다. 미국과 다르게 중동인은 후식을 거의 먹지 않고 대신에 오이, 구아바(guavas), 망고, 신 과일, 무화과, 석류, 바나나와 같은 신선한 과일을 먹는다. 요리유는 올리브유, 참기름, 버터, 기(ghee)가 있는데, 기는 염소와 양, 낙타의 젖으로 만든 액체 버터이다. 중동인은 동물성 기름은 따뜻하게 해서, 먹는 음식을 조리할 때 사용하고, 차게 해서 먹는 음식에는 올리브유를 사용한다. 인기 있는 매운 양념은 민트, 오레가노(허브 일종), 시나몬을 사용한다. 가장 인기 있는 허브는 마늘이다. 이란에서는 예외인데 이란인은 마늘을 저속한 것으로 간주한다. 여러 가지 모양과 색의 올리브가 인기이다.

우유는 성인보다도 아이들이 많이 섭취한다. 요구르트(yogurt)는 최고의 건강음식으로 많은 병을 치유하고 장수, 미용, 젊음 유지 및 생기 강화를 돕는다. 다양한 음식과 함께 섭취하는데, 예를 들어, 주사위 모양의 오이와 섞고, 쌀, 튀긴 채소와 디저트에서 얹어 먹는다. 그리스 사람들에 의해 제공된 페타(feta)는 양이나 염소젖으로 만든 흰색의 치즈이다.

와인은 모슬렘에게 금지이다. 유태인과 다르게 중동인들은 대부분 알코올음료를 마시지 않는다. 매번 식사는 커피나 차로 끝난다. 그러나 커피는 오랜 시간이 걸린다. 이란은 예외적으로 뜨겁고 단 차가 제공된다(표 7-5).

중동 사람들을 돌보는 간호사에게 많은 임상적 암시가 있다. 신선한 우유는 대부분의 중동 국가의 성인이

표 7-5 중동인의 선호식품

식품명	문화	식품유형	설명
바클 라바	그리스 사람	디저트	벌꿀로 만든 계층화된 생과자
불 구르	중동	곡물	견과류 같은 향기를 가진 밀 제품
돌 매드(dholmadhes)	그리스 사람	콤비네이션	쇠고기로 채워진 포도잎
페타	그리스 사람	낙농 제품	양 또는 염소 우유로 만든 부드럽고 짠맛있는 흰색 치즈
키브	중동	고기	신선한 양고기, 땅과 양념, 미트 로프와 비슷 함
무사 카	그리스 사람	콤비네이션	고기와 가지 캐서롤
필로	그리스 사람	곡물	고기, 야채, 치즈, 달걀 요리와 패스트리를 위한 얇은 페이스트리

정상적으로 섭취하지 않기 때문에 단백질과 칼슘 함유량을 늘려야 한다. 간호사는 요구르트가 대부분의 중동인에게 인기가 많기 때문에 중동사람에게 신선한 우유 대신 요구르트로 대체하도록 권장해야 한다. 신선한 우유대신 화이트 치즈, 커티지 치즈, 오래된 치즈로 대신하도록 한다. 간호사는 탄수화물 제한식이 요법을 받는 중동인은 빵은 탄수화물이 많기 때문에 식단에서 제한하거나 제거해야 된다는 점을 반드시 기억해야 한다. 빵이 주요 식품인 문화권 사람들의 식단에서 빵을 제거하는 일은 쉽지는 않다. 그러나 간호사는 환자에게 탄수화물 섭취를 줄이는 것이 중요하다는 사실을 강조해야 한다. 지방은 식사에 맛을 높이기 위해 다량으로 사용하기 때문에 저칼로리, 당뇨병 또는 저지방 식이요법을 하는 환자에게는 식이요법에서 지방량이 문제가 될 수 있다. 나트륨 제한식이를 하는 중동인은 페다 치즈와 올리브를 식단에서 제거해야 한다.

영양결핍. 인종과 관련된 영양결핍은 유당불내증을 포함한다. 유당불내증 또는 우유에 대한 내성은 많은 인종에게 정상적인 것으로 간주되는 비교적 흔한 상태이다. 그것은 멕시코계 미국인의 66% 이상에서 발견되며 아프리카계 미국인, 일부 아메리칸 인디언 부족, 아시아계인, 아시케나지 유대인(Bayless, 1975; Burns & Neubort, 1984; Kisch, 1953)에서 매우 흔하다. 실제로, 아프리카 흑인의 약 90%, 아프리카계 미국인, 아메리칸 인디언 및 아시아인의 79%에서 보고되고 있다. 락토오스 불내성이 이러한 인종에서는 아주 일반적이지만, 북유럽의 백인은 그다지 흔하지 않다. 이 인구의 단지 5~15%만이 장애를 가지고 있다. 그러나 북유럽 출신의 백인한테서 보고된 통계적 유의성은 이 상태가 희귀한 현상임을 나타낸다.

락토오스 불내성의 원인은 비흡수성 유당인 락토오스를 흡수성 물질로 전환시키는 효소인 락타아제의 불충분한 양 때문이다. 락타아제 결핍증으로 소화되지 않은 유당은 소장에 남게 되고 소장의 삼투성 능력 때문에 물을 끌어당긴다. 유당이 결장에 도달하면 아세트산과 수소 가스를 결합하기 시작하여 경련, 수분 부족, 복부 팽만감, 설사와 같은 유당불내성의 증상을 유발한다. 이러한 증상은 복용량과 관련이 있어서 사람이 사용할 수 있는 락타아제가 대사할 수 있는 양보다 많은 양의 유당을 섭취한 경우에만 발생한다. 많은 양의 유당을 함유한 식품에는 우유, 요구르트 및 밀크 초콜릿이 있다. 이러한 식품 중 탈지분유는 가장 많은 유당이 포함되어 있다. 알맞은 양의 유당이 함유된 식품은 크림, 코티지 치즈 및 대부분의 치즈가 포함된다. 수프용 가루, 혼합가공한 과자, 콜드 컷, 빵 및 버터로 만든 쿠키와 같은 의외의 음식에도 소량의 락토오스를 함유한다(When Patients Can't Drink Milk, 1976).

간호사는 유당불내성을 일으키는 음식을 알고 있어야 한다. 대부분의 대상자에게 치료는 유당함유 음식을 제외하는 것보다는 제한하는 것이다. 우유와 유제품을 제한한 성인에게 균형 잡힌 영양 섭취가 필요하며, 영양보조제는 필요하지 않다. 임신한 여성과 수유 중인 여성은 칼슘타블렛과 같은 영양보조제가 필요할 수도 있다. 유당불내증은 일반적으로 유년기가 될 때까지 발생하지 않는다. 유당이 부족한 어린이는 노화과정에서 락타제가 젖산으로 바뀌기 때문에 숙성된 치즈를 섭취하도록 권장한다. 또한 일부 의사는 콩을 기본으로 하는 우유 대체품과 비타민 및 칼슘 보충제를 권장한다. 성인 유당결핍 대상자의 경우 간호사는 60일 이상된 치즈와 같은 유제품을 대안으로 제안할 수 있다. 간호사는 반드시 세계의 많은 성인에게 우유를 마시라고 말하는 것은 좋은 조언이 될 수는 없으며, 백인을 제외한 대부분의 인종이 성인기에 우유를 견딜 수 없으므로 임신부나 수유부에게 특별한 배려를 해야 한다(Bayless, 1975).

심리 특성

Gaitz와 Scott(1974)은 연구에서 볼 때 문화적 요인이 정신건강 점수에 영향을 미칠 수 있지만, 점수가 한 문화 집단이 다른 집단보다 정신질환 발병이 더 많거나 적음을 나타내는 것은 아니라고 보고했다. 정신건강은 여러가지 다른 정의가 있는데, 그 중 하나는 사람의 내면생활과 현실 적응에 균형이 맞을 때 정신적으로 건강하다고 가정한다. 따라서 정상적인 행동은 특정 문화와 관련이 있으며, 각기 다른 정신적 특성은 문화에 의해 촉진된다고 할 수 있다. 정신건강에 영향을 미치는 다른 변수는 가족관계, 양육, 언어, 질병에 대한 태도, 사회경제적 지위 등이 있다.

일부 문화집단은 사회 경제적 지위가 낮아 결과적으로 정신건강에 영향을 준다. 예를 들어, 일부 멕시코계 미국인은 표준 이하의 주택, 교육, 신체건강, 정치적 영향력, 의사소통 및 사회적 배제 면에서 사회경제적 지위가 낮다. 사회적 배제의 개념은 특정 문화집단이 더 넓은 사회의 문화를 동화시키지 못하게 하는 요인으로 고려되어야 한다. 다른 생활양식, 문화, 환경 및 아이디어에 폭넓게 노출되면 다른 사람을 상대할 때 또는 문제를 해결할 때 개인의 이해와 융통성을 발휘할 수 있다. 불안은 또한 문화적 배경과 관련이 있다. 예를 들어, 특별구역에서 살던 아메리칸 인디언에게는 심리학적 적응이 어려워서 다른 아메리칸 인디언이 거의 없는 대학에 가는 경우가 거의 없다. 적응의 어려움은 사람이 사회의 주류에 동화되지 않은 고립된 환경에서 살았다는 사실이 원인이 될 수 있다. 따라서 건강관리제공자는 정신건강 상태를 사정할 때 민족성과 경제적 요인을 모두 고려해야 한다.

전 세계의 정신질환 문제에 대해서는 일관된 공격이 없다. 비록 대륙이나 섬 지역이 정신질환으로부터 면역력을 가졌다 할지라도 문화와 관련하여 정신질환의 연구는 제한적이고 국소화되어 있다. 인종차별주의에 대한 가능한 암시 때문에 문화와 정신질환을 연구하는 것을 주저할 수도 있다(Griffith & Griffith, 1986;

Hampton, Gullota & Crowel, 2010). 일부 관계자는 정신병 의사가 인종차별이 개인의 정신장애의 징후가 될 가능성에 대해 심각하게 논의하지 않았다고 주장한다(Hampton et al., 2010). 광범위한 세계관에서 정신질환에 대한 연구 수행은 매우 부족한 실정이다.

대부분의 연구가 부족하지만, 보고된 연구에서 흥미로운 문화적 자료와 함축된 의미가 있다. 정신질환은 문화 간에 차이가 있을 뿐만 아니라 치료도 마찬가지이다. 일본에서는 정신병원이 작은 반면 미국에서는 크다. 사회는 또한 치료 환경에서 나오는 개인에 대한 요구가 다르다. 전 세계적으로 병원과 치료환경이 다를 뿐만 아니라 질병으로 가는 경로도 각 문화마다 다른 양상을 보인다. 계급 정체성의 변화 또는 계급 분열의 속도에 따라 편차가 있는 유형에 차이가 생길 수 있다. 비슷하게, 성격은 다른 지리적 영역의 사람 간에 다양하게 보인다. 문화적 배경과 질병의 형태가 이러한 질병이 어떻게 치료되는지에 대한 질문과는 다른 몇 가지 증거가 있다. Lawson(1986)은 정신질환의 임상적 표현에 인종적·민족적 차이가 존재한다는 결과를 발표했다. 혈청 크레아티닌 포스포키나제, 혈소판세로토닌, HLA-A2와 같은 다양한 정신장애의 생물학적 표식자 간에 중요한 인종차이를 지적하였다. 아시아인 간에 발견된 약물의 높은 혈중농도와 같은 항정신성 약물 치료에 대한 반응으로 인종적 및 민족적 차이는 약물투여 요구량과 부작용 위험성에 영향을 미친다. 이러한 발전을 통해 정신병 환자를 돌보는 데 인종적 요인을 고려하는 것이 중요하다는 것을 강조한다.

미국에서는 정신질환의 발병률이 특정 인종마다 다르다는 것이 발견되었다. 예를 들어, 베트남 참전군인을 대상으로 외상 후 스트레스장애(PTSD)를 연구하였다. 베트남 전쟁기간 동안의 미국 내 군대, 인종 및 사회적 격변의 인종 차별과 전후기간에 아프리카계 미국인에 대한 기회가 제한되어 있었기 때문에, 베트남 전쟁의 아프리카계 미국인 참전용사들은 전쟁경험에 대해 상반된 감정을 종종 품고 있다. 흑인군인은 백인군인보다 PTSD가 더 높은 비율로 고통을 받고 있다. 아프리카계 미국인의 PTSD 진단 및 치료는 아프리카계 미국인 환자를 오진하는 경향이 있어 복잡하다. PTSD의 다양한 발현 때문에 알코올중독과 약물남용; 그리고 의료, 법률, 성격, 직업상의 문제들이 있다(Allen, 1986).

또한 미국에서는 정신분열병이 지속적으로 과다 진단되었고, 특히 아프리카계 미국인과 낮은 사회경제적 단체는 정서장애에 대해 제대로 진단되지 않았다(Dixon et al., 2001). 이러한 오진의 일반적인 원인은 정신분열증의 특징적인 고전적 사고장애 증상에 대한 과도한 의존과 정서 장애의 경우 정상과 비정상적인 기분의 경계가 명확히 정의되어 있지 않고, 또한 정서장애를 가진 환자가 인지적 사고과정을 나타낼 수 있다는 사실을 깨닫지 못하기 때문이다. 또한 Jones과 Gray(1986)는 아프리카계 미국인에 대한 오진은 언어와 매너리즘의 문화적 차이, 아프리카계 미국인 환자와의 관계에 대한 어려움 및 백인치료사 및 직원, 아프리카계 미국인이 정서장애로 거의 고통받지 않는다는 잘못된 믿음과 같은 요소들 때문이다. 기본행동과 증상에 대한 문화적 및 인종적 차이의 영향은 거의 일관된 관심을 받지 못했다. 정신의학의 일반적인 진단문제가 특정 인종 집단에 어떤 영향을 미치는지 더 자세히 조사하기 위한 연구가 필요하다. 문화적·인종적 차이가 진단에 어떻게 영향을 미치는지에 대한 연구도 필요하다. 마지막으로, 인종에 대한 기본행동과 증상은 반드시 만들어져야 한다.

Meinhardt나 Vega(1987)는 인종에 따른 정신건강서비스 연구에서 인종구성원이 공정한 분배를 받고 있는지를 측정하는 수단으로 동등성을 사용했다고 보고하였다. 치료집단의 소수민족 구성원 비율이 일반 인구집단의 비율과 같은 경우 서비스 수준이 적절하다고 가정하였다. 그러나 동등성 목표에 기반한 서비스 계획은 일부 집단이 다른 집단보다 높은 수준의 필요성을 가질 수 있다는 점을 고려하지 않았다. 필요에 기초한 소수 민족 및 인종 집단 간의 공평한 보살핌은 정신건강 전문가가 다루는 또 다른 이슈이다(López, 1981).정신건강 및 정신질환 치료에 대한 다양한 문화 간의 차이점을 잘 이해하면 문화적으로 적절한 정신건강 치료가 가능하다. Griffith와 Griffith(1986)는 정신보건 전문가들이 인종 차별과 같은 문화적 이슈가 심리적 손상을 초래할 수 있다는 사실을 고려해야 한다고 지적하였다. 문화 및 정신건강에 관한 문헌이 늘어남에 따라 정신장애가 있는 대상자를 돌보는 것은 문화적으로 적절해야하며 문화적 요인이 정신건강에 영향을 미쳐야 한다는 건강전문가의 인식이 커지고 있음이 분명하다. 쌀과 차가 현대 정신의학의 가장 강력한 도구가 아닐지라도 심하게 혼란스러운 아시아인이나 태평양 섬 지역의 정신과 치료사(Lu, 1987)가 정신과 치료를 수용하는 데 중요한 역할을 할 수 있다. 간호사가 제공되는 인구 집단에 대해 이용할 수 있는 것을 연구하고 제공된 간병에서 필요할 수 있는 중요한 차이점을 고려하는 것이 중요하다. 간호사는 다른 문화 집단의 환자를 돌보는 데 다른 치료방법이 필요할 수 있음을 인정해야 할 뿐만 아니라 다른 정신건강 요원이 다양한 간호요구에 민감하게 대처한다는 점을 높이 평가해야 한다.

가정폭력

2006년 232,960명 이상의 여성이 친밀한 사람한테 폭력적인 범죄를 당했다(U.S. Department of Justice, Office of Justice Programs, 2006). 이 수치는 불균형적으로 적을 수 있으며 실제로 1년 동안 180만 명에 달한다(U.S. Department of Justice, Office of Justice Programs, 2006). 성폭력, 신체적 폭력, 언어폭력 또는 정서적 학대를 포함한 데이트 폭력을 경험한 여성의 비율이 모든 여성의 65%에 해당된다고 한다(Heise, Ellsberg & Gottemoeller, 1999). 법무부 통계에 의하면(Rennison & Welchans, 2000) 가정폭력은 현재 또는 이전의 배우자, 남자친구, 여자친구에 의한 폭력범죄이다. 이 폭력범죄에는 치명적인(살인) 및 비치명적(강간, 성폭력, 강도, 심각한 폭행 및 단순 폭행)범죄가 포함된다(Rennison & Welchans, 2000). 법무부에서는 정신적 또는 정서적 학대, 괴롭힘 또는 스토킹과 같은 유형의 학대에 대해서는 언급하지 않았으며, 이 부분도 가정폭력의 발생률을 보다 완전히 이해하기 위한 방식에 포함되어야 한다고 언급한 것은 흥미롭다(Rennison & Welchans, 2000). Pampel과 Williams(2000)는 법무부 자료를 활용하는 연구원은 누락된 자료문제를 해결할 필요가 있다고 지적하였다. 그들은 누락된 자료는 지방경찰국이 FBI에 보고할 때 잘못하거나 불일치한 기록 또는 살인 사건의 특성에 관한 불완전한 기록 때문이라고 생각한다. 특히 범죄가해자에 대한 정보가 누락될 수 있으며, 이는 많은 자료에서 왜곡되고 방대한 양의 자료에 영향을 미친다고 하였다(Pampel & Williams, 2000).

정의하면, 학대라는 용어는 개인이 육체적으로 또는 정서적으로 학대당하는 것을 의미한다(Campbell,

1989; Flitcraft, 1991, Newman, 1993). 여성이 저지른 "남성폭행"사례가 보고되었지만 학대의 희생자는 가정폭력 사례의 90% 이상이 여성이다(Flitcraft, 1991; Newman, 1993). 그것은 1994년까지 사회적 관심사로서 필요한 적절한 관심을 받지 못 했다. 매 맞는 아내증후군은 브라운 심슨(Nicole Brown Simpson; 미제사건으로 유명한 O. J. Simpson의 아내)과 그녀의 친구 골드만(Ronald Goldman)의 살인사건으로 사회문제가 되었다. 1989년 "아내를 때리는"것에 대해 불항쟁 답변을 한 심슨은 전 부인(브라운 심슨)과 그의 친구(골드만)의 살해혐의에 대해 무죄판결을 받았다. 그러나 브라운 심슨의 재판과 골드만의 아버지가 제기한 민사재판에서 심슨은 브라운 심슨과 골드만의 살인 혐의로 기소되었다. 원고는 3천3백만 달러의 믿기 어려운 보상을 받았다. 심슨의 유명세 때문에 매 맞는 아내증후군에 더 많은 관심이 집중되었다.

성인 여성 3명당 1명은 성인기 평생 동안 파트너한테서 적어도 한 번의 신체적 폭행을 경험한다(American Psychological Association, 2002). 사실, 약 4백만 명의 미국여성이 12개월 동안 친밀한 파트너에게 심각한 신체적 습격을 경험한다(American Psychological Association, 2002). 또한 평생 동안 약 1,200만 명의 여성(전체 여성의 25%)이 학대를 당하는 것으로 추정된다(Pampel & Williams, 2000). 가정폭력이 얼마나 자주 발생하는지는 여전히 알려지지 않았지만 법무부에서 보고한 통계보다 10배 이상 자주 발생한다고 하였다. 그럼에도 불구하고 이 보고서는 흥미로운 추세를 파악하는 데 도움이 된다(Rennison & Welchans, 2000). 또한, 가정폭력의 빈도와 관련하여 인종 및 민족에 따라 차이가 있음을 알 수 있다. 예를들어, 흑인 여성과 남성은 가정폭력률이 가장 높다. 사실, 흑인 여성은 가정폭력이 백인 여성보다 35% 정도 높고 다른 모든 여성보다 22배 더 높다(Rennison & Welchans, 2000). 가정폭력은 18~24세의 여성한테 많다(Rennison & Welchans, 2000). 또한 사회경제적 지위가 낮은 여성은 가정폭력을 경험할 확률이 훨씬 높다(Rennison & Welchans, 2000).

"여성구타"와 관련된 대부분의 경우, 가해자는 일반적으로 가족, 배우자 또는 남자친구인 친밀한 사람들이었다. 매맞는 아내증후군의 현상이 널리 퍼져서 미국여성의 부상의 주요원인으로 여겨지고 있다(Rennison & Welchans, 2000). 이 나라 여성이 병원응급실을 방문할 때마다 5번 중 1번은 입원하고 있다(Rennison & Welchans, 2000). 폭행의 발생은 강간이나 살인과 같은 여성에 대한 다른 폭력범죄와 직접적인 관련이 있을 수 있다. 살인은 미국에서 11번째로 큰 사망 원인이다(National Health Statistics, Health, United States, 2014). 사실 이 나라의 6건의 살인 중 하나는 가족구성원이 포함되어 있는 것으로 추산된다(U.S. Department of Health and Human Services, 2002). 미국에서 일어난 여성살인 사건의 절반 정도가 배우자가 저질렀다. 친밀한 파트너 때문에 살해된 사람의 숫자는 1976년 여성 1,600명과 남성 1,357명에서 1999년 여성 1,219명과 남성 424명으로 줄었다. 그리고 친밀한 파트너에 의해 살해된 여성의 수가 2008년에 1,817명까지 계속해서 감소했지만 그 숫자는 여전히 걱정스럽다(Violence Partner Center, 2008). 친밀한 파트너 가 또한 살인 희생자의 4%에 비해 살해된 모든 여성의 약 1/3이 친밀한 파트너에 의해 살해될 가능성이 있다(Rennison & Welchans, 2000). 대부분의 살인사건 통계는 백인 또는 흑인으로 인종에 따라 제시하고 있지만 이용 가능한 자료를 보면 친밀한 파트너에 의한 여성의 살인이 감소하고 있다. 백인 여성의 경우, 친밀한 사람에 의한 살인의 횟수는 1976년 최고 1,600명에서 1999년 812명으로 감소하였다. 비슷하게, 흑인 여성의 살인사건은 1976년에 친밀한 사람에 의해 살해된 여성이 714명에서 1999년 338명으로 감소하였다(Rennison & Welchans, 2000). 2005년에는 191,670명, 즉 650명당 1명의 여성이 강간당했다. 실제 가정폭력사건의 수와 마찬가지로, 이는 여성의 53%가 강간을 보고하지 않기 때문에 과소평가되었다(U.S. Department of Justice, Office of Justice Programs, 2006). 실제 미국 법무부 통계국에 따르면 미국 강간 피해자의 91%는 여성이고 9%는 남성이며, 범죄자의 99%가 남성인 경우가 많다(U.S. Department of Justice, Office of Justice Programs, 2006c). 강간의 발병률은 인종과 민족에 따 라 다르다. 강간당한 여성은 아프리카계 미국인 남성에 의해 강간당한 아프리카계 미국인 여성일 가능성이 높다.

사례연구

사라 제닝스는 21세된 아프리카계 미국 기혼여성으로 12개월 된 딸이 있다. 제닝스 부인은 11세에 겸상적혈구성 빈혈로 진단받았다. 지난 3년간 전반적으로 특별한 증상없이 지내왔다. 그녀는 겸상적혈구성 위기로 인해 병원에 입원하였다. 입원동기는 팔과 다리의 심한 관절통과 38.7℃의 체온, 호흡곤란이었다. 간호사가 신체검진을 하면서 양쪽 폐 기저에서 거친 수포음을 청진했고, 입술에 청색증과 건조함을 관찰하였다. 손톱에서 청색증이 있었고, 손톱을 눌렀다 떼자 모세혈관 충전이 느렸다. 초기 검사결과에서 헤모글로빈 수치가 8 g/dL로 측정되었다. 간호력 사정 중에, 제닝스 부인이 성인기 대부분동안 우유나 특정 유제품 섭취 할 때 문제가 있음이 확인되었다.

임상적 의사결정

1. 제닝스 부인의 겸상적혈구 빈혈에서 인종 및 민족유산에 따른 생물학적 다양성과 관련된 요인을 2가지 이상 나열하시오.
2. 겸상적혈구 위기의 문제가 일어날 수 있는 다른 인종을 하나 이상 나열하시오.
3. 겸상적혈구 빈혈의 기본 원인을 나열하시오.
4. 제닝스 부인의 인종 및 민족적 성향으로 발생할 위험요소를 두 가지 이상 열거하시오.
5. 간호사가 피부색이 어두운 사람의 피부를 평가할 때 언급한 두 가지 차이점을 설명하시오.

학습문제

1. 민족마다 혈액형 구성이 다르다. 29세 아메리칸 인디언 대상자가 당뇨병으로 입원했다. 아메리칸 인디언에 대한 지식을 바탕으로 대상자의 혈액형으로 추정되는 것은?

a. A형

b. B형

c. AB형

d. O 형

2. 대상자의 발진을 정확히 간호진단을 하기 위해서 간호사가 가장 먼저 수행할 것은?

a. 기준점을 마련하기 위해 환자의 정상 피부색에 익숙해야 한다.

b. 자연광이 아닌 인공광에서 피부를 사정한다.

c. 색소침착이 적은 부위를 먼저 사정하는 것이 피부색 변화를 감지하기 더 쉽다.

d. 색소침착이 많은 부위를 사정하는 것이 피부색 변화를 감지하기 더 쉽다.

3. 몽고반점은 어느 인종에서 흔히 발견되는가? 모두 고르시오.

a. 아프리카계 미국인

b. 백인 미국인

c. 아시아계 미국인

d. 아메리칸 인디언

정답

1. d 2. a 3. a,c,d

참고문헌

Adams, J. M. (1932). Some racial differences in blood pressures and morbidity in groups of white and colored workmen. American Journal of Medical Science, 184, 342-350.

Alaskan Native Tribal Health Consortium. (2013). Southeast Regional Health Profile. Anchorage, Alaska: The Alaska Native Epidemiology Center.

Allen, I. (1986). Posttraumatic stress disorder among Black Vietnam veterans. Hospital and Community Psychiatry, 37(1), 55-60.

ALLHAT Officers and Coordinators for the ALLHAT Collaborative Research Group. (2002a). Major outcomes in high-risk hypertensive patients randomized to angiotensin-converting enzyme inhibitor or calcium channel blocker vs. diuretic. Journal of the American Medical Association, 288, 2981-2997.

ALLHAT Officers and Coordinators for the ALLHAT Collaborative Research Group. (2002b). Major outcomes in moderately hypercholesterolemic, hypertensive patients randomized to pravastatin vs. usual care. Journal of the American Medical Association, 288, 2998-3007.

Aloia, J. (2008). African Americans, 25-hydroxyvitamin D, and osteoporosis: a paradox. American Journal of Clinical Nutrition, 88(2), 545S-550S.

American Diabetic Association. (2015). Vital statistics. Alexandria, VA: American Diabetic Association.

American Psychological Association. (2002). Facts about family. Available at 〈www.apa.org〉. Retrieved January 7, 2002.

Appel, S., Giger, J. N., & Davidhizar, R. (2005). Opportunity cost: the impact of contextual risk factors on the cardiovascular health on low income southern African American women. Journal of Cardiovascular Nursing, 20(50), 315-324.

Atrash, H., & Hunter, M. (2001). Health disparities in the United States: a continuing challenge. In D. Satcher & R. Pamies (Eds.), Multicultural medicine and health disparities. New York: McGraw-Hill.

Bandara, M. (2009). Exploring the link between culture and biodiversity in Sri Lanka. Sansai: An Environmental Journal for the Global Community, 4, 1-23.

Barker-Cummings, C., McClellan, W., Soucie, J. M., & Krisher, J. (1995). Ethnic differences in the use of peritoneal dialysis as initial treatment for end-stage renal disease. Journal of the American Medical Association, 274, 1858-1862.

Barna, P. (1985). Food or drug? The case of ginseng. Lancet, 2, 548.

Batson, B., Belletti, D., & Wogen, D. (2010, Autumn). Effect of African American race on hypertension management: a real-world observational study among 28 U.S. physician practices. Ethnicity & Disease, 20, 409-415.

Bayless, T. (1975). Lactose and milk intolerance: clinical implications. New England Journal of Medicine, 292(5), 1156-1159.

Beevers, D., Lee, K., & Lip, G. (2003). The antihypertensive and lipid-lowering treatment to prevent heart attack trial (ALLHAT): ALL predictable, and no big surprise out of a HAT? Journal of Human Hypertension, 17, 367-372.

Benirschke, K., Kaufmann, P., & Baergen, R. N. (2006). Pathology of the human placenta (5th ed.). New York: Springer.

Benjamin, L. J., Swinson, G. I., & Nagel, R. L. (2000). Sickle cell anemia in a day hospital: an approach for the management of uncomplicated painful crises. Blood, 95(4), 1130-1136.

Boyle, E. (1970). Biological patterns in hypertension by race, sex, body weight, and skin color. Journal of the American Medical Association, 213, 1637-1643.

Braithwaite, R., & Taylor, S. (2001). Health issues in the Black community (2nd ed.). San Francisco: Jossey-Bass.

Branch, M., & Paxton, P. (1976). Providing safe nursing care for ethnic people of color. New York: Appleton-Century-Crofts.

Brues, A. M. (1977). People and race. New York: Macmillan Publishing. (Reprinted 1990. Prospect Heights, IL: Waveland Press.).

Burns, E., & Neubort, S. (1984). Sodium content of koshered meat [letter]. Journal of the American Medical Association, 252(21), 2960.

Burroughs, V. J., Maxey, R. W., Crawley, L. M., & Levy, R. A. (2002). Racial and ethnic differences in response to medicines: towards individualized treatment. Journal of the National Medical Association, 94(10), 1-26.

Burt, C. (1966). The genetic determination of difference in intelligence: a study of monozygote twins reared together and apart. British Journal of Psychology, 57, 137-153.

Burt, V. L., et al. (1995). Trends in the prevalence, awareness, treatment, and control of hypertension in the adult U.S. population. Radiology, 26(1), 60-69.

Campbell, J. (1989). A test of two exploratory models of women's response to battering. Nursing Research, 38(1), 18-24.

Centers for Disease Control and Prevention (CDC). (1991). Nosocomial transmission of multi-drug resistant tuberculosis among HIV-infected persons Florida and New York, 1988-1991. Morbidity and Mortality Weekly Report, 40(34), 585-591.

Centers for Disease Control and Prevention (CDC). (1992). Recommendations of the Advisory Council for the reduction of hypertension among minority populations. Morbidity and Mortality Weekly Report, 40, 1-7.

Centers for Disease Control (CDC). (2013). Tuberculosis Surveillance Report, Atlanta, GA.

Centers for Disease Control and Prevention (CDC). (2013). HIV/AIDS surveillance report: U.S. HIV and AIDS cases reported through December 20. Atlanta, GA: U.S. Department of Health and Human Services.

Centers for Disease Control. (2014). National Diabetes Statistics Report 2014, Centers for Disease Control, Atlanta, GA.

Centers for Disease Control (CDC). (2015). Diabetes Surveillance Report 2015, Atlanta, GA.

Chan, A. W. (1986). Racial differences in alcohol sensitivity. Alcohol & Alcoholism, 21(1), 93-104.

Chen, W., Bao, W., Begum, S., Elkasabany, A., Srinivasan, S. R., & Berenson, G. S. (2000). Age-related patterns of the clustering of cardiovascular risk variables of metabolic syndrome (syndrome X) from childhood to young adulthood in a population made up of black and white subjects. Diabetes, 49, 1042-1048.

Chez, R. (1988). Woman battering. American Journal of Obstetrics and Gynecology, 156, 1-4.

Chin, M., Zhang, J., & Merrell, K. (1998). Diabetes in the African-American Medicare population: morbidity, quality of care, and resource utilization. Diabetes Care, 21(7), 1090-1095.

Cohen, M., et al. (2010). Racial and ethnic differences in the treatment of acute myocardial infarction: findings from the Get With the Guidelines Coronary Artery Disease Program. Circulation, 121, 2294-2301.

Collins, F. (1997). Sequencing the human genome. Hospital Practice, 32(1), 35-55.

Collins, R., & McNair, L. (2003). Minority women and alcohol use. National Institute on Alcohol Abuse and Alcoholism. Available at: 〈http://pubs.niaaa.nih.gov/publications/ arh26-4/251-256.htm〉. Retrieved February 27, 2011. Committee on the Review and Assessment of the NIH's Strategic Research Plan and Budget to Reduce and Ultimately Eliminate Health Disparities. (2006). Examining the health disparities research plan of the National Institutes of Health: unfinished business. 〈http://www.nap.edu/ catalog/11602.html〉.

Cowie, C., & Harris, M. (1997). Ambulatory medical care for non-Hispanic Whites, African-Americans and Mexican-Americans with NIDDM in the U.S. Diabetes Care, 20(2), 142-147.

Crawford, P., Story, M., Wang, M., Ritchie, L., & Sabry, Z. (2001). Ethnic issues in the epidemiology of childhood obesity. Pediatric Clinics of North America, 48(4), 855-878.

Davidhizar, R., & Giger, J. N. (2008). Understanding ethnopharmacology: implications for cultural relativism. The Journal of the National Black Nurses Association, 19(1), 63-68.

Davis, S., Northington, L., & Kolar, K. (2000). Cultural considerations for treatment of childhood obesity. Journal of Cultural Diversity, 7(4), 128-132.

Divan, D. (1989). Letter to the editor. New England Journal of Medicine, 321(4), 259.

Dixon, L., Green-Paden, L., Delahanty, J., Lucksted, A., Postrado, L., & Hall, J. (2001). Variables associated with disparities in treatment of patients with schizophrenia and comorbid mood and anxiety disorders. Psychiatric Services, 52, 1216-1222.

Edenberg, H. (2007). The genetics of alcohol metabolism: the role of alcohol dehydrogenase and aldehyde dehydrogenase-variants. Alcohol Research & Health, 30(1), 1-13.

Farb, P., & Armelagos, G. (1980). Consuming passions: the anthropology of eating. Boston: Houghton Mifflin.

Feisthamel, K., & Schwartz, R. (2006). Racial bias in diagnosis: practical implications for psychotherapists. Annals of the American Psychotherapy Association, 9, 10-14.

Flitcraft, A. (1991). Domestic abuse: diagnosing, treating, and understanding its victims. Clinical Nurse Practitioner, 9(2), 3-5.

Freis, E. (1986). Antihypertensive agents. In W. Kalow, H. W.Goedde, & D. Agarwal (Eds.), Ethnic differences in reactions to drugs and xenobiotics. New York: Liss.

Gaitz, C., & Scott, J. (1974). Mental health of Mexican Americans: do ethnic factors make a difference? Geriatrics, 1(11), 110-113.

Gannett, L. (2008). The human genome project. Stanford Encyclopedia of Philosophy. Available at ‹http://plato .stanford. edu/entries/human-genome/›. Retrieved on February 27, 2011.

Genes and Disease. (n.d.). Sickle cell anemia. NCBI. Available at ‹http://www.ncbi.nlm.nih.gov/books/NBK22238›. Retrieved on July 24, 2011.

Giger, J. N. (2011). Defining health disparities from three viewpoints: reducing inequality in health care. In P. Cowen & S. Moorhead (Eds.), Current issues in nursing (8th ed.). St. Louis: Mosby.

Giger, J., Davidhizar, R., & Wieczorek, S. (1993). Culture and ethnicity. In I. Bobak & M. Jensen (Eds.), Maternity and gynecologic care (5th ed., pp. 43-67). St. Louis: Mosby.

Giger, J., Richardson, J., & Jones, D. (2002). African American children: a precious commodity at risk [editorial]. Journal of National Black Nurses Association, 13(1), vii-viii.

Ginseng. (1980). Medical letter drugs. Therapy, 22(17), 72.

Glazer, W. M., Morgenstern, H., & Doucette, J. T. (1993). Predicting the long-term risk of tardive dyskinesia in outpatients maintained on neuroleptic medications. Journal of Clinical Psychiatry, 54(4), 133-139.

Glazer, W. M., Morgenstern, H., & Doucette, J. T. (1994). Race and tardive dyskinesia among outpatients at a CMHC. Hospital and Community Psychiatry, 45(1), 38-45.

Goldman, D. R. (1985). Hold the sushi [letter]. Journal of the American Medical Association, 253(17), 2495.

Gorden, A. M. (1982). Nutritional status of Cuban refugees: a field study on the health and nutrition of refugees processed at Opa-Locka, Florida. American Journal of Clinical Nutrition, 35(3), 582.

Greaves, K., Puhl, J., Baranowski, T., Gruben, D., & Seale, D. (1989). Ethnic differences in anthropometrics characteristics and their parents. Human Biology, 61(3), 459.

Greenberg, J., Dintiman, G., & Oakes, B. (2004). Physical fitness and wellness: changing the way you look, feel and perform (3rd ed.). New York: Human Kinetics.

Griffith, E., & Griffith, E. (1986). Racism, psychological injury, and compensatory damages. Hospital and Community Psychiatry, 37(1), 71-75.

Halsted, J. A. (1968). Geophagia in man: its nature and nutritional effects. American Journal of Clinical Nutrition, 21(12), 1384.

Hampton, R. L., Gullotta, T. P., & Crowel, R. (2010). Handbook of African American health. New York: Guilford Press.

Harper, P. (1993). Practical genetic counseling (4th ed.). Oxford, England: Butterworth-Heinemann.

Heise, L., Ellsberg, M., & Gottemoeller, M. (1999). Ending violence against women. Baltimore: Johns Hopkins University-School of Public Health. Population Information Program: Population reports, series L, no. 11.

Henderson, D. (2010). Pharmacology in African Americans. In R. L. Hampton, T. P. Gullotta, & R. Crowel (Eds.), Handbook of African American health. New York: Guilford Press.

Hochberg, M. C. (1993). The history of lupus erythematosus. InThe Lupus Foundation of America Newsletter (pp. 93-102). Washington DC: LFA Patient Education Committee.

Hollier, J. M., et al. (2006). Epithelial sodium channel allele T594M is not associated with blood pressure or blood pressure response to amiloride. Hypertension, 47, 428-433.

Holmes, T. H., Hawkins, N. G., Bowerman, C. E., Clarke, E. R., & Joffe, J. R. (1957). Psychosocial and psychophysiological studies of tuberculosis. Psychosomatic Medicine, 19, 134-143.

Iman, F., Anwer, M. K., Iqbal, M., Alam, S., Khayyam, K. U., & Sarma, M. (2010). Tuberculosis: brief overview and its shifting paradigm for management in India. International Journal of Pharmacology, 6(6), 755-783.

Interdepartmental Commission on National Defense and Division of Indian Public Health (ICND & DIPH) (1964). Fort Belknap Indian Reservation: nutrition survey. Washington, DC: U.S. Public Health Service.

Israel, Y., Quintanilla, M., Sapag, A., & Tampier, L. (2006). Combined effects of aldehyde dehydrogenase variants and maternal mitochondrial genes on alcohol consumption. Department of Pathology and Cell Biology, faculty papers, 13. Available at ‹http://jdc.jefferson.edu/cgi/viewcontent .cgi?article=1013›. Retrieved July 24, 2011.

Jablonski, N., & Chaplin, G. (2000). The evolution of human skin coloration. Journal of Human Evolution, 39, 57-106.

Jackson, R. T., Sauberlich, H. S., Skala, J. H., Kretsch, J. J., & Nelson, R. A. (1983). Comparison of hemoglobin values in Black and White male U.S. military personnel. Journal of Nutrition, 113(1), 165.

Jensen, A. R. (1969). How much can we boost IQ and scholastic achievement? Harvard Education Review, 29, 1.
Jensen, A. R. (1974). Cumulative deficits: a testable hypothesis? Developmental Psychology, 10, 996.
Jensen, A. R. (1977). Cumulative deficit in IQ of Blacks in the rural South. Developmental Psychology, 13, 184.
Jick, H., et al. (1969). Venous thromboembolic disease and ABO blood type. Lancet, 1, 539-542.
Johe, R., Steinhart, T., Sado, N., Greenberg, B., & Jing, S. (2010). Intermaxillary tooth-size discrepancies in different sexes, malocclusion groups, and ethnicities. American Journal of Orthodontics and Dentofacial Orthopedics, 13(5), 600-607.
Joint National Committee. (2003). The report of the Joint National Committee on Detection, Evaluation and Treatment of High Blood Pressure. Washington, DC: National Institutes of Health, National Heart, Lung, and Blood Institute.
Jones, B., & Gray, B. (1986). Problems in diagnosing schizophrenia and affective disorders among Blacks. Hospital and Community Psychiatry, 37(1), 61-65.
Jorde, L., Carey, J., & Bamshad, M. (2010). Medical genetics (4th ed.). St. Louis: Mosby.
Kalow, W. (1982). The metabolism of xenobiotics in different populations. Canadian Journal of Physiological Pharmacology, 60, 1-19.
Kalow, W. (1986). Outlook of a pharmacologist. In W. Kalow, H. Goedde, & D. Agarwal (Eds.), Ethnic differences in reactions to drugs and xenobiotics. New York: Liss.
Kalow, W. (1989). Race and therapeutic drug response. New England Journal of Medicine, 320(9), 588-589.
Kasiske, B. (1998). Race and socio-economic factors influencing early placement on the kidney transplant waiting list. Journal of the American Society of Nephrologists, 9(11), 2142-2147.
Katz, S. H., Hediger, M. L., & Valleroy, L. A. (1974). Traditional maize processing techniques in the New World. Science, 184, 765.
Keil, J. (1981). Skin color and education effects on blood pressure. American Journal of Public Health, 71, 532-534.
Keltner, N., & Folks, G. (1992). Psychopharmacology update: culture as a variable in drug therapy. Perspectives in Psychiatric Nursing, 28(1), 33-35.
Khan, K. (2001). Physical activity in bone health. In K. Kakn, H. McKay, P. Kannus, & D. Bailey (Eds.), Human Kinetics, British Journal of Sports Medicine 36 (pp. 76-77). Champaign, IL: Bennel.
Kim, K., Johnson, J., & Derendorf, H. (2004). Differences in drug pharmacokinetics between East Asians and Caucasians and the role of genetic polymorphisms. Journal of Clinical Pharmacology, 44, 1083-1104.
Kisch, B. (1953). Salt poor diet and Jewish dietary laws. Journal of the American Medical Association, 153(16), 1472.
Klag, M., Whelton, P., Coresh, J., Grim, C. E., & Kuller, L. H. (1991). The association of skin color with blood pressure in
U.S. blacks with low socioeconomic status. Journal of the American Medical Association, 265(5), 599-602.
Krolewski, A., & Warram, G. (2005). Epidemiology of diabetes mellitus. In E. P. Joslin (Ed.), Joslin's diabetes mellitus (14th ed.). Philadelphia: Lippincott Williams & Wilkins.
Kudzma, E. (1992). Drug responses: all bodies are not created equal. American Journal of Nursing, 92, 48-50
Lawson, W. (1986). Racial and ethnic factors in psychiatric research. Hospital and Community Psychiatry, 37(1), 50-54. Leffall, L. D. (1974). Cancer mortality among Blacks. CA: A Cancer Journal for Clinicians, 24, 42-46.
Lefley, H. (1990). Culture and chronic mental illness. Hospital Leininger, M. (2007). Theoretical questions and concerns: response from the theory of culture care diversity and universality perspective. Nursing Science Quarterly, 20(1), 9-13.
Lerner, D., & Kannel, W. (1986). Patterns of coronary heart disease morbidity and mortality in the sexes: a 26-year follow-up of the Framingham population. American Heart Journal, 11, 383-390.
Lewis, J. H. (1942). The biology of the Negro (Chicago University Monographs in Medicine). Chicago: University of Chicago Press.
Lewis, R. (2010). Human genetics: concepts and applications (9th ed.). Boston: McGraw-Hill Higher Education.
Lindquist, C., Reynolds, K., & Goran, M. (1999). Sociocultural determinants of physical activity among children. Preventive Medicine, 29(4), 305-312.
Lockridge, O. (1990). Genetic variants of human serum cholinesterase influence metabolism of the muscle relaxant succinylcholine. Pharmacology and Therapeutics, 47(1), 35-60.
López, S. (1981). Mexican Americans' usage of mental health facilities: underutilization reconsidered. In A. Baron (Ed.),Explorations in Chicano psychology. New York: Praeger.
Lorton, J., & Lorton, E. (1984). Human development through the life span. Belmont, CA: Brooks/Cole.

Lu, F. (1987). Culturally relevant inpatient care for minority and ethnic patients. Hospital and Community Psychiatry, 38(11), 1126-1127.

Luzzatto, L., & Poggi, V. (2008). Glucose-6-phosphate dehydrogenase deficiency. In S. Orkin, D. Fisher, T. Look, S.

Lux, D. Ginsburg, & D. Nathan (Eds.), Nathan and Oski's hematology of infancy and childhood. Philadelphia: Saunders Elsevier.

Ma, I., & Allan, A. (2011). The role of human aldehyde dehydrogenase in normal and cancer stem cells. Stem Cell Reviews, 7(2), 292-306.

Maras, M., & Adolphi, C. L. (1985). Ethnic tailoring improves dietary compliance. Diabetes Education, 11(4), 47.

Matthews, D., Hosker, J. P., Rudenski, A., Naylor, B. A., Treacher, D. F., & Turner, R. C. (1985). Homeostasis model assessment: insulin resistance and beta-cell function from fasting plasma glucose and insulin concentrations in man. Diabetologia, 28, 412-429.

Matthews, H. W., & Johnson, J. L. (2006). Racial, ethnic, and sex differences in response to drugs. In R. Helms, D. J. Quan, E. T. Herfindal, & D. R. Gourley (Eds.), Textbook of therapeutics: drugs and disease management (8th ed.). Philadelphia: Lippincott Williams & Wilkins.

Meinhardt, K., & Vega, W. (1987). A method of estimating underutilization of mental health services by ethnic groups. Hospital and Community Psychiatry, 38(11), 1186-1190.

Melton, L., & Riggs, B. (2000). Epidemiology of age-related fractures. In L. Avioli (Ed.), The osteoporotic syndrome: detection, prevention, and treatment (4th ed.). San Diego, CA: Academic Press.

Merck, Sharp, & Dohme Inc. (1974). Hypertension handbook for clinicians. Westpoint, PA: Merck, Sharp, & Dohme Inc.

Miller, M. B. (1981). Supplementing and adding variety to the diets of Indians on a reservation in Minnesota. Journal of the American Dietetic Association, 78(6), 626.

Mirsa, D. (2002). Women's health data book: a profile of women's health in the United States (3rd ed., pp. 51-100). Washington, DC: Jacob's Institute of Women's Health and the Henry J. Kaiser Foundations.

Moser, M., & Black, H. (1998). The role of combination therapy in the treatment of hypertension. American Journal of Hypertension, 11(6 Suppl. 1), 73S-78S.

Morse, D. L., Guzewich, J. J., & Hanrahan, J. P. (1986). Widespread outbreaks of clam- and oyster-associated gastroenteritis. New England Journal of Medicine, 314(11), 678.

Moser, M., & Lunn, J. (1982). Responses to captopril and hydrochlorothiazide in black patients with hypertension. Clinical Pharmacology Therapy, 32, 307-312.

Nagulesparan, M., Savage, P. J., & Knowler, W. C. (1982). Increased in vivo insulin resistance in nondiabetic Pima Indians compared with Caucasians. Diabetes, 31(11), 952.

National Center for Health Statistics (2014). Health, United States, 2014. Hyattsville, MD: National Center for Health Statistics.

National Healthcare Disparities Report. (2014). Rockville, MD: Agency for Healthcare Research and Quality, U.S. Department of Health and Human Services.

National Institutes of Health. (2003). National Institutes of Health strategic plan to reduce and ultimately eliminate health disparities 2002-2006. Available at ⟨http://ncmhd.nih.gov/ our_programs/strategic/volumes.asp⟩. Accessed July 24, 2011.

Newman, K. (1993). Giving up: shelter experience of battered women. Public Health Nursing, 10(2), 108-113.

Nold, J., & Georgieff, M. (2004). Infants of diabetic mothers. Pediatric Clinics of North America, 51, 619-637.

Nussbaum, R., McInnes, R., & Willard, H. (2007). Thompson and Thompson genetics in medicine (7th ed.). Philadelphia: Saunders.

Ogden, O., Carroll, M. D., Curtin, L. R., McDowell, M. A., Tabak, C. J., & Flegel, K. M. (2006). Prevalence of overweight and obesity in the United States, 1999-2004. Journal of the American Medical Association, 295(13), 1549-1555.

Onyebujoh, P., et al. (2005). Treatment of tuberculosis: present status and future prospects. Bulletin of the World Health Organization, 83(11), 857-865. [Epub 2005 Nov 10].

Orkins, S., Nathan, D., Ginsberg, D., Look, T., Fisher, D., & Lux, S. (2009). Nathan and Oski's hematology of infancy and childhood (7th ed.). Philadelphia: Saunders.

Overfield, T. (1995). Biologic variation in health and illness: race, age and sex differences (2nd ed.). Boca Raton, FL: CRC-Press.

Owens, G. M., Garry, P. J., Seymore, R. D., Harrison, G. G., & Acosta, P. B. (1981). Nutrition studies with White Mountain Apache preschool children in 1976 and 1969. American Journal of Clinical Nutrition, 34(2), 266.

Palaniappian, L., et al. (2010). Call to action: cardiovascular disease in Asian Americans: a science advisory from the American Heart Association. Circulation, 122, 1242-1252.

Pampel, F., & Williams, K. (2000). Intimacy and homicide: compensating for missing data in the SHR. Criminology, 32(2), 661-680.

Pangborn, R. M. (1975). Cross-cultural aspects of flavor preferences. Food Technology, 29(6), 34.

Parker, S. L., & Bowering, J. (1976). Folacin in diets of Puerto Ricans and Black women in relation to food practices. Journal of Nutrition Education, 8(2), 73.

Phipps, W. (1993). The patient with pulmonary problems. In B. C. Long, W. J. Phipps, & V. Cassmeyer (Eds.), Medical surgical nursing: concepts and clinical practice (4th ed.). St. Louis: Mosby.

Piatkov, I., Jones, T., & McLean, M. (2013). Drug discovery, ed. Hany A. El-Shemy, ISBN 978-53-51-0906-8.

Platt, O., et al. (1994). Mortality in sickle cell disease: life expectancy and risk factors for early death. New England Journal of Medicine, 330(23), 1639-1644.

Polednak, A. P. (1986). Connective tissue responses in Blacks in relation to disease: further observations. American Journal of Physical Anthropology, 74, 357-371.

Qureshi, B. A. (1981). Nutrition and multi-ethnic groups. Royal Social Health Journal, 101(5), 187.

Ravean, G. M. (2011). Insulin resistance: from bit player to centre stage. Canadian Medical Association Journal, 183(5), 536-537.

Rennison, M., & Welchans, W. (2000). Intimate partner violence. Washington, DC: U.S. Department of Justice, Office of Justice Programs, Bureau of Justice Statistics, NCJ178247, revised 1/14/00.

Rifkin, H. (Ed.), (1984). The physician's guide to type II diabetes (NIDDM): diagnosis and treatment. New York: American Diabetic Association.

Riggs, S. (1980). Tastes of America. Regionality Institutions, 87(12), 76.

Roccella, E. J., & Lenfant, C. (1989). Regional and racial differences among stroke victims in the United States. Clinical Cardiology, 12(4), 1213-1220.

Rouch, L. (1977). Color changes in dark skin. Nursing, 7(1), 48-51.

Saito, S., Okui, K., Tokino, T., Oshimura, M., & Nakamura, Y. (1992). Isolation and mapping of 68 RFLP markers on human chromosome 6. American Journal of Human Genetics, 50(1), 65-70.

Saldana, S., & Brown, H. E. (1984). Nutritional composition of corn and flour tortillas. Journal of Food Science, 49(4), 202.

Satcher, D. (Ed.). (1973). Sickle cell counseling: a committee's study and recommendations. New York: National Foundation March of Dimes.

Satcher, D., & Pope, L. (1974). Emergency evaluation and management of persons with sickle cell disease. Bethesda, MD: National Institutes of Health.

Saunders, E. (1985). Special techniques for management of hypertension in Blacks. In W. D. Hall, E. Saunders, & N. B. Shulman (Eds.), Hypertension in blacks: epidemiology, pathophysiology, and treatment (pp. 209-236). St. Louis: Mosby.

Schuurman, M., van Waardenburg, D., Da Costa, J., Niemarkt, H., & Leroy, P. (2009). Severe hemolysis and methemoglobinemia following fava beans ingestion in glucose-6-phosphatase dehydrogenase deficiency: case report and literature review. European Journal of Pediatrics, 168(7), 779-782.

Schwerin, H. S., Stanton, J. L., & Smith, J. L. (1982). Food, eating habits, and health: a further examination of the relationships between food eating patterns and nutritional health. American Journal of Clinical Nutrition, 35(Suppl. 5), 1319-1335.

Selemenda, C., Peacock, M., Hui, S., Zhou, L., & Johnston, C. (1997). Reduced rates of skeletal remodeling are associated with increased bone mineral density during the development of peak skeletal mass. Journal of Bone and Mineral Research, 12(4), 676-681.

Sesardic, N. (2000). Philosophy of science that ignores science: race, IQ and heritability. Philosophy of Science, 67, 580-602.

Shaffer, J., et al. (2007). Genetic markers for ancestry are correlated with body composition traits in older African Americans. Osteoporosis International, 18(6), 733-734.

Siegel, R. K. (1979). Ginseng abuse syndrome: problems with the panacea. Journal of the American Medical Association, 24(15), 614.

Silventoinen, K. (2003). Determinants of variant in adult body weight. Journal of Biosocial Science, 35, 283-285.

Smedley, B., Stith, A., & Nelson, A. (2003). Unequal treatment: confronting racial and ethnic disparities in health care. Washington, DC: National Academy Press, Institute of Medicine.

Sommers, M. (2011). Color awareness: a must for patient assessment. American Nurse Today, 6(1).

Srinivasan, S., Myers, L., & Berenson, G. (2002). Predictability of childhood adiposity and insulin for developing insulin resistance syndrome (metabolic syndrome [syndrome X]) in young adulthood: the Bogalusa Heart Study. Diabetes, 51, 204-209.

State of Maryland demonstration of statewide coordination for the control of high blood pressure (1977-1983), October. (1984). NHLBI Contract No. 1-HV-2986.

Stewart, S. H. (2002). Racial and ethnic differences in alcoholassociated aspartate aminotransferase and gammaglutamyltransferase elevation. Archives of Internal Medicine, 162(19), 2236-2239.

Stokes, J., Kannel, W., Wolf, P., Cupples, L. A., & D'Agostino, R. B. (1987). The relative importance of selected risk f actors for various manifestations of cardiovascular disease among men and women from 35 to 64 years old: 30 years of follow-up in the Framingham study. Circulation, 75(6), 65-73.

Strauss, R., & Pollack, H. (2001). Epidemic increase in childhood overweight, 1986-1998. Journal of the American Medical Association, 286(22), 2845-2848.

Swift, P. A., & Macgregor, G. A. (2004). Genetic variations in the epithelial sodium channel: a risk factor for hypertension in people of African origin. Advances in Renal Replacement Therapy, 4.

The Carter Center. (1985). Closing the gap: the problem of diabetes mellitus in the United States. The Carter Center of Emory University. Diabetes Care, 8(4), 391-406.

Tipton, D. (1974). Physiological assessment of Black people. In Care of black patients (X428.1). A group of papers presented at a conference on care of the Black patient, sponsored by Continuing Education in Nursing. San Francisco: University of California.

Todd, K. H., Deaton, C., D'Adamo, A. P., & Goe, L. (2000). Ethnicity and analgesic practice. Annals of Emergency Medicine, 35(1), 11-16.

U.S. Department of Health and Human Services, Healthy People 2000. (2002). National health promotion and disease prevention objectives. Washington, DC: U.S. Government Printing Office, DHHS Publication No. PHS 91-50212.

U.S. Department of Health and Human Services. (2000). Healthy People 2020: Understanding and improving health (2nd ed.). Washington, DC: U.S. Government Printing Office.

U.S. Department of Health and Human Services. (2011). CDC Health Disparities and Inequalities Report United States, 2011. Atlanta, GA: Centers for Disease Control.

U.S. Department of Health and Human Services, National Center for Health Statistics. (2014). Health United States 2014. Washington, DC: U.S. Government Printing Office.

U.S. Department of Health and Human Services. (2014). Youth Risk Behavior Surveillance United States, 2009. Morbidity and Mortality Report, 59(ss-50), 1-148.

U.S. Department of Justice, Office of Justice Programs. (2006). Criminal victimization in the United States, 2006, statistical tables. Washington, DC: U.S. Government Printing Office.

Vaccarino, V., Gahbauer, E., Kasi, S., Charpentier, P., Acampora, D., & Krumholtz, H. (2002). American Health Journal, 14396, 1058-1067.

Valassi, K. H. (1962). Food habits of Greek Americans. American Journal of Nursing, 11(3), 240.

Violence Partner Center. (2008). When men murder women: an analysis of the 2008 data. Washington, DC: Violence Partner Center.

Wagner, D., & Heyward, V. (2000). Measures of body composition in blacks and whites: a comparative review. American Journal of Clinical Nutrition, 71, 1392-1402.

Walsh, E. (1993). The patient with peripheral vascular problems. In E. Long, B. C. Phipps, & W. J. Cassmeyer (Eds.), Medical surgical nursing: concepts and clinical practice (4th ed.). St. Louis: Mosby.

Weber, W. (1999). Population and genetic polymorphisms. Molecular Diagnosis, 4(4), 299-307.

Westfall, D. (1971). Diabetes mellitus among the Florida Seminoles. HSMHA Health Reports, 86, 1037-1041.

Wheeler, E. (2004). Racial disparities in hospitalized elderly patients with chronic heart failure. Journal of Transcultural Nursing, 1594, 291-297.

When patients can't drink milk. (1976). Nursing Update, 10-12.

White, S., & Pharoah, M. J. (2009). Oral radiology: principles and interpretation (6th ed.). St. Louis: Mosby.

Williams, R. A. (1975). Textbook of Black-related disease. New York: McGraw-Hill.

Winkleby, M., Robinson, T. N., Sundquist, J., & Kraemer, H. C. (1999). Ethnic variation in cardiovascular disease risk factors among children and young adults: findings from the third national health and nutrition examination survey, 1988 1994. Journal of the American Medical Association, 281, 1006-1013.

Witkop, C. J., Jr., & Barros, L. (1963). Oral and genetic studies of Chileans, 1960: 1. Oral anomalies. American Journal of Physical Anthropology, 21, 15-24.

Yonkers, K. A., Kando, J. C., Cole, J. O., & Blumenthal, S. (1992). Gender differences in pharmacokinetics and pharmacodynamics of psychotropic medication. American Journal of Psychiatry, 149(5), 587-595.

Zhou, H., Adedoyin, A., & Woods, A. (1992). Differing effect of atropine on heart rate in Chinese and White subjects. Clinical Pharmacology Therapy, 52, 120 124.

PART II

다문화 사정과 중재 적용

Application of Assessment and Intervention Techniques to Specific Cultural Groups

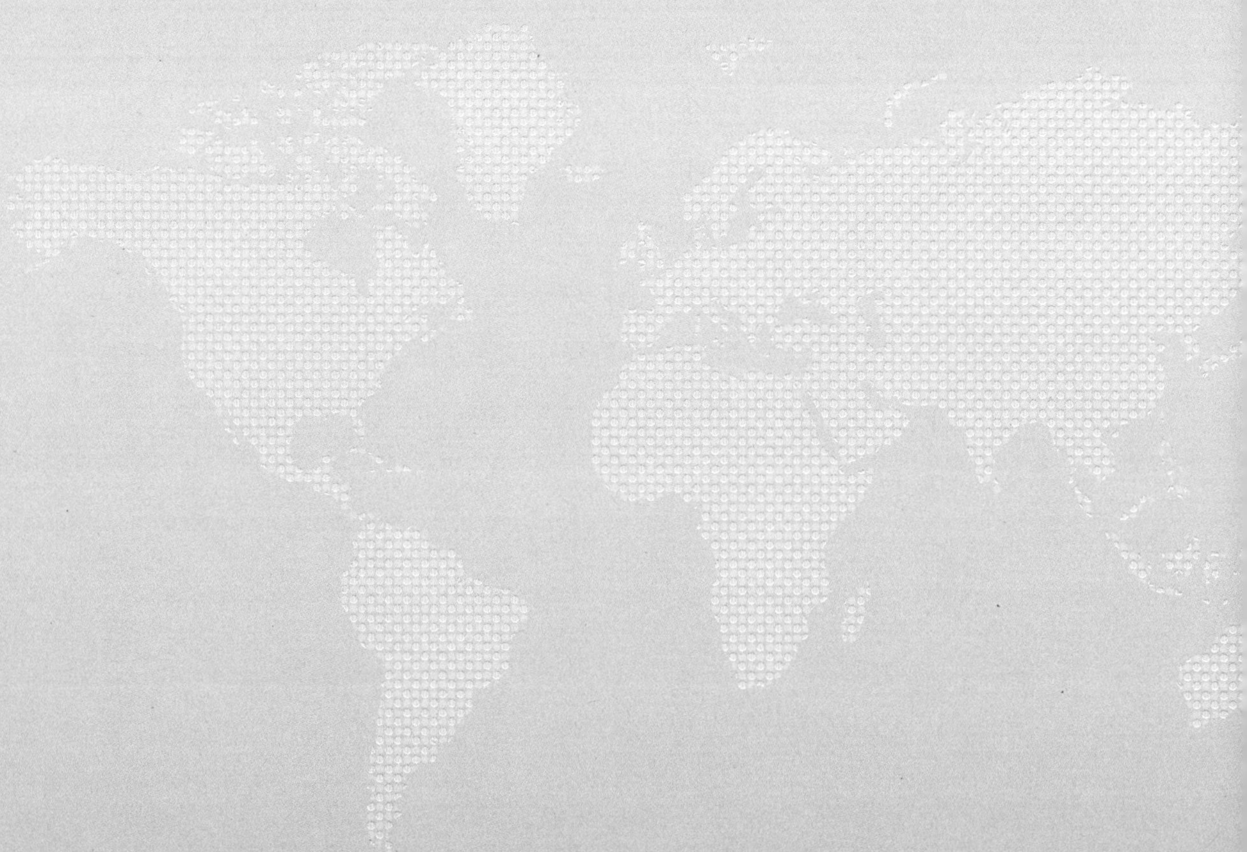

CHAPTER 8

중국

Chinese Americans

학습목표

1. 중국의 철학, 신념과 가치를 기술한다.
2. 중국인의 의사소통 방식을 설명한다.
3. 중국인에서 가족체계의 영향을 기술한다.
4. 중국인의 시간개념에 대해 설명한다.
5. 중국인의 질병 행위에 대해 기술한다.
6. 중국인의 생물학적 다양성을 확인한다.
7. 중국인에게 효과적인 간호계획과 중재를 수행한다.

1 개관

OVERVIEW OF CHINA

중국(中國)은 글자 그대로 '중심의 나라'라고 해석된다. 아시아의 동쪽에 위치하며 미국보다 좀 더 큰 면적을 지니고 있다(World Almanac, 2015). 실제 중국은 9,596,960 km^{2}의 면적을 지니고 있고, 중국 해안선은 반원형으로 되어 있다(Central Intelligence Agency, 2015). 중국의 지형과 기후는 매우 다양하고, 산악지대가 많고, 황하강과 양쯔강 아래 지역에 거대한 평야가 있다. 북서쪽에 있는 태산(하늘의 산이라 해석), 타클라마칸과 고비사막의 남쪽으로 이어지는 쿤룬산맥, 티베트와 쿤룬산맥을 이어주는 당고랍산맥, 중국의 북동쪽에 있는 다싱산맥이 주요 산악지대이고, 네팔 국경지대 옆에 에베레스트는 세계에서 가장 높은 산맥이다. 주요 평야는 북동평야, 내몽고평야, 중부평야, 양쯔평야, 진주강 델타평야이다.

2014년 7월 중국 인구는 대만 인구를 포함하여 총 1,355,692,576명으로 조사되었다(Central Intelligence Agency, 2015; World Almanac, 2015). 매해 평균 1,279,000,000명이 증가하고 있으며, 자연증가율 0.44%를 나타내고 있다. 중국의 출생률은 1,000명당 12.17명으로 미국의 1,000명당 16.3명보다 적다. 2014년 중국의 영아사망률은 1,000명당 14.79명으로 미국의 1,000명당 9.8명과 비교된다. 중국은 인구밀도가 높은 나라 중 하나이다(353명/mile^2).

수도인 북경은 약 11,106,000명이 거주하고 있다. 가장 큰 도시는 상해로, 약 14,987,000명이 살고 있다. 그 외 텐진(7,180,000명), 광저우(8,829,000명), 우한(7,243,000명), 시안(4,528,000명) 등 대도시들이 있다(Central Intelligence Agency, 2015; World Almanac, 2015).

중국의 주요 경작물은 쌀, 밀, 감자, 곡물, 차, 목화이다. 1998년 경제 인구 구성을 보면 농업 50%, 산업 24%, 서비스업 26%이다(Central Intelligence Agency, 2015; World Almanac, 2015). 주요한 수출품은 기술과 장비, 직물과 의류, 신발, 장난감 및 스포츠 용품, 광물 원료이다(Central Intelligence Agency, 2015; World Almanac, 2015). 2010년 중국은 일본을 제치고 세계 제2의 경제대국이 되었다(Central Intelligence Agency, 2015).

중국 국가주석은 시진핑(2013년-)이고, 국무총리는 리커창(2013년-)이다. 중국에는 주석과 국무총리가 있다. 공산당원이 행정적 통치권을 갖고 있고, 인민의회가 중앙입법기관이다. 정치적 계급제도 안에서 주 의회가 집행권을 가지고 있고, 국회는 국무총리와 부총리를 선출한다. 중국 내각은 국무총리가 이끄는 주 의회가 주최이다.

정확한 통계는 아니지만 오늘날 중국에는 3억 명의 종교인이 있다. 그들 가운데 기독교(개신교 1,000만 명, 가톨릭 400만 명)는 1,400만 명, 이슬람교인은 1,800만 명, 불교인은 13,000명, 도교인은 1,500명 있다(Central Intelligence Agency, 2015).

2 미국 이민

OVERVIEW OF CHINESE AMERICANS

많은 중국인은 대만, 홍콩, 중국에서 온 이민자들로 약 3,535,382명으로 아시아계 미국인 중 가장 큰 집단이다(U.S. Department of Commerce, Bureau of the Census, The Asian Population, 2012). 1980년에서 1990년까지 104.1%의 증가율을 보였으나 1990년에서 2010년까지는 37.9%의 증가율을 보이고 있다. 미국에 거주하는 중국인은 미국 총 인구의 0.7%를 차지하며, 서부에 52.4%, 북동부에 27.0%, 남부에 12.4%, 중서부에 8.1%가 거주하고 있다(U.S. Department of Commerce, Bureau of the Census, The Asian Population, 2012). 가장 많이 거주하고 있는 주는 캘리포니아(704,850명), 뉴욕(284,144명), 하와이(68,804명)이다. 중국인의 66%는 캘리포니아, 뉴욕, 하와이, 일리노이, 텍사스의 5개 주에 거주하고 있다(World Almanac, 2015; U.S. Depart ment of Commerce, Bureau of the Census, The Asian Population, 2012).

1975년 전부터 미국에 거주하고 있는 중국인의 18.5%와 1975년에서 1979년 사이에 태어난 사람들 중 11.4%, 그리고 2000년 이후에 29.3%가 외국에서 태어난 사람들이다. 이민은 지난 2세기 동안 중국인의 증가에 큰 영향을 주었다. 그러나 외국에서 태어난 중국인의 비율이 시간에 따라 현저히 다르다. 미국에 거주하는 중국인의 평균연령은 35.5세이며, 이는 미국의 평균연령 36.7세와 비교된다. 덧붙여, 아시아계 미국인의 11.0%만이 65세 이상이라는 점은 일반적인 미국 국민의 비율 12.7%와 차이를 보인다(U.S. Department of Commerce, Bureau of the Census, American Community Survey, 2013; World Almanac, 2015).

중국인은 높은 교육수준을 가지고 있다. 예를 들어, 2009년 25세 이상인 중국인 남성의 81.2%와 중국인 여성의 82.8%가 고등학교 졸업의 자격을 가지고 있다. 2000년에 중국인 남성의 49.3%와 중국인 여성 45.2%가 대학교 졸업의 자격을 가졌다(U.S. Department of Commerce, Bureau of the Census, American Community Survey, 2013; World Almanac, 2015).

많은 중국인 중에 65.1%가 노동을 한다. 중국인은 필리핀(71.0%)과 인도(72.3%)보다 노동력 참여율이 낮다. 중국인의 빈곤률 9.5%는 미국의 일반 빈곤률인 14.3%와 비교된다(World Almanac, 2015). 미국 전체의 빈곤율보다 낮게 나타난 중국인의 빈곤율은 10년 만에 처음이다.

미국과 중국인을 포함하여 아시아와 태평양 사람은 사회경제 상태와 교육 성취에 관한 이중적 분포가 존재한다(U.S. Department of Commerce, Bureau of the Census, American Community Survey, 2015; U.S. Department of Commerce, Bureau of the Census, Asian Population, 2012). 중국인의 가족 평균소득은 81,323달러이고, 일반 미국인은 62,367달러로 비교된다(U.S. Department of Commerce, Bureau of the Census, American Community Survey, 2013). 소집단으로서, 중국인의 사회경제 상태와 교육 성취도는 일본계와 한국계 미국인, 인도인과 비슷하지만 필리핀, 베트남, 라오스, 캄보디아와 태국 같은 다른 소집단보다는 높다. 한마디로, 미국에는 대학교육을 받은 전문직의 중국인이 중요한 부분을 차지한다. 동시에 많은 사람이 거의 문맹으로 낮은 임금을 받는 직업에 종사하고 있다(Wong, 2006).

다른 역사적 시기에 중국인 이민의 뚜렷한 사회경제 특징은 주로 교육 성취도와 직업으로 결정된다. 1965년 이전에 대부분 중국인 이민자는 거의 교육을 받지 못했고 대부분 가족이 함께 이민을 올 수 없어서 혼자였다. 그들은 정치적·사회적·경제적 이유로 이민올 수밖에 없었다. 대부분은 광동지방에서 왔고 광산업, 철로 건설, 농업에 종사하거나 혹은 식당, 세탁소, 식료품점 같은 자영업에 종사하였다. 1965년 후에 미국에서 이민법이 단순해졌을 때 교육 수준이 높은 지식인과 전문가들이 이주하기 시작하였다. 그때는 가족과 함께 이민을 오는 것이 허락되었다. 이민자는 대만, 중국과 홍콩에서 왔다. 그 결과로 상당한 문화적 언어적 다양성이 중국인 사이에서 존재한다.

중국 문화는 부모공경, 정의, 예절과 지혜를 따르도록 하는 유교사상에 큰 영향을 받는다. 자연과 다른 사람과의 조화로운 관계를 강조하고 대립보다는 동화를 기대한다. 개인의 관심이 지역사회 관심과 갈등이 있을 때 집단의 관심을 따르기를 기대한다. 대중이 갈등하는 모습과의 투쟁은 사회적으로 받아들여질 수 없는 것으로 인지된다. 개인은 다른 사람이 무엇을 인지하고 무엇을 생각하는지에 예민하고 다른 사람을 향해 친절하기를 기대한다. 그래서 그들이 체면을 깎이도록 하지 않으며 자기표현과 개인주의를 단념하게 한다. 반면, 부모를 공경하고 가족, 친구, 국가에 충성하는 것을 높이 칭찬한다. 겸손, 자제력, 자립과 체면유지를 배운다. 이런 문화적 관습을 따르지 못했을 때 대부분 수치스럽고 죄스럽게 생각한다. 결과적으로 중국인은 조용하고, 예의 바르고, 쾌활하고, 과묵하며, 종종 좌절하고, 의견불일치, 분노 또는 고통과 같은 개인적인 감정을 억제한다.

상호작용, 다른 사람이 대접받기 원하는 방식으로 대접하는 것은 대인관계의 유대 속에 작용한다. 대인관계의 상호작용은 계급 구조가 있어서 노인과 높은 지위인 사람은 젊은이와 낮은 지위인 사람 이상의 권력을 갖는다. 사람의 지위는 항상 상호작용 동안에 언급된다. 예를 들어, 형제들은 서로를 이름 뒤에 '형'과 '아우'로 설명한다. 교육 성취와 전문적 성공은 자랑과 명예를 가족과 지역사회에 가져다 주기 때문에 높은 가치를 갖는다. 따라서 중국 부모들은 기꺼이 자녀의 교육을 지원하고 자녀를 잘 교육하기 위해 큰 비용을 치르면서 희생한다.

중국과 미국 문화 사이에 첨예한 대조는 중국인에게 문화변용기 동안 높은 스트레스를 유발한다. 어떤 사람은 전통 중국문화를 그대로 유지하고, 음력으로 공휴일을 지내고 중국 관습을 유지한다. 어떤 사람은 모든 중국 전통 유산을 거부하고, 어떤 사람은 중국 문화와 미국 문화 둘 다에 동화되기도 한다. 적응이 잘 안 된 사람들은 생산적으로 일을 수행할 수 없을 수도 있고 낮은 자존감을 가질 수도 있고 무법 행동을 하기도 한다. 중국인 2세대와 3세대는 이미 서구문화에 잘 동화되어 있고, 전통적인 중국문화에 큰 영향을 받지 않는다. 그러나 그들은 다른 사람들이 자신을 중국인으로 인식할지라도 문화적·언어적으로 미국이이라는 존재의 주체성 문제를 경험할 수 있다(Wong, 2006). 5세 이상의 중국인은 82.7%가 집에서 다른 언어를 사용하며 46.4%는 영어를 잘 못한다. 17.3% 정도만 집에서 영어를 사용한다(U.S. Department of Commerce, Bureau of the Census, American Community Survey, 2013).

3 의사소통
COMMUNICATION

사투리

중국인은 광범위한 문화적·언어적 다양성을 갖는다. 언어적 다양성은 중국인 가운데에서도 의사소통의 문제가 나타난다. 공식적인 중국어는 만다린(표준 중국어)이지만 다른 집단의 사람들은 이해할 수 없는 많은 사투리가 사용되고 있다. 모든 사투리는 동일한 문법과 문자가 있고, 이는 큰 변화에도 불구하고 3,000년간 비교적 그대로 유지되어 왔다. 이러한 언어의 지속성은 모든 중국어로 하여금 문자로 의사소통을 가능하게 한다. 각 중국어 문자는 단 하나의 음절을 가지고 있다. 각 문자는 의미를 지니고 있어서 한 문자가 다른 문자와 결합을 하게 되면 또 다른 의미를 지닌 단어나 구문을 생성하게 된다. 표준어인 만다린은 네 가지 성조를 가지고 있으며, 성조를 다르게 하면 음절이나 단어의 뜻이 완전히 다르게 된다. 예를 들어, 평조로 'ma'를 발음하면 어머니라는 뜻이나, 올라가는 음으로 발음하면 무감각이라는 뜻이며, 꺾었다가 올라가는 발음을 하면 말이라는 뜻이다. 또한 내려가는 음으로 발음하면 '꾸짖다' 또는 '저주하다'라는 뜻이다. 복잡한 성조는 외국인이 중국어 말하기를 배우기 어렵게 하는 한 요소이다. 반면, 중국어는 일반적으로 연결어와 복수형을 사용하지 않고 시제가 존재하지 않는다.

유형, 소리, 접촉

중국인은 침묵을 중요시하고 특히 공공장소에서 반대나 비평하는 일을 피한다. 적어도 외적으로는 조화로운 관계를 유지하기 위해 반대 의견을 언어로 표현하지 않는다. 자기 의견을 표명하기 위해 목소리를 높이는 일은 미국인에게는 평범한 행동이지만, 중국인에게 이런 행동은 분노와 관련되거나 자제심을 잃은 것으로 여겨진다. 대면을 피하거나 얼굴을 붉히는 일이 일어나지 않게 하기 위해 'No'라는 직접적인 부정은 거의 하지 않는다. 반면에 고개를 끄덕이거나 끄덕임 없이 말하는 긍정적인 'Yes'는 단지 '알아들었다'라는 뜻이지 동의하거나 승낙한다는 뜻이 아닐 수도 있다. 일부 상황에서 긍정의 'Yes'는 심지어 부정의 'No'나 '아마도'를 뜻할 수도 있으며, 이러한 망설임, 애매모호함, 예민함, 암시 등은 중국어의 대표적인 특징이다(Liu, 2005). 중국인과 효과적으로 대화하려면 비언어적 의사소통이나 내용상의 뜻을 이해하는 것이 필요하다.

몸의 어떤 부분을 건드리거나 만지는 것은 문화적으로 다양한 의미가 있다. 중국 사람들은 대화 중에는 보통 서로를 만지지 않는다. 누군가의 머리를 건드리는 것은 심각하게 예의에 어긋나는 것이며, 상대방이 나이가 더 많거나 높은 사회적 지위에 있는 사람일 때 더욱 그러하다. 논쟁 중에 상대방을 건드리는 것은 불명예스럽고 얼굴을 붉히는 일이다. 또한 발을 책상 위나 의자에 올려놓는 것은 예의가 없고 무례하다고 여겨진다. 반면에 중국 문화에서는 동성의 사람에게 공공장소에서 애정을 표현하는 것은 허락된다. 그러나 미국 문화와 다르게 공공장소에서 이성에게 애정을 표현하는 것은 사회적으로 받아들여지지 않는다(Burkett, 1995). 일반적으로 중국인은 공손하지만 내성적이고, 수줍고, 차갑고, 신의가 없거나 흥미가 없는 것으로 보인다(Chen & Yang, 1986; Fisher, 1996; Watson, 1970).

맥락

중국인의 대화는 고맥락(high-context)으로 이루어지며, 이는 미국인의 대화법과 대조를 이룬다. 고맥락적 대화는 대부분 정보가 물리적 배경이거나 개인에게 내면화된 상태이며, 겉으로 명쾌하게 언어로 표현되고 전달되지 않는 경우가 많다. 이와는 반대로 저맥락적(low-context) 대화는 많은 정보가 명확한 코드 안에 들어가 있다(Hall, 1981, 1989).

중국인은 대화 중 비언어적인 맥락 신호를 인식하고 중요시하며 의지하는 경향이 있으며, 이를 직접적 언어로 표현하지 않는다(Millet, 2010). 예를 들어, 언어적 표현, 긴장감, 움직임, 언어의 속도, 상호작용의 위치 등을 인식하며 구체적인 의미를 형성하게 되는 것이다. 그들은 다른 사람들이 언어 속에 담겨 있는 의미를 알아채기를 기대한다(Gudykunst, 2001; Liu, 2005). 따라서 중국인과의 효과적인 대화를 위해서는 이러한 비언어적 신호와 맥락적 의미를 이해하는 것이 중요하다.

몸짓

과거 중국인은 머리를 숙여 서로에게 인사했다. 요즘은 사람들에게 "아침(또는 점심이나 저녁) 드셨어요?"라고 말하며 인사하는 것이 더 평범해졌다. 인사를 하는 사람은 사실상 질문 자체의 문자적 의미에는 별로 관심이 없다. 대신에 사람들에게 인사하는 방법이 문화적으로 형성된 것뿐이다. 고개를 끄덕이는 것은 긍정의 표현인 'Yes'를 뜻하는 반면, 고개를 좌우로 흔드는 것은 부정의 표현인 'No'를 뜻한다. '아직 식사 안 하셨어요?'라는 부정적 의미를 가진 질문에 대답을 하는 것은 많은 중국인에게 문제가 된다. '네, 아직 아무것도 안 먹었어요' 또는 '아니요, 뭐 좀 먹고 싶어요'라는 긍정과 부정적 표현에 혼란을 겪을 수도 있다.

중국인은 대화를 잘 못했을 경우 수치심을 느끼거나 당황스러워한다. 어떤 사람들은 부적절하게 언어를 사용하여 다른 사람을 불편하게 했다고 생각하고 계속해서 사과한다. 대부분 중국인은 감정표현을 억제하지만, 일부 사람은 화나는 감정과 혐오를 표현하기 위해 눈을 흘길 수도 있다. 일반적으로 중국인은 다른 미국인보다 눈을 마주치지 않는 편이다(Chin, 2005). 일반적으로 중국 문화에서 지나친 눈맞춤은 무례하거나 버릇이 없는 것으로 보거나(Watson, 1970), 때로는 위협적으로 인식할 수 있다(Chin, 2005).

다른 이민자처럼 중국인은 건강시설을 이용할 때에 큰 스트레스를 받는다. 언어적 장애와 다른 문화적 배경은 종종 혼란, 의기소침, 좌절, 부자유스러움, 무력감 등을 유발한다(Barrett, 2006; Shih-Yu, 2009). 그러나 중국인은 이러한 정서문제를 건강관리전문가와 상담하거나 걱정거리에 대해 이야기를 나누지 않는 편이다(Cheung, Nelson, Advincula, Young Cureton & Canham, 2005; Liu, 2005; Morte son, 2009; Shih-Yu, 2009). 어떤 중국인은 정서문제는 개인적인 것으로 건강관리자가 자기 언어로 이야기할 수 없을 경우 질문하는 것이 당황스럽다고 한다. 이러한 정서적인 것들은 주로 언어로 표현되지 않으며 비언어적 표현으로 나타난다. 중국인의 비언어적 행동을 자주 관찰하고, 언어로 표현하도록 격려하는 것이 그들의 심리적 문제를 알아내는 데 도움이 될 수 있다.

간호 적용

간호사는 중국계 사람들 사이에서도 다양한 사투리로 의사소통이 원활하지 않을 수 있다는 점을 기억해야 한다. 대상자가 건강관리를 위해 통역사가 필요하다면 간호사는 그 대상자가 어떤 언어를 사용하는지를 먼저 확인하고 대상자 특정 사투리를 할 수 있는 통역사를 찾아야 한다.

중국어는 영어와 달라서 중국인은 영어로 대화할 때 많은 스트레스를 받을 수 있다(Barrett, 2006; Liu, 2005; Mortenson, 2009; Shih-Yu, 2009). 간호사는 이와 관련된 징후를 관찰하고 확인하여 대상자가 스트레스를 조정하거나 낮출 수 있도록 한다. 중국인은 '좋은 환자(조용하고 예의 바르며 요청을 거의 하지 않는)'인 경향이 있어서 걱정, 두려움, 좌절감이나 통증을 억제하려 한다. 그러므로 중국인 대상자가 따로 요청하지 않는다고 해서 모든 것이 만족되었다고 가정해서는 안 된다. 간호사는 비언어적 표현과 문화적 의미를 확인하고 적절한 간호계획을 세우는 것이 중요하다.

어떤 중국인은 상황이나 설명을 이해하지 못해도 질문을 거의 하지 않는다. 간호사는 친밀한 관계를 형성한 후에 정서를 언어로 표현하고 질문하도록 격려한다. 대상자가 언어와 비언어적 표현에만 의존하지 말고, 적극적으로 질문하고 대답하게 하면서 대상자가 이해했다는 것을 확인하도록 최선을 다해야 한다. 또한 간호사는 답변을 이끌어낼 때, 중국어에서 부정의문문에 대한 이해가 다르므로 부정의문문을 쓰지 말아야 한다.

또한 중국인은 대화 중 다른 사람에게 거의 손을 대지 않으므로 간호사는 치료 목적으로 손을 댈 필요가 있음을 설명해야 한다. 중국인 대상자와 친밀한 관계를 형성하기 위해서는 공감하고 존중한다는 것을 표현하고 판단하지 않으려는 자세를 갖는 것이 좋다. 그들의 문화 기준, 가치, 관습과 특유한 대화방법을 이해하면 간호사는 더 나은 대화를 나눌 수 있을 것이다. 특히 간호사가 보기에 대상자가 걱정, 두려움, 우울, 통증을 경험하고 있을 때 치료적 대화방법을 사용하면서 생각과 느낌을 표현할 수 있도록 격려하면 상호 간의 이해를 확인할 수 있을 것이다.

4 공간 SPACE

Hall (1981)은 인간의 공간적 관계를 연구하면서 인간을 접촉 집단과 비접촉 집단으로 분류하였다. 접촉 집단의 사람들은 직접적으로 마주하면서 가까이 다가가고, 손이 닿으면 눈을 마주치고, 비접촉 집단의 사람들보다 큰 소리로 말을 한다. 접촉 그룹의 사람들은 비접촉 집단의 사람들을 수줍음이 많고 관심이 없으며 차갑고 무례하다고 느낄 수 있다. 반대로 비접촉 집단의 사람들은 접촉 집단의 사람들을 공격적이고 밀어붙이는 불쾌하고 무례한 사람들이라고 느낄 수 있다(Hall, 1981). 중국인과 중산층 미국인은 비접촉 집단의 사람들로 구분된다. 그러나 아시아 사람의 관점에서 보면 미국인은 아시아인보다 비교적 서로를 마주하고 접촉하고 눈맞춤을 하는 경향이 있다. 중국 사람은 옆에 나란히 있거나 직각으로 있는 것을 더 편하게 여기며, 정면으로 마주하면 불편하게 느낀다. 반면에 미국인은 얼굴을 마주보고 앉거나 직각으로 있는 것을 더 편안하게 느낀다. 아시아 문화에서는 지위가 높은 사람이 중앙에 앉는 특권을 갖는다. 따라서 지위가 낮은 사람은 자기 행동이 올바른지를 살피는 부담감을 갖게 된다(Samovar & Porter, 2003; Watson, 1970).

간호 적용

중국인은 비접촉 집단으로 분류된다. 중국인을 지극히 수줍어하고 위축된 존재로 간호사가 잘못 인식할 수도 있다는 것은 중요하다. 간호에서도 중요한데, 어떤 중국계 사람들은 가까이서 눈맞춤이 많고, 접촉과 관련된 간호를 무례하고 불쾌하게 볼 수도 있다. 간호사가 이러한 업무를 수행할 때 충분히 설명해서 오해를 줄일 수 있다. 중국인은 얼굴을 마주 대하는 것을 불편해하기 때문에 간호사는 편안한 자리 배치로 대상자를 사정하고 대상자의 편안한 수준의 사적 공간을 알고 민감하게 대처한다.

5 사회조직
SOCIAL ORGANIZATION

이민과 사회조직

많은 초기 중국인 이민자는 다양한 중국계 미국조직의 노동계약과 차용한 돈 때문에 들어왔다. 이 조직들은 일단 미국에 도착한 초기 이민자를 감독하는 역할을 하였다. 중국인 이민자는 다른 인종과 문화를 가진 이민자와 유사하였다. 따라서 많은 초기 중국인 이민자는 집단 속에서 노동자로 일했다. 비록 미국의 다른 인종과 문화권의 이민자보다 신체적으로 왜소했지만, 그들은 성실한 노동자였다. 역사적으로 중국인 이민자는 철도건설이나 그와 유사한 힘든 일을 해서 미국 건설을 도왔다. 초기 중국계 이민자들은 저임금으로 일을 했고 절약하는 생활로 돈을 모았다. 이런 미덕은 초기 중국인 이민자를 많이 고용하게 만들었지만 미국인 노동자가 그들을 경쟁자로 보고 공포를 느끼면서 미워했다(Lyman, 1974; Wong, 2006).

1851년까지 25,000명의 중국인이 캘리포니아에 살았다(Sung, 1967). 1870년까지 미국 내 중국인 이민자의 수는 63,000명으로 증가하였다. 1880년에 약 6,000명의 중국인이 미국에 입국했다. 1881년에는 약 2배가 입국했고 1882년에는 약 5배가 입국했다(Sung, 1967). 그러나 1882년에 배타적인 이민법으로 중국인 이민의 유입은 1890년까지 1,000명보다 적은 수로 감소되었다. 이런 법 때문에 초기 중국인 이민은 거의 남성이 대부분이었다. 미국에서 중국 남성의 이민은 영구적인 이민이라기보다는 임시적으로 여겨졌다 1880년대 중국인이 미국을 떠나는 것이 들어오는 수보다 많았다.

1882년 중국인 입국거부법률과 더불어, 이민과 중국인이 미국 내에서 자연스런 시민으로 활동할 가능성을 축소하는 다른 법이 제정되었다. 더욱이 이들 법은 시민이 되는데 충분한 다양한 직업과 땅 소유에 대한 선행조건을 구체화하였다(Sowell, 1981). 1854~1874년 동안 법은 중국인이 백인에게 불리한 증언을 하는 것을 금지하였다(Lyman, 1974). 역사가들은 그러한 법이 중국인이 도둑맞고 파괴되고 폭행당할 때 합법적인 호소권을 가질 수 없기 때문에 그들을 "마음대로 회판할 수 있는 시간(open season)"을 선언하는 데 영향을 주었다고 믿는다. 1882년에서 1890년에 전체 중국인 이민의 입국거부는 중국인을 장기간 황폐화하게 하였다는 것은 명백하다. 초기 중국인 이민자는 거의 배타적으로 남성이었기 때문에, 정상적 사회생활과 가족생활에 대한 희망은 거의 없었다. 많은 초기 남성이민자는 중국에 아내와 아이들이 있었고 여러 해 동안 거의 만나지 못했다. 경제적 기회에 관한 엄격한 규제로 중국여행을 하기에 충분한 돈을 버는 것은 불가능했다.

수년 동안 미국 이민을 간 중국 여성은 거의 없어서 1세대 아이들의 수는 적었다. 이 아이들이 성장했을 때, 제2차 세계대전이 발발할 때까지 초기 이민기동안 중국인의 특성은 중국여성의 부족이었다. 또한 그 수를 알 수 없는 많은 중국계 여성이 매춘부로 미국에 밀입국하였다(Lyman, 1974). 1960년에 중국인이 더 나은 삶을 위해서 미국에 들어와 불법체류자로 남게 되었다. 따라서 많은 중국인 거주자가 의도적으로 인구조사를 피하는 결과를 초래했다.

초기 중국 이민자는 경제적 활동기회를 크게 제한받았어도 그들은 차이나타운에서 경제적 어려움을 해결하였다. 이러한 사실은 1906년 샌프란시스코 지진 같은 재난이나 1930년 경제대공황 때 중국인이 연방정부의 도움을 구하지 못하고 혜택도 받지 못한 이유를 설명해 준다.

1882년 중국인 이민 금지령이 1943년에 철회된 것은 남녀 비율의 불균형을 완화시키고 가족중심의 사람들 사이에 정상적 가족생활을 가능하도록 하였다. 중국인 이민금지령이 철회된 이후 새로운 중국인 이민자는 대부분 여성이었다(Sung, 1967). 제2차 세계대전으로 노동력 부족현상은 이전에 중국인에게 주지 않았던 새로운 직업의 기회를 열어주었다. 따라서 중국인은 새로운 직업을 위해 차이나타운에서 전통직업을 버리게 되었다(Sowell, 1981).

1940년에는 캘리포니아에서 3% 정도의 중국인만이 '전문직'으로 보는 직업을 가지고 있는데, 이는 백인의 8%와 비교가 된다. 그러나 1950년에 중국인의 전문직 종사자가 2배로 늘어나 6%였고, 10년 후에 3배가 되어 처음으로 백인 전문직 종사자의 비율을 능가하게 되었다. 또한 1970년에는 일반적으로 중국인이 다른 미국인보다 수입이 더 많고 직업적 지위가 더 높은 것으로 조사되었다. 1970년대에는 모든 중국인 직업종사자 중 최소 4분의 1이 과학계나 전문직 분야에 종사하는 것으로 나타났다. 많은 중국인은 과학 및 공학분야에 종사하고 있다(National Science Foundation, 2009). 1992년 중국 인민공화국의 많은 중국 학생들은 중국학생보호법에 의해 영주권 비자 신청을 하였으며, 이로 인하여 공학분야에서 중국인의 수가 증가하였다.

가족

중국계 가정은 오래전 이민가정, 전문직 이민가정, 미국에서 태어난 중국계 가정, 새로운 근로자계급 이민가정, 혼혈/혼합문화 중국계 가정 등 다섯 가지로 크게 분류된다(Wong, 2006). 이들의 사회경제적 위치, 교육 정도, 문화적응도는 각 가정마다 매우 다양하다. 오래전 이민가정은 작은 식료품점이나 레스토랑을 운영하며 제한된 영어를 말하고 전통 중국의 가치를 지키려 한다. 전문직 이민가정은 주로 미국에 국제학생으로 왔다가 졸업한 후 전문직에 종사하며 부모가 미국으로 이민 올 수 있도록 지원하여 확대가족을 이루었다. 미국에서 태어난 중국계 가정은 자녀가 1세대에서 5세대까지 이른다. 이러한 자녀들은 문화적응도가 높으며 대학 학위를 지니고 있고 높은 수입과 좋은 직업을 갖고 있다. 그러나 근로자계급 이민가정의 자녀들은 문화에 적응을 잘 하지 못하는 경향이 있다. 부모는 주로 경제를 책임지고 있는 노동집약적 시장(여행자를 위한 상점, 레스토랑, 의류 작업장 등)에 고용되는 경우가 많다. 그들은 일 때문에 자녀들과 보낼 시간이 거의 없다. 혼혈 중국계 가정은 주로 미국에서 태어난 사람들 사이에 이루어진다. 이들 자녀는 자신을 중국인이나 다른 인종으로 여긴다.

중국인은 다른 아시아계 미국인과 같이 집단주의 문화를 가지고 있다. 집단주의 문화는 가족에 대한 충성과 전통을 유지하는 반면, 개인의 감정을 중요시하지 않는 경향이 있다(Gudykunst, 2001). 중국인은 가족을 위해 개인의 관심을 기꺼이 포기하며 강한 가족 결속력을 유지한다. 또한 가족집단은 핵가족, 확대가족의 모든 구성원을 보호한다. 이렇게 하는 것은 가족집단의 명예가 되며, 그렇지 않을 경우 수치심을 가져다주게 된다.

중국계 가정은 계층 조직이다. 나이가 많은 아이는 나이가 적은 아이에게 권위가 있고, 나이가 적은 아이는 권위가 있는 사람(주로 집안에서 나이가 많은 남성)에게 예의를 갖추어 대해야 한다(Chin, 2005). 일반적으로 남자아이가 여자아이보다 가치 있게 여겨진다. 남편은 아내에게 더 많은 권한을 가지고 있다. 아내는 자기 부모와 시부모에게 순종하고, 그렇지 못할 경우 가정의 수치라고 여긴다(Cheung et al., 2005). 권위가 있는 사람은 집안의 결정사항에 더 많은 영향을 미치며, 대부분 규율보다는 합의해서 결정한다. 개인은 반대하기보다는 우세한 의견에 순응하도록 배운다(Gudykunst, Stewart & Toomey, 1985). 그러나 중국인 가정의 문화신념은 새로운 문화의 적응과정에서 약화되고 있다. 많은 젊은이가 집안 어른들에게 존경을 표하지 않으며 개인주의 젊은이들은 위법 행위를 저지를 가능성이 더 높다(Le & Stockdale, 2005). 반면에 전통적인 중국 가족에 가치를 두는 개인주의를 행사하지 않는 젊은이들은 부정적 행위를 저지를 가능성이 적다(Juang, 2009). 가족구성원의 지원을 받지 못하는 중국계 미국 노인은 우울증에 걸릴 위험이 높다(Mui & Kang, 2006).

결혼

과거 중국인 이민금지령으로 중국계 미국 남성은 여성보다 현저히 많은 수가 미국에 거주하고 있었다. 젊은 미혼 남성은 결혼할 기회가 사실상 없었으며, 1890년에는 모든 중국인 중 26.1%의 남성만이 결혼하였다. 1890년과 1950년 사이에 결혼한 중국계 미국 여성의 비율은 57.4%에서 69.1%로 증가하였다. 그 당시 이민 온 중국계 미혼 여성의 비율은 낮았지만, 중국은 전통적으로 여성이 비교적 어릴 때 결혼하는 경향도 어느 정도 영향을 준 것으로 여겨진다(Sung, 1967).

오늘날 중국인은 여전히 가족중심을 고수한다. 결혼한 부부는 갈등이 있어도 이혼이나 별거를 피하는데, 이는 수치스럽게 생각하기 때문이다. 2000년 센서스에 의하면 60.1%의 중국인이 결혼한 상태이고, 29.7%는 한 번도 결혼한 적이 없는 미혼, 1.1%는 별거, 4.6%는 과부, 4.5%는 이혼한 부부로 조사되었다(Reeves & Bennet, 2004; U.S. Department of Commerce, Bureau of the Census, American Community Survey, 2015).

종교

중국에는 불교, 도교, 이슬람교, 기독교(개신교, 가톨릭)의 네 가지 주요 종교가 있다. 그 중 불교가 신자가 가장 많은 것으로 알려져 있는 반면 도교는 가장 적다. 중국인 사이에서 기독교가 새로운 종교로 서구문화를 소개했고, 기독교의 영향은 뚜렷하다. 기독교는 중국인뿐만 아니라 중국에 서양 문화를 소개하는 데 부분적으로 책임이 있는 것으로 여겨진다. 많은 중국인은 미국에 온 후에 기독교로 개종한다(Yang, Fenggang & Tamney, 2006). 특히 외국에서 태어난 중국인 사이에서 카톨릭 신자의 수가 급격히 증가하였다(Central Intelligence Agency, 2015; Fisher, 1996; Sowell, 1981).

간호 적용

간호사는 중국인이 보통 개인의 관심사 이전에 가족을 위한 헌신을 먼저 고려하는 가족중심의 사람들이라는 것을 기억하는 것이 중요하다. 또한 중국계 미국 가족은 전통적으로 위계질서 중심의 구조를 갖는다. 따라서 대상자의 가족관계를 고려하여 집안의 영향권자를 아는 것은 간호사가 가족의 영향력이 있는 사람을 효과적으로 사용하여 치료의 목적을 달성할 수 있는 중요한 방법이 된다. 중국인은 가족이나 친척을 돌보는 것에 중요한 책임감을 갖는다. 그러므로 가족들의 입원이나 건강관리의 필요를 자기 일로 생각한다. 간호사는 이러한 책임감을 이해하고 가족의 요구에 더 민감할 필요가 있다. 가족의 의견과 생각은 간호계획에 구체화되어야 하며 대상자뿐만 아니라 가족 모두 건강교육을 제공하는 것이 필요하다. 그러나 아픈 아이의 부모가 다른 어린 자녀에게 알려 불필요한 근심을 더하지 않기를 원할 수도 있다. 간호사는 부적절한 가족들에게 정보를 제공하는 것을 피하기 위하여 가족 상황을 잘 평가해야 한다(Cheung et al., 2005). 중국인을 간호하는 것과 관련한 가장 중요한 방법은 가족들을 가능한 한 많이 관여시키는 것이다. 그렇지 않으면 가족은 대상자를 위한 건강전문가의 접근을 막을 수가 있다. 개인이 가족으로부터 독립한다는 개념 자체는 중국인이나 중국인에게 매우 생소한 것일 수 있다. 이에 덧붙여, 중국계 미국 여성은 남성 건강전문가에게 진찰받는 것을 매우 불편하고 어려운 것으로 여긴다. 그러므로 여성 간호사가 반드시 함께 해서 진찰을 도와야 한다.

중국인은 교육 배경이나 사회경제적 위치가 매우 다양하며 종교적 신념과 활동, 문화적 적응도 역시 다양한 수준을 보인다. 예를 들면, 어떤 중국인은 영어를 사용하는 데에 전혀 문제가 없는 반면, 또 다른 중국인은 영어를 거의 못한다. 의료보험을 가지고 있는 사람들도 있고, 없는 사람들도 있다. 사람에 따라서 약초를 치료에 사용할 수도 있고 그렇지 않을 수도 있다. 언어구사의 어려움은 건강관리를 위한 접근과 수행에서 주요한 방해요인 중 하나이다(Smedley, Stith & Nelson, 2003). 대상자가 언어적 어려움이 있으면 통역자가 필요하며, 보통 중국인 공동체에서 찾을 수 있다. 시각적 표현이나 플립차트(flip chart), 전시물들은 대상자의 이해를 돕는다. 간호사는 다음의 웹사이트에서 중국어 대상자교육 자료들을 얻을 수 있다(e.g., National Diabetes Education Program: http://ndep.nih.gov/index.aspx, MedlinePlus' Health Information in Chinese: http://www.nlm.nih.gov/medlineplus/languages/chinesetraditional.html, and National Library of Medicine's Materials in Asian Languages Chinese: http://asianamericanhealth.nlm.nih.gov/Alchinese.html). 간호사는 대상자에게 위의 웹사이트를 소개하고 웹사이트에 있는 정보를 사용하여 환자교육을 할 수 있다.

6 시간
TIME

중국인은 시간에 대한 과거, 현재, 미래라는 관점이 없는 색다른 인식과 경험을 가지고 있다. 일부 중국인은 시간을 순환하는 수레바퀴로 현재를 영원한 것으로 반영하는 것으로 인식한다. 바퀴는 계속해서 예측할 수 없는 방향으로 돌고 있으며, 개인은 회전하는 바퀴를 둘러싼 현재에 적응하고 주변 환경과 조화로운 관계를 맺으려고 한다(Kim, 2015).

Hall(1981)은 아시아인의 시간개념을 여러 가지가 함께 일어나는 다중지향적(polychronic)으로 여기고, 서양인은 한 번에 하나의 일을 처리하는 단일지향적(monochronic)으로 묘사하였다. 다중지향적인 사람들은 융통성이 많고, 시간을 분명한 직선으로 이루어진 독립체로 여겨 현재의 완성에 집중하며, 하나 이상의 활동을 동시에 처리하는 경우가 자주 있다. 반면에 단일지향적인 사람들은 계획표, 신속함, 활동의 표준화 등을 강조한다.

현재와 미래에 대한 결정을 내릴 때 어떤 중국인은 전통과 관습에 영향을 받을 수 있다. 결정을 내리기 전에 상징이나 상관관계, 직관 등을 구할 수 있으며 중요성, 결과, 미래의 상황, 현재의 요소 등을 고려할 수도 있다. 그들은 주로 개인의 이익만을 위해서 결정을 내리지는 않는다(Gudykunst et al., 1985).

간호 적용

중국인은 다중지향적이기 때문에 간호사는 어떤 중국인은 확정된 일정을 충실히 지키지 않을 수 있다는 것을 알아야 한다. 이러한 경우, 약속시간보다 늦게 도착하거나 새로운 일이 더 급하고 시간에 민감한 일이라 할지라도 하고 있던 일을 먼저 끝내려 하거나 한 번에 하나 이상의 일을 수행하려 한다는 것을 알아야 한다. 중국인은 현재와 관련된 중요한 결정을 해야 할 때 지체하거나 여러 가지 경우의 수를 생각하기 위하여 시간을 요청할 수 있다. 여기에는 가족들과의 상의도 포함된다.

7 환경통제
ENVIRONMENTAL CONTROL

많은 중국인, 특히 1세대 중국인은 운명론을 믿으며 인간은 물리적 세계에 적응해가는 존재이지 환경을 통제하거나 변화시키는 존재가 아니라는 것을 믿기 때문에 그들이 자연스러운 본질을 조절한다는 것을 믿지 않을 수 있다(McBride, Morioka-Douglas & Yeo, 2003). 전통 중국 철학에서 자연과의 조화로운 관계를 강조한다(Chen, 2001). 고대의 중국계 철학자는 '기'를 세계에 흐르는 생명 에너지로 여겼고, 기는 음과 양으로 구분이 되었다. 음과 양은 반대임에도 불구하고 하나의 힘으로만 존재할 수 있으며, 신체와 음식을 포함하여 전 세계를 움직이고 있다. 양은 긍정적·적극적·남성적 힘을 나타내며 음은 부정적·소극적·여성적 힘을 나타낸다. 결과적으로 신체의 장기들은 음과 양의 그룹으로 나누어진다. 예를 들어, 간, 심장, 비장(지라), 폐, 신장은 음에 속하나, 췌장, 위, 대장, 소장, 방광, 림프관은 양에 속한다. 양의 힘은 신체를 외부의 침략으로부터 보호해 주는 반면, 음은 생명의 힘을 저장하는 역할을 한다. 어떤 중국인은 음과 양의 불균형은 질병을 일으키고, 음과 양의 균형은 건강을 유지하거나 강화한다고 한다(Chen, 2001).

또한 음식도 음(냉)과 양(온)으로 나뉘어 질병의 원인이 되거나 치료방법이 된다. 예를 들면, 백혈병을 앓고 있는 사람은 '음'의 음식을 너무 많이 먹었기 때문이라고 해석한다. '음'의 음식을 지나치게 많이 먹으면 암, 산후우울증, 월경이나 수유장애 같은 질병을 일으킬 수 있고, 소고기, 닭고기, 달걀, 튀긴 음식, 매운 음식, 뜨거운 음식, 와인과 같은 '양'의 음식으로 치료할 수 있다. '양'의 음식을 지나치게 많이 먹으면 감염, 고열, 고혈압, 인후염, 치통 등과 같은 질병을 일으킬 수 있고, 두부, 꿀, 당근, 순무, 채소, 과일, 차가운 음식들, 오리고기와 같은 '음'의 음식으로 치료할 수 있다(Ludman & Newman, 1984). 또한 중국인은 변비를 치료하기 위하여 차, 꿀, 자두를 섭취하고, 소화불량을 치료하기 위하여 국화꽃, 생강이나 다른 허브를 사용한다(Hess, 1986).

풍수(風水, feng shui)는 중국인이 믿는 개념으로 자연과 신체의 적절한 조화를 이루는 공간적 예술을 뜻한다(Fisher, 1996). 긍정적인 의미의 풍수는 악한 정신을 빼내고 건강과 번영을 촉진한다고 한다. 중국인에게는 물건과 건물 등의 모양은 중요한 의미를 가지며 행운이나 불운에 밀접한 영향을 줄 수 있다고 믿는다. 예를 들어, 삼각 모양의 건물은 불운을 일으키며 중국인의 집을 지을 때 사용되지 않는다. 또 집 안의 어느 문이든 통행하는 곳은 직접적으로 열지 않게 하는데, 이는 집 안으로 들어올 준비가 되어 있는 악한 영을 허락하는 행위로 믿기 때문이다. 이와 비슷하게 가장 좋은 건물의 위치는 집의 후방이 산을 향하고, 전방은 물을 직접적으로 향하는 경우이다. 이러한 위치는 보호를 받으며 번영을 이끈다고 한다.

어떤 중국인에게 색상과 숫자는 건강과 건강관리에 중요한 영향을 준다고 믿어진다. 예를 들어, 숫자 4는 만다린으로 죽음을 뜻하는 단어와 동일하게 발음이 되며 불운을 의미하는(Pan, 2004) 반면, 숫자 8은 광둥어(cantonese)의 번영을 뜻하는 단어와 동일하게 발음되며 행운을 뜻한다. 반면에 흰색은 슬픔이란 의미를 가진 색깔로 불운을 뜻하며, 빨간색은 행복과 축하와 관련되어 행운을 뜻한다고 여겨진다. 따라서 88년 8월 8일에 태어난 사람은 최고의 행운을 가진 사람이며, 44년 4월 4일에 태어난 사람은 엄청난 불운을 가진 사람으로 여겨질 수 있다. 이러한 신념을 가진 중국인은 세모난 건물의 444호에 있는 흰색 가운을 입은 사람에게 진단받는 것을 어려워할 수도 있다(Fisher, 1996).

병적 행동과 건강행동

문화적 차이, 언어의 장벽, 경제적 지위는 중국인의 건강 관련 서비스를 활용하는데 큰 역할을 한다. Jang, Lee와 Woo (1998)는 수입, 언어능력, 신분은 건강 관련 서비스의 접근과 이용 정도와 관련이 있다는 것을 발견하였다(Du, Kramer, Juthani & Kim, 2009).

대부분 중국인은 사회경제적 지위, 건강관리체계에 대한 문화적 무지, 서비스 이용에 따른 비용 등으로 건강 서비스의 이용이 저조한 상태이다(Chen & Kazanjian, 2005). 일반적인 미국 인구에 비하면 중국인의 무직 비율은 낮은 편이지만, 중국인 사이에서의 무직 비율은 매우 높은 편이다. 이것은 단기 직종, 교육과 직업의 적절하지 못한 연결, 일하는 시간에 비해 싼 인건비 수준이 증명하고 있다. 덧붙여, 중국인의 최소 14%는 빈곤층이거나 그 이하로 생활하고 있다. 많은 중국인 노인은 고정된 수입으로 홀로 생활하고 있는데, 이는 초기 이민자 차별정책의 직접적 결과이다. 중국계 이민가정은 건강 보험을 들어야 한다는 것을 믿지 않거나 보험료를 낼 형편이 되지 않다는 이유로 건강보험을 들지 않는다(Fisher, 1996). 실제로, 결혼 유무, 미국 거주기간, 교육, 직업, 평균 가정 수입은 중국인의 건강보험 이용과 관련이 있다(Takeuchi, Chung & Shen, 1998). 또한 소득, 언어 능력, 시민권은 중국인의 의료접근과 이용과의 관련이 있다(Jang, Lee & Woo, 1998). 중국인은 언어 장벽과 미국 건강체계에 대한 무지로 의료기관을 두려워할 수도 있다. 결과적으로 일부 중국인은 의료기관에 가거나 처방을 따르지 않을 수 있다. 정신건강과 같은 문화적 신념이나 관습도 의료 서비스 이용을 단축시키는 요인이다.

양수검사, 당부하검사, 초음파검사, 혈액검사 등과 같은 많은 진단 검사들을 위험하거나 불필요한 검사로 보는 경우가 많다(Minkler, 1983). 예를 들어, 매일 혈액검사를 하는 것은 불필요할 뿐 아니라 아주 나쁘게 본다. 중국인은 몸의 완전성을 믿어서 혈액이 다른 어느 것과도 대체할 수 없는 중요한 신체의 에너지를 내는 부분으로 여기기 때문이다(Pan, 2004). 북경의 한 백화점에서는 2개월의 월급과 15일의 휴가라는 상당한 보너스를 제공한 상태에서 추첨제로 누가 '자발적으로' 헌혈할 것인지를 결정하는 일이 있었다(Fang, 1998). 많은 중국인은 처방전 없이 살 수 있는 약품이나 약초, 안정제, 항생제 등을 이용하여 스스로를 치료하려는 경향이 있다고 한다(Zhan & Chen, 2004). 이와 관련하여 몇몇 중국인은 일단 처방된 약제를 가지고 훗날 자신이 사용하고자 할 때 복용하는 경우도 있다(Campbell & Chang, 1973).

많은 중국인이 서양과 중국의 건강관리자를 동시에 이용하고 있으나(Chen, 1995; Zhan & Chen, 2004), 자기 상태를 종종 알리지 않는다. 중국 약제와 서양 약제를 동시에 사용하면서 서양이나 중국 건강전문가에게 알리지 않는 것은 건강 안전에 위험을 가져오고 때로는 비극적인 일까지 생길 수 있다(Tsai, 2007; Zhan & Chen, 2004). 일부 약초는 서양의 약제와 비슷한 효과를 내어서 두 가지를 동시에 사용할 경우, 문제가 발생할 수 있기 때문이다. 예를 들어, 인삼은 강장제이고 고혈압을 방지하는 효과가 있다. 환자가 만약 고혈압 방지약과 인삼을 동시에 섭취하게 되면 과잉복용의 문제가 일어나게 되는 것이다.

일반적으로 중국인은 먼저 작고 큰 질병을 치료하기 위하여 가까운 관계에서의 건강관리체계(가족, 친척, 친구들)를 이용하고, 그들의 의견을 구해 스스로 해결하려고 노력한다. 이때 성공적이지 않았다면 중국의학을 제공하는 사람을 찾아가 상담을 하고 치료를 받으려고 한다. 양의는 최후의 선택으로 여겨진다. 그러나 급성 병이거나 상태가 심각해 보이면 가장 우선적으로 양의가 선택된다(Liu, 1986). 특히 중국인 중 정신과 환자들은 치료를 미루는 것이 보편적인 현상인데, 이는 정신질환이 사회문화적 불명예로 여겨지기 때문이다(Zhan, 2004). 이런 사실은 입원한 중국인 환자가 더 아파지거나 증상이 심해지는 현상이 관찰되는 것으로 설명된다(Chen & Kazanjian, 2005).

중국의학의 준비와 관리는 독특하다. 중국의 약초는 원하는 농도가 만들어질 때까지 낮은 온도로 물을 끓인다. 약제는 한 첩씩 복용하게 된다. 만약 환자가 한 첩을 복용하였는데도 상태가 나아지지 않는다면 약초 판매자에게 다시 반환할 수 있다. 이러한 전통 때문에 몇몇 중국인은 서양의학을 이용할 때 몸이 회복되었음에도 불구하고 처방을 받은 기간에 약을 지속적으로 복용하는 것을 이상하게 느낄 수 있다(Zhan & Chen, 2004). 서양의학에서 정제나 캡슐 형태의 여러 종류의 약을 여러 번, 며칠이나 몇 주 동안에 걸쳐 복용한다는 사실을 불편하고 혼란스럽게 여길 수 있다.

전형적인 중국인은 건강에 민감하며, 매일 걷기 등과 같은 건강 활동을 자주 실행해서 건강예방을 믿고 실천하려고 한다. 유교에서 자신의 육체건강을 유지하는 것은 효도의 표현이자 의무이다(Hui, 1999). 이러한 이유로, 많은 중국인은 모든 약에는 부작용이 있을 수 있다고 여겨 복용이 절대적으로 필요한 경우가 아니면 약을 복용하지 않으려고 한다. 몇몇 중국인은 통증을 참으려 하는데, 이는 진통제 중독의 두려움, 자기통제의 문화적 가치, 고통은 삶에 내재되었다는 믿음 때문이다(Hui, 1999).

장례의식과 관습

출생과 같이 죽음도 중요한 인생의 사건이다. 그러나 중국인에서 죽음이나 관련 쟁점에 대해 이야기하는 것은 불운을 가져오거나 인생의 화를 불러온다고 믿기에 문화적 금기사항으로 여긴다(Pan, 2004; Yick & Gupta, 2002; Zheng, 1999). 위임장은 죽음이나 사망에 대처해야 할 때 사용한다(Yick & Gupta, 2002). 따라서 중국인이 입원 시 특히 1세대 중국 이민자는 죽음에 관한 이야기가 필요할 경우 사망선택유언과 위임장을 가지고 있을 가능성은 거의 없다. 일상생활에서 중국인과 대화를 나눌 때 죽음에 관한 이야기는 최대한 피하는 것이 좋다(Pan, 2004). 인생에서 죽음을 피할 순 없지만 중국인은 '자연스럽고 평화로운 죽음'을 믿는다. 건강관리전문가는 일부 중국인은 건강관리시설에서 죽는 것보다 집에서 가족에게 둘러싸여 죽음을 맞이하는 것을 원한다는 것을 기억해야 한다. 또한 안락사나 자살은 보통 중국인의 생명윤리학과 맞지 않는다. 덧붙여 전통적인 중국의 가르침에 의하면 생명은 부모가 준 것이며, 한 가족의 생명의 지속을 뜻한다고 한다(Chen, 2001). 따라서 그 누구도 생명을 없앨 권리가 없는 것이다. 이러한 신념은 문화적 측면에서 생명을 자살로부터 보호하는 역할을 한다.

중국인에게 장례의식은 매우 정성껏 진행되며, 죽은 사람의 후손이 편안하고 풍요롭게 살도록 도와주기 위한 목적을 가지고 있다. 사망 후에 시체는 물로 씻고 깨끗한 옷을 입힌다. 중국인은 시체가 온 곳(즉, 자연)으로 다시 돌아간다는 뜻에서 땅에 묻는 것을 선호한다. 일반적으로 장례 시 제사음식과 모조 지폐를 태우고, 매해 봄에 열리는 쿤밍축제 때 방문하는데, 이는 죽은 사람이 배고프지 않고 후생에서 가난하지 않게 하기 위함이다(Zheng, 1999). 이러한 많은 의식은 상징적이며 죽은 사람의 입장에서 실질적 이유는 없지만, 삶의 무게를 완화해 주고 평안케 하는 중요한 목적을 이루게 된다. 장기 기증은 죽고 나서도 신체는 손상되어서는 안 된다고 주장하는 중국인의 완전성에 대한 신념과 맞지 않는다(Yick & Gupta, 2002).

8 민간요법
FOLKORE AND FOLK PRACTICES

음과 양의 균형을 유지하는 것은 중국의학의 중요한 원리이다. 중국의학은 침, 약초, 뜸, 안마, 경락, 부항 등을 포함한다(Chen, 2001). 침은 통증, 발작, 천식 등의 질병을 치료하기 위해 살균한 금속 바늘을 특정한 신체 부위에 꽂는 치료법이다. 약초는 음양의 속성과 치료기능에 따라 구분되며, 특정한 질병의 음양 속성에 근거하여 처방된다. 뜸은 유행성 이하선염이나 경련 등의 질병을 열 치료를 통해 치료목적으로 사용되며, 고열을 가한 쑥뜸을 신체의 특정 부위 가까이에 놓는다. 뜸 치료 후에는 지름 1cm의 작은 구멍이 피부에 남는다. 안마는 순환을 촉진하고 관절을 유연하게 해 주며 신체의 저항력을 키워준다. 긴장과 스트레스를 완화하는 유용한 기술이다. 경락은 증상이 있는 부위에 특정 오일을 발라주고 그곳을 동전 같은 것의 가장자리로 하향으로 강하게 긁어주는 요법이다. 감기, 열사병, 두통, 소화불량을 다루며, 치료 후에는 피부에 여러 직선으로 난 멍이 발견될 수 있다. 부항은 두통, 관절염, 복통 등을 위해 사용되며 특수 재료를 연소하여 유리병에 진공이 생기게 한 다음, 그 유리병을 뒤집어서 특정 위치에 놓고 명시된 시간 후에 제거한다. 부항 치료 후에는 지름 5cm의 둥근 반상출혈 자국이 피부에 남는다(Andrews & Boyle, 2003; Spector, 2004).

간호 적용

중국인은 보통 기질을 조절하려 하지 않고 운명적 견해를 따르기 때문에 건강관리 치료법을 찾는 것을 지체할 수 있다. 일부 중국인은 몸의 균형을 유지시켜 주는 음양의 이론을 따르므로 자가 치료를 하려는 경우가 많다. 그러므로 간호사는 환자의 의학적 특정 문제에 해로운 행동, 중립적인 행동 또는 도움이 되는 행동 등을 구분해낼 수 있어야 한다. 예를 들어, 동남아시아나 중국 도시에서 온 몇몇 중국인은 손목에 끈을 묶는다든가 향을 태운다든가 영혼에게 제사를 드리는 등 본토의 치료활동을 수행하려 할 수도 있다. 간호사는 이러한 행위가 해롭지 않으면, 존중하며 계속해서 할 수 있게 한다. 또한 중국인 환자가 약초와 처방된 양약을 동시에 복용하는 것을 발견할 경우, 이를 담당 의사에게 알리고 환자에게 과다복용의 가능성과 약물 상호작용으로 일어날 수 있는 부작용에 대해 알리며 주의를 주어야 한다. 음식에도 음과 양의 특성이 있다는 것을 믿고 있는 중국인이 적정한 음식을 잘 선택할 수 있도록 도와야 한다. 마지막으로 간호사는 중국인의 가족을 격려하여 환자가 원하고 금기요소가 없을 경우에 가족들이 환자에게 익숙한 음식이나 더 맛 좋은 음식들을 집에서 가져올 수 있게 한다. 주로 가족들에 둘러싸여서 익숙하고 친밀한 환경에서 죽음을 맞이하는 것을 고려할 때, 죽음을 앞 둔 중국인 환자를 위해서는 가정에서 이루어지는 호스피스가 문화적으로 더 적절하다. 간호사는 안전과 건강에 문제가 없거나 최소화할 수 있을 경우, 장례 문화에 대한 요구를 허락해야 한다. 그들의 감정을 민감하게 이해하고 지지하는 것이 중요한 시기에 있는 가족의 요구를 맞추는 열쇠이다.

9 생물학적 차이
BIOLOGICAL VARIATIONS

인종 간에 존재하는 생물학적 차이는 인류학자들의 연구 주제이다. 사람은 유전자 요소와 환경적 영향으로 이루어지는 두 요소의 생성물이다. 예를 들어, 중국인의 눈이 치켜 올라간 것으로 보이게 하는 내안각췌피(epicanthic fold)는 심한 눈보라나 모래바람을 막기 위한 보호막으로 진화되었을 것이라는 가설이 있다(Bleibtreu & Downs, 1971). 또한 어떤 사람들은 중국인이 황색의 피부를 만드는 두꺼운 각질층을 지니고 있다고 학설을 세운다(Molnar, 2006). 대부분 중국인은 두껍고 곧은 머리카락을 지니고 있으며, 중국계 남성은 백인과 비교했을 때 얼굴에 난 털이 더 적은 경향이 있다.

신체 크기와 골격

중국인은 모든 연령에서 키가 작고, 긴 몸통과 짧은 다리를 가지고 있으며 성장기가 빨리 오는 경향이 있다(Molnar, 2006). 표준성장표에 의하면 미국 어린이의 평균 키와 몸무게가 50번째 백분위 수에 들어가는 것에 반해, 중국인 어린이의 평균 키와 몸무게는 10번째 백분위 수에 들어간다(Andrews & Boyle, 2003). 중국계 이민자의 자녀는 일반적으로 본토 중국인 어린이에 비해 키가 큰 것으로 나타났는데, 아마도 좀 더 나은 영양공급이 큰 요소가 될 수 있다. 그러나 앉은키나 신장의 비율은 차이를 보이지 않았다고 한다. 평균적으로 아시아인은 백인에 비해 좀 더 긴 몸통과 짧은 팔다리를 가지고 있으며, 가슴 또한 백인에 비해 작은 것으로 나타났다. 중국인의 평균호기량(forced expiratory volume)은 2.53 L로 미국인의 3.22 L와 비교되며, 중국인의 폐활량은 3.27 L로 백인의 4.3 L와 비교된다(Overfield, 1995).

피부색

중국인의 황색 피부는 흑인에 비해 적은 멜라닌 때문으로 본다(Race and ability, 1967). 어떤 사람들은 중국인이 황색 피부를 만드는 두꺼운 각질층을 가지고 있다고 이론화하기도 한다(Molnar, 2006). 대부분 중국 유아는 몽고반점이 있다. 몽고반점은 주로 천골과 둔부 부위에 나타나지만 가끔씩은 다른 신체 부위에서 관찰되는 불규칙적 넓이를 지닌 깊고 푸른 점이다. 신생아 황달은 중국계 신생아 50%에게서 볼 수 있다. 빌리루빈은 생후 5일과 6일째 가장 높은 수치를 보이는데, 다른 인종들의 경우 2일째와 3일째에 높은 수치를 보인다. 빌리루빈치가 12 mg/dL보다 높은 것은 중국계 신생아의 25~40%에서 발생한다. 모유는 이러한 빌리루빈 수치를 상승시킨다. 의사는 신생아의 빌리루빈치가 정상화될 때까지 모유수유를 중단하라고 제안한다(Andrews & Boyle, 2003; Overfield, 1995).

효소와 유전인자의 차이

대부분 중국인은 유당분해효소결핍증을 가지고 있고 신선한 우유에 견디지 못한다. 락타아제는 우유의 당분을 단순 포도당과 갈락토오스(galactose)로 분해하는 역할을 한다. 유당분해효소결핍증은 신선한 우유를 마실 때 장내 가스, 심한 복통, 설사나 구토를 일으킬 수 있다. 그러나 치즈를 자주 먹어 박테리아가 락타아제의 역할을 하게 해서 이러한 부족현상을 피하거나 완화시킬 수 있다. 이러한 효소는 신선한 우유를 오랜 기간 섭취할 수 있도록 돕는다.

중국인은 상대적으로 높은 지중해빈혈(thalassemia) 발생률과 G-6-PD 부족현상을 보인다(Molnar, 2006). 지중해빈혈은 높은 적혈구 파괴현상으로 자주 수혈을 필요로 하는 특징을 보이는 헤모글로빈 이상의 한 종류이다. G-6-PD 결핍은 적혈구의 파괴를 유발하는 또다른 적혈구 결함이다. G-6-PD 결핍을 가진 사람들은 진통제(aspirin, phenacetin), 설폰아미드(sulfonamides)와 설폰(sulfones), 항말라리아제(primaquine, quinacrine), 항균제(nitrofurantoin, chloramphenicol, para-aminosalicylic acid), 비타민 K, 프로베네시드(probenecid), 퀴니딘(quinidine) 같은 약들을 복용했을 때 빈혈현상을 보이는 경향이 있다(Molnar, 2006; Overfield, 1995). 중국인의 또 다른 유전적 특이점은 알코올 섭취 후에 얼굴에 홍조현상을 나타내며 혈관운동 증상을 보이는 것이다.

최근의 연구는 다른 인종과 민족집단원이 동일하게 처방된 약제에 대하여 신진대사 중 약물의 다형성에 의한 서로 다른 반응을 보인다는 것을 확인하였다. Kudzma(1999, 2001)는 연구와 임상의 증거들을 재검토하여 중국인을 포함한 아시아계 미국인은 일부 정신신경용제와 고혈압 치료제에 다르게 반응한다고 보고했다. 특히, 아시아계 미국인은 동일한 치료효과를 내는 데 더 적은 양의 할로페리돌(Haldol), 디아제팜(Valium), 프로프라놀롤(Inderal)을 필요로 하며, 이는 몸무게와 신장을 고려해도 마찬가지이다. 최근 실험연구는 아시아계 미국인은 리튬, 항우울제, 신경이완제와 같은 항정신성 약물의 경우 백인보다 더 적은 양의 약을 필요로 한다는 사실을 발견하였다. 데시프라민(Norpramin)의 플라스마 수준은 백인에 비해 아시아계 미국인이 더 높으며 일찍 절정에 이른다고 한다. 아시아계 미국인은 좀 더 적은 양의 신경이완제로 추체외로(extrapyramidal) 효과를 낸다고 한다. 같은 양의 경구투약이 이루어질 때에 아시아계 미국인은 백인보다 더 높은 디아제팜의 플라스마 수준을 보인다. 아시아계 미국인은 디펜히드라민(Benadryl)의 진정작용에 더 잘 견디는 것으로 보고되었다. 이러한 차이는 유전인자와 환경적 요인이 원인일 것으로 여겨지나 환자의 안전을 위해서 더 깊이 연구되어야 할 필요가 있다. 또 다른 설명으로는 표준량의 약물이 아시아계 미국인과 다른 소수민족에게 더 적게 표기가 되었거나 아예 표기가 되지 않았을 수도 있다는 것이다. 미국의 건강연구기관에서는 이러한 문제를 수정하려는 절차를 밟고 있다(National Institutes of Health, 1994, 2007). 국가의 연구비를 지원 받는 모든 연구들은 전체 인구에 일반화할 수 있도록 소수민족과 여성을 연구에 포함해야 한다는 중요한 지침을 따르고 있다.

질병 취약성

중국인에 대한 국가 건강통계자료는 부족한 상황인데, 이는 우선적으로 현재 보유하고 있는 센서스나 건강자료가 아시아계 미국인이나 태평양 사람에 대한 집계자료가 포함되었기 때문이다(Ghosh, 2003). 다시 말하면 중국인에 관한 자료는 총 합계에 흩어져 있는 것이다. 2000년 센서스에서 '아시아인'을 독립범류로 만들었지만, 아시아계 미국인의 약 30개 인종집단 중 하나로서 중국인에 대한 자료를 나눈다는 것은 방법적으로나 통계적으로 어려운 실정이며 거의 불가능하다. 게다가 이미 보유하고 있는 자료와 현재와 미래 자료분류에 관한 호환 가능성 여부는 쟁점으로 남아 있게 될 것이다.

전염성 질병. 인도차이나와 본토 중국에서 온 이민자는 결핵, 장내 기생충, 말라리아, 영양실조, 빈혈, 간염이 증가하고 있다. 대부분 동남아 아시아인은 결핵을 예방하기 위해 어릴 때 백신접종(bacilli Calmette-Curin, BCG)을 받았다(Overfield, 1995). 그러나 BCG 백신접종은 투베르쿨린반응검사(mantoux test)에서 잘못된 양성반응을 보이기도 한다. 이러한 상황은 확실한 TB 상황과 잘못된 양성반응을 구별하기 힘들게 만든다(Overfield, 1995).

암. 중국인을 포함한 아시아계 미국인과 태평양 사람(AAPIs)은 암에 대해 '평범치 않고', '불균형적이고', '불필요한'것으로 표현한다(Chen, 2000). 1980년에 통계자료가 처음 나왔을 때부터 암은 아시아계 미국인과 태평양 사람(AAPIs)의 사망에 주요한 원인이 되고 있다. 다른 인종들은 이러한 경험이 없고 백인의 경우 암은 45~64세를 제외하고는 사망의 주요한 요인이 아니다. 그러나 아시아계 미국인과 태평양 사람은 25~64세에 이르기까지 주요 사망원인이 되고 있다(Chen, 2000).

아시아계 미국인과 태평양 사람(AAPIs)에게 암에 대한 어려움은 '불균형'으로 표현된다. 이들에게 암으로 말미암은 사망비율은 다른 인종이나 민족보다도 높게 나타나며 계속해서 증가하고 있다. 1980년과 1996년 사이에는 여성의 암 사망수가 323.6% 증가하였으며, 이는 백인 여성의 132.6%와 상당히 대조적이다. 또한 아시아계 미국인과 태평양 사람들 중 남성의 암 사망자수는 276.8%이며, 이는 백인 남성 123.1%와 차이가 있다(Chen, 2000). 간암은 중국, 필리핀, 일본, 한국, 베트남 사람의 경우 백인 미국인보다 1.7~11.3배나 많게 조사되었다(Miller et al., 1996). 사실, 아시아계 미국인 남성들은 미국에서 만성 간염에 의한 간암 발병률이 가장 높다(Pan, 2004).

마지막으로 흡연은 예방 가능하면서 사망을 예측할 수 있는 주요한 요인 중 하나이다. 아시아계 미국인과 태평양 사람(AAPIs) 중 남성의 흡연비율은 대부분의 다른 인종과 민족보다 높다(Lew, 2009). 여러 연구(Chen, Unger, Cruz & Johnson, 1999; Chen, Unger & Johnson, 1999)에 의하면 중국인을 포함한 아시아계 미국인 청소년의 흡연유형은 캘리포니아의 다른 백인 또래와 다르게 나타났다. 아시아계 미국인 청소년들은 흡연비율이 더 낮고 좀 더 나이가 들어 흡연을 시작하는 경향이 있지만, 문화적응도가 높을수록 높은 비율을 나타내며 흡연선호도가 높고, 더 어린 나이에 흡연을 시작하게 된다고 조사되었다. 최근 시카고 차이나타운에 거주하는 중국인의 흡연에 관한 연구에서 Yu, Abdulrahim, Chen과 Kim (2002)은 미국 전체 인구에 비해 이들의 흡연비율이 34%로 현저히 높다는 것을 발견하였다. 저학력, 서양의학이 아닌 기타 다른 의학의 이용, 암 초기현상과 징후에 대한 무지 등은 흡연과 밀접하게 연결되어 있다. Lam, Ho, Hedley, Mak와 Peto(2001)는 35세와 65세 사이의 남성 중 담배와 관련한 사망이 1998년의 13%에서 다음 수십 년간 중국 본토에서 33%로 증가했고, 이는 전 세계의 20%에 해당되고 이들이 소비한 담배가 전 세계의 30%가 된다고 보고하였다. 이 자료를 기반으로 중국인의 흡연행동에 관한 연구가 이루어져야 한다.

중국인 여성을 포함한 동아시아와 동남아시아 여성은 가장 낮은 유방암검사 수치를 나타냈다(Carey Jackson et al., 2000; Juon, Choi & Kim, 2000). 이러한 연구들은 문화적·교육적·기관 및 행정적 어려움으로 동아시아와 동남아시아 여성이 암 검사나 초기 검사 프로그램의 사용을 기피하는 경향이 있어서 결국 암에 대한 위험이 더 클 수 있다는 점을 발견하였다. 이에 영향을 주는 요인은 언어장애, 생의학에 관한 무지, 미국 건강관리체계에 익숙하지 못한 점, 서양의사에 대한 불신, 빈곤, 보험이 없는 경우 등을 포함한다.

국립암연구소(National Cancer Institute)에서는 아시아계 미국인에게 암의 불균형적 위험성을 발견하고 암 조절에 대한 자각, 훈련, 학술조사를 위해 2개의 다중연구를 수행하였다(Chen, 2000). 가장 중점적인 연구는 두 기관(하나는 먼저 Ohio State University in Columbus였지만, 지금 University of California at Davis에 본부를 두고 있으며, 다른 한 곳은 필라델피아에 있는 Temple University이다)에서 기본 조직을 만들어 수행하고 있다(Chen, 2000). 두 기관의 연구결과는 대상 인구, 훈련된 아시아계 미국인 연구원의 수, 발견된 새로운 지식 제공 측면에서 인상적이다(Trinh-Shevrin, Islam & Rey, 2009).

중국인은 비강, 인두, 식도, 위, 간, 자궁경부의 암에 걸릴 위험이 높은 것으로 알려졌다. 효소와 곰팡이가 있는 음식이나 발암물질을 지닌 옥수수, 겨, 수수와 절인 음식은 식도와 간에 암을 일으킬 가능성이 있는 요인으로 여겨진다. 덧붙여 소금에 절인 생선은 중국인을 포함하여 동아시아와 동남아시아 사람들에게 위암을 일으키는 것으로 알려져 있다. 최근 연구는 중국인의 암 발생이 적어지고 있다고 한다. 그러나 과거에 위험성이 적었던 암의 종류(예: 결장, 직장, 폐, 여성의 유방, 백혈병)들이 중국인 사이에서 점차적으로 증가하고 있다고 조사되었다(King & Locke, 1988; Overfield, 1995). 한 연구에서는(Ziegler et al., 1993) 아시아계 미국인 여성이 문화적응도가 증가하면서 유방암에 대한 위험도 증가하고 있다고 한다. 또한 비만과 관련된 음식 습관과 함께 미국의 중국 대학생들(Davis & Katzman, 1999)의 섭식장애도 증가하고 있다(Liou & Contento, 2001).

사망의 주요 원인

2007년 사망 관련 자료에서 중국인의 사망에 관한 4가지 주요 원인은 심장질환, 뇌혈관질환, 암, 만성호흡기질환으로 백인 미국인과 동일하게 나타났다(National Center for Health Statistics, Health United States, 2014). 그러나 사망비율은 다르게 나타났다. 중국인의 심장질환으로 인한 사망률은 32%로 백인의 39%보다 적게 나타났고, 암으로 인한 사망률은 27%로 백인의 21%보다 높게 나타났다. 중국인의 5번째 주요한 사망원인은 폐렴과 유행성 독감(influenza)이다. 중국인의 사망원인 중 자살은 9번째 요인으로, 자살이 11번째 요인인 백인 미국인과 차이가 있었다. 중국계 여성은 백인 여성보다 자살율이 높다(National Center for Health Statistics, Health, United States, 2014). 높은 자살률의 구체적 이유에 대해서는 자세한 연구조사가 필요하다.

정신에 영향을 미치는 특징

중국인과 중국인의 정신질환은 사회문화적 불명예로 여겨진다(Du et al., 2009; Zhan, 2004). 예를 들어, 중국에 있는 정신병원은 '뇌병원(brain hospital)'으로 이름을 바꾼 상태이다. 중국인은 정신 질환은 스스로의 행동조절이 불가능한 사람을 가리키며 각 환자와 가족들에게 수치심을 가져다준다. 가족들은 가능하면 오랫동안 아픈 가족들을 자신들이 돌봐주려고 시도하는 경우가 많다. 따라서 중국계 정신과 환자들은 입원 시 좀 더 많은 증상을 나타내는 경향이 있다(Chen, 1995). Chen(1995)은 캐나다 밴쿠버에 살고 있는 중국인 중 정신질환이 있는 가족구성원을 가족의 도움으로 해결하려는 행동에 관해 다음과 같이 다섯 단계로 구분하였다. 첫째는 가족 내부에서 단독 대처, 둘째는 가족 내부에서 대처하며 신뢰하는 특정 외부인 투입, 셋째는 환자를 집에 있게 하면서 외부 도움기관, 의사, 정신과 의사와 상담 요청, 넷째는 정신질환으로 확정하며 잇따른 입원, 다섯째는 전가와 부정이다.

다른 이민자처럼 같이 중국인은 새로운 문화에 적응하며 문화적 충돌, 언어의 어려움, 빈곤, 차별대우 등을 경험하며 다양한 정신적 스트레스를 받아왔다. 많은 중국인은 의기소침한 상태와 외로움을 경험하나(Casado & Leung, 2001), 심신의 증상이 심각해질 때까지 도움을 구하는 경우가 거의 없다(Chen, 1995). 또한, 중국인을 포함한 아시아계 미국인은 역사적으로 도박이 많은 아시아 문화에서 문제로 여겨지지 않았기 때문에 도박 문제로 인해 불균형적으로 영향을 받았다. 예를 들어, 중국의 지역사회 건강 조사에 따르면 1,808명의 응답자 중 약 70% 정도가 도박은 샌프란시스코 중국 사회에서 가장 큰 사회 문제로 조사되었다(Fong, 2009). 2006년 로스앤젤레스 캘리포니아대학(UCLA)에서 실시한 또 다른 역학 조사에 따르면 카지노 고객 중 약 30%가 아시아계 미국인 또는 태평양 섬주민인 것으로 나타났다. 이 통계치는 캘리포니아에서 이 두 그룹의 12% 합산 점유율보다 훨씬 높다(Fong, 2009).

중국인은 심신의 병(psychosomatic complaints)을 치료하기 위해 정신과 의사들이나 정신건강 관련 전문가를 찾기보다는 다른 의사들로부터 도움을 구하는 경향이 있다. 신체화는 증상발현의 가장 일반적인 형태로서 병인이 없는 수치심과 같은 정신적 문제로 자주 발생한다(Chen, 1995). 중국인을 포함한 아시아계 미국인이 정신의학과로 접근하는 비율이 낮은 이유가 아시아계 가족과 사회적 관계로 '보호적 요소'때문인지, 정신적 질환을 가정에 국한한 것으로 여기는 사회적 압력 때문인지, 아니면 두 가지 다 포함된 것인지를 구분하는 연구가 필요하다.

간호 적용

간호사는 중국인의 일반적인 성장과 발달이 백인 미국인의 표준과는 다르다는 것을 아는 것이 중요하다. 건강한 중국계 아동과 청소년을 위한 표준성장표를 참고할 수도 있다(Wong & Hockenberry-Eaton, 2001). 그러나 간호사는 단지 표준성장표에만 의존해서는 안 된다. 일반적 건강상태에 대한 포괄적인 측정을 통해 영양실조, 빈혈, 성장지연 등을 확인하는 것이 필요하다(Gallo, Edwards & Vessey, 1980).

간호사는 중국인 산모에게 자기 신생아가 다른 미국인보다 더 심한 황달현상을 보이는 것이 정상이라는 것을 말하며 안심시켜야 한다. 그렇지 않으면, 산모는 죄책감을 느끼며 자신이 먹은 음식 때문에 황달이 생겼다고 믿을 수도 있다. 중국인 신생아에게서 볼 수 있는 몽고반점은 상처로 해석해서는 안 된다.

육체나 정신적으로 문제가 있는 가족 구성원이 있는 중국인 가족은 정신적 건강에 관련된 시설들을 쉽게 사용할 수 있도록 가능한 서비스에 대한 정보를 제공하고 가족이 빠른 시일 내에 도움을 구하여 추후 간호를 받을 수 있어야 한다. 증상이 더 악화될 때까지 기다리지 않도록 간호사는 가족들이 적절한 간호를 최대한 빨리 받을 수 있도록 도와야 한다.

다음 사례는 중국 문화가 환자의 의학적 문제와 정신적 징후에 깊은 영향을 주게 된 것을 묘사하고 있다. 83세의 중국계 여성이 15개월 동안 집에서 정신이상의 증상을 보이다가 가족들이 더 이상 상황을 감당할 수 없을 때가 되어서야 병원에 입원했다. 가족들은 어머니를 돌볼 수 없다는 것에 죄책감과 수치심을 느꼈다. 입원 후 건강력을 통해 환자는 13년 전에 위절제술을 받은 적이 있으며, 혈액에 비타민 B_{12}가 91 mg/dL(정상 180~900 mg/dL)의 농도를 보인다는 것을 알게 되었다. 환자는 비타민 B_{12} 결핍을 치료한 후 정신병 증상이 사라지게 되었다. 만약 가족들이 환자를 병원에 더 빨리 데려 왔다면, 15개월의 고통을 줄였을 수도 있었을 것이다(Binder, 1983).

중국인 환자와 가족을 간호하기 위해서는 환자와 가족을 대상으로 하는 교육이 중요하다. 질병과 치료에 대한 무지는 흔히 있는 일이며 두려움과 걱정을 자아낸다. 간호사는 가족의 질병과 치료에 대한 이해 정도를 평가하여 적절한 교육을 제공해야 한다. 만약 환자가 현재 정부가 허가하고 있지 않는 약초를 복용하고 있다면 환자와 가족들에게 서양의 약제와 약초를 함께 복용할 때에 나타날 수 있는 상승대립 작용에 대해 일깨워주어야 한다.

아시아인은 더 적은 양의 정신질환 약물이 필요하다고 알려져 있어서 간호사는 이러한 약물에 대한 교육을 제공하고 일어날 수 있는 부작용에 대해 계속해서 지켜봐야 한다. 간호사는 일률적인 처방으로부터 발생할 수 있는 부작용을 경계해야 한다. 간호사는 처방된 대로 약을 복용하는 것이 중요하다는 점을 강조하며, 단지 증상이 일어날 때 약을 복용하려는 행동을 저지해야 한다. 또한 간호사는 중국인은 비교적 높은 G-6-PD 결핍 발병률을 가지고 있다는 것을 명심해야 한다. 따라서 약제의 부작용이 일어날 때에는 빠른 시일 내에 환자가 도움을 요청할 수 있도록 요구하는 것이 꼭 필요하다.

약에 대한 교육 필요성에 대해서는 다음의 예가 보여주고 있다. 어떤 중국계 미국 남성은 처방된 캡토프릴(Capoten)을 일주일 동안 복용하면서, 되돌릴 수 없는 뇌의 손상을 가져올 수 있는 극심한 갈증과 저나트륨혈증으로 발전하였다(Al-Mufti & Arieff, 1985). 그는 다갈증으로 매일 7 L의 음료를 마셔야 했다. 만약에 캡토프릴의 부작용에 대해서 배우고, 부작용을 겪을 때에 도움을 구해야 한다는 것을 알았다면 사망은 피할 가능성이 있었던 것이다.

중국계 여성은 대부분 모유수유를 하지만, 최근 서구문화에 적응된 중국인 여성은 인공수유를 하기도 한다. 간호사는 모유수유의 장점에 대해 설명하며 최소 6주간은 모유수유를 하도록 격려해야 한다(Minkler, 1983). 만약 산모가 아기의 황달현상 때문에 모유수유를 중단한다면 간호사는 신생아가 회복될 때에 산모가 모유수유를 계속할 수 있도록 교육해야 한다.

식이교육은 중국인 환자와 가족을 돌보는 데에 매우 중요한 사항이다(Kolonel, 1988). 몇몇 중국인은 음과 양의 이론을 믿으며, 아플 때 이러한 이론에 따라 음식을 섭취하려고 한다. 예를 들어, 산후나 수술 후에 중국인은 차가운 음료나 고기, 채소, 샐러드 등을 섭취하지 않으려고 하고 닭고기, 소고기, 튀긴 음식만을 먹으려고 할 것이다. 간호사는 가족들로 하여금 원하는 음식을 집에서 가져올 수 있도록 격려한다.

중국 음식들은 대부분 간장과 글루탐산소다(monosodium glutamate, MSG)를 이용하여 요리한다. 간호사는 보존 음식에 소금이 많이 들어 있다는 점을 반드시 기억해야 한다. 따라서 소금이 절제된 음식을 먹어야 하는 환자에게 간장의 사용, MSG나 보존식품을 줄이고, 식도암과 간암을 일으킬 수 있는 발효식품과 곰팡이를 지니고 있는 음식을 자제하도록 해야 한다. 간호사는 환자가 영양가 없는 음식을 섭취하는 것을 줄이도록 교육해야 한다. 또한 중국인 중에는 유당분해효소결핍증으로 신선한 우유를 섭취할 수 없는 경우가 많기 때문에 두부나 다른 단백질과 칼슘이 많은 음식으로 필요한 영양소를 섭취할 수 있도록 격려해야 한다.

10 요약
Summary

중국인은 미국에서 빨리 증가하고 있는 민족 중 하나이다. 중국 이민자가 늘어나면서 간호사는 건강관리시설에서 더 많은 중국인과 만나게 될 것이다. 중국인의 복잡한 문화가치와 신념, 다양한 문화적응 정도와 교육 정도로 간호사는 개인의 특정한 가치, 대화방식, 사회 조직, 시간에 대한 개념, 병적 행동, 생물학적 차이를 측정하여 효과적이고도 개인적인 간호를 제공해야 한다. 예를 들어, 중국인 2세대나 3세대 사람은 그들의 중점적인 가치는 변하지 않았어도 건강 신념, 태도, 건강 추구 행위는 부모나 조부모와는 아주 다르다(Willgerodt, Miller & McElmurry, 2002; Yick & Gupta, 2002). 중국인을 간호하는 일반적인 원칙으로는 가족을 포함시키고 환자를 존중하고 중국 문화의 자랑스러움을 나타내며 수치심을 줄여주는 것, 그리고 서양문화의 적응을 촉진하는 것을 포함시킬 수 있다. Hsueh, Hu와 Clarke-Ekong (2008)은 부모의 보살핌의 문제를 해결하기 위해 그들의 유산을 보존하면서 모든 참가자, 즉 친지 보호자가 미국의 주류에 합법적으로 문화변용한 사실을 발견한 성공사례를 제공하였다.

사례연구

40세의 중국인 여성이 요독증으로 작은 병원에 입원하였다. 그녀의 혈액내 요질소(BUN)수치는 168 mg/dL (정상은 8~18 mg/dL)이었다. 과거부터 고혈압으로 hydrochlorothiazide(HCTZ)의 처방을 받았으나 현기증, 구강건조, 허약감으로 약 복용을 중지했다. 미혼인 여성은 혼자 살며 근처에 가까운 가족이 없으며, 임시직으로 일하고 의료보험이 없다. 의사는 복막투석과 HCTZ를 처방했다. 간호사가 사정한 결과는 다음과 같다: 혈압 180/100 mmHg 호흡 20회/분; 맥박 100회/분, 키 152 cm, 몸무게 45 kg; 다발성으로 긁은 흔적이 있는 건조한 피부, 소변배설량 없음, 혼탁한 시야, 가려움증, 허약감과 불면증 호소, 약간 불안정한 보행, 그녀는 부드럽고 낮은 목소리로 말하고 영어가 유창하지 않지만 천천히 말한다. 그녀는 때때로 이미 이야기 한 것들을 다시 질문한다. 그녀는 대화하는 동안 자주 웃지만 긴장되고 무기력하게 보인다. 때로 손의 진전과 불안정된 목소리, 손가락이 뒤틀리는 것이 있다는 보고가 있다. 그녀는 복막투석에 대해 어느정도 알고 있지만 간호사가 처치를 설명할 때 주제를 바꾸었다.

간호계획

간호진단: 소양증과 관련된 통증

목표	간호중재
1. 대상자는 불편함을 말로 표현하고 치료적 관리로 통증이 감소할 것이다.	1. 대상자의 BUN 수치가 감소하면 소양증이 감소한다고 설명한다. 2. 대상자의 병실을 시원하게 유지하고 옷이나 담요의 지나친 온기를 피하도록 한다. 3. 건조하고 가려운 부위에 시원한 로션을 바른다. 4. 대상자의 소양증을 줄이기 위해 차가운 용액에 살짝 담근다. 5. 가려움을 줄이기 위해 어떤 약이든 사용할 수 있는지 의사와 상의하도록 한다. 6. 대상자에게 다양한 활동을 하도록 권장한다. 7. 긁을 때 피부에 상처를 주지 않도록 손톱을 짧게 유지하도록 한다.

간호진단: 복막투석과 관련된 불안

목표	간호중재
1. 대상자는 복막투석에 대해 이해했음을 말할 것이고 교육 후에 불안감소를 경험할 것이다.	1. 대상자의 복막투석에 대한 이해정도를 사정한다. 2. 대상자에게 팜플렛이나 그림을 사용하여 복막투석과 관련된 정보를 제공한다. 3. 복막투석의 합리성을 설명한다. 4. 대상자가 투석동안 갖게 되는 감정을 기술한다. 5. 대상자의 이해를 도울 수 있는 시청각 자료를 얻기 위해 투석실 간호사와 연락한다.

간호진단: 고혈압제제(HCTZ)의 부작용과 관련된 불이행

목표	간호중재
1. 대상자는 HCTZ 복용을 중단하게 한 경험을 설명하고, 부작용에 대한 적절한 관리를 설명하며, 이전 계획에 대한 적절한 대안을 제시할 것이다.	1. HCTZ를 중단하게 한 다른 요인을 사정한다. 2. HCTZ가 대상자에게 미치는 현재 영향 및 부작용을 파악한다. 3. HCTZ의 효과와 부작용에 대해 설명한다. 4. 대상자의 불편감을 줄일 수 있도록 지원한다(예: 어지럼증-천천히 체위변경, 구강 건조-아이스 칩과 단단한 사탕 물기, 허약감-충분한 수면을 취하고 일을 할 때 도움 요청하기). 5. 대상자의 현기증에을 설명한다(BUN 수치가 감소하면 문제점이 개선될 수 있다). 6. 이해한 내용을 말로 표현하도록 하여 이해수준을 파악한다.

간호진단: 언어장벽과 관련된 의사소통 및 언어장애

목표	간호중재
1. 대상자는기본적인 요구사항을 전달하고 수용에 대한 감정을 연관시킬 수 있을 것이다.	1. 대상자에게 천천히 분명하게 말한다. 2. 중요한 정보를 기록한다. 3. 대상자가 쉽게 이해할 수 있도록 몸짓, 액션, 사진 및 그림을 사용한다. 4. 대상자가 다른 사람에게 한자를 가르치도록 권장한다. 5. 중요한 문제를 의논하기 위해 통역사를 활용한다.

임상적 의사결정

1. 중국인 중에서 고혈압을 일으키는 요인을 세 가지 기술하시오.
2. 간호사와 중국인 대상자 간의 의사소통 과정을 촉진할 수 있는 것을 2가지 이상 서술하시오.
3. 가족체계에서 결여된 것과 중국인 대상자를 위한 입원의 어려움의 원인이 될 수 있는 중국 문화와 그 중요성에 대해 적어도 두 가지 요인을 찾으시오.
4. 중국인 대상자의 의료 서비스를 방해할 수 있는 시간 개념에 관한 요인들을 기술하시오.
5. 중국인 대상자를 위한 고혈압 치료와 관련된 문제를 일으킬 수 있는 건강 및 질병 관례를 기술하시오.

학습문제

1. Chan 씨는 81세의 중국계 미국 남성으로 복통으로 병원에 입원하였다. 그의 큰 아들이 질문에 답하고 그의 증상을 대신 표현하였다. Chan 씨의 부인은 유창하지 않아도 영어 의사소통이 가능하지만, 치료관련 논의 참여를 요구하자 큰아들에게 위임하였다. 이것은 다음 중 어느 것의 예인가?
   a. 남성-여성 계층의 문화적 가치
   b. 젊은이에게 의사 결정 권한을 부여하는 문화적 가치
   c. 상황을 통제하기 위한 아들의 시도
   d. 대상자 간호 결정에 가족참여에 대한 요구

2. 설사(음으로 느끼는)와 같은 증상을 경험하는 중국인이 치료하려고 시도하는 것은?
   a. 많은 용양의 약은 "차다"고 생각한다.
   b. 설사가 삶의 예상되는 부분이기 때문에 전혀 치료하지 않는다.
   c. "뜨거운" "양"의 기운이 있는 음식을 섭취한다.
   d. 독서와 동양의학명상에 참여한다.

3. 중국계 미국 문화권에서 사람들은 가족을 소중히 여기지만 개인주의적 행동성향이 강하다. 이 진술은 사실인가 거짓인가?
   a. 사실
   b. 거짓

정답
1. a 2. c 3. a

참고문헌

Al-Mufti, H. I., & Arieff, A. I. (1985). Captopril-induced hyponatremia with irreversible neurologic damage. American Journal of Medicine, 79, 769-770.

Andrews, M., & Boyle, J. (2003). Transcultural concepts in nursing care (4th ed.). Philadelphia: Lippincott Williams & Wilkins.

Barrett, S. (2006). Interviewing techniques for the Asian- American population. Journal of Psychosocial Nursing and Mental Health Services, 44(5), 29-34.

Binder, R. L. (1983). Cultural factors complicating the treatment of psychosis caused by B12 deficiency. Hospital and Community Psychiatry, 34(1), 67-69.

Bleibtreu, H. K., & Downs, J. F. (1971). Human variations: readings in physical anthropology (revised ed). Beverly Hills, CA: Glencoe.

Burkett, H. (1995). Being culturally correct. Health Traveler, 2(4), 4-46.

Campbell, T., & Chang, B. (1973). Health care of the Chinese in America. Nursing Outlook, 21(4), 245-249.

Carey Jackson, J., et al. (2000). Development of a cervical cancer control intervention program for Cambodian American women. Journal of Community Health, 25(5), 359-375.

Casado, B. L., & Leung, P. L. (2001). Migratory grief and depression among elderly Chinese American immigrants. In N. G. Choi (Ed.), Social work practice with the Asian American elderly (pp. 5-26). New York: The Haworth Social Work Practice Press.

Central Intelligence Agency (2015). The CIA world factbook. New York: Skyhorse Publishing.

Chen, D. (1995). Cultural and psychological influences on mental health issues for Chinese Americans. In L. L. Adler & B. R. Mukherji (Eds.), Spirit versus scalpel: traditional healing and modern psychotherapy (pp. 186-196). Westport, CT: Bergin & Garvey.

Chen, M. S., Jr. (2000). Launching of the Asian American Network for Cancer Awareness Research and Training (AANCART). Asian American and Pacific Islander Journal of Health, 8(1), 1-3.

Chen, Y. (2001). Chinese values, health and nursing. Journal of Advanced Nursing, 36(2), 270-273.

Chen, A. W., & Kazanjian, A. (2005). Rate of mental health service utilization by Chinese immigrants in British Columbia. Canadian Journal of Public Health, 96(1), 49-51.

Chen, X., Unger, J. B., Cruz, T. B., & Johnson, C. A. (1999). Smoking patterns of Asian-American youth in California and their relationship with acculturation. Journal of Adolescent Health, 24(5), 321-328.

Chen, X., Unger, J. B., & Johnson, C. A. (1999). Is acculturation a risk factor for early smoking initiation among Chinese American minors? A comparative perspective. Tobacco Control, 8, 402-410.

Chen, C. L., & Yang, D. C. V. (1986). The self-image of Chinese-American adolescents: a cross-cultural comparison. International Journal of Social Psychiatry, 32(4), 19-26.

Cheung, R., Nelson, W., Advincula, L., Young Cureton, V., & Canham, D. L. (2005). Understanding the culture of Chinese children and families. The Journal of School Nursing, 21(1), 3-9.

Chin, P. (2005). Chinese. In J. G. Lipson & S. L. Dibble (Eds.), Culture & clinical care (pp. 98-108). San Francisco: USCF Nursing Press.

Davis, C., & Katzman, M. A. (1999). Perfection as acculturation: psychological correlates of eating problems in Chinese male and female students living in the United States. International Journal of Eating Disorders, 25, 65-70.

Du, N., Kramer, E. J., Juthani, N., & Kim, L. (2009). The cultural context of mental illness in Asian Americans. In W. B. Bateman, N. Abesamis-Mendoza, & H. Ho-Asjoe (Eds.), Praeger handbook of Asian American health: taking notice and taking action (pp. 283-299). Santa Barbara, CA: Praeger.

Fang, B. (1998). Why it's really hard to draw blood in China. U.S. News & World Report, 4, 4.

Fisher, N. L. (1996). Culture and ethnic diversity: a guide for genetic professionals. Baltimore: Johns Hopkins University Press.

Fong, T. W. (2009). Gambling addiction. In C. Trinh-Shevrin, N. S. Islam, & M. J. Rey (Eds.), Asian American communities and health: context, research, policy, and action (pp. 627-631). San Francisco: Jossey-Bass.

Gallo, A. M., Edwards, J., & Vessey, J. (1980). Indochina moves to Main Street: little refugees with big needs (part 4). RN, 43, 45-48.

Ghosh, C. (2003). Healthy People 2010 and Asian Americans/Pacific Islanders: defining a baseline of information. American Journal of Public Health, 93(12), 2093-2098.

Gudykunst, W. B. (2001). Asian American ethnicity and communication. Thousand Oaks, CA: Sage.

Gudykunst, W. B., Stewart, L. P., & Toomey, S. T. (1985). Communication, culture, and organizational process. Newbury Park, CA: Sage.

Hall, E. T. (1981). A system for the notation of proxemic behavior. American Anthropologist, 65, 1003-1026.

Hall, E. T. (1989). Beyond culture. New York: Anchor Books.

Hess, P. (1986). Chinese and Hispanic elders and OTC drugs. Geriatric Nursing, 7(6), 314-318.

Hsueh, K. H., Hu, J., & Clarke-Ekong, S. (2008). Acculturation in filial practices among U.S. Chinese caregivers. Qualitative Health Research, 18(6), 775-785.

Hui, E. (1999). A Confucian ethic of medical futility. In R. Fan (Ed.), Confucian bioethics (pp. 127-163). Boston: Kluwer Academic Publishers.

Jang, M., Lee, E., & Woo, K. (1998). Income, language, and citizenship status: factors affecting the health care access and utilization of Chinese Americans. Health and Social Work, 23(2), 136-145.

Juang, L. P. (2009). Misconduct among Chinese American adolescents: the role of acculturation, family obligation, and autonomy expectations. Journal of Cross-Cultural Psychology, 40(4), 649-666.

Juon, H. S., Choi, Y., & Kim, M. T. (2000). Cancer screening behaviors among Korean American women. Cancer Detection and Prevention, 24(6), 589-601.

Kim, Y. Y. (2015). Intercultural personhood: an integration of Eastern and Western perspectives. In L. A. Samovar, R. E. Porter, E. R. McDaniel, & C. S. Roy (Eds.), Intercultural communication: a reader (14th ed.). Belmont, CA: Cengage Learning.

King, H., & Locke, F. B. (1988). The national mortality survey of China: implications for cancer control and prevention. Cancer Detection and Prevention, 13(3-4), 157-166.

Kolonel, L. N. (1988). Variability in diet and its relation to risk in ethnic and migrant groups. Basic Life Science, 43, 129-135.

Kudzma, E. C. (1999). Culturally competent drug administration. American Journal of Nursing, 99(8), 46-51.

Kudzma, E. C. (2001). Cultural competence: cardiovascular medications. Progress in Cardiovascular Nursing, 16(4), 152-160, 169.

Lam, T. H., Ho, S. Y., Hedley, A. J., Mak, K. H., & Peto, R. (2001). Mortality and smoking in Hong Kong: case-control study of all adult deaths in 1998. British Medical Journal, 323, 1-6.

Le, T. N., & Stockdale, G. D. (2005). Individualism, collectivism, and delinquency in Asian American adolescents. Journal of Clinical Child and Adolescent Psychology, 34, 681-691.

Lew, R. (2009). Addressing the impact of tobacco on Asian Americans: a model for change. In W. B. Bateman, N. Abesamis-Mendoza, & H. Ho-Asjoe (Eds.), Praeger handbook of Asian American health: taking notice and taking action (pp. 729-749). Santa Barbara, CA: Praeger.

Li, J. (2004). The organization of Chinese shame concepts. Cognition and Emotion, 18(6), 767-797.

Liou, D., & Contento, I. R. (2001). Usefulness of psychosocial theory variables in explaining fat-related dietary behavior in Chinese Americans: association with degree of acculturation. Journal of Nutrition Education, 33(6), 322-331.

Liu, J. E. (2005). Perceptions of supportive communication in Chinese patients with cancer: experiences and expectations. Journal of Advanced Nursing, 52(3), 262-270.

Liu, W. T. (1986). Health services for Asian elderly. Research on Aging, 8(1), 156-175.

Ludman, E. K., & Newman, J. M. (1984). The health-related food practices of three Chinese groups. Journal of Nutrition Education, 16, 4.

Lyman, S. (1974). Chinese Americans. New York: Random House.

McBride, M., Morioka-Douglas, N., & Yeo, G. (2003). Aging and health: Asian and Pacific Islander American elders. In Ethnographic reviews working paper series 3 (2nd ed.). Palo Alto, CA: Stanford Geriatric Education Center.

Miller, B. A., et al. (1996). Racial/ethnic patterns of cancer in the United States 1988-1992. Available at 〈http://seer.cancer.gov/ publications/ethnicity/index.html〉 Retrieved July 25, 2002.

Millet, J. (2010). Chinese etiquette and protocol. Retrieved from 〈http://www.culturalsavvy.com/chinese_culture.htm〉.
Minkler, D. H. (1983). The role of community-based satellite clinics in the perinatal care of non-English speaking immigrants. Western Journal of Medicine, 139(6), 905-909.
Molnar, S. (2006). Human variation: races, types, and ethnic groups (6th ed.). Upper Saddle River, NJ: Pearson Prentice Hall.
Mortenson, S. T. (2009). Interpersonal trust and social skill in seeking social support among Chinese and Americans. Communication Research, 36(1), 32-53.
Mui, A. C., & Kang, S. (2006). Acculturation stress and depression among Asian immigrant elders. Social Work, 51(3), 243-255.
National Center for Health Statistics (2013). Health, United States, 2013. Urban and rural chartbook. Hyattsville, MD: National Center for Health Statistics.
National Institutes of Health (1994). NIH guidelines on the inclusion of women and minorities as subjects in clinical research, NIH Guide. Bethesda, MD: National Institutes of Health.
National Institutes of Health. Office of Extramural Research. (2007). Monitoring adherence to the NIH policy on the including of women and minorities as subjects in clinical research. Available at 〈http://report.nih.gov/ biennialreport-fy0607/pdf/NIH_BR_Ch5_appendixE.pdf〉 Retrieved July 25, 2002.
National Science Foundation. (2009). Women, minorities, and persons with disabilities in science and engineering (NSF 09-305). Arlington, VA. Available at 〈http://www.nsf.gov/ statistics/wmpd/〉 Retrieved August 26, 2011.
Overfield, T. (1995). Biological variations in health and illness. Reading, MA: Addison-Wesley.
Pan, C. X. (2004). Older Chinese Americans. In R. N. Adler & H. K. Kamel (Eds.), Doorway thoughts: cross-cultural health care for older adults (pp. 95-107). Sudbury, MA: Jones and Bartlett.
Race and ability. (1967, September 29). Time, 46-47.
Reeves, T. J., & Bennett, C. E. (2004). We the people: Asians in the United States. Available at 〈http://www.census.gov/prod/2004pubs/censr-17.pdf〉 Retrieved June 2, 2006.
Samovar, L. A., & Porter, R. E. (2003). Intercultural communication: a reader (10th ed.). Belmont, CA: Wadsworth/Thomson Learning.
Shih-Yu, L. (2009). When East meets West: intensive care unit experiences among first-generation Chinese American parents. Journal of Nursing Scholarship, 41(3), 268-275.
Smedley, B. D., Stith, A. Y., & Nelson, A. R. (2003). Unequal treatment: confronting racial and ethnic disparities in health care. Washington, DC: National Academy Press.
Sowell, T. (1981). Ethnic America. New York: Basic Books.
Spector, R. E. (2004). Cultural diversity in health and illness (6th ed.). Upper Saddle River, NJ: Pearson Prentice Hall.
Sung, B. (1967). Mountain of gold: a story of Chinese in America. New York: Macmillan.
Takeuchi, D. T., Chung, R. C. Y., & Shen, H. K. (1998). Health insurance coverage among Chinese Americans in Los Angeles County. American Journal of Public Health, 88(3), 451-453.
Trinh-Shevrin, C., Islam, N. S., & Rey, M. J. (Eds.), (2009). Asian American communities and health: context, research, policy, and action. San Francisco: Jossey-Bass.
Tsai, P. (2007). Use of complementary and alternative medicine by Chinese American women: herbs and health care resources (Unpublished dissertation). University of Illinois at Chicago.
U.S. Department of Commerce, Bureau of the Census (2012). The Asian Population, 2012. Hyattsville, MD: U.S. Government Printing Office.
U.S. Department of Commerce, Bureau of the Census (2013). American Community Survey. Washington, DC: U.S. Government Printing Office.
Watson, O. M. (1970). Proxemic behavior: a cross-cultural study. Mouton: The Hague, the Netherlands.
Willgerodt, M. A., Miller, A. M., & McElmurry, B. J. (2002). Becoming bicultural: Chinese American women and their development. Health Care for Women International, 23, 467-480.
Wong, B. P. (2006). The Chinese in Silicon Valley: globalization, social networks, and ethnic identity. Lanham, MD: Rowman & Littlefield.
Wong, D., & Hockenberry-Eaton, M. (2001). Wong's essentials of pediatric nursing (6th ed.). St. Louis: Mosby.
World Almanac. (2015). Mahwah, NJ: World Almanac Books.

Yang, D. C. V., Fenggang, Y., & Tamney, J. (Eds.), (2006). Conversion to Christianity among the Chinese: a special issue of the Sociology of Religion: A Quarterly Review, 67(2).

Yick, A. G., & Gupta, R. (2002). Chinese cultural dimensions of death, dying, and bereavement: focus group findings. Journal of Cultural Diversity, 9(2), 32-42.

Yu, E. S. H., Abdulrahim, S., Chen, E. H., & Kim, K. K. (2002). Smoking among Chinese Americans: behavior, knowledge, and beliefs. American Journal of Public Health, 92(6), 1007-1012.

Zhan, L. (2004). Caring for family members with Alzheimer's disease: perspectives from Chinese caregivers. Journal of Gerontological Nursing, 30(8), 19-29.

Zhan, L., & Chen, J. (2004). Medication practices among Chinese American older adults: a study of cultural influences. Journal of Gerontological Nursing, 30(4), 24-33.

Zheng, X. J. (1999). Good death: the Chinese philosophy on death. Kunming, Yunnan: Yunnan People's Press (in Chinese).

Ziegler, R. C., et al. (1993). Migration patterns and breast cancer risk in Asian-American women. Journal of the National Cancer Institute, 86, 1819-1827.

CHAPTER 9

베트남

Vietnamese Americans

학습목표

1. 베트남인이 미국 건강관리체계를 이용하면서 직면할 수 있는 의사소통장애를 확인한다.
2. 베트남 여성을 간호할 때 고려해야 할 공간과 관련된 신념을 확인한다.
3. 베트남 가족 조직을 설명한다.
4. 시간개념의 차이에 근거해서 베트남 대상자 교육을 조정할 수 있는 방법을 설명한다.
5. 중국의학의 근본인 음양이론이 질병의 원인과 치료에서 어떤 영향을 미치는지를 설명한다.
6. 베트남인의 전통적 사고에 영향을 주는 질병의 원인을 세 가지 이상 설명한다.
7. 작은 체형을 가진 베트남인의 간호중재를 설명한다.

1 개관

OVERVIEW OF VIETNAM

베트남은 인도차이나 반도의 동쪽 해안에 위치하고, 북쪽으로는 중국, 남쪽으로는 메콩 삼각주로 둘러싸인 태국의 걸프와 국경을 이루고 있다. 서쪽으로는 캄보디아와 라오스, 동쪽으로는 남중국해와 국경을 이루고 있다. 베트남은 일본보다 약간 작으며 약 328,928 m^2이다. 베트남은 라오스, 캄보디아와 마찬가지로 인도차이나 혹은 동남아시아로 불린다. 이 세 국가는 많이 다르다. 언어도 다르고, 사회적으로 깊은 관계도 없고, 각각 다르게 발전한 역사가 길고, 다양한 갈등의 원천을 갖고 있다.

베트남의 북쪽은 산지이며, 깊은 계곡과 산업지역인 붉은 강 삼각지가 있다. 중앙의 띠 모양의 지역은 길고 좁은 회랑지대(주요 도로나 강을 따라 나 있는 좁고 긴 땅)로 산지와 해안평야, 넓고 아름다운 하얀 모래 해변이 있다. 베트남 남쪽은 내수용과 수출용으로 쌀농사를 가장 많이 한다. 베트남 북쪽은 사계절이 확실히 구분되고, 남쪽은 우기와 건기의 두 계절이 있지만 열대 기후에 속한 국가로 분류된다.

2014년 보고에 따르면, 베트남 인구는 93,423,835명이다(Central Intelligence Agency, 2015; World Almanac, 2015). 이는 저지대 사람(도시의, 더 많이 배운), 시골마을 사람(교양과 교육정도가 다양한), 산지 사람(고유의 문화를 가진 최소 30개의 다른 집단이나 부족들로 구성된)을 모두 포함한 것이다. 민족집단은 킨(Kinh/Viet) 85.7%, 테이(Tay) 1.9%, 타이(Thai) 1.8%, 무옹(Muong) 1.5%, 크메르(Khmer) 1.5%, 눈(Nun) 1.1%, 몽(Hmong) 1.2%이고, 그 외 다른 집단이 4.1%를 차지한다(2014 센서스)(Central Intelligence Agency, 2015). 산지 사람의 수는 100만 명으로 추정된다(World Almanac, 2015). 2014년 평균수명은 72.91세, 영아사망률은 출생아 대비 18.99%이다. 문자를 아는 사람은 전체 인구의 93.4%이다(Central Intelligence Agency, 2015; World Almanac, 2015).

베트남은 2000년 이상의 오래된 역사기록을 갖고 있고, 역사 이전의 2000년 동안의 전설로부터 시작된다. 가장 오래된 기록은 왕조의 규율에 관한 것과 중국의 지배에 관한 것이다(A.D. 938~B.C. 111). 900년 동안 독립국가였으나, 1858년부터 1954년까지 프랑스의 통치를 받아 베트남인은 독립을 위해 계속 싸웠다.

1954년 제네바 조약으로 북쪽 사회주의 세력과 남쪽 비사회주의 세력으로 나뉘었는데, 이때 사회주의 이념을 가진 지도자가 북쪽의 독립운동을 전개하였다. 소련의 도움을 받은 베트남 북쪽지역과 미국의 도움을 받은 베트남 남쪽지역 간의 전쟁은 1975년 사회주의 공화국이 베트남을 재통합하면서 끝났다. 30년 이상 계속된 전쟁은 물리적·경제적·사회적으로 국가에 큰 파탄을 가져왔다. 그 후 15년 동안 큰 혼란과 고립을 거치면서 사회주의자는 새로운 이념 아래 국가를 재건하려고 시도했지만 계속되는 홍수와 가뭄으로 위기와 빈곤이 더욱 극심했다. 수천 명의 사람이 희망을 안고 프랑스, 미국, 캐나다, 호주 등으로 떠났다. 1980년 후반 경제체제 변화의 필요성이 절실해지면서 굳건했던 사회주의 체제가 흔들리면서, 외국회사와 자본의 유입을 받아들이게 되었다. 1993년에 국가는 무역 흑자를 기록하고, 세계 3대 쌀 수출국이 되었다(Hibert, 1993). 오랫동안 유지되었던 미국과의 통상금지령은 1994년에 철회되었고, 이듬해 미국은 베트남을 외교적으로 중요하게 인식하게 되었다. 1995년에 25%였던 실업률은 2012년 5.5%로 감소되었고, 베트남 사람은 나라를 떠나야 한다는 불안감이 줄어들었다. 2013년 국내 총 생산은 3,589억 달러, 1인당 평균소득은 4,000달러로 추정된다(Central Intelligence Agency, 2015). 2013년 국민의 12.3%가 최저생계보다 낮은 소득을 보였다. 현재 노동인구의 56.8%는 농업에 종사하고, 37%는 생산직, 6.2%는 서비스업에 종사하고 있다. 2002년 미국 베트남 지역사회에서 베트남을 방문하자는 '고국으로 돌아가기(going back)' 현상이 나타났다. 후원자들이 고국으로 보내는 달러가 베트남의 생활수준을 높이는 데 기여했고, 관광산업은 많은 직장을 제공해 주었다. 베트남의 최대 수출시장은 미국으로 연간 총 60억 달러 이상을 거래하고 있다(World Almanac, 2015).

2 미국 이민
IMMIGRATION TO THE UNITED STATES

2009년에 미국 전체 인구의 0.37%인 1,471,509명이 베트남계였다. 베트남계 인구는 아시아계 미국인 집단 중 네 번째로 많고, 이것은 멕시코, 필리핀, 중국과 아시아계 인도인의 뒤를 잇는 수준이다(U.S. Department of Commerce, Bureau of the Census, American Community Survey, 2013). 베트남인은 전체 아시아계 미국인 인구의 11.0% 정도를 차지한다.

미국에 거주하는 아시아계 미국인은 20.7%는 동북쪽에, 11.7% 중서부에, 18.8% 남쪽에, 48.8%는 서부에서 산다(U.S. Department of Commerce, Bureau of the Census, The Asian Population, 2013). 베트남인은 캘리포니아, 버지니아, 텍사스, 플로리다에 많이 거주한다. 미국에 거주하는 베트남인의 약 80.0%는 다른 나라 태생이다(U.S. Department of Commerce, Bureau of the Census, The Asian Population, 2013). 1980년부터 1990년까지 기간에 미국에 거주하는 전체 베트남인의 69.7%가 이민자인데, 이는 1975년부터 1979년까지 기간에 27.1%였던 것과 비교된다. 베트남계 이민자의 수는 1991년에서 2009년 사이에 다소 줄어들었다. 실제로 베트남 인구는 1980년부터 1990년 사이에 134.8%로 증가된 반면, 1991년부터 2009년 사이에는 35.1%로 증가율이 상당히 둔화되었다(U.S. Department of Commerce, Bureau of the Census, The Asian Population, 2013). 베트남인의 연령의 중앙값은 37.5세로, 베트남계를 제외한 나머지 인구의 35.7세와 차이가 있다(Central Intelligence Agency, 2015; U.S. Department of Commerce, Bureau of the Census, American Community Survey, 2013; U.S. Department of Commerce, Bureau of the Census, The Asian Population, 2013). 베트남인의 48.8%는 여성인데, 이것은 미국 전체 인구의 51%가 여성이라는 것과 비교된다(U.S. Department of Commerce, Bureau of the Census, The Asian Population, 2013).

1세대 이민자

1975년에 미국으로 오기 시작한 첫 번째 집단은 주로 미국 정부와 관련 있는 사람, 저지대 거주자, 전문가, 어느 정도 지위가 있는 남쪽 베트남 군인이다. 이 집단은 국가에서 추방되거나 새로운 정권으로 많은 것을 잃은 사람이다. 이러한 이민자의 대다수는 베트남이나 해외에서 교육을 받았으며, 몇몇은 영어를 할 줄 알았다. 청년이나 결혼을 해서 어린 자녀가 있는 사람이 대부분이었는데, 아이들은 학교를 다니면서 영어를 일찍 배워 부모보다 유창하게 영어로 말할 수 있고, 몇몇은 베트남어보다 영어를 더 잘하게 되었다.

1세대 이민자는 유럽과 미국 문화를 접하면서 경제적으로나 직업적으로 안정되었기 때문에, 일반적으로 건강에 영향을 주는 길고 힘든 기간의 경제적·심리적 박탈감을 경험하지는 않았다. 1975년에 미국에 온 베트남인 145,000명 중 14%가 1인 가구였고, 42%는 18세 이하였으며, 11.6%는 44세 이상이었다. 대략 90%가 미국에 와서 1년 이내에 고용되었다(Coelho & Stein, 1980).

2세대 이민자

1979년부터 1980년 사이의 2세대 이민자 대다수는 베트남 정부가 베트남을 떠날 것을 강요한 중국계 베트남인 확대가족 집단이었다. 이들은 학력이 높고, 호찌민(사이공)이나 그 근방에서 사업을 하여 체제 안에서 얻을 수 있는 가장 높은 사회적 지위를 가졌던 사람이다. 그러나 2세대 이민자 중 많은 사람이 베트남어가 제2의 언어였고, 전 세대보다 영어를 할 줄 아는 사람이 더 적었다. 이민자들은 노인과 의료가 필요한 다른 확대가족구성원도 포함되어 있었다.

3세대 이민자

1980년대에 들어온 많은 베트남인은 '보트피플'이다. 이들은 바다를 통해 탈출한 난민으로 고국에서 경제와 정치사회적 변화에 투쟁하며 살아왔던 사람이다. 생명을 위협하는 상황에서 살아남은 이민자는 몇 달 혹은 몇 년간 길을 따라 노숙을 하였고, 이러한 초기 경험은 그들이 미국에 정착하는 데 혼란을 준다. 1세대와 2세대 이민자 집단보다 구성원이 더 다양하며, 대부분 이전에 온 사람보다 신체상태가 나빴고, 일반적으로 적응이 더 어렵고 복잡했다. 새롭게 이민을 온 3세대 어른들과 아이들, 1세대, 2세대의 어른을 흡수하기 위해서 많은 난민교육 프로그램과 학제 프로그램이 개발되었지만, 이러한 프로그램들은 3세대 사람에게는 효과가 없었다. 노숙생활은 공부습관을 기르거나 학문적으로 뛰어난 사람을 배출하기 어렵게 만들었고, 3세대의 어린이들이 베트남어나 영어 어느 하나도 잘 읽고 쓸 수 없게 만들었다. 보트피플에게 새로운 환경에 적응하도록 돕는 교육은 더욱 포괄적이어야 했다.

1986년 베트남 주변국들인 캄보디아와 라오스는 해안가로 오는 불법 여행자들 때문에 법을 더 강화했다. 이 때문에 보트피플은 점차 감소하였다. 베트남 정부는 국민에게 사유시장을 형성하는 것과 땅을 사용할 수 있게 해서 새로운 경제생활을 하게 하였다. 1989년 정부는 나라를 떠난 베트남인의 자발적인 귀환을 허락하였다. 이후 3년 동안 미국의 지원을 받아 32,000명 이상의 보트피플을 야영지, 특히 홍콩의 야영지에서 돌아오게 하였다(Balfour, 1993). 해외 태생의 베트남인은 일반적으로 3세대 이민자로 본다. 또한 미국에서 1세대, 2세대 혹은 3세대인지를 아는 것은 도움이 된다. 이것은 관행적 문화적 행동을 고수하는 데 영향을 주기 때문이다(Bonder, Martin & Miracle, 2002).

3 의사소통
COMMUNICATION

언어

미국에서 베트남어는 고국에서 베트남인으로 불리는 1,687,951명의 언어이다. 2013년에는 5세 이상의 베트남인 가운데 53.1%는 영어로 말을 잘 못하고, 고국에서 87.5%는 영어보다 베트남어로 말하고, 12.5%만이 영어로 말한다(U.S. Department of Commerce, Bureau of the Census, American Community Survey, 2013).

베트남어는 단음절과 이음절로 되어 있고 성조가 다양하기(5~6개의 성조가 있음) 때문에 아시아의 다른 언어로 이해하기 어렵다. 한 음절이 다른 성조로 소리 날 때마다 전혀 다른 뜻이 된다. 물 흐르듯 음악처럼 대부분의 발음이 비슷하고 문법은 단순하다.

1960년대까지 교육을 받은 베트남인의 언어는 프랑스어였다. 그래서 과학과 기술용어는 대부분 프랑스어이며, 최근에는 영어에서 차용하여 사용하고 있다. 1975년 이후 베트남의 고등학교와 대학교에서 영어가 제2외국어이다. 베트남어의 사투리는 북쪽지역, 중앙, 남쪽지역의 세 가지로 분류된다. 사투리는 말하는 사람의 출신을 알게 해 주고, 사람은 지역에 상관없이 알아들을 수 있다.

베트남 전쟁이 있기 오래전에 베트남은 중국의 거대한 소수민족으로서 중국의 통제 아래 수업을 하는 학교가 있었다. 호찌민의 교외지역인 콜론에서는 많은 중국인 노인이 중국어로만 말하고, 아이들은 제2 언어로 베트남어를 배웠다. 중국-베트남계 이민자 집단에서 중국어와 베트남어를 둘 다 할 수 있거나 중국어만 할 수 있는 사람이 많다. 이와 대조적으로 전통적 산지 사람인 몽따냐흐(Montagnards)는 자신들만의 부족 언어를 갖고 있다(오스트로네시아 어족에 속하며, 북쪽은 미아오-야오 어족에 속함). 이 언어는 일반적으로 베트남인이 알아듣지 못한다.

유형

존경은 베트남 사회의 초석으로 의사소통에서 아주 분명하게 드러난다(Huynh, 1987). 베트남어에서 칭호가 많은 것은 문화적 초점이 존경에 맞춰져 있다는 것을 증명한다. 예를 들어 가족관계를 묘사할 때 영어를 사용하는 사람은 가족을 부르기 위해 아빠, 엄마, 남자 형제, 여자 형제, 부모의 남자 형제, 부모의 여자 형제, 부모의 남자나 여자 형제의 자녀들, 할아버지, 할머니의 칭호를 갖고 있다. 반면에 베트남인의 언어와 행동은 부모의 남자 형제를 나타낼 뿐만 아니라, 엄마 쪽 가족인지 아빠 쪽 가족인지까지도 나타낸다. 심지어 친척이 가장 나이가 많은 남자 형제인지 여자 형제인지까지도 알 수 있게 나타낸다. 조부모라는 칭호는 아빠 쪽이냐, 엄마 쪽이냐에 따라 다르다. 여자 형제나 남자 형제를 말할 때는 형제가 어리면 'em'으로, 나이가 더 많으면 'chi'나 'anh'으로 이야기한다.

맥락

'Yes'라는 말은 영어에서 동의를 표현할 때 사용하며, 존경이나 무례한 태도를 반영하지 않는다. 베트남인에게 'ya'는 반드시 동의를 의미하는 것은 아니지만 존경의 의미를 담아 하는 말이다. 그러나 이 말은 때때로 건강전문가와 베트남인 대상자 사이에 언어적 의사소통 문제를 일으킨다. 베트남인 대상자가 'Ya, ya, Thua ba, ya, ya'라고 대답하면, 미국인은 이것을 'Yes, yes, I understand, and I'll do it'이라고 해석한다. 베트남인은 'ya'의 'yes'가 단순히 존경을 표현하고, '듣고 있어요. 당신이 말하는 것을 존중해요'라고 표현하는 것이다(심지어 요구가 가능한 영역을 벗어난 것일지라도). 베트남인의 불이행은 'ya'에 대한 오해에서 비롯될 수 있다.

베트남 사람은 다양한 역할을 표현할 때 인칭대명사를 자주 사용한다. 예를 들면, 말하는 사람이 부모 앞에서 이야기할 때 자신을 'con(아이를 부르는 호칭)'이라고 하고, 간호사나 상관에게 이야기할 때는 'em'이라고 한다. 또한 학생들 앞에서는 자신을 'thây(선생님)'라고 한다. 일반적으로 선생님(teacher)이나 삼촌(uncle) 같은 호칭은 베트남 사람이 가족이나 친한 친구를 제외한 사람을 부를 때 쓰인다. 특히 말하는 사람과 듣는 사람 사이에 상당한 거리가 있을 경우, 보통 호칭만 사용한다. 이런 관습은 미국에서도 사용된다. 'Madam Chair'나 'Mr. President'는 미국인이 자주 사용하는데, 이는 호칭을 이름보다 더 중요하게 생각한다는 것을 보여준다.

이런 베트남의 뚜렷한 문화 특징에 따라 언어를 사용할 때는 절제와 주의가 필요하다(Huynh, 1987). 베트남 사람은 어린 시절부터 말하기 전에 먼저 생각하라는 가르침을 받는다. 겸손한 말과 행동은 높은 가치를 지닌다고 본다. 베트남에는 '허풍은 빈 영혼을 보여준다'는 속담이 있다. 또한 말실수는 불화를 조장하고 조화와 존중을 저해하는 것으로 경계한다. 전형적인 산지 사람뿐만 아니라 저지대 사람도 존중하여 예의를 지키는 것을 높은 가치로 여긴다. 따라서 이들과 대화할 때는 언제나 정중하게 예의를 지켜야 한다(Rairdan & Higgs, 1992). 표 9-1은 아시아인과 미국인의 의사소통 차이점을 보여준다.

표 9-1 의사소통 스타일과 정서표현

아시아인	미국인
비언어적	언어적
미묘한, 간접적	개방적, 직접적
조용하고, 인내하고, 나쁜 감정을 드러내지 않음	표현적, 자연스러운
의무 이행으로 가정의 간접적 표현	감정의 직접적 언어적 · 신체적 표현

출처: From Nilchaikovit, K., Hill, J., & Holland, J. (1993). The effects of culture on illness behavior and medical care. General Hospital Psychiatry, 15, 41-0.

터치

베트남에서는 전통적으로 감정을 스스로 통제하고 올바른 행동을 위해 심사숙고하는 것에 가치를 두기 때문에 의사소통의 한 형태로 터치를 제한한다. 지나친 칭찬을 포함한 신체적 행동은 점잖지 못한 행동이라고 생각한다. 1970년대에는 베트남 소년이 길거리에서 서로 거칠게 밀거나 소녀가 서로 팔짱을 끼고 걷는 것을 보기가 어려웠다. 오늘날 미국에서 베트남 젊은이는 미국인 친구를 보고 배운다. 몇몇 베트남 사람은 머리를 '생명의 자리'라고 생각하기 때문에, 간호를 제공하는 과정일지라도 머리를 만지는 것은 중요한 힘이 새어나갈 수 있다고 본다(Hoang & Erickson, 1982).

몸짓

베트남 문화에서는 예의를 비언어적으로 표현할 수 있다. 아이들은 일어설 수 있을 때부터 집 안으로 들어오는 나이 든 사람이나 손님에게 팔을 가슴 위에 엇갈리게 놓고 머리를 숙이고 상체를 구부려 인사하도록 배운다. 상대방에 대한 존중을 보여주는 비언어적 방법은 평생에 걸쳐 끊임없이 사용된다. 타인을 존중하는 행동은 유교와 불교의 영향을 받았다는 것을 보여준다. 무엇을 하느냐보다 어떻게 하느냐를 더 중요하게 여기며, 걸을 때의 행동과 예의는 자아상을 나타낸다고 생각한다(Sideleau, 1992). 학력, 사회적 지위, 나이, 성이 다른 사람과 이야기를 할 때 눈맞춤을 피하는 것으로 존중을 표현한다. 학생은 선생님과의 눈맞춤을 피하고, 종업원은 사장과의 눈맞춤을 피하며, 가족 내 어린 사람은 나이 든 사람과의 눈맞춤을 피한다. 위와 같은 상황에서 직접적인 눈맞춤은 일반적으로 반항심이나 깊은 열정을 보이는 것으로 생각한다. 나이 든 사람과 마주쳤을 때 살짝 고개를 숙이는 것은 상대방에 대한 존경심을 보여주는 것이다. 누군가에게 무엇을 줄 때나 어른, 특히 노인이나 더 높은 지위에 있는 사람에게 무엇인가를 받을 때 두 손을 사용하는 것은 존경심을 보여주는 행동이다. 머리는 신성하게 생각하므로 만지거나 쓰다듬을 때 주의해야 한다. 발은 몸의 가장 아래에 있는 것이므로 바닥에 있어야 한다.

의사소통에서 침묵의 형태는 문화적으로 사람이 서로 이해한다는 것을 보여줄 때 주로 사용한다. 이러한 문화적 규범 때문에 사람은 때때로 자기 생각을 말할 수 없다. 예를 들어, 자녀와 부모가 죽음에 대해서 이야기를 하는 것은 일반적이지 않고 부적절하다고 보므로, 자기 생각을 머리를 숙이거나 직접적인 눈맞춤과 같은 비언어적인 신호로 표현한다. 서양인 건강관리전문가와 의사소통할 때, 이러한 것들은 명백하게 이해되지 않는다. 만약 건강관리전문가가 말하지 않아도 자기감정을 충분히 잘 전달할 수 있는 문화에 대해 모른다면 중요한 정보를 놓치기 쉽고, 가족과 환자와의 역학적 관계를 오해하고, 간호계획에 대한 동의가 부족하다고 볼 수 있다(McLaughlin & Braun, 1998).

미국에서는 아랫사람을 손짓으로 부를 때 손바닥을 위로하는 것과는 대조적으로 베트남 사람은 손바닥을 아래로 하고 손가락을 흔든다. 베트남에서는 개나 동물을 부를 때 보통 손바닥을 위로하기 때문에 이러한 행동은 모욕감을 줄 수 있다. 손가락 하나를 흔드는 것은 결코 바람직하지 않으며, 이것은 누군가에게 시비를 걸 때 사용한다.

사적인 상황을 제외하고, 공적인 자리에서 감정을 표현하는 것은 좋지 않게 평가한다. 감정은 자기 통제를 방해하고 약점으로 보일 수 있다. 집이나 다른 사적인 곳에서만 감상적 행동과 기쁨을 숨기지 않고 다 드러내는 행동을 한다. 이러한 일반적인 규제에서 유일한 예외 상황은 과부가 자기 남편의 장례를 치를 때 통곡하고, 죽으려고 할 때이다.

간호 적용

대인 관계에서 존중과 조화는 지켜져야 하는 가치이기 때문에 베트남 문화에서는 실망하고, 화내고, 당황하거나 다른 사람 체면을 손상하게 하는 행동을 하면 안 된다. 실제 진실을 밝히는 것보다 조화를 유지하는 것이 우선이다. 베트남인 대상자가 어렵거나 까다로운 질문을 받으면, 특히 대답이 부정적인 것일 때 예를 들어 "집에서 드시던 약을 가져오셨나요?"라는 질문을 받았을 때 대상자는 간호사와 편안한 관계가 계속되길 바라기 때문에 직접적인 대답을 하지 않을 수 있다. 서양문화에서 이렇게 피하는 것은 진실을 회피한다고 볼 수 있지만, 베트남 문화에서는 까다로운 상황을 다루기 위한 올바른 방법으로 여겨진다.

침묵이나 어색한 미소로 부정적 감정이나 동의하지 않음을 표현할 수 있다는 사실을 간호사는 알아야 한다. 베트남인의 미소는 즐거움을 표현하는 것일 수 있지만, 다른 의미로 더 많이 쓰인다. 예를 들어, 어려움을 극복할 때나 가벼운 실수를 사과할 때 베트남인은 미소를 짓는다. 미소는 아프지 않다는 것을 보여줄 때뿐 아니라, 상대방이 진심으로 잘못을 인정할 때 꾸짖음 대신 사용하는 적절한 반응이다. 또한 나이나 지위 때문에 '감사하다' 혹은 '미안하다'라고 말하기 약간 부적절할 때 웃을 수 있다. 상황에 상관없이 이들은 미소를 자주 짓는다. 심지어 화가 났거나, 무시당한 기분이 들 때, 어려움에 처했을 때도 베트남인은 의료진에게 거의 표현하지 않을 것이다. 대신 미소를 지으며 조용히 말할 것이다. 간호사는 "통증이 있으세요?"나 "통증을 줄여 드릴까요?"와 같은 대답을 유도하는 질문 대신 환자의 통증과 상태를 스스로 파악하고 '통증을 줄여드릴게요'라고 해야 한다.

간호사는 베트남인 고객에게 정보를 얻기 어려울 수 있다. 베트남인은 신중하고 수동적인 경향이 있어서 침착하게 문제를 이해하고 감정을 잘 표현하지 않는다. 보통 감정적 문제나 성적인 문제에 대한 정보를 얻으려고 할 때 더욱 어려울 수 있다. 이러한 주제들은 사적인 것이고 공개하는 것을 꺼리기 때문이다(Nilchaikovit, Hill & Holland, 1993). 짧은 기간 형성된 관계에서 의료인이 장기적으로 신뢰관계 속에서 일하려면 동성의 베트남인 통역자를 이용하는 것이 중요하다. 베트남인 고객에게 주의를 기울이고 수용적인 태도를 보이는 것은 서로의 차이를 극복하고 진실로 이해하는 데 도움이 된다.

미국에서 의료기관을 이용하는 대부분의 베트남인 대상자는 영어를 못하기 때문에, 정확한 의사소통을 위해서 통역자나 두 문화 속에서 자란 의료 통역자가 도움이 된다. 통역자가 대상자의 문화를 이해하고, 대상자와 의료팀 사이의 문화적 차이를 줄이려고 노력하는 것은 중요하다. 통합적 베트남 인식 때문에 통역자가 베트남인이면 정확한 의사소통에 도움이 된다. 그러나 '바람 때문에 나타난다'와 같은 환자의 증상에 관한 진술을 베트남인 통역자가 통역했다고 하더라도 서양인 건강관리전문가로서는 받아들이기 어렵다. 이것은 베트남인을 간호할 때 일반적인 문제가 되고 있다. 또 다른 문제로는 통역자와 대상자의 사회적 지위 차이가 영향을 줄 수 있다는 것이다. 여성 환자에게 신체검사를 할 때 남자 통역자는 영향을 미칠 수 있기 때문에 여성 통역자나 보호자가 필요하다. 통역자가 없다면 간호사가 주의하여 단어를 선택하고 간단하게 지시사항을 전하고 의학용어를 피해야 한다(Tran, 1980) (Box 9-1).

Box 9-1 통역자 활용하기

특별한 문화집단이 많아도, 대부분의 병원이나 의료센터에서 전문통역자를 두지는 않는다. 그러나 세심한 안내와 함께 좋은 통역자는 그 지역출신자이다.

1. 필요한 때 사람에게 혹은 전화로 도움을 청할 수 있도록 가까이 사는 베트남 지역사회에서 이중 언어를 잘 하는 사람을 찾는다.
2. 통역자를 미리 알고 베트남 이름을 정확히 말하는 연습을 한다. 보통 직함을 사용한다.
3. 통역자는 '의료팀에서 모든 구성원의 책무'로서 비밀개념을 확실히 이해해야 한다.
4. 통역자가 가족과 의료팀, 두 집단의 다리가 되어야 한다는 것을 이해하게 한다.
5. 예상되는 원인, 증상, 의심되는 진단과 다른 문제에 대한 용어가 보편적이거나 친숙하지 않다면, 통역자와 간단히 검토하고 이를 검색하거나 면담 전에 확실히 한다.

면담 시

1. 당신과 환자 사이 중간에 통역자 자리를 둔다. 이것은 통역자가 의료팀이나 가족만의 구성원이 아닌 중간자로서 의사소통하는 것을 돕는다.
2. 가족에게 인사하고 나서, 통역자는 환자에게 이름을 소개한다. 환자가 연장자라면, 환자에게 통역자를 예의 바르게 소개한 뒤에, 의사소통을 더 많이 할 수 있는 동반 가족을 포함시킨다.
3. 항상 통역자가 아니라 환자 가족을 보고 직접 말한다. 통역자는 본래 전달자가 아니라 다리라는 것을 기억한다(당신과 통역자가 서로 어떤 것을 명확히 할 때를 제외하고).
4. 더 편안하게 하기 위해서,
   - 짧고 직접적 문장을 말한다.
   - 세심하게 질문을 계획한다. 이중 부정을 피한다. 한 문항으로 예-아니요 질문을 한다.
   - 기술용어, 관용구, 은유를 피한다.
   - 생식기나 성행동과 관련된 질문은 민감한 부분이라는 것을 알아야 한다.
5. 놀라거나 무시하지 말고, 친숙한 증상에 대한 새로운 명칭을 들을 준비를 한다. 친숙하지 않은 진단을 다루는 한 방법은 '언급한 특별한 진단에 대해 알아야 할 것을 이야기해 줄 수 있나요?'라고 청할 수 있다.
6. 면담이 끝날 때, 가족과 측히 통역자에게 감사를 전한다.

통역자는 이중 언어를 말하고 이중 문화를 갖는다. 세심하게 존중하면서 함께 일하면, 전문가는 운 좋게도 언어는 물론 문화도 통역할 수 있는 통역자를 의지하게 될 수도 있다. 전문가가 존경하고 이해하며 의지한다면, 통역자가 그 상황에 대한 훌륭한 해결책을 내놓을 수 있다.

면담 후

1. 통역자 이름을 의료기록에 기록한다.
2. 문제가 되는 면담부분을 논의하고 원인을 알고, 그 상황에서 가능한 선택을 한다.
3. 간호계획을 포함해서, 전문가가 이해하고 있는 정보나 중요한 결정을 입증한다.
4. 통역자에게 감사하고 보상계획이 분명하다는 것을 점검한다.

간호사는 베트남어 이름을 영어로 부를 때 베트남인이 못 알아들을 수 있다는 점에 주의해야 한다. 23년 동안 /Wee-un /Tee-hung/이라고 불리던 Nguyên Thi. Hông이라는 사람이 병원 데스크에서 /Hung thigh Nugooen/이라고 부르면 자신을 부른다고 생각하지 않는다(베트남에서는 성을 항상 먼저 말한다. 미국에서는 성이 앞에 적혀 있어도 항상 성을 뒤에 말한다). 병원에서 대상자를 부를 때 번호를 사용하는 것도 유용할 수 있다. 번호는 읽고 듣기가 더 쉽기 때문이다. 간호사는 대상자의 주소와 전화번호를 물어볼 때 발음 때문에 알아듣기 어려울 수 있다. 이때 환자가 직접 기록하게 하는 것이 쉬운 방법이다. 이런 환자에게는 지시사항을 적어서 주는 것이 좋다.

베트남인 환자는 나이를 묻는 질문도 어려워한다. 베트남 엄마들은 아이가 몇 년에 태어났는지에 대해서는 알려줄 수 있지만, 아이의 정확한 나이를 말할 수 없을 것이다. 베트남에서는 보통 개인의 생일 축하를 하지 않는다. 새해가 되면 모든 사람이 한 살씩 더 먹는다(Tét). 그래서 새해가 되기 전에 태어난 아기들은 1살로 간주된다. 나이에 대해 혼란스러워하는 또 다른 이유는 새로운 출생증명서에 2~3살 더 어리게 수정되어 있기 때문이다. 이런 혼란은 특히 이민 온 십대가 많이 경험한다. 이것은 징병되는 것을 피하고, 미국의 고등학교에 쉽게 입학하기 위해서이다(18세 이후에는 학력증명 없이 고등학교에 들어갈 수 없기 때문이다). 베트남 사람은 몸집이 왜소해서 나이를 수정하기 쉽다. 출생증명서가 없는 나이 든 베트남인은 보통 출생연도만 알고 있고, 미국에 도착해서 공식적으로 생일을 1월 1일이라고 정한다. 마지막으로 베트남인은 간호사가 질문을 많이 하면 간호사의 능력을 의심한다는 사실을 알아야 한다. 간호사는 문화적 차이를 줄이고 환자가 간호하는 사람에 대한 믿음이 커질 수 있도록, 다양한 문화적 관습을 수용하고 진심 어린 관심을 가지면서 의사소통을 시도해야 한다.

4 공간 SPACE

친숙한 구역

공간에 대한 신념은 베트남 문화에 매우 뿌리 깊게 박혀 있다. 전통적인 베트남인은 친숙한 공간활동을 사적인 공간에서만 제한적으로 한다. 공공장소에서 손잡는 것, 특히 이성과 손잡는 것을 풍기가 문란한 것으로 생각하기 때문에 친한 친구와 가족 간의 포옹이나 접촉도 낯 뜨거워한다.

공간에 대한 신념은 베트남 여성의 진료에도 영향을 미친다. 1990년대 초까지 전통적인 치료자는 맥박을 잴 때만 제외하고 여성 대상자의 신체를 만지지 않았다. 여성 대상자는 인형을 이용해서 어디가 아픈지를 알려주었다. 오늘날 많은 베트남인은 여전히 혼전순결을 강조하고, 미혼 여성의 산과 검진에 대해 거부감을 가지고 있다.

개인적, 사회적, 공적 구역

베트남 사람은 지배적인 문화에 속한 사람들보다 개인적, 사회적 관계에서 거리를 더 많이 두는 것을 편안해 한다. 사회적 교류는 보통 남자들 사이의 악수 정도의 신체적 접촉만 있다.

주거공간

베트남에서 확대가족은 상대적으로 작은 마을에 모여 산다. 온난한 기후 때문에 많은 가족활동이 야외에서 이루어진다. 부엌은 주로 집과 분리되어 있고, 2~3개의 방은 거실과 침실로 쓰인다. 이 방들은 낮 동안에 모기장이 깔끔하게 쳐져 있다. 집 안에서도 가족들은 자기 시간을 가족과 함께 보내는 것을 더 좋아한다. 베트남의 시골지역에서는 일반적으로 가족끼리 가까이에 살면서 지역사회와 마을을 이룬다.

많은 베트남인이 밀접하게 가까운 곳에 살고 있었지만, 난민 캠프는 새로운 종류의 좁고 갑갑한 밀폐된 생활이었다. 베트남인 난민은 몇 개월, 혹은 몇 년 동안 8~10명이 한 방에서 생활하였고, 때때로 담요로만 둘러 만든 방도 있었다. 미국에서는 난민을 위해 주택을 지급했는데, 주택의 공급업자들이 오랜 시간 너무 북적대며 살아왔던 난민에게 단일주택을 제공하려고 하였다. 불행히도 이 공간은 친밀한 소리, 냄새와 사람을 느낄 수 없었고, 사람은 곧 외로움을 느끼기 시작했다. 이 때문에 난민은 새로운 조치가 필요했다. 오늘날 많은 베트남인은 부모님과 다른 식구들을 위한 방이 있는 집에서 살고 있고, 친척과 친구가 가까이 살기를 바란다.

간호 적용

베트남인 대상자를 간호할 때, 간호사는 대상자 간호에 공간이 미치는 영향을 알아야 한다. 또한 산과검진을 할 때 왜 이런 검사가 필요하고, 어떤 검사들이 시행될지, 검사를 하는 동안 환자는 어떻게 해야 하는지에 대해서 조심스럽게 설명한다.

간호사는 낯선 사람이 시행하는 등 마사지가 불쾌함을 줄 수 있다는 것에 주의해야 한다. 일반간호에 등 마사지를 포함할 것인지는 대상자가 결정하게 하는 것이 좋다.

5 사회조직
SOCIAL ORGANIZATION

가족

베트남에서 가족은 사회의 기본조직으로 가족구성원을 평생 보호하고 지도한다. 가족의 역할과 구조는 친족관계를 나타내는 광범위한 용어로 잘 규정되어 있다. 베트남은 아버지가 집안에서 가장인 가부장제이다. 어머니는 주로 가정을 관리하고 집안일을 해야 할 책임이 있다.

가족은 부모와 미혼의 자녀로 이루어지며, 때로 시부모님과 아들, 며느리와 그 자녀가 포함되기도 한다.

게다가 확대가족은 같은 마을에 살고 있는 다른 가까운 친척(보통 조상이 같고, 성이 같은 사람)도 포함한다. 장남은 가문을 잇고 부모님이 노쇠하면 돌보고 모셔야 하며, 조상을 모여야 할 책임이 있다. 장녀는 어머니가 없을 때 집안일을 돌볼 책임이 있다.

가족은 베트남인을 수백 년 동안 단결하여 민족이 유지될 수 있게 한 주요한 원천이다. 중국인과 다른 동남아시아 민족과 비교해 보았을 때, 베트남 가족은 '전통과 관습의 중추'이며(Davis, 2000, p. 137), 고대 전통과 관습, 생활방식이 계속 유지될 수 있게 한 핵심이다(Fong & Mokuau, 1994).

가족의 충실함은 자녀가 부모에게 순종하고 존경하는 '효'에서 비롯된다. Huynh(1987)는 베트남 사람은 효를 다하지 못한 것을 비난받을 때 가장 모욕감을 느낀다고 한다. 베트남 주요한 역사적 종교와 마찬가지로, 기독교에서도 '너의 부모를 공경하라'고 가르치고 있다(출애굽기 20:12).

부모는 자식을 교육하는 것을 중요하게 생각하며, 보통 확대가족의 식구들이 함께 책임을 진다. 자녀들은 순종하는 태도와 행동, 구체적 친족관계 용어의 사용, 뛰어난 성취로 가문에 기여한다. 가족의 테두리에서 벗어나 개인적 관심과 운명을 고려하지 않는다. 행동, 혹은 나쁜 행실(청소년 범죄, 학업실패, 정신질환 등)은 가족 전체를 드러내는 것이고, 관련된 개인 이상의 더 큰 의미가 있다. 이것은 특히 젊은이가 반사회적 행동을 억제하게 한다.

만약 개인감정이나 야망이 가족에게 도움이 되지 못하거나 부조화를 가져온다면, 그 사람은 가족을 위해 자기 의지를 굽히고 욕심을 버려야 한다. 베트남 문화를 이해하기 위한 연구에서 26세 Laura는 '오빠는 진심으로 의사가 되고 싶어 했지만, 삼촌이 여기서 식구들을 보살펴야 하니까 짧은 기간에 끝낼 수 있는 공부를 하라고 하셔서 오빠는 삼촌의 말을 따랐다'고 하였다. 인터뷰를 통해 부모와 다른 연장자인 식구들이 자녀의 인생을 어떻게 결정하게 하는지를 알게 되었다(Davis, 2000, p. 142).

베트남인도 느끼고 있듯이 미국으로 이주하기 몇십 년 전부터 베트남 가족의 전통은 변화되고 있었다. 여러 해 동안 전쟁이 계속되면서 가족 내 여성이 성역할을 규정하고 집안일을 결정했다. 대규모 확대가족은 드물고 식구들은 뿔뿔이 흩어져 서로 왕래하기 힘들 정도로 먼 곳에 정착했다. 미국에서 여러 세대가 모여 사는 것은 가족들에게 스트레스를 주었고, 가족 내 젊은이들은 미국의 생활방식을 따르게 되었다. 반면 부모와 조부모들은 전통적인 가치를 더욱 확고히 지켜나갔다(Tran, 1989).

베트남 사람에게 가족과 확대가족의 개념은 세대를 초월하는 '초유기적 집단'으로 21세기 초 미국의 핵가족과는 완전히 다르다. 이런 차이는 베트남 지역사회에 변화를 요구하는 많은 압력과 함께 더 많은 스트레스를 주고 있다. 모든 문화는 그 문화에 속한 구성원이 일상생활에서 직면하는 상황을 극복하도록 도와주는 독특한 특징이 있다. 문화구조의 토대가 공격을 받아서 생기는 불안의 비용은 아무리 높게 평가해도 지나치지 않다.

아이들의 역할 사회화

아이들은 일찍이 가족 안에서 자기 역할을 사회화한다. 어른에게 순종하고 존경하고, 어른을 바른 호칭으로 부르고, 어른에게 소개되거나 다가갈 때 팔을 가슴 위에 겹쳐지게 놓고 상체를 약간 숙인다.

문헌에서는 아이를 양육하는 아시아의 '교육(training)'에 대한 개념을 서양의 '권위적(authoritarian)', '통제적(control)'이라는 개념과 동일시하는 서양의 관례를 지적하였다. Chao(1994)는 이러한 용어가 다른 문화체계를 갖고 있어서 아시아인에게 완전히 다른 의미로 적용되며, 아시아인이 굳이 미국-유럽 문화적 전통을 따를 필요는 없다고 주장하였다. 아시아에서 '교육'의 개념은 부모가 자녀에게 더 많이 관여하고, 보살펴주고, 더 고민해야 하는 책임감을 설명해 준다. 어머니는 가장 중요한 양육자로서 자녀의 성공을 도와주고, 밤에도 곁에 있어 줘야 할 책임이 크다. Chao는 아시아에서 이민 온 아이들도 학교생활을 잘 하며, '권위적인 유형'의 부모 양육과는 다르다고 하였다.

Rudy와 Grusec(2001)은 '권위적인' 아시아의 양육과 가치의 전승을 연구한 결과, 통제가 결정요인으로 보이지 않고 오히려 아이들이 인식하는 따뜻함, 관여, 친절함이 차이가 있었다. 또한 개인 위주의 문화인지 집단 위주의 문화인지 여부와 이민 온 부모(아프리카계 미국인 부모 포함)가 소수민족으로서 아이를 양육하는 데 겪는 딜레마가 한 아이에게도, 집단 전체에도 고위험 원인으로 보였다. '최상의 가치'는 단순히 한 개인보다는 집단 전체에게 최상의 가치가 될 수 있다.

특별히 베트남인이라고 분명하게 언급하지 않아도 '동남아시아에서 이민 온 어머니의 양육방법에서 문맥과 문화의 이해'라는 글에서 이런 부모를 상담하는 사회복지사들은 이 사람이 서구문화를 받아들이도록 하는 것보다 차라리 부모가 아이들이 새로운 문화와 전통문화에 적응하며 살아갈 수 있도록 자기만의 방법을 찾을 때까지 서로 도와주는 지지그룹을 만드는 것이 더 낫다고 말한다(Maiter & George, 2003).

학교에 다니면서 집에 있는 어른보다 영어를 더 빨리 배운 베트남인 아이들이 자주 통역자 역할을 한다. 이런 상황이 한참 지속되면 아이가 가족의 위계질서를 변화시킬 수 있는 힘을 갖게 되어서 아이와 가족을 모두 어렵게 할 수 있다.

교육

1954년 이전에는 하노이가 베트남의 교육 중심지로, 대부분의 의대와 치대가 있었다. 제네바 조약 이후 남쪽 베트남은 호찌민(Ho Chi Minh), 훼(Hue), 깐토(Can Tho)에 교육센터가 있었지만 공급은 수요를 따라가지 못했다. 고등학교와 대학교의 높은 수요와 제한된 인원으로 많은 학생이 공부를 미루거나 해외로 나갔고, 남자의 경우 군대에 갔다.

오늘날 미국에서 베트남 지역사회는 여전히 교육에 대한 가치를 높이 둔다. 베트남인은 다른 아시아계 미국인처럼 지속적으로 학문적 성취에 뛰어난 면모를 보이고 있다. 다음 통계가 이런 흥미로운 경향을 알려준다. 예를 들면, 25세 이상 베트남계 미국 남성의 73.3%가 고등학교를 졸업했고, 29.9%는 학사학위 이상을 교육받았다. 유사하게 25세 이상 베트남계 미국 여성의 69.7%가 고등학교를 졸업했고, 27.0%가 학사학위 이상을 교육받았다(U.S. Department of Commerce, Bureau of the Census, American Community Survey, 2013).

종교

베트남은 프랑스가 장악하기 직전에 기독교인이 첩자로 의심받았을 때를 제외하고 역사적으로 종교의 자유가 있었던 나라였다. 최근 정부는 지역에 대부분의 관리권을 주고 종교의 자유를 허용하고 있다.

중국에서 들어온 불교, 유교, 도교의 세 가지 종교는 베트남인의 생각과 관습에 강한 영향을 주었고, 지난 세기 동안 문화에 뿌리 깊게 박혔다. 불교는 교리보다 정신상태가 더 중요하며, 부처의 가르침으로 다음 네 가지 진리를 가르친다. 첫째, 삶은 고통이다. 둘째, 고통은 욕심에서 비롯된다. 셋째, 고통은 욕심을 버림으로써 벗어날 수 있다. 넷째, 욕심을 버리려면 팔정도(八正道)를 따라야 한다.

유교는 윤리강령으로 사회의 위계, 조상의 숭배, 나이와 관습, 스승과 가족을 공경하는 것을 강조한다. 노자에 의한 도교는 '천도'라고도 불린다. 이것은 기원전 6세기경 물리적 우주를 지배하는 창조적 원리에서 유래한 것이다. 도교에서는 사물들의 본성은 조화와 완벽이므로 사람은 자연을 정복하기보다는 자연과 어울려야 한다고 가르친다(U.S. Department of Commerce, Bureau of the Census, The Asian Population, 2015).

그 외 소수의 종교인 까오다이교와 호아하오교는 베트남에서 창시되었다. 두 종교는 현재 총 300만 명의 신자를 가지고 있다. 다른 신앙으로 애니미즘은 산지에 사는 부족들에게 지속적으로 강한 영향을 미치고 있다. 악귀, 악령, 화난 신들과 자연적 요소를 다루기 위한 행위를 한다.

처음 가톨릭 선교사가 베트남에 도착한 것은 1513년이다. 예수회에서는 1600년 초기에, 개신교에서는 1900년 초기에 왔다. 오늘날 기독교도들은 200만 명이 넘는다. 불교신자들은 대략 7,900만 명의 베트남 인구 중 3분의 2이며, 베트남 사람은 조상과 관련한 풍습과 관련하여 자신이 불교신자라고 생각한다. 1975년 정부가 바뀐 뒤부터 대부분의 베트남 사람은 동양과 서양의 종교 둘 모두에 의지한다.

표 9-2 동양과 서양 가치체계 비교

동양체계	서양체계
자연과의 조화	자연 정복(고층 건물)
전통	변화, 혁신
위계	유동성, 위쪽 혹은 아래쪽으로 이동
나이	젊음
확대가족	핵가족, 소가족, 개인주의적
집중적 사고	확산적 사고
주기적 시간개념	특별한 순간, 계획, 시계
집단 지향성과 보상	자기개념과 자아실현
암기학습	탐구학습
순응	경쟁

출처: From Cao, A. Q. (1986). Linguistic and cultural issues in refugees. In The next decade: the 1986 Conference on Refugee Health Care Issues and Management. 1986 Refugee Health Care Conference Proceedings (pp. 70–75), University of Miami; Nguyen, D. (1988). Culture shock: a study of Vietnamese culture and the concept of health and disease. Journal of the Association of Vietnamese Medical Professionals in Canada, 98, 26–30.

가치

존경과 조화는 베트남 문화에서 가장 중요한 가치이고, 베트남을 지배하는 세 가지 주요 종교의 기본이다. 문화에서 효의 강조는 생애를 통틀어 많은 방식에서 첫 번째 가치로 표현된다.

조화를 유지하는 것은 가장 높은 공무원 계층부터 외지마을 사람까지, 정보를 다루는 것에서부터 세계 갈등을 다루는 것까지 모든 생활방식에 영향을 준다. 특히 의학적 결정을 할 때도 영향을 미칠 수 있는

데, 가족들은 모두가 함께 나쁜 소식을 들으려고 하지 않을 것이다. 가족구성원은 전체에게 좋은 쪽으로 가족이 내린 결정을 받아들이는 경향이 있다. 대상자는 가족을 불편하게 하지 않고 문제를 만들지 않기 위해서 어려움과 고통을 참으려고 한다. 베트남에서 발견되는 동양적 체제에 보편적인 신념과 미국에서 발견되는 서양적 체제에 보편적인 신념을 비교해 볼 때(표 9-2), 베트남 사람은 자연과 문화변용의 과업을 잘 섞어야 하는 문제에 직면해 있다.

집단으로서 아시아계 태평양 사람

많은 연구에서 아시아계 태평양 사람(Asian and Pacific Islanders: API)을 하나의 단일 집단으로 분류했지만, 2010년 미국 인구조사에서 30개의 아시아와 21개의 태평양 섬사람 집단이 API에 있다고 밝혔다(U.S. Department of Commerce, Bureau of the Census, American Community Survey, 2015). API에는 30개 이상의 독립적 민족집단이 있고, 각 집단은 각자의 언어와 관습을 가지고 있다. 그러므로 어떤 사람의 특정한 민족성을 모를 때 지레짐작하는 것은 피해야 한다.

'소수민족 모델'은 API의 명칭 내에서 극도의 불균형을 보여주는 좋은 예이다. 2009년 인구조사에서 많은 API 이민자가 연간 5만 달러 이상의 소득을 올리지만, 더 많은 사람이 빈곤층이나 극빈층인 것으로 나타났다. 교육면에서 API 집단은 2004년 23세 이상 여성 중 대학을 마친 사람의 비율이 제일 높았다(U.S. Department of Commerce, Bureau of the Census, The Asian Population, Census Brief, 2013). 이런 불평등은 API 집단에서 '양극화 본성'이라고 불리는데, 성공한 API 집단이 다른 API 집단의 심각한 문제를 가리고 있다(Braun & Browne, 1998). 예를 들어, McPhee(2002)는 전체적으로 아시아계 이민자가 미국인보다 건강하다고는 하지만, 유형이 균일하지 않고 전체 API 집단을 추정하는 데 사용한 자료는 오해의 소지가 있다. 정확한 연구자료를 확인하려면 실험집단을 합하지 않고, 각 집단의 특정한 민족정체성을 확인해야 한다(Fong & Mokuau, 1994).

2013년에 베트남인의 66.1%가 노동시장에 참여하였다. 노동시장에 참여한 베트남인 중 32.6%는 경영과 전문직 관련 직종에서 일자리를 구했다. 29.4%는 서비스 직종에서, 16.5%는 영업이나 사무직종에서, 16.5%는 생산직, 운송직과 물류이동직종에서 일했다(U.S. Department of Commerce, Bureau of the Census, American Community Survey, 2013). 2013년 베트남인의 평균가구소득은 58,289 달러로 다른 일반집단 52,250달러 보다 다소 낮았다. 베트남인의 평균가구소득과 1인소득은 다른 아시아계 미국인에 비해 상당히 낮았다. 베트남계 미국 남성의 1인당 소득은 40,940달러로, 다른 일반집단의 45,320달러보다 낮았다. 마찬가지로 베트남계 미국 여성의 1인당 소득은 30,924달러로, 다른 일반집단의 35,299달러보다 낮았다(U.S. Department of Commerce, Bureau of the Census, American Community Survey, 2013).

간호 적용

베트남 가족체계에서는 공경, 조화, 효와 물질을 나누는 것에 우선순위를 두기 때문에 핵가족과 확대가족 모두 베트남 환자에게 정서적 · 신체적 · 경제적 도움을 주는 데 중요한 역할을 한다. 가족 중 누군가 아플 때 대가족이 모이곤 하던 베트남 사람은 병원에서 환자당 방문객을 2명으로 제한하는 것을 이해하지 못할 수 있다. 다른 가족이나 친구의 존재보다 가족이 지지해 주는 느낌이 훨씬 크다.

따라서 간호사는 가능할 때마다 간호를 돕는 일에 가족을 참여시키는 것이 좋다. 대상자가 영어를 못해서 환자 곁에 머물면서 통역을 해 줄 사람을 간호사가 요청한다면, 가족들은 그 일을 감사하게 생각할 것이다.

많은 경우 간호계획에 관한 의사소통, 필요한 법적 서류나 치료방법의 선택은 가족이 정한 사람과 신중하게 처리해야 한다. 통역자가 있을 때는 가족들이 치료방법을 제대로 이해할 수 있도록 시간을 주어야 한다. 공경과 조화의 가치는 환자의 가족들, 특히 환자의 가족들이 나이가 있을 때 대상자에게 진단 결과와 예후에 대해서 솔직하게 말하는 것을 꺼려할 수 있다. 예를 들면, 가족들이 환자에게 말기로 진단을 받은 것을 말하지 말아달라고 부탁할 수 있다.

또한 집단의 조화를 깰 우려가 있을 때 가끔 진단이 죽음을 재촉하고 환자가 너무 빨리 포기하도록 만든다고 생각한다. 불교신자는 업보가 죽음을 결정한다고 생각한다. 이런 생각을 가진 사람은 수술이나 치료에 대해 설명하고 동의를 구할 때 많이 혼란스러워하면서 결정을 내리고, 최악의 경우에는 전혀 무관심할 수도 있다. 간호사는 노인 환자가 식구들이 도착할 때까지 동의서에 서명하는 것을 미루는 의미를 알아야 한다. 환자 개개인과 가족이 중요하게 여기는 가치를 이해하는 것은 문화적으로 적절한 간호를 하는 데 반드시 필요하다.

6 시간
TIME

베트남인의 문화는 수천 년 전으로 거슬러 올라간다. 고대 시대에는 시간지향적이었으며, 선조들과 그들의 소망, 추억, 죽음을 중요시했다. 많은 베트남 사람은 시간을 순환, 사건, 혹은 발생의 용어로 생각한다(Hoang & Erickson, 1982). 불교신자가 아니라도 환생에 대한 믿음이 있고, 시간은 정점 없이 순환하는 실체라고 생각한다. 다시 말하면 어제가 있었고, 오늘이 있고, 내일이 있을 것이다. 뒤따르는 내일이 사실상 오늘이 될 것이라고 생각한다. 이러한 믿음은 보통 서양인이 느끼는 것보다 스트레스를 덜 가져오고 시간을 덜 의식하게 한다. 늦고 빠른 것은 문제가 되지 않는다.

베트남 난민은 살아남으려고 투쟁하고 음식, 주택, 직장, 교통, 양육, 교육에 집중하면서 현재지향적이고 미래지향적이 되었다. 오늘날 베트남인이 목표를 가지고 현명한 삶을 살기 위해 많은 동기를 가지고 절약하는 것은 단지 조상을 기쁘게 하려는 것뿐만 아니라(과거), 즐거운 삶을 살고(현재), 천국에 들어가거나 환생을 하기 위한 것이다(미래).

간호 적용

간호사는 질병예방의 개념이 현재와 미래지향적 시간개념을 모두 필요로 한다는 것을 알아야 한다. 질병과정을 과학적으로 이해하지 못하는 사람에게 질병예방은 어려운 개념이다. 베트남인 환자는 고통에 운명과 행운이 중요한 역할을 하고, 질병은 영적 실패나 벌로 생각할 수 있다. 자궁경부암검사 또는 유방 촬영을 하거나, 심지어 아이들이 예방접종을 하거나 병원을 찾는 행동까지도 시간개념을 포함하여 많은 요인의 영향을 받는다.

약속을 지키지 않는 것은 보통 시간개념보다는 다른 요인 때문이다. 환자가 약속을 지키지 않는 몇몇 이유로는 예약을 잘 이해하지 못했거나 지시사항을 읽을 수 없었던 것으로 추정할 수 있다. 간호사는 예약카드와 지시사항에 적혀 있는 것들을 환자가 이해했는지 주의 깊게 확인해야 한다. 예약이나 도움을 위해 전화번호를 알려줄 때 환자에게 이용할 수 있는 전화가 있는지, 그것을 어떻게 쓰는지, 그리고 병원 연락처를 올바로 알고 있는지 확실하게 확인하는 것은 중요하다. 예약한 시간에 병원에 도착하는 것은 버스나 지하철 교통, 집에 두고 올 아이, 평소 일정과 의사소통에 대한 걱정 때문에 베트남인 환자에게는 힘든 과제가 될 수 있다.

시간개념은 간호사가 질병력의 발생과정을 조사하는 데 방해가 되기도 한다. 특히 시골의 베트남인은 특별한 날짜를 달력에 표시하기보다는 생일, 결혼, 죽음과 같은 생활사건과 연결하여 기억하는 경향이 있다. 간호사는 이와 관련되어, "당신은 위경련이 당신 남편이 사망하기 전인지 아니면 후에 있었나요?"와 같이 언급하면서 회상을 통해 과거 병력을 확실하게 할 수 있다.

7 환경통제
ENVIRONMENTAL CONTROL

질병의 개념

베트남은 의료체계가 복잡하여 건강관리를 위해 베트남인이 선택할 수 있는 방법이 다양하다. 전통적인 베트남인은 중국의학과 서구의 과학적 기술을 겸하여 치료받는다(Tran, 1972, 1980; personal communication, 1989). 대부분 목적을 갖고 심사숙고해서 치료법을 선택하고, 아주 드물게 엄격하고 제한적으로 한 가지 방법만을 선택한다. 일부는 믿고 따르고, 일부는 계속 이의를 제기했어도, 대부분의 사람에게 의식적으로 통합된 이전부터 전해오는 믿음, 관습, 관례가 기준이다.

Tran (1980, personal communication, 1989)은 질병의 원인을 세 가지로 분류하여 설명하였다. 자연적 원인(민간요법), 초자연적 원인(애니미즘적 신념), 형이상학적 원인(열과 냉이론)이다. 세 가지 이론 모두 다른 원인을 배제하지 않으며, 대상자는 모든 측면으로 질병을 설명할 수 있다. 세균은 질병을 일으키는 네 번째 원인으로 설명되며, 이것은 서양문화권 사람과 접촉하는 베트남 사람이 증가하면서 갖게 된 생각이다.

자연적 원인. 질병에 대한 자연주의적 설명은 상한 음식, 오염된 물이나 분명한 인과관계와 같은, 증상의 자연적이거나 분명한 원인을 찾도록 한다. 이러한 자연적 요소의 영향에 대응하기 위해서 비공식적 지식체가 토착 약초, 치료식이, 간단한 의료적 위생처치들에 대해 수집해 왔다. 정보는 집단이나 가문 내에서 비밀리에 말로 전해지고 행해진다. 베트남의 민간요법은 *thu c nam* (남쪽 의학)이나 *thu c b c* (북쪽 의학) 중 하나에 속하고, 이것은 중국의학과 매우 흡사하다(Box 9-2).

Box 9-2 일반 민속 관행

1. **Cạo gió**("rub-wind": 동전으로 피부 문지르기)은 감기나 독감증상과 같이 몸에 바람이 들어와서 생긴 질병에 사용되는 민속관행이다. 가슴, 등이나 어깨와 같은 손상부위 위쪽 피부에 얇게 크림이나 연고를 바른다. 5센트나 25센트 크기의 동전을 피부에 눌러서 한 방향으로 끌어당기면서 동전을 피부에서 조금씩 이동한다. 이것을 여러 번 반복하고 피부 아래 검은 피가 보이면 치료가 되는 것으로 본다. 이런 줄무늬 자반은 등이나 가슴에 대칭적 줄로 계속된다. 문제가 되는 바람이나 공기가 신체에서 나갈 부분을 만들어주려는 목적이다. 보통 아동이나 성인에게 고통스러운 시술은 아니며 그런 시술로 회복되는 느낌을 보고한다.
2. **Bătgió**("catch-wind": 피부 꼬집기)는 두통에 사용되는 민속관행이다. 눈 사이 지점 이마를 가로지르는 혈액을 움직이기 위해서 양쪽 관자놀이를 엄지와 손가락으로 누른다. 이것을 여러 번 반복하고, 눈 사이 이마 쪽을 엄지와 검지로 꼬집어서 약간 비튼다. 점상출혈이나 자반이 나타나면, 치료가 성공적인 것으로 본다. 피부 꼬집기는 목이 아플 때 목에도 할 수 있다.
3. **Xông**은 Vicks VapoRub과 유사한 물질이나 약초를 뜨거운 물에서 휘젓는 민속관행이다. 치료목적에 따라 환자는 증기를 단순히 들이마실 수도 있고 스팀텐트 속처럼 담요 아래서 치료할 수 있다.
4. **멀미, 소화불량, 감기**나 바람질환 같은 증상에 민속요법으로 멘톨, 유칼립투스, 민트오일 같은 아로마오일을 흡인하거나 바르는 약을 바른다. 오일과 바르는 약은 주머니 속 유리병에 넣어 다니면서 쉽게 사용하고 필요할 때 냄새를 맡거나 관자놀이, 코 아래, 배에 문지르고, 코에 대거나 적은 양을 먹기도 한다.
5. **연고나 약물처리된 반창고**를 피부에 직접 적용하는 것과 관련된 민속관행이다. 호랑이연고, Cù-Là-Màc-Su, Nhị Thiên Đu'ò'ng 오일 같은 많은 일반연고는 아시아 상점에서 구할 수 있고, 어떤 연고는 아시아 약국에서 구할 수 있다. Salonpas는 널리 사용되는 일본 조제품이다(Hisamitsu 제약회사, Tosu Sadu, 일본). 많은 연고는 사용할 때 약간 '깊이 뜨거운' 특성이 있으며, 뼈와 근육문제는 물론 다양한 지병을 사용한다.
6. **역초를 달인 즙, 스프나 조미료**를 다양한 증상을 위한 민속관행으로 건강유지를 위해서 사용한다. 약국에서는 다양한 성분과 조합으로 더욱 복잡하게 준비하지만, 가정에서는 간단하게 준비한다. 조리법은 오랜 세대 전수되어서 신비롭고 비밀스러운 특성이 있다. 많은 약물은 스프로 준비해서 준다. 고혈압에는 마늘을 사용한다. 서구 제약회사에서 동양 약초에 대한 관심과 실험적 평가가 증가하고 있다.
7. **Giác ho'i**("cup-vapor": 부항)은 피부에 댄 달구어진 작은 컵이 식으면서 피부에 흡입을 하는 민속관행이다. 흡입은 원치 않은 바람이나 다른 요소를 몸에서 제거하기 위해 사용하며 관절통과 근육통에 좋은 요법이다.
8. **끈을 묶는 것은 영혼**을 통제하는 민속관행이다. 이런 관행은 산지 사람에게 더 일반적이다. 팔, 다리, 목에 오랜 기간 끈을 묶는 것은 더러워질 수 있어도, 해롭지 않고 착용하는 사람이 다른 사람에게 안전의 근원이 된다. 이런 관행이 의미가 있다는 것을 모르는 건강관리요원을 제외하고 보통은 그냥 그대로 둔다.

초자연적 원인. 질병에 대한 초자연적 설명은 신, 악, 영혼과 같은 초자연적 힘을 원인으로 본다. 질병은 종교나 윤리적 위반, 신에게 불쾌감을 줄 수 있는 태만행동에 대한 벌로 생각한다. 초자연적 이론에 따르면 마법을 할 줄 아는 적이 암흑이나 악마의 주문으로 질병에 걸리게 한다(Westermeyer & Winthrop, 1979).

질병에 대한 초자연적인 설명은 산에 사는 부족이나 시골에 사는 농부들이 더욱 믿는다. 예를 들어, Hmong(자유를 의미)은 개인의 영혼은 그 사람의 안녕을 위한 수호신이라고 믿는다. 즉, 영혼이 행복하면 사람은 행복하고 건강하다. 심각한 쇼크나 공포는 그 사람의 영혼이 떠나게 만들어 사람을 아프게 만든다. 그러면 주술사가 와서 영혼이 다시 돌아오도록 부른다. 구리나 은으로 된 팔찌, 목걸이나 발찌가 영혼이 빠져나가지 못하게 한다고 생각한다.

형이상학적 원인. 질병에 대한 형이상학적 설명은 베트남에서 중국의 영향을 많이 받은 지역에서 확인할 수 있다. 형이상학적 설명은 자연과 신체는 상반된 두 요소 사이의 미묘한 균형 속에서 운영된다는 이론에 근거한다. 이 두 요소는 여자와 남자, 어둠과 밝음, 단단함과 부드러움과 같은 것으로, 베트남어로 'Am'과 'Duong'이라고 하며, 중국에서는 음(yin)과 양(yang)이라 한다. 의학에서 상반된 것으로 '열(hot)'과 '냉(cold)'으로 표현하고, 건강은 열과 냉 사이의 균형의 결과이며 균형이 잘 맞으면 내장의 기능이 조화롭게 되고 환경과 조화를 이루게 된다. 또한 한쪽이 과도하거나 부족해지면 불편함과 질병이 초래된다.

모든 질병, 음식, 약과 약초는 열과 냉의 성질에 따라 분류된다. 뜨거운 약과 음식은 찬 질병이나 차가울 때 균형을 맞추기 위해 쓰인다. 열, 궤양, 감염은 보통 뜨겁지만 어떤 열성 질병은 차갑다. 중증도, 원인, 지속기간은 질병이 발생한 곳에 영향을 미칠 수 있다. 뜨거운 것은 보통 강하고, 거칠며, 자극적이고, 기름진 음식에 포함되어 있다. 맥주, 달걀, 치즈, 초콜릿은 뜨거운 것이다. 반면 닭고기, 생선, 꿀, 싱싱한 채소는 차가운 것이다. 어떤 과일은 뜨거운 성질을 갖고 있으나, 열대과일은 차가운 성질을 갖는다. 출처와 음식을 만드는 방법도 중요하다. 거의 모든 서양 약은 뜨거운 것으로 보고, 동양 약초는 차가운 것으로 본다. 물은 보통 차갑지만, 치료로 항상 권고되지 않는다.

다른 국가들과 지역은 중국의 체계를 자기 방식으로 개발하여서 적용하는 데 상당한 차이가 있다. 지식이 있는 의료진은 뜨겁고 차가운 것의 목록을 구성하기를 꺼리는데, 아마도 올바르게 사용하는 것이 복잡하기 때문일 것이다. 반면에 일반인은 가족이 대대로 사용해 왔던 것이 있어 무엇을 언제 써야 하는지 꽤 아는 것처럼 보인다. 이런 생각은 베트남인의 사고체계에 강하게 통합되어 있어 서양에서 대상자와 가족에게 주요한 스트레스와 갈등을 일으킬 수 있다.

세균. 질병이 환경오염(세균)으로부터 올 수 있다는 것은 널리 알려져 있다. 기초 과학은 학교에서 높은 수준으로 연구되었고, 수십 년간의 프랑스 점령시절과 최근 미국의 영향으로 시골에 사는 베트남 사람도 안연고, 먹는 약과 주사약으로 쓰이는 항생제의 치료효과를 알고 있다.

죽음 의식과 관습

죽음에 대한 의식과 관습은 베트남인의 생활에 깊이 배어 있어서 그것을 종교나 문화적 개념에서 분리하기가 어렵다(표 9-3). 효와 가정에 충실해야 하는 것은 죽음 뒤에도 계속되는 중요한 의무이다. 돌아가신 날을 기념해서 집이나 제단에 모여 제사를 지내고, 조상의 무덤을 깨끗이 한다. 불교신자는 일반적으로 죽은 뒤 100일간과 1~2년 동안 치성을 드린다.

돌아가신 어른을 추모하는 것은 집에서 매년 돌아가신 날을 추모의 날로 정해 하루 동안 이루어진다. 대부분의 베트남 사람에게 추모의 날은 생일보다 더 중요하다. 미국에서 48세가 된 두 아이의 어머니는 돌아가신 시아버지의 큰 초상화를 거실에 걸어두었다. 돌아가신 날이 6월 30일인데, 그날은 자녀들도 어디에 있든 꼭 집에 와서 할아버지가 돌아가신 추모의 날을 기념한다. 여기에서 하는 것처럼 베트남에서 똑같이 했던 유일한 것이라고 하였다(Davis, 2000, p. 143). 대부분의 조상이 베트남에 묻혀 있어서 가족들이 모여 제단과 조상 무덤을 둘러보는 풍습은 불가능해도, 미국에 있는 많은 베트남인은 추모의 날을 계속 지켜나간다.

하얀색이나 검은색은 애도의 색이다. 돌아가셨을 때와 그 후 얼마동안 가족은 검은 옷을 입어야 한다(Dinh, Kemp & Rasbridge, 2000). 베트남과 미국의 몇몇 곳에서는 전통적으로 특정 기간에 남은 식구들이 검은 옷을 입거나 검은 천을 셔츠나 블라우스에 꽂고 다닌다.

표 9-3 삶, 질병과 죽음의 의미

러시아인	미국인
삶	
삶 = 고통	삶 = 행복, 건강, 기회
인간의 사람은 자기 통제 밖 여러 변수로 결정된다.	인간은 자기 삶을 통제할 수 있다.
네 삶은 네 것이 아니다.	네 삶은 네 것이다.
죽음과 질병	
정상 삶 주기의 일부	정상 삶 주기의 붕괴
불운, 과거 그리고 지금까지 행동의 결과	개인적 실패
조용히 받아들이고 처리해야 하는 것	지친 것
질병 반응	
이상적 반응: 침착, 극기	질병 조절을 위해 노력하고 싸우는 것, 용감한 자기치료
가능한 문제	
무력감	긍정적이어야 한다는 부담
부정	개인적 실패감
우울	분노, 우울, 놓기 어려움
아픈 행위	
퇴행과 의존에 대한 반응	퇴행과 의존을 거의 허용하지 않음
협동	참여
충족되지 못한 것에 대한 갈등 기대와 의존 요구	독립과 통제 상실에 대한 갈등

출처: From Nilchaikovit, K., Hill, J., & Holland, J. (1993). The effects of culture on illness behavior and medical care. General Hospital Psychiatry, 15, 41-0.

베트남에서는 화장도 하지만 매장을 선호한다. 특히 나이 든 사람은 화장을 택하는데 재를 베트남으로 가져가서 가족 가까이에 둠으로써 매우 중요한 약속을 지킬 수 있기 때문이다. 일부 사람에게 전통적인 방식 그대로의 적절한 관례는 사랑하는 사람의 영혼을 자유롭게 해 주는 것이며, 죽음 뒤의 전통은 궁극적으로 가족의 의무이고 존경의 표시이다.

간호 적용

동양의 믿음과 관행을 따르는 베트남인 대상자는 질병을 서양 의료진에게 낯선 실체로 설명할 수 있다. 풍(風)을 맞았다거나 나쁜 업보, '악마의 눈', 혹은 영혼에 문제가 있다는 등의 말을 들었을 때 간호사는 놀라서는 안 된다(Box 9-3).

Box 9-3 질병과 진단, 치료절차에 대한 일반적 오해

1. 진단목적으로 혈액을 채취하는 것은 베트남인 환자를 위기에 처하게 할 수 있다. 환자가 건강관리자에게 힘들다고 호소하지 않아도, 검사 후 다양한 시기에 무력감과 피로감을 호소할 수 있다. 그런 증상은 몇 달 동안 지속될 수도 있다. 베트남인 대상자는 제거된 신체조직과 체액이 대치될 수 없고, 일단 제거되면 신체는 이승은 물론 저승에서도 상실로 계속 고통을 받는다고 느낀다.
2. 베트남에서 혈액기증은 중요한 결정이 될 수 있다. 어떤 베트남 시골병원에서 서양 직원이 베트남 직원에게 혈액기증에 대한 '사실'을 교육하고 서양 직원이 혈액을 기증할 때 베트남 직원이 돕도록 했고, 짧은 회복기 후에 의료팀에 합류하였다. 같은 혈액형이고 응급상황에 가능한 기증자 명단에 이름을 쓰도록 베트남 직원들을 초청했다. 필요할 때 몇몇 사람들이 혈액을 기증했다(베트남인은 체중이 45 kg 이하여서 병동의 1/2 혹은 3/4만이 혈액을 채취했다).
3. 하루 안구기증과 같은 장기기증은 많은 베트남인이 아주 회의적으로 보는 행동이다. 베트남 사람들은 신체의 일부가 일단 제거되면 다시 회복되지 않고 저승에서 고통을 받을 수 있다는 불교신념에 큰 영향을 받았다. 기독교인이 된 사람조차 사후 장기기증을 매우 심각하게 받아들이고 그런 행동을 편안하게 느끼지 않는다.
4. 베트남에서 입원과 수술은 마지막 수단으로 본다. 보험에 대한 고려가 중요한 것이 아니라면, 난민을 위한 외래 관리가 부안을 줄일 수 있으므로 가능하다면 입원과 수술을 선택하게 한다.
5. 베트남에서 목사나 신부의 방문은 보통 '마지막 의식(종부성사)'이며, 특히 천주교 영향을 받은 사람에게는 그렇다. 목사가 방문하는 것은 상황이 위험할 때 고려할 수 있고, 미국 병원에서 대상자를 방문하는 일반 예배는 베트남인 대상자를 아주 불안하게 할 수 있다. 대상자에게 병원 목사의 방문을 자세히 설명해야 한다.
6. 환자에게 꽃을 주는 것은 베트남인 대상자를 놀라게 하고 화나게 하는 행동이다.
7. 베트남인은 서양약물은 동양약물보다 훨씬 농축된 것으로 본다. 서양약물은 차나 스프 형태보다는 알약으로 준다. 또한 미국 사람은 평균적으로 베트남인보다 훨씬 크므로, 베트남인 대상자에게 해를 주지 않도록 약물을 적정하게 할 필요가 있다. 전문인은 약물용량을 계산할 때 대상자 체중을 측정하거나 처방을 쓸 때 체중울 물어보면서 체격을 고려했다는 것을 대상자에게 알리는 것이 중요하다. 어떤 베트남인 대상자가 처방된 용량의 반만 먹는 것은 흔하다.
8. 매균설(세균이론, germ theory)은 서구적 사고에 덜 노출된 몇몇 산지 사람에게는 매우 혼돈을 줄 수 있다. 애니미즘 신념을 가진 대상자는 초자연 혹은 영혼이 질병의 원인이라고 본다. 세균은 실제 서구세계의 구성요소이기 때문에 대상자가 과학적으로 이해하도록 노력할 때 질병의 원인으로 제시해야 한다. 그러나 모든 실제적 목적으로도 대상자는 세균을 볼 수 없기 때문에 자기가 알고 있는 영혼과 악마가 문제를 일으킬 수 있다는 애니미즘적 신념을 가진 난민에게는 실제적이지 않다.

질병을 음양의 균형에 생긴 문제로 본다면 간호사는 대상자가 부족한 것을 알고 올바른 계획을 어떻게 활용할 수 있는지를 배워야 한다. 만약 열과 설사가 있다면 모두 '차가운' 질병이므로, 동양의 치료방식에서는 수분을 제한할 수 있다. 반면에 서양의 치료방식에서는 수분을 매우 중요하게 본다. 대상자에게 간단하게 설명한다. 예를 들어, 환자가 땀을 흘리거나 설사를 해서 체내의 수분을 잃으면 균형을 찾아주기 위해서 무엇인가 대체되어야 한다. 즉시 체온을 낮추고 설사를 멈추는 약을 투여하는 것은 도움이 될 것이다. 동의하지 않는 경우는 드물기 때문에, 노인이나 아기와 관련된 상황이라면 수분을 제공하는 것을 보여주기 위해서 가족이 얼마간 간호하는 곳에 있게 하는 것도 좋은 방법이다. 수분은 정맥으로 공급될 수도 있다.

장기 질환의 경우 불균형을 바로 잡기 위해 음식을 제한하면 심각한 문제가 발생할 수 있다. 신선한 과일과 채소(차가운 것으로 보는)는 임신기간에 금지된다. 소고기를 제외한 돼지고기나 닭고기는 서서히 식단에 추가된다. 과일과 채소가 거의 없는 매우 짠 식사를 하는 임신한 대상자는 영양부족이 있을 수 있다. 몇 대에 걸쳐서 많은 사람이 사용한 음양이론은 어느 정도 효과가 있어서, 이런 신념은 서양 의료진이 허용하지 않아도 즉시 없어지지 않는다는 것을 알아야 한다. 간호사는 가족과 함께 대상자의 안녕을 증진하는 접근법을 병행하면서 일해야 한다.

동양치료법을 일차적으로 이용할 때 가장 심각한 문제는 도움을 받는 것이 지연된다는 것이다. 질병을 부정하거나 운명의 일부로 받아들이고, 비서구식으로 원인을 밝히려 하는 것이 의료기관을 찾아가는 것을 지연시키는 이유가 된다. 대체로 베트남 사람은 예방을 위한 관리경험이 전혀 혹은 거의 없고, 증상이 있을 때 도움을 받으러 가는 경향이 있다. 증상이 사라지면, 증상이 다시 나타나기 전까지 투약을 중지하곤 한다.

베트남인 대상자의 신체 사정을 하는 간호사는 신체의 해로운 것을 제거하기 위해 피부에 '동전을 문질러(coin rubbing)' 생긴 것으로 보이는 반상출혈을 주의해야 한다. 베트남계 부모나 간호제공자의 아동학대로 비난한 지 25년이 지나서야 마침내 서양 의료진이 양육방식으로 해롭지 않은 전통관행으로 받아들였다(Yeoman & Dang, 1980).

약초로 만든 약은 대중과 전통의학연구소를 통해 공식적인 정부 재가를 받았고 베트남 의대에서 교과과정으로 배우고 있으므로, 베트남인이 약초를 스프나 차의 형태로 이용하는 것은 놀라운 것이 아니다. 수입된 약물은 비싸고 익숙하지 않다.

민간요법의 위험성보다는 장점에 무게를 더 두어도 간호사는 베트남인 대상자에게 올 수 있는 위험의 가능성을 알고 있어야 한다.

- 독성은 중금속(납, 수은, 비소)을 포함한 치료법을 이용할 때 나타날 수 있다. 베트남과 몽족 아이들 가운데 혈중 납수치가 높은 경우가 있어서 이에 대한 비난이 있었다. 그러나 7세 이하의 모든 아동에 대한 통제가 잘 된 연구에서 최근 4년 동안 매사추세츠로 이민을 온 베트남 집단의 난민 아이들에서 27%가 혈중 납수치가 높게 나타났다. 국적은 주요한 예측변수이고, 원인은 밝혀지지 않았다(Geltman, Brown & Cochran, 2001).

- 중국 의학에서 사용하는 약초나 약은 내용을 정확하게 표시하지 않아서 페닐부타존이나 아미노피린 같은 화학물질의 남용을 가져올 수 있다. 이것 때문에 무과립구증이 발생하는 것으로 나타났다.
- 인간의 실수. 미국에서 발견되는 버섯과 씨앗과 같은 많은 약초와 식물은 동남아시아 사람에게는 새로운 것이다. 그러므로 어떤 것은 중독을 일으킬 수 있다.

베트남인 대상자가 서양의학을 통해 성공적 경험을 하고, 의료체계와 의료진과 긍정적 관계로 발전하면서 대상자와 서양 건강관리제공자가 모두 새롭게 이해하게 될 것이다.

많은 베트남인에게 서양 약물은 이질적인데도 베트남 약물시장의 성장은 세계에서 가장 촉망된다는 언급이 흥미롭다. 베트남에서는 현재 400개의 제약회사가 운영 중이다. 제조업자들로부터 처방된 약을 조제하는 것이나, 소비자에 대한 약 광고는 집중적이고 항상 정확하지는 않으며 윤리적 지침을 벗어나기도 한다. 스위스의 의학전문기자인 David Finer는 베트남인과 세계 모두를 제대로 통제하지 않으면 중대한 영향을 미칠 수 있다고 경고하는 기록영화를 발표하였다. 그러나 세계보건기구(WHO)와 스웨덴 국제발전협력협회(Sida)의 1996년 국가 약물정책개발 노력에도 불구하고, 베트남의 제약시장은 '효과적인 통제가 안 된다'고 하였다(Finer, 1999, p. 21).

8 생물학적 차이
BIOLOGICAL VARIATIONS

신체 크기와 구조

베트남 사람은 일반적으로 작은 체구이며, 평균체중은 40~60 kg이다. 베트남계 중국인을 제외하고 과체중인 베트남 사람은 흔치 않다(Williams & Westermeyer, 1986).

혈액형

베트남인의 약 30%가 B형이다. B형은 백인의 11%밖에 되지 않는다. 다행히도 '만능공혈자군'이 제공하는 O형(O+형 포함) 적혈구의 유용함과 원활한 수송체계는 미국의 베트남 집중 거주지에서 염려되고 있는 비율(베트남인의 30% 이상이 B형)을 지키도록 돕는다(American Red Cross, 2011).

피부색

피부색은 밝은 노란색에서 중간 노란색 정도이다. 신생아는 보통 하얀 피부를 가지고 있다. 미국에서 다른 일반인구와 비교할 때, 베트남인 신생아 황달의 발생률이 평균보다 높게 나타난다.

다른 신체 특징

전통적 동양인 코는 작고 콧대가 낮으면서 크다. 눈꺼풀은 보통 몽고주름이 연골부위 약간 아래로 늘어져 있다.

치아는 비교적 크고, 하악골 융기(아래턱뼈 안쪽 제2대구치 근처에 혹이 생긴 것)의 높은 비율을 보인다. 베트남인 대상자를 치료하는 치과의사들은 적어도 베트남인의 40%에서 이 융기가 있다고 추정한다. 이에 비해 백인 미국인은 7%에서만 나타난다(Nguyen, persnal communication, 1988).

효소와 유전적 차이

일부 베트남 사람은 우유, 치즈, 아이스크림을 잘 먹지만, 약 50% 이상에서 선천적 유당불내증이 있다. 베트남 사람에게 유당불내성이 전반적이지는 않으므로, 많은 베트남 사람이 적은 양의 우유는 문제없이 소화한다. 몇몇 베트남 사람에게는 우유 한 잔이 변비의 해결책이 될 수 있다. 베트남 아기들은 어려움 없이 일반 조제유를 소화할 수 있기 때문에 유당소화효소 결핍이 적은 것으로 보인다.

알코올은 2개의 효소가 몸속에서 분해한다. 하나의 효소는 알코올을 아세트알데히드로 변환하고, 다른 하나의 효소는 아세테이트로 분리한다. 두 번째 효소의 몇몇 유전자 코드인 알데히드 탈수소효소(ALDH)와 이런 산물의 변종 하나가 불활성 효소를 생산하고, 체내에 아세트알데히드를 축적시킨다. 유전된 유전자의 조합에 따라 축적된 아세트알데히드는 다양한 홍조반응, 즉 안면홍조, 오심, 두통, 어지러움이나 빠른 심박동을 초래할 수 있다(Makimoto, 1998).

이런 불쾌감은 사람로 하여금 술을 마시고 싶지 않게 할 수도 있다. 이것은 베트남인들 사이에서 알코올 중독의 가능성을 낮추는 것으로 여겨진다. 그러나 수년간 연구에서 제시되기를 유전적 요소처럼 음주에 대한 문화규범과 술의 이용도가 아시아 집단의 알코올 소비에 많은 영향을 주었다고 한다(Makimoto, 1998).

베트남 난민의 의료문제

Hoang과 Erickson(1982)은 베트남 난민 594명의 주요 의료문제를 확인한 연구결과를 발표하였다. 현재 건강관리문헌들에서 언급하기를 (1), (5), (7), (9)는 모두 사라졌고 (2), (3), (6)은 존재하지만 위험한 비율은 아니라고 하였다. 그러나 (4), (8), (10)은 계속되어 Hoang과 Erickson의 조사보다 더 염려되는 것으로 보인다.

(1) 피부: 표피 진균감염과 옴 10~15%

(2) 치아: 중정도에서 심한 치아문제 90%

(3) 내분비계: 갑상샘질환, 특히 갑상샘종은 400명 중 10%, 194명 중 6%

(4) 심혈관계: 승모판막탈출증 1.7%, 30세 이상 성인 중 고혈압 7%, 류머티스성 심장질환 1%

(5) 비뇨기계: 특별한 원인 없이 현미경으로 확인되는 혈뇨

(6) 혈액계: 빈혈 16%

(7) 기생충감염: 회충증, 십이지장충병, 원생동물 기생충인 *Giardia lamblia* 감염, 편충 *Trichuris trichiura* 대장감염(가장 흔함), 아메바성 감염
(8) B형간염 항원(HBsAg): 13%
(9) 말라리아: 표본집단 194명 중 2.5%가 말라리아 과거력이 있고, 그 중 1%는 급성으로 진행됨
(10) 정신: 표본집단 194명 중 5%가 '유의한' 정신과적 문제가 있음

고혈압. Hoang과 Erickson (1982)은 30세 이상 성인 베트남 이민자 중 7%만이 고혈압이 있음을 발견하였다. 그러나 위험인자는 있다. 매일 음식을 준비할 때 보통 생선소스와 양념을 사용해서 항상 고염식이를 하고, 남성, 특히 군대에서의 남성 흡연은 일반적이다. 베트남에서는 일반적으로 육류와 지방의 섭취가 적고, 과일과 초록색 잎채소를 많이 섭취한다. 또한 걷기, 자전거 타기, 일하기 등 신체운동을 자주 한다. 중국인과 중국계 베트남인을 제외하고는 평균적으로 비만과 고혈압은 흔하지 않다.

새로 온 난민은 의사소통과 언어문제로 스트레스가 많은데다가 신체운동을 적게 하는 일을 하는 경우가 많다. 또한 육류와 지방을 많이 섭취하고, 생선, 과일, 채소를 더 적게 섭취한다. Duong, Bohanon과 Ross (2001)는 코스트만 지역사회 두 곳에서 베트남인만 다니는 시장은 주말 장날에 약 80 km 반경에서 201명의 베트남인이 상호작용한다고 하였다. 이러한 연구에서 88명(43%)은 수축기혈압이 139 mmHg 이상, 이완기 혈압이 89 mmHg 이상이었고, 대상자 88명 중 24명은 혈압이 179/100 mmHg 이상, 13명은 180/110 mmHg 이상이었다. 1명은 혈압이 210/120 mmHg 이상으로 즉각적 조치가 취해졌다. 대상자의 75% 이상이 한 번도 입원이나 수술을 받은 적이 없었고, 52%는 병원에서 관리를 받고 있었으며, 59%는 정기적으로 병원에 가지 않고 있었다. 중년이 반 정도였으며 상근직이 47%였다. 확인된 위험요인은 생활방식에서의 식이와 체중증가, 새로운 곳에서의 정착과 스트레스 조절에 대한 요구와 방법을 이해하는 것뿐 아니라 심혈관 질환, 흡연, 음주와 관련된 건강교육의 필요성을 말해 주고 있다. 연구자들은 고혈압이 베트남 사람의 건강에 심각한 위험을 가져올 수 있으므로, 베트남인과 의료진 사이의 모든 관계에서 혈압에 대한 관찰이 꼭 필요하다고 결론지었다(Duong et al., 2001, p.10).

B형간염. B형간염은 세계적으로 간암을 일으키는 요인이다. 미국에서는 매년 B형간염과 관련된 간경변증으로 5,000명, B형간염으로 1,500명, B형간염과 관련된 간암으로 1,500명이 죽는다(Wiecha, 1999). B형간염바이러스(HBV)는 베트남을 포함한 동남아시아에서 고질적인 문제이다. 미국에서 베트남 성인의 연구는 7~14% 비율로 나타났다(Hoang & Erickson, 1982; McPhee et al., 2003). 베트남인 남성에게 발생하는 만성 감염의 높은 비율은 간과 간내담낭관 암의 높은 비율과 관련이 있다(베트남인 남성 100,000명당 41.8명은 백인 미국인 남성 100,000명 중 3명과 비교된다). 이러한 암의 2/3 정도가 B형과 C형간염바이러스 감염과 관련된 간세포암이다(McPhee, 2002).

B형간염은 혈액, 성교나 가정에서 일상적 접촉으로 수평적으로 감염된다. 또한 신생아에게 수직감염이

될 수 있다. 신생아의 감염은 일반적으로 간경변증과 간세포암을 발병시킬 위험이 큰 보균자 상태가 초기 아동기 동안 계속된다. 만성적으로 감염된 신생아나 어린 아동의 25%, 청소년과 성인의 5%가 만성 간질환으로 일찍 죽는 것으로 추정된다(McPhee et al., 2003). 청소년기와 성인기의 감염은 위험성이 적지만 심각한 공공의료 문제가 될 수 있다.

미국에서 HBV는 이미 국가 공중의료의 우선순위에 있다. 보스턴 근방에서 베트남계 청소년 226명을 포함한 5개 민족집단 2,816명의 중고등학생에게 B형간염의 정의와 위험요소에 대한 지식을 사정하는 연구를 하였다. 베트남 학생들(B형간염 검사를 한 베트남 학생의 비율이 다른 집단의 3배였다)이 가장 올바른 정의를 아는 것으로 응답하였다(35.3% 대 22.6%). 그러나 모든 응답자 중 880명(31.3%)이 감염된 사람과의 성관계가 위험요소라는 것을 아는 것은 B형간염의 고위험집단인 베트남 응답자 중 13.7%가 아는 것과 비교된다(Wiecha, 1999).

횡문화적 연구에서 특별한 상관관계가 있을 때는 원인이 되는 요인을 반드시 확인해야 한다. 예를 들어, 성적 접촉으로 질병이 전파되었는데 전통문화가 개방적으로 성을 논하지 않거나 성적 허용에 가치를 두지 않을 때, 베트남 자녀들은 일단 그 주제를 피하게 되고 적어도 지금은 가족에게서 단서를 얻는다. 그 결과 발생 정도가 문화집단과 관계가 있음에도 불구하고, 실태조사는 겉보기에 낮은 관심과 낮은 위험행위로 보고된다.

이런 고위험집단의 요구에 반응하려면 반드시 질병요인을 알고 미래에 필요한 중요한 보호를 위해서 문화적인 제약만을 생각하면 안 된다. 감염되지 않은 사람은 HBV와 세 번의 간염백신 후유증으로부터 보호받아야 한다. 질병통제와 예방센터(CDC)는 0세부터 18세까지 모든 아동은 예방접종할 것을 추천한다. 2003년에 42개 주에서는 중학교 입학예정인 학생에게 예방접종할 것을 요구했다(McPhee et al., 2003). 이것은 진전을 보여 1996년 국립면역조사연구의 자료를 보면 아시아계 태평양 사람(베트남인을 포함한) 중 19~35개월 된 아동의 88%가 B형간염 예방접종을 3회 받았다고 한다(McPhee et al., 2003). 그러나 이런 집단 외에 B형간염을 모르고 보호받지 못한 사람도 많다.

스티븐 맥피(Stephen McPhee) 박사 연구팀은 샌프란시스코 캘리포니아 대학 의학부에서 'Suc Khoe La Vang(건강은 곧 금이다)'과 같은 베트남 지역사회 건강증진 프로젝트를 계획하여 변화를 위한 여러 방법에 대해 3년 동안 실험하였다. 베트남인 부모의 HBV에 대한 의식과 지식을 향상시키고 자녀에게 무료접종을 해 주는 것이 목표였다. 연구팀은 휴스턴과 텍사스의 큰 지역사회(58,000명 이상)에서는 미디어를 통한 교육 캠페인을 벌이고, 워싱턴 D.C.의 38,000명 대조군과 함께 댈러스(41,000명)에서 지역사회 동원전략을 세웠다. 성과는 다양한 지식에 대한 질문과 추천된 예방접종에 대해 바르게 응답하는 부모들의 비율로 측정하였다. 휴스턴에서 2년 동안 인쇄물, 전자매체, 게시판, 달력, '미래세대를 보호하는 B형간염 예방접종'이라는 26쪽짜리 베트남어 소책자로 공세를 벌였다. 댈러스에서 베트남인 지역사회에 근거한 동원전략을 계획하고 실행하기 위해 제휴를 맺었다. 의료, 공공의료, 교육전문가, 사업계 인사, 편집자, 노인과 주부로 구성된 19명의 구성원 연합체는 서로 의견을 구하고 예방접종에 대한 인식을 만회하기 위해 3년 이상 함께 일했다. 두 지역에서 부모들과 사전, 사후-캠페인 접촉은 문화적으로 적절한 노력의 긍정적 가능성을 확인하게 해 주었다. McPhee 등(2003)에 따르면 베트남인이 많이 거주하는 모든 지역사회에서는 베트남어로 된 인쇄물, 라디오와 텔레비전 매체를 활발히 수립한다고 한다. 그들은 지역사회의 새로운 정보와 광고에 목말라 있는 소비자이다.

공공정책에서 경제적 고려도 중요하고, CDC와 같이 일한 집단이 실시한 연구를 경제적으로 분석해 보면 B형간염 예방의 이익을 구체적으로 보여준다(Zhou et al., 2000). 종단연구는 예방적 약물이 베트남인에게 어떤 효과를 주는지 알려줄 것이다.

결핵의 위험. Bacillus Calmette-Guérin(BCG) 백신은 1960년대 베트남에서 널리 사용되었고, 짧은 기간에 전국 병원에서 출생 후 아기에게 접종하였다. 그 후 25년 동안의 급격한 변화와 생활상황이 예방적 노력의 장기 효과에 영향을 주었다. 1968년부터 1974년 사이에 안전성이 낮은 전원지역에서 도시로 인구이동이 많아지면서 높은 인구밀도와 불량한 영양조건들은 이미 불안한 상황을 악화시켰다.

BCG 예방접종을 하면 보통 피부검사에서 양성반응이 나타나는데, BCG의 피부반응검사와 결핵반응을 구분하는 신뢰할 수 있는 방법이 없다. 더욱이 잠복감염인 사람이 질병증상이 없으면 다른 사람에게 결핵을 옮기지 않는다. Hoang과 Erickson (1982)의 연구에서 베트남에서 온 난민 중 피부반응검사가 양성인 35세 이하 사람은 1년간 이소니아지드를 예방적으로 사용하고, 미국에 온 아동 중 피부반응검사가 음성인 아동은 가성 음성판독을 잡아내기 위해서 3~6개월마다 확인해야 한다고 권고하였다. 이런 관행은 오늘날 많은 국가에서 다양한 형태로 계속된다.

2005년 CDC 보고에 따르면, 미국에 활동성 결핵이 14,093건 발생했고, 이 가운데 7,656건(54.3%)은 외국 출생자이고, 베트남 출신은 576건으로 세 번째로 발병이 높았다(CDC, 2005). 유사하게, 2010년 American Lung Association에 다르면, 미국에서 활동성 결핵은 12,904건 발생했다. 이중 약 1/3은 외국출생자이고, 7,563건 중 869건(11.4%)은 베트남 출신이다(American Lung Association, 2010)

효과적 투약이 가능하지만 부적절하고 불규칙한 약복용으로 자주 다제내성(MDR)의 위험에 처하며, 세계적으로 증가되는 문제이다(Lindsay, Narayan & Rea, 1998). 미국에서는 MDR 사례가 증가하여 2004년에 128건으로 10건은 베트남 출신이다(CDC, 2005). 50년 만에 처음으로 새로운 결핵약 6개가 곧 인간에게 시험될 예정이다. 새로운 약물이 치료시간을 30~70% 정도 짧게 하고 더 완전하게 치료할 것이라고 하는데, 만약 효과가 있다면 다제내성균을 가진 사람을 치료하는 데 더 많은 선택을 할 수 있기만을 바란다.

직접관찰요법(directly observed therapy, DOT)은 대상자가 약을 먹을 때 의료진이 대상자를 관찰하거나 돕는 치료계획이다. 가정, 학교, 직장, 공원이나 다른 편한 장소에서 클리닉이나 현장을 토대로 이런 계획을 할 수 있다. 6개월 결핵 DOT 프로그램의 비용은 평균 1,000달러로 비-DOT 프로그램의 비용보다 비싸고, 다제내성 결핵의 치료비가 평균 200,000달러 이상이라는 것과 비교할 수 있다(Mac, Doordan & Carr, 1999).

1990년대 초기에 캘리포니아의 산타클라라 카운티에서 결핵감염자의 수가 점차 증가하여, 1996년에 100,000명당 18.2명이었다. 국가보건부는 베트남인에게 DOT를 선택하도록 계획하여, 30명의 환자(DOT 프로그램에 5명, 일반치료에 25명)를 대상으로 그 효과를 연구했다. 두 그룹을 비교해 보니 DOT 집단은 모두가 치료를 완수하여 탈락하지 않았고, 가래의 변화가 2~7주 간격으로 나타났다. 반면 비-DOT 집단에서는 21명만이 끝까지 참여하였고, 2명이 재발하였으며, 가래의 변화는 4~16주 간격으로 나타났다. 이 결과는 DOT 프로그램이 결핵을 효과적으로 통제할 수 있음을 알려준다(Mac, Doordan & Carr, 1999).

암. 호찌민시에 있는 암병원의 1976~1981년 기록을 보면 여성 환자가 진단받은 모든 암의 53.3%가 자궁경부암이었다(Phipps, Cohen, Sorn & Braitman, 1999). 호찌민에서 이것을 조사하는 몇 년 동안 수천 명의 여성이 베트남을 떠나서 문화적으로 많이 다르고, 의료체계의 접근방식도 다른 미국에 정착하였다. 새로운 곳에서 다른 언어를 쓰는 사람로 둘러싸여 생기는 다양한 스트레스는 암 발병률에 확실히 영향을 미쳤을 것이다.

유방암과 비교해서 자궁경부암은 '개발도상국' 질병이다. WHO의 보고에서 전 세계 470,000건 이상 중 80%가 개발도상국에서 발생하였다. 1970년대까지 미국에서 자궁경부암의 75~80%는 진단 당시 침습적 단계(invasive stage)이다. 그러나 오늘날 자궁경부암검사와 질검진으로 자궁경부암의 78%가 전이 전 단계(in situ stage)에 발견되어 자궁경부암의 사망률을 약 40% 줄였다(Phipps et al., 1999). 진단 당시 질병단계는 생존의 주요 예측인자이다. 베트남의 최근 사망률은 미국의 2배이고, 최근 이민을 온 베트남인은 미국에서 더 오래 살기 위한 기회를 갖기를 원한다(Ho et al., 2005).

1980년대에 유방암은 베트남인 여성이 제일 많이 걸리는 암으로 보고되었다. 그러나 1996년 국립암연구소의 미국 11개 인종과 민족의 암 발생과 사망률 결과에서 베트남 여성에게 가장 흔히 진단되는 암은 자궁경부암이고(100,000명당 43명), 다른 10개 집단에서는 유방암이 가장 많았다고 밝혔다. 이것은 다른 그룹보다 2.5배 더 높은 비율이며, 백인 미국인 여성보다 거의 5배가 많은 것이다(Schulmeister & Lifsey, 1999).

자궁경부암 조기 진단의 중요성 때문에 베트남 지역사회에 스크리닝 프로그램의 중요성을 알리고자 시도한 문헌이 많다(Ho et al., 2005). 캐나다, 호주 같은 다른 나라도 베트남인이 아닌 사람이 사는 지역보다 10~12% 더 낮은 검진율 보여서 미국과 같은 상황이지만(Taylor et al., 2003), 연구조사는 비슷한 결과를 보였다. 30년 전의 백인 미국인 여성들처럼 65세 이상인 베트남 여성의 많은 수가 예방 절차로 자궁경부암검사나 질검진을 전혀 하지 않았다. 96명의 여성 대상자 연구에서 가장 나이가 많은 여성 11명 중 10명이 한 번도 검진을 하지 않았다는 것이 그 사실을 뒷받침한다(Schulmeister & Lifsey, 1999). 이것은 이 연령집단의 25%가 자궁경부암 환자이고, 40%가 사망한 이유를 설명해 준다. 너무 많은 환자가 말기 선고를 받기 직전에서야 진단을 받았다는 것이다. 아직 검사를 받지 않은 여성들이 공통적으로 말하는 몇 가지 이유를 살펴보면 암에 대한 가족력이 없기 때문에 자신도 암에 걸리지 않을 것(29%)으로 생각했으며, 아프지 않아서(24%)라고 했다. 다른 보편적 장애요인으로는 여성 의사가 없고, 비용이 없고(보험부족), 검사 절차에서 느끼는 수치심에 대한 두려움, 시간 등이 있었다.

암에 대한 지식, 태도, 신념은 행동을 결정하는 데 중요한 요인이지만, 우세한 문화집단에서는 그렇다 하더라도 모든 행동을 설명하지는 못한다. 베트남인은 성 관련 문제, 성병, 성적 행동을 특히 다른 언어를 쓰는 낯선 의사와 개방적으로 이야기하는 것을 어려워하고, 이런 특성은 자궁경부암검사와 질검진, 유방검진하는 것을 정말 어렵게 한다. 더욱이 환자가 건강하다고 느끼는데 이런 검사를 해야 한다는 것으로 이 문제는 더 복잡해진다.

자궁경부암은 전 세계적으로 발병률과 사망률에서 유방암의 뒤를 이어 두 번째로 흔한 여성 종양이다. 유방암은 전 세계에서 매년 100만 건 이상이 보고되고 있다. 사실상 발병건수의 55%가 개발도상국에서 발생한다. 흥미로운 것은 연령별 자궁경부암 사망률이 전 세계적으로 거의 같다는 것이다(Ho 등 2005). 베트남에서 유방암의 발병률은 3%, 유방암에 의한 사망률은 6%로 미국보다 낮다(Ho et al., 2005; http://www.cdc.gov). 이 수치는 베트남에 사는 여성이 미국에 사는 여성보다 유방암 발병과 사망위험이 적다는 것을 보여준다.

휴스턴과 텍사스 근방의 베트남 지역사회에 자궁경부암과 유방암검사에 대한 예측변수를 확인하는 연구에서 한 가지 놀라운 결과는 베트남 여성이 자궁경부암(2%)보다 유방암(52%)을 더 많이 걱정한다는 것이다. 그 이유를 설명할 수 없지만, 어쨌든 유방자가검진(BSE), 의학적 자가검진(MSE)과 유방촬영술(mammography) 스크리닝 접근법 계획에 도움이 되었다. 예측요인은 기혼, 높은 교육 수준, 암 가족력, 나이가 많은 것, 암에 대한 걱정인 것으로 나타났다(Ho et al., 2005). 인종과 민족 전체에 걸쳐서 치료의 차이는 유일하게 사회경제적, 문화적 요인의 결과인 것으로 보인다. 낮은 사회경제적 상태에 있는 여성을 대상으로 치료 프로그램을 향상시키는 것이 조기 진단과 생존율을 높이는 방법이다(Li, Malone & Daling, 2003).

베트남 여성이 정착하는 동안 자궁경부암의 위험을 줄이기 위한 문화적 신념을 간호사는 반드시 이해해야 한다(Labun, 2000, 2001). 대상자와 좋은 관계를 맺고 동등한 인간으로 대할 때 보건교육이 효과적일 수 있다. 다음은 높은 위험성을 다룰 수 있는 행동지침이다.

- 암, 위험요인, 희망하는 치료에 대해 환자가 적절하게 이해했는지를 확인한다. 필요하고 가능한 모든 것을 번역하여 사용한다. 소책자도 유용하다(Mcphee, 2002).
- 절차를 설명해 주고, 옷을 잘 입혀주고, 불편할 수 있다는 것을 인정해 준다. 치료과정에서 대상자와 같이 있어주면서 베트남 대상자를 격려하고 준비하게 한다. 필요하면 치료 후에도 지지해 준다.
- 어떤 방법으로 얼마나 빨리 환자에게 결과를 말해 줄지를 미리 생각한다.
- 앞으로 시행할 일반적 검진에 대해 상기시켜 주는 전략을 의논한다.
- 앞으로 일어날 상황에 대해 베트남 여성들과 정보를 나눌 수 있는 기회를 만들어준다. 영어를 못하는 나이 든 베트남 여성은 진단할 때, 특히 전이된 자궁경부암이 있는 경우 고위험상태라는 것을 기억한다.

1995년에 시행한 연구에서 베트남인과 폐암에 관한 아주 유의한 정보가 있었다. 하노이, 베트남 북쪽의 시골마을, 호찌민, 베트남 남쪽의 시골마을에서 18세 이상인 남성과 여성을 대상으로 면대면 면담을 했다. 총 2,001명의 참여자를 대상으로 지역별로 약 500건의 면담을 하였다. 흡연율은 남성이 72.8%, 여성이 4.3%였다. 남성은 평균 19세에 흡연을 시작하여, 평균 15년 동안 흡연하였다. 베트남은 세계에서 가장 높은 남성 흡연율을 보인다(Jenkins et al., 1997). 남자에게 흡연은 진지한 사업을 할 때나 사회적으로나 문화적으로 어쩔 수 없는 부분으로 보이고, 정부 수뇌부의 협상 자리부터 가족이 모인 자리까지 담배를 피운다. 담배를 제공하는 것은 공공예절로 외제 담배는 사장이나 고위직 사람에게 선물로 보낸다. 젊은 여성의 흡연율은 세계에서 가장 낮은데, 흡연은 사회문화적으로 여성적이지 않고 매력이 없는 것으로 보기 때문이다. 특히 노인 여성은 흡연을 금기시한다.

베트남인 사이에서 흡연은 습관이기도 하고, 접대나 남성다움과 같은 사회문화적 목적이 있어서 쉽게 중단할 수 없다. 호주에서 베트남과 레바논 이민자 지역사회가 상대적으로 가장 많이, 혹은 다음으로 많이 흡연하는 집단이라고 보고하였다(Jochelson, Hua & Rissel, 2003). 베트남인과 아랍인 지역사회의 지식 정도, 태도, 행동유형은 영어를 사용하는 지역사회의 이전 연구결과와 매우 비슷하다. 중요한 차이는 영어를 사용하는 그룹은 환경성 담배연기의 문제를 교제나 접대와 연결해서 생각하지 않았다는 것이고, 친구에게 집에서 담배를 피우지 말라고 할 수 없다고 했다(Jochelson et al., 2003).

Xu 등(2005)의 '앨라배마 남쪽 시골에 사는 베트남인의 암 유발요인' 연구에서 베트남인 284명을 조사한 결과, 많은 사람이 반 고립된 어촌에 살고 있었으며 도시건강연구에 참여한 베트남인보다 교육 수준이 낮고 대부분의 삶을 베트남에서 보냈으며 미국에서 사회화 과정을 덜 경험하였다. 현재 흡연자의 73.8%는 모두 십대에 흡연을 시작하였고, 41.5%는 현재 흡연하는 식구와 같이 살고 있었다. '흡연문화' 가 높은 흡연율의 주된 이유라고 생각하고 있었다. 많은 남성의 경우에서 흡연은 친밀감을 형성하고 결속을 강화시키고 관계를 유지해 주는 생활방식이었다(Xu et al., 2005, p.237).

건강관리자가 흡연을 줄이기 위해서 최선을 다해야 한다고 제안하는 것은 절제된 표현이다. 모든 다학제 간 연구자는 사회, 정치, 경제 분야에서 흡연을 하지 않도록 변화시키기 위해 협력해야 한다(예: 공공장소에서의 금연, 담배세금, 담배회사의 공격적 해외 마케팅의 제지 등). 간호사는 금연만으로도 미숙아 사망, 폐암, 폐기종, 심장질환, 뇌졸중과 다른 질병들을 예방할 수 있다는 것을 안다. 그러므로 습관을 형성하는 데 영향을 주는 강력한 문화요소를 이해하고, '흡연문화' 를 근절하는 방법을 간호계획에 적용할 수 있다. 환자와 친구들이 스스로 건강을 돌보는 방법을 찾을 수 있도록 도와야 한다(Levy et al., 2006; Morrow & Barraclough, 2003, p. 376).

HIV/AIDS. 캘리포니아 오렌지카운티 지역의 4개 대학에 다니는 319명 학생을 무작위로 추출하여 HIV/AIDS 지식과 과거, 현재의 성행동을 측정하였다. 이 연구에서 베트남인은 질병 지식수준이 낮고, AIDS에 대한 관심도 낮았으며, 검사받는 것을 꺼리고, 고위험 행동발생률이 가장 낮은 것으로 나타났다. 연구표본의 대부분은 베트남에서 태어나 미국에서 5~10년 동안 살았고, 베트남인이 아닌 동료보다는 가족의 행동을 본보기하는 것으로 나타났다. 연구자들의 주요 관심은 성적 관행에서 변화가 있어 지배적 문화를 따르게 되면 어떤 일이 생길지에 대한 것이었다(Shapiro, Radecki, Charchian & Josephson, 1999).

식습관

베트남의 주식은 쌀이고 하루 2~3회 큰 밥그릇에 담아 젓가락으로 먹는다. 대상자가 의사에게 의학적 문제를 설명할 때 그릇 모양으로 손을 추켜들면서 '보통 세 그릇 먹는데 지금은 한 그릇 먹는 것도 힘들어요' 라고 말할 수도 있다. 프랑스 점령기에 빵이 들어오면서 매일 길거리 어디에서나 쉽게 접할 수 있는 작고 맛있는 프렌치 롤이 널리 소비되었다. 오늘날 미국에서 많은 베트남 사람은 쌀 대신 신선한 흰 빵을 먹는다.

베트남에서 통밀은 산지 사람의 음식으로 보고, 세련된 저지대 사람은 거의 먹지 않는다. 미국에서 베트남계 사람은 영양을 끔찍이 챙기는 일부 베트남인을 제외하고 백미와 흰 빵을 지속적으로 애용하고 있다.

밥과 다른 많은 요리는 소금과 함께 작은 생선을 작은 통에 넣어서 한 달 이상 절여서 만든 생선 소스인 'nuoc mam'이라는 독특한 소스로 양념한다. 사용할 때는 약간의 설탕과 신선한 라임 즙, 마늘, 칠리고추, 물을 더한다. 생선 소스는 베트남 식이에서 주요한 소금 공급원이다.

생선은 보통 손쉽게 먹고, 육류는 한 입 크기로 잘라 밥과 채소와 함께 먹는다. 닭고기와 오리알도 자주 요리한다. 두부는 많은 채소 요리에 쓰이나 콩을 이용한 요리는 흔하지 않다.

베트남에서는 청포도와 푸른 잎채소를 정원이나 시골에서 모아서 매일 아침 트럭으로 도시의 시장에 배송한다. 많은 양을 제공받지는 못해도 일정한 생산량이 있어 날것으로 혹은 살짝 볶아서 밥과 함께 식사를 할 수 있다.

1988년 미국 농림부는 베트남 전통음식을 미국에서 인기 있는 최상의 식이지침서와 비교해 봤을 때 '저지방, 저당, 고탄수화물과 적절한 식이섬유가 있는 음식'이라고 설명했다(Burtis, Davis & Martin, 1988). 1975년부터 미국으로 이민 온 수백만 동남아시아인 중 약 59%가 베트남인이고 그중 25%가 아이들이다.

2001년 연구팀은 보스턴 근교의 2개 중학교와 2개 고등학교에서 2,618명의 청소년에게 간단한 질문지(매일 얼마나 많은 과일, 채소와 유제품을 섭취하는지)로 조사하였다. 베트남인, 백인, 아프리카계 미국인, 히스패닉 학생이 참여하였다. 베트남인 226명 중 64명은 미국에서 태어나거나 10년 이상 살았고, 162명은 10년 이하로 거주한 학생들이었다. 백인과 비교하면 베트남인은 과일과 채소를 5회 섭취해서(35.5%와 15.3%) 더 많았지만, 유제품은 44% 이상이 3회 이상 섭취해서 더 적었다. 좀 더 나이 든 베트남계 학생보다 어린 학생이 과일과 채소를 5회 섭취하여 더 많았다(Wiecha et al., 2001).

지방과 당 섭취와 같은 측면의 식이를 생각해보면 동남아시아인은 미국에서 건강하지 못한 식이를 선택하는 경향이 있다. 이 연구에서 적어도 과일과 채소에 대한 선호도는 문화변용 기간에도 지속되는 것을 볼 수 있다. 이것은 질병을 예방하고 보호하는 힘을 강화할 것이다.

우유와 유제품은 전통적으로 베트남인의 주식은 아니다. 통조림 연유를 요리에 이용하거나 가당연유로 신또(비타민)를 만들 때 썼는데, 이것은 약간의 우유를 얼음과 신선한 과일을 섞어서 만든 맛있는 음료수로 도심 인도 변에서 판다. 특히 여행을 하는 동안 가당연유를 아기 젖병에 넣고 따뜻한 물을 부어서 조제유로 만든다. 그러나 우유와 아이스크림은 베트남 사람의 미각에 맞거나 좋은 맛이 아니다.

적은 칼슘섭취는 아시아 전통식이의 특징이며, 그 영향은 활동적인 생활양식으로 상쇄된다. 칼슘섭취의 부족과 관련된 골다공증은 아시아 여성에게 호발하며 베트남 여성에게도 빠르게 증가하고 있는데, 현재 미국에서 주요한 공중보건 관심사이다.

루이지애나에서 연소득 30,000달러 이내인 34명의 25~47세 베트남 어머니로 구성된 5개 초점집단의 토론을 열어서, 칼슘섭취에 대해 아는 것과 칼슘섭취 증가를 방해하는 것을 알아보았다(Reed, Meeks, Nguyen, Cross & Garrison, 1998). 이 연구에서 대상자는 유제품의 맛이 좋지 않다는 인식이 정규 식사로 먹지 않는 가장 일반적인 이유였다. 2명만 우유를 식이에 포함하는 것이 좋다고 했고, 단 1명이 우유를 마시는 것이 식이를 향상시키는 것 같다고 했다. 유제품에 친숙하지 않은 것과 유당불내성 문제가 이유로 나왔다. 대상자는 칼슘의 부족이 미래에 얼마나 심각한 영향을 끼칠지 잘 알지 못했고, 베트남식 팬케이크에 우유를 첨가하거나 음료와 푸딩에 우유를 사용함으로써 미국과 베트남 음식에 모두 고칼슘 요리법을 시도하려고 노력하고 있었다(Reed et al., 1998). 학교식당을 이용하는 자녀들은 이런 맛에 좀 더 친숙하게 될 것이다.

'새로운 나라에서 새로운 생활'을 해온 많은 베트남인은 혈압, 혈당, 콜레스테롤 수치가 위험할 정도로 높게 상승하는지 관찰하면서 미국인 친구들과 함께 체중조절을 하려고 노력한다. 한 연구에서 새로운 정착과 생활방식에서 식이와 체중조절의 필요성에 대한 극심한 관심이 위험요인이라고 확인하였다(Duong et al., 2001).

성인의 평균체중이 40~60 kg인 베트남인은 지방의 무게에 대한 관심보다 몸무게를 유지하는 데 관심을 가져야 한다. 그러나 자녀들은 친구들이 학교와 지역사회 예방 프로그램의 대상이 되면서 체중에 민감해질 수 있는 기회를 많이 접할 것이다.

다이옥신

베트남 전쟁 중 랜치 핸드(Ranch Hand; 1962~1971) 작전에서 베트콩의 공급노선을 차단하고 북쪽으로 이동하는 것을 막기 위해 1,900만 갤런의 고엽제(agent orange)를 베트남과 라오스의 특정 지역에 뿌렸다. 제초제는 운송하는 드럼통 색깔코드로 이름 붙이며 8.7년의 반감기로 잔류성 유기 오염물질인 TCDD나 다이옥신이 소량 들어 있다(3 ppm이지만 가정용 잡초제거제보다 1,000배 더 강력하다). 그 후 다이옥신은 면역계 억압, 선천적 결손증, 연부조직육종과 같은 건강문제와 관련되어 왔다(Satchell, 1999).

공군건강연구(1982~2003)는 베트남에서 랜치 핸드 작전의 일환으로 고엽제의 85%를 뿌린 부대에 속했던 미국 공군의 건강, 사망률과 출산에 대한 세부적인 사항을 20년간 조사한 종단연구이다(Pavuk et al., 2005). 동남아시아에서 항공기를 타거나 운행했지만 제초제를 다루지는 않은 공군재향군인을 나이, 인종, 계급별로 비교하였다. 5년과 15년 후 연구에서는 랜치 핸드의 사망률과 이환율이 증가하지 않는 것으로 보였다. 그러나 1999년 12월 일반 백인 미국인 남성 집단과 비교에서, 랜치 핸드에 참전한 집단이 전립선암과 흑색종의 발병률이 증가한 것으로 나타났다. 또한 공군재향군인 비교에서도 전립샘암의 증가가 보고되었다. 2005년 보고된 최종결과에서 '동남아시아에서 복무한 기간은 모든 부위의 암과 관련이 있고, 복무기간이 길수록 TCDD의 수치가 높았으며 그 위험성이 컸다'고 발표되었다(Pavuk et al., 2005).

다이옥신은 주로 음식, 특히 동물성 지방으로 체내에 들어간다. 호찌민에서 북쪽으로 32 km(20 mile) 정도 떨어져 있고, 랜치 핸드 살포작전이 실시되었던 비엔 호아(Bien Hoa) 지역에 있던 미군기지에서 1971년에 고엽제 저장시설에서 5,000갤런 이상의 고엽제가 새어 나왔다(Dalton, 2001). 1970년 초반, 고엽제가 뿌려졌던 지역에서 모유의 다이옥신이 기준치 5 ppt의 300배 이상 검출되었고, 산모가 주로 먹는 음식인 생선에서 극히 높은 수치의 다이옥신이 검출되었다.

30년도 더 지난 지금 비엔 호아에 거주하는 베트남 사람 43명의 혈액검사에서 다이옥신의 수치를 5년 동안 조사한 결과, 대략 95%가 5 ppt 이상으로 판명되었다(Schecter et al., 2003). 이 연구는 베트남에서 고엽제를 뿌린 지역에서 음식이 현재 다이옥신이 섭취되는 경로인지를 확인하기 위해서 시행되었다. 방목한 오리의 지방과 특정 생선에서 다이옥신 검출량이 가장 높았다(20 ppt 이상). 연구자들은 고엽제에 대한 연구가 베트남 사람이나 음식에서 측정되는 다이옥신과 유사한 독성을 모두 설명하지는 못한다고 언급하였다(Schecter et al., 2002).

2001년 1월 국립 독성학 프로그램은 인간에게 암을 유발하는 것으로 알려진 발암물질에 대한 보고서에 TCDD를 추가하였다(Booker, 2001). 베트남에서 복무했던 260만 명의 미군은 모두 다이옥신과 관련한 증상이 의심되거나 증명되면 자신과 자녀를 위한 혜택을 받을 자격이 있다(Satchell, 1999).

2001년 3월 하노이에서 베트남과 미국이 공식적 공동연구 프로그램을 만들고자 역학자, 독성학자, 환경과학자가 모여 4일 동안 회의를 하였다. 시간이 가면서 도움을 주겠지만 미국은 손해를 폭로하는 것에 대해, 베트남은 생선과 음식수출산업을 보호하는 것에 대한 외부 상황에 내재하는 몇 가지 중요한 장애들을 극복하기 위해 지혜를 모으고 철저하게 계획을 따라야 할 것이다(Cyranoski, 2002).

이런 노력의 결과는 다이옥신이 건강에 미치는 영향을 과학적으로 볼 수 있게 하고, 베트남과 베트남 사람에게도 도움이 될 것이다. 아직 장기적 상황이 명백하지는 않지만 베트남 대상자의 '현 질병의 역사'로 그 사건의 중요성을 간호사가 이해하는 것은 중요하다.

심리 특성

정신건강. 베트남인은 신경계가 모든 정신과 신체활동의 근원이라고 믿기 때문에 정신, 혹은 신체활동에 장애가 있을 때 신경계가 제대로 작동하지 않은 것으로 생각한다. 신경증을 '신경 약화'라고 하는데, 이 말은 많은 종류의 불안, 우울, 피로감, 정신지체나 지능발달 지연을 설명하는 데 쓰인다. 정신병을 대상자의 행동이나 느낌을 더 정확하게 반영하는 것으로 '신경 혼란'으로 본다(Tran, 1989). 정신질환에 대한 두 가지 가능한 근원이 있는데, 하나는 손상된 신경이나 뇌로 보는 유기체적 모델, 다른 하나는 기이한 행동은 불복종, 죄, 악령과 같은 다양한 원인으로 보는 비유기적 모델이다(부족집단에게 더 흔한).

정신과의사(psychiatrist)나 정신의사(mental doctor)라는 용어는 베트남어로 직역되지 않는다. 신경의사

(nerve doctor)가 더 낫지만 '미친 사람을 치료하는 전문가'라는 설명이 가장 포괄적이다(Tran, 1989). 다음은 건강관리자가 증상을 알아보는 데 도움이 될 만한 몇 가지 베트남 단어들이다.

- 'lu lan': 지능발달의 지연과 관련된 혼동
- 'lang tri'와 'dang tri': 기억이 사라지는 것, 기억상실
- 'mat tri nho': 이미 정신이 나간 것
- 'lmat tri giac': 정신이 아주 빨리 사라지는 것(뇌졸중, 치매에서)
- 'binh tam than': 정신질환이나 높은 불안감을 나타냄
- 'dien': '미친'의 뜻을 가진 비전문적 용어(Braun & Browne, 1998, p. 268)

베트남에서는 약해진 신경을 회복시키거나 혼란스러운 정신을 진정시키는 민간요법의 가능성과 함께 질병을 신경의 영향으로 보며 대부분의 질병에 대해 낙관적이다. 미국에서 과잉진정 상태나 의존성 유발에 대한 논란이 있긴 하지만 투약이 가장 타당한 해법이라고 생각한다.

베트남인에게 정신건강관리를 사정하는 데 있어 가장 중요한 요인은 가능하면 정신질환자를 가족과 같이 있도록 그대로 둔 채로 가족 내에서 알아서 해결하도록 하는 것이다. '체면을 세우는' 전통적 가치관 때문에 정말 필요한 경우가 아니면 낯선 사람에게 감정을 표현하거나 이야기하는 것을 피한다. 전통적 의사나 치료자와 협력하여 일하는 것이 유용하고, 질병이 정신병적 성격이 아닐 때 효과적인 치료계획을 세울 수 있다(Bernier, 1999). 그러나 대체로 정신건강에 문제가 있는 사람은 문제가 심각해질 때까지 의료기관에 가지 않는다. 서양 전문가가 난민의 심각성을 평가하고 치료를 결정하기란 매우 어렵다.

난민자 고통의 감정적 · 행동적 징후. 베트남인은 살면서 생기는 문제를 가족이라는 단위 안에서 해결한다. 그러나 난민/이민자 상황에서 웃어른들은 아주 다른 환경에 멀리 떨어져 있기 때문에 균형과 안정을 주는 나이 든 식구가 거의 없어서 가족이 불완전한 경우가 많다. 반면 중년과 젊은 성인에게 자유가 주어져 독립적으로 의사를 결정할 수 있으나, 이런 독립은 예측할 수 없는 불확실성과 외로움을 가져다준다. 불안과 우울은 베트남 이민자 지역사회에서 흔하지만, 때때로 새로운 집을 받아들이려고 최선을 다하는 것을 방해한다.

새로 정착하는 시간이 지나면서 문화변용을 위한 도전이 줄어드는 것으로 추정하기 쉽다. 그리고 보통은 언어에 집중적인 노력을 기울인다. Bernier(1999)는 시간이 지나면서 반복되는 실패와 좌절로 베트남인이 변화에 대한 정신적 스트레스가 쌓이는 것을 관찰하였다. 가족이 함께 문화변용을 경험하지만 가족 구성원 각자가 개별적으로 반응한다. 학령기 아이가 있는 가족은 '빨리 감기'처럼 언어를 배우고 날마다 새로운 생각과 상호작용하면서 성장한다. 게다가 몇몇 베트남인 가정에서 십대에 온 아이들은 현재 친구들의 문화에 '동화되면서' 미국에 있는 가족들과의 스트레스가 커진다. 이것은 특히 '강압적' 베트남인 가족에게 '두 문화' 사이에 있는 자녀가 있을 때 나타난다. 가정에서 걱정하는 어르신의 경우에 아이가 성장하

면서 지금 사는 나라의 문화 쪽으로 넘어가면 가치관의 충돌은 더 커질 것이다. 변화가 많고 도움은 없는 상황은 가족의 유대를 악화시키고, 불행하게도 갈등은 파괴적 가족의 위기가 될 수 있다(Nguyen, personal communication, 1988).

2000년 초기에 베트남 지역사회에서 복잡한 우울현상을 조사하기 위해 종단연구를 시도하였다. 특히 중년과 노인은 전쟁, 보트, 난민 캠프, 매우 다른 문화로의 정착과 같은 30년 상황에 대항하여 비교적 작은 가족이나 지역사회 지지집단에서 자기 통제, 조화, 공경과 같은 사회의 기본 가치를 온전히 지속하고 있었다(가치를 더 많이 인정하거나 소중히 여기지는 않았다).

초기 연구는 정신적 고통을 받고 있을 때 사회적 지지의 역할에 대한 혼합된 결과를 보여준다. 예상대로 강한 지지망이 있는 사람이 약한 지지체계를 가진 사람보다 위기상황에서 더 잘 벗어났다. 그러나 이민경험은 이민자의 사회지지체계의 붕괴와 관계되고, 새로운 기준과 체계가 옛날의 것과 통합되거나 공존할 때 성공적인 문화변용이 수반된다. 이것은 왜 다른 연구에서 자기 민족에게만 강한 유대감을 느끼는 이민자가 비민족적 사회적 지지를 더 갖는 사람보다 정신적 고통을 더 받는지에 대한 이유를 설명해 준다. 인간관계에서 강하고 의미 있는 감정적 교류는 건강한 정신을 갖게 하지만, 그것이 주요한 생활적응과 관계되면 변화가 쉽거나 힘들지 않다는 것을 의미하지는 않는다.

2003년 Gellis는 정신병원에서 정신건강 서비스를 받은 베트남 이민자 남녀 79명의 경험을 토대로 사회적 지지와 우울과의 관계 및 친족과 친족이 아닌 지지그룹의 영향에 대한 연구를 보고하였다. 대상자들은 26~35세에 이민을 왔고, 미국에서 평균 14년을 살았다. 대부분은 우울장애 진단을 받았고 평균 2개월 정도 입원을 하였다. 친족집단은 조언을 구하고 개인 문제를 상의할 수 있는 사람과 의견이 다른 사람을 포함하여 평균 5명이었다. 친족이 아닌 집단은 친구, 직장동료나 정신건강 서비스 제공자로 평균 4명이었다.

문화변용기간에 가장 흔한 가족 문제는 변화의 양상과 비율이 다르다는 것이고, 모든 가족구성원을 압박하는 갈등의 원인이 될 수 있다. 베트남 가족은 때때로 모든 가족구성원의 정신적 스트레스가 증가하면 서로 지지하려는 것처럼 보인다. 문제의 심각성과 관리를 선택하는 것에 따라 의료 서비스가 필요할 것이다. 우울장애 진단을 받은 대상자의 회복을 도와주려는 가족지지집단의 노력은 결과가 나타나지 않을 수 있다. 이런 상황에서는 오히려 비친족 지지집단이 더 도움이 될 수 있다. Gellis (2003)는 치료적 지지체계를 사정할 수 있는 간호제공자, 가족의 문화적 역동성을 이해하는 사회복지사와 적절한 추후 서비스를 요청해야 한다고 하였다.

일반적 대처와 적응방식. 이민에 문화적 적응을 하는 많은 사람이 일반적 대처와 적응방식을 경험한다(Cook & Timberlake, 1984).

- 1단계(Stage 1): 처음 몇 달 동안 높은 기대와 함께 긍정적 태도를 가지고 있다. 언어, 직장, 기본적 욕구충족에 모든 힘을 쏟는다. 새로운 물리환경과 '사물'에 대한 흥분은 많은 것을 상실한 고통을 잊게 해 준다.

- 2단계(Stage 2): 이민 6~18개월 후 '정신의 도착' 시기가 오고, 이때 상실을 더 많이 깨닫고 '과거'가 이상화된다. Hoang과 Erikson (1982)도 정신적 문제가 이민 6~12개월 후에 더 분명해진다고 말했다. 생존자는 죄책감에 직면한다(왜 나만 살아남고 아이는 그렇지 못했나?). 외상 후 스트레스장애(PTSD)는 일반적이고 가족생활에서 정상적 긴장감이 더 커진다. 사람 간의 갈등은 흔하다. 다른 증상들로 절망감, 급성 고통, 슬픔, 피로, 정서불안정이 있을 수 있다. 이 기간은 일시적일 수도 있고 오래 지속될 수도 있으며, 약할 수도 있고 심각할 수도 있고, 이것은 얼마나 도와주고 지지해 주었는지와 상관없이 발생할 것처럼 보인다. 그렇기 때문에 후원자나 '도와주는 사람'은 도움이 부족하다고 느껴서 매우 좌절하는 기간이다. 이 기간에 신체화 장애가 흔히 발병한다. 신체화 장애는 동남아시아인에게 새로운 것이 아니다. 그들 문화에서 불안, 실망, 화를 공공연하게 표현하는 것은 좋지 않고, 이런 부정적 감정을 억압하는 것에 더 높은 가치를 둔다. 그래서 정신적 고통을 다양한 신체증상으로 표현하는 것이 선호되기 때문에 수용할 수 있는 방법이다. 신체 문제로 의사를 만나는 것은 덜 걱정스럽다(Eyton & Neuwirth, 1984).
- 3단계(Stage 3): 힘들게 18~24개월을 보낸 후에 비탄에서 벗어나 직접 문제를 해결할 수 있게 된다. 과거를 덜 이상화하고, 잊고 있었던 것들을 챙기는 것이 중요해진다. 효과적 방법을 위해서 이전 적응방식은 버리면서 더 빠르게 적응해간다. 새로운 자아 정체성이 생긴다.

캐나다 대학 간호학부의 베트남 간호사인 Tan Truong Donelly (2002)는 대상자의 이해와 상담과정에서 건강관리전문가가 정보를 줄 때 성격의 특징이나 양상 같은 스트레스에 대처하기 위한 서구 접근법을 조사하였다. 그녀는 '대처 이론들은 스트레스의 맥락적 본질을 강조해야 하고, 대처라는 것을 다양한 사회, 문화, 정치, 경제, 역사적 상황에 따라 다른 역동적 과정으로 보아야 한다'고 하였다. 연구자는 최근 캐나다로 온 베트남 이민자의 요구를 특히 언급하였다. 지배적 기존 관점에서 성격 특성으로 대처를 보는 것은 그 집단의 문화, 권력구조에 대한 인식, 역사, 민족성, 사생활이 '스트레스' 반응에 영향을 주는 대상자를 잘못 범주화하거나 이해할 수 있다. 전통적인 베트남 여성은 대가족의 자녀, 남편과 노인을 돌보아야 한다고 배우고 기대되어 왔다. 그들은 가장 좋은 방법으로 다루기 위해 책임감과 어려움을 가능한 삶의 일부로 받아들인다. 이런 대처방법은 지역사회에서 지지되고 '좋은 엄마', '좋은 딸'이라는 말로 높게 평가된다. 집단주의적 사회에서 '수동적 대처'는 성공적으로 본다. 그러나 자기주장하는 것을 기뻐하고 '성공적이지 않은 대처'를 슬퍼하는 서구의 개인주의적 사회에서는 '수동적 대처'를 중요한 스트레스의 근원으로 판단한다. 맥락적으로 대처가 이루어지고 도전이 얼마나 충족될 수 있는가는 많은 상황요인에 따라 결정된다. 상황요인은 주어진 시간에 따라 다르고 '대처반응'에 영향을 끼친다.

Cook과 Timberlake (1984)는 베트남 난민이 자주 사용하는 방어기전이 부정이라고 밝혔다. 연구자들은 부정은 공익(운명), 조화, 자기희생과 같은 문화가치에 적절하다고 생각한다. 부정은 상실로 인한 깊은 슬픔을 줄이고, 난민이 생존을 위한 일을 하는 데 필요하다. 부정이 실패했을 때 필요한 지지체계 없이 힘든 현실과 직면하는 것은 위축이나 술, 약물을 남용하게 한다(Cook & Timberlake, 1984).

술과 약물남용. 베트남인의 약물남용과 관련되어 몇 가지 유용한 종단연구가 있다. 그러나 결과는 지역사회의 문제로 나타나기 시작했으며, 이것은 정신적 스트레스와 직접적으로 관련된 것으로 보인다(O'Hare & Tran, 1998). 미국에 난민으로 온 몇몇 베트남 사람은 최근의 기억으로 더 큰 충격적 경험을 하는데(PTSD 부분 참조), 이는 다양한 영역에서 심각한 스트레스를 가져온다. 이러한 스트레스가 베트남 사람과 아이들을 술과 약물남용의 높은 위험에 있게 한다(Makimoto, 1998).

우울은 심각하게 압도당하고 좌절하지 않아도 매일의 과제들을 성공적으로 직면할 수 있는 능력을 심각하게 떨어뜨린다. 한 베트남 이민자 연구에서 대상자의 14%가 '때때로' 다른 약물로 어려움이 있고, 40%는 '슬픔을 달래려고' 술을 마시고 있으며, 12%가 같은 이유로 약물을 사용한다고 보고했다(O'Hare & Tran, 1998).

베트남 여성은 거의 술을 마시지 않으며, 저녁 때 동네 카페에서 친구들과 '33 (Ba Muoi Ba)' 맥주를 마시는 남성 문화가 미국에서 술을 마시는 것에는 거의 영향 받지 않았다. 미국에서 와인과 술을 쉽게 구할 수 있고, 음주를 받아들이는 문화가 더 일반적이다. 베트남 결혼식에서는 술을 주지만 손님은 거의 취하지 않는데, 현재 미국의 베트남 결혼식에서는 흔히 취한다. 문화변용이 계속되면서 매년 개인, 가족과 지역사회에서 음주가 더욱 증가한다고 볼 수 있다.

남용문제가 있는 베트남계 대상자와 일할 때는 '체면을 세우는 것'과 대놓고 서로 반대하거나 맞서지지 않는 것에 대한 문화적 중요성을 기억해야 한다. 특히 베트남 노인 대상자의 경우, 가족에 대한 죄책감과 수치감을 민감하게 반응할 것이다. 예를 들어, 대상자에게 통찰치료(insight-oriented therapy)나 '술중독'과 '중독'을 인정하도록 강요하는 것은 특히 노인 대상자에게 아주 버릇없고 비전문적으로 보여 숙련된 간호제공자에게 의문만 제기하게 한다. 인지행동치료는 더 효과적 중재방법으로 보인다(O'Hare & Tran, 1998).

중독문제가 있는 사람에게 인지행동치료는 전형적으로 남용에 대한 충동을 '촉발하는' 생각, 감정, 사건에 대한 자기 감시, 대상자에게 약물을 사용하게 하는 상황을 다루는 데 더 효과적인 사회기술 교육, 불안을 낮추고 신체 불편감을 다루는 스트레스 관리술 교육을 병행할 수 있다(O'Hare & Tran, 1998). 이러한 기술은 물질남용과 같이 발생하는 우울과 불안을 없애는 데 도움이 된다.

베트남 대상자는 가족과 지역사회를 기반으로 하는 접근방법에 쉽게 적응하기 때문에, 인지행동치료를 더 편안하게 느낄 수 있다. 이런 치료는 개인적으로 침해를 덜 받는다고 느끼고, 아시아의 가치를 보완하고, 친근하게 느끼는 스트레스 관리기술을 사용할 것이다. 인지행동치료를 이용한 많은 연구가 이루어지고 있고, 이것은 다른 유용한 방법에 대한 통찰력을 줄 것이다. 베트남인의 약물남용에 대한 타당한 통계를 위해 동남아시아인, 아시아계 미국인, 혹은 API보다는 베트남인에 대한 더 많은 연구가 필요하다.

외상 후 스트레스장애(PTSD). 이민 전후의 경험과 적응의 관계에 대해서 계속 논란이 되고 있다. Nicholson (1997)은 현재 스트레스원이 정신건강결과를 가장 잘 예측하게 한다고 한다. 그러나 경험한 사건들은 불안이나 우울을 예측하기보다 PTSD를 더 잘 예측한다.

베트남인 재정착 지역사회에서 정신건강질환이 증가된 것은 피하려 하고, 격리되고, 확인하거나 시험하기를 어려워하기 때문인 것으로 보인다. 가능한 원인으로 언어, 단지 좋은 감정만 의사소통하는 것에 대한 높은 가치, 신체화 선택, 가능하면 가족 안에서 정신질환문제를 해결하려는 문화적 관행이 포함된다.

이민 스트레스는 특히 여성에게 문제가 되는 것으로 나타난다. Fox, Cowell과 Johnson (1995)은 동남아시아 여성의 주요 역할은 남편, 아이, 대가족의 요구를 충족시키는 것이라고 밝혔다. 남편이 몇 년 동안 군대에 있고 그 후 재교육을 받는 동안 여성은 가정과 아이를 책임져야 한다. 여성은 아이와 함께 있으면서 '보트피플'로 학대를 받았고 질병, 유해환경 노출, 익사, 살인으로 가족을 잃었다. 남성도 수년 동안 정신적 외상을 받았고, 이민 전 경험이 재정착 시기에 얼마나 큰 정서적 스트레스와 장해를 가져왔는지는 분명하지 않다.

앞서 전쟁 참전 군인에 대해 설명했지만, 현재 다른 지역 건강전문가들은 PTSD의 정의를 '죽음이나 부상을 실제 겪었거나, 겪을 위험이 있었던 상황에 노출'된 이상을 포함하는 것으로 확대하고 있다. 베트남 이민자는 역사적으로 전쟁과 폭력을 겪었을 뿐만 아니라 난민 이민경험 속에서 격변의 어려움을 추가로 겪었는데, 그것은 개인, 가족, '마을'의 모든 삶의 영역에 영향을 미쳤다.

PTSD 증상을 범주화하는 한 방법은 다음 3개 집단으로 나눈다. 첫째는 침범으로 악몽, 회상, 극한 정신적·신체적 고통을 받은 기억, 둘째는 회피이며 외상과 관련된 사람, 활동, 생각 회피하기, 좋거나 나쁜 모든 감정이 둔해지는 것, 셋째는 각성으로 계속 경계하는 것, 문제에 집중하는 것, 불면증, 감정적 폭발, 불안정이다(Harvard Women's Health Watch, 2005).

이런 증상들은 외상 후 정상적 경험이지만, 몇 달이 지나도 증상이 나아지질 않거나 활동 능력에 영향을 준다면 급성 스트레스 장애로 진단받을 수도 있다. 3개월 후에 만성 PTSD를 의심할 수 있고, 오래 지속된다면 치료받아야 한다. 베트남 전쟁이 끝나고 15년 후 1990년에 베트남 참전용사의 9% 이상이 PTSD로 고통을 받았으며, 그로부터 15년이 지난 2005년에 PTSD와 유사한 증상으로 많은 사람이 계속해서 보상을 받고 있다(McNally, 2006). 진단이나 회복이 더욱 어려운 예상치 못한 죽음이나 정신질환 같은 다른 스트레스원과 함께 PTSD가 발생할 수 있다. 또한 물질남용 치료는 PTSD를 겪고 있는 상황에서는 실패할 수 있다(Harvard Women's Health Watch, 2005).

인지행동치료의 접근으로 노출치료는 정신치료의 한 종류로서 베트남 성인과 노인에게 문화적으로 잘 맞는다. 치료의 일부로 항불안제와 항우울제를 자주 쓴다. 식약청은 선택적 세로토닌 재흡수억제제(SSRIs)인 팍실(Paxil)과 졸로프트(Zoloft)를 PTSD 치료에 쓰는 것을 승인하였다.

보스턴 근교 인도차이나 정신과 클리닉은 많은 베트남 난민에게 1989년 자유 재교육센터에서 억류자 재정착 프로그램을 실시하였다. 난민은 미국을 위해 일하던 전 베트남 남쪽의 정치범들이었고, 배우자와 미혼 자녀를 데리고 왔다. 그들 모두는 고통을 경험하였다. 부인과 아이들이 집에 있는 동안, 평균 7~8년간 세뇌를 받고 캠프에서 힘든 노동을 한 남성은 직장을 구할 수도, 음식을 살 수도 없었고, 마을과 다른 많은 곳에서 외면당했다. 남녀 모두 PTSD로 진단받았고, 절반가량은 주요 우울장애를 경험하였다(Allden, 1998).

보스턴이 전형적 베트남 재정착 지역사회가 아니었지만, 많은 베트남 지역사회가 이민 전 경험에 있어서

이 집단과 공통된 역사를 갖는다. 지역사회에서 PTSD, 불안과 우울을 동반한 PTSD, 혹은 불안과 우울에 의한 PTSD를 더욱 알게 되면서, 고통을 받는 사람과 함께 일하려고 노력하게 되었다. 아무 도움 없이 새로운 문화적응은 느리고 아주 힘들며 새로운 언어를 배우는 것도 쉽지 않으므로 사람은 당연히 정서, 신체적으로 고립되고 점점 좌절한다.

약물 상호작용과 대사

커피, 차, 콜라와 약의 성분, 카페인은 백인이 아시아인보다 빨리 대사하여 배출한다(Grant, 1983). 알코올 대사도 다르다(효소와 유전적 차이 논의함).

많은 약재와 한약은 스프나 차로 준다. 베트남 사람은 알약, 캡슐, 주사형태의 서양 약을 '너무 강하다' 혹은 '뜨거워'서 내부 균형을 상하게 하는 것으로 보고, 과소복용하거나 갑작스럽게 중단하여 항생제의 단기 사용으로 올 수 있는 심각한 결과에 대해서 이해하지 못한다. 환자는 즉각적 결과를 기대하고, 좋아졌다고 느끼거나 전혀 좋아지지 않으면 투약을 중지하는 행동은 다른 미국인과 유사하다.

많은 베트남인은 미국인과 체질이 달라서 양약의 용량이 자신에게 적절치 않다고 믿는다. 베트남인의 체중이 미국인보다 적은 것은 사실이고, 특히 진정제나 정신과 약물의 경우에 베트남인이 매우 곤란한 적이 있어서 '용량을 반으로 줄이는' 습관이 계속되었다. 현재 민속약학에 대한 연구가 보여주듯 실제로 베트남 사람은 향정신성 약물의 치료반응에서 약리적 차이가 있다. 한 연구에서 최상의 치료반응을 위해 필요한 할로페리돌 평균용량보다 아시아 환자의 평균용량이 유의하게 낮았다(Helm, Quan, Herfindal & Gourley, 2006; Lin et al., 1989). 다른 연구에서도 아시아 대상자가 일반적으로 상당히 적은 용량의 신경안정제에 반응한다고 보고한다(Helm et al., 2006; Murphy, 1969; Rosenblat & Tang, 1987). 베트남 대상자에게 약물을 처방할 때는 체중을 측정하고, 과거 투약경험을 질문해서, 이러한 요소(체중, 민족, 민감성)를 고려한다면 현명하고 친절한 임상전문가라고 할 수 있다. 베트남 사람은 자기를 도와주는 사람을 기쁘게 생각하고, 건강하기를 원한다.

간호 적용

많은 베트남인 대상자의 작은 체구는 간호치료에서 중요한 영향을 미친다. 몇몇 간호사는 통증이 있는 베트남인 대상자에게 '너무 작아서' 진통제를 주는 것을 미룬다(Tien-Hyatt, 1989). 베트남인 대상자는 지나치게 참기 때문에 진통제의 요구를 주의 깊게 평가하고 미루지 말고 투약하는 것이 중요하다(Lin & Finder, 1983; Tien, 1984; Tien-Hyatt, 1989). 진통제가 필요한지 묻지 말고 주는 것이 더 적절한 반응이 될 수 있다.

Smither와 Rodríguez-Giegling (1979)은 베트남을 떠난 후 처음 5년 내에, 성격과 대처 능력은 문화병용 양상의 발전에서 더 중요한 결정요인이라고 지적한다. 다른 중요한 요인으로는 소득 수준과 사회계층이다. 그러나 Allden (1998)은 베트남과 캄보디아에서 이민 전에 정신적 외상을 경험한 사람을 대상으로 연구하면서, 이민 전 스트레스가 재정착하는 기간을 여러 해 동안 늦춘다고 보고하였다. 다른 유사한 연구결과의 차이를 해결하기 위해서 더 많은 시간과 연구가 필요하다.

정신질환의 평가와 상담에 통역이 필요한 어려운 상황이 매일 계속되는데, 이중 언어를 하는 전문보조원을 이용할 때 주의를 기울여야 한다(Leung, 1988). 전문가와 대상자는 그들 사이에서 의사소통자가 실제 노력의 결과를 결정하는 중요한 사람이라는 것을 쉽게 인식한다. '통역자'의 내재된 잠재력을 확인하면, 사람을 뽑아서 정보수집기술, 스크리닝하지 않은 보고의 중요성, 비밀보장 등을 훈련시킨다. 통역자를 팀 동료로 환영할 때, 대상자도 유일하게 문제에 대해 의사소통할 수 있는 '내 팀'의 구성원으로 보는 것뿐 아니라, 도움을 주려고 하는 '그들 팀' 내에서 존경받는 구성원으로 본다. 훈련을 받았거나 받지 않았거나 전문보조원은 베트남인 대상자가 변화할 수 있게 큰 도움을 준다. 베트남 대상자는 전문가에게 개인이나 가족문제로 찾아가는 것을 망설이기 때문이다.

간호사는 많은 베트남인 대상자가 먹는 것(음식)이 약이라고 생각하는 것을 알아야 한다. 베트남인은 어려움 없이 음식에 대한 신념을 실행할 수 있다. 그러나 대상자에게 건강문제가 생기고 서양 의료진과 마주하게 되면 수분섭취, 소금제한, 특정한 약 복용(심장약 같은), 식사할 때 특정한 영양소 섭취와 같은 서양의 관행을 생존을 위해서 받아들이는 것을 고려해야 한다. 식이제한이 추천된 이유를 대상자가 이해할 수 있도록 도와주는 것이 필수적이다. 대상자는 의료전문가가 그 이유를 세심하게 설명하면, 식이에서 'nuoc mam'을 기꺼이 제한할 것이다. 많은 베트남인의 식습관이 변하고 있다. 아이들은 햄버거, 프렌치프라이, 피자, 스파게티와 타코를 학교에서 점심시간에 먹는다. 베트남인은 실용주의자로서 서양의학과 관련된 식습관을 교육하는 것으로 행동을 변화시킬 수 있다(Reed et al., 1998).

베트남인 대상자를 간호하는 간호사에게 다른 중요한 쟁점은 의료자원의 이용이다. Tran(1980)은 의료자원의 이용이 문제 확인과 적절한 서비스의 유용성과 관계가 있다고 한다. Strand와 Jones(1983)는 의료서비스의 이용은 교육이나 영어 능력과 직접적 상관관계는 없지만 다양한 요인과 관련 있다는 사실을 발견하였다. 예를 들어, 직장을 두 군데를 다니면 병원을 방문할 시간을 내기 어렵다. 대상자와 의료기관에 동행할 영어를 잘 하는 사람은 보통 직장이나 학교에 있다. 자가용이나 베이비시터는 이용할 수가 없다. 건강관리에 대한 선택도 어렵다. 의료관리 선택권도 베트남보다 더 적고, 심지어 잘 사는 베트남 사람도 베트남어를 이해하는 의료인을 찾는 데 문제가 있다. Phan (1996)은 지역사회에서 어떻게 병원을 찾고 각 가족이 자기 환경에서 어떻게 일하는지가 많은 이용에 관한 문제를 줄이는 것으로 보고하였다.

간호사가 아이들에게 건강증진과 질병예방 실천을 가르치고 시범을 보이며 격려하는 것은 아주 중요하다. Nguyen (1988b)의 관찰에 따르면 아이들은 통합된 삶의 일부로 긍정적 건강증진 행동을 하도록 배울 수 있다고 한다. 부모는 당연히 질병과 치료에 대한 사고가 몸에 깊이 배었다. 베트남인 아동은 새로운 사고와 변화가 나타나고, 새로운 언어를 이해하고, 자기 삶과 부모의 삶에 영향을 주는 중요한 건강 관련 문제를 결정하게 될 것이다.

베트남 난민의 초기 정착기간에는 주요한 건강관리문제가 나타나지 않았거나 적어도 보고되지 않았다. 이것은 난민이 도착 전후에 생긴 문제는 보통 검사해서 치료하기 때문이다. 그러나 도착과 정착의 기쁨이 지나고, 이전에 치료되지 않은 건강문제가 나타나면서 결국 대상자는 의료체계에서 방법을 찾는다.

베트남인의 의료서비스 이용을 억제하는 다른 요인은 민족소사회의 통합이다. 작은 집단의 사람, 특히 영어를 배우는 것과 적응과정을 힘들어 하는 노인은 자기 주변의 생활, 언어가 비슷한 사람이나 가족, 친구와 지내면서 외로움이 문제가 되지 않는다. 이런 소사회에서 전통적 신념과 미신은 '바깥 세계'에서보다 더 안전하게 살아남는다. 그러나 가족이 응급조치를 위해서 병원에 입원시키는 사람이 바로 이런 사람이라는 것을 건강관리제공자는 명심해야 한다. 간호사가 문화적 인식과 민감성을 갖는 것은 매우 중요하고 도움이 된다.

9 요약 SUMMARY

미국으로 베트남인이 처음 도착한 것은 약 36년 전이다. 현재 베트남인 대상자는 새로운 환경과 다른 의료관리체계에서 살아가는 문화변용 단계로 움직이는 다양한 집단이라는 것을 간호사가 잘 알아야 한다. 베트남인은 생존자이며, 이곳 일상생활에서의 과거 많은 경험과 요인, 즉 기간, 집단지지, 언어의 유창함, 가족과 지역사회가 있는 장소, 경제적 안정, 일반적 정신건강, 주류 문화와 접촉의 특성 등에 따라 이것이 얼마나 빨리 되었는지가 결정된다. 미래를 위해서 가장 중요한 것은 아이들에게 건강한 생활양식과 질병예방을 격려하는 것이다.

나이, 성, 개인적 특성은 미국 의료전달체계에 대한 반응에서 차이를 가져오게 한다. 서구 건강관리전문가는 베트남인 대상자의 관습, 가치관, 건강신념과 습관을 중요하게 생각해야 한다(Tripp-Reimer & Thieman, 1981). 많은 베트남인 성인은 민간요법에 대해 신뢰하는데, 이는 증상의 원인을 설명하고 선택하려는 치료방법에도 영향을 줄 수 있다. 이런 신념을 알고 이해하는 간호사는 효과적 의료전달체계로 발전시키고 새로운 의료체계에 쉽게 적응시켜 편안하게 해야 한다.

사례연구

엔 반 응엔(Yen Van Nguyen)은 26세 남성으로 부인과 2세 된 아들 트란(Tran)과 함께 베트남에서 미국으로 왔다. 응엔은 저녁에 아들 트란을 데리고 응급실에 도착했는데, 아들은 지난 이틀 동안 계속되는 열, 콧물과 기침으로 의학적 치료가 필요한 것으로 보였다. 응엔은 영어를 잘 말하지 못하고 다소 흥분한 것처럼 보였다.

응급실 간호사는 의사가 검사하기 위해서 옷을 벗기고 환자복을 입힐 수 있도록 트란을 검사실로 데려갔다. 트란의 옷을 벗기면서 흉골 위와 척추 쪽으로 멍을 발견하고 즉시 의사를 호출하였다. 검사에서 멍든 부분이 따가워 보이지는 않았지만 아동학대를 의심할 수 있었다. 아이 아버지, 응엔은 병원안전요원과 함께 아이 방으로 왔고, 의사가 질문하였다. 응엔은 영어를 잘 하지 못해서 의사소통이 어려웠다.

응급실 직원과 응엔 사이의 의사소통 문제를 돕기 위해서 청소 일을 하는 젊은 베트남 여성이 응급실로 와서 응엔과 잠깐 이야기 나눈 뒤, 응급실 직원에게 'cạo gió(문지르기, rub-wind)'와 '동전으로 문지르기' 전통을 설명했다. 응급실 직원은 처음에 의심했던 아동학대가 아니라, 동전 문지르기로 멍이 생긴 것을 알았다. 아이는 항생제를 맞고 퇴원하였다.

간호계획

간호진단: 외국어 장애와 관련된 언어적 의사소통 장애

목표	간호중재
1. 부모는 질병치료와 관련된 관습과 신념을 효과적으로 의사소통할 수 있을 것이고, 간호사는 이런 습관을 더 잘 이해할 수 있을 것이다.	1. 환자의 이해 정도와 의사소통 능력을 확인한다. 2. 천천히 단어를 또박또박 말한다. 3. 부모를 마주보고 천천히 또렷이 말한다. 4. 의미를 전달하는 몸짓을 사용하지만 지나치게 '접촉하지' 않는다. 5. 도움을 받기 위해 통역자를 찾아본다. 6. 부모에게 의사소통에 적절한 조용한 장소를 제공한다. 7. 쉬운 언어를 쓴다.

간호진단: 미국인의 베트남 문화에 대한 오해로 잠재적 아동학대 고발과 관련된 두려움

목표	간호중재
1. 부모는 간호사의 베트남 전통 민간요법에 대한 이해로 불안이 감소될 것이다.	1. 부모가 베트남 전통 민간요법을 설명하게 한다. 2. 불안을 줄이기 위해 부모에게 조용한 장소를 마련해 준다. 3. 비위협적 방식으로 의사소통한다. 4. 부모에게 설명을 해 줄 수 있는 베트남 문화에 친숙한 사람을 구한다. 5. 부모가 위협이 된다고 느끼는 사람을 이동시킨다.

간호진단: 문화 차이에 따른 현대 의학실행과 관련된 지식부족

목표	간호중재
1. 부모는 전통민간요법과 함께 현대의학치료의 중요성을 시범보일 수 있다.	1. 부모에게 전통민간요법과 함께 현대의학치료의 중요성을 교육한다. 2. 치료의 의료모델에 대한 부모의 인식을 결정한다. 3. 간단한 언어를 사용한다; 의학용어를 피한다. 4. 처방된 의료처치 준수의 중요성을 설명한다. 5. 지시사항을 간단하고 간결하게 한다. 6. 질병이나 부상에 대한 의료처치의 중요성을 설명하는 통역사를 준비한다.

간호진단: 현재 자녀의 질병과 외국적 의학치료 요구와 관련된 부모역할 갈등

목표	간호중재
1. 부모는 자녀의 건강을 위해서 적절한 의학치료를 받는 것의 중요성을 시범보일 수 있다.	1. 부모에게 질병치료를 위해서 의학치료를 받는 것의 중요성을 교육한다. 2. 비슷한 상황을 어떻게 다루었는지 부모가 설명할 수 있는 기회를 준다. 3. 비슷한 상황에서 부모가 정상적으로 사용한 과거 의학실행과 민간방법을 사정한다. 4. 아이 건강관리와 관련해서 부모가 질문할 수 있는 시간을 준다. 5. 확실하고 정확한 쉽게 이해할 수 있는 방식으로 정보를 준다.

간호진단: 약물은 동양보다 서양이 더 강하다는 신념으로 인한 처방된 치료에 대한 오해와 관련된 불이행(위험성)

목표	간호중재
1. 부모는 처방된 치료에 대한 이해와 처방된 의학요법을 따른 것의 중요성을 시범보일 것이다.	1. 처방된 치료에 대한 부모의 두려움을 사정한다. 2. 처방된 약물의 효과, 기대되는 결과, 부작용을 부모에게 교육한다. 3. 어떤 약물은 대상자를 졸리게 할 수 있고, 이것은 기대되는 결과라는 것을 부모에게 알린다. 4. 처방된 의학치료를 따른 것의 중요성을 부모에게 교육한다. 5. 처방된 약물이 대상자에게 적절하고 안전하다는 것을 부모에게 확신시킨다. 6. 치료를 더 편안하게 느끼도록 투약, 용량, 적절한 관리기술을 부모에게 다시 알려준다.

간호진단: 문화적으로 낯선 의학치료 필요성과 가족의 질병과 관련된 비효과적 가족 대처

목표	간호중재
1. 가족은 처방된 의학치료에 대한 정보를 받고 나서 질병 관련 문제에 더 잘 대처할 수 있을 것이다.	1. 처방된 의학치료의 적절성에 부모가 안심하게 된다. 2. 부모가 두려움과 걱정을 표현할 수 있게 한다. 3. 습관과 민속요법을 포함해서 가족이 베트남에서 하는 친숙한 치료를 부모가 이야기할 수 있게 한다. 4. 도움이 가능한 영역을 부모에게 알려준다(교회, 베트남 지역사회, 사회사업가). 5. 필요하다는 느낌이 생기도록 처방된 치료를 수행하면서 부모에게 알려준다.

간호진단: 낯선 문화에서 아픈 가족에 의한 과도한 스트레스와 관련된 역할변화(위험성)

목표	간호중재
1. 부모는 변화된 역할수행에 대한 느낌을 이야기하고 과도한 스트레스를 규명할 수 있다.	1. 실제적 잠재적 스트레스를 부모가 터놓고 이야기할 수 있게 한다. 2. 부모에게 생각할 수 있는 조용한 장소를 마련해 준다. 3. 자조집단 같은 지역사회에서 이용할 수 있는 자원을 부모가 이해하도록 돕는다. 4. 대상자를 안심시킨다. 5. 나쁘게 비난하지 않는다 6. 아이 건강과 아이가 회복할 수 있는 관리에 대한 걱정을 부모가 이야기할 수 있게 한다.

임상적 의사결정

1. 간호사와 응급실 직원이 베트남인 대상자와 의사소통을 원활하게 할 수 있는 방법을 나열하시오.
2. 대상자에게 민간요법이 때로는 도움이 되지 않아서 중단해야 한다고 말해야 하는가? 왜 그렇게 해야 하나? 혹은 왜 그러면 안 되는가?
3. 간호사는 대상자에게 미국의 편리한 의학치료를 따르는 것의 이점을 효과적으로 설명하는 방법을 나열하시오.
4. 간호사가 질문했을 때 Yen이 "예"라고 대답한 것은 어떤 의미가 있는지 설명하시오.
5. 베트남 미국인 가족과 더 효과적으로 의사소통할 수 있도록 돕는 전략과 기술을 열거하시오.
6. 베트남인이 서구 의학실행과 약물에 대해 걱정하는 부분을 설명하시오.
7. 미국 사회에서 입원과 성직자 방문은 일상적이다. 베트남인은 입원과 성직자 방문을 어떻게 생각하는지 설명하시오.
8. 베트남인에게 민속요법과 민속치료자가 중요한 이유를 설명하시오.

학습문제

1. 의사 진료실에서 간호사는 베트남 여성 대상자에게 받아야 할 처방된 의학요법을 설명하였다. 설명할 때 대상자는 머리를 끄덕이고 미소를 지었다. 그러나 2주 정도 지나서 대상자가 다시 왔다. 대상자의 상태는 악화되었고, 간호사는 대상자가 어떤 약도 먹지 않은 것을 발견하였다. 먼저, 간호사가 할 것은 무엇인가?
   a. 영어로 한 교육을 잘 이해하였는지를 확인한다.
   b. 이 약물이 회복에 필요하다는 것을 확실하게 설명한다.
   c. 대상자의 남편을 불러 계획을 다시 설명한다.
   d. 대상자에게 투약방법에 대한 베트남어 인쇄물을 준다.

2. 베트남 대상자 응엔은 암수술을 받았으며 겁에 질려 있다. 치료적 관계를 위한 간호사의 최선의 방법은 무엇인가?
   a. 응엔을 포옹하고 함께 기도한다.
   b. 응엔의 기분을 물어본다.
   c. 응엔에게 수술결과가 좋을 것이라고 말한다.
   d. 응엔에게 병원의 목사를 불러줄 수 있다고 말한다.

3. 양로원에서 베트남 대상자가 식이 관련 간호계획을 따르지 않으려고 한다. 간호사의 최선의 행동은?
   a. 대상자가 처방된 식이를 받아들일 것을 주장한다.
   b. 대상자의 고집에 대해서 기록한다.
   c. 대상자의 불이행이 문제가 되는 것을 피한다.
   d. 문화적 차이 가능성을 고려한다.

정답

1. a 2. b 3. d

참고문헌

Allden, K. (1998). The Indochinese Psychiatry Clinic: trauma and refugee mental health treatment in the 1990s. Journal of Ambulatory Care Management, 21(2), 30-38.

American Lung Association, Research and Program Services, Epidemiology and Statistics Unit (2010). Trends in tuberculosis morbidity and mortality. Washington, DC: American Lung Association.

Balfour, F. (1993). Return of the boat people. World Press Review, 40(7), 10-12.

Bernier, D. (1999). The Indochinese refugees: a perspective from various stress theories. Journal of Multicultural Social Work, 2(1), 15-30.

Bloodbook.com (2011). Racial & ethnic distribution of ABO blood types. Available at: 〈http://www.bloodbook.com/world-abo.html〉 Retrieved September 11, 2011.

Bonder, B., Martin, L., & Miracle, A. (2002). Culture in clinical care. Thorofare, NJ: Slack.

Booker, S. (2001). Dioxin in Vietnam: fighting a legacy of war. Environmental Health Perspectives, 109(3), A116. 2P, IBW.

Branch, M., & Paxton, P. (1976). Providing safe nursing care for ethnic people of color. East Norwalk, CT: Appleton-Century-Croft.

Braun, K., & Browne, C. (1998). Perceptions of dementia, caregiving, and help seeking among Asians and Pacific Islander Americans. National Association of Social Workers, 23(4), 262-274.

Burtis, G., Davis, J., & Martin, S. (1988). Applied nutrition and diet therapy. Philadelphia: Saunders.

Cao, A. Q. (1986). Linguistic and cultural issues in refugees. In the next decade: the 1986 Conference on Refugee Health Care Issues and Management (70-75). 1986 Refugee Health Care Conference Proceedings. Miami, FL: University of Miami.

Centers for Disease Control and Prevention (CDC) (2005). Trends in tuberculosis United States. Atlanta, GA: Centers for Disease Control and Prevention.

Central Intelligence Agency (CIA) (2015). The world factbook: Vietnam. New York: Skyhorse.

Chao, R. (1994). Beyond parental control and authoritarian parenting style: understanding Chinese parenting through the cultural notion of training. Child Development, 65, 1111-1119.

Coelho, G., & Stein, J. (1980). Change, vulnerability, and coping: stresses of uprooting and overcrowding. In G. Coelho & P. Ahmed (Eds.), Uprooting and development. New York: Plenum.

Cook, K., & Timberlake, E. (1984). Working with Vietnamese refugees. Social Work, 29(2), 108-113.

Cyranoski, D. (2002). U.S. and Vietnam join forces to count cost of Agent Orange. Nature, 416(21), 252.

Dalton, R. (2001). Bilateral Vietnam study plans to assess war fallout of dioxin. Nature, 413(6855), 442.

Davis, R. (2000). The convergence of health and family in the Vietnamese culture. Journal of Family Nursing, 6(2), 136-156.

Dinh, A., Kemp, C., & Rasbridge, L. (2000). Culture and the end of life: Vietnamese health beliefs and practices related to the end of life. Journal of Hospice and Palliative Nursing, 2(3), 111-117.

Donnelly, T. (2002). Contextual analysis of coping: implications for immigrants' mental health care. Issues in Mental Health Nursing, 23, 715-732.

Duong, D., Bohannon, A., & Ross, M. (2001). A descriptive study of hypertension in Vietnamese Americans. Journal of Community Health Nursing, 18(1), 1-11.

Eyton, J., & Neuwirth, G. (1984). Cross-cultural validity: ethnocentrism in health studies with special reference to the Vietnamese. Social Science and Medicine, 18(5), 447-453.

Finer, D. (1999). Pressing priorities. Consumer drug information in the Vietnamese marketplace. Stockholm: IHCAR, Karolinska Institute.

Fong, R., & Mokuau, N. (1994). Not simply "Asian Americans": periodical literature review on Asians and Pacific Islanders. Social Work, 39(3), 298-305.

Fox, P. G., Cowell, J. M., & Johnson, M. M. (1995). Effects of family disruption on Southeast Asian refugee women. International Nursing Review, 42(1), 27-30.

Gellis, Z. (2003). Kin and nonkin social supports in a community sample of Vietnamese immigrants. Social Work, 48(2), 248-258.

Geltman, P., Brown, M., & Cochran, J. (2001). Lead poisoning among refugee children resettled in Massachusetts, 1995-1999. Pediatrics, 108(1), 158-162.

Grant, D. M. (1983). Variability in caffeine metabolism. Clinical Pharmacology Therapy, 33, 591-602.

Harvard Women's Health Watch (2005). Not getting over it: post-traumatic stress disorder. Boston, MA: Harvard Publications, Harvard University.

Helm, R., Quan, D., Herfindal, E. T., & Gourley, D. (2006). Textbook of therapeutics: drug and disease management (8th ed.). Philadelphia: Lippincott, Williams & Wilkins.

Hiebert, M. (1993). Miles to go. Far Eastern Economic Review, 156(30), 24-26.

Ho, V., Amal, J., Atkinson, E., Basen-Engquist, K., Tortolero-Luna, G., & Follen, M. (2005). Predictors of breast and cervical screening in Vietnamese women in Harris County, Houston, Texas. Cancer Nursing, 28(2), 119-129.

Hoang, G., & Erickson, R. (1982). Guidelines for providing medical care for Southeast Asian refugees. Journal of the American Medical Association, 248(6), 710-714.

Huard, P., & Wong, M. (1968). Chinese medicine. New York: McGraw-Hill.

Huynh, T. D. (1987). Introduction to Vietnamese culture. Multifunctional Resource Center. San Diego, CA: San Diego State University.

Jenkins, C., et al. (1997). Tobacco use in Vietnam prevalence, predictors, and the role of transnational tobacco companies. Journal of the American Medical Association, 277(21), 1726-1731.

Jochelson, T., Hua, M., & Rissel, C. (2003). Knowledge, attitudes and behaviors of caregivers regarding children's exposure to environmental tobacco smoke among Arabic and Vietnamese-speaking communities in Sydney, Australia. Ethnicity and Health, 8(4), 339-351.

Labun, E. (2000). Discovering our common humanity: developing partnerships in a Vietnamese community. Journal of Christian Nursing, 17(3), 8-11, 39.

Labun, E. (2001). Cultural discovery in nursing practice with Vietnamese clients. Journal of Advanced Nursing, 35(6), 874-881.

Lan, L. V. (1988). Folk medicine among the Southeast Asian refugees in the U.S.A.: risks, benefits, and uncertainties. Journal of the Association of Vietnamese Medical Professionals in Canada, 98, 31-36.

Leung, L. (1988). Training bilingual paraprofessionals for counseling services. Hawaii Journal of Counseling and Development, 4(1), 16-22.

Levy, D. T., Bales, S., Lan, N. T., & Nikolayex, L. (2006). The role of public policies in reducing smoking and deaths caused by smoking in Vietnam: results from the Vietnam tobacco policy simulation model. Social Science and Medicine, 62, 1819-1830.

Li, C., Malone, K., & Daling, J. (2003). Differences in breast cancer stage, treatment, and survival by race and ethnicity. Archives of Internal Medicine, 163, 49-56.

Lin, K. M., & Finder, E. (1983). Neuroleptic dosage for Asians. American Journal of Psychiatry, 140, 490-491.

Lin, K. M., et al. (1989). Longitudinal assessment of haloperidol doses and serous concentrations in Asian and Caucasian schizophrenic patients. American Journal of Psychiatry, 146(10), 1307-1311.

Lindsay, J., Narayan, M., & Rea, K. (1998). Nursing across cultures: the Vietnamese client. Home Healthcare Nurse, 16(10), 693-700.

Mac, J., Doordan, A., & Carr, C. (1999). Evaluation of the effectiveness of a directly observed therapy program with Vietnamese tuberculosis patients. Public Health Nursing, 16(6), 426-431.

Maiter, S., & George, U. (2003). Understanding context and culture in the parenting approaches of immigrant South Asian mothers. Affilia, 18(4), 411-428.

Makimoto, K. (1998). Spotlight on special populations. Drinking patterns and drinking problems among Asian-Americans and Pacific Islanders. Alcohol Health and Research World, 22(4), 270-275.

McLaughlin, L., & Braun, K. (1998). Asian and Pacific Islander cultural values: considerations for health care decision making. Health and Social Work, 24(2), 116-126.

McNally, R. J. (2006). Psychiatric casualties of war. Science, 313, 923-924.

McPhee, S. (2002). Caring for a 70-year-old Vietnamese woman. Journal of the American Medical Association, 287(4), 495-505.

McPhee, S. J., et al. (2003). Successful promotion of hepatitis B vaccinations among Vietnamese-American children ages 3-18: results of a controlled trial. Pediatrics, 111(6), 1278-1288.

Morrow, M., & Barraclough, S. (2003). Tobacco control and gender in South-East Asia. Part II: Singapore and Vietnam. Health Promotion International, 18(4), 373-380.

Murphy, H. B. (1969). Ethnic variations in drug responses. Transcultural Psychiatric Research Review, 6, 6-23.

Nguyen, D. (1988). Culture shock: a study of Vietnamese culture and the concept of health and disease. Journal of the Association of Vietnamese Medical Professionals in Canada, 98, 26-30.

Nicholson, B. (1997). The influence of pre-emigration and postmigration stressors on mental health: a study of SEA refugees. Social Work Research, 21(1), 12-15.

Nilchaikovit, K., Hill, J., & Holland, J. (1993). The effects of culture on illness behavior and medical care. General Hospital Psychiatry, 15, 41-50.

O'Hare, T., & Tran, T. (1998). Substance abuse among Southeast Asians in the U.S.: implications for practice and research. Social Work in Health, 26(3), 69-80.

Pavuk, M., Michalak, J., Schecter, A., Ketchum, N. S., Akhtar, F. Z., & Fox, K. A. (2005). Did TCDD exposure or service in Southeast Asia increase the risk of cancer in Air Force Vietnam Veterans who did not spray Agent Orange? Journal of Occupational Environmental Medicine, 47(4), 335-342.

Phan, T. (1996). Ethnic and cultural specificities of domestic violence: a research and clinical discourse with references to the Vietnamese emigrant community. International Journal of Psychiatric Nursing Research, 2(2), 187-197.

Phipps, E., Cohen, M., Sorn, S., & Braitman, L. (1999). A pilot study of cancer knowledge and screening behaviors of Vietnamese and Cambodian women. Health Care for Women International, 20(2), 195-207.

Rairdan, B., & Higgs, Z. R. (1992). When your patient is a Hmong refugee. American Journal of Nursing, 92(3), 52-55.

Reed, D. B., Meeks, P. M., Nguyen, L., Cross, E. W., & Garrison, M. E. B. (1998). Assessment of nutrition education needs related to increasing dietary calcium intake in low-income Vietnamese mothers using focus group discussions. Journal of Nutrition Education, 30(3), 155-163.

Rosenblat, H., & Tang, S. W. (1987). Do Asian patients receive different dosages of psychotropic medication when compared to Occidentals? Canadian Journal of Psychiatry, 32, 270-274.

Rudy, D., & Grusec, J. (2001). Correlates of authoritarian parenting in individualist and collectivist cultures and implications for understanding the transmission of values. Journal of Cross-Cultural Psychology, 32(2), 202-212.

Satchell, M. (1999). Questions in a village: did Agent Orange cause Vietnamese birth defects? U.S. News and World Report, 126(16), 62.

Schecter, A., Hoang, Q., Pavuk, M., P pke, O., Malisch, R., & Constable, J. D. (2003). Food as a source of dioxin exposure in the residents of Bien Hoa City, Vietnam. Journal of Environmental Medicine, 45(8), 781-788.

Schulmeister, L., & Lifsey, D. S. (1999). Cervical cancer screening knowledge, behaviors, and beliefs of Vietnamese women. Oncology Nursing Forum, 26(5), 879-887.

Shapiro, J., Radecki, S., Charchian, A., & Josephson, V. (1999). Sexual behavior and AIDS-related knowledge among community college students in Orange County, California. Journal of Community Health, 24(1), 29-43.

Sideleau, B. (1992). Space and time. In J. Haber, A. Leach McMahon, P. Price-Hoskins, & B. Sidleau (Eds.), Comprehensive psychiatric nursing (4th ed., pp. 193-209). St. Louis: Mosby.

Smither, R., & Rodr guez-Giegling, R. (1979). Marginality, modernity, and anxiety in Indochinese refugees. Journal of Cross-Cultural Psychiatry, 10, 469-478.

Spector, R. (2004). Cultural diversity in health and illness (6th ed.). Upper Saddle River, NJ: Pearson Prentice Hall.

Strand, P., & Jones, W. (1983). Health service utilization by Indochinese refugees. Medical Care, 21(11), 1089-1098.

Taylor, R., Morrel, S., Mamoon, H., Macansh, S., Ross, J., & Wain, G. V. (2003). Cervical cancer screening in a Vietnamese nominal cohort. Ethnicity & Health, 8(3), 251-261.

Tien, J. L. (1984). Do Asians need less medication? Issues in clinical assessment and psychopharmacology. Journal of Psychosocial Nursing and Mental Health Services, 22, 19-22.

Tien-Hyatt, J. (1989). Keying in on the unique care needs of Asian clients. Nursing and Health Care, 11, 269-271.

Tran, T. (1991). Family living arrangements and social adjustments among three ethnic groups of elderly Indochinese refugees. International Journal of Aging and Human Development, 32(2), 91-102.

Tran, T. M. (1972). The family and the management of mental health problems in Vietnam. In W. P. Lebra (Ed.), Transcultural research in mental health. Honolulu: University of Hawaii Press.

Tran, T. M. (1980). Indochinese patients. Falls Church, VA: Action for Southeast Asians.

Tripp-Reimer, T., & Thieman, K. (1981). Traditional health beliefs/practices of Vietnamese refugees. Journal of Iowa Medical Society, 71(12), 533-535.

U.S. Department of Commerce, Bureau of the Census (2013). The Asian population 2004: census 2004 brief. Washington, DC: U.S. Government Printing Office.

U.S. Department of Commerce, Bureau of the Census (2013). American Community Survey. Hyattsville, MD: U.S. Government Printing Office.

U.S. Department of Commerce, Bureau of the Census (2015). American Community Survey. Washington, DC: U.S. Government Printing Office.

Westermeyer, J., & Winthrop, R. (1979). Folk criteria for the diagnosis of mental illness in rural Laos. American Journal of Psychiatry, 136, 136-161.

Wiecha, J. (1999). Differences in knowledge of hepatitis B among Vietnamese, African-American, Hispanic and White adolescents in Worcester, Massachusetts. Pediatrics, 104(5 Pt. 2), 1212-1216.

Wiecha, J. M., Fink, A. K., Wiecha, J., & Herbert, J. (2001). Differences in dietary patterns of Vietnamese, White, African-American, and Hispanic adolescents in Worcester, Mass. Journal of the American Dietetic Association, 101(2), 248-251.

Williams, C., & Westermeyer, J. (1986). Refugee mental health in resettlement countries. New York: Hemisphere.

World almanac. (2015). New York: World Almanac Books.

Xu, Y., Ross, C., Ryan, R., & Wang, B. (2005). Cancer risk factors of Vietnamese-Americans in rural south Alabama. Journal of Nursing Scholarship, 37(3), 237-244.

Yeatman, G. W., & Dang, V. V. (1980). C o gi (coin rubbing). Vietnamese attitudes toward health care. Journal of the American Medical Association, 244(24), 2748-2749.

Zhou, F., et al. (2000). Economic analysis of promotion of hepatitis B vaccinations among Vietnamese-American children and adolescents in Houston and Dallas. Pediatrics, 111(6), 1289-1296.

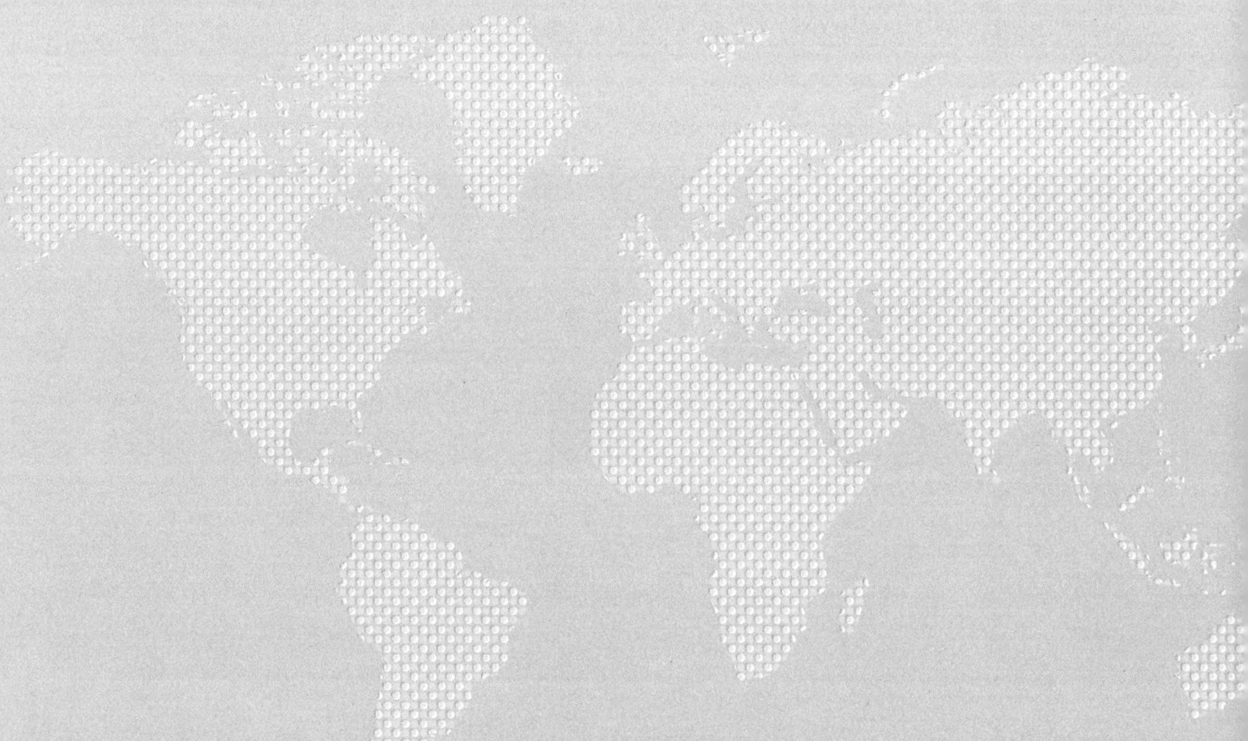

CHAPTER 10

필리핀

Filipino Americans

학습목표

1. 필리핀인에게 문화적으로 적절한 간호를 제공할 때 나타나는 의사소통 관련 문제를 서술한다.
2. 필리핀인의 시간과 공간에 대한 개념과 문화적으로 적절한 간호와의 관련성을 설명한다.
3. 건강관리의 신념, 가치, 행위, 의학적 민속적 관습과 태도가 필리핀인 대상자의 건강추구행위에 미치는 영향을 서술한다.
4. 필리핀의 신앙이 내적 통제위에 주는 영향과 그 결과로 환경통제 변수에 미치는 영향을 확인한다.
5. 필리핀인 대상자에게서 발견되는 생물학적 변화를 서술한다.

1 개관

OVERVIEW OF THE PHILIPPINES

필리핀 군도는 중국의 남동쪽 해안에서 약 724 km떨어진 태평양에 위치한 독립 국가이다. 북쪽으로 약 105 km 떨어진 대만은 가장 가까운 이웃이고, 인도네시아는 남쪽으로 241 km 떨어져 있다.

7,000개 이상의 섬들은 필리핀 군도를 구성하며 가장 큰 섬인 루손(104,688 km^2)과 민다나오(94,631 km^2)는 국가 총 면적의 94%를 차지한다. 나머지 모든 섬의 면적은 15,540 km^2 이하이다. 대부분의 필리핀 섬들은 구릉과 산이며 매우 적은 평지로 되어 있다. 주요 섬인 루손에는 북쪽에서 남쪽으로 이어진 몇 개의 산이 있다. 시에라마드레로 알려진 산맥은 북동쪽 해안과 나란히 평행으로 이어졌고, 필리핀의 척추를 형성하는 중심의 코르디레라스 산맥과 합해진다. 가장 높은 산은 민다나오에 있는 아포 산(2,039 m)이다. 섬들은 화산작용에 의해 생겨났다(World Almanac, 2015).

필리핀 군도는 1년 내내 따뜻하고 기온이 좋다. 필리핀의 평균 월별기온은 24~29 ℃이다. 더 높은 고도는 더 시원하지만 16℃ 아래의 기온은 드물다. 적어도 1년에 한 차례 이상의 태풍이 필리핀을 강타한다. 대부분 섬의 평균 강수량은 연간 1.524 mm 이며, 몇몇 지역은 3,000 mm 이상의 비가 내린다.

2014년 필리핀의 인구는 107,668,231명으로 예측되었고 1,000명당 24.24명의 생존아 출생률을 보였으며, 유아사망률은 1997년 1,000명당 35.2명에서 17.64명으로 낮아졌다. 마찬가지로 2014년 전체 인구의 출생 시 기대수명은 72.48년 이었다: 남자는 69.52세, 여자는 75.59세(Central Intelligence Agency, 2015).

인구 조밀도는 제곱마일(2.6 km^2)당 935.2명으로, 가장 인구가 많은 13번째 나라이다(World Almanac, 2015). 인구의 중위연령은 전체적으로 23.5세이다. 또한 남성의 중위연령은 23.0세, 여성은 24.0세이다(Central Intelligence Agency, 2015). 인구 중 35%는 15세 이하이고 4.1%는 65세 이상이다. 필리핀인의 대부분은 말레이시아인(즉, 오스트로네시아인) 혈통이고, 2개의 주요 민족 집단은 기독교 말레이시아인(91.5%)과 모슬렘 말레이시아인(4%)이다(World Almanac, 2015). 좀 더 구체적으로 28.1%는 타갈로그, 13.1%는 세부아노, 9.0%는 일로카노이다(Central Intelligence Agency, 2015). 그러나 중국, 미국, 스페인계 또한 필리핀 원주민들이다. 인구는 루손, 세부, 네그로스, 보홀, 레이테, 가장 많이 거주하는 섬인 파나이로 분포되어 있다. 군도에서의 교육은 7~12세까지는 무료이고 의무이므로 그 결과 92.6%의 식자율을 보인다(Central Intelligence Agency, 2015; World Almanac, 2015).

필리핀의 경제는 농업이 기본이다. 주요 농작물 중의 하나가 쌀이며, 필리핀 농작지의 약 반을 차지한다. 옥수수와 코코넛 또한 아주 중요한 농작물이다. 또 다른 몇 가지 중요한 농작물들은 근채류, 과일, 너트, 사탕수수, 아바카, 담배, 모시, 케이폭, 고무나무이다. 농업이 주요 산업이지만, 에이커당 농작물의 수확량이 아시아에서 가장 낮은 나라들 중에 속한다(Central Intelligence Agency, 2015). 필리핀에서 농업의 생산성이 낮은 원인으로는 부실한 농장관리, 불충분한 거름 사용, 씨앗부족, 그리고 많은 사람이 소작농이기 때문에 농부에 대한 우대 대책이 부족하다(Central Intelligence Agency, 2015). 농업 생산성의 부족은 사람들 사이에 철, 비타민 부족을 포함하여 여러 가지 식이부족을 일으키고 있다(Cheong, Kuizon & Tajaon, 1991; Solon et al., 1996). 또한 도시와 시골지역 필리핀 아이에게 회충(*Ascaris lumbricoides*)이 유행했었다(Monzon, 1991). 낚시는 농업 다음으로 많은 사람이 종사하는 중요한 산업이며, 쌀 다음으로 주요 식이의 중심을 이루고 있다. 주요 산업으로 직물, 제약, 화학, 식품가공, 전자제품 조립이 있다. 천연자원으로는 원목, 원유, 금속과 비금속 광물이 있다. 노동력의 약 36%는 농업이고, 나머지 노동력은 산업(16%)과 서비스(48%)로 나뉜다(World Almanac, 2015). 국내 총 생산(2014년)은 4,532억 달러이며, 1인당 소득은 1997년 2,530달러에서 4,700달러로 증가하였다(World Almanac, 2015). 실업률은 2010년도에 7.0%였다(Central Intelligence Agency, 2015; World Almanac, 2015).

국가의 40% 이상은 숲으로 덮여 있고, 자원은 필리핀 마호가니와 소나무이다. 필리핀에서는 금, 구리광석, 크롬철광의 광물을 채굴한다. 석탄이 세부와 민다나오 섬에서 채굴되더라도 광물연료의 공급이 계속해서 부족하다.

말레이시아인의 선조는 남동아시아에서 이주해온 것으로 예측되는데 아마도 사냥꾼, 어부, 거주지가 일정치 않은 경작자였을 것이다(World Almanac, 2015). 마젤란(Ferdinand Magellan, 포르투갈의 탐험가)은 1521년에 처음으로 군도를 방문하였다. 21년 후 섬들은 스페인의 필립 2세 왕을 기념하여 명명되었고, 스페인은 350년 동안 섬을 점유하였다. 1898년 스페인-미국 전쟁 후 스페인은 2천만 달러에 섬들을 미국에 양도하였다. 그러나 필리핀인은 독립을 선언하여 1902년 평화가 확립되고 미국에서 온 민간인 총독이 통제할 때까지 미군에 대항하여 게릴라전을 시작하였다. 1900년 초기에 필리핀 입법부가 설립되었고 국가를 설립하기 위한 활동을 계획적으로 밟아나갔다(World Almanac, 2015). 1941년에는 일본이 필리핀을 공격하고 제2차 세계대전 동안에 섬을 차지하여 막대한 피해가 발생하였다(McKay, Hill & Buckler, 2007). 전쟁기간에 미국은 섬에 자리 잡은 군부대 기지에 대한 보상으로 필리핀에게 경제적 지원을 하였다. 전쟁 후 필리핀 독립이 인정되어 1946년에 필리핀 국가가 성립되었다. 1946년부터 1965년까지 필리핀은 미국 방식인 양당 정부를 추구하였다. 그러나 1965년 마르코스(Ferdinand Marcos) 대통령은 헌법을 전복시키고 독재자로 평생을 통치하였다. 마르코스는 1981년 계엄령을 폐지하였으나 자기 소유의 병력 대부분은 유지하였다. 1981년부터 1986년까지 마르코스의 지배에 저항하는 움직임이 일어났다. 1986년 마르코스의 추종자로 추정되는 사람들에 의해 정치적으로 말려든 아퀴노(Benigno Simeon Aquino)가 암살당하고, 부인(Corazon Aquino)이 선거에서 마르코스를 극적으로 이겨 그를 강제로 나라에서 추방시켰다(McKay, Hill & Buckler, 2007). 다음 해 마르코스의 추종자들이 미군 기지에 대한 차용계약 갱신협상은 두 나라 사이에 안 좋은 결과를 가져올 것이라며 쿠데타를 시도했으나 아퀴노 정부는 살아남았다. 그러나 1991년 7월 피나투보 산의 화산폭발로 클라크(Clark) 공군기지가 심하게 손상받자, 미국은 쉽게 기지를 포기했다. 1992년 아퀴노 대통령이 물러나기를 지원해온 라모스(Fidel Ramos) 장군이 대통령이 되었고, 야당은 국회의 통제권을 얻었다. 1992년 미국 해군은 공식적으로 미군을 철수시켰고, 필리핀에 수빅만(Subic Bay) 해군기지를 넘겼다. 1994년 정부와 모슬렘 분리파 게릴라병 사이에 휴전 협정이 맺어졌지만, 반란군들은 합의에 따르지 않았다. 민다나오에 있는 모슬렘 지역의 자치를 보장한 새 협정이 1996년에 맺어졌다. 이 협정은 120,000명 이상의 생명을 앗아간 24년간의 반란을 공식적으로 종결시켰다. 에스트라다(Joseph Estrada)는 1998년 대통령 선거에서 당선되었지만 뇌물로 2000년에 탄핵되었다. 2000년 정부는 석방을 위한 돈을 요구하면서 관광객을 포함한 몇몇의 인질을 납치하는 모로족의 이슬람 해방전선과 끊임없이 충돌하였다(World Almanac, 2015). 2001년 봄에 아로요(Gloria Macapagal-Arroyo) 부통령이 대통령이 되었다(World Almanac, 2015). 미국의 원조로 이슬람 게릴라 단체와 충돌한 후에 반란자들은 진압되었고 아로요 대통령은 2004년 재선거에서 당선되었다. 2004년에 일어난 열대 폭풍과 홍수로 880,000명이 떠내려갔고 1,060명이 죽었으며 560명이 실종되었다(Central Intelligence Agency, 2015; World Almanac, 2015).

2 미국 이민
IMMIGRATION TO THE UNITED STATES

미국으로의 필리핀 이민자는 1세대 이민자 또는 개척자 집단, 2세대 이민자, 3세대 이민자 또는 새 이민자 집단의 세 가지 다른 형태로 이주하였다(Palaniappan et al., 2010). 필리핀 알파벳에는 F가 없기 때문에 'Philipino American'이 옳지만, 영어로는 'Filipino American'을 사용한다(Cantos & Rivera, 1996). 여성격인 'Filipina'가 사용되기도 하나 자주 쓰이진 않는다. 오늘날 필리핀인은 미국에서 두 번째로 큰 아시아계 미국인 하위집단이고, 미국에 거주하는 모든 외국 태생의 4.4%를 차지한다.

1세대 이민자

1세대 이민자 또는 개척자 집단은 가족들이 미국에 도착한 시간이 다르고, 이민의 이유도 다르기 때문에 특히 더 다양하다. 1세대 이민의 필리핀 이민자는 원래 중국에서 미국으로 운반하는 무역선에서 일하기 위해 선발되었다(Bartlett, 1977). 1565년에서 1815년까지 수백 명의 필리핀인이 무역선에서 도망쳐서 멕시코로 갔으며, 결국은 루이지애나와 미국 도처로 갔다. 1907년 일본인 이민을 제한하는 신사협정 통과로 하와이의 설탕 재배지에서 일할 필리핀인을 모집하였다(Van Horn & Schaffner, 2003). 1세대 이민자의 필리핀 이민자는 캘리포니아 농장이나 알래스카 통조림 공장에서 일하였고, 다른 사람은 요리사나 가사도우미로서 일하였다. 1907년에서 1930년까지 필리핀인은 가정부, 수위, 농장 노동자, 요리사 같은 값싸고 기술이 불필요한 노동력을 제공하였다. 1934년 미국은 매년 50명 한도의 필리핀 이민자를 받아들이는 Tydings-McDuffie 법령을 통과시켰다. 이 법령은 필리핀 국가를 수립하고 미국에서 필리핀인의 법적 신분을 '국민'에서 '외국인'으로 바꿨다. 필리핀인은 '국민'일 때 투표, 재산소유, 결혼권을 제외한 시민으로서의 권리를 가졌다. 그러나 새로운 외국인 지위로 제한된 시민권의 구체적인 권리가 폐지되었다(Parreno, 1977).

2세대 이민자

2세대 이민자는 1946년 필리핀이 미국에서 독립하고, 매년 이민자 할당량이 100명으로 증가되었을 때 시작되었다. 제2차 세계대전 후 미군에 복무한 많은 필리핀인이 가족과 함께 미국으로 이주하였다. 로트(Lott, 1976)는 이 기간에 많은 필리핀 남자가 자신의 직계가족으로부터 육체적으로 분리되어 더 큰 미국 사회에 참여하길 거절하였다고 보고하였다. 따라서 2세대 이민자 집단의 다수가, 특히 남성은 그들의 사회적 공동체 협의에 의지하였다.

3세대 이민자

새 이민자 집단, 또는 3세대 이민자는 1965년 이래 이민자 할당량의 완화결과로 미국에 이주해온 필리핀인으로 구성되었다. 1974년 도시 관계자들은 1960년에서 1970년까지 10년 동안 미국에 거주하는 필리핀인의 수가 343,000명에서 774,652명으로 2배로 증가하였음을 보고하였다. 1965년에서 2009년까지 필리핀인의 수는 2,475,754명으로 다시 거의 2배가 증가되었다(U.S. Department of Commerce, Bureau of the Census, American Community Survey, 2013). 2010년에는 총 2,628,168명의 필리핀인이 미국을 고향이라고 불렀다(U.S. Department of Commerce, Bureau of the Census, American Community Survey, 2013). 오늘날 필리핀인은 미국 전체인구의 약 0.7%를 차지한다. 이 숫자는 1990년 인구조사 이래 필리핀 인구가 30.3% 증가하였음을 나타낸다(U.S. Department of Commerce, Bureau of the Census, American Community Survey, 2013). 현재 필리핀인은 미국 내 필리핀인의 반 이상이 거주하는 캘리포니아에서 가장 큰 아시아계 집단이다. 지리학적인 위치로 봤을 때 필리핀인의 52.4%가 서부에, 27.0%가 북동부에, 8.1%가 중서부에, 12.4%가 남부에 거주한다(U.S. Department of Commerce, Bureau of the Census, American Community Survey, 2013). 2010년 필리핀인은 중국계 미국인보다는 수가 적지만 미국에서 세 번째로 큰 아시아계 집단이 되었다(U.S. Department of Commerce, Bureau of the Census, The Asian Population, 2013).

1975년 전에는 미국에 거주하는 필리핀인의 21.7%가 외국 태생이었다. 1975년과 1979년 사이 거주민의 11.1%, 1980년과 1990년 사이 31.6%, 2000년과 현재 사이는 18세 이상 성인 중에서 73.5%가 외국 태생이었다(U.S. Department of Commerce, Bureau of the Census, American Community Survey, 2013). 미국에 거주하는 필리핀인의 평균연령은 38.3세이며 다른 아시아계 미국인이 33.0세, 일반적인 미국인이 36.7세인 것과 비교된다. 게다가 모든 아시아계 미국인의 6%만이 65세 혹은 그 이상이고, 일반적인 미국인은 13%이다(U.S. Department of Commerce, Bureau of the Census, American Community Survey, 2013).

필리핀인 중에서 3세대 이민자는 1세대와 2세대 이민자 보다 더 좋은 교육을 받은 것으로 보인다. 그러나 몇몇은 여전히 차별을 경험한다. 일반적으로 필리핀인은 부모가 교육에 가치를 두어 높은 교육 수준으로 주목받는다(Champeau, 1998). 2010년에는 25세 이상의 필리핀인 남성의 91.8%와 필리핀인 여성의 93.5%가 고등학교를 졸업하였으며, 남성의 43.4%와 여성의 50.7%가 학사학위를 받았다(U.S. Department of Commerce, Bureau of the Census, American Community Survey, 2013).

2009년 필리핀인의 가족 평균소득은 1인당 개인소득 또는 가족 평균소득으로 분석했는지에 따라 일반적인 미국인보다 약간 낮거나 높다. 필리핀인의 가족 평균소득은 일반적인 미국인의 49,000달러에 비해 75,000달러이다(U.S. Department of Commerce, Bureau of the Census, American Community Survey, 2013). 필리핀인 1인당 평균소득은 일반적인 미국인의 45,320달러에 비해 44,416달러이다. 필리핀인 여성은 일반적인 미국인 여성의 35,549달러에 비해 42,258달러이다(U.S. Department of Commerce, Bureau of the Census, American Community Survey, 2013). 필리핀인의 빈곤율(7%)이 백인 미국인의 빈곤율(8%)보다 약간 더 낮은 점은 흥미롭다(U.S. Department of Commerce, Bureau of the Census, American Community Survey, 2013).

타카키(Takaki, 1998)는 〈Strangers from a Different Shore〉 책에서 필리핀인이 미국에서 고생하고 있

지만 차이를 포용하지 않는 사회로 말미암아 여전히 '미완성인 꿈'을 경험하고 있다고 보고하였다. 반면에 필리핀인은 학계(Champeau, 1999), 연극계(De Leon, 1999), 고등교육(De La Cruz, 1999), 의학(Bofill, 1999), 정치(Pilapil, 1999), 시(Gloria, 1999) 측면에서의 업적과 더불어 미국 전역에서 인정받고 있다. 최근 다른 아시아계 미국인과 다르게 필리핀 이민자는 많이 두드러지지 않는 경향이 있다. 그들은 유창하게 영어를 말하고 높은 수준의 교육을 받았고, 경제적으로 행복하며, 기독교인이다(Agbayani-Siewert, 2004). '눈에 띄지 않는 소수민족'이라는 꼬리표는 필리핀인의, 필리핀인에 의한, 필리핀인을 위한 정치적 힘의 상대적인 부족을 대변한다. 의회는 두 달에 걸쳐 미국에 있는 필리핀인 문화의 축전을 제정하였다. 'Asian Pacific American Heritage Month'는 5월에 거행된다. 필리핀인의 가장 큰 아시아계 미국인 집단 되기인 'Filipino American History Month'는 캘리포니아의 모로 베이(Morro Bay)에서 1587년 10월 18일 필리핀계의 첫 상륙을 기념하기 위해 10월에 제정되었다.

1960년대 이후 필리핀에서 미국으로 간호사의 대이동이 있었다(Cantore, 2001). 필리핀에서 교육을 받은 간호사들에게 간호 인력의 부족으로 늘어난 미국 내 취업기회가 관심을 끌게 되었다. 필리핀에서 온 대부분의 간호사는 BSN 자격이 있으므로 대학원 교육이 승진에 도움이 되지만, 많은 사람들은 여전히 필리핀에 살고 있는 가족을 위한 재정적 지원을 유지하기 위해서 종종 부업을 하면서도 평간호사로 계속해서 일한다(Cantore, 2001). 필리핀 간호사들은 미국에서 간호 중재를 제공하기 위해 새 기술과 미국의 직업윤리, 가치체계를 배우는 것을 포함해서 다양한 적응을 해야만 했다. 캔토(Cantore, 2001)는 미국에서 일하는 필리핀 간호사에게 있는 문화적 특성이 부정적일 수도 있고, 긍정적일 수 있다고 하였다. 예를 들면, 연장자와 윗사람을 존중하고 소심해 보이며 열심히 일하지만 불평하지 않는 점이다. 필리핀인 간호사들은 독특한 민족 주체성과 풍부한 문화적 유산을 가졌지만 때때로 '아시아계 간호사'라는 일반적인 범주로 묶인다. 보건자원 및 서비스국(Health Resources and Services Administration)의 RN에 대한 전국적 표본조사 통계에서 독립된 민족집단으로 분류되지 않았기 때문에 대부분의 필리핀계 간호사들을 '숨은 소수민족'이라고 하였다(Cantore, 2001). 버그 등(Berg, Rodriguez, Kading, De Guzman, 2004)은 필리핀에서 이주해온 정규직이고 높은 직업만족도를 보이는 상당수의 간호사는 정년나이가 되어서 미국 RN 수에 부정적인 영향을 미친다.

3 의사소통 COMMUNICATION

사투리와 국어

1960년대 필리핀인이 직면한 가장 큰 문제 중 하나는 통합된 국가를 형성하는 문제였다. 이 문제가 어려웠던 이유는 사회적인 다양성과 그 당시 사용되던 93개 이상의 사투리 때문이었다(Voegelin & Voegelin, 1997). 필리핀에서 '국어'와 '사투리' 사이의 경계는 불분명하다. 가장 흔히 쓰이는 언어는 타갈로그(Tagalog), 일로카노(Ilocano), 세부아노(Cebuano), 비콜라노(Bicolano), 팜팡고(Pampango), 차바카노(Chabacano)이다(Cantos & Rivera, 1996). 86%의 필리핀 사람들이 모국어로 여덟 가지 중 하나를 사용하지만 나라 전체에서는 여전히 다양한 언어와 사투리가 쓰인다. 필리핀인은 이 문제를 오랫동안 인식해왔고, 1930년 정부는 타갈로그어에 기초한 국어를 발전시키기 위한 정책을 채택하였다. 타갈로그어 외에도 영어, 스페인어도 공식어로 채택하였다. 그러나 국민들은 국어의 적응에 느려 1960년까지 44.5%만이 타갈로그어를, 39.5%는 영어, 2%는 스페인어를 사용하였다(Corpuz, 1965). 그 당시 필리핀에서는 93개 이상의 언어가 사용되었다(Melendy, 1977). 오늘날 대부분의 필리핀인은 국어인 타갈로그어(필리핀어로도 알려진)를 사용하나 사업, 법적 거래, 3학년 이상의 학교 교육에서는 영어를 사용한다. 타갈로그어와 영어의 혼합어(Taglish)는 의료 분야에서처럼 사업과 사회적 상호작용에서 많이 사용한다(Pacquiao, 2003).

미국에서 필리핀 이민자는 자녀가 교육을 통해 경제적 지위가 향상될 수 있다는 희망으로 모든 불편과 문화적 소외를 감수한다. 그러나 이 계획의 안타까운 결함은 아이들이 미국 공립학교체계에서 마주치는 언어 장벽이었다(Melendy, 1977). 오늘날까지도 공립학교는 스페인어와 영어 이외 다른 언어에 있어 이중 언어 교육 문제에 제대로 대처하지 못하고 있다. 2009년에 61%의 필리핀인이 집에서 영어보다는 다른 언어를 사용하였다. 심지어 오늘날 필리핀인이 미국의 모든 아시아계 사람 중 4번째(22.1%)로 언어적 고립을 나타내고 있다. 약 20%의 필리핀인은 언어적으로 고립된 가정에서 산다(APIAHF, 2005; U.S. Department of Commerce, Bureau of the Census, American Community Survey, 2013). 많은 필리핀인이 집에서 타갈로그, 비사얀(Visayan), 타글리시(Taglish), 일로카노(Ilokano)어를 쓴다. 타갈로그어는 미국에서 여섯 번째로 많이 쓰이는 언어이다(APIAHF, 2005; U.S. Department of Commerce, Bureau of the Census, American Community Survey, 2013).

유형

시마모토(Shimamoto, 1977)는 나이 든 필리핀 남자는 일반적으로 생각이 구체적이며 문제해결에 있어서 실용적이라는 점에 주목했다. 또한 필리핀 남성이 언어로 감정표현을 하면 이것은 남성적이지 않고 나약하다는 의미가 된다고 했다. 문화적 가치는 집단의 조화, 부드러운 상호관계를 강조한다. 의사결정은 환자의 요구에 따라 가족 간에 공유될 수 있다. 의료인은 가족 의사결정 분지도나 알고리즘을 개발할 수 있다. 의사결정은 국외에 살고 있는 가족이 내릴 수도 있고, 출생순서로 결정되기도 한다(McBride & Parreno, 2006; Tompar-Tiu & Sustento-Seneriches, 1995).

어조

필리핀인은 허풍을 떨거나 낭만적으로 말하기 위해 어조를 사용하는 경향이 있다(Cantos & Rivera, 1996). 개인은 긴장하거나 두려울 때 가족들 사이에서 목소리를 크게 하거나 감정적이 되어 흥분할 수 있다. 그러나 전형적으로 필리핀인은 부드럽게 말하며 반대하기보다는 아무 말도 하지 않는다.

맥락

필리핀인은 '느긋하며 까다롭지 않고 조용한 사람들'이다(Santiago, 2001). 따라서 필리핀 사람은 직접적인 반대의견을 표현하지 않는 경향이 있다. 이는 체면과 존경을 잃지 않으려고 자신을 보호하는 것이다. 예를 들면, 미국 중서부 정신과 병원의 필리핀인 남자 가정전문의는 정신과 여의사에게 직접적으로 반대하지 않고 간호사를 통해 여의사에게 의견을 전달하였다(Davidhizar, personal communication, 1997). 이러한 상황에서 어려움이 발생하는 이유는 필리핀 사람들이 권위자에게 반대를 잘하지 않는 공손한 민족이며, 몇몇 필리핀 남자는 권위가 있는 여성을 대함에 있어 불편함을 느끼기 때문이다.

일부 필리핀 사람은 성이나 결핵, 그리고 사회경제적 지위와 같은 사적인 대화 시 어려움을 느낀다. 성과 성교육 문제는 매우 민감해서 필리핀 부모는 일반적으로 개방적이거나 의도적으로 자녀들과 이야기하지 않는다(Guthrie & Jacobs, 1966). 결핵은 필리핀 사람들이 무서워하고 두려워하는 질병이기 때문에 이에 대해 말하는 것을 꺼린다. 필리핀에서는 비위생적 생활환경으로 결핵 이환율과 사망률이 높다(Hooper, 1958; Orque, 1983; Wooley, 1972).

필리핀 사람은 겸손, 사생활, 비밀을 중시하므로 간호사들이 날씨, 가족의 상태, 스포츠 경기와 같은 안전한 대화로 좀 더 일상적인 것들에 대한 이야기를 건너뛴 채 곧바로 중재에 들어가기란 힘들다. 간호사들은 필리핀인 환자들은 여러 사람 앞에서 감정표현을 주저한다는 것을 기억하는 것이 중요하다. 필리핀 사람은 수치심이나 체면을 중요시한다. 건강관리전문가들에 대한 강한 존경심만이 건강관리계획에 필요한 개인정보를 알 수 있게 할 것이다(Orque, 1983).

몸짓

비언어적 의사소통은 필리핀 사람들에게 중요하다. 예를 들어, 이 문화에서 나이 든 남자와 젊은 여성 사이에 직접적인 눈맞춤은 유혹, 또는 분노의 표시이다. 상급자나 권위자와의 눈맞춤은 거의 일어나지 않는다. 간호사가 필리핀인 대상자와 비언어적 의사소통을 할 수 있는 또 다른 상황은 여러 사람이 함께 있는 자리에서이다. 필리핀 사람은 사람들이 있는 데서 체면을 잃는 것을 극도로 꺼리므로, 필리핀인 대상자는 이러한 상황에서 개인적인 감정을 표현하는 것보다는 침묵을 유지한다. 그러므로 이 침묵의 의미를 잘 파악하여 그 침묵이 승낙인지 아닌지를 결정하는 것이 중요하다.

필리핀 사람은 매우 예의가 바르기 때문에 개인적으로 좀 불편하더라도 주변에 동의하는 경향이 있다(Cantos & Rivera, 1996). 이러한 형식의 동의를 표현하는 단어는 'pakikisama'인데, 이것의 의미는 '반드시 다른 사람과 잘 지내기'이다. 몇몇 필리핀 간호사들은 직원들에게 지시를 내려야 하는 상황에서 곤란해 하며 공손히 요청하려고 한다. 필리핀 사람을 설명하는 또 다른 단어는 스페인어로 'amor propio'인데, 이것의 의미는 '자존감'이다. 필리핀 사람은 자존감이 무너졌을 때 침묵 또는 무관심으로 개인적 위엄을 보호하려고 한다. 이들은 다른 사람의 감정을 상하게 하고 싶지 않기 때문에 의사나 간호사를 믿지 않을 때조차

동의하는 경향이 있다. 그러므로 몇몇 필리핀 사람의 머뭇거리는 '예'는 직접적이고 퉁명스러운 '아니오'를 피하기 위한 공손한 '아니오'일 수 있다. 필리핀 언어에는 '예'와 '아니오'에도 계층적 용어가 있다. 이 용어는 상대방의 낮은, 같은, 높은 위치에 따라 정해진다. 상대방의 지위가 확실하지 않은 경우, 화내지 않도록 침묵한 채 고개만 끄덕이기도 한다. 필리핀인 대상자는 흔히 의사나 간호사를 '선생님(doctor 또는 Mrs.)'으로 호칭하거나 단지 고개만 끄덕일 것이다(DeGracia, 1979).

필리핀인에게는 악수하는 것이 흔하지 않지만 터치는 흔하다. 나이 든 사람에게 손, 이마 또는 뺨에 키스함으로써 존경을 나타낸다(Wilson & Billones, 1994).

간호 적용

간호사는 1세대 필리핀 이민자의 대다수가 거의 교육을 받지 않은 상태로 이 나라에 왔으며, 특히 의학용어를 영어로 말할 때 이해하기가 매우 어려울 것임을 기억하는 게 중요하다(Vance & Davidhizar, 1999). 따라서 사진을 이용하거나 통역자를 구하는 것이 도움이 된다. 간호사는 통역자를 구할 때 환자와 같은 언어의 사투리로 말할 수 있는 사람이어야 한다는 것을 기억해야 한다. 대부분의 필리핀인이 언어적으로 표현하기보다는 들은 내용에 미소를 짓거나 눈썹을 올리는 것과 같은 비언어적인 표현을 사용한다(Espiritu, 1995). 간호사는 언어적 표현을 기다리기보다는 말할 때 필리핀 환자들을 쳐다보면서 비언어적 표현을 파악하는 것이 중요하다.

이민 물결과 관계없이 필리핀인 대상자는 간호사를 권위적인 인물로 생각할 수 있다. 성별과 나이 차이는 필리핀 문화에서 특별한 의미가 있기 때문에 간호사는 대상자와 대화할 때 성별과 나이 둘 다를 고려하는 것이 현명하다. 예를 들어, 나이 든 사람은 필리핀 문화를 숭배하기 때문에 간호사가 나이 든 필리핀인 대상자의 이름을 부르는 행위는 매우 무례하고 부적절하다. 간호사는 사람들에게 말을 걸 때 존경과 예의를 보여주기 위해 'opo' 또는 'oho'와 같은 타갈로그어 명칭을 쓰려고 노력해야 한다(Orque, 1983). 타갈로그어 명칭에서 'po'는 'madam' 또는 'sir' 같은 영어에서의 명칭과 비슷하다. 나이 든 필리핀인에게 말을 걸 때 존경심을 나타내기 위해 호칭으로 불러야 한다(Guthrie & Jacobs, 1966).

간호사는 필리핀 사람과의 직접적인 눈맞춤이 여러 의미를 함축하고 있다는 사실을 기억해야 한다. 나이 든 필리핀인 남성 대상자를 배정받은 젊은 여자 간호사는 무관심하고 전혀 눈을 마주치지 않는 대상자에게 어려움을 겪을 것이다(Bush & Babich, 1986).

시마모토(Shimamoto, 1977)는 간호사-대상자 관계를 발전시키는 동안 간호사가 권위적 인물의 역할을 맡기를 추천하였다. 나이와 관계없이 권위적인 사람을 존경하는 특성 때문에 필리핀인은 간호사의 지위를 존경하고 그 지위 때문에 간호사의 제안을 받아들이고 따를 것이다. 간호사는 필리핀인 대상자와 대화할 때 지식 있고 유능해 보여야 하며, 대상자를 무시하는 투로 말해서는 안 된다. 몇몇 필리핀 남성이 권위적인 여성을 불편해하기 때문에 심지어 간호사-의사 관계에도 어려움이 나타날 것이라는 점을 간호사는 기억하는 것이 중요하다. 예를 들어, 몇몇 필리핀인은 여자 간호사가 필리핀인 남자 의사와 이야기할 때 제안하거나 비평하는 것에 민감하게 반응한다. 특히 남자와 여자 둘 다 있는 집단 상황에서 어려움을 겪는다. 그러므로 일대일의 만남에서 간호사와 얘기하는 대상자는 실제 느낌과 감정을 자유롭게 표현할 수 있을 것이다(Orque, 1983).

필리핀인 대상자는 정숙한 경향이 있으므로 여성 대상자에게는 가운뿐만 아니라 덧옷도 제공해야 하며, 남성 대상자에게는 바지도 제공해야 한다(Cantos & Rivera, 1996).

필리핀인은 미국에 다른 집단으로 도착하여 다른 수준으로 문화에 순응해왔기 때문에 간호사는 다른 문화적응 방식을 인식하고 문화적응의 수준을 평가하는 것이 중요하다. 델라 등(Dela Cruz, Padilla, Agustin, 2000)은 히스패닉을 위해 처음으로 개발한 문화적응 도구를 필리핀인이 사용하도록 수정하였다. 12개 항목도구인 ASASFA(필리핀인을 위한 문화변용 척도)는 전문가들과 측정도구 평가에서 타당성을 인정받았으며, 영어와 타갈로그어 판으로 이용이 가능하다. ASASFA의 사용은 개인의 문화적응 방식을 측정하여 문화간 지식과 이해의 폭을 더 넓게 할 수 있다.

4 공간 SPACE

일부 필리핀인은 그들의 공간을 안으로 좁혀서 개인적으로 이용할 수 있는 공간을 제한하는 경향이 있다. 이것은 필리핀인이 가족에 대해 강한 느낌을 갖게 하는 원인이다(Cantore, 2001). 미국에 이주해서도 매우 과밀한 '작은 마닐라'라고 불리는 도시의 빈민굴에서 살기 때문에 필리핀인의 개인적 공간 또한 안으로 축소되어 있다(Burma, 1974).

간호 적용

필리핀인은 가족중심 문화집단으로 인식된다. 핵가족과 확대가족구성원을 포함한 전체 가족이 필리핀 대상자의 머리맡을 지키는 일은 흔하다. 심지어 인근에 친척이 없는 미혼인 어른도 질병으로 생길 수 있는 외로움에 민감하기 때문에 많은 필리핀인 방문자가 있다. 간호사는 대상자를 방문한 가족과 친척이 병원 공간을 꽉 채웠다고 생각하기보다는 대상자를 최상의 기능 수준으로 되돌리도록 돕는 교육훈련 프로그램에 가족구성원을 포함시켜 이런 풍습과 전통을 활용해야 한다.

또한 간호사는 필리핀인이 공간을 항상 다른 가족구성원과 공유하기 때문에 제한된 사적 공간에 익숙하다는 사실을 기억하는 것이 중요하다. 병원에서 제공된 공간은 지나치게 확장되어 보일 수 있기 때문에 대상자는 사적 공간을 더욱 안쪽으로 좁히게 될 것이다. 입원기간에 필리핀인은 어떤 이유를 대서라도, 방을 떠나거나 배당된 사적 공간에서 위험을 무릅쓰고라도 나가려 할 것이다(DeGracia, 1979).

질병에 대한 반응으로 필리핀의 나이 든 사람은 자신의 기능적 능력에 대한 위협, 가능한 원인, 심각성, 가족에 대한 경제적 그리고/또는 감정적인 불편함을 확인하기 위해 증상에 대한 자가 관찰로 시작하는 전문적인 건강관리 방법에 따른다. 증상 시작에서부터 의학적 치료까지의 궤도는 사회 정치적 그리고 불평등의 역사적 경험에 의해, 나이 든 사람 스스로가 느끼는 인종적 또는 성 차별에 의해, 또는 어려움을 겪은 가족구성원의 지난 경험적 태도에 의해 영향을 받을 것이다(Yeo et al., 1998).

5 사회조직
SOCIAL ORGANIZATION

가족

미국에 온 대다수의 1세대 이민자는 아내와 함께 이주하는 것이 허락되지 않았다. 이런 이민방식으로 성비의 불균형이 나타났다. 1930년 미국에 사는 필리핀인의 남성 대 여성 비율은 나머지 인구가 1.1 대 1인 것에 비해 14 대 1이었다(Melendy, 1977). 로트(Lott, 1976)는 필리핀 남자가 가족과 분리되었기 때문에 종종 필리핀에 있는 같은 섬에서 온 다른 필리핀 이민자와 함께 하는 공동체 방식에 의지하는 경향이 있다고 하였다. 거의 교육을 받지 않은 대부분의 1세대 이민자는 미국 전역의 차별적인 관행 때문에 교육을 더 받거나 좋은 직업을 가지지 못했다.

제2차 세계대전 후, 미국의 이민정책이 완화되었을 때 많은 필리핀 여성이 들어오기 시작하면서 정상적인 가족이 형성되었다. 많은 여성이 2세대와 3세대 이민 때 이주할 수 있었음에도 불구하고 필리핀인 남편의 나이가 아내보다 계속해서 훨씬 많았다. 이러한 연령 불균형 때문에 젊은 필리핀인 여성은일찍 미망인이 되었고, 필리핀 여성의 가장체계가 만들어지게 되었다. 1974년 필리핀인 가족의 69%가 어린 자녀를 둔 여성 가장제였으며, 모든 필리핀인 가족의 적어도 23%가 확대가족이었다(Urban Associates, 1974). 와그너(Wagner, 1973)는 핵가족에 대한 확대가족의 비율이 나머지 인구의 약 2배라고 하였다. 그러나 오늘날 여성이 가장인 가족(여성 가장제)이 필리핀인 가족의 13.6%인 것에 반해 모든 필리핀인 가족의 약 59.7%가 결혼한 부부이다(U.S. Department of Commerce, Bureau of the Census, American Community Survey, 2013).

1974년 모든 필리핀인 가족의 38%는 5명, 또는 그 이상이었다(Urban Associates, 1974). 2009년에 이 수는 얼마간 줄어들었고 전국 평균이 3.2명인 것에 비해 평균 필리핀인 가족은 4명이다(U.S. Department of Commerce, Bureau of the Census, American Community Survey, 2013). Pollard(1995)는 캘리포니아에서 쌍둥이 비율과 관련해서 민족 집단을 연구하였다. 쌍둥이 비율이 이민과 민족 간의 혼합으로 변화되었음을 나타내면서 필리핀인의 쌍둥이 수는 중국인, 일본인과 비슷하지만 한국인, 타이인, 베트남인보다는 높았다.

비록 모친중심의 가족 수가 줄어들었지만, 여성 가장제는 필리핀 문화가치의 중요한 부분으로 남아 있다. 여성 가장제는 필리핀인에게 가족이 가장 중요한 것임을 받아들이는 근거가 되기도 한다. 이것은 아픈 동안에도 입증된다. 필리핀인은 가족 중 누군가 아플 때 종종 밤을 새면서 대상자를 돌보며 병상을 지킨다. 버와 머츨러(Burr, Mutchler, 1993)는 문화적응이 덜 된 필리핀에서 태어난 여성이 문화적응이 더 된 다른 민족 집단의 여성보다 더 그러한 경향이 있음을 기록하였다.

가족체계와 문화

필리핀 문화는 대부분의 필리핀 사람에게서 드러나는 몇 가지 기본적인 특성이 있지만 다양한 전통이 혼합되어 있다. 개성은 필리핀 문화와 개개의 필리핀 혈통을 이해하는 중요한 요소이다. 가족 결속에 대한 중국의 영향으로 필리핀 군도의 사람은 같은 지역출신 사람과 어울리는 경향이 있다. 이런 배타성의 증거는 미국 내 필리핀 공동체의 많은 조직 사이에서 명백히 보인다. 젊은 층에서는 더 나이 많은 세대의 전통적인 가치에 정통으로 반대되는 가치를 가지고 있을 수 있다. 오늘날 필리핀 군도의 젊은이는 특히 사회적 가치, 의복 그리고 음악영역에서 서구의 젊은이와 유사하다(DeGracia, 1979). 그러나 미국과 필리핀계 미국 청소년 사이에 이러한 유사점이 있다 하더라도 필리핀인 젊은이들은 여전히 노인에 대한 존경, 가족에 대한 사랑, 자부심 유지라는 전통적인 가치를 보인다.

필리핀 문화는 중국의 영향으로 가족에 대한 강한 감정이 있다. 오늘날 그런 가족에 대한 감정은 계속되나 부계나 모계로 보이는 구시대적 유형으로 드러난다. 리(Lee, 2004)는 전통적으로 필리핀인 남성은 힘, 권력, 특권을 가지고 있고 가족의 지도력에 대한 도전과 '체면을 잃을 것'을 염려한다고 하였다. 필리핀 아동은 항상 나이 많은 어른에게 경의를 표하라고 배우고, 그들의 결정에 대해 결코 의문을 가져서는 안 된다고 배운다. 복종에 대한 보답으로 필리핀 아동은 어른으로부터 세심한 보호를 받는다. 부모의 부재 시에는 첫째 아동이 결정권을 가지고 모두 복종해야 한다. 카타오카 야히로(Kataoka-Yahiro, Ceria, Yoder, 2004)는 필리핀 조부모에 대한 질적 연구결과 조부모를 짐으로 여기는 것이 아니라 '주고받는' 가족의 중요한 의무이자 역할의 한 부분으로 여긴다고 하였다.

성에 대한 부모-청소년의 대화는 때때로 제한적이어서 결국 제한된 성교육으로 나타났다(Chung et al., 2005). 반면에 란티칸, 코로나(Lantican, Corona, 1992)는 임부를 위한 사회적 지원이 확대되어 있고 연락망으로 5.74명이 포함된다고 하였다. 필리핀 연구의 대부분에서 즉각적인 가족구성원의 지원이 제공되었다고 하였다. 임신에 대한 정보를 첫 번째로 받는 사람이 여동생이고, 남편은 세 번째인 것으로 나타났다. 이것은 멕시코계 미국인의 연구에서 임신에 대해 첫 번째로 의논하는 사람이 남편인 것과 대조된다.

종교

필리핀 사람은 1520년경 스페인 선교사의 영향으로 대부분 로마 가톨릭교도이다. 2006년 주요 종교는 가톨릭이 81%, 이슬람교가 5%이다(World Almanac, 2015). 나머지 종교집단은 복음교회, 아글리파안 교회(Aglipayan), 그리스도의 교회(Iglesia ni Kristo), 다른 기독교와 기타 종교가 있다(Central Intelligence Agency, 2015).

출산의식

필리핀 엄마들은 잘 먹고 밤에 잠을 많이 잔다. 임신 후반기에는 수분정체 때문에 앉거나 낮 동안 잠을 자는 것과 같은 의존적 행동을 취하지 않는다. 출산 전 두 달 동안의 성관계는 금기이다. 임부가 말린 자두나 단 음식, 오징어를 먹는 것도 금기이다(Kittler & Sucher, 2001; White, Linhart & Medley, 1996). 그런 음식들은 각각 아기에게 주름을 만들고 커서 출산하기 어려워지고 탯줄이 엄마 뱃속에서 엉킨다고 여겼다. 만약 의사가 없다면 출산을 돕기 위해 조산사를 부른다. 남편은 부인이 아기를 출산하는 동안 같이 있지 않고 지지를 위해 보통 남자 친구와 같이 있다. 임부는 경관 개대를 위해 방 안을 돌아다닌다. 대부분의 필리핀 여성은 분만 동안 신음하거나 끙끙거리고, 몇몇 필리핀 여성은 시끄럽게 하거나 거의 히스테리를 보인다(Weber, 1996). 분만 동안에는 상징적인 의식이 행해진다. 샤워나 목욕은 산후 10일 동안 금기이다(Spector, 2004a).

전통적으로 모든 필리핀 엄마들은 모유수유를 하는데, 이 전통은 서서히 바뀌고 있다. 아데어와 팝킨(Adair와 Popkin, 1996)의 연구에 의하면 필리핀 여성은 일찍 모유수유를 중지하거나 모유수유를 하지 않는다고 한다. 저체중아 출산에서도 모유수유의 가능성이 감소되었다. 이것은 고위험이 저체중과 관련이 있으며, 모유수유의 장점이 증명되었기 때문에 의미가 있다. 따라서 연구자들은 간호사들이 모유수유 증진을 특별히 강조해야 한다고 말한다. 예를 들어 일하는 동안에는 인공수유를 하거나 아기와 함께 있을 때는 모유수유를 하는 것이다.

전통적으로 남아의 포경수술은 출생 시 시행되지 않는다. 최근에는 남자 아기가 병원에서 퇴원하기 전에 포경수술을 하는 것이 더 일반적이다.

임종과 장례의식

만약 대상자가 말기 질환으로 진단을 받았다면, 가족이 상담을 받기 전까지 대상자에게 말해서는 안 된다. 가족들은 대상자에게 예후를 알리길 원하고 몇몇의 경우에는 진단을 모르도록 보호하는 것을 더 선호한다(Geissler, 1998). 건강관리전문가는 건강상태에 대해 환자가 없는 곳에서 가족들과 계속해서 대화해야 한다. 가족이 가톨릭이라면 보통 환자에게 성유를 바르고 신부에게서 '병자성사'를 받길 원한다. 말기 진단이 내려진 필리핀 대상자는 집에서의 품위 있는 죽음을 더 선호한다. 심폐소생술을 거절하는 것은 매우 어려운 것이며 전체 가족이 결정한다. 필리핀인에게 죽음은 매우 고결한 것이다. 죽음은 영적인 사건이고 대상자와 가족은 종교적인 메달과 묵주, 다른 영적인 중요한 것들을 대상자 곁에 둔다. 가족은 죽어가는 가족구성원의 머리맡에서 기도를 드린다. 만약 대상자가 병원에서 죽는다면 가족들은 보통 시신을 방 안에서 밖으로 옮기기 전에 작별인사를 하고 시신을 씻기를 원한다. 이슬람교도들은 이슬람교 의식을 행하길 원한다(Geissler, 1998). 매캐덤 등(McAdam, Stotts, Padilla과 Puntillo, 2005)은 위독한 필리핀인 환자와 가족들의 사전 지시에 대한 태도를 조사하였고, 전체적인 태도는 긍정적이었다고 하였다. 그러나 사전 지시에 대한 완성도 비율과 지식은 매우 낮아 참가자들이 의견충돌을 피하고 싶었음을 제시하였다. 말기의 필리핀인 환자들은 대개 자신의 집에서 죽기를 원하였고, 베커(Becker, 2002)는 죽음의 대해 깊게 생각하는 78명의 필리핀인에 대한 조사에서 많은 사람이 모국에서 생을 마감하고 싶어한다고 서술하였다. 베커는 죽을 장소에 대한 응답자들의 집착은 문화적 의미, 관습, 가족처럼 연속성이라는 문제를 받아들이려는 소망을 반영한다고 서술하였다.

필리핀에서 장례식은 간단히 치러질 수도 있고, 밴드 반주나 여러 성직자의 예배, 많은 애도자로 정성드려 치러질 수도 있다. 의식에는 일반적으로 철야와 가톨릭의 9일간 기도, 가족을 모두 수용할 수 있는 장례 장소의 설정을 포함한다. 장례 후 첫 기념식에서 가족은 애도를 마친다. 필리핀 전통은 고인과 관련된 여성은 이 기간에 흰옷을 입고 조의의 표시로 결혼이나 다른 축하식도 연기한다. 대부분의 필리핀 사람은 사후의 삶이 있으며 죽은 영혼이 원하는 것을 돌보는 것이 다음 생으로 평화롭게 전이되는 데 꼭 필요하다고 믿는다(Pacquiao, 2003).

간호 적용

필리핀 군도에서 가족단위는 사회조직의 기본단위이다. 필리핀인은 수 세대 동안 혈통과 혼례로 연결되어 있다. 몇몇 필리핀인에게 가족관계는 매우 중요해서 많은 친척이 한 지붕 아래 살거나 가능한 한 가까운 곳에 살기도 한다. 또한 몇몇 필리핀인은 가족구성원을 노조 회원보다 더 중요하게 인식한다(Caringer, 1977). 그러므로 간호 중재는 가족구조나 조직에 근거해야 한다. 필리핀인 대상자는 매우 가족 중심적이기 때문에 간호사는 항상 이런 대상자에게 가족들이 따라다니는 것을 기억해야 한다. 아픈 필리핀 아동은 어머니가 항상 곁에 있지 않으면 정신적으로 혼란스러울 수 있고, 조부모가 아프면 모든 가족구성원이 어른을 생각하며 밤새도록 옆을 지킬 것이다. 간호사는 대상자가 입원해 있는 동안 가능할 때마다 가족구성원이 대상자 곁을 지키도록 주선해야 한다. 가족들은 집에서 쌀죽과 같은 몸에 좋은 음식을 가져오길 원하며 대부분의 경우 대상자는 이것을 기대할 것이다.

간호사들은 이전 세대에서 여성 가장제가 더 많다는 측면에서 1세대 이민과 2세대 이민자의 가족구조가 3세대 이민자와 다르다는 것을 기억해야 한다. 따라서 다양한 가족구조는 건강관리 요구에 대해 독특하고 다양한 접근을 필요로 한다. 간호 중재를 위한 또 다른 관련성은 1세대 이민자와 2세대 이민자는 더 좋은 교육을 받고 온 3세대 이민자와 다르게 한정된 교육을 받았다는 사실이다. 1세대 또는 2세대 이민자인 필리핀인 대상자가 입원할 때 간호사는 가족과 대상자의 이해 수준에 맞게 교육을 수정해야 할 필요를 인식해야 한다.

간호사들은 미국 전체와 특히 캘리포니아에는 필리핀인 센터가 설립되어 있다는 것을 아는 것이 유용하다(Manila, 1999). 필리핀계 학생조직들은 몇몇 대학교에서 이용이 가능하고(Suzara, 1999), 필리핀계 간호사회 사이트(http://pna-ph.org)를 포함한 필리핀계 협회의 위치를 온라인으로 탐색할 수 있다.

6 시간
TIME

필리핀인은 과거와 현재지향을 모두 가지고 있는 것으로 보인다. 클러크혼과 스트로드벡(Kluckhohn과 Strodtbeck ,1973)에 따르면 인간의 본성은 악, 악과 선, 선을 포함하는 다양한 가정된 영역이 있다. 사람은 시간 기준틀로 이런 가치성향에 반응한다. 예를 들면 과거지향 사람은 인간의 본성을 본질적으로 악한 관점에서 보며, 진정한 선을 성취하려면 자신에 대한 통제와 훈련이 지속적으로 요구된다고 생각한다. 반면에 현재지향 사람은 인간의 본성을 선과 악의 혼합으로 보며 통제와 노력이 필요하지만, 실수가 있을 수 있으므로 엄격하게 비난하지 않는다. 몇몇 필리핀인은 인간의 노력에 관계없이 초자연적인 힘이 세계를 진정시키고 통제하기 때문에 삶과 죽음을 의심 없이 받아들이는 지배적인 태도를 갖는다. 이러한 태도는 일부 필리핀인의 시간적 성향에 영향을 미친다.

필리핀인은 과거와 현재 지향적이기 때문에 사회적인 시간과 사업적인 시간을 구별한다. 그들은 사회적인 행사가 정시에 시작되지 않아도 심하게 화를 내지 않고 '필리핀 시간(Filipino time)'을 적용한다. 이런 특성은 현재에 일어나는 일들에 대한 인간관계와 인간 본성에 가치를 두는 과거지향적인 부분의 결과이다. 그러나 필리핀인은 서구사회에서 사업적 성공을 현재와 미래지향적 시각으로 사업적 시간에 대한 적절한 관측과 동일시하고 있다(Orque, 1983). 그럼에도 불구하고 몇몇 필리핀인은 시간과 섭리가 모든 것을 해결할 것이라는 지배적인 태도를 갖는다(Corpuz, 1965).

간호 적용

필리핀인은 과거와 현재지향적이기 때문에 건강 관련 문제를 종종 신의 손에 맡기고(bahala na), 간호행위를 무시할 수 있다는 것을 기억해야 한다. 몇몇 필리핀인은 '정해진' 또는 '불가피한'을 의미하는 'talaga'라는 단어를 사용한다. 아플 때 상황을 신의 뜻으로 돌리거나 신의 뜻이 어떠하든 그것이 개인에게는 최선이라는 바람으로 기도와 소망으로 질병에 대처하려고 하기 때문에 과거지향적임이 명백해진다.

몇몇 과거지향적 필리핀인 사이에서 의학적 치료를 따르지 않는 경향이 있다. 게다가 이런 사람은 건강문제와 관련된 약속이나 일정을 지키지 않는다. 필리핀 이민자는 중년과 노년에 고혈압, 관상동맥 심장질환, 당뇨병, 그 외 다른 대사질환의 위험성이 있다.

7 환경통제
ENVIRONMENTAL CONTROL

지적한대로, 필리핀인은 존재를 과거와 현재 지향적으로 인지하므로 사건, 특히 질병이 초자연적인 힘과 관련되어 있다고 믿는 경향이 있다. 이런 믿음의 결과로 몇몇 필리핀인은 운명론으로 인식되는 가치를 가지고 있다. 따라서 초자연적인 힘에 대한 신앙과 질병에 대한 치료방법으로 입증되는 외적 통제위를 가지고 있다.

신체적·정신적 건강 그리고 질병은 균형 모델로서 전체론으로 본다. 설명 모델은 신비주의적·자연주의적 원인을 포함한다. 건강과 질병의 기본적인 논리는 예방과 치료의 적절한 조합으로 구성되어 있다. 전체론적 신념체계와 병행해야 하는 것은 자체의 기본적인 논리와 원칙으로 질병을 치료하는 현대의학에 대한 이해이다. 나이 든 필리핀인은 불균형을 초래하는 부적절한 행동을 피하는 것과 균형을 회복시키는 건강관리체계를 사용한다(Pacquiao, 2003).

민간요법

필리핀인은 종종 상충된 2개의 의료체계를 지지한다. 필리핀 사람은 아프면 민간요법사와 서구식 훈련을 받은 의사에게 상담한다. 필리핀인은 다른 민족 집단처럼 단순히 효과가 있기 때문에 민간요법을 계속해서 사용한다(McKenzie & Chrisman, 1977). 어떤 상황에서 민간요법은 필리핀인이 할 수 있는 유일한 치료일 수 있고, 다른 어떤 상황에서는 민간요법과 서구의 건강전문가가 처방한 치료를 병행할 것이다. 간호사는 민속신앙이 일부 필리핀인의 삶에서 중요한 부분이므로 간호수행에 상당한 영향을 미칠 수 있다는 것을 기억하는 것이 중요하다. 베커 등(Becker, Beyene, Newson과 Rodgers, 1998)은 만성 질병에 대한 아프리카계 미국인, 라틴계, 필리핀인의 민족적 반응연구에서 질병의 유형이 유사하더라도 질병에 대한 관리와 반응은 집단마다 다양하고, 자가 관리수행과 질병에 대한 지식이 관련 있음을 주시하였다.

민간요법은 오랜 역사를 이어왔다. 사실 동시대의 과학적 의학보다 더 오래된 것으로 믿어져 왔다. 몇몇 인류학자는 민속신앙은 문화의 다른 양상들과 아주 밀접하게 섞여 왔기 때문에 수 세기 동안 지속되어 왔다고 믿는다. 게다가 많은 건강관행의 치료적 가치는 과학적으로 증명되어 왔다(McKenzie & Chrisman, 1977). 필리핀 민간요법체계는 주로 말레이시아 문화에 기초를 두고 있으나 비사야족의 문화도 기반으로 하고 있다. 필리핀 문화는 인도, 중국, 아라비아, 스페인, 멕시코, 미국의 신념체계에 영향을 받았다. 필리핀인에게 발견된 건강관행의 요소들은 이런 문화들로부터 빌려온 것으로 보인다.

필리핀 문화에서 어떤 질병은 과식이나 식이부족, 음주과다 같은 자연적인 원인에 의한 것이다. 이런 질병들은 허브 차, 달인 즙, 마사지, 잠, 운동 같은 보통 민간요법으로 치료한다.

질병은 초자연적인 요인에 의해 발생한다고 믿는다. 몇몇 필리핀인은 질병은 자연적·초자연적 원인으로 올 수 있으므로 질병과 전체적인 삶의 상황을 연관시킨다. 일반적으로 대부분의 사람이 부인하는 초자연적인 힘을 가진 눈에 보이지 않는 영혼이 있다고 믿는다(Hart, 1966; McNall, 1989).

질병의 초자연적 원인을 지지하는 사람은 부적(talismans, amulets)이나 기도, 민간요법사에게 조언을 구함으로써 해로운 초자연적 영향에서 보호를 받는다고 느낀다. 몇몇 필리핀인은 질병과 죽음을 화난 조상의 영혼이나 마녀, 악마의 눈, 초자연적 동물의 치명적인 물기 또는 힘의 결과라고 믿는다. 이런 경우 대상자가 회복되지 않거나 병이 더욱 나빠지면 다양한 민간요법사에게 조언을 구할 것이다. 필리핀 군도에서 의사들이 치료계획을 수행할 때 온냉 이론 같은 민간요법 신앙체계의 어떤 면들을 통합시킨다(Hart, Rajadhon & Coughlin, 1965).

필리핀 문화에는 무당(shaman)이나 치료사(curer) 같은 다양한 민간요법사가 있다. 무당은 민간요법을 실시하는 사제나 여사제이다. 치료사는 손으로 맥박을 짚어서 병을 진단한다. 필리핀 치료사들은 맥박이 심장의 출구, 또는 변전소 같은 것이기 때문에 병을 감지할 수 있는 가장 좋은 위치라고 생각한다. 그들은 맥박이 계속 있다면 심장도 계속 뛰고 있다고 믿는다(Lieban, 1967). 아픈 사람의 맥박은 질병이 종류에 따라 '뜨겁거나 차'다. 몇몇 필리핀인은 건강한 사람은 몸에서 뜨겁고 차가운 공기의 요소가 균형을 이룬다고 믿는다. 몸이 너무 뜨겁거나 그 후 너무 차가워진다면 피의 순환이 증가하거나 감소한 것이며 결국은 병에 대한 신체의 자연적인 방어를 낮추는 식욕부진, 피로를 겪게 될 것이다. 형이상학적이거나 실제로 뜨겁고 차가운 체온은 질병의 원인이 될 것이라고 믿는다.

또한 필리핀 사람은 네 가지 체액설을 믿는다. 체액에는 가래나 분비물, 공기 또는 증기, 담즙, 피가 포함된다. 이 이론을 지지하는 필리핀인은 공기나 바람(mal aire)과의 관계에서 건강을 포함하는 하나의 중요한 주제를 받아들인다. 병에 걸리는 원인에는 두 가지가 있는데, 하나는 공기와 관련되어 정상적인 찬바람이나 미풍에 노출되어 감기와 같은 병에 걸리는 것이다. 다른 하나는 과도한 양의 뜨겁거나 차가운 공기를 마셔서 신체의 불균형을 일으키는 것이다. 예를 들어, 필리핀 어머니는 배꼽을 통해 공기가 들어가는 것을 막기 위해 천으로 아기의 배꼽을 감쌀 것이다. 몇몇 필리핀인은 땀구멍을 통해 바람이 들어오는 것을 막기 위해 코코넛 기름으로 피부를 적시거나 문지른다. 또한 공기가 정맥 속에서 순환한다고 믿기 때문에 뜨거운 공기가 땀구멍을 통해 흡수된다면 피를 통해 뇌까지 가게 되고 정신질환을 앓게 된다고 믿는다(Hart, 1981). 또 다른 질병의 원인은 영혼이 마술로써 가시, 조약돌, 뼈, 다른 이물질을 몸속으로 들어가게 하는 것을 포함한다.

질병과 건강행위

필리핀 사람의 건강신념과 행위에는 세정(flushing), 발열(heating), 보호(protection)의 세 가지 개념이 기초가 된다. 세정은 몸에서 잔재물을 없애는 것이고, 발열은 균형 잡힌 내부 체온을 유지하는 것이며, 보호는 외부의 영향으로부터 몸을 지키는 것이라고 믿는다. 세정은 몸이 불순물을 모으는 그릇이라는 전제에 기초한다. 발열은 뜨겁고 차가운 성질들이 몸속에서 균형을 유지해야 한다는 믿음을 포함한다. 보호는 초자연적 힘으로부터 신체의 자연적 경계를 지키는 것을 포함한다. 세정 이론을 지지하는 필리핀인 사이에서 관주는 몸으로부터 악한 힘을 없애려는 단 하나의 목적으로 발한, 구토, 고창(flatulence), 월경을 자극하는 복합적인 체계이다. 세정을 위한 민간요법은 식초요법으로 열이나 기침감기 같은 질병을 치료하기 위해 몸을 씻어내는 데 사용한다. 이 경우 식초에 물, 소금 또는 고춧가루를 섞는다. 혼합물을 마시면 발한작용을 자극하여 몸에서 나쁜 것들이 모두 제거된다. 이런 건강행위를 서구 의료체계와 비교했을 때 모두 비정통적인 방법은 아니라는 것을 기억해야 한다(McKenzie & Chrisman, 1977).

필리핀인은 종교적으로 독실하고 신을 무서워하는 사람들이기 때문에 많은 질병이 신의 뜻이라고 믿는다. 필리핀 대상자는 예후가 나쁠 때 문제의 심각성에도 불구하고 계속해서 치료에 대한 희망을 갖는다. 이런 태도는 몇몇 필리핀 대상자가 왜 불평하지 않고 조용히 고통을 감수하는지 설명하는 데 도움을 준다.

간호 적용

간호사는 필리핀 민간요법의 실천이 유익하고 중립적이지만 해로울 수도 있다는 것을 기억해야 한다. 유익하거나 중립적인 민간요법의 실천은 간호계획에 포함한다. 간호사는 대상자와 가족이 해로운 민간요법을 사용하지 않을 수 있도록 교육훈련 프로그램을 개발해야 한다.

몇몇 필리핀인은 질병이 자연적이거나 초자연적인 외부의 힘으로부터 발생한다는 믿음에 기초한 외적 통제위를 가지고 있다. 그러므로 간호사는 의학적 치료에 대상자가 순종하지 않는 것은 운명론 지향의 체계에 기초한다는 것을 알아야 한다. 대상자가 순종하지 않는 것이 운명론적 신념인지 아니면, 이해가 부족한 것인지를 확인해야 한다.

간호사는 대부분의 필리핀인이 건강과 음식을 연관 지어 생각한다는 것을 알아야 한다. 예를 들어 채소, 소고기, 닭고기, 과일 같은 몸에 좋은 음식을 먹는 것은 건강을 유지하는 것과 관련이 있다. 비둘기 스프는 건강을 보호하고 질병을 예방하며, 닭고기 스프는 건강을 회복한다고 믿는다. 또한 몇몇 필리핀인은 활동하는 것이 건강과 관련 있다고 생각한다. 예를 들어 기도는 건강을 유지하는 것과 관련이 있다. 일이 끝난 후 소금물에 발을 담그거나 햇볕을 너무 오래 쪼이지 않거나 비를 피하는 것은 건강을 보호하고 질병을 예방한다. 생강을 코코넛 기름과 함께 으깨서 아픈 관절을 마사지하는 것과 같은 특별한 민간요법은 건강을 회복하는 치료법이다. 다른 민간요법은 쌀을 갈색이 되도록 굽고 물을 더해서 섞은 것을 복통이 있을 때 마시게 한다. 구아바 잎을 끓여서 그 물을 마시는 것으로 상처를 치료한다(Spector, 2004b).

8 생물학적 차이
BIOLOGICAL VARIATIONS

신체크기와 구조

미국에서는 태어날 때 체중이 2,500 g 미만인 경우를 미숙아로 정의한다. 수입(income), 모성의 나이, 출산경험, 흡연을 고려했을 때 필리핀인은 백인보다 더 낮은 평균 출생체중을 보인다(Morton, 1977). 모턴(Morton)은 성숙에 필요한 출생 시 체중의 조건은 필리핀인과 같은 몇몇 민족을 위해 낮아져야 하고, 필리핀인과 흑인을 위해 미숙아의 조건을 체중 2,200 g 미만의 아이로 재정의해야 한다고 주장하였다.

필리핀인은 키와 골격이 작고 팔다리는 몸에 비해 짧다. 3살짜리 필리핀 남아의 표준 키는 85.7 cm이며, 여아는 84.8cm 이다. 남아의 표준 키가 95 cm, 여아의 키가 93.9 cm인 백인 아이들에 비해 필리핀 아동들은 상당히 작다(Meredith, 1978). 한편 필리핀인의 표준 키와 체중은 타이인과 베트남인과 비슷하지만 일본인에 비해 뒤처지는 경향을 보인다. 태어난 지 1년 정도 지난 일본 남아와 여아의 키는 필리핀 아이보다 더 크다(Matawaran & Gervasio, 1971). 그러나 필리핀인은 21세가 되면서 성장이 일본인과 아주 비슷해진다.

1958년 연구에서 호세와 살세도(José와 Salcedo)는 필리핀인 여성들은 백인 미국인 여성에 비해 좀 더 가늘고 날씬하다고 하였다. 안차코사-안갈라와 마르케스 수마바(Anchacosa-Angala와 Márquez-Sumaba, 1964)는 필리핀인의 체중이 피하지방층 두께가 증가할 때 눈에 띄게 증가한다는 것에 주목하였다. 자료에 근거하여 필리핀인에 있어서 피하지방층 두께가 비만의 지표로 사용할 수 있다고 결론을 내렸다.

쿠수모토 등(Kusumoto, Suzuki, Kumakura와 Ashizawa ,1996)은 필리핀인과 일본인 여성의 발 형태를 비교한 결과, 필리핀 여성의 엄지발가락이 어떤 통증호소도 없이 확연한 측면 기형을 보였다. 무지외반증(hallux valgus)이라는 병리적 기형은 필리핀인의 유전적 구조와 관련이 있다.

피부색

필리핀 영아는 출생 시 몽고반점이 공통적으로 발견된다. 정상 색소침착의 범위는 갈색에서 옅은 갈색 사이이며, 좀 더 짙은 색소의 피부에서 청색증과 같은 상태를 알아내는 것은 아주 힘들다. 게다가 일부 짙은 색 피부의 필리핀인은 황달과 유사한 상태를 보이는 고카로틴 수준의 과도한 결막하지방을 가지고 있다. 간호사가 고카로틴혈증과 황달을 구분하려면 화창한 날이나 밝은 불빛 아래에서 대상자의 경구개 뒷부분을 조사해야 한다(Roach, 1977).

다른 신체 특징

필리핀인은 몽골민족의 후손으로 분류되는데, 이는 갈색의 피부색, 아몬드 모양의 안쪽 눈주름, 드문 몸의 털(남성은 가슴털이 없는 경우도 있음)과 같은 매우 공통적인 민족적 특징 때문이다. 머리털은 전형적으로 거칠며 직모이거나 곱슬머리이다(Garn, 1971). 남성의 탈모유형은 필리핀인 사이에서는 매우 드물게 보인다(Garn, 1971).

정과 카우(Chung과 Kau, 1985)에 따르면 토순이나 구개파열은 일본인, 중국인, 필리핀인이 백인이나 하와이인에 비해서 더 높은 경향을 보였다. 이 연구에서 고위험군은 토순이나 구개파열의 빈도를 높이는 요소인 두개저부 치수, 안면 높이, 구개 길이, 아래턱뼈 길이와 관련해 백인이나 하와이인보다 낮은 치수를 가진다고 하였다.

효소와 유전적 차이

모툴스키 등(Motulsky, Stransky와 Fraser, 1964)은 필리핀인들에게 6-인산포도당 탈수소효소(glucose-6-phosphate dehydrogenase, G-6-PD) 결핍이 매우 흔하다는 것을 발견하였다. 이후로 이 결과는 나코마 등(Nakoma, Poole, Vannappagari, Hall, and Beutler, 2009)의 메타분석으로 지지되었다. G-6-PD 결핍이 지중해 집단의 사람에게 영향을 끼친 만큼 필리핀인에게도 많은 영향을 준 것으로 나타났다. 또한 헤모글로빈 H병으로 알려진 알파 지중해성 빈혈이 필리핀인, 중국인, 타이인, 그리스인에게 흔하다(Knapp, Metterville, Kemper & Perrin, 2010).

질병에 대한 취약성

심혈관질환. 거버(Gerber, 1980)는 관상동맥질환에 의한 백인 사망자 수가 일본계 미국인 혹은 필리핀인에 비해 더 높다고 하였다. 또한 거버의 연구는 관상동맥질환에 의한 사망자 수는 도시지역이 시골지역보다 더 높으며, 인종 간의 사망자 수 차이는 유전적 요인이기보다는 환경적 요인이라고 하였다. 이러한 결론은 일본계 미국인 혹은 필리핀인이 시골에서 도시로 이사했을 때 관상동맥질환에 의한 사망자 수가 증가했다는 사실에 기초하여 생활양식, 식이, 직업양상의 변화에 직접적으로 영향을 받은 것으로 생각된다. 리안 등(Ryan 등, 2000)은 캘리포니아에서 관상동맥질환을 치료하는 센터로부터 527명의 필리핀인 환자와 3,176명의 백인 환자를 대상으로 조사를 하였다. 그 결과, 필리핀인은 백인에 비해 고혈압과 당뇨병에 더 높은 비율을 보였으며, 흡연과 비만에 대해서는 더 낮은 비율을 보였다. 민족성은 도관삽입 중재 후 높은 사망률과 최근의 재중재에 대한 요구 증가에 대한 예측 독립변수였다. 연구자들은 필리핀인 환자는 경피 중재, 혹은 심장수술 후 면밀하게 주시할 필요가 있다고 지적한다. 브라운 등(Brown, James와 Nordloh, 1998)은 민족성과 혈압변화에 관련해서 필리핀인과 백인 여성 보건전문가를 평가하였다. 그들은 문화적 배경과 감정상태가 일상생활에서 혈압변화의 정도에 영향을 끼친다고 결론지었다.

심장질환은 필리핀인의 사망에 있어 주원인이며, 암은 두 번째, 뇌졸중은 세 번째 원인이다(National Center for Health Statistics, Health, United States, 2014). 고혈압 비율은 61%인 백인에 비해 상대적으로 높은 79%의 유병률을 보였다(National Center for Health Statistics, Health, United States, 2014; Ryan et al., 2000).

고혈압. 스타빅 등(Stavig, Igra와 Leonard, 1988)은 미국에서 관리되거나 관리되지 않은 고혈압 비율이 필리핀인을 제외한 아시아계에서 낮은 수치를 보인다는 것을 발견하였다. 실제적으로 캘리포니아 보건당국의 고혈압 연구에서 필리핀인이 가장 유병률이 높고 그 다음이 흑인으로 밝혀졌다(Requiro, 1981). 스타빅 등(1988)의 연구 자료를 분석한 결과 고혈압이 있는 아시아인과 태평양 사람은 건강상태를 알고도 치료방법을 찾거나 약을 복용하거나 식이를 통해 상태를 조절하는 경향이 덜한 것으로 나타났다. 더구나 이 민족 집단은 다른 민족 집단에 비해 고혈압으로 입원하는 빈도가 낮았으며, 장애로 누워 있는 날이 더 적었고,

고혈압의 결과로 기분이 좋지 않은 날이 더 적은 것으로 기록되었다. 연구는 극심한 가난과 교육의 부족, 그리고 이러한 요인과 고혈압에 대한 건강추구 행위의 관계 때문에 필리핀인을 위한 건강관리를 증진할 필요가 있다고 결론을 내렸다.

클라츠키, 암스트롱(Klatsky, Armstrong, 1991)은 고혈압 빈도에 대해 4,211명의 필리핀 남성과 여성을 일본인, 중국인, 그리고 다른 아시아인과 비교 연구하여 보고하였다. 이 연구에 따르면 다른 어떤 집단보다 필리핀 남성과 여성은 가장 높은 비율로 고혈압을 가지고 있었다.

영 등(Young, Lichton, Hamilton, Dorrough와 Alford, 1987)은 고혈압 유병률과 나트륨 섭취 사이의 높은 정적 상관관계를 보고하였다. 하와이에 살고 있는 6개 민족 집단의 젊은 성인에서 혈압과 민족성 사이의 상관관계를 조사하였다. 백인과 하와이인의 체중과 키는 중국인, 필리핀인, 일본인, 한국인을 능가하였으며 수축기압과 이완기압은 모든 인종에서 남성이 여성보다 눈에 띄게 높은 것으로 나타났다. 또한 칼륨과 나트륨의 소변배출에 있어서 성별이나 인종에는 큰 차이점이 발견되지 않았다.

스타빅 등(Stavig, Igra, Leonard, McCullough와 Oreglia, 1986)는 1969년에서 1971년, 1979년에서 1981년까지 캘리포니아에서 고혈압 관련 질환에 의한 사망률을 연구하였다. 자료에 의하면 두 기간에 복합 고혈압 관련 사망률을 위한 연령표준화 비율은 흑인이 가장 높고, 백인이 뒤를 이었으며, 아시아인과 태평양 사람이 가장 낮았다. 필리핀인은 고혈압 발생률이 가장 높았으나 고혈압 관련 사망률은 낮은 경향을 보였다. 이 연구의 결론은 고혈압 관련 사망률의 감소를 위해 주민의 인지, 치료 수준, 고혈압관리, 심혈관 위험 요인에 대한 지식, 향상된 의학기술과 행동수정을 포함해야 한다고 제안하였다. 클라츠키, 암스트롱(1991)의 연구 또한 중국인, 일본인, 다른 아시아인, 필리핀인을 연구하였을 때 필리핀 남성과 여성이 고혈압 발병률이 가장 높다는 사실을 발견하였다.

당뇨병. 필리핀인의 당뇨병 빈도가 증가되고 있다(Araneta & Barrett-Connor, 2005 National Center for Health Statistics, Health, United States, 2014). 슬론(Sloan, 1963)은 당뇨병이 백인 미국인보다 필리핀인에게 3배나 더 발생한다고 보고하였다. 코세이 등(Cuasay, Lee, Orlander, Steffen-Batey, Hanis, 2001)은 831명의 필리핀인을 연구하였는데 16.1%에서 제2형 당뇨병이 발생하여, 미국의 비라틴계 백인 인구보다 고위험에 있다는 초기 연구를 지지하였다.

암. 필리핀인 중에서 다른 아시아계와 비교해서 전립샘암과 갑상샘암의 발생률이 다른 아시아인들 중에서 가장 높다는 것은 흥미롭다. 게다가 다른 모든 아시아계 미국인 중에서 유방암, 전립샘암과 갑상샘암의 사망률 또한 가장 높다(Kwong, Chen, Snipes, Bal & Wright, 2005). 미국 내 다른 모든 민족 집단과 비교해서 대장암과 직장암의 5년 생존율도 두 번째로 가장 낮다(Cooper, Yuan & Rimm, 1997).

코로넬(Kolonel, 1985)은 하와이에 있는 필리핀인의 암 발생률을 비교하는 연구를 하였다. 필리핀 여성은 하와이에 있는 모든 민족 집단 중 갑상샘암의 발병률이 가장 높게 나타났다. 또한 하와이에 있는 필리핀 여성의 유방암 비율이 증가하지 않았고 대장암 비율은 예상보다 더 낮았다고 보고하였다. 이 연구와는 반대로 굳맨 등(Goodman, Yoshizawa, Kolonel, 1988)은 갑상샘암의 발생률이 1960년에서 1984년까지 비교적 안정되었다고 하였다. 그러나 하와이에 있는 필리핀인과 다른 민족 집단을 비교하였을 때는 필리핀인의 갑상샘암 발병률이 가장 높은 것으로 나타났다. 이 연구에 의하면 하와이에 있는 필리핀인에게 갑상샘암의 비율이 높은 것은 환경적인 영향일 것으로 보인다.

Young 등(Young, Ries, Pollach, 1984)은 필리핀 여성의 담낭암과 방광암 비율이 남자보다 높다는 것을 발견하였다. 필리핀 남성과 여성의 높은 생존율과 관련된 암의 주요 위치는 갑상샘이다. 식도와 췌장을 포함한 암의 다른 원발부위에 대한 생존율이 낮은 반면, 갑상샘암의 5년간 생존율은 91%였다. 로젠블라트 등(Rosenblatt, Weiss, Schwartz, 1996)는 민족 집단 중 초기 간암의 빈도를 비교했을 때 백인 남성이 100,000명당 3.4명인 것에 비해 미국에서 태어난 필리핀 남성은 100,000명당 6.5명이었고, 백인 여성이 1.1명인 것에 비해 필리핀 여성은 100,000명당 0명이었다. 필리핀에서 태어난 사람보다 미국에서 태어난 필리핀인이 간암의 발병률이 더 낮았다.

담낭질환. 야마세와 맥나마라(Yamase와 McNamara, 1977)는 중국인, 일본인, 한국인, 필리핀인, 하와이인, 포르투갈인, 푸에르토리코인, 백인에서 담낭질환에 의한 병원 입원율을 조사하였다. 이 연구는 인종 간 입원율의 차이가 통계적으로 유의했음에도 불구하고 임상적으로 유의하지 않다는 것을 발견했다.

근위축성 측색경화증(루게릭병). 필리핀계 하와이인은 근위축성 측색경화증의 이환율이 백인과 일본계 하와이인보다 많은 것으로 나타났다(Matsumoto, Worth, Kurland & Okazaki, 1972; Pobutsky, Hirokawa & Reyes-Salvail, 2003). 그러나 다른 연구결과에서는 하와이에 사는 필리핀인에게 발견되는 과도한 근위축성 측색경화증은 민족적·인종적 차이라기보다 주민의 기능과 연령분포에 따라 더 많거나 적을 수 있음을 제시하였다(Kurtzke, 1982).

구개점막의 변화. 담배를 뒤로 피는 것은 필리핀을 포함한 전 세계적 습관이다(Ortiz, Pierce & Wilson, 1996). 필리핀의 카바나투안시(Cabanatuan City)에서 전통적인 흡연가와 담배를 뒤로 피는 흡연가를 비교한 연구에 따르면 전통적인 흡연가 26.7% 와 비교하여 담배를 뒤로 피는 흡연가 96.7%에서 백반증, 점막의 농화, 갈라짐, 착색, 결절, 홍반, 궤양을 포함하는 구개점막의 변화가 나타났다(Mercado-Ortiz, Wilson & Jiang, 1996). 이 연구는 담배를 뒤로 피는 흡연가들 사이에서 나타나는 구개점막 변화의 구분을 위한 근거와 필리핀 여성을 위한 건강관리 교육의 관점에서 간호사에게 영향을 준다.

흡연의 양상은 필리핀인의 비율이 24%로 비라틴계 백인 19%, 라틴계 20%, 중국계 미국인 14%보다 더 높고, 아메리칸인디언/알래스카 원주민(29%), 태평양 사람(32%)보다는 낮았는데, 이는 문화집단에 따라 다르다. 첸과 웅거(Chen과 Unger, 1999)는 캘리포니아에서 12세에서 17세 사이의 20,482명 대상자를 무작위로 뽑아 흡연의 위험률을 연구한 결과 필리핀인이 가장 높았고, 일본인과 한국인은 중간, 중국계 미국인은 가장 낮은 위험률을 보였다.

AIDS. 우 등(Woo, Rutherford, Payne 등, 1988)의 연구는 샌프란시스코에서 AIDS 사례의 수가 흑인, 백인, 스페인 사람, 아메리카 인디언, 알래스카 원주민의 증가(54%)와 비교해서 아시아인과 태평양 사람에게 불균형적으로 증가(177%)했다고 지적하였다. 필리핀인의 AIDS 발병률은 100,000명당 92명으로 기록되었다. HIV-1 항체-양성인 필리핀 여성에게 태어난 아동에 관한 종단적 연구를 실시하였다(Manaloto et al., 1996). 맥스웰 등(Maxwell, Bastani, Warda, 2000)은 로스앤젤레스에 사는 211명의 필리핀인 청소년과 젊은 성인을 대상으로 AIDS에 관한 지식과 행동을 조사하기 위해 인터뷰하였다. 반 이상의 사람이 성교 마지막에 콘돔을 사용한다고 말하였다. 콘돔 사용과 통계적으로 유효한 영향요인은 높은 자기 효능과 콘돔 소지였다.

B형간염. B형간염 바이러스의 감염과 결핵의 만성적인 보균율은 미국 전체 인구의 0.2%인 것에 비해 중국인, 한국인, 필리핀인, 동남아시아인은 5%에서 15%의 범위를 나타낸다(Franks et al., 1989).

녹내장. 아가이안 등(Aghaian, Choe, Lin과 Stamper, 2004)은 다양한 민족 집단의 중심각막 두께를 조사하였다. 라틴계, 중국인, 필리핀인은 모두 비슷하였으나 아프리카계 미국인의 중심각막 두께는 더 얇았다. 다른 매개변수들도 이런 민족 집단 사이에서 달랐다.

식습관

몇몇 필리핀인은 음식의 준비와 소비를 통해서 그들의 독특한 문화를 반영한다. 그들은 뜨거움과 차가움에 대한 이론을 지지하기 때문에 이러한 속성을 가진 음식을 식이요법에 통합한다. 예를 들면, 어떻게 준비했는지에 상관없이 차가운 음식으로 간주되는 푸른 채소와 뜨거운 음식으로 간주되는 콩을 섞는 것 같이 '뜨거운' 음식과 '차가운' 음식을 둘 다 넣는 게 관습이다(Orque, 1983). 모방주술을 시행하는 필리핀인은 음식의 준비와 소비에 주술의 개념을 포함한다. 예를 들어, 임신한 필리핀 여성은 말린 자두와 같은 어두운 음식을 먹으면 피부가 검은 아기를 낳을 것이라고 믿는다(Affonso, 1978; Pimentel, 1968).

필리핀인의 종교적 또는 가족의 풍습도 음식에 영향을 끼친다. 예를 들면 필리핀 가톨릭 신자는 사순절 동안, 특히 성회일과 수난일에 고기 먹기를 삼간다. 자이드(Zaide, 1961)는 필리핀인의 신념과 관습이 문화에 깊이 자리 잡고 있어서 몇몇 필리핀인은 친척의 장례 동안에도 고기를 먹지 않는다고 하였다.

필리핀인의 전통적인 음식은 쌀, 생선, 채소이며, 필리핀인의 대표적인 음식은 아도보(adobo), 판싯(pancit), 루피아(lupia)를 포함한다. 아도보는 식초, 마늘, 다른 특유의 필리핀 양념으로 절인 돼지고기, 닭고기, 소고기 같은 고기를 요리하는 방법이다. 이 고기는 부드럽고 갈색 빛이 날 때까지 천천히 끓인다(Day,

1974). 판싯은 간장과 마늘양념에 닭고기, 햄, 새우 또는 돼지고기를 넣어 요리한 쌀 또는 밀가루 국수로 만들어진 파스타이다. 루피아는 중국 에그롤과 비슷해서 기름에 튀기거나 채소와 함께 신선한 상태로 준비한다(Day, 1974). 필리핀인은 미국의 전통적인 관습을 반영하는 음식으로 바뀌었지만 민족적 음식 습관을 보유하는 경향이 있다(Lewis & Glasby, 1975). 알트하우스(Althaus, 1999)는 식이양상이 문화적응의 정도와 관련이 있다고 기록하였다. 1세대 이민자는 주로 전통적인 음식을 먹는 경향이 있는 반면, 2세대와 3세대 이민자는 필리핀 음식이 '단지 조금 섞여' 있을 뿐인 미국 음식을 주로 먹는다.

심리적 특징

플래스커루드(Flaskerud, 1984)는 아프리카계 미국인, 아메리카 인디언, 중국계 미국인, 멕시코계 미국인, 필리핀인, 애팔래치아인 등 6개의 소수집단에서 보이는 문제적 행동의 관점 차이가 어떤 것인지 알기 위해 연구를 수행하였다. 연구결과, 문제행동에 대한 인식 차이가 있었고, 정신건강전문가와 소수집단 사이에 관리에서의 차이가 있는 것으로 나타났다. 플래스커루드는 이런 차이들이 교육과 전문성에서의 수준 차이와 관련이 있지만 문제행동과 적절한 관리에 대한 개념적 설명에 문화적 영향이 관련된다고 결론지었다. 우세한 문화집단은 문제행동을 정신질환으로 보고 정신과 치료를 추천하였으나 소수 민족 집단(필리핀인, 중국계 미국인, 멕시코계 미국인, 아프리카계 미국인, 아메리카 인디언, 애팔래치아인 포함)은 정신, 도덕, 사회, 경제, 직업, 오락, 개인, 신체, 심리적 평가를 포함하는 폭넓은 관점에서 보았다. 삐아르크 등(Bjorck, Cuthbertson, Thurman, Lee, 2001)은 한국계 미국인, 필리핀인, 백인 미국인 신교도들의 판단, 대처, 괴로움을 조사하였다. 필리핀인은 백인 미국인보다 문제해결전략을 더 사용하였는데, 두 아시아계 미국인 집단은 백인 미국인보다 책임감 수용, 종교적 대처, 거리를 둠, 도피, 회피 전략을 더 많이 사용했다고 보고하였다.

심리적 방어는 문화에 따라 다양하므로 다른 형태의 우울을 나타낸다(Rosenbaum, 1989). 다양한 문화배경에서의 우울증을 연구한 마르셀라(Marsella, 1997)는 우울증이 필리핀인에게는 드물게 발생한다고 보고하였다.

문화 관련 증후군인 아모크(amok)는 말레이시아 사람 중에서 처음 보고되었는데 비슷한 행동양상이 필리핀, 폴리네시아, 라오스, 뉴기니, 푸에르토리코와 나바호족 사이에서도 나타났다(Bonder, Martin & Miracle, 2002). 아모크는 해리성 삽화로 음울해 하는 기간이 특징적이며, 사람이나 물체를 향한 난폭하고 살인적인 행동의 분출이 뒤따른다(American Psychiatric Association, 2000). 단기 정신병 삽화 동안 또는 만성 정신병 과정의 악화 시 발생한다.

알코올 복용. 단코 등(Danko 등, 1988)의 연구에서 술을 마시는 필리핀인과 하와이인은 상당한 알코올 용량을 가지고 있지만, 대부분의 필리핀인들은 금주가라는 것을 발견하였다. 그러나 루벤 등(Lubben, Chi, Kitano, 1988)은 필리핀인 대상자 298명 중에서 여성의 약 50%가 금주가였지만, 남성의 약 80%는 음주가로서 필리핀인 사이에서 과음은 남성적인 행동을 나타낸다고 하였다. 단, 연구에서 음주와 관련된 필리핀 남성과 여성 사이의 한 가지 중요한 변수는 종교의식에의 규칙적인 참석이었다.

지 등(Gee, Delva, and Takeuchi , 2007)은 부당한 대우에 대한 자가 보고와 처방약물의 사용, 불법 약물 사용과 알코올 의존의 연관성을 결정하기 위한 2차 분석을 시도하였다. The American Community Epidemiological Survey는 2,217명의 필리핀인을 대상으로 이들에 대한 정보를 얻기 위해 1998년과 1999년 사이에 횡단조사를 시행하였다. 연구결과 부당한 치료에 대한 자가 보고는 나이, 성별, 거주지, 직업유무, 교육수준, 민족 정체성 수준, 태생, 사용언어, 결혼유무 그리고 여러 가지 건강상태를 통제한 후에도 처방 약물 사용, 불법 약물 사용, 알코올 의존과 관련되었다. 이 연구의 추가적인 결과는 몇몇 필리핀인 사이에서 부당한 치료는 질병의 원인이 되었고 처방 약물의 사용으로 이어졌음을 제시하였다.

간호 적용

필리핀인은 피부가 어둡기 때문에 간호사는 고카로틴혈증, 황달, 청색증을 정상과 구별할 수 있어야 한다. 필리핀인의 피부를 조사할 때 점상출혈이 있는지 구강점막을 조사하는 것이 중요하다. 고카로틴혈증의 증거를 찾을 때 간호사는 공막이 노란색인데 구개 안에 노란 빛이 없으면 이것을 입증할 수 있다(Roach, 1977). 만약 간호사가 고카로틴혈증을 확증할 수 없다면 대상자의 대변색이 밝은지 또는 회색인지 관찰해야 하며, 소변은 어두운 금색이었는지 조사해야 한다.

일부 필리핀인은 G-6-PD 결핍, 유당불내증 또는 지중해 빈혈 같은 효소 관련 상태를 나타내기 때문에 간호사는 대상자에게 고단백 식사와 더불어 지방분을 빼지 않은 전유 대신 버터밀크, 요구르트, 맛이 톡 쏘는 치즈와 같은 고칼슘의 식품을 권장하는 것이 중요하다. 또는 음식에 젖산이나 다른 유제품을 첨가하는 것을 권할 필요가 있다.

필리핀인은 본래 매우 온화하고 부드러우며 수동적인 기질을 가지고 있다. 수동적인 기질에는 사람과 자연 사이의 조화로운 균형을 유지하기 위한 필리핀인의 소망이 담겨 있다. 일반적으로 적극적이지도 공격적이지 않고 신중하거나 과묵하다. 간호사는 종종 이런 수동적인 기질을 오해하고 열등감에서 비롯된 행동이라고 잘못 인식한다. 따라서 필리핀인은 수동적-공격적이며 근원적으로 인격 장애를 가지고 있다고 자주 묘사된다. 필리핀인은 화가 나면 수동적-공격적인 기질을 나타내고, 화는 종종 불안을 만들어 은밀하고 수동적인 방법으로 처리된다. 수동적-공격적 행동은 꾸물거림, 완고함, 수용에 대한 갈망, 다양한 관심 끌기 등으로 표현된다(DeGracia, 1979).

간호사는 돼지의 소장, 간, 심장, 신장, 피를 이용해 만든 디누구안(dinuguan) 같은 몇몇 필리핀 음식이 퓨린을 많이 함유하고 있다는 사실을 알고 있어야 한다. 디누구안은 퓨린 함량이 매우 높기 때문에 퓨린을 제한한 식이를 따라야 하는 대상자에게 돼지의 내장보다 기름기가 적은 고기로 요리한 식이를 섭취하도록 교육해야 한다. 필리핀인, 특히 남성은 고혈압 발병률이 높으므로 간호사는 전통적인 고나트륨 식이를 조절하도록 지도한다. 고나트륨 음식에는 간장 같은 전통적인 필리핀 양념이 있다. 적당히 나트륨이 제한된 식이를 따르는 대상자에게 간호사는 나트륨 함량을 더 낮추거나 줄인 간장을 제안하고, 완전히 나트륨을 제한한 식이를 따르는 대상자에게는 레몬주스, 양파, 마늘, 설탕, 으깬 후추에 밤새 고기를 재운 아도브 같은 특정 음식을 제안한다(Orque, 1983).

간호사는 우울증이라는 표현에서의 문화 간 차이가 사회구조와 세계관에서의 차이라는 것을 알아야 한다. 자아개념은 문화 특유의 것이고 우울증 대상자에게는 횡문화 간호를 고려해야 한다(Rosenbaum, 1989).

9 요약 SUMMARY

필리핀인을 다룬 문헌에는 필리핀인이 아시아인, 스페인어를 쓰는 사람, 또는 기타 범주로 문헌에 함께 묶여 있어서 때때로 혼동하기 쉽다(Orque, 1983). 그러므로 간호사는 간호를 받는 필리핀인 대상자에게 문헌자료를 신중하게 적용해야 한다. 게다가 문헌의 필리핀인에 대한 여러 연구가 오래되어 현재의 요구를 반영하지 못할 수도 있기 때문에 간호사는 필리핀인에 대한 연구시기를 잘 살펴봐야 한다. 간호사는 필리핀인 대상자를 신중하게 평가해야 하며, 대상자의 문화를 깊이 이해하여 문화적으로 적절한 간호를 제공하는 것이 중요하다.

사례연구

롬 레시오(Rom Recio)는 46세의 필리핀인이며 고혈압 진단으로 병원에 입원하였다. 2년 전에 필리핀에서 로스앤젤레스로 와서 시내에서 거주하고 있다. 고혈압이 조절되지 않아 이번이 세 번째 입원이다. 레시오는 초기 진단을 위해 입원해 있는 동안 의사가 처방한 알도메트(Aldomet, methyldopa) 복용을 거절하였다. 간호사가 측정한 레시오의 혈압은 140/104 mmHg, 맥박 88, 호흡 16, 체온 37℃였다.

레시오는 영어로 말할 줄 알았지만 이따금 영어로 전문용어를 이야기하는 것을 힘들어하였다. 레시오는 부인과 10세, 12세, 15세인 세 자녀가 있다. 레시오의 부인은 영어를 거의 할 줄 모르고, 세 자녀는 모두 영어가 유창하다. 간호사가 레시오를 검사할 때 자신의 혈액문제는 신의 미움을 사서 생겨난 것이라고 말하였다.

간호계획

간호진단: 비효과적인 대처와 관련된 비효과적인 건강관리

목표	간호중재
1. 대상자와 가족은 증상을 감소하고 예방하는 방법을 배우길 원한다고 말로 표현할 것이다. 2. 대상자와 가족은 처방된 치료지시를 이행할 것이라고 말로 표현할 것이다. 3. 대상자는 규칙적인 항고혈압제의 스케줄 이행에 대한 이해를 말로 표현할 것이다.	1. 대상자와 가족의 건강추구행위에 영향을 주는 사회문화적 요인을 알아본다. 2. 고혈압과 질환의 심각성에 대한 대상자와 가족의 지식을 알아본다. 3. 고혈압의 상태에 대한 대상자와 가족의 지식과 적응수준을 알아본다. 4. 대상자와 가족의 항고혈압제 복용을 위해 규정된 제한 시간 준수의 필요성을 확인한다.

간호진단: 문화차이(비효율적인 건강, 최근의 이민, 제2의 언어로서 영어 사용)와 관련된 언어적 의사소통 장애

목표	간호중재
1. 대상자와 가족은 건강 관리자에게 기본적인 요구를 말할 수 있을 것이다.	1. 대상자가 상태를 이해할 수 있도록 시각적 보조 자료를 사용한다. 2. 해야 할 다양한 과제와 절차를 전달하는 몸짓이나 행동을 보여준다. 3. 수행해야 할 절차에 대한 시각적 자극을 주기위해 메시지를 적는다. 4. 건강관리자에게 대상자와 가족의 요구를 표현하도록 격려한다.

간호진단: 가족구성원의 건강상태 변화와 관련된 중단된 가족과정

목표	간호중재
1. 가족은 아픈 가족구성원의 간호에 참여할 것이다. 2. 가족은 높은 수준의 안녕상태로 회복하도록 대상자를 돕는 간호사를 지원할 것이다.	1. 대상자의 상태에 대한 가족의 이해 정도를 알아본다. 2. 가족에게 가능한 지지체계를 알아본다. 3. 가능한 친구와의 지지망을 가족과 함께 알아본다. 4. 중재와 대상자 중심의 활동(정각에 Aldomet 복용과 같은) 일정관리에 가족을 포함한다.

임상적 의사결정

1. 레시오 씨가 순응하지 않는 데 가장 영향을 미치는 문화 관련 요인은 무엇인가?
2. 필리핀인의 시간에 대한 성향은 레시오 씨의 건강추구행동과 특정 스케줄 고수에 어떻게 영향을 미치는지 설명하시오.
3. 건강추구행동에 영향을 미치는 몇몇의 필리핀인이 지니고 있는 통제위 변수를 서술하시오.
4. 레시오씨와 가족 그리고 건강관리팀 사이의 의사소통을 증진시킬 수 있는 적어도 세 가지의 간호중재를 열거하시오.
5. 건강추구행동에 대한 필리핀인 가족의 구조와 관계를 서술하시오.

학습문제

1. 필리핀인에서 높은 발생빈도를 보이는 질환은 어떤 것인가?
   a. G-6-PD와 alpha-thalassemia
   b. Metabolic syndrome과 Tay-Sachs disease
   c. G-6-PD와 Mediterranean spotted fever
   d. Mediterranean spotted fever와 Rocky Mountain spotted fever

2. 필리핀인의 공식 언어는 어떤 것인가?
   a. 영어 b. 사투리 c. 타갈로그어 d. 스페인어

3. 필리핀의 공용 언어는 어떤 것인가?
   a. 사투리 b. 스페인어 c. 영어 d. 아랍어

정답

1. a 2. c 3. c

참고문헌

Adair, L. S. & Popkin, B. M. (1996). Low birth weight reduces the likelihood of breast-feeding among Filipino infants. Journal of Nutrition, 126(1), 103-112.

Affonso, D. (1978). The Filipino American. In D. Clark (Ed.), Culture, childbearing, health professionals (pp. 128-153). Philadelphia: F. A. Davis.

Agbayani-Siewert, P. (2004). Assumptions of Asian American similarity: the case of Filipino and Chinese American students. Social Work, 49(1), 39-51.

Aghaian, E., Choe, J., Lin, S. & Stamper, R. (2004). Central corneal thickness of Caucasians, Chinese, Hispanics, Filipinos, African Americans, and Japanese in the glaucoma clinic. Ophthalmology, 111(12), 2211-2219.

Althaus, C. (1999). Food: multi-cultural mix shifts diet patterns. Food Service Director, 12(7), 50.

American Psychiatric Association. (2000). Diagnostic and statistical manual of mental disorders (4th ed., rev.). Washington, DC: American Psychiatric Association.

Anchacosa-Angala, S. & Marquez-Sumabat, L. (1964). Skinfold thickness as indication of leanness-fatness in some female college students. Philippine Journal of Nutrition, 17, 176-197.

Araneta, M. & Barrett-Connor, E. (2005). Ethnic differences in visceral adipose tissue and type 2 diabetes: Filipino, African-American, and white women. Obesity Research, 13(8), 1458-1465.

Asian and Pacific Islander American Health Forum (APIAHF). (2005). Health brief: Filipinos in the United States. San Francisco: Asian and Pacific Islander American Health Forum.

Bartlett, L. (1977). The Filipino "Cajuns."Dixie, 9.

Becker, G. (2002). Dying away from home: quandaries of migration for elders in two ethnic groups. Journals of Gerontology. Series B, Psychological Sciences and Social Sciences, 57(2), S79-S95.

Becker, G., Beyene, Y., Newson, E. & Rodgers, D. (1998). Knowledge and care of chronic illness in three ethnic minority groups. Family Medicine, 125, 173-178.

Berg, J. A., Rodriguez, D., Kading, V. & De Guzman, C. (2004). Demographic survey of Filipino American nurses. Nursing Administration Quarterly, 28(3), 199-206.

Bjorck, J., Cuthbertson, W., Thurman, J. & Lee, Y. (2001). Ethnicity, coping, and distress among Korean Americans, Filipino Americans, and Caucasian Americans. Journal of Social Psychology, 141(4), 421-442.

Bofill, M. (1999). Dr. Rano S. Bofill, the music man. Heritage, 13(2), 33.

Bonder, B., Martin, L. & Miracle, A. (2002). Culture in clinical care. Thorofare, NJ: Slack.

Brown, D., James, G. & Nordloh, L. (1998). Comparison of factors affecting daily variation of blood pressure in Filipino-American and Caucasian nurses in Hawaii. American Journal of Physical Anthropology, 106(3), 373-383.

Burma, J. (1974). Spanish-speaking groups in the United States. Detroit: Blaine Ethridge Books.

Burr, J. & Mutchler, J. (1993). Nativity, acculturation, and economic status: explanations of Asian American living arrangements in later life. Journal of Gerontology, 48(2), 55-63.

Bush, M. & Babich, K. (1986). Cultural variation. In D. Longo & R. Williams (Eds.), Clinical practice in psychosocial nursing: assessment and intervention (2nd ed.). Norwalk, CT: Appleton-Century-Crofts.

Cantore, J. (2001). Giving voice to the "invisible minority."Minority Nurse, 26-30.

Cantos, A. & Rivera, E. (1996). Filipinos. In J. Lipson, S. Dibble & P. Minarik (Eds.), Culture and nursing care. San Francisco: UCSF Nursing Press.

Caringer, B. (1977). Caring for the institutionalized Filipino. Journal of Gerontological Nursing, 3(7), 33-37.

Central Intelligence Agency (CIA). (2015). The world factbook. New York: Skyhorse.

Champeau, A. (1998). Indiana's bountiful crop of Filipino American graduates. Heritage, 12(3), 19.

Champeau, A. (1999). Gallery of Filipino American graduates in Indiana. Heritage, 13(3), 32.

Chen, X. & Unger, J. (1999). Hazards of smoking initiation among Asian American and non-Asian adolescents in California: a survival model analysis. Preventive Medicine, 28(6), 589-599.

Cheong, R., Kuizon, M. & Tajaon, R. (1991). Menstrual blood loss and iron nutrition in Filipino women. Southeast Asian Journal of Tropical Medicine in Public Health, 22(12), 595-604.

Chung, C. S. & Kau, M. C. (1985). Racial differences in cephalometric measurements and incidence of cleft lip with or without cleft palate. Journal of Craniofacial Genetic Development and Biology, 5(4), 341-349.

Chung, P., et al. (2005). Parent-adolescent communication about sex in Filipino American families: a demonstration of community based participatory research. Ambulatory Pediatrics, 5(10), 50-55.

Cooper, G. S., Yuan, Z. & Rimm, A. A. (1997). Racial disparity in the incidence and case-fatality of colorectal cancer: analysis of 329 United States counties. Cancer Epidemiology Biomarkers Prevention, 6(4), 283-285.

Corpuz, O. (1965). The Philippines. Englewood Cliffs, NJ: Prentice-Hall.

Cuasay, L., Lee, E., Orlander, P., Steffen-Batey, L. & Hanis, C. L. (2001). Prevalence and determinants of type 2 diabetes among Filipino-Americans in the Houston, Texas metropolitan statistical area. Diabetes Care, 24(12), 2054-2058.

Danko, G. P., Johnson, R. C., Nagoshi, C. T., Yuen, S. H., Gidley, J. E. & Ahn, M. (1988). Judgments of "normal" and "problem" alcohol use as related to reported alcohol consumption. Alcoholism, 12(6), 760-768.

Day, B. (1974). Philippine fare. Gourmet, 25.

DeGracia, R. T. (1979). Cultural influences on Filipino patients. American Journal of Nursing, 1412-1414.

De La Cruz, E. (1999). De La Cruz honored as 1999 outstanding teacher. Heritage, 13(3), 8.

Dela Cruz, F., Padilla, G. & Agustin, E. (2000). Adapting a measure of acculturation for cross-cultural research. Journal of Transcultural Nursing, 11(3), 191-198.

De Leon, R. (1999). Conversations with actor Fran de Leon. Heritage, 13(3), 9.

Espíritu, Y. L. (1995). Filipino American lives. Philadelphia: Temple University Press.

Flaskerud, J. (1984). A comparison of perceptions of problematic behavior by six minority groups and mental health professionals. Nursing Research, 33(4), 190-197.

Franks, A., et al. (1989). Hepatitis B virus infection among children born in the United States to Southeast Asian refugees. New England Journal of Medicine, 321, 1301-1305.

Garn, S. (1971). Human races (3rd ed.). Springfield, IL: Thomas. Gee, G. C., Delva, J. & Takeuchi, D. T. (2007). Perceived unfair treatment and the use of prescription medications, illicit drugs, and alcohol dependence among Filipino Americans. American Journal of Public Health, 97(5), 933-940.

Geissler, E. (1998). Pocket guide: cultural assessment. St. Louis: Mosby.

Gerber, L. M. (1980). The influence of environmental factors on mortality from coronary heart disease among Filipinos in Hawaii. Human Biology, 52(2), 269-278.

Gloria, E. (1999). Gloria honored with poetry awards. Heritage, 13, 3-41.

Goodman, M. T., Yoshizawa, C. N. & Kolonel, L. N. (1988). Descriptive epidemiology of thyroid cancer in Hawaii. Cancer, 61(6), 1272-1281.

Guthrie, G. & Jacobs, P. (1966). Childrearing and personality development in the Philippines. University Park, PA: Pennsylvania State University Press.

Hart, D. V. (1966). The Filipino villager and his spirits. Solidarity, 1, 66.

Hart, D. V. (1981). Bisayan Filipino and Malagan folk medicine. In D. V. Henderson & M. Primeaux (Eds.), Transcultural health care. Reading, MA: Addison-Wesley.

Hart, D. V., Rajadhon, P. A. & Coughlin, R. J. (1965). Southeast Asian birth customs: three studies in human reproduction. New Haven, CT: Human Relations Area Files.

Hooper, H. (1958). A Filipino in California copes with anxiety. In G. Seward (Ed.), Clinical studies in cultural conflict. New York: Ronald Press.

José, F. & Salcedo, J. (1958). Subcutaneous fat distribution and body form of Filipino women. Acta Medica Phillippina, 14, 161.

Kataoka-Yahiro, M., Ceria, C. & Yoder, M. (2004). Grandparent caregiving role in Filipino American families. Journal of Cultural Diversity, 11(3), 110-117.

Kittler, P. & Sucher, K. (2001). Food and culture in America (3rd ed.). Belmont, CA: Wadsworth/Thomson Learning.

Klatsky, A. L. & Armstrong, M. A. (1991). Cardiovascular risk factors among Asian Americans living in northern California. American Journal of Public Health, 81(11), 1423-1428.

Kluckhohn, F. & Strodtbeck, F. (1973). Variations in value orientations. Westport, CT: Freeport.

Knapp, A. A., Metterville, D. R., Kemper, A. R. & Perrin, J. M. (2010). Evidence review: hemoglobin H disease. Rockville, MD: Maternal and Child Health Bureau. Available at 〈http://www.hrsa.gov/heritabledisorderscommittee/reports/ hemoglobinh.pdf〉.

Kolonel, L. N. (1985). Cancer incidence among Filipinos in Hawaii and the Philippines. National Cancer Institute Monogram, 69, 93-98.

Kurtzke, J. F. (1982). Epidemiology of amyotrophic lateral sclerosis. Advances in Neurology, 36, 281-302.

Kusumoto, A., Suzuki, T., Kumakura, C. & Ashizawa, K. (1996). A comparative study of foot morphology between Filipino and Japanese women, with reference to the significance of a deformity like hallux valgus as a normal variation. Annals of Human Biology, 23(5), 373-385.

Kwong, S. L., Chen, M. S., Snipes, K. P., Bal, D. G. & Wright, W. E. (2005). Asian subgroups and cancer incidence and mortality rates in California. Cancer, 104(12), S2975-S2981.

Lantican, L. S. & Corona, D. F. (1992). Comparison of the social support networks of Filipino and Mexican-American primigravidas. Health Care of Women International, 13(4), 329-338.

Lee, R. (2004). Filipino men's familial roles and domestic violence: implications and strategies for community-based intervention. Health and Social Care in the Community, 12(5), 422-429.

Lewis, J. & Glasby, M. (1975). Food habits and nutrient intakes of Filipino women in Los Angeles. Journal of American Dietetic Association, 67, 122-125.

Lieban, R. W. (1967). Cebuano sorcery: malign magic in the Philippines. Berkeley: University of California Press.

Lott, J. (1976). Migration of a mentality: the Filipino community. Social Casework, 57, 165-172.

Lubben, J. E., Chi, I. & Kitano, H. H. (1988). Exploring Filipino American drinking behavior. Journal of Studies of Alcohol, 49(1), 26-29.

Manaloto, C., et al. (1996). Longitudinal studies of children born to HIV-1 antibody positive Filipino commercial sex workers (CSW): diagnostic dilemmas. International Journal of the Study of AIDS, 7(3), 212-220.

Manila, E. (1999). The Filipino American center. Heritage, 13(3), 7.

Marsella, A. (1997). Depressive experience and disorder across cultures. In H. Triandis & J. Draguns (Eds.), Handbook of cross-cultural psychology (2nd ed.). Boston: Allyn & Bacon.

Matawaran, A. J. & Gervasio, C. C. (1971). Preliminary report on the average heights and weights of some Filipinos. Philippine Journal of Nutrition, 24, 74-92.

Matsumoto, N., Worth, R. M., Kurland, L. T. & Okazaki, H. (1972). Epidemiology study of amyotrophic lateral sclerosis in Hawaii: identification of high incidence among Filipino men. Neurology, 22, 934-940.

Maxwell, A., Bastani, R. & Warda, U. (2000). Knowledge and attitudes toward condom use—do they predict behavior among Filipino Americans? Ethnicity and Disease, 19(1), 113-124.

McAdam, J., Stotts, N., Padilla, G. & Puntillo, K. (2005). Attitudes of critically ill Filipino patients and their families toward advance directives. American Journal of Critical Care, 14(1), 17-25.

McBride, M. & Parreno, H. (2006). Filipino American families and caregiving. In G. Yeo & D. Gallagher-Thompson (Eds.), Ethnicity and the dementias (2nd ed.). New York: Routledge.

McKay, J., Hill, B. & Buckler, J. (2007). A history of world societies (7th ed.). Boston: Houghton Mifflin.

McKenzie, J. & Chrisman, N. (1977). Healing herbs, gods, and magics. Nursing Outlook, 25, 326-328.

McNall, C. (1989). Healing we cannot explain. American Journal of Nursing, 89(9), 1162-1164.

Melendy, H. (1977). Asians in America: Filipinos, Koreans, and East Indians. Boston: Twayne.

Mercado-Ortiz, G., Wilson, D. & Jiang, D. (1996). Reverse smoking and palatal mucosal changes in Filipino women. Epidemiological features. Australian Dental Journal, 41(10), 300-303.

Meredith, H. (1978). Research between 1960 and 1970 on the standing heights of young children in different parts of the world. In H. Reese & L. Lipsitt (Eds.), Advances in child development and behavior (pp. 1-59). New York: Academic Press.

Monzon, R. B. (1991). Replacement patterns of Ascaris lumbricoides populations in Filipino children. Southeast Asian Journal of Tropical Medicine in Public Health, 22(4), 605-610.

Morton, N. E. (1977). Genetic aspects of prematurity. In D. M. Reed & F. J. Stanley (Eds.), The epidemiology of prematurity. Baltimore: Urban & Schwartzenberg.

Motulsky, A. G., Stransky, E. & Fraser, G. R. (1964). Glucose-6- phosphate dehydrogenase (G6PD) deficiency, thalassaemia, and abnormal haemoglobins in the Philippines. Journal of Medical Genetics, 1, 102-106.

Nakoma, E., Poole, C., Vannappagari, V., Hall, S. A. & Beutler, E. (2009). The global prevalence of glucose-6- phosphate dehydrogenase deficiency: a systematic review and meta-analysis. Blood Cells, Molecules and Diseases, 42, 267-278.

National Center for Health Statistics. (2014). Health, United States with chartbook. Hyattsville, MD: National Center for Health Statistics.

Orque, M. (1983). Nursing care of Filipino American patients. In M. Orque, M. S. Block & B. Monroy (Eds.), Ethnic nursing care: a multicultural approach. St. Louis: Mosby.

Ortiz, G., Pierce, A. & Wilson, D. (1996). Palatal changes associated with reverse smoking in Filipino women. Oral Disease, 2(9), 232-237.

Pacquiao, D. (2003). People of Filipino heritage. In L. Purnell & B. Paulanka (Eds.), Transcultural health care (2nd ed.). Philadelphia: F. A. Davis.

Palaniappan, L., et al. (2010). Call to action: cardiovascular disease in Asian Americans: a science advisory from the American Heart Association. Circulation, 122, 1242-1252.

Parreno, H. (1977). How Filipinos deal with stress. Washington State Journal of Nursing, 49, 3-6.

Pilapil, V. (1999). The truth about the first Pinoy in the U.S. Congress. Heritage, 13(2), 34.

Pimentel, L. (1968). The perception of illness among the immigrant Filipinos in Sacramento Valley. Master's thesis. Sacramento, CA: Sacramento State College.

Pobutsky, A., Hirokawa, R. & Reyes-Salvail, F. (2003). Estimates of disability among ethnic groups in Hawaii. Californian Journal of Health Promotion, 1(Special Issue: Hawaii), 65-82.

Pollard, R. (1995). Ethnic comparison of twinning rates in California. Human Biology, 67(6), 921-931.

Requiro, R. (1981). Filipino hypertension rate leads Asian- Pacific group. Philippine News, 20, 12.

Roach, L. (1977). Color changes in dark skin. Nursing, 7, 48-51.

Rosenbaum, J. (1989). Depression: viewed from a transcultural nursing theoretical perspective. Journal of Advanced Nursing, 14, 7-12.

Rosenblatt, K. A., Weiss, N. S. & Schwartz, S. M. (1996). Liver cancer in Asian migrants to the United States and their descendants. Cancer Causes and Control, 7(3), 345-350.

Ryan, C., et al. (2000). Coronary heart disease in Filipino and Filipino-American patients: prevalence of risk factors and outcomes of treatment. Journal of Invasive Cardiology, 12(3), 134-139.

Santiago, M. (2001). Personal conversation with Jean Ann Contore in giving voice to the "invisible minority." Minority Nurse, 27.

Shimamoto, Y. (1977). Health care to the elderly Filipino in Hawaii: its cultural aspects. In M. Leininger & K. Carbol (Eds.), Transcultural nursing care of the elderly. Proceedings from the second National Transcultural Nursing Conference. Salt Lake City: University of Utah College of Nursing.

Sloan, N. (1963). Ethnic distribution of diabetes mellitus in Hawaii. Journal of the American Medical Association, 183, 419-424.

Solon, F., et al. (1996). Evaluation of the effect of vitamin A-fortified margarine on the vitamin A status of preschool Filipino children. Europe Journal of Clinical Nutrition, 50(11), 720-723.

Spector, R. (2004a). Cultural diversity in health and illness (6th ed.). Upper Saddle River, NJ: Pearson Prentice Hall.

Spector, R. (2004b). Culture care: guide to heritage assessment and health tradition (3rd ed.). Upper Saddle River, NJ: Pearson Prentice Hall.

Stavig, G. R., Igra, A. & Leonard, A. R. (1988). Hypertension and related health issues among Asians and Pacific Islanders in California. Public Health Reports, 103(1), 28-37.

Stavig, G. R., Igra, A., Leonard, A. R., McCullough, J. & Oreglia, A. (1986). Hypertension-related mortality in California. Public Health Reports, 101(1), 39-49.

Suzara, A. (1999). Suzara named director of student cultural center. Heritage, 13(3), 5.

Takaki, R. (1998). Strangers from a different shore (revised ed.). Boston: Little, Brown & Co.

Tompar-Tiu, A. & Sustento-Seneriches, J. (1995). Depression and other mental health issues: the Filipino American experience. San Francisco: Jossey-Bass.

Urban Associates, Inc. (1974). A study of selected socioeconomic characteristics of ethnic minorities based on the 1970 census (HEW Pub. No. 5). Arlington, VA: U.S. Department of Health, Education, and Welfare.

U.S. Department of Commerce, Bureau of the Census. (2013). American community survey. Washington, DC: U.S. Government Printing Office.

U.S. Department of Commerce, Bureau of the Census. (2013). The Asian Population 2013. Hyattsville, MD: U.S. Government Printing Office.

Vance, A. & Davidhizar, R. (1999). Developing cultural sensitivity: when your client is Filipino American. Journal of Practical Nursing, 49(4), 16-20.

Van Horn, C. & Schaffner, H. (2003). Work in America: an encyclopedia of history, policy, and society. Santa Barbara, CA: Authors.

Voegelin, C. F. & Voegelin, F. M. (1997). Classification and index of the world's languages. New York: Elsevier.

Wagner, N. (1973). Filipinos: a minority within a minority. In S. Stanley & N. Wagner (Eds.), Asian-Americans: psychological perspectives. Palo Alto, CA: Science & Behavior Books.

Weber, S. E. (1996). Cultural aspects of pain in childbearing women. Journal of Obstetric, Gynecologic, and Neonatal Nursing, 25(1), 67-72.

White, J., Linhart, J. & Medley, L. (1996). Culture, diet, and the maternity. Advances for Nurse Practitioners, 26-28.

Wilson, S. & Billones, H. (1994). The Filipino elder: implications for nursing practice. Journal of Gerontological Nursing, 20(8), 31-36.

Woo, J. M., Rutherford, G. W., Payne, S. F., Barnhart, J. L. & Lemp, G. F. (1988). The epidemiology of AIDS in Asian and Pacific Islander populations in San Francisco. AIDS (London, England), 2(6), 473-475.

Wooley, P. (1972). Syncrisis: the dynamics of health—an analytic series on the interactions of health and socioeconomic development. The Philippines (Vol. 4). Washington, DC: U.S. Department of Health, Education, and Welfare.

World almanac. (2015). New York: World Almanac Books. Yamase, H. & McNamara, J. (1977). Geographic differences in the incidence of gallbladder disease: influence of environment and ethnic background. American Journal of Surgery, 123, 667-670.

Yeo, G., Hikoyeda, N., McBride, M., Chin, S. Y., Edmonds, M. & Hendrix, L. (1998). Cohort analysis as a tool in ethnogeriatrics: historical profiles of elders from eight ethnic populations in the United States. In SGEC working papers series 12 (2nd ed.). Stanford, CA: Stanford Geriatric Education Center.

Young, F., Lichton, I. J., Hamilton, R. M., Dorrough, S. A. & Alford, E. J. (1987). Body weight, blood pressure, and electrolyte excretion of young adults from six ethnic groups in Hawaii. American Journal of Clinical Nutrition, 45(1), 126-130.

Young, J. L., Ries, L. G. & Pollach, E. S. (1984). Cancer patient survival among ethnic groups in the United States. Journal of National Cancer Institute, 73(2), 341-352.

Zaide, G. (1961). Philippine history: developing our nation. Manila: Bookman.

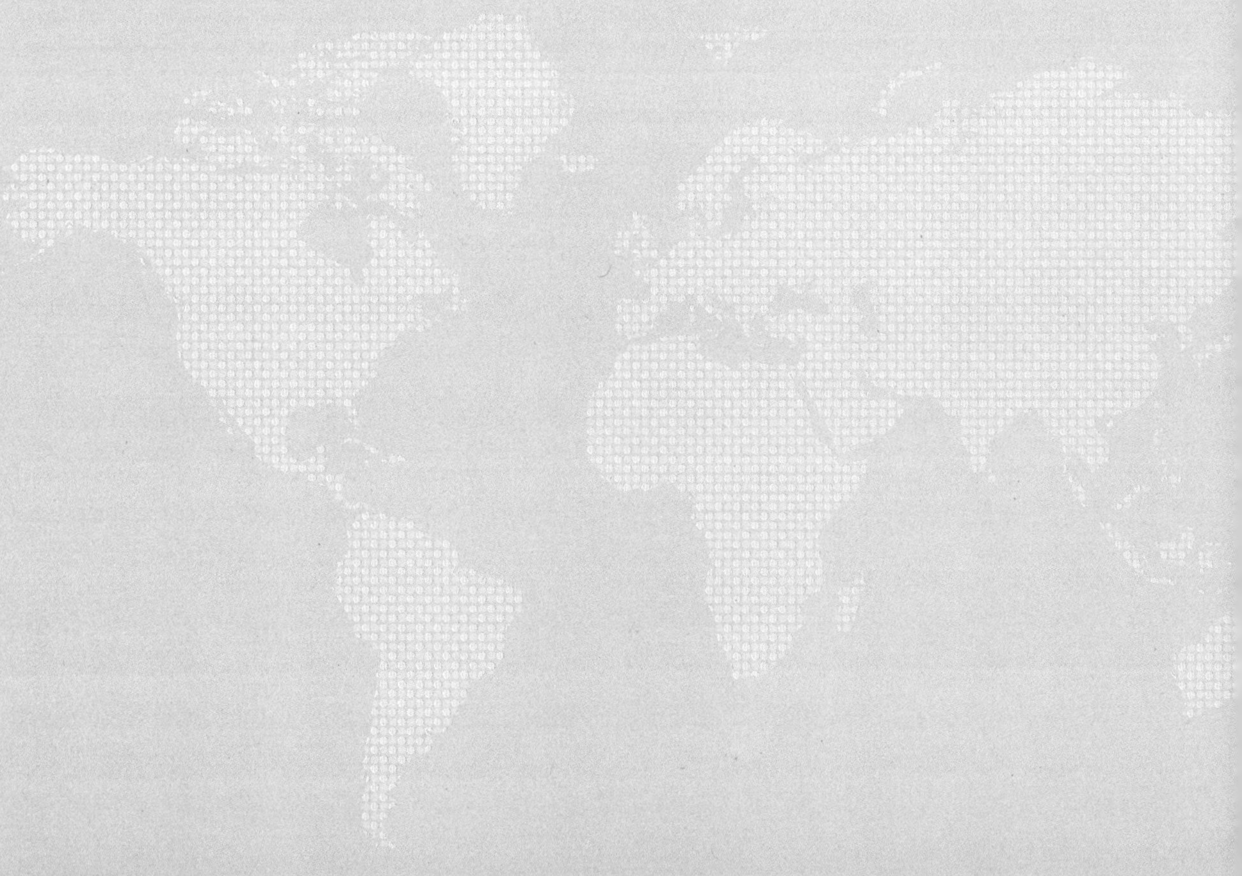

CHAPTER 11

일본
Japanese Americans

학습목표

1. 일본인에게 문화적응이 미치는 영향을 설명한다.
2. 일본인의 의사소통방식을 이해하고 민감성 증진으로 고정관념 없이 문화적으로 적절한 간호를 한다.
3. 일본인의 시간관념이 건강행위과 질병행위에 미치는 영향을 설명한다.
4. 일본인에게 문화적으로 적절한 간호를 제공하기 위한 공간적 요구와 적용에 대해 논의한다.
5. 가족과 사회조직이 행동에 미치는 영향에 대해 논의한다.
6. 일본인의 건강관리신념, 민간신앙, 민간요법이 건강추구행위에 미치는 영향을 설명한다.
7. 일본인의 신체적·생리적·심리적 차이를 알고 문화적으로 적절한 간호를 제공한다.

1 개관
OVERVIEW OF JAPAN

일본은 남쪽으로 대만, 북쪽으로 러시아의 사할린까지 145,914 mile^2 (377,914 km^2)이상 길게 활모양으로 뻗어 있는 열도이다(World Almanac, 2015). 일본은 아시아 대륙에서 가장 동쪽에 위치한다. 남서쪽의 류큐 제도는 한때 미국령이었고, 북서쪽의 쿠릴 열도는 러시아에 속해 있었다. 우리나라와는 쓰시마 해협을 사이에 두고 서로 마주하고 있다.

가까이 붙어 있는 4개의 큰 섬, 즉 홋카이도, 혼슈, 시코쿠, 규슈와 그보다 작은 4천여 개의 섬으로 구성되어 있다. 면적은 145,898 mile^{2}에 이른다. 이 4개의 큰 섬이 전 국토의 98%를 차지하고 있다. 일본의 면적은 캘리포니아 주보다 약간 작은 정도이다(World Almanac, 2015). 거주 가능한 지역과 불가능한 지역을 합쳐 대략 지구 전체 면적의 0.3%이지만 인구수는 전 세계 인구의 3%를 차지한다. 2014년 일본의 인구수는

127,103,388명으로 세계에서 10번째로 인구가 많다(World Almanac, 2015). 일본의 지형은 험준한 산이 많아서 거주 가능한 지역이 단지 15%밖에 되지 않기 때문에(World Almanac, 2015) 특정 지역의 인구밀도가 매우 높다. 일본의 인구밀도는 1 $miles^2$ (320 km^2)당 873명이지만, 거주 불가능한 지역을 제외한 실제 인구밀도는 1,500 $yards^2$(1 mile은 1,760 yards)당 3,885명에 이른다(World Almanac, 2015).

일본은 산업화에 의해 폭발적으로 인구가 증가하였다. 1930년에 인구가 6,500만 명에 도달하였다. 제2차 세계대전 이후 일본 정부는 인구증가율을 낮추기 위해 인구정책을 시작하였고, 1950년대 중반에 이르러 인구증가율이 서유럽과 비슷해졌다(World Almanac, 2015). 2014년 일본의 출생률은 인구 1,000명당 6.07명, 유아사망률은 출생아 1,000명당 2.13명이다(Central Intelligence Agency [CIA], 2015). 2010년 기대수명은 남성 79.5세, 여성 86.3세이다(Ministry of Health, Labour, and Welfare, 2014). 인구증가율의 감소와 기대수명의 증가가 서로 맞물려 세계에서 가장 빠르게 노령화가 진행되고 있다(World Almanac, 2015). 이 때문에 일본 정부는 장기요양보험, 분만 시 인센티브를 제공하는 방안을 마련하고, 이민 제한 정책을 재고하게 되었다(McNeill, 2006; Onishi, 2005).

일본의 수도는 도쿄이며, 인구수 8,946,000명(Statistics Bureau, 2014), 교외지역 인구수 3,533,000명으로 세계에서 가장 큰 도시 중 하나이다(United Nations, 2014; World Population Review, 2014). 도쿄-요코하마(흔히 함께 묶어서 말함)는 인구밀도가 높은 도시로서 면적은 800 $mlies^2$(2,000 km^2) 이상이다(Time Almanac, 2013; World Almanac, 2015). 도쿄는 산업시설이 많으며, 세계 경제의 지표역할을 하는 도쿄증권거래소(뉴욕증권거래소와 대응됨)가 있다.

홋카이도는 일본에서 사람이 가장 적게 사는 섬으로 농업, 레저산업, 양조산업이 대부분의 경제를 차지하는 산업지역이다. 혼슈는 일본인의 약 80%가 거주하는 섬으로 관동(도쿄)과 관서(교토-오사카)로 나누어져 있다. 독특한 기업문화, 주요 항구, 여러 개의 공항이 알려져 있다(World Almanac, 2015). 시코쿠는 농업이 주업이며, 아열대 기후를 갖고 있다. 이곳의 사람들은 일본에서 가장 사교적이라는 평판이 있다. 규슈는 일본에서 3번째로 큰 섬으로 한국과 중국에 가까이 있다. 규슈의 가고시마와 혼슈의 어느 지역이든 갈 수 있는 고속철도가 있다.

류큐 제도는 제2차 세계대전부터 1972년까지 미국에 속해 있었다. 아마도 일본에서 가장 빈곤한 지역일 것이다. 류큐 제도의 일부 섬들은 무인도이다. 오키나와는 류큐의 주요 섬 중 하나이며 일본의 큰 정치적 이슈인 미국 공군과 육군 주둔지이기도 하다(World Almanac, 2015).

일본에는 약 60여 개의 활화산이 존재한다. 대부분은 경미한 피해에 그치지만 한 해에 약 천 번의 지진을 겪는다(World Almanac, 2015). 세 가지 이례적인 사례로는 도쿄와 요코하마에서 10만 명 이상이 사망한 1923년의 관동대지진과 최근에 발생한 지진으로 6천 명이 사망하고, 41만 5천 명이 부상당한 1995년의 한신대지진이 있다. 그리고 세 번째로, 2011년 3월 11일에 일본을 강타한 진도 9.0의 도호쿠 지진(소위 the Great East Japan Earthquake으로 불림)이 있다. 도호쿠 지진은 일본을 강타한 지진 기록 중에서 가장 강력했으며 쓰나미는 원자로 노심(nuclear reactor core) 손상과 후쿠시마 현의 붕괴, 재해 발생으로 세상에 충격을 주었다. 지진과 가끔 발생하는 태풍 외에 일본의 기후 조건은 일반적으로 온화하며 경작하기에 충분한 기온과 습도를 가지고 있다. 겨울은 아열대, 또는 열대 겨울 특성을 보이는 대다수 아시아 지역과 달리 춥고 건조하다. 다른 몬순아시아 지역과 마찬가지로 주된 바람의 방향에 따라 계절의 차이가 뚜렷하다(World Almanac, 2015).

일본 전 국토면적의 67% 이상이 숲이지만 토양 침식 문제로 말미암아 모두 상업적 가치가 있지는 않다. 바다는 일본인의 식생활에서 주된 단백질 공급원을 제공한다. 동해와 태평양 모두 풍부한 어장이다. 일본의 어획량은 1972년 이래로 세계 최고이다. 광물자원은 부족하여 원료와 연료는 주로 수입에 의존한다(World Almanac, 2015).

역사적으로 일본의 경제는 주로 농업에 기반하고 있었다. 그러나 19세기 후반, 특히 제2차 세계대전 이후로 산업화와 함께 빠르게 변화하였다. 오늘날 일본은 아시아에서 가장 도시화된 국가로 인정받고 있다.

'인간'이라는 뜻을 가진 아이누(Ainu) 족이 일본의 원주민으로 알려져 있다. Nakamura (2005)는 공식적으로 일본인의 약 2%(23,000명)으로 추정하고 있지만, 인종차별주의에 대한 두려움 때문에 자기 정체성을 밝히지 않은 아이누 인이 많으므로 과소평가된 것으로 추정된다. 현재 일본인의 조상은 한반도를 통해 아시아 주 대륙에서 건너온 것으로 생각된다. 이주자들은 규슈에서 동쪽으로 이동하여 관서지방(교토-오사카)에 정착하였으며, 태양을 숭배하는 족장을 중심으로 조직적인 사회를 수립하였다. 6세기 후에는 불교가 전파되었고, 이후 유교의 윤리관이 태양숭배와 물활론(animism)에 더해졌다(신도, Shinto)(Storry, 1993). 아이누족은 다른 일본인과 다른 문화와 언어를 유지하고 있었으나, 오늘날 아이누어는 거의 사라졌다.

아이누 족을 제외한 일본인은 민족적으로나 언어적으로 동질감이 있다(Yamamura, 2008). 그러나 일본에 장기 거주하는 외국인은 2012년에 2백만 명 이상으로 상당히 많다(Immigration Bureau of Japan, 2014). 이 중에는 2011년 기준으로 중국인(674,879명), 한국인(545,879명), 브라질계 일본인(210,032명), 필리핀인(209,376명), 페루인(52,843명)이 있다(Immigration Bureau of Japan, 2014). 외국인 노동자 수는 2011년에 686,000명으로 추산된다(Ministry of Health, Labour, and Welfare, 2014). 이들이 전체 인구의 많은 부분을 차지하지는 않지만, 단일 민족이라고 하기에는 오해의 소지가 있다.

2 미국 이민
IMMIGRATION

오늘날 일본인이 일본 문화를 동일시하는 정도는 그들이 언제 미국에 왔는지, 미국에서 태어났는지, 사는 곳이 어디인지, 그리고 얼마나 문화적응(acculturation)과 동화(assimilation)가 이루어졌는지에 달려 있다. Nikkei라는 용어는 일본 가계의 모든 개인을 지칭하며, 여러 세대 동안 살아온 일본인과 최근에 미국에 온 사람도 포함한다(Machizawa & Lau, 2010). 미국 내 다양한 소수민족 가운데 일본인의 분명한 세대 차이는 독특하며 의미가 있다(Fugita & O'Brian, 1991; Machizawa & Lau, 2010). 일본인의 가장 중요하고 구별되는 특징은 그들이 이민올 때 함께 가져와 지키고, 자식들에게 전달해온, 그리고 그들의 경험과 문화적응에 있어서 역사적 사건과 법에 영향을 미친 가치와 신념을 포함한다.

1890년대 이전, 소수의 일본 학자와 사업가가 미국에 와서 동쪽 연안을 따라 정착하였다. 그들은 수가 적었고, 미국 주류 사회로 문화적 적응을 하고 동화되고자 하는 욕구 때문에 나중에 이민 온 사람들보다 더 쉽게 받아들여졌다. 1890년부터 1924년 사이에 대거 유입된 일본 이민자는 일차적으로 서부 연안과 하와이에 정착하였다. 그들이 경험한 편견, 새로운 나라에 대한 지식 부족과 언어 장벽 때문에 스스로를 지키고, 그들에게 친숙한 문화 가치를 유지하기 위해 상대적으로 자급자족하는 공동체를 형성하게 되었다. 일본인 2세인 nisei는 주로 부모의 가치와 규준(norm)에 영향을 받았다. 그러나 일본인 3세와 4세는 일본어와 관습에 덜 익숙하다.

요약하면, 일본인은 그들이 태어난 장소에서 세대로 자기 자신을 동일시하는 유일한 이민집단이며, 이러한 세대집단은 개인의 연령, 경험, 언어와 가치로 구별할 수 있다. 미국에 살고 있는 1세대는 issei, 2세대는 nisei, 3세대는 sansei, 4세대는 yonsei, 5세대는 gosei, 6세대는 rokusei이다(Hashizume & Takano, 1983). 이 세대 구분은 가족관계의 문화 가치를 이해하는 틀을 제공한다. 1세대인 issei에 있어서 가족은 일본의 가치와 전통의 기반(anchor)을 제공한다. 오늘날까지도 가족은 일본인의 삶 속에서 가장 중요한 요소이다. Issei는 극도의 어려움을 견디어내고 자녀의 이익을 위해 개인적인 희생을 하였다. 1890년대 이전에 미국으로 이주한 일본인의 대다수는 남성이었다. 일본 남성이 아내나 가족을 부양할 수 있기까지는 여러 해가 걸렸다. 사진과 편지교환으로 신부를 구하려고 일본을 돌아볼 때 이미 이 남성들은 30세, 40세가 되어 있었다. 그래서 일본 여성은 남편보다 흔히 10년 내지 20년 젊으며, 오늘날까지도 나이 많은 일본 남성이 자신보다 훨씬 젊은 부인과 산다. Issei 자손들은 강하고 안정적인 가족지지체계를 가지고 있다. 1924년의 이민제한법은 초기의 일본 남성 이민자가 배우자를 구하는 것을 어렵게 만들어 미국에서 가족의 지지 없이 거주하는 독신 노인집단이 생겨나게 되었고, 이들 중 대부분은 사망하였다.

Nisei는 제2차 세계대전 이전에 미국에서 태어났다. 이 세대는 교육 수준이 높고 부모보다 영어가 유창하지만, 여전히 거주와 고용에 있어 심한 민족 차별에 직면하였다(Sata & Takano, 1983). 미국 시민의 적대감은 일본과의 전쟁을 선포한 1942년에 매우 높아졌다. 루즈벨트 대통령이 9066과 9102 집행명령에 서명하였을 때, 미국인의 적대감은 최고조에 달했다. 비록 서부 연안에 거주하는 일본, 독일, 이탈리아 외국인에게 제한 적용된 것일지라도, 외국인이면서 동시에 미국에서 태어난 일본인은 캘리포니아, 워싱턴, 오리건, 애리조나, 하와이로부터 이동되어 강제로 포로수용소에 억류되었고(Daniels, Taylor & Kitano, 1991; Strament & Fisher, 1996), 12만 명 이상이 교도소에 수감되었다. 생존자들의 경험은 잘 기록되어 있지만(Houston & Houston, 2002; Yates, Kuwada, Potter, Cameron & Hoshino, 2007; Yoo, 2000), 생존하지 못한 사람들이나 이러한 경험으로 삶이 깨지고 망가진 사람들의 이야기가 기록되지 않았다는 것을 알아야 한다. 포로수용소에 억류되어 있는 동안에 6,485명의 일본인이 수용소에서 태어났고, 불행하게도 1,990명의 일본인이 포로수용소에서 사망하였다(Daniels et al., 1991).

일본인을 미국 포로수용소로 이동시키고 억류한 것은 미국 이민이 시작된 이래, 일본인이 경험한 가장 비인간적인 것이었다. 그들의 가족과 삶의 방식이 붕괴되었을 뿐만 아니라 사라진 가정과 일을 재건하는 데 막대한 비용이 들었다. 미국인으로서의 충성심을 보이고, 직면한 인종차별에 대항하기 위해 많은 수의 nisei가 제100보병 대대, 또는 이 부대를 기초로 나중에 편성된 제442 연대에 자원입대하였다(Kakesako, 1993; Yoshishige, 1993). 하와이나 본토의 수용소에서 온 지원자들은 규모와 기간에 비해 가장 많은 훈장을 받은 부대로 부각되었다(Chang, 1993).

전쟁 후 일본인 2세(nisei)들의 고용과 문화적 기대는 그들의 미국적 배경에 맞추어져 아버지 세대(issei)에 경제적으로 덜 의존하게 되었다. 이 새로운 세대들은 동화되면서 제각기 더 나은 삶과 신분상승을 추구하였다. G.I. Bill(제대군인원호법)은 많은 참전용사에게 최상급 교육의 기회를 주었다. 일본인은 몇몇 주에서 대단히 성공적인 동화과정을 거쳤다. 특히 하와이에서는 정치 무대에 성공적으로 진출하였다(Burris, 1993; Okamura, 2014). 이러한 초기 이민자들의 노력은 뒤를 잇는 세대들에게 많은 이득이 되었다. 일본인의 권리와 정치적 역량이 인정되면서 1988년 미 의회는 Civil Liberties Act의 채택으로 강제수용소에 수용되었던 사람들에게 2만 달러의 보상금을 지급하고(Daniels, 1991), 사과문을 발표하였다. 1993년, 빌 클린턴 대통령은 "국가 행동의 근간은 인종적 편견, 전시 히스테리, 정치지도력의 부족에 의한 것이었다"(Dickerson, 2010, p.230) 라고 진술한 사과문에 서명하였다. 2001년, 의회는 만자나르(Manzanar)와 툴레 호수(Tule Lake)를 포함한 수용소를 위한 기금을 조성하였다. 외상 후 스트레스 증후군과 같은 장기적인 심리적 문제 외에도, 억류는 심혈관질환과 사망률을 증가시켰다. 초기 일본인 이민자와 그 자손, 그리고 최근의 일본인 이민자를 구분하는 주요 차이점이 강제 수용이라는 것을 기억하는 것은 중요하다.

1965년 인종, 신조, 국적에 기초한 이민제한법의 철폐로 일본 이민자는 가정생활의 연속성을 재건할 수 있었다(Kobata, 1979). 제2차 세계대전 이후에 이민 온 일본인은 shin-issei라고 하는데, 이는 '새로운 1세대'라는 의미이다. 대부분의 shin-issei는 사업상 이유로 혹은 제2차 세계대전, 한국전쟁 혹은 베트남전쟁 이후에 군인의 아내로 미국에 들어왔다. 최근에는 미국 시민과의 결혼 이민이 증가하고 있다. 일본에서 성장한 이러한 사람들은 오리지널 issei 자손의 삶, 가치, 신념과 어느 정도 다른 경향이 있다(Fugita & O'Brien, 1991; Machizawa & Lau, 2010).

미국생활

2010년, 미국에 거주하는 일본인은 763,325명이다(U.S. Department of Commerce, Bureau of the Census, Asian Population, 2012). 이 숫자는 1990년에 비해 0.3% 증가한 것으로, 미국 내 아시아인들 가운데 가장 작은 성장이다. 그러나 일본인과 다른 아시아인 집단의 보고에 따르면, 자신을 일본인이라고 선택한 사람은 1,304,286명이었다. 이 숫자에는 혼혈인(multiracial individuals)을 포함한다. 일본인은 모든 아시아계 미국인 가운데 인종 간 정체성(inter-racial identity)에 있어 가장 높은 비율(41%)을 차지한다(Pew

Research Center, 2012). 전반적으로 보면 혼혈(다인종, multiracial)인 일본인은 총 아시아계 미국인의 13.9%를 차지한다. 거주지별로 살펴보면 서부에 71%, 남부에 22.1%, 중서부에 8%, 북동부에 8.5%가 살고 있다. 일본인이 많이 거주하는 주는 캘리포니아(33%)이며, 하와이(24%), 뉴욕(4%), 워싱턴(5.2%)이다(U.S. Department of Commerce, Bureau of the Census, 2012).

2008년, 아시아계 미국인의 평균 연령이 36.8세인 반면에 일본인의 연령은 약 38.2세이다(Yamamura, 2008). 일본인은 아시아계 미국인 중에서 평균 연령이 가장 높은 집단이며, 어떤 다른 미국의 인종/민족 집단보다도 가장 기대여명이 길다. "일본인은 65세 이상이 22%를 차지하여 전반적인 미국 인구집단에서 13%인 것과 비교하여 가장 고령화된 인종/민족 집단이다"(Lau, Machizawa & Doi, 2012, p. 150). 1980년에서 2009년 사이에 미국에 거주하는 일본인의 20%는 외국에서 출생하였으며, 1975년 이전 12.4%보다 높은 수치이다. 이는 일본인의 증가가 주로 이민에 의한 것임을 뜻한다(U.S. Department of Commerce, Bureau of the Census, Asian Population, 2012).

일본인의 평균 가족구성원 수는 2.4명으로 미국 전체 평균 2.6명보다 낮다. 이것은 가족구성원 수가 더 많은 다른 아시아계 집단과 극명하게 대조된다(Pew Research Center, 2012).

2010년 일본인의 평균 가족 수입은 65,050달러로 모든 다른 인종/민족 집단의 49,800달러보다 많다(Pew Research Center, 2012). 마찬가지로 일본인은 미국보다 교육수준이 더 높다. 25세 이상 일본인의 교육수준은 학사학위 이상의 학력자가 46%인 반면,미국인의 학사학위 이상 학력자는 28%이다(Pew Research Center, 2012).

아시아계 미국인은 다른 어떤 인종이나 민족집단에 비해서도 가장 높은 기대수명을 갖고 있다. 아시아계 미국인의 기대수명은 남녀 상관없이 83세이다. 아시아계 미국인 중에서도 중국계는 86세, 필리핀계 85세, 일본계 85세로 높은 기대수명을 갖고 있다(National Center for Health Statistics, Health, United States, 2014).

3 의사소통 COMMUNICATION

의사소통과 문화

일본의 공용어는 1억 9천만 명이 사용하는 일본어이다. 일본어 기록에는 세 종류의 문자가 사용된다. 그 중 하나는 중국어에서 차용한 표의, 상형문자인 한자로 동사나 형용사의 핵심 의미를 표현하는 한자(kanji 또는 honji)이다(Iwasaki, 2006). 한자는 어떤 개념을 포함하고 있을 수 있다. 예를 들면, 사람을 의미하는 한자 人(hito)은 '다른 사람에게 기대고 있는 사람'을 의미한다(Minami, 1985, p. 316). 2개의 막대가 안쪽으로 기울어 서로 기대고 있는 모습으로 하나가 사라지면 다른 쪽은 쓰러질 것이다. 이 상형문자는 일본인의 상호연결성(interconnectedness)을 나타낸다. 한자 외에도 음절문자(표음문자 중 음절단위로 표기하는 문자)인 히라가나(hiragana)와 가타카나(katakana)가 있다(Iwasaki, 2006). 히라가나는 일본어 단어의 소리를 나타내는 "알파벳"이며, 가타카나는 외국어 단어의 소리를 나타낸다(Unger, 2006). 또한 가타카나는 공문서나 광고에서도 사용된다. 오늘날에는 회사명이나 광고, 특히 일본어를 컴퓨터에 입력할 때 라틴어에서 온 로마자(Romaji) 역시 사용되고 있다. 왼쪽에서 오른쪽으로 숫자를 쓸 때에 서양식의 아라비아숫자가 흔히 사용되고, 전통적인 중국어나 일본어 숫자는 1에서 10까지 말로 의사소통할 때 혹은 일본어로 위에서 아래로 쓰기를 할 때 널리 사용되고 있다.

미국에 거주하는 일본인의 0.7%는 가정에서 아시아어나 일본어를 사용하고, 84.9%는 영어를 매우 잘 하거나 잘 하고 15.1%는 언어적으로 고립되어 있다(Ryan, 2013).

유형. 일본인의 언어와 행동 특성은 이 민족의 가치관을 어느 정도 반영한다. 이 장에 포함된 인용문에 관해 주목할 것은 문화와 가치가 여기에 포함된다는 것이다. 대부분의 인용문은 고전적인 인류학 또는 문화 간 의사소통 연구로부터 유래된 것이다. 문화와 가치는 세대에 걸쳐 점차적으로 변화가 일어나면서 안정되고 일정하게 유지되는 경향이 있다. 특히 일본인은 문화의 일관성에 가치를 두는 경향이 있다. 이런 이유들로 고전적인 결과들이 여전히 관련성이 있는 것으로 간주되어야 한다. 일본 문화는 상대방과의 공감이 중요하기 때문에 '예측의 문화', '배려의 문화'로 알려져 있다(Lebra, 1976). 의사소통의 중심 개념은 "공감 확인(empathic identification)"이다. 말하는 사람은 듣는 사람의 관점을 고려하여 확인한다. 듣는 사람도 말하는 사람과 공감할 것이라는 기대가 있다. 따라서 언어적 의사소통은 최소한으로 제한될 수 있다. 어떤 일본인은 지속적인 언어적 대화를 불필요하게 여긴다. 많은 일본인은 암시적·비언어적·직관적 의사소통을 노골적·언어적·이성적 의사소통보다 가치 있다고 여긴다(Hsu, Tseng, Ashton, McDermott & Char, 1985). 그러므로 외부인이 보기엔 간접적이고 모호하며 숨기는 듯한 인상을 받을 수 있다. 수다스러운 사람은 과시적이거나 정직하지 못한 사람으로 간주된다(Rogers & Izutsu, 1980). 이 바탕에는 진정한 배려와 의사소통에는 말이 별로 필요하지 않다는 생각이 자리 잡고 있다(Doutrich, 2000).

행동과 의사소통은 기대역할, 신분 그리고 상대의 기분이나 원하는 것을 알아내려는 시도 등에 의해 결정된다. Schon과 Ja(2005)에 따르면 의사소통의 내용은 관련된 사람들의 특성에 달려 있다. 나이, 성, 교육, 사회적 신분, 가족 배경, 혼인 여부와 같은 요인이 구체적인 행동에 자주 영향을 미친다. 서양 문화권에서는 부정적이고 방어적으로 보이는 행동이 어떤 일본인에게는 적절한 가정교육의 결과로 보이기도 한다. 솔직함은 때때로 가족에게 부끄러움을 주는 미숙하거나 자제력이 결핍된 것으로 이해되기도 한다.

맥락. 일본과 같은 고맥락(high-context) 문화에서는 함축적인 비언어적 메시지가 가장 중요하다. 반면에 다민족의 저맥락(low-context) 문화에서는 직설적인 언어적 메시지가 강조된다(Hall, 1976). 고맥락(high-context) 문화에서 개인의 행동은 말하기 전에 생각하고 행동과 말투에서 겸손을 나타내는 가치관을 반영한다. 이런 점에서 맥락(context)은 직관력으로 보기도 한다. 이 개념은 세심함과 민감성에 가치를 두는 공감의 맥락과 관련된다. 직관적인 이해가 일어나기 위해선 말하는 사람은 피상적으로 말하는 것을 피하고 미묘하게 말하는 것을 줄여야 한다(Lebra, 1976). 추가적으로 고맥락 문화에서 심미적 개선이나 세련됨이 비언어적·간접적·함축적이고 미묘한 메시지에 있음은 분명하다. 따라서 일부 일본인이 애매모호한 상황에 위협을 느끼거나 그 상황을 회피하려 하는 것은 당연한 일이다(Matsumoto, 1989).

언어학. 언어의 문법구조는 자주 그 문화의 주요 테마를 나타낸다(Johnson, Marsella & Johnson, 1974). 일본인의 상호작용을 지배하는 언어적 행동에 관련된 네 가지 주제는 (1)성 차이에 대한 강한 민감함; (2)계급과 신분의 권위에 대한 존중; (3)표면에 나서지 않는 겸손에 대한 강조; (4)비언어적 의사소통에 대한 집중이다. 이러한 주제들은 메이지 시대(1868년 이후)와 유교적 원리에서 계급 신분을 가장 중요시했던 것에서 볼 수 있으며, 아직까지도 많은 일본인의 사회행동을 지배하고 있다.

구두 표현. 일본 문화는 비언어적 의사소통에 중점을 두고 있고, 많은 일본인은 일반적으로 대화에 대해 불신을 갖고 있다(Leong, 1986). Lebra(1976)는 이러한 특징이 말로 진정한 마고코로(magokoro, 진심)를 표현할 수 없다는 믿음 때문이라고 보았다. 마고코로와 직접적으로 관련된 것은 자아 정체감의 감시 장치로 인간 자신의 중요성이다. 다시 말해, 언어는 진정한 감정을 표현하는 데 부적절한 것으로 여겨진다.

일본인은 건강관리전문가에게 자기비하, 겸손과 사과로 자기를 내세우지 않는 모습을 보인다. 많은 건강관리전문가는 이런 행동이 오해의 여지가 있다고 생각한다. 이러한 태도와 행동의 바탕이 되는 복잡한 의미는 enryo라는 개념으로 이해된다. Enryo란 겸손하고, 다른 사람을 따르며, 자신의 업적을 낮추고, 직접적인 관심에서 벗어나는 것을 가리킨다(Adler, 1998; Akimoto & Sanbonmatsu, 1999). Enryo는 비슷한 의미로 '절제(restraint)', '망설임(holding back)', '주저함(hesitancy)'으로 번역된다(Doi, 1973; Machizawa & Lau, 2010). 또한 "집단의 조화를 유지하기 위해 의례적으로 하는 말"로 보기도 한다(Gudykunst & Nishida, 1994, p. 29). 어떤 일본인은 자화자찬이나 칭찬을 받아들이는 것은 다른 특성이나 행동이 거부되거나 무시되도록 하는 좋지 못한 예의로 간주한다. 서양인에게 이런 행동은 자존감 결핍이나 자기비하로 여겨질 수 있다(Chang, 1981).

계급이나 신분에 대한 개념은 의사소통의 유형에도 영향을 준다. 일부 일본인은 더 높은 신분을 가진 사람에게 공공연히 반대하는 것은 그 사람의 체면을 잃게 하는 무례한 행동으로 생각한다. 전통적인 일본 사회에서의 남녀 구분도 볼 수 있다. 남성은 여성에 비해 공적인 상황에서 불필요한 말을 자제하는 경향이 있고, 자신의 의견이나 생각을 보다 직접적으로 말한다(Johnson, Marsella & Johnson, 1974). 일부 일본인은 특히 일상적인 일에 대해 의견을 말하지 않으려는 경향이 있다. 일본인 여성은 남성에 비해 부드럽게 말하며 좀 더 수다스럽다. 이들은 협조적이면서도 덜 적극적이고, 덜 공격적이며, 시끄럽지 않은 즐거운 대상으로 여겨진다(Johnson, Marsella & Johnson, 1974). 언어 표현은 화합을 증대시키고 갈등을 피하는 데 맞춰진다(Chang, 1981; Fisher, 1996). 따라서 '네'라고 대답하는 것이 분명하게 이해하고 동의했음을 나타내는 것이 아니라 당혹과 부끄러움을 피하기 위한 방편일 수도 있다(Fisher, 1996). Leong(1986)은 아시아계 미국인은 자신에 대해 언어적으로 표현하는 것을 피하려 한다고 결론지었다.

Klopf, Cambra와 Ishii (1981)의 일본, 한국, 미국의 개인 간 의사소통 이해에 관한 연구에 따르면 일본인은 자주 신경과민과 불안을 표현하였다. 어떤 경우에는 이런 감정이 낯선 사람, 특히 다른 문화에서 온 사람과의 의사소통에서 불편하고 무뚝뚝하게 만든다. 게다가 몇몇 일본인은 불편한 상황이 되면 더욱 자주 은유와 관용어구를 사용하여 의사소통을 한다(Marsella, 1993).

목소리 특징. 발성에는 강도, 크기, 음의 높이, 속도가 포함된다(Ishii, 1987). 일반적으로 일본인은 높은 음으로 말한다. 이것은 높은 음으로 부르는 전통 민요(minyo)나 서정적인 노래(enka)와 관련이 있는 것으로 생각된다. 말하는 방식에서 성차도 확연히 드러난다.

비언어적 의사소통

일본 문화에서는 비교적 시선을 마주치지 않는다. 이것은 연설이나 의사소통 과정에서 상당히 뚜렷하게 나타난다(Ishii, 1987). 대부분의 아시아계 미국인은 상대방이 높은 사람일 때 눈을 직접적으로 바라보는 것을 무례하다고 여긴다(Galanti, 1997). 비언어적 의사소통은 질을 통합하고 감정을 명백히 하며 언어로 표현하지 못하는 것을 의사소통한다. 일본인 사이에서는 높은 비언어적 제스처와 얼굴의 뉘앙스에 대한 의식이 존재한다(Johnson, Marsella & Johnson, 1974). 일부 일본인은 분노를 표현하는 일이 드물고, 고통을 내색하지 않으려는 반응을 보인다. Gaman이란 일본어 개념은 동사 gamansuru에서 온 것으로 번역하면 '참고 견디고, 인내하기'라고 할 수 있다(Katada, 1991; Kinoshita & Gallagher-Thompson, 2004). 일본계 미국 노인을 대상으로 한 Machizawa와 Lau의 연구(2010)에서, gaman은 인내심과 존엄성을 발휘하여 통증과 불편감을 참는 데 가치를 두려는 경향이 있는 neisei가 도움을 청하는 행위(help-seeking behaviors)로 중요하다. 또한 Gaman은 나중에 통증 같은 어려움에 맞닥뜨렸을 때 사용하기 위해 어린 시절 배워야 할 가치 있는 사회적 기술로 간주된다.

Gaman의 발달에 관련하여 Katada (1991)는 비언어적 의사소통이 일본인의 사회화 유형에서 중요하다는 것에 주목했다. 일본인은 어린 시절부터 자기통제를 통해 인내하는 것을 배우도록 기대된다. 일본인 미취학 아동에 대한 연구에서 Katada (1991) 는 4살짜리 아이가 gaman에 대해 말로 표현할 수 있음을 확인하였다. 이 연구에서 한 아이는 힘든 상황(예: 외과수술)에서 어떻게 gaman을 성취할지에 대한 계획을 제안할 수도 있었다. 따라서 고통이나 불확실함과 같은 어려움에 대한 극기라고 할 수 있는 인내 또는 gaman에 기초한 문화적 가치관이 있다고 말할 수 있다. 일본인의 행동유형은 개개인이 비언어적 의사소통에서의 미묘한 신호를 구분하고 섬세하게 뉘앙스를 선택할 수 있는 능력을 갖추어야 한다. Gaman이나 비언어적 의사소통에 대한 민감한 지각 능력의 요구 등은 전통적인 일본의 가치관에 기반하고 있으며 많은 일본인에게도 의미가 있다.

몸짓. Mehrabian(1968)은 일본인의 의사소통에서 언어는 5%, 목소리는 38%, 표정은 55%를 차지한다고 추산하였다. 따라서 얼굴 표정은 감정이나 태도의 의사소통에서 중대한 역할을 하고 있다. 일부 서양인은 일본인의 표정을 알 수 없다고 말한다. 특히 형식적이고 공적인 상황에서 감정을 숨기는 일이 있다는 것을 기억해야 한다. 이런 가치관은 감정을 조절하고 그러한 상태를 유지하는 것을 지지하는 선종(선불교, Zen Buddhism)의 heijo-shi(평상심)에서 비롯된 것으로 보인다. 때때로 진심을 내보여서 발생할 수 있는 문제를 피하기 위해 무의식적으로 어색한 미소를 짓는 것도 볼 수 있다.

터치. 일본 문화는 터치가 없는 것으로 보인다. 포옹은 거의 하지 않으며 일반적인 관행이 아니다. 유아기에는 친밀한 터치가 있으나 성인 간에는 터치가 줄어든다(Ishii, 1987). Barnlund(1989)에 따르면 다른 문화에 비해 일본인의 가족구성원 간 터치가 적다. 신체 접촉은 부정적으로 인식될 수 있으며 관계를 긴장시키기도 한다(Marsella, 1993).

침묵. 일본 사회에서 이상적이고 궁극적인 의사소통은 침묵의 의사소통이다. 일부 일본인은 공격적이거나 말을 통한 의사소통을 달갑게 여기지 않으며 대신 어떤 의사소통이 오가는지에 대한 직감적인 이해를 높이 평가한다(Doutrich, 2000; Marsella, 1993). 몇몇 연구에 따르면 성인 일본인은 미국인에 비해 대화를 하는 시간이 절반에 불과하다(Ishii 1987; Klopf & Ishii, 1976). 뿐만 아니라 일본인 부부, 특히 결혼한 지 얼마 안 되었고 행복한 관계에 있는 부부조차도 sasshi(짐작, 또는 직감)를 통해 조용하게 있다. 즉, 그들은 말이 없이도 서로를 이해한다. 또한 sasshi는 다른 상황에서도 매우 높게 평가된다.

간호 적용

개인적인 요구는 무례하게 여겨지기 때문에 먹거나 마실 것에 대해 물어보았을 때 괜찮다는 부정적인 대답을 들을 가능성이 높다. 이런 경우에 간호사가 다시 한 번 묻지 않는 것은 둔감한 것이다. 권할 때는 부정적인 대답을 듣더라도 최소한 두세 번 정도 권하도록 한다.

간호사는 비언어적 표현과 행동을 재빨리 해석하여 불편감과 요구사항을 예상하는 것을 배울 수 있다. 미묘한 표정변화나 행동을 이해하기를 기대하고 있다는 것을 기억해야 한다. 일본인 대상자는 묻기 전에는 가만히 있을 수 있다. 왜냐하면 건강관리제공자가 따로 요청하지 않아도 잘 알아서 해 줄 거라고 믿기 때문이다(Sato & Takano, 1983). 이것은 '예상 간호(anticipatory care)'에 대한 높은 존경과 omakase라는 개념과 관련이 있다(Wenger, 2007). Omakase는 환자가 의사나 간호사를 신뢰하는 것을 뜻한다. 따라서 건강관리제공자는 환자에 대한 부담을 짊어지게 된다. 일본인에 있어 건강전문가는 권위자이며 신뢰받아야 한다(Suzuki, Kirschling & Inoue, 1993). 그러나 최근에는 이러한 태도가 변화하고 있다는 증거가 있다(Tarn et al.,

2005). Suzuki, Kirschling과 Inoue(1993)은 일본 특유의 개념에 대해 확인하였으며, 거기에는 일본인의 이민과 함께 온 가치관이 포함되어 있다. 이 가치관은 계급에 대한 가치와 권위에 대한 신뢰, 돌보아 줄 것이라는 기대, 구두로 요구하지 않아도 돌보는 사람이 예상할 것이라는 기대를 포함한다(Doutrich, 2000, 2001).

일부 일본인은 부정적인 말을 직접적으로 하는 일이 드물기 때문에 간접적인 메시지를 동의한 것으로 잘못 판단해서는 안 된다. 예를 들어, 건강관리에 대한 불만을 간호사에게 직접 말하기보다는 가족을 통해 병동을 바꿔달라고 요청할 수 있다. 대상자가 그들의 의견을 직접적으로 표현해주기를 바라는 간호사는 내성적이고 조용한 일본인 대상자를 접할 때 당황할 수 있다. 일본인의 문화적 행동에 대해 익숙지 않은 간호사는 애매모호하고 난처하고 불안감을 만들어내는 상황을 이해하기 어려울 수도 있다. 그리고 그 대상자는 수동적이고 반응이 없다고 여겨질 수 있다. 어떤 일본인은 고통이나 분노의 표현을 통제하는 것을 매우 중요시 여긴다. 간호사는 간호 계획에서 가족을 제외하는 것과 같은 불편감을 일으키는 상황에 대해 알아야 한다. 또한 성이 아닌 이름으로 불렸을 때 모욕감을 느낄 수 있음을 알아야 한다. 이것은 특히 계급에 따라 엄격하게 존중받는 이민 1세대에게서 볼 수 있다.

4 공간
Space

공간에 대한 요구는 개개인마다 다르지만 일본인은 다른 미국인에 비해 공공장소에서 사람이 붐비는 것을 더 잘 참는다(Watson, 1980). 상황에 따라 몇 세대의 가족이 한 지붕 아래에 살기도 한다. 이러한 비교적 가까이 있는 상황에서도 개인 공간이 만들어질 수 있다. 시간과 주의집중을 통해 생활공간을 조직하고 감각적으로 인지한다(Hall, 1976). 프라이버시는 가까운 믿을 수 있는 사람에게도 자기노출을 제한하고 다른 가족 구성원의 사생활을 존중함으로써 유지된다(Baker, 1993). 일부 일본인에게 잘 정돈된 정원은 평온함과 평화를 제공하여 개인적인 공간적 경계를 넓히는 경향이 있다.

일본인은 다른 아시아계 미국인처럼 상호작용 시 신체 터치가 적다. 그들은 자신의 사회적 공간이 유지되는 한 새로운 상황에서 내성적이고 공식적인 모습을 보일 수 있다. 그러나 최근의 연구에 따르면 아시아계 미국인이 백인과 비교하여 붐비는 것을 다르게 여기긴 해도 고밀도의 주택에서 부정적인 정신적 고통을 느끼는 것은 가정의 수입과 관계없이 비슷하다고 한다(Evans, Lepore & Allen, 2000).

간호 적용

간호사는 일본인이 나타내는 내성적이고 공식적인 행동을 잘못 받아들여서는 안 된다. 또한 그들이 자신을 내보이기 전에 보살핌을 받고 신뢰관계를 형성할 것을 확실히 할 필요가 있다. 일본인은 상호작용 시 과도한 신체 접촉이나 개인영역의 침범을 불편해할 수 있다. 일본인이 입원하였을 때 간호사가 병실에서 개인적인 공간을 지정해 주는 것은 다른 환자와 병실을 공동으로 사용할 때 사생활이 침해되어 느끼는 갈등을 줄여줄 수 있다.

5 사회조직
SOCIAL ORGANIZATION

이민이 사회조직에 미치는 영향

미국에 오는 일본인 초기 이민자(issei)는 대부분 자신의 가족을 데려왔다. 그 숫자가 증가하면서 그들은 인종적 편견이 커지고 있음을 느꼈다. 상당히 자급자족적인 이민자들의 소공동체는 그들의 요구와 사회적 지원을 제공하는 동시에 완충장치로 작용하였다. 전통적인 일본의 가치관은 가족, 집단지향(group orientation), 화합, 상호부조를 강조한다(Cheung, Leung & Tsui, 2013; Fugita & O'Brien, 1991; Yoo, 2000). 이러한 가치관은 특히 제2차 세계대전 때 공동체가 생존하는 데 도움이 되었다. 나서지 않고 화합을 지키며 감정을 조절하고 인내하는 일본인의 행동과 가치관은 미국 사회에 동화를 빠르게 하였다(Adler, 1998). 많은 일본인은 서로 의존하는 것을 매우 중시한다(Doi, 1973).

Nisei 세대가 성장하면서 그들은 부모세대가 참고 견뎠던 개인적·경제적·법적인 장벽을 넘어서고자 했다. 예를 들면, 일본인은 종종 원하는 곳의 집을 사거나 공공 수영장을 이용하거나 전문직에 진입하는 것을 거부당했다(Kitano & Daniels, 2001). 이제 막 대학을 졸업한 초기 nisei들은 미국인으로서의 충성심을 증명하고 반일본 정서에 맞서려고 하였다. 1920년대 초에는 서부 해안지대 도시들에서 시민단체들이 생겼으며, 일본인 시민연합(Japanese-American Citizens League)은 1930년에 전국적으로 조직되었다(Hosokawa, 2002). 이런 시민단체의 영향력은 Cable Act의 개정으로 외국의 일본인과 결혼한 nisei 여성들이 시민권을 되찾은 것에서 볼 수 있다. 또한 제1차 세계대전에서 미군으로 복무한 외국 출생 아시아인에게 시민권을 부여하는 법안이 통과되었다. 이 법안의 통과로 700명의 issei들이 귀화시민이 되었다(Hosokawa, 2002). 그리고 앞서 언급한 것처럼 미국 의회는 제2차 세계대전 중 억류된 일본인의 배상문제를 구체적으로 다루는 법안을 통과시켰다.

Nisei에 의해 설립되고 확장되고 sansei에 의해 유지되고 있는 장기요양서비스와 같은 민족 공동체 조직은 전통적인 일본의 가치와 문화가 표현되는 방식의 예이다(Young, McCormick & Vitaliano, 2002). 일본인인 issei의 자손은 그들의 노부모를 돌보는 것의 중요성을 지속적으로 강조하고 있다. 흥미롭게도, issei 세대는 대부분 부모님이 일본에 계셨기 때문에 자신의 부모를 돌본 경험이 거의 없다. 일본인의 인종 간 결혼 증가와 흩어져 거주하는 것은 일본의 전통과 민족성을 후세에 전승하는 것이 어려울 수 있음을 시사한다. 그러나 노인대상 사회서비스 환경에 관한 최근 연구에서 230명의 일본인 베이비 붐 세대는 특화된 일본식과 일반적인 서비스 활동 모두가 포함된 혼합 서비스 환경을 좋아하며, 이는 일본문화 유지에 가치를 두는 것과 관련된다.

가족체계

세대 간의 관계는 세대 간의 음식, 돈, 도움과 물건의 흐름으로 볼 때 밀접하다. 일본 가족의 일반적인 구조는 아버지나 다른 남성이 가장 위에 있는 수직 구조이다. '수직' 사회구조는 사회적 지위의 선 위, 혹은 아래로 명백하게 한정되는 관계를 의미한다(Padilla, Wagatsuma & Lindholm, 1985). 대조적으로 미국의 사회구조는 사회계급이 덜 분화된 '수평' 구조이다. 가족의 희생과 고통을 반영하는 말로 'kodomo no tame ni (자녀를 위한)'는 다음 세대의 성공을 보장하기 위하여 참는 것을 의미한다. 일본인 가족의 활동들은 대부분 핵가족과 확대가족 양쪽에서 일어난다. 문제들은 구조 안에서 다루어지고, 개인 구성원의 성취와 업적은 가족 전체에 반영된다(Akiyama, 2008; Jeong & You, 2008; Kitano, 1976). 구세대가 기대하고 요구하는 것 이상으로 젊은 세대는 기꺼이 돕고 제공한다(Machizawa & Lau, 2010; Osaka, 1979). 그러나 가족관계와 보살핌의 오랜 전통에도 불구하고 일본인 가족은 고령 부모, 이용 가능한 간병인의 감소, 여성취업 같은 인구변화와 지리적 이동성 때문에 어려움에 직면해 있다(Lau, Machizawa & Doi, 2012; McCormick, Imai & Rubenstein, 1995; Young et al., 2002).

Machizawa와 Lau (2010)는 일본인 노인의 심리적 요구를 조사하였다. 무엇보다도 이 집단들 사이에는 이질성이 있으며, 노인은 가족과의 접촉과 연결을 원하지만 부담감을 느끼기를 원하지 않는 것으로 나타났다. 많은 사람이 직접 말로 요구하는 것을 망설이고, 가족과 사회적 네트워크에 가치를 두고 있었다. Lau, Machizawa와 Doi (2012)는 시카고에 살고있는 일본인 독거노인 대상으로 지역사회주거에 대한 새로운 연구를 하였다. 이러한 심층적인 질적 연구는 이 인구집단에 대한 지지 측면에 관해 보다 자세한 설명을 추가하였다. 연구자들은 노인이 가정 및 건강관리를 위해서는 가족에 의지하지만 다른 종류의 지지를 위해 가족에게 의지하는 것을 주저한다는 것을 알아냈다. 이것은 주로 노인의 측면에서 자립감과 지원에 대한 보답을 할 수 없음에 대한 우려로 인한 것이다. 또 다른 장벽은 가족 간의 의사소통 불량, 거리 및 세대 차이이다. 노인은 정서적 지원과 응급 지원은 배우자에게, 교통과 정서적 지지는 친구에게, 응급 지원은 이웃에게 의존하였다. 그들은 또한 "진짜" 친구 만들기, 이주, 건강 쇠퇴와 친구와 이웃의 죽음에 대한 어려움을 포함한 친구와 이웃 간의 대인관계와 관련된 이슈에 대해 말하였다. 연구자들은 공식적인 지지 체계(예:성인 데이 케어와 문화 프로그램)는 노인의 사회화(사교)와 학습을 위해 사용되었고, 공식적인 가정간호 지원은 "개인/가정 지원 및 동반자 관계를 위해" 사용되었다(p. 149).

일부 일본인에 있어서 자기(self)는 대인관계의 한 부분으로 간주되며, 가족체계에서 중추적인 핵심이다(Fugita, Iro, Abe & Takeuchi, 1991). 이렇듯 자기는 가족사회단위의 하위에 종속되므로, 결과적으로 대부분의 일본인은 공공연하게 개인을 주장하는 것이 어렵다. 이런 어려움은 일본인이 말하는 것, 평상시 대화에서 자기 자신에 대해 말하는 것을 싫어하게 하며, 개인의 주장은 이기적인 행동으로 간주된다.

또한 Amae 혹은 '상호의존성'의 양육은 집단의 결속과 사회적 관계를 고양시키는 한 방법으로 보인다. 이 개념은 조화(harmony)를 이루고 갈등을 억제하는 데 기초가 된다(Fugita et al., 1991; Kinoshita & Gallagher-Thompson, 2004). Doi (1962)의 정의에 의하면, Amae ("수동적 사랑")는 "다른 사람들의 자비에 의존하고 추정하는 것"을 의미하며, 흔히 "달콤함(sweet)"을 뜻하는 단어인 amai 와 연관된다. 이러한 관계는 두 사람 사이에 존재한다. 이 개념이 미국에 살고 있는 일본인에게 중요하다는 것을 알려주는 자료들이 있다(Adler, 1998; Ching et al., 1995; Kinoshita & Gallagher-Thompson, 2004; Kobayashi-Winata & Powers, 1989). 전통적인 미국 사회에서 주장(assertiveness)은 예의 바른 아동의 특성으로 간주된다. 그러나 일부 일본인 부모에게 주장은 예의가 없는 아동의 특성이다(Kobayashi-Winata & Powers, 1989). On (일본계급 내에서의 의무감)은 동년배 간의 그리고 사회적 네트워크 내에서 상호관계의 기초를 형성한다 (Fugita et al., 1991).

가족 내에서 개입과 지원이 당연하게 받아들여지는 반면, 이미 언급하였듯이 일본인 노인에 대한 심층적인 질적연구는 호혜성(a sense of reciprocity)이 가족의 지지를 받아들이는 의지와 관련해서 일본인 노인에게 매우 중요한 요소이다(Lau et al., 2012). 낯선 사람에게 일상적으로 도움을 받는 것은 가족 이외의 사람과 상호관계로 얽히는 것을 염려하여 보통 피한다. 사회봉사 기관의 도움을 받아들이는 것을 꺼리는 것은 이러한 우려뿐만 아니라 극기(stoicism), 프라이버시, 절약의 가치를 반영한다(Lau et al., 2012). Kitano (1969)에 의하면 일본계 가족은 전통적으로 권위적 유형의 리더십에 가치를 두므로 아버지가 일방적으로 가족의 일을 결정한다. Sue (2004)는 위에서 아래로 행사되는 권위와 의사소통, 그리고 가장으로 중국과 일본인의 가족생활 유형을 묘사하였다. Sue (2004)는 이러한 가족 내에는 상호의존 역할에 대한 욕구, 전통적인 규준을 엄격히 고수하는 욕구, 그리고 감정표현 억제를 통한 갈등을 최소화하려는 욕구가 있음에 주목하였다. 일본인과 백인 부부를 비교한 연구에서 일본인 부부는 일방적 결정을 하는 경향이 더 많고, 억제를 더 많이 하고, 자기 노출을 덜 하는 경향이 있다(Hsu et al., 1985). 죄책감, 수치심과 관련된 개념이나 가치는 가족구성원을 통제하는 데 사용될 수 있다.

일본인 개개인은 세대 간에 긴밀한 접촉을 보인다. 일부 일본인 가족에서 가족의 의무는 개인적 욕망보다 우선한다. 비행, 낙제, 취업 실패나 정신질환 같은 부정적인 행동들은 가족 실패로 간주되며 가족생활의 조화를 깨뜨리고 가족에게 나쁜 영향을 미친다. 노인간호는 일반적으로 맏아들이나 미혼 자녀가 책임을 진다. 인구변화와 경제적 요구로 여성이 가정 밖에서 일하게 됨에 따라 일본의 노인간호에도 급속히 변화가 일어나고 있다. Young 등(2002)의 연구에 의하면 일본인 세대 간의 돌봄과 관련된 기본 핵심가치가 변하고 있다.

적극적인 언어적 의사소통을 하지 않고, 개인의 문제를 토의하지 않으며, 감정표현을 제한하는 것은 전통적인 일본 가족에서 가장 흔한 유형이었다(Hsu et al., 1985; McDermott, Tseng & Maretzki, 1980). 그러나 많은 다른 연구(Kobayashi-Winata & Powers, 1989; Morris, 1990)는 가족규범의 문화적 변화과정이 일본인 세대에 걸쳐 널리 퍼지고 있음을 알려주고 있다. 백인 미국인 가족의 규범과 행동에 더욱 적응되어 가는 경향이 있다. 이것은 특히 인종 간 결혼 비율이 높아짐에 의한 것일 수 있다.

그러나 이런 경향은 일본인 노인에게서는 사실이 아닐 수도 있다. 평균 연령 70세이며 뉴욕시에 거주하는 노인 25명을 대상으로 한 연구(Asian American Federation of New York, 2003)에서, 노인은 존중과 순종(76%)의 전통적인 가치를 지니고 있었다. 의사결정의 권한은 주로 장남(96%)에게 계속 있었고, 'on' 의 개념은 아직도 중요하고 자녀의 배우자에 대한 승인(96%)과 가족을 이유로 이혼을 피하는 것(92%) 또한 중요하다. 그들은 또한 전통적인 가치에 있어 세대 차이는 적다고 보았다(86.4%).

일본인의 경우 미국문화에 참여하면 유럽계 미국인이 독점하는 성격 차원으로 전환될 수 있다는 증거가 있다. 최근 연구(Güngör, Bornstein, DeLeersnyder, Cote & Mesquita, 2012)는 일본인 1세대 이민자가 유럽계 미국인과 일본인 사이에서 경험에 대한 개방성, 외향성, 성실성, 쾌활성과 신경증성을 포함한 여러 성격 차원에서 점수가 높은 경향이 있다고 지적했다. 일본인 참가자들은 미국 문화에 더 많이 참여함에 따라 그들의 성격이 더 "미국인"이 되고 덜 "일본인"이 되어 감을 보고하였다(Güngör, Bornstein, De Leersnyder, Cote & Mesquita, 2012). 반면 Güngör et al. (2012) 연구는 성격 차원과 Tsuda (2014)의 논문인 일본인 최초의 이민자 경험, "'나는 일본인이 아니야, 나는 미국인이야!': 차세대 일본인들 사이의 인종 시민권을 위한 투쟁"을 탐구하여, 3세대 및 4세대 일본인의 경험을 분석하였다. Tsauda는 3세대와 4세대는 여전히 "주류 미국인"에 의해 "영원한 외국인"으로 보여진다고 하였다(p. 406). 그들의 아시아 표현형은 그들이 도전받고 소외되는 원인이 되었고, 국가적 포용력에 대해 투쟁함으로써 그들의 정체성을 위협한다. 분명히 대다수의 문화에 의한 고정관념, 일반화 및 차별은 계속해서 일부 일본인의 관심사가 된다.

부모자녀 상호작용. 자녀양육방법은 전통과 문화관습, 가치체계와 필수불가결하게 관련되어 있다. 이러한 방법은 문화적 적응과정에도 불구하고 세대에서 세대로 전수된다. Issei와 nisei에서 부모-자녀관계는 감정표현을 잘 하지 않음에 따라 긴장도가 높은 경향을 보이고 있다. 이 세대집단에서 부모는 자녀가 5~6세가 될 때까지 매우 관대하며 많이 참으나, 그 이후에 부모는 자녀가 감정을 참고 통제하는 것을 배우도록 강조하기 시작한다.

고전 연구에서 Caudill과 Frost (1974)는 신생아의 행동에 영향을 미치는 요인을 확인하기 위해 일본 국적을 가진 일본인과 백인 미국인 간의 모아간호 습관을 비교하였다. 연구결과는 일본인 어머니의 행동유형은 일본 국민보다 백인 미국인의 행동유형과 더 비슷한 것으로 밝혀졌다. 또한 일본인 어머니와 아기에 의해 일본문화유산으로부터 온 어떤 행동유형이 계속 유지되고 있음을 지적하고 있다. 그럼에도 불구하고, 일본 국민과 비교할 때 일본인 어머니가 아기들과 더 오래 놀아주고, 더 자주 안아주고, 더 자주 노래를 불러주는 경향이 있었다(Caudill & Frost, 1974). 나아가 이 연구는 일본인 아기가 백인 미국인 아기보다 손가락을 덜 빨고, 혼자 노는 시간이 적음을 알려준다(Caudill & Frost, 1974).

캘리포니아에 거주하는 일본인을 인터뷰한 또 다른 고전 연구에서 Connor (1974)는 sansei는 더 친밀한 가족 결속감, 즉 큰 의무감, 책임감, 복종심과 더 큰 원조와 도리(order) 욕구, 더 적은 공격성, 그리고 타 미국인보다 사회적 역할수행 시 실패에 대해 더 큰 두려움을 가지는 것 같다고 밝혔다. 또한 이들은 가족의 중요성, 그리고 문자 그대로 번역하면 '온 집안 식구'를 의미하는 ie 보존에 가치를 두었다. 여기에는 과거로부터 미래의 구성원들(가장인 아버지 중심으로 위계조직을 가진 현 세대, 죽은 세대, 태어나지 않은 세대를 포함하는)까지 포함된다. 일본인과 미국인 부모 사이에 양육방식의 뚜렷한 차이가 밝혀졌다(Kobayashi-Winata & Powers, 1989). 이 연구의 대상자는 휴스턴에 살고 있는 일본인 사업가였다. 일본인 부모는 미국인 부모보다 자녀의 시간을 제한하거나 신체적으로나 사회적으로 벌을 주는 외부적 양육방식을 덜 사용하는 것으로 보인다. 그 이유는 독립성(independence)과 개별성(individuality)을 강조하는 미국문화의 가치에 동화되었기 때문으로 여겨진다. 개별성 중시는 반드시 이행해야만 하는 어떤 상황에서 보다 강력한 외부기술(external technique)을 사용하도록 만든다고 믿어진다(Kobayashi-Winata & Powers, 1989). 다양한 민족의 가족에서 조부모의 돌봄(양육, caring) 역할에 관한 최근 문헌을 요약하면, Kataoka-Yahiro, Ceria와 Caulfied (2004)는 세 종류의 광범위한 민족범주(아프리카계 미국인, 히스패닉과 아시아계 미국인)에서 돌봄자로서의 조부모를 조사하였다. 그들은 22개의 논문으로 결과를 요약하였고, 1980년에서 2003년까지 3장(chapter)을 발행하였다. 손자, 손녀와 함께 살고 있는 약 6백만 명의 조부모가 진술하였다. 분명히 많은 사람이 이 역할을 하고 있지만, 아시아 조부모가 제공하는 양육에 대한 정보는 제한적이다. 아시아 조부모에 관한 비교연구에서, Phua와 Kaufman (2008)은 미국에서 태어난 젊은 조부모는 손주들에 대한 책임을 많이 지고 있었고, 아시아 인디언은 일본계 조부모보다 책임을 덜 지고 있었다. 특히 일본인 조부모 양육자에 관한 연구가 없는 것은 주목할 만하다.

Strazar와 Fisher (1996)는 일본인에게 낙태(abortion)가 일반적으로 용인되지 않지만 여러 이유로 드문 현상은 아니라고 보고한다. 첫 째, 일부 일본인은 미혼모가 가족에게 큰 수치감을 줄 수 있다고 믿는다. 둘째, 일본에서 인구억제로 낙태가 많아졌다. 셋째, 최근에 입양이 더욱 쉬워졌고 일본인 일부는 흔히 대를 잇기 위해 남자아이를 입양한다(Strazar & Fisher, 1996).

교육에서 가족역할

소수민족 모델 가설은 아시아계 미국인의 높은 교육 수준과 수입, 낮은 범죄율, 그리고 청소년 비행과 정신건강문제의 부재로 1960년대 중반에 표면화되었다(Peterson, 1966). 아시아계 미국인은 성취도가 대단히 높은 것으로 보인다. Mordkowitz와 Ginsberg (1987)은 일본인은 흔히 가족의 교육적 성취를 강조하고 있음을 발견하였다. 이것은 25세 이상 일본인의 46%가 적어도 학사학위를 소지하고 있다는 사실에 의해 뒷받침된다(Pew Research Center, 2012). 많은 아시아 이민자는 차세대에게 세계에서 성공할 수 있는 더 좋은 기회를 더 제공하는 대가로 자신의 사회경제적 지위를 희생하였다(Chan, 1991). 결과적으로 이러한 학생은 스스로 높은 기대를 하게 된다. 더욱 중요한 것은 적절한 행동과 개인 성취 간의 직접적인 관계 때문에 자신의 행동을 조절한다는 것이다.

Dornbusch, Ritter, Leiderman, Roberts와 Fraleigh(1987)는 아시아계 미국인 응답자들의 경우, 열심히 일하는 노동의 가치, 학문적 성취에 대한 부모의 압력, 부모의 자부심을 위한 학생의 요구, 그리고 가장 중요한 가족에 대한 부끄러움을 피하는 것에 있어 집단 간의 의미 있는 차이는 없었다. 의미 있는 집단 간의 차이는 유일하게 지역(area)이었다. 아시아계 미국인은 인생에서의 성공은 학교에서 공부하는 것, 특히 고등학교 성적과 직접적으로 관련된다고 믿는 경향이 높다. Sue와 Okazaki (1990)에 의하면 아시아계 미국인은 교육적 달성이 사회경제적 상태의 상승 기회를 제공할 것이라는 믿음이 있다. 사회경제수준의 상승범위는 교육적 수단 없이는 제한된다. 교육은 출세 수단으로 점점 더 중요해지고 있다. 또한 일본인은 타 지역에서 성공하는 데 제약이 있을 수밖에 없다는 시각에서 교육을 신분상승을 가능하게 하는 수단으로 지각한다. Sue와 Okazaki (1990)는 문화의 효과는 사회에서 발생할 결과를 혼란스럽게 하지만 성취에 있어서 중요한 역할을 계속 담당할 것이라고 결론지었다.

종교

일본인에게 뿌리 깊게 박힌 문화 가치는 선종, 유교와 신도(Shintoism)이다. 이러한 가치는 오늘날 일본인이 천주교, 불교, 개신교, 기타 종교 신자이든 상관없이 겉으로 드러난다. 대부분 초기 이민자는 불교가 배경이지만, 이민온 일본인은 살고 있는 그 지역의 종교에 적응하는 경향이 있어 다른 종교적 신념과 관례를 가지게 되었다. 여러 종교와 교회는 지역사회 내에서 일본인이 동화하는 데 중요한 역할을 하였다(Adler, 1998; Sato & Takano, 1983).

신도와 불교는 일본 문화의 80% 이상을 차지한다. 기독교도 일본에서 잘 확립되어 있다. 대다수의 일본인은 기독교인으로서 기독교 지향적임에도 불구하고, 장례식을 거의 불교식으로 하는데, 특히 issei와 nisei, obon에서 그렇다. 조상을 섬기는 중요한 불교의식은 일본인 지역사회에서 널리 행해지며 영적, 문화적 의미를 가진다(Nakao, 2005). 또한 일부 일본인에 있어서 출생과 결혼은 흔히 신도(Shinto) 의식으로 치루나 yonsei와 gosei에 이르러 점차 감소되고 있다(Strazar & Fisher, 1996).

간호 적용

많은 일본인은 가족체계에 높은 가치를 두고 있기 때문에 간호사는 상호의존, 의무수행에 있어 가족이 중요한 역할을 담당한다는 것을 인식해야 한다. 또한 존경은 크게 가치가 있으며 가족과 일상적인 관계에 있어 선형관계는 일본인 대상자와 가족 지지체계에 간호를 제공할 때 유지되어야만 한다. 비록 이러한 가치가 일본인 가족을 강화할지라도, 그들은 대상자뿐만 아니라 가족단위에서 스트레스와 부조화가 발생할 수 있는데 특히 인종 간 결혼에서 그럴 수 있다. 예를 들어 아들과 일본 가족의 가치와 신념을 잘 모르는 며느리와의 결혼일 경우(Lau et al., 2012), 일본인 가족은 입원한 가족구성원의 침상 옆에서 철야를 하면서 지지할 수 있다. 특히 입원한 가족구성원이 노인이고 쇠약해져 있다면 더욱 그렇다. Nisei와 issei 일본인 기혼남일 경우에 아내가 전통적인 돌봄제공자 역할을 해 주길 기대할 수 있다. 그러므로 신체 접촉이 긴밀한 간호나 보조가 요구될 때 간호사와 함께 있기보다는 아내(혹은 딸)가 침상 옆에 있기를 원할 수 있다. 간호사는 대상자에게 제공하는 가족구성원의 자기간호 부족과 지나침에 민감해야 한다. 간호사는 가족구성원이 아플 때 발생하는 스트레스를 감소시키기 위하여 가족의 재정과 인적 자원을 확인하도록 가족을 돕는 노력을 매번 해야만 한다. 또한 가족은 혼자가 아니라는 것을 확신하도록 도와주어야 한다. 간호사는 처음에 가족이 도움을 거절하더라도 낙담하지 말고, 오히려 시기가 중요하다는 것을 깨달아야 한다. 지역사회서비스를 제공받는 일본인 가족의 태도에 관한 연구에서 Young 등(2002)은 자원정보 제공의 시기와 장소가 일본인이 서비스를 고려하는 데 있어 촉진요소라고 밝혔다. 또한 연구자는 건강관리제공자가 서비스 확인, 정보, 평가뿐만 아니라 가족을 돕는 데 있어 더 적극적인 역할을 해야 한다고 밝혔다. 가족의 이름과 명예가 중요하기 때문에, 간호사는 특히 비밀 유지와 존경의 문제를 잘 인식해야만 한다. 대상자와 가깝게 보이는 확대가족구성원일지라도 그들과 정보를 나누어서는 안 된다. 질병과 관련된 정보는 흔히 직계가족 내에서 유지되어야 한다.

6 시간
TIME

1962년에 행해진 고전 연구에서, Caudill과 Scarr는 도쿄지역 고등학교에서 클럭혼(Kluckhohn)의 가치관을 조사하였는데, 시간관념이 맥락에 따라 차이가 있어 공학은 미래에 초점을 두고, 사회학은 현재에 초점을 둔다고 결론지었다. 이러한 가치의 세대 간 가장 큰 변화는 정치상황에서 일어나며, 반면에 가장 작은 변화는 종교영역에서 일어났다. 대조적으로 Chang (1981)은 미래중심은 삶의 종교적·철학적 관점에서 생겨난 것이라고 믿었다. 불교는 모든 생물은 죽음을 피할 수 없고 가르친다. 사람들은 죽음을 계산하지 않고는 이 세상에서 계획을 세울 수 없다고 교육을 받았다. Sato와 Takano (1983)에 의하면 시간은 가치로 고려되며 현명하게 사용해야만 한다. Issei는 비효율적인 혹은 하찮은 일을 '시간낭비'라고 여기고 현재 열심히 일하는 것은 미래의 성공에 중요하다고 생각한다(Adler, 1998). 일본인은 과거, 현재, 미래와 관련된 시간, 사람에 대한 시각은 일본에서의 세대 간 거리를 뜻하는 용어로 지각된다. 이것은 issei, nisei 등의 지리적 세대집단(geo-generational grouping)을 반영한다(Lyman, 1994). Gudykunst와 Nishida (1994)는 미국에서 단일시간(monochronic time)이 우세하여 회의를 마감시간에 마치고 계획을 세우는 것을 강조한다고 지적하였다. 복합시간(polychronic time)은 동시에 많은 일을 진행하는 것과 관련이 있으며, 과업 완수보다는 오히려 관계에 관심이 있다. 일본인은 제3자와 관련이 있을 때 단일시간을 사용하나 자신들의 대인관계에서는 복합시간을 사용하는 경향이 있다.

개인적 욕구나 이익을 필수적으로 관련지어 결정을 내리지 않는다. Sato와 Takano (1983)는 issei의 시간 지각은 죽음과 관련되어 있으며, 죽음은 연속적이며 초인간적인 것으로 본다고 보고하였다. 이러한 관점은 죽음은 개인적이고 불연속적이라고 보는 서양인의 관점과 완전히 대조된다. 동화 수준에 따라 nisei는 sansei와 yonsei 보다는 더 쉽게 죽음을 받아들이며, 죽음과 시간에 대해 미국인의 태도와 더 비슷하다.

간호 적용

일본인은 현재와 미래 둘 다 지향적이기 때문에 간호사는 현 상황의 맥락을 고려해야만 한다. 일본인 대상자는 보통 고정된 일정을 즉시 따른다. 그러나 높이 존경받지 못하는 사람보다는 의사처럼 높이 존경받는 사람에게 더 자극을 받는다. 그들은 일반적으로 투약, 치료와 관련된 지시를 잘 따른다. 자녀에 대해서는 미래중심이기 때문에 식이와 건강에 관련된 간호를 제공해야만 한다. 일본인은 다음 세대가 더 나은 삶을 살길 바라므로 자신의 건강은 거의 돌보지 않고 열심히 일을 한다.

7 환경통제
ENVIRONMENTAL CONTROL

통제위

통제위는 자신의 성공이나 실패가 내부 혹은 외부 원인에 있다고 돌리는 범위와 관련된다. 일본인은 관계와 가족에의 헌신에 더 중요성을 두는 경향이 있다. 그들은 또한 인간보다는 서구문화로부터 외부 영향을 더 많이 받는 경향이 있다(Yeh & Huang, 1996). Takemura (2007)는 개인의 개념이 문화적으로 연결되어 있으며, emic 혹은 문화 내부자의 견해로 이해할 필요가 있다고 보고하였다. Hofstede(1984)의 고전 연구에서 '개인주의', '집단주의' 같은 분명한 이분법을 사용한 문화적 해석과 내·외적 통제위와 같은 이분법은 자기(self)에 대한 출발점으로 서구인의 개인주의 개념(자율적인 인간을 구성하는)을 취할 수 있다. Takemura (2007)는 일본인이 흔히 큰 사회에서 집단에 기여하기 위해 개인으로서의 관심을 기꺼이 희생하는 '개미군단' 혹은' 일벌'로 보이는 것을 관찰하였다. Takemura (2007)는 Hamaguchi (1977)의 '개인(individual)'이란 개념은 보편적이지 않다는 보고를 인용하면서, 잘못된 이분법을 기초로 문화를 해석하는 것을 경고하였다. 일본인의 자기는 본성(nature)과 타인과의 관계 속에서 정의된다. 이러한 견지에서 볼 때 일본 문화는 집합적이라기보다는 오히려 맥락적이며 상황적이고 관계적이다(Takemura, 2007). 일본어로 '개인주의(kojin-shugi)'는 '개인의 책임보다는 오히려 이기심을 의미'하는 양면적인 단어이다(Reischauer, 1977). 통제위를 탐구할 때 자아개념의 이러한 근본적인 차이를 주목하는 것이 중요하다. Gotay 등(2004)은 일본인, 일본인, 유럽계 미국인의 건강태도와 행위를 비교하였다. 일본인과 유럽계 미국인은 비슷했지만, 일본 응답자들은 건강에 우선순위를 두지 않았고, 건강검진 검사의 효과성에 대한 믿음이 적었고 내적 건강통제위 점수가 낮았으며 "우연"과 "강력한-외부" 지향 외적 건강통제위 점수가 높았다. 개인주의 성향이 높은 자아감각(the sense of self)의 차이는 부분적으로 통제위 차이로 설명할 수 있다.

건강과 질병행위, 민속의학

일본 의학에 기여하는 주요 신념은 일본인의 건강과 질병의 관점에 영향을 미친다. 신도(Shinto religion)에서는 사람이 본래 선하다고 본다. 악은 인간을 유혹하고 해를 끼치는 외부 영혼으로 말미암아 초래되며, 이는 정화의식을 통해 완화될 수 있다. 질병은 혈액, 시체와 피부병 같은 오염된 것과 접촉하여 생긴다고 믿으며, 이는 청결 강조를 설명해 준다(Sato & Takano, 1983; Strazar & Fisher, 1996).

일본인이 갖고 있는 또 다른 신념은 인간 자신, 사회와 우주 사이의 조화와 균형을 중요시하는 전통적인 중국인 개념에 기초한다. 일부 일본인은 부조화(사회나 가족과의) 혹은 불균형(수면이나 운동부족, 혹은 불량한 식사 때문에 초래되는)이 질병을 발생시킨다고 믿는다. 그러므로 균형을 회복하는 것이 치료의 주요 초점이 된다. 또한 일부 일본인은 질병은 신체의 자오선을 따라 에너지를 천천히 혹은 멈추게 할 수 있다고 믿는다. 그래서 침, 뜸, 지압, 마사지 등을 에너지 흐름을 회복하기 위해 사용한다(Sato & Takano, 1983).

Kampo(중의학) 의학체계는 신체의 활동과정에 우주의 힘이 영향을 미친다는 신념에 따라 개발되었다. 건강은 우주와의 조화로운 관계 유지에 달려 있다. Kampo 전문가는 식사에 주의하는 것과 예방대책이 질병 저항에 도움을 준다고 믿는다(Ishihara, 1962; Strazar & Fisher, 1996).

어떤 음식은 일본인에게 특별히 상징적인 의미를 지닌다. 죽과 미소수프(일본식 된장국) 같은 특별 음식은 건강증진을 위해 그리고 질병 중에 먹을 수 있다. 전통적으로 설날 같은 가장 중요한 명절에 대부분의 일본인은 건강, 번영, 행복을 상징하는 특별 음식을 먹는다. 그러한 음식에는 다산을 위한 말린 청어알(kazu-no-ko), 장수와 번영을 위한 찹쌀떡(mochi)과 맑은 국물에 넣은 메밀국수(soba), 건강을 위한 검은콩(kuromame) 같은 특별 음식이 포함된다(Corum, 2000; Engle, 1993). 또 다른 상징적인 음식은 번영을 위한 떡국(ozoni), 가족의 깊은 뿌리를 상징하는 우엉(gobo), 행복을 위한 도미(tai)가 있다.

최근 아시아 전통의학이 총체적이고 예방적인 건강운동과 함께 유행하고는 있지만, 대부분의 일본인은 서양의학에 의존하는 경향이 있다. 일부 사람들은 질병에 따라, 서양의학의 효능에 따라 동양의학과 서양의학 둘 다를 이용한다. 일본의 전통 건강관리를 따르는 사람에게 있어서 건강행위의 기초는 중의학(kampo), 신도의 신념, 서양의학이 혼합되어 있을 수 있다(Strazar & Fisher, 1996). Albright 등(2012)는 하와이와 캘리포니아에서 식이 보조제 섭취에 대한 사회 인구학적·민족적 차이를 조사하였다. 연구자들은 일본인이 식이보조제를 섭취하는 주된 이유는 (1)건강한 삶을 유지하기 위해; (2)건강전문가의 권고로 인해; (3)질병이나 의학적 문제를 예방하기 위해 보고하였다. 이 연구에 참여한 일본인은 또한 식이 보조제가 처방약보다 중요하다고 생각하였다. 건강을 고려할 때, 건강위험 행위를 고려하는 것도 유용하다. Maxwell, Crespi, Alano, Sudan와 Bastani(2012)는 캘리포니아의 아시아계 미국인 집단(18세 이상)의 건강위험 행위를 분석했다. 캘리포니아 건강 인터뷰 조사에서 아시아인 체질량지수 기준으로 일본인 남성의 약 80%가 증가된/고위험 체질량지수를 나타냈고, 5개의 아시아계 미국인 집단 가운데 일본인 여성이 가장 높은 흡연율과 음주율을 나타냈다. 이러한 결과들은 건강증진을 위한 우선순위 설정에 도움이 될 수 있다.

임종과 장례의식

죽음의 의미, 사후의 삶. 대부분의 아시아계 미국인은 죽음이 인생 주기의 자연스러운 한 부분이라고 믿기 때문에 인간의 중재를 통해 극복할 수 없다고 믿는다(Bowman & Singer, 2001; Braun & Nichols, 1997). 이것은 기본적인 불교의 신념이다. Tsuchida (1998)에 의하면 전통적으로 일본인은 물활론적(animism) 사고를 가지고 있다. 즉, 자연(shizen)은 '인간의 통제를 초월하는 힘, 자연 자체의 변화나 과정을 따르는 힘'을 의미한다. 이 견지에서 일본인에게 생명을 연장하는 기계적인 중재는 받아들이기 어렵다. 마찬가지로 심장의 정지가 없는 뇌사는 복잡한 문제일 수 있다. 미국과 달리 일본에서 심폐소생술(CPR)은 병원 밖에서 사람이 쓰러졌을 때 흔히 시행되지 않는다. 일부 일본인은 불교사원으로 성지순례를 하는데, 이는 특별한 절에서 하는 기도는 갑작스런 죽음으로부터 순례자를 도울 것이라는 신념과 관련된다. 일본인이 빠른 죽음을 선호하는 것은 고통이 더 적을 뿐만 아니라 질병연장이 가족에게 재정적으로나 신체적으로 짐이 되기 때문이다(meiwaku)(Bito et al., 2007).

업보(karma) 또는 윤회(reincarnation)의 개념은 전생에서의 행동이 현생의 건강상태에 영향을 미칠 수 있다는 전제에 기초한다. 또한 이것은 일부 아시아계 미국인의 신념체계의 한 부분이다(Braun & Nichols, 1997). 일본인은 개인의 정체감과 삶의 의미에 대한 해석이 조상의 영혼에 대한 신념과 밀접하게 결합되어 있다(Tsuchida, 2007). 죽음을 자연스러운 현상으로 간주하기 때문에 일부 일본인은 죽음이 다가올 때 더 잘 받아들일 수 있다. 사무라이 정신은 일상의 사소한 일에 대해 무관심한 태도를 유지하는 것을 기대한다. 그러므로 용기와 말이 없는 인내력은 전형적인 일본인의 미덕이다(Ohara, 2000). 이것은 사별가족이 언어표현 없이도 임종자의 마지막 진짜 소원을 이해한다는 개념과 연결된다. 상호의존된 자신과 자손간의 강한 유대감이 한결같이 지속되기 때문에, 명료한 표현보다는 오히려 함축된 표현에 더 무게를 둔다. 게다가 일본인 가족구성원은 친밀한 관계의 증거를 봄으로써 명료한 논의 없이도 임종자의 소원을 이해하려고 노력할 수 있다. 가족구성원 간의 이심전심(Ishin denshin, 以心傳心)은 실무에 적용되어야 한다.

임종과정. 전통적으로 일본인은 건강할 때 죽음과 임종에 대해 토의하는 것을 즐겨한다. 그러나 일단 어떤 사람이 심각하게 아프게 되면 그러한 논의는 금기시된다. 추가적으로 숫자 4(죽음이란 일본 단어인 し[shi]와 발음이 같은)와 숫자 9(く[ku]로 발음되며 고통을 의미한다)는 피해야만 한다. 임종자나 사별가족에게 싱싱한 꽃을 주는 것은 괜찮지만 식물을 선물하는 것은 금기시되는데, 이는 장기간의 질병과 관련되기 때문이다. 또한 뿌리라는 단어인 nezuku가 '침대에 드러눕다'를 의미하는 단어와 유사하기 때문이다. 종교지도자가 아픈 사람을 방문하는 것은 미국에서는 받아들여지지만, 일부 불교신자 일본인에게는 스님이 죽음이나 장례의식과 관련되기 때문에 불운을 암시할 수 있다. 일본인이 자신의 질병과 예후를 아는 것과 상관없이 대부분 가족의 문화적응에 의존한다(Bito et al., 2007; Colclough, 2005).

Colclough (2005), Colclough와 Young (2007)의 일본인 16명을 대상으로 한 질적 연구에서 대부분의 일본인이 가족의 결정을 선호하지만, 노인은 인생의 마지막 소원에 대해 아픈 환자와 함께 묵시적인 이해를 나누려는 경향이 있다. 대조적으로 젊은이는 인생 최후의 소원을 명료하게 논의하려는 경향이 있다. 이 연구에서 일본인 환자는 자신의 진단명이나 나쁜 예후를 가족의 심리적 부담으로부터 가족을 보호하기 위해 숨기는 경우가 있다. Hattori와 Ishida (2012)는 일본인 노인의 죽음 관련 신념에 대한 질적 연구에서, 하와이에 거주하는 참여자(18명)는 가족에 대한 부담이 높지 않을 것이라고 평가하였다. 그들은 가족과 친구들로부터 일정한 지원을 기대했지만, 참여자들은 사망할 때의 부담을 피하기 위해 그들의 생활 준비와 재화를 준비하려고 노력하였다. 이러한 타인에 대한 부담을 피하는 것은 "좋은 죽음"의 중요한 구성요소이다. 태평양 연안에 사는 일본인은 문화적으로 민감한 장기요양과 생활시설(일본어 및 문화적으로 민감한 업체)을 선택할 수 있고, 일본인 사이에서 이러한 기관의 이용이 증가하고 있다. 최근에 다른 집단의 환자보다 체류기간이 짧았지만(일본인 21일, 필리핀계 미국인 32일, 백인 26일(Ngo-Metzger, Phillips & McCarthy, 2008)), 호스피스간호 이용을 더 많이 하고 있다(McCormick et al., 1996; Young et al., 2002). 연구자들은 이유가 문화와 관련이 있으며 정보제공에 입각한 동의와 가족의 의지 부족 또는 지연을 포함한다고 지적하였다. 일본인 및 일본인 가정에서 발생할 수 있는 문제는 진단 공개, 환자의 말기 진단 또는 예후 불량에 대한 논의이다. 미국에서 진단에 대해 솔직하게 얘기하는 것은 환자는 자율적인 개인이고 정보제공 후 동의가 핵심개념이라는 데 기초한다. 말기 진단명을 알려주는 것은 모든 문화에서 규준이 없고 최근까지도 일본에서는 보통 가족에게 먼저 알리고, 그들이 환자에게 언제, 어떻게 진단을 알려줄 것인지 결정한다(Wros, doutrich & Izumi, 2004). Matsui와 Braun(2009)이 실시한 112명의 일본인(평균 연령 74.7세, 여성 71%)을 대상으로 한 하와이 연구에서, 임종간호를 받고 싶은 장소는 호스피스(40%), 가정(39%)이었으며, 과반수 이상(53%)이 의사와/혹은 가족과 임종 문제에 대해 논의하였다고 보고하였다. 분명히 이 환자들은 진단을 알고 있었고, 진단 공개는 문제가 되지 않았다.

장례의식. 전통적으로 일본인은 장례식 전 몸을 씻기고 옷을 입혀 베개를 베지 않고 북쪽을 향해 고인의 머리를 둔다. 스님은 침상 옆에서 sutras(불교신자의 기도)을 낭독하고 고인에게 사후의 법명(불교식 이름)을 준다. 이 이름은 후일 묘비와 가족기념 명판에 새겨지며 가정 내 불교신자로 변경되어 유지된다. 밤샘 기도가 가정이나 장례식장에서 계속된다. 기도 중에 향을 피우는 것이 중요하며, 방문객은 고인에 관한 추억담을 나눈다. 지인들이 향 값을 가지고 장례식장을 방문하여 향을 제공받는다. 장례식은 보통 2시간 동안 지속된다. 화장은 장례식 후에 바로 이루어지며, 접대는 화장하는 동안 계속 이루어진다. 직계가족구성원은 화장터로 가서 뼛조각을 수집하여 작은 도자기(urn)에 담아 묘비 아래에 넣거나 제단에 둔다. 7주까지는 매주 제사를 지내고, 제사는 연례행사로 50년(매년이 아닌)까지 열린다. 제사는 사망일, 춘분, 추분과 여름 obon 페스티벌에 거행되며 조상을 기린다. 일본인은 종교적 관례와 일본 전통 문화가 연결된 수준에 따라 의식을 거행한다.

간호 적용

몇몇 일본인은 운명론에 의거한 전통적 가치관을 지니고 있기 때문에 흔히 외적 통제위를 지닌 것으로 지각된다. 간호사는 일본인이 약하거나 부족한 모습을 보이지 않으려고 자기통제(self-control)에 가치를 두는 것을 기억해야만 한다. 절차와 치료에 있어서 "체면(face)"과 품위(dignity)가 손상되지 않도록 특별히 조심한다. Gaman(인내)에 대한 욕구는 일본인의 진통제 사용 여부에 영향을 미칠 수 있다. 간호사는 시간을 들여 사려 깊은 경청기술을 익혀야 하며, 환자와 가족이 관심과 감정을 표현하길 기대한다는 것을 이해해야 한다. 간호사의 한 가지 접근법(특히 진통제 투여)은 환자와 그 가족에게 충분하지 않을 수 있다. 대신 이러한 환자들에게 특히 민감한 것과 약물 및 치료 제공에 있어 다양한 접근법을 사용하는 것이 중요하다.

간호사는 환자가 집에서 사용한 치료법과 가장 유용했던 조치에 대해 질문해야 한다. 특별 식이, 허브차 등이 금기가 아니라면 대상자가 섭취하는 것이 중요할 수 있다. 가족이나 친구들이 방문할 때 과일이나 특별한 일본 음식을 가져오는 일은 매우 흔하다. 또한 가족과 대상자는 간호사와 방문객에게 음식을 제공함으로써 호의를 베풀 수 있다. 비록 침상에서 특별한 종교 의식을 거행하는 것이 일반적이지 않을지라도, 그러한 의식이 행해질 때 사생활 보호가 필요할 것이다.

Nagata와 Cheng(2003)은 nisei와 sansei 사이의 억류 경험과 같은 민감한 주제를 제기하는 데 어려움이 있음을 발견하였다. 연구결과는 임종문제에 관해 이야기하는 것이 어려울 수 있다고 제안하였다. 건강관리 제공자는 온화하게 그러한 토론을 시작할 필요가 있다.

8 생물학적 차이
BIOLOGICAL VARIATIONS

신체 크기

일본인과 일본 국민 간에 신체 크기와 신체 조성은 1980년대에 비교되었다. 양 집단에서 남성과 여성의 신체 지방은 유사하였다. 그러나 일본인은 일본 국민보다 체중, 제지방체중(fat-free mass), 체질량지수(BMI)가 유의하게 더 높았다(Tahara, Moji, Muraki, Honda & Aoyagi, 2003). 일본인은 유럽 미국인보다 키가 더 작은 경향이 있었다. 그러나 빠른 서구화는 식사와 생활양식에 있어 주요한 변화를 가져왔다. 그 결과 일본 남성의 평균 신장은 최근 35년에 걸쳐 10 cm가 증가하여 평균 170 cm가 되었다(Ministry of Health, Labour and Welfare, 2014). 마찬가지로 일본 여성의 평균신장은 최근 30년간 7 cm증가하였다. 다른 아시아계 미국인처럼 일본인의 신체 비율은 백인 미국인보다 몸통은 더 길고 팔다리는 더 짧고 엉덩이는 넓고 어깨는 좁은 경향이 있다(Overfield, 1995). 미국 국민건강조사결과에 의하면 아시아계 미국인은 미국 내 다른 민족, 인종집단과 비교하여 가장 낮은 비만율(10.8% 대 32.6~47.8%)(Ogden, Carroll, Kit & Flegal, 2014)을 가지고 있다. 이 자료는 아시아계 미국인 자료이며, 일본인을 분리한 자료는 아니다. 비록 아시아계 미국인의 비만율이 가장 낮지만, 외국에서 태어난 아시아계 미국인이 미국 내에서 보낸 시간이 길수록 과체중이나 비만해질 위험은 더 높았다. 미국에서 태어난 아시아계 미국인 가운데 일본인은 외국에서 태어난 아시아계 미국인보다 유의하게 더 비만하거나 과체중이 되기 쉽다(Lauderdale & Rathouz, 2000). 이러한 높은 발생률은 식사와 생활양식이 결합되어 나타난 결과일 수 있다. 세계보건기구(WHO) 전문위원회는 다른 집단과 비교할 때 아시아계 미국인은 BMI가 낮을 때 건강위험이 시작될 것이라는 우려를 제기하며, BMI 수준이 낮을 때 "공중보건조치"를 취할 것을 권고한다(Jih et al., 2014; WHO, 2004).

피부색

일본인의 피부색은 다양하다. 일부 일본인은 다른 색보다는 노란색이 더 많다. 어떤 사람은 공막의 색이 황달로 사정될 수도 있다. 태양 노출의 양은 피부색에 있어 눈에 띄는 차이를 만들 수 있다.

다른 신체 특징

일반적으로 요추천골 부위에서 발견되는 몽고반점은 아시아계 신생아가 출생할 때 약 80%에서 존재하는데, 흔히 타박상으로 오해를 받는다(Jacobs & Walton, 1976; Overfield, 1995). 젖꼭지, 젖꽃판, 음낭과 대음순 같은 피부의 다른 부위는 호르몬에 의해 백인 집단보다 아시아계 집단이 더 검다(Overfield, 1995). 켈로이드는 일본인 사이에 다양하지만 백인 미국인보다는 이 집단에서 더 크게 형성된다. 켈로이드가 눈에 잘 띄는 부위에서 생기면 관심의 원인이 될 수 있다.

눈, 구강과 치아

일본인은 일부 유형의 녹내장에 있어 발생률이 더 높다(Aghaian, Choe, Lin & Stamper, 2004). 중심각막두께(central corneal thickness, CCT)는 아시아계 인구 집단에서 다양하다. 일본인은 중국, 필리핀, 로카시안과 히스패닉인의 각막보다 유의하게 더 얇다(531.7 μm). 일본인은 일반적인 미국인 집단보다 입술갈림증(구순열, cleft lip)과 입천장갈림증(구개열, cleft palate)의 발생률이 더 높다(Chung & Myrianthopoulos, 1968; Erickson, 1976). 간호사가 입술갈림증과 입천장갈림증 기형을 가진 일본인을 간호할 때, 이러한 상황은 문화적으로 적절한 사정, 교육, 위험을 감소시키는 전략을 수행하는 동안 부가적인 주의가 필요하다는 것을 기억하는 것이 필요하다. 특히 임신부나 출산한 여성을 위해 간호사는 입술갈림증, 입천장갈림증과 기타 다른 선천성 기형의 위험을 감소시키기 위하여 식사에 엽산을 추가하는 것에 관해 상담할 수 있다(Eichholzer, Tonz & Zimmermann, 2006). Endo, Ozoe, Kubota, Akiyama와 Shimooka(2006)는 일본인 가운데 부분적 무치증(hypodontia, 정상적인 치아수보다 적은)의 유병률(8.5%, 진전된 부분적 무치증 유병률은 10.1%)은 다른 인구집단보다 현저히 높다고 보고하였다.

효소와 유전적 차이

유당(lactose) 내성은 대다수의 인구집단에서 발생한다. 백인 미국인이 17%인 것과 비교해 볼 때 실제로 아시아인의 94%, 미국계 흑인의 74%, 미국계 인디언의 79%에 영향을 미친다(Bose & Welsh, 1973; Duncan & Scott, 1972; McCracken, 1971; Overfield, 1995). 증상이 처음 인지되는 시기와 여러 가지 우유나 유제품의 양을 소비하고 조절할 수 있는 방법은 매우 다양하다(Caskey, Payne-Bose, Welsh et al., 1977; Lebenthal, Antonowicz & Schwachman, 1975; Simoons, 1969). Jarvis와 Miller(2002)는 낮은 수준의 유당 효소를 가지고 있는 사람들을 위해 칼슘을 충족시키는 몇 가지 개별적인 전략을 제안하였다. 식사 때 체다, 스위스(Swiss), 파마산과 같은 락토오스가 낮은 치즈를 이용하고 우유나 요구르트를 마신다. 저지방이나 향이 없는 우유보다는 초콜릿 우유가 내성이 더 낮을 것이다.

약물 대사

이소니아지드(isoniazid)를 사용하는 결핵치료 시 백인 미국인의 40%, 미국계 흑인의 60%와 비교해 보면 아시아인의 85~90%에서 약물이 빨리 활성화된다(Overfielg, 1995; Vessel, 1972). 느린 아세틸화 형태인 유전자 N-acetyltranferase 2(NAT2)는 일부 아시아계 미국인에서는 역 약물반응을 일으킨다는 것을 기억하는 것이 중요하다(Hiratsuka et al., 2002). 아시아계 대상자에게 이러한 약물이 작용하는 동안 효과를 파악하기 위해서 주의 깊게 관찰해야 한다. 그 외에도 결핵예방과 관련하여 일본 공중보건정책은 BCG 예방접종을 요구한다. BCG는 결핵선별검사 시, 특히 정제 단백 유도검사 시 강한 반응을 나타낼 수 있으므로 사용해서는 안 된다. 일차건강관리자가 일반건강검진을 할 때 혹은 과거에 BCG 접종을 한 사람들에게는 선별검사로 X-선이 적합하다.

수술 중 사용되는 근육이완제인 석시닐콜린(succinylcholine)은 pseudocholinesterase 효소에 의해 활성화된다. 아시아인은 pseudocholinesterase 결핍이 있기 때문에 약물주입 후에 호흡하기가 어렵고 지속적인 근육마비로 고통을 받을 수 있다(Kalow, 1972; Overfield, 1995).

대부분의 일본인은 주된 효과보다는 부작용을 두려워하기 때문에 약 복용을 좋아하지 않는다. 게다가 gaman의 가치는 일부 일본인이 진통계 복용을 꺼리는 원인이 될 수 있다. 아프리카계 미국인, 백인, 일본인, 라틴계 및 하와이와 캘리포니아 출신 하와이 원주민 대상 침윤성 유방암에 관한 다민족 코호트 연구에서, 일본인 여성은 아스피린과 비스테로이드성 항염제(이부프로펜, 나프록센, 인도메타신) 및 아세트아미노펜을 가장 적게 사용하였다(Gill et al., 2007). 앞서 논의된 다민족 코호트 연구(n=3,842)와 동일한 표본의 하위집단에서 나온 자료 분석을 통해, 침윤성 유방암 여성의 경우 진단 전 콩 섭취가 폐경기 여성의 사망률과 무관하다는 것을 발견하였다(Conroy et al., 2013).

유전 생리학적인 연구에서 아시아인은 백인 미국인이나 미국계 흑인보다 항정신성 약물 부작용이 더 많다는 것이 발견되었다(Binder & Levy, 1981). 게다가 증상을 조절하기 위해서는 아주 낮은 용량의 항정신성 약물이 요구된다(Lin & Finder, 1983; Yamamoto, Fung, Lo & Reece, 1979). 특별히 항간질 약물이나 항파

킨슨 약물이 필요한 일본 환자들 가운데 일정 수준의 용량 비율(haloperidole 수준)을 유지하는 데 어려움이 보고되었다(Yukawa et al., 2003). 낮은 용량의 항정신성 약물이 필요할지라도 일부 일본인은 약물이 혈액에 더 오래 남아 있기 때문에 추체외로 증상에 대한 위험이 있다(Kalow, 1986; Lin & Finder, 1983; Lin et al., 1989). 원인이 되는 요인은 항정신성 약물대사에 중요한 역할을 하는 *cytochrome P-450 이소자임(isozymes)*이라고 하는 약물대사 효소군이다(Lin & Cheung, 1999).

다른 눈에 띄는 결과로는 알코올 섭취 이후의 홍조이다. 일본인을 포함한 아시아계 미국인의 50%는 낮은 K_m mitochondrial aldehyde dehydrogenase 2(ALDHs) 이소자임 결핍이 발생한다. 이 효소는 아세트알데히드(acetaldehyde) 대사를 책임지며 알코올 섭취 후의 안면홍조의 원인이 되는 상호대립 유전자이다(Wall et al., 1997). 일부 아시아계 미국인에게서 알코올 섭취 후의 빠른 대사, 맥압의 차이, 심장박동의 증가를 포함한 여러 생리적인 변화를 제시하는 몇 가지 근거가 있다(Sue, 1987). 알코올 섭취에 대한 유전적·생리적 요인의 영향과 관련된 연구결과의 불일치 때문에 알콜섭취의 역할을 정확하게 평가할 수는 없다(Sue, 1987). 이러한 결과는 일부 아시아계 미국인의 알코올 섭취를 제한하여 관련 장해를 낮추는 경향이 있다.

질병에 대한 취약성

일본인의 A형, B형, O형의 발생률은 동일하며, 미국인의 약 10%에서만 AB형 혈액형이 발견된다. 통계적으로 O형 혈액형인 사람은 십이지장궤양에 더 위험하다. 반면 A형 혈액형인 사람에게는 위암이 더 잘 발생한다(Overfield, 1995).

대장암과 직장암은 백인보다 일본인에게서 더 자주 발생한다(Lau et al., 2013; Miller, Chu, Hankey & Ries, 2008). 위암 발병률은 일본인이 세계에서 가장 높다. 위암 발생의 원인은 만성 위염인 것으로 알려져 왔다. 그 외에 소금에 절인 음식(말린 짠 생선 같은), 질산이 높은 음식, 흡연, 헬리코박터 파이로리(*Helicobacter pylori*, 40~50대 이상 일본인의 80%가 감염된) 역시 가능한 원인이다(Nomura et al., 2002). 특히 일본인 중에서 대가족 내 젊은이가 위암에 취약하다는 결과가 있다(Blaser, Nomura, Lee, Stemmerman & Perez-Perez, 2007).

최근 일본인에서 유방암, 전립샘암, 대장직장암(CRC) 발생률이 증가하고 있다(Miller et al., 2008) 이것은 식이와 생활습관의 서구화와 더 많이 관련되어 있다고 보고되었다. 일본인은 비히스패닉계 백인과 비교했을 때 대장암 진단의 위험과 사망률이 유의하게 더 높았다. 아직 아시아계 미국인 성인은 선별검사 수진율이 낮다(Lau et al., 2013).

이러한 암 비율이 증가하는 동안, 외국과 미국에서 태어난 일본인 여성은 중국인, 필리핀인, 한국인, 남아시아인과 베트남 여성과 비교하여 사망률은 비슷하나 초기 암 단계에서 진단을 받음에 따라 생존율은 더 높아졌다(Gomez et al., 2010).

일본계 미국 여성은 암을 초기 단계에서 진단받는 경우가 많아 중국, 일본, 필리핀, 백인 여성보다 생존율이 더 높다(Lin, Clarke, Prehn et al., 2002; Pineda, White, Kristal & Taylor, 2001). Akaza 등(2004)은

equol(장에서 생산된 콩 제품의 대사산물)을 생산할 수 있는 사람에게서 전립샘암 발생률이 낮다는 것을 발견하였다. 이러한 결과는 전립샘암 예방에서 콩의 이소플라본(isoflavones)에 근거를 둔 실험적인 식이 중재 연구가 유용하다는 것을 보여준다.

둔부골절 발생률에 관한 특정 연령 비교에서 일본인은 백인 비율의 거의 절반 정도였다. 추후 연구에서 이러한 의미 있는 차이에 대한 이유를 정확하게 지적하였다(Greendale et al., 2002; Lauderdale et al., 1997; Ross et al., 1991). 낮은 골밀도임에도 불구하고 일본계 미국 여성이 백인 미국 여성보다 골반골절과 척추골절 발생비율이 낮았다(Rice, Larson, LaCroix, Hutchinson & Drinkwater, 2001). 또한 일본인이 넘어졌을 때의 골절위험은 백인 미국인보다 더 낮았다(Davis, Ross, Nevitt & Wasnich, 1997). 50대 이상의 중국인, 일본인, 백인 여성에서 같은 척추부위에서의 골다공증 발생률에 차이가 있었다. 일본계 여성의 골다공증 발생률(11.6~16.8%)은 백인 여성의 골다공증 발생률(13.0~20.0%)과 비교할 때 더 낮았다(Greendale et al., 2002).

가와사키병(점액피부 림프절 증후군)은 조상이 일본인인 아동에게서 처음 발견되었고, 나중에는 하와이에서 나타났다. 가와사키병(KS)은 "발열, 양측성 비삼출성 결막염, 입술과 구강점막의 홍반, 사지말단의 변화, 발진, 림프절증이 특징으로 아동기 급성 자기한정 혈관염"(Newburger et al., 2004)이다. 관상동맥의 동맥류나 확장증은 치료되지 않는 아동의 약 15~25%에서 발견된다. 이것은 1세에서 4세(100,000명당 74.3과 37.5)보다 1세 이하의 영아에게서 더 높은 비율로 관찰되었다. 아시아인과 태평양 연안의 섬사람의 가와사키병(KS) 발생률은 백인 아동(100,000명당 70.9 대 35.3)의 2배이고, 하와이에서 살고 있는 일본계 미국 아동(100,000명당 197.7)에서 가장 높다. 또한 일본에 살고 있는 아동에서는 더 높다(Holman et al., 2005). 이런 상태는 종종 심혈관계의 여러 합병증이 동반되지만 약물로 관리될 수 있다(Newburger et al., 2004). 이것은 북아메리카와 일본 거주 아동에게서 발생하는 심질환의 주요한 원인이다. 비록 그 원인은 알려지지 않았지만 감염성 병원체와 관련이 있다는 증거가 증가하고 있다(Freeman & Shulman, 2001; Gedalia, 2002).

일본인은 일본에 거주하는 일본인과 백인보다 제2형 당뇨병의 발생률이 더 높다(McNeely & Boyko, 2004). 933명의 필리핀계 미국인, 일본인 및 하와이 원주민을 대상으로 한 HbA1C (당뇨병 진단에 사용되는 혈액검사) 연구에서, 6.5% 보다 낮은 HbA1C 감수성을 나타냈다(이는 HbA1C가 제시하는 것보다 더 많은 사람이 당뇨병을 앓고 있음을 암시한다). 이것은 경구당부하검사를 추가하지 않고 단독으로 사용하면 일본인의 제2형 당뇨병 진단을 지연시킬 수 있다(Araneta, Grandinetti & Chang, 2010). 일본인 이민자는 제2형 당뇨병의 발생에서 유전적-환경적 상호작용의 가능성이 있음이 입증되었다(Nemoto, Sasaki, Deeb, Fujimoto & Tajima, 2002). 원인 요인으로는 서구적인 생활습관(포화지방의 높은 섭취)과 활동량의 감소로 확인되었다. 내당능장애(impaired glucose tolerance, IGT)(Tong et al., 2007), BMI(Maskarinec et al., 2009)와 내장비만(Wander et al., 2013)은 제2형 당뇨병 발생에 기여하나 혈당부하지수(glycemic load)는 그렇지 않다(Hopping et al., 2010). 예방 전략은 인슐린 민감성 감소(식이 및 활동과 관련된)와 베타세포

기능에 목표를 둘 필요가 있다(Torréns et al., 2004). 테스토스테론 요법은 남성의 인슐린 감수성을 향상시키는 것으로 나타났다(Jones, 2007; Tsai, Boyko, Leonetti & Fujimoto, 2000). 야윈 사람들에서, 손아귀 힘이 강할수록 제2형 당뇨병 위험이 낮았는데 이는 유용한 표시(marker)임을 시사한다(Wander et al., 2011). 생활양식의 개선은 체중과 지방과다증을 감소시키고, IGT가 있는 일본인의 인슐린 감수성을 향상시킨다고 제시되었다. 그러나 Carr 등(2005)은 이러한 생활양식의 개선이 베타세포 기능을 증가시키지 않는다는 것을 발견하였는데, 이런 정도의 개선은 장기간일 경우 한계가 있음을 제시하였다. 하와이인 연구에서는 비만 남성과 과체중 남성과 여성의 경우 "지방과 육류" 섭취가 위험요소임을 지적했고, "채소"식단은 남성의 당뇨병 위험을 낮추었고, "과일과 우유" 식단은 남성과 여성 모두에게 유익한 것으로 나타났다(Erber et al., 2010). 식이와 지구력 운동의 중재 연구에서 BMI, 신체 구성비율, 체지방 분포가 향상되었다. 이러한 중재들은 손상된 당내성(IGT)이 있는 일본인에게서 제2형 당뇨병을 지연시키거나 예방한다(Watson et al., 2006). 더욱이 당뇨병의 유병률을 줄이면 특히 일본인 여성의 경우 대장직장암(CRC)의 위험을 유의하게 감소시킬 수 있다(He et al., 2010).

대사증후군은 심혈관 질환 및 당뇨병의 위험을 증가시킨다. 대사증후군 전문가인 Boyko 등(2010)은 고혈압, 이상지질혈증과 고혈당이 대사증후군에 취약한 일본인을 확인하는데 가장 유용한 준거라고 하였다. 대사증후군의 유병률은 일본 남성과 여성의 경우 각각 13.9%와 2.7%였고, 일본인 남성과 여성의 경우 각각 32.7%와 3.4%였다. 연구자들은 서구화된 생활양식이 미국에서 높은 유병률의 원인일 수 있다고 지적했다. 낮은 HDL-C가 총콜레스테롤 수준이 높지 않은 인구에서 중요한 역할을 한다는 것을 암시한다(Oyama et al., 2006). 호놀룰루 심장 프로젝트는 27년 이상 이루어진 연구결과에서 소변검사(urine dipstick screening) 시 단백뇨 검출은 뇌졸중과 관상동맥 심질환 발생 위험 증가를 독립적으로 예측한다고 결론지었다(Madison et al., 2006). 알코올 섭취와 혈압 간의 관련성을 보는 연구에서 알코올 섭취를 3주간 제한(약 3분의 1)한 일본인 청년은 보행 시 수축기혈압, 심장박동수와 교감미주신경의 균형 지수가 감소되고, 심박동수 변화를 일으키는 부교감신경 지수들이 증가되었다(Mimami et al., 2002). 다른 연구는 알코올 섭취 감소가 수축기혈압과 심장박동수를 저하시키고, 다른 변수들 간에 순상관관계를 제시하였다(Okubo, Suwazono, Kobayashi & Nogawa, 2001).

심혈관계 질환은 일본에서 두 번째 주요 사망원인이다(Ministry of Health, Labour, and Welfare, 2014). 하와이 연구에서 일본인 남성의 연령이 증가함에 따라 뇌졸중이 유의미하게 증가한 반면, 정상혈압인 남성 사이에서 고혈압에 기인한 혈전색전증과 출혈성 뇌졸중의 위험성은 45~54세에서 50%, 65세나 그 이상에서 18%까지 감소하였다(Curb et al., 1996). 같은 연구에서 일본인 남성은 59세가 될 때까지 수축기 혈압이 증가하는 것으로 나타났고, 그들의 이완기 혈압은 60세에 최고점에 이른 후 감소하는 경향이 있었다. 따라서 연구결과는 뇌졸중 위험 요소가 연령에 따라 크게 변할 수 있음을 알려준다(Launer, 2004). Framingham 연구에 참여한 백인 남성과 호놀룰루 심장 프로그램에 참여한 일본인을 비교했을 때 백인 남성은 일본 남성에 비해 출혈성 뇌졸중 발병률이 거의 같았지만, 혈전색전증 발병률은 백인 남성이 일본 남성에 비해 40% 이상 높았다. 이러한 뇌졸중 발병률의 차이는 전통적인 위험 요인으로 설명할 수 없다. 일본인 남성을 혈전색전성 뇌졸중으로부터 보호하는 요인을 확인하기 위해서는 더 많은 연구가 필요하다(Rodriguez et al., 2002). 일본을 기반으로 한 대규모(n=14,464) 1차 예방 연구 결과, 죽상 경화성 위험인자를 가진 60세 이상의 일본인 환자들에서 저용량의 아스피린이 심혈관 사망, 비치명적 뇌졸중 또는 비치명적 심근경색의 위험을 유의하게 감소시키지 못했다(Ikeda et al., 2014). 비록 연구가 일본에서 행해졌지만, 일본계 미국인 환자에게도 적용할 수 있다. 그러나 식이가 일본인과 일본인 사이의 다른 차이들 때문에 건강관리제공자는 현재 연구결과들을 인식하고 있어야 하지만 일본인 환자에게 일반화할 수는 없다.

식습관과 영양결핍

일본인은 음식을 아주 중요하게 생각하기 때문에 시각적으로 끌려야만 한다. 음식의 색깔, 대비, 형태는 특별음식을 요리하고 조미할 때만큼 중요하다. 주 요리를 중앙에 두는 미국인 식사와는 달리, 일본인 식사는 대개 여러 개의 작은 요리로 이루어진다(Corum, 2000; Giger & Davidhizar, 1990). 문화적응에 의해 변화된 일본인 가족은 미국과 일본 요리를 섞어서 내놓는다.

전통적으로 음식은 작은 냄비에 굽고, 찌고, 튀기고, 끓인다. 비타민을 보존하기 위해 빠르고 고르게 요리한다. 일본에서 비싼 고기는 자주 채소와 함께 먹는다. 단백질의 주 근원은 생선과 콩이다. 대두제품인 두부는 그 자체로 혹은 다른 요리와 섞은 요리로 광범위하게 이용된다. 시애틀에서 수행된 연구에서 65세 이상의 일본인 여성이 소비한 대부분의 콩 식품은 두부, 된장, 유부(abura-age)이다(Rice et al., 2001). 이 연구결과는 식이를 통한 콩의 평균 이소플라본 섭취가 이전에 발표된 일본인 대상 논문의 약 4분의 1에서 절반 수준에 해당함을 제시하였다. 이소플라본 식이 섭취는 매일 전통 일본식 요리(kamaboko-어묵, manju-만두, mochi-떡), 저지방이나 무지방 우유, 황적색 채소, 비타민 E 보충제 섭취 그리고 걷기와 순상관관계가 있다. 콩의 이소플라본 식이 섭취는 버터의 소비와 역상관관계가 있다.

탄수화물의 주 근원은 쌀이나 국수이다. 광범위하게 사용되는 것은 소금 함량이 높은 간장이다. 소금에 절인 채소와 감미료를 넣지 않은 녹차는 한 끼 식사로 완전하다. 사케(Sake, 쌀로 만든 와인)를 가끔 마신다. 우유는 대개 아이들의 음식에 포함되지만 어른들의 식사에는 조금 부족하다. 이 결과는 일본인의 락토오스 내성의 높은 발생률과 관련되어 있을 것이다. 전통적인 식이는 영양소가 풍부하고 지방이 낮지만 소금 섭취는 높다. 하와이에서 일본인 식사는 일본 본토 사람들보다 더 단 경향이 있다. 대부분의 일본인 역시 피자, 타코, 햄버거와 같은 대중적인 미국 음식을 소비한다. Pierce 등의 연구(2007)에서, nisei 참여자(n=219)가 sansei 참여자(n=277)보다 일식 관련 점수가 더 높았고, 서양식 점수는 낮았다. Sansei에서, 서양식 점수는 유의미하게 당뇨병, 혈청-CRP 및 BMI의 두 가지 위험요소와 유의미하게 연관되어 있었다.

심리적 특징

자아와 관련된 문화적 가치. 아시아계 미국인 네 집단에 대한 연구에서 일본인은 다른 세 집단에 비해 아시아인의 특징적인 가치에서 대부분 더 높은 점수를 보이는 경향이 있었다. 이러한 가치들은 집단주의, 규범에 대한 복종, 정서적인 자기 통제, 성취지향적이며 부모에 대한 효심을 통한 가족적 인식이다(Kim, Yang, Atkinson, Wolfe & Hong, 2001). 이민으로 없어진 지 오래되었지만 이 집단의 세대 지위는 아시아 문화가치를 고수하는 것과는 관련이 없고 문화적응 이론과 밀접한 관계가 있다(Kim et al., 2001). 이는 문화적 가치가 시간이 지남에 따라 점진적으로 변하지 않고 일정하게 유지되는 경향이 있다는 개념을 지지한다. 아시아인의 자아감은 상호의존적이며 더 큰 사회체계의 일부분이다. Enryo는 타인에 대한 겸손, 존경과 복종을 강조한다. Enryo는 hazukashii(부끄러움)와 관련되는데, 이는 조롱받는 것에 대한 두려움을 함축하고 있으며 당혹감과 과묵함을 초래한다. Hige(비하)는 자신과 타인에 대한 명예훼손의 개념이다(Kitano, 1970). 이러한 개념들은 집단규준에 대한 적합성과 성취의 최소화를 강조한다(Fugita, Ito, Abe & Takeuchi, 1991). Gaman(인내)은 분노와 감정의 내재화와 억압을 말한다. 대립을 피하고 부정적인 사회적 상호작용의 결과를 받아들이는 것은 gaman과 관련이 있다. 초기 연구와는 대조적으로, 전통문화와의 민족적 정체성은 이전 세대의 수준과 유사하게 4세대(yonsei)의 일본인에게서 여전히 강하다(Marsella, Johnson, Johnson & Brennan, 1998). 반면에, 아시아계 미국인 남성이 문화적응을 할수록 성역할 갈등이 적어지는 것은 감정 억제와 관련이 있다(Kim, O'Neil & Owen, 1996). 이러한 결과는 민족적 정체성에 영향을 미치는 요인들의 역동적인 상호작용을 제시하나 일본인에 대한 세대를 거친 선형적 동화로 이어지지는 않았다.

Doutrich(2001)은 미국에서 석사나 박사학위를 취득한 일본인 간호학자를 대상으로 연구를 수행하였다. 총 42명을 면담하였다. 해석학적인 분석결과, 자아 변화와 관련된 유력한 주제가 나타났다. 한 참여자는 일본인 자아(self)를 묘사하고 문화적응 중에 일어나는 변화에 대해 언급했다. 즉, "우리가 생각하는 방식은 항상 다른 사람들의 감정과 사고를 생각하는 것이다. 만일 내가 당신의 사고와 감정을 예측할 수 없다면, 나를 완전히 잃어버린 것이다"라고 기술하였다. 타인에 대한 지속적인 관심은 일본인 정신세계에서 자아를 정의하는 근원이고, 언어와 문화 가치는 이러한 개념을 강화하고 지지한다. 이 연구에서 일본인 간호학자들은 두 문화에 적응하고 문화적 유능수준에 도달하였지만, 일부는 문화적응의 과정에서 전개되는 새로운 "강인한(tougher)" 자아로 묘사하였다. 마찬가지로 미국에서 이루어진 일본 청년 이민자 연구에서 참여자는 두 문화에서 살면서 느낀 갈등을 기술하였다(Yeh et al., 2003). 문화적응 정도에 따라 일본인은 두 문화 사이에 갈등을 느낄 수 있으며, 이 갈등 수준을 낮추기 위해 맥락적으로 자아의 변화를 경험한다.

Leong(1986)은 아시아계 미국인은 모호함을 참지 못하고, 구조화된 상황을 더 선호한다는 것을 알아냈다. 그들은 자신의 문제에 대해서 더 실제적이고 즉각적인 해결을 원한다. 이 연구는 아시아계 미국인이 권위에 대해 존중을 나타낼 가능성이 높으며 자신의 감정을 표현하기가 쉽지 않음을 나타낸다.

스트레스에 대한 감정적, 행동적 표현. 새로운 환경에서 거주한 기간과 개인의 세대 위치는 문화적응을 경험하고 있는 소수민족 집단이 인지하는 스트레스 수준을 결정짓는 중요한 요소이다(Padilla et al., 1985). 세대 위치, 문화적응 수준, 성격변수와 같은 변수들을 검토하면서 Padilla 등(1985)은 issei 일본인 이민자

(shin-issei와 같은)는 가장 스트레스를 많이 받았으며, 가장 외향적으로 통제하였음을 발견하였다. 문화적응 스트레스는 문화와 기대되는 개인행동 사이에서 나타나는 불균형이다. 흥미롭게도 sansei 이후 세대 학생들은 스트레스 점수가 낮고 자아존중감이 높고 내적 통제위가 높다. 점수의 차이는 nisei가 전통적인 부모의 가치관에서 sansei 이후 세대가 가지고 있는 가치관으로 변화되고 있음을 알려준다.

정신건강. Lin과 Cheung (1999)에 따르면, 아시아계 미국인은 백인 미국인보다 정신건강서비스를 덜 이용한다. 정신건강서비스를 이용하는 사람들은 백인 미국인 대상자보다 유의하게 정신건강서비스 이용 중단율이 높다(Sue, 1987). Kozuki와 Kennedy (2004)는 진단과 치료의 서구 모델을 일본인과 일본인 대상자에게 적용할 때 "문화적으로 같은 표준을 적용할 수 없음"을 확인하였다. "문화적으로 같은 표준을 적용할 수 없음"은 정신건강에서 서양과 일본의 전통 간에 문화 차이를 잴 수 있는 표준화된 보편적인 척도가 부족하다는 것을 의미한다. 이 연구의 목적은 어떻게 이것이 치료결과에 영향을 미치는지를 검증하는 것이다. 연구자들은 가장 일반적(benign)인 결과가 비효과적인 치료였음을 발견하게 되었다. 최악의 결과는 오진, 낙인을 만들고 더 나아가 환자의 자아감에 손상을 준 것이다.

Atkinson과 Matsushita (1991)는 효과적인 상담자에 관한 연구에서, sansei와 yonsei 일본인은 일본인 카운셀러가 지시형 상담스타일을 보일 때 백인 미국인 카운셀러보다 더 매력적이라고 평가했지만 비지시형 상담스타일을 보일 때는 덜 매력적으로 평가하는 것을 발견하였다. 이 이론은 아시아계 미국인은 민족적으로 비슷한 카운셀러와 지시형 상담스타일을 선호하는 것을 발견한 초기 연구를 지지한다(Akinson, Maruyama & Matsui, 1978).

Tracey, Leong과 Glidden(1986)은 아시아계 미국인 학생들은 학업 및 직업 관련 문제에 관심을 집중함으로써 정서적 어려움에 보다 쉽게 반응할 수 있다고 밝혔다. 상담할 때, 일본인 학생들은 정서적 갈등보다 학업 어려움에 더 집중하려고 했다. 최근 일본인이 포함된 2개의 알츠하이머 질환 연구에 따르면, 중년의 염증 기전이 노인 치매와 관련된 인지 기능저하에 기여하는 기본 과정(underlying preocesses)이다(Laurin, Curb, Masaki, White & Launer, 2009). 또한 과일 및 채소 주스는 알츠하이머 질환의 발병을 지연시키는데 중요한 역할을 할 수 있으며, 특히 질병에 걸릴 위험이 높은 사람들에게 중요하다(Dai, Borenstein, Wu, Jackson & Larson, 2006).

수용소 억류 외상. 제2차 세계대전 동안 미국 정부에 의해 수용소에 갇힌 12만 명 이상의 일본인 남성, 여성, 아동 억류자는 심한 외상과 과거의 일화에 대해 침묵으로 일관하였다(Nagata, 1991). 감금된 사람들의 60% 이상이 미국 시민이었다. 공식적인 혐의는 제기되지 않았고, 현재까지 재판을 받을 기회가 없었다. 대부분 그들은 일주일 전까지 회사의 물건, 개인 재산 및 기타 물건을 옮기고 팔아야 한다는 통보를 받지 못했다. 많은 경우에 그들은 물건들을 팔 수 없었고, 실제 가치보다 훨씬 낮은 가격으로 팔아서 심한 경제적 어려움을 겪었다. 많은 사람이 강제로 두 번 이동되었는데 처음에는 동물 마구간과 서커스장 같은 임시수용소로, 나중에는 외딴 고립 지역의 수용소로 이동되었다. 그들은 가시철조망과 복종을 요구하는 무장 경비원으로 둘러싸인 폐쇄된 수용소에서 2년에서 3년간 살았다(Nagata, 1991).

Yates 등(2007)은 제2차 세계대전 중 억류의 외상을 경험한 6명의 nisei 일본인의 이야기와 예술작품에 대한 반응을 연구했다. 이 질적 연구는 7가지의 중요한 주제를 확인하였다. (1) 스트레스가 많은 수용소의 생활 조건; (2) 수용소 생존을 위한 예술과 창조성; (3) 상실감과 박탈감; (4) 가족과 지역사회와의 분리 또는 분열; (5) 정체성의 혼란; (6) 탄력성과 가치의 재확인; (7) 유산과 사회정의의 필요성. 이 연구의 참여자들은 "적국 거류 외국인(enemy aliens)"으로 분류되는 "수치심"을 가졌고, 이것은 전쟁에 의해 차별받거나 소외된 소수집단에 대한 옹호(advocacy)로 변화되었다. 또 다른 연구에 따르면, issei는 수용소에서의 경험에 대해 침묵을 지키고 있다고 보고하였다(Nagata & Cheng, 2003). 희생의 세대 간 효과는 이 고난을 겪은 sansei 후손에게서 분명히 나타났다(Nagata, 1991). 일부 nisei 에게 자존감 상실(Nagata & Takeshita, 2002)과 미국 시민으로서의 권리가 다시 침해당할 수도 있다는 두려움과 취약성을 증가시켰다(Nagata, 1991). 미국 9.11 테러 이후, 일본인 지역사회의 일부에서는 군재판과 '적과 교전 중인 상황'이 과거와 너무나 유사하다고 모슬렘 이민자에게 경고하였다(Wood, 2005).

신체화와 민간요법. Fuji, Fukusima와 Yamamoto(1993)에 따르면, 아시아인은 신체 증상을 통해 고통이나 정서적 질병을 표현하는 경향이 있기 때문에 민간요법이 신체 질환을 치료하기 위하여 종종 사용된다. '아프다는 것'은 돌봄을 받기 위한 합법적이고 사회적으로 받아들일 수 있는 치료 방법이다. 일부 일본인의 호소는 대개 신체적이다(Marsella, 1993). Kitano (1969)는 일본 사람들은 신체기능에 관하여 불필요하게 걱정하는 경향이 있고, 일반적으로 혈압과 관련된 잠재적인 문제에도 집착한다고 지적하였다.

Cheung 등(2013)은 휴스턴 지역에서 일본인의 우울증과 관련된 요인을 연구하였다. 43명의 응답자 중 우울증 유병률은 11.6%이었다. 로지스틱 회귀 분석결과, 우울증 예측인자로 건강문제, 불안증상과 석사학위가 밝혀졌다. 정신건강전문가들과 상담이 거의 없는 가장 큰 이유는 정신질환으로 낙인찍히는 것과 관련된다. 도움을 구하는 행동은 정신건강치료를 추구하는 것으로 낙인찍힌다. 참여자들은 정신건강 전문가보다 가족이나 친구들에게 도움을 청하거나 주치의와 이야기하였다. 높은 성취수준에 대한 기대로 인한 스트레스도 참여자의 증상에 영향을 미쳤다. 그리고 신체화는 신체적 문제와 함께 주호소로 흔히 표현되었다.

정신약물학. 최근 문헌에서 아시아인은 백인보다 항정신성 약물의 낮은 용량에도 대체로 반응하는 것으로 밝혀졌다(Lin & Cheung, 1999). 여러 연구에서 일본인은 우울이나 조증을 위한 항정신성 약물이 더 낮은 용량에도 잘 들으며(Lin & Cheung, 1999; Yamamoto, 1982), 유의하게 더 낮은 유지 용량이 필요하다는 것을 제시하였다(Roseblat & Tang, 1987). 또한 일본인은 클로르프로마진(chlorpromazine)의 용량을 최대한 낮추고 안정화된 용량으로 사용할 필요가 있다. 비록 일부 일본인의 항정신성 약물의 복용량이 더 낮지만, 약물이 혈액 내에 오래 머물러 있기 때문에 추체외로 증상의 위험이 있다(Kalow, 1986; Lin & Finder, 1983; Lin et al., 1989). 이는 항정신성 약물대사에 중요한 역할을 하는 *cytochrome P-450* 효소라고 불리는 약물대사 효소집단 때문이다(Lin & Cheung, 1999).

음주. 일본인은 미국인보다 알코올 중독률이 더 낮다. 몇몇 연구자는 이러한 낮은 비율이 (1) 가족들에 의해 숨겨지고; (2) 알코올 중독의 마지막 단계에서만 치료를 찾거나; (3) 정신건강시설보다는 다른 자원으로부터 도움을 구하고; (4) 빠른 홍조반응인 ALDHI 결핍으로 보호되기 때문이라고 생각한다(Nakawatase, Yamamoto & Toshiaki, 1993).

Lee, Han과 Gfroerer (2013)는 아시아계 미국인 집단의 음주 패턴을 확인하고, 아시아계 미국인 집단 간의 음주 차이를 탐색하기 위해 음주 및 폭음에 대한 조사연구를 실시하였다. 약물사용과 건강에 관한 전국조사는 18세 이상 성인 인구에게 이루어졌다. 2002~2008년 조사에는 1,100명의 일본인이 참여하였다. 한국계와 일본인은 중국계, 필리핀계, 동인디언계 미국인보다 음주율이 높고 폭음이 많았다. 외국에서 출생한 일본인은 미국에서 출생한 사람들보다 지난 1달간 폭음이 더 많았고, 남성이 여성에 비해 폭음하는 경향이 3~5배 더 높았다(Lee et al., 2013).

하와이에서 144명의 일부 고등학교 졸업반 학생이 포함된 일본인을 대상으로 민족적·문화적 정체성이 물질 사용에 미치는 영향에 대한 조사연구가 이루어졌다(Williams et al., 2013). 물질 사용 및 남용과 관련된 주요 협회들은 문화적으로 강화된 사건(예: 가족의 불화를 피하기 위한 주류 사회의 가치와 행동과 비교되는)과 일본의 문화적 정체성을 포함하였다. 그러나 비-일본계 미국 성인과 비교했을 때, 참가자들은 "때때로 맥주나 술을 마신다", "너무 많은 양의 술을 마신다", "아침에 술을 마신다"의 점수가 유의하게 낮았다. 연구자들은 일본 문화와의 제휴는 물질 사용을 예방하는 변수라는 결론을 내렸다.

간호 적용

간호사가 일본인에게 흔한 질환에 대해 대상자를 교육하고 상담하는 것은 중요하다. 또한 예방적 건강관리 기술을 강조해야만 한다. 예를 들어, Lau 등(2012)은 지역사회 기반 참여적 개입(즉, 우편으로 발송된 교육 팜플렛과 가족 토의)을 통하여 문화와 관련된 CRC 관련 지식을 증가시킴으로써 일본인의 선별검사 수진율을 극적으로 높일 수 있었다. 문화적으로 적절하고 능숙한 간호를 제공하기 위해서 간호사는 가족구성원의 지지를 개입시켜야 한다.

고혈압의 만성화와 중증도를 줄이기 위해, 간장, 소금에 절인 생선과 채소 섭취 제한의 중요성을 대상자와 가족에게 강조해야 한다. 일부 일본인은 신체화를 종종 사용하기 때문에 간호사는 잦은 신체 질환이 근본적인 스트레스의 징후일 수 있음을 인식해야만 한다. 대상자가 최적의 간호를 받기 위해서는 행동에 의미가 있음을 알아야 한다. 대상자가 대처 전략을 개발하고 개선하는 데 도움이 되도록 이전의 성공적인 전략을 파악하는 것이 중요하다. 대상자의 스트레스를 감소시키기 위해 간호사는 운동을 제안할 수 있다. 또한 건강증진을 위해 가임 여성에게 식사요법에 엽산을 추가하도록 교육해야 한다.

간호사는 일부 일본인이 일반적으로 정신건강 문제에 대한 전문적인 도움을 찾지 않거나 찾는 것을 늦춘다는 점을 기억해야만 한다. 치료를 원하는 사람 중 많은 사람이 치료를 완료하지 못한다(Leong, 1986). Kitano(1969)는 치료를 찾는 것을 꺼리는 이유로 (1) 가족과 지역사회의 힘, 그리고 문제행동을 통제하고 숨길 수 있는 가족의 능력; (2) 문제를 표현하는 다른 문화적 형태; (3) 현 치료기관의 부적절함; (4) 치료적 지역사회와의 관련성 결여 등 여러 요인이 있을 것으로 보았다. 또 다른 요인은 치료사가 문화적으로 반응하는 형태의 치료를 제공하지 못하는 것과 관련이 있을 수 있다(Kozuki & Kennedy, 2004; Sue, 1987). 또한 일부 일본인은 가족의 명예를 유지하기 위하여 정서적인 문제가 발생했을 때, 가족을 먼저 찾는다(Atkinson & Matsushita, 1991; Leong, 1986). 그러므로 간호의 주요목표는 개인적인 우월함을 넘어 집단주의, 조화, 수용성을 강조하는 보다 체계화되고 지시적인 접근법을 사용하여 간호사와 대상자 간의 신뢰관계를 구축하는 것이다(Marsella, 1993).

9 요약
Summary

일본인은 문화적응의 수준이 다양하다. 이러한 다양성으로 인해, 일본인은 임상에서 세대, 지역 및 개인차와 같은 여러 요인에 따라 다양한 행동을 보인다. 간호사는 각 개인의 독특한 요구와 개인이나 가족에게 제공된 정보가 어느 정도 적용되는지 사정해야만 한다. 존중을 바탕으로 신뢰관계를 수립하는 것이 중요하고, 대상자와 가족 간 개방된 의사소통의 중요성을 과소평가해서는 안 된다.

사례연구

로버트 기요시 야마모토(Robert Kiyoshi Yamamoto) 씨는 71세의 nisei(일본인 2세대)로서 은퇴한 전기기사이다. 그는 간으로 전이된 재발성 결장암으로 입원 중이며, 메스꺼움(nausea)과 식사하는 데 어려움을 호소하고 있다. 지난 몇 주간 야마모토 씨의 식욕이 계속 저하되고 있다. 50세인 그의 부인은 남편이 딱딱한 음식은 먹기 어려우나 마시는 것은 가능하다고 말한다.

수일간의 코위감압술(nasogastric compression)을 시행한 후에, 야마모토 씨의 장기능이 회복되기 시작하였다. 그는 소량의 연식(soft diet)을 먹을 수 있다. 항암치료를 받았음에도 불구하고 종양이 퍼져나가, 야마모토 씨는 추가로 항암치료를 더 하기로 결정하였다. 그는 점점 쇠약해짐에 따라, "사소한 일 때문에 간호사를 성가시게 할 수 없다"며 부인이 그의 침상 곁을 지키도록 고집한다. 야마모토 씨 부인은 남편 침상 곁에서 밤새 간호를 하고 있으며, 세 딸 중 한 명이 아버지와 함께 있는 동안에 아주 가끔 잠깐씩 집에 다녀오고 있다. 간호사는 야마모토 씨 부인이 피곤해 보이고 체중이 감소하고 있는 것을 알아챘다. 딸들은 밤에 어머니의 고생을 줄이기 위해 집에 가서 쉬도록 권하였으나, 어머니는 "아버지가 불안해하며 끊임없이 밤에 나를 찾는다"고 우기신다. 야마모토 씨는 부인이 자신을 목욕시키고 수발들기를 고집한다. 딸 중 한 명이 필요시 언제라도 어머니를 돕기 위해 도시 외곽에서 도심으로 이사하였다. 딸들은 번갈아 어머니 친구가 되어주거나 어머니가 샤워를 하러 혹은 아버지를 위해 특별 음식을 장만하러 집에 갈 때 아버지 침상을 지키며, 어머니를 안심시켜준다.

야마모토 씨가 통증이 있다고 말하지 않아도, 그는 가족들로부터 끊임없이 등과 다리에 마사지를 받는다. 그는 조심스럽게 움직이고, 움직일 때 주춤거린다. 야마모토 씨는 간호사에게 말을 많이 하지 않는다. 그는 가족에게만 자신에 대해 말한다. 그는 간호사가 아프냐고 물으면 아프지 않다고 대답하고 가족에게는 아프다고 말한다. 그는 잠을 잘 자지 못한다. 현재 야마모토 씨의 치료는 일차적으로 지지 간호이다. 그는 가족에게 매일 스시(sushi)와 미소된장국 같은 전통 일본음식을 가져오도록 끊임없이 요구한다. 그는 일반적으로 그런 음식들만 먹는다. 호스피스 의료진이 호스피스 간호에 대한 의견을 제시하였다. 아들에게 가족과 퇴원계획에 대해 논의하도록 요청하였다. 야마모토 씨는 집으로 돌아가길 원한다.

간호계획

간호진단: 상황 위기와 관련된 가족 과정의 변화

목표

1. 가족은 각자의 휴식에 대한 욕구와 아버지 간호를 충족하기 위해 특별 순회계획(specific rotation plan)을 마련할 것이다.
2. 가족은 상호 간의 지지와 단결을 보여줄 것이다.

간호중재

1. 침상 옆에 있을 필요가 있는 직계 가족구성원에게 자유로운 방문, 밤에 머무는 구성원에게 적합한 공간, 그리고 프라이버시를 가족에게 제공함으로써 공감과 지지를 제공한다.
2. 가족과 직원 간에 오해를 없애고 개방적 의사소통의 선을 유지하기 위하여, 가족이 현재의 치료와 질병의 본질에 정통하도록 유지시킨다.
3. 가족구성원의 피로와 과로의 징후들을 사정한다.
4. 친구가 되어주거나 부인을 지지하기 위하여, 대상자가 기꺼이 수용 가능한 다른 가족구성원이나 친구들을 함께 찾는다.

간호진단: 암 전이와 관련된 통증

목표

1. 대상자는 가족에게 통증이 참을만하다고 말한다.
2. 대상자는 밤에 한 번 잠들면 깨지 않고 4시간 동안 잘 수 있다.

간호중재

1. 움직일 때 주춤거리고 밤에 안절부절하지못하는 것과 같은 통증을 알려주는 비언어적 행동을 관찰한다.
2. 대상자가 현재 치료로 경험하는 통증이 어느 정도로 심한지를 가족과 함께 확인한다.
3. 환자에게 질문하여(거절하지 않는 한) 규칙적인 스케줄로 진통제를 제공한다. 특히 잠들기 전에.

간호진단: 가족구성원의 질병 악화과정과 관련된 비효율적 가족 대처의 위험성

목표

1. 가족단위는 자신들의 자원을 사용하고 외부 자원을 탐색할 것이다.
2. 가족은 구성원에 대한 현실적인 역할 기대를 할 것이다.
3. 가족구성원 간에 개방적 의사소통이 유지될 것이다.
4. 가족구성원은 자신들의 신체적·정서적 건강을 해치지 않으면서 간호를 수행할 것이다.

간호중재

1. 대상자, 가족과 신뢰와 존경의 관계를 발전시킨다.
2. 현실적인 계획과 가족구성원의 기대를 논의하는 것이 필요할 때 아들이 가족회의를 소집하도록 권장하며, 필요시 건강관리 제공자를 이용한다.
3. 위기 대처에 도움이 되는 가족 자원뿐만 아니라 외부 자원을 찾도록 가족을 돕고 격려한다.
4. 대상자의 기본 신체적·정서적 욕구를 가족구성원이 충족시키고 있는지 사정한다.
5. 가족구성원이 서로서로, 특히 야마모토 씨 부인을 지지하도록 격려하고, 그들의 신체적·정서적 건강을 해치지 않도록 스케줄을 짠다.
6. 치료와 간호를 수행하는 가족구성원의 능력을 지속적으로 모니터한다.
7. 가족구성원과 간호를 제공하는 사람들의 감정 폭발, 인격의변화와 기분 변화 관리에 대해 토의한다.
8. 역할 수행, 특별히 야마모토 씨 부인에 의해 수행되는 역할 수행에 대해 현실적인 기대를 격려한다.
9. 이전의 기술이 더 이상 효과가 없다면 긴장(strain과 tension) 관리 대처 전략을 교육한다.
10. 현재 스트레스원과 긴장 정도를 확인하여 돕는다.

임상적 의사결정

1. 문화집단 안에서 건강 실제 행위와 건강 추구를 결정하는 중요한 문화적 가치를 열거하시오.
2. 일본인 대상자 치료에 있어 이러한 가치를 통합하는 세 가지 중재를 확인하시오.
3. 일본인 가족들과 의사소통할 때 사용되는 여러 가지 전략을 분석하시오.
4. 일본인 대상자를 간호할 때 세대적인, 지리적인, 문화적응적인 중요성을 논의하시오.
5. 고통, 불편감이나 스트레스를 말로 표현하지 않는 대상자를 위한 건강간호제공자의 적절한 간호중재를 기술하시오.

학습문제

1. 일본인 대상자의 고혈압 치료에 있어서, 간호사가 가족과 대상자에게 섭취를 제한하도록 교육해야 할 식품은?

   a. 고추

   b. 된장

   c. 두부

   d. 우유

2. 일본인 학생이 정신건강센터에서 상담을 원할 때, 대상자가 원하는 상담으로 가장 먼저 고려할 수 있는 것은?

   a. 학업의 어려움

   b. 정서적인 갈등

   c. 가족 문제

   d. 자아존중감의 상실

3. 일본인들 사이에서 일차적으로 이루어지는 주요 감정과 태도에 대한 의사소통 형태는?

   a. 구두로

   b. 목소리로

   c. 얼굴표정으로

   d. 터치로

정답

1. b 2. a 3. c

참고문헌

Adler, S. M. (1998). Mothering, education, and ethnicity: the transformation of Japanese American culture. New York: Garland.

Aghaian, E., Choe, J. E., Lin, S., & Stamper, R. L. (2004). Central corneal thickness of Caucasians, Chinese, Hispanics, Filipinos, African Americans, and Japanese in a glaucoma clinic [abstract]. Ophthalmology, 111(12), 2211-2219.

Akaza, H., et al. (2004). Comparisons of percent equol producers between prostate cancer patients and controls: case-controlled studies of isoflavones in Japanese, Korean and American residents [abstract]. Japanese Journal of Clinical Oncology, 34(2), 86-89.

Akimoto, S. A., & Sanbonmatsu, D. M. (1999). Differences in self-effacing behavior between European and Japanese Americans: effect on competence evaluations. Journal of Cross-Cultural Psychology, 30(2), 159-177.

Akiyama, C. (2008). Bridging the gap between two cultures: an analysis on identity attitudes and attachment of Asian Americans. Brief Treatment and Crisis Intervention, 8(3), 251-263.

Albright, C. L., et al. (2012). Differences by race/ethnicity in older adults'beliefs about the relative importance of dietary supplements vs prescription medications: results from the SURE study. Journal of the Academy of Nutrition and Dietetics, 112(8), 1223-1229.

Araneta, M. R. G., Grandinetti, A., & Chang, H. K. (2010). A1C and diabetes diagnosis among Filipino Americans, Japanese Americans, and Native Hawaiians. Diabetes Care, 33(12), 2626-2628.

Asian American Federation of New York. (2003). Asian American elders in New York City. New York: Brookdage Center on Aging, Hunter College.

Atkinson, D. R., Maruyama, M., & Matsui, S. (1978). The effects of counselor race and counseling approach on Asian Americans'perceptions of counselor credibility and utility. Journal of Counseling Psychology, 25, 76-83.

Atkinson, D. R., & Matsushita, Y. (1991). Japanese American acculturation, counseling style, counselor ethnicity, and perceived counselor credibility. Journal of Counseling Psychology, 38, 473-478.

Baker, J. (1993). Perceptions of privacy in Japan and America. Paper presented at the East West Center, Honolulu, Hawaii.

Barnlund, D. C. (1989). Public-private self in communication with Japan. Business Horizons, 32, 32-35.

Binder, R. L., & Levy, R. (1981). Extrapyramidal reactions in Asians. American Journal of Psychiatry, 138(9), 1234-1244.

Bito, S., Matsumura, S., Kagawa-Singer, M., Meredith, L. S., Fukuhara, S., & Wenger, N. S. (2007). Acculturation and end-of-life decision making: comparison of Japanese and Japanese-American focus groups. Bioethics, 21(5), 251-262.

Blaser, M. J., Nomura, A., Lee, J., Stemmerman, G. N., & Perez-Perez, G. I. (2007). Early-life family structure and microbially induced cancer risk. PLoSMed, 4(1), e7.

Bose, D., & Welsh, J. (1973). Lactose malabsorption in Oklahoma Indians. American Journal of Clinical Nutrition, 26, 1320-1322.

Bowman, K. W., & Singer, P. A. (2001). Chinese seniors'perspectives on end-of-life decisions. Social Science & Medicine, 53(4), 455-464.

Boyko, E. J., Doheny, R. A., McNeely, M. J., Kahn, S. E., Leonetti, D. L., & Fujimoto, W. Y. (2010). Latent class analysis of the metabolic syndrome. Diabetes Research and Clinical Practice, 89(1), 88-93.

Braun, K. L., & Nichols, R. (1997). Death and dying in four Asian American cultures: a descriptive study. Death Studies, 21(4), 327-359.

Burris, J. (1993). 442nd vets "shared a tent"in battle, in politics. The Honolulu Advertiser, B-1.

Carr, D. B., et al. (2005). A reduced-fat diet and aerobic exercise in Japanese Americans with impaired glucose tolerance decreases intra-abdominal fat and improves insulin sensitivity but not beta-cell function [abstract]. Diabetes, 54(2), 340-347.

Caskey, D. A., Payne-Bose, D., Welsh, J. D., Gearhart, H. L., Nance, M. K., & Morrison, R. D. (1977). Effects of age on lactose malabsorption in Oklahoma Native Americans as determined by breath H2 analysis. American Journal of Digestive Disease, 22(2), 113-116.

Caudill, W., & Frost, L. (1974). A comparison of maternal care and infant behavior in Japanese American, American, and Japanese families. In W. P. Lebra (Ed.), Youth, socialization and mental health; mental health research in Asia and the Pacific (vol. 3). Honolulu: University of Hawaii Press.

Central Intelligence Agency (2015). The CIA world fact book. New York: Skyhorse Publishing.
Chan, S. (1991). Asian Americans: an interpretive history. Boston: Twayne Publishers.
Chang, B. (1981). Asian American patient care. In G. Henderson, & M. Primeaux (Eds.), Transcultural health care. Menlo Park, CA: Addison-Wesley.
Chang, T. (1993). A legacy of bravery: the 442nd comes home. The Honolulu Advertiser 442nd Special Section.
Cheung, M., Leung, P., & Tsui, V. (2013). Japanese Americans'health concerns and depressive symptoms: implications for disaster counseling. Social Work, 58(3), 201-211.
Ching, J. W. J., McDermott, J. F., Fukunaga, C., Yanagida, E., Mann, E., & Waldron, J. A. (1995). Perceptions of family values and roles among Japanese Americans: clinical considerations. American Journal of Orthopsychiatry, 65(2), 216-224.
Chung, C. S., & Myrianthopoulos, N. C. (1968). Racial and prenatal factors in major congenital malformations. American Journal of Human Genetics, 20, 44-60.
Colclough, Y. Y. (2005). An exploration of end-of-life decision making within Japanese-American families (Unpublished doctoral dissertation). Oregon Health & Science University, Portland.
Colclough, Y. Y., & Young, H. (2007). Decision making at end of life among Japanese American families. Journal of Family Nursing, 13(2), 201-225.
Connor, J. (1974). Acculturation and family continuity in three generations of Japanese Americans. Journal of Marriage and Family, 36, 159-168.
Conroy, S. M., Maskarinec, G., Park, S.-Y., Wilkens, L. R., Henderson, B. E., & Kolonel, L. N. (2013). The effects of soy consumption before diagnosis on breast cancer survival: The Multiethnic Cohort study. Nutrition & Cancer, 65(4), 527-537.
Corum, A. K. (2000). Ethnic foods of Hawaii (revised ed.). Honolulu: Bess Press.
Curb, J. D., et al. (1996). Age-related changes in stroke risk in men with hypertension and normal blood pressure. Stroke, 27(5), 819-824.
Dai, Q., Borenstein, A. R., Wu, T., Jackson, J. C., & Larson, E. B. (2006). Fruit and vegetable juices and Alzheimer's disease: the Kame Project. American Journal of Medicine, 119(9), 751-759.
Daniels, R. (1991). Redress achieved, 1983-1990. In R. Daniels, S. C. Taylor, & H. H. L. Kitano (Eds.), Japanese Americans: from relocation to redress (pp. 219-223). Seattle: University of Washington Press.
Daniels, R., Taylor, S. C., & Kitano, H. H. L. (Eds.) (1991). Japanese Americans: from relocation to redress. Seattle: University of Washington Press.
Davis, J. W., Ross, P. D., Nevitt, M. C., & Wasnich, R. D. (1997). Incidence rates of falls among Japanese men and women living in Hawaii. Journal of Clinical Epidemiology, 50(5), 589-594.
Dickerson, J. L. (2010). Inside America's concentration camps: two centuries of internment and torture. Chicago, IL: Lawrence Hill Books.
Doi, L. T. (1962). Amae: a key concept for understanding Japanese personality structure. In R. J. Smith & R. K. Beardsley (Eds.), Japanese culture: its development and characteristics. Chicago: Aldine Publishing.
Doi, L. T. (1973). The anatomy of dependence. New York: Kodansha International.
Dornbusch, S. M., Ritter, P. L., Leiderman, P. H., Roberts, D. F., & Fraleigh, M. J. (1987). The relation of parenting style to adolescent school performance. Child Development, 55, 1244-1257.
Doutrich, D. (2000). Cultural fluency, marginality, and the sense of self. In H. Riggenbach (Ed.), Perspectives on fluency (pp.141-159). Ann Arbor: University of Michigan Press.
Doutrich, D. (2001). Experience of Japanese nurse scholars: insights for U.S. faculty. Journal of Nursing Education, 40(5), 210-215.
Duncan, I., & Scott, E. (1972). Lactose intolerance in Alaskan Indians and Eskimos. American Journal of Clinical Nutrition, 25, 867-868.
Eichholzer, M., Tonz, O., & Zimmermann, R. (2006). Folic acid: a public health challenge. The Lancet, 367(9519), 1352-1362.
Endo, T., Ozoe, R., Kubota, M., Akiyama, M., & Shimooka, S. (2006). A survey of hypodontia in Japanese orthodontic patients [abstract]. American Journal of Orthodontics and Dentofacial Orthopedics, 129(1), 29-35.
Engle, M. (1993). Japanese New Year's customs demystified. Star-Bulletin, A-4.

Erber, E., Hopping, B. N., Grandinetti, A., Park, S. Y., Kolonel, L. N., & Maskarinec, G. (2010). Dietary patterns and risk for diabetes: the multiethnic cohort. Diabetes Care, 33(3), 532-538.

Erickson, J. D. (1976). Racial variations in the incidence of congenital malformations. Annals of Human Genetics, 39, 315-320.

Evans, G. W., Lepore, S. J., & Allen, K. M. (2000). Cross-cultural differences in tolerance for crowding: fact or fiction? Journal of Personality and Social Psychology, 79(2), 204-210.

Fisher, N. (1996). Cultural and ethnic diversity: a guide for genetic professionals. Baltimore: Johns Hopkins University Press.

Freeman, A. F., & Shulman, S. T. (2001). Recent developments in Kawasaki disease. Current Opinion in Infectious Diseases, 14(3), 357-361.

Fugita, S., Ito, K. L., Abe, J., & Takeuchi, D. T. (1991). Japanese Americans. In N. Mokuau (Ed.), Handbook of social services for Asian and Pacific Islanders (pp. 61-77). New York: Greenwood.

Fugita, S. S., & O'Brien, D. J. (1991). Japanese American ethnicity: the persistence of community. Seattle: University of Washington Press.

Fujii, J., Fukushima, S., & Yamamoto, J. (1993). Psychiatric care of Japanese Americans. In A. C. Gaw (Ed.), Culture, ethnicity and mental illness (pp. 305-346). Washington, DC: American Psychiatric Press.

Galanti, G. A. (1997). Caring for patients from different cultures: case studies from American hospitals (2nd ed.). Philadelphia: University of Pennsylvania Press.

Gedalia, A. (2002). Kawasaki disease: an update. Current Rheumatology Report, 4(1), 25-29.

Giger, J. N., & Davidhizar, R. E. (1990). Transcultural nursing: a method for advancing nursing care and practices. International Congress of Nursing Review, 37(1), 199-202.

Gill, J. K., Maskarinec, G., Wilkens, L. R., Pike, M. C., Henderson, B. E., & Kolonel, L. N. (2007). Nonsteroidal antiinflammatory drugs and breast cancer risk: the multiethnic cohort. American Journal of Epidemiology, 166, 1150-1158.

Gomez, S. L., Clarke, C. A., Shema, S. J., Chang, E. T., Keegan, T. H., & Glaser, S. L. (2010). Disparities in breast cancer survival among Asian women by ethnicity and immigrant status: a population-based study. American Journal of Public Health, 100(5), 861-869.

Gotay, C. C., Shimizu, H., Muraoka, M., Ishihara, Y., Tsuboi, K., & Ogawa, H. (2004). Health attitudes and behaviors: comparison of Japanese and Americans of Japanese and European Ancestry. Health & Place, 10(2), 153-161.

Greendale, G. A., et al. (2002). Soy products may help preserve bone density in Japanese women [abstract]. American Journal of Epidemiology, 155, 746-754.

Gudykunst, W. B., & Nishida, T. (1994). Bridging Japanese/North American differences. Thousand Oaks, CA: Sage. G ng r, D., Bornstein, M. H., De Lyeersnyder, J., Cote, L., &

Mesquita, B. (2012). Acculturation of personality: a three culture study of Japanese, Japanese Americans, and European Americans. Journal of Cross-Cultural Psychology, 44(5), 701-718.

Hall, E. T. (1976). Beyond culture. New York: Doubleday.

Hamaguchi, E. (1977). Nihonrashiga N. Saihaken. (Rediscovery of Japaneseness). Nihon Keizai Shaimbun-sha.

Hashizume, S., & Takano, J. (1983). Nursing care of Japanese American patients. In M. S. Orque, B. Bloch, & L. S. A. Monrroy (Eds.), Ethnic nursing care: a multicultural approach (pp. 219-243). St. Louis: Mosby.

Hattori, K., & Ishida, D. N. (2012). Ethnographic study of a good death among elderly Japanese Americans. Nursing and Health Sciences, 14, 488-494.

He, J., Stram, D. O., Kolonel, L. N., Henderson, B. E., Le Marchand, L., & Haiman, C. A. (2010). The association of diabetes with colorectal cancer risk: the multiethnic cohort. British Journal of Cancer, 103, 120-126.

Hiratsuka, M., et al. (2002). Geno-typing of the Nacetyltransferase2 polymorphism in the prediction of adverse drug reactions to isoniazid in Japanese patients [abstract]. Drug Metabolism and Pharmacokinetics, 17(4), 357-362.

Hofstede, G. (1984). Culture's consequences: international differences in work related values. Beverly Hills: Sage.

Holman, R. C., et al. (2005). Kawasaki syndrome in Hawaii. Pediatric Infectious Disease Journal, 24(5), 429-433.

Hopping, B. N., Erber, E., Grandinetti, A., Verheus, M., Kolonel, L. N., & Maskarinec, G. (2010). Dietary fiber, magnesium, and glycemic load alter risk of type 2 diabetes in a multiethnic cohort in Hawaii. Journal of Nutrition, 140, 68-74.

Hosokawa, G. (2002). Nisei: the quiet Americans (revised ed.). Boulder, CO: University Press of Colorado.

Houston, J. W., & Houston, J. D. (2002). Farewell to Manzanar. Boston: Houghton Mifflin.

Hsu, J., Tseng, W.-S., Ashton, G., McDermott, J. F., & Char, W. (1985). Family interaction patterns among Japanese- American and Caucasian families in Hawaii. American Journal of Psychiatry, 142, 577-581.

Ikeda, Y., et al. (2014). Low-dose aspirin for primary prevention of cardiovascular events in Japanese patients 60 years or older with atherosclerotic risk factors: a randomized clinical trial. Journal of the American Medical Association, 312(23), 2510-2520.

Immigration Bureau of Japan. (2014). Immigration control of Japanese and foreign nationals. Retrieved from http:// www.moj.go.jp/ENGLISH/IB/ib-01.html. Accessed December 8, 2014.

Ishihara, A. (1962). Kampo: Japan's traditional medicine. Japan Quarterly, 9, 429-437.

Ishii, S. (1987). Nonverbal communication in Japan (Orientation Seminars on Japan, No. 28). Tokyo: Office for the Japanese Studies Center.

Iwasaki, S. (2006). Japan: language situation. Encyclopedia of Language & Linguistics, 93-95.

Jacobs, A. H., & Walton, R. G. (1976). Incidence of birthmarks in the neonate. Pediatrics, 58, 218-222.

Jarvis, J. K., & Miller, G. D. (2002). Overcoming the barrier of lactose intolerance to reduce health disparities. Journal of the National Medical Association, 94(2), 55-66.

Jeong, Y. J., & You, H. K. (2008). Different historical trajectories and family diversity among Chinese, Japanese, and Koreans in the United States. Journal of Family History, 33, 346-356.

Jih, J., et al. (2014). Using appropriate body mass index cut points for overweight and obesity among Asian Americans. Preventive Medicine, 65, 1-6.

Johnson, F. A., Marsella, A. J., & Johnson, C. L. (1974). Social and psychological aspects of verbal behavior in Japanese Americans. American Journal of Psychiatry, 131, 580-583.

Jones, T. H. (2007). Testosterone replacement therapy. British Journal of Hospital Medicine (London), 68, 547-553.

Kakesako, G. K. (1993). Nisei proved their loyalty on the war front. The Honolulu Star-Bulletin, A-1.

Kalow, W. (1972). Pharmacogenetics of drugs used in anesthesia. Human Genetics, 60, 415-427.

Kalow, W. (1986). Conjugation reactions. In W. Kalow, H. W. Goedde, & D. P. Agarwal (Eds.), Ethnic differences in reactions to drugs and xenobiotics. New York: Alan R. Liss.

Katada, N. (1991). Gaman as a preschooler's method of coping during hospitalization (Unpublished doctoral dissertation). San Francisco, CA: University of California.

Kataoka-Yahiro, M., Ceria, C., & Caulfield, R. (2004). Grandparent caregiving role in ethnically diverse families. Journal of Pediatric Nursing, 19(5), 315-328.

Kim, E. J., O'Neil, J. M., & Owen, S. V. (1996). Asian-American men's acculturation and gender-role conflict. Psychological Reports, 79, 95-104.

Kim, B. S., Yang, P. H., Atkinson, D. R., Wolfe, M. M., & Hong, S. (2001). Cultural value similarities and differences among Asian American ethnic groups. Cultural Diversity and Ethnic Minority Psychology, 7, 343-361.

Kinoshita, L. M. & Gallagher-Thompson, D. (2004). Japanese- American caregivers of individuals with dementia: an examination of Japanese cultural values and dementia caregiving. Clinical Gerontologist, 27(1/2), 87-102.

Kitano, H. H. L. (1969). Japanese-American mental illness. In S. C. Plot & R. B. Edgerton (Eds.), Changing perspectives in mental illness. New York: Holt, Rinehart & Winston.

Kitano, H. H. L. (1970). Mental illness in four cultures. Journal of Social Psychology, 80, 121-134.

Kitano, H. H. L. (1976). Japanese Americans: the evolution of a subculture (2nd ed.). Englewood Cliffs, NJ: Prentice-Hall.

Kitano, H. H. L., & Daniels, R. (2001). Asian Americans: emerging minorities (3rd ed.). Englewood Cliffs, NJ: Prentice-Hall.

Klopf, D., Cambra, R., & Ishii, S. (1981). A comparison of communication styles of Japanese and American college students. Current English Studies, 53, 22-26.

Klopf, D., & Ishii, S. (1976). A comparison of communication activities of Japanese and American adults. ELEC Bulletin, 20, 66-71.

Kobata, F. (1979). The influence of culture on family relations: the Asian American experience. In P. K. Ragan (Ed.), Aging parents. Los Angeles: Ethel Percy Andrus Gerontology Foundation, University of Southern California.

Kobayashi-Winata, H., & Powers, T. (1989). Child rearing and compliance: Japanese and American families in Houston. Journal of Cross-Cultural Psychology, 20, 333-356.

Kotani, R. (1982). AJA's and alcohol abuse. Hawaii Herald, 3(13), 4.

Kozuki, Y., & Kennedy, M. (2004). Cultural incommensurability in psychodynamic psychotherapy in Western and Japanese traditions. Journal of Nursing Scholarship, 36(1), 30-38.

Lau, D. T., et al. (2013). Colorectal cancer knowledge, attitudes, screening, and intergenerational communication among Japanese American families: an exploratory, communitybased participatory study. Journal of Cross-Cultural Gerontology, 28(1), 89-101.

Lau, D. T., Machizawa, S., & Doi, M. (2012). Informal and formal support among community-dwelling Japanese American elders living alone in Chicagoland: an in-depthqualitative study. Journal of Cross Cultural Gerontology, 27, 149-161.

Lauderdale, D. S., Jacobsen, S. J., Furner, S. E., Levy, P. S., Brody, J. A., & Goldberg, J. (1997). Hip fracture incidence among elderly Asian-American populations. American Journal of Epidemiology, 146(6), 502-509.

Lauderdale, D. S., & Rathouz, P. J. (2000). Body mass index in a US national sample of Asian Americans: effects of nativity, years since immigration and socioeconomic status.

International Journal of Obesity and Related Metabolic Disorders, 24(9), 1188-1194.

Launer, L. (2004). Epidemiology of Alzheimer's disease: lessons from cardiovascular studies. Program and abstracts of the 9th International Conference on Alzheimer's Disease and Related Disorders, Philadelphia, PA.

Laurin, D., Curb, J. D., Masaki, K. H., White, L. R., & Launer, L. J. (2009). Midlife C-reactive protein and risk of cognitive decline: a 31-year follow-up. Neurobiology of Aging, 30(11), 1724-1727.

Lebenthal, E., Antonowicz, I., & Schwachman, H. (1975). Correlation of lactase activity, lactose tolerance, and milk consumption in different age groups. American Journal of Clinical Nutrition, 28, 595-600.

Lebra, T. S. (1976). Japanese patterns of behavior. Honolulu: University of Hawaii Press.

Lee, H. K., Han, B., & Gfroerer, J. C. (2013). Differences in the prevalence rates and correlates of alcohol use and binge alcohol use among five Asian American subpopulations. Addictive Behaviors, 38(3), 1816-1823.

Leong, F. T. L. (1986). Counseling and psychotherapy with Asian Americans: review of the literature. Journal of Counseling Psychology, 33, 196-206.

Lin, K. M., & Cheung, F. (1999). Mental health issues for Asian Americans. Psychiatric Services, 50(6), 774-780.

Lin, K. M., & Finder, E. (1983). Neuroleptic dosage for Asians. American Journal of Psychiatry, 140(4), 490-491.

Lin, K. M., et al. (1989). Longitudinal assessment of haloperidol doses and serous concentrations in Asian and Caucasian schizophrenic patients. American Journal of Psychiatry, 146(10), 1307-1311.

Lyman, S. M. (1994). Color, culture, civilization: race and minority issues in American society. Urbana, IL: University of Illinois.

Machizawa, S., & Lau, D. T. (2010). Psychological needs of Japanese American elders: implications for culturally competent interventions. Journal of Cross Cultural Gerontology, 25, 183-197.

Madison, J. R., et al. (2006). Proteinuria and risk for stroke and coronary heart disease during 27 years of follow-up: the Honolulu Heart Program [Abstract]. Archives of Internal Medicine, 166(8), 884-889.

Marsella, A. J. (1993). Counseling and psychotherapy with Japanese Americans: cross-cultural considerations. American Journal of Orthopsychiatry, 63(2), 200-208.

Marsella, A. J., Johnson, F. A., Johnson, C. L., & Brennan, J. (1998). Ethnic identity in second-(Nisei), third-(Sansei), and fourth- (Yonsei) generation Japanese-Americans in Hawaii. Asian American and Pacific Islander Journal of Health, 6(1), 46-52.

Maskarinec, G., et al. (2009). Diabetes incidence based on linkages with health plans: the multiethnic cohort. Diabetes, 58(8), 1732-1738.

Matsui, M., & Braun, K. L. (2009). Japanese Americans' death attitudes and preferences for end-of-life care. Journal of Hospice & Palliative Nursing, 11(6), 353-361.

Matsumoto, D. (1989). Cultural influences on the perception of emotion. Journal of Cross-Cultural Psychology, 20, 92-105.

Maxwell, A., Crespi, C., Alano, R., Sudan, M., & Bastani, R. (2012). Health risk behaviors among five Asian American subgroups in California: identifying intervention priorities. Journal of Immigrant and Minority Health, 14(5), 890-894.

McCormick, W. C., Imai, Y., & Rubenstein, L. Z. (1995). International common denominators in geriatric rehabilitation and long-term care. Journal of the American Geriatric Society, 42, 714-715.

McCormick, W. C., et al. (1996). Attitudes toward use of nursing homes and home care in older Japanese Americans. Journal of the American Geriatrics Society, 44, 769-777.

McCracken, R. (1971). Lactase deficiency: an example of dietary evolution. Current Anthropology, 12(4-5), 479-517.

McDermott, J. F., Jr., Tseng, W. S., & Maretzki, T. W. (1980). People and cultures of Hawaii: a psychocultural profile. Honolulu: John A. Burns School of Medicine and the University of Hawaii Press.

McNeely, M. J., & Boyko, E. J. (2004). Type 2 diabetes prevalence in Asian Americans: Results of a national health survey. Diabetes Care, 27(1), 66-69.

McNeill, D. (2006). The doomsday doctor: Japan's worsening population crisis. The Japan Times. 〈http://www.japantimes.co.jp/community/2006/03/21/issues/the-doomsdaydoctor/#. VgueJpd9X9s〉. Available at Lexis/Nexis Academic Universe Database. Retrieved May 24, 2006.

Mehrabian, A. (1968). Communication without words. Psychology Today, 53.

Miller, B. A., Chu, K. C., Hankey, B. F., & Ries, L. A. G. (2008). Cancer incidence and mortality patterns among specific Asian and Pacific Islander populations in the U.S. Cancer Causes Control, 19, 227-256.

Minami, H. (1985). East meets West: some ethical considerations. International Journal of Nursing Studies, 4, 311-318.

Minami, J., et al. (2002). Effects of alcohol restriction on ambulatory blood pressure, heart rate, and heart rate variability in Japanese men [Abstract]. American Journal of Hypertension, 15(2 Pt 1), 125-129.

Ministry of Health, Labour, and Welfare. (2014). Annual health, labour and welfare report. Retrieved from 〈http:// www.mhlw.go.jp/english/wp/wp-hw8/dl/summary.pdf〉 Accessed December 8, 2014.

Miyawaki, C. (2013). Generational differences in Japanese Americans' preferred social services environments. Journal of Gerontological Social Work, 56(5), 388-406.

Morris, T. M. (1990). Culturally sensitive family assessment: an evaluation of the family assessment device used with Hawaiian American and Japanese American families. Family Process, 29, 105-116.

Nagata, D. (1991). Transgenerational impact of the Japanese American internment: clinical issues in working with children of former internees. Psychotherapy, 28, 121-128.

Nagata, D. K., & Cheng, W. J. Y. (2003). Intergenerational communication of race-related trauma by Japanese American former internees. American Journal of Orthopsychiatry, 73(3), 266-278.

Nagata, D. N., & Takeshita, Y. J. (2002). Psychological reactions to redress: diversity among Japanese Americans interned during World War II. Cultural Diversity and Ethnic Minority Psychology, 8(1), 41-59.

Nakamura, A. (2005). Migration expert makes case for helping foreign workers. The Japan Times. Available at Lexis/Nexis Academic Universe database. Accessed May 24, 2005.

Nakao, A. (2005). East Bay: Obon season means "people can put on their summer kimono and celebrate." San Francisco Chronicle. 〈http://www.sfgate.com/bayarea/article/East-Bay- Obon-season-means-people-can-put-on-2623606.php〉 Available at Lexis/Nexis Academic Universe database. Accessed May 30, 2006.

Nakawatase, T. V., Yamamoto, J., & Toshiaki, S. (1993). The association between fast-flushing response and alcohol use among Japanese Americans. Journal of Studies on Alcohol, 54(1), 48-53.

National Center for Health Statistics. (2014). Health, United States, 2014: with special feature on death and dying. Hyattsville, MD.

National Police Agency. (2014). Damage situation and police countermeasures. Retrieved from 〈http://www.npa.go.jp/archive/keibi/biki/higaijokyo_e.pdf〉 Accessed December 8, 2014.

Nemoto, M., Sasaki, T., Deeb, S. S., Fujimoto, W. Y., & Tajima, N. (2002). Differential effect of PPARgamma2 variants in the development of type 2 diabetes between native Japanese and Japanese Americans [Abstract]. Diabetes Research and Clinical Practice, 57(2), 131-137.

Newburger, J. W., et al. (2004). Diagnosis, treatment, and long-term management of Kawasaki disease: a statement for health professionals from the Committee on Rheumatic Fever, Endocarditis and Kawasaki Disease, Council on Cardiovascular Disease in the Young, American Heart Association. Circulation, 110, 2747-2771.

Ngo-Metzger, Q., Phillips, R. S., & McCarthy, E. P. (2008). Ethnic disparities in hospice use among Asian-American and Pacific Islander patients dying with cancer. Journal of the American Geriatrics Society, 56(1), 139-144.

Nomura, A. M., Lee, J., Stemmermann, G. N., Nomura, R. Y., Perez-Perez, G. I., & Blaser, M. J. (2002). Helicobacter pylori CagA seropositivity and gastric carcinoma risk in a Japanese American population [Abstract]. The Journal of Infectious Diseases, 186(8), 1138-1144.

Ogden, C. L., Carroll, M. D., Kit, B. K., & Flegal, K. M. (2014). Prevalence of childhood and adult obesity in the United States, 2011-2012. Journal of the American Medical Association, 311(8), 806-814.

Ohara, S. (2000). We-consciousness and terminal patients: some biomedical reflection on Japanese civil religion. In G. K. Becker (Ed.), The moral status of persons: perspectives on bioethics (vol. 96, pp. 119-127). Amsterdam and Atlanta, GA: Rodopi.

Okamura, J. Y. (2014). From race to ethnicity: interpreting Japanese American experiences in Hawaii. Honolulu, HI: University of Hawaii Press.

Okubo, Y., Suwazono, Y., Kobayashi, E., & Nogawa, K. (2001). Alcohol consumption and blood pressure change: 5-year follow-up study of the association in normotensive workers [Abstract]. Journal of Human Hypertension, 15(6), 367-372.

Onishi, N. (2005). Japan's population fell this year, sooner than expected. New York Times, Tokyo (p. 8). Available at Lexis Nexis Academic Universe Database. 〈http://www .nytimes.com/2005/12/24/world/asia/japans-population-fell -this-year-sooner-than-expected.html?_r=0〉. Accessed May 24, 2006.

Osaka, M. N. (1979). Aging and family among Japanese Americans: the role of ethnic tradition in the adjustment to old age. Gerontologist, 19, 448-455.

Overfield, T. (1995). Biologic variation in health and illness. Menlo Park, CA: Addison-Wesley.

Oyama, N., et al. (2006). Low HDL-cholesterol, hypertension and impaired glucose tolerance as predictors of acute myocardial infarction in northern area of Japan [Abstract]. Hokkaido Igaku Zasshi, 81(1), 25-30.

Padilla, A. M., Wagatsuma, Y., & Lindholm, K. J. (1985). Acculturation and personality as predictors of stress in Japanese and Japanese Americans. Journal of Social Psychology, 125, 295-305.

Petersen, W. (1966). Success story, Japanese American style. New York Times Magazine.

Pew Research Center. (2012). The rise of the Asian Americans. Retrieved from 〈http://www.pewsocialtrends.org/2012/06/19/ chapter-1-portrait-of-asian-americans/〉.

Phua, V. C., & Kaufman, G. (2008). Grandparenting responsibility among elderly Asian Americans: the effects of householder status, ethnicity, and immigration. Journal of Intergenerational Relationships, 6(1), 41-59.

Pierce, B. L., et al. (2007). Measuring dietary acculturation in Japanese Americans with the use of confirmatory factor analysis of food-frequency data. The American Journal of Clinical Nutrition, 86(2), 496-503.

Rice, M. M., Larson, E. B., LaCroix, A. Z., & Drinkwater, B. L. (2001). Diagnosing osteoporosis in Japanese American women. American Journal of Medicine, 110, 241-242.

Rodriguez, B. L., et al. (2002). Risk of hospitalized stroke in men enrolled in the Honolulu Heart Program and the Framingham Study: a comparison of incidence and risk factor effects. Stroke, 33(1), 236-246.

Rogers, T., & Izutsu, S. (1980). The Japanese. In J. F. McDermott Jr., W. S. Tseng, & T. W. Maretzki (Eds.), People and cultures of Hawaii: a psychocultural profile. Honolulu: University of Hawaii Press.

Roseblat, R., & Tang, S. W. (1987). Do Oriental psychiatric patients receive different dosages of psychotropic medication when compared with Occidentals? Canadian Journal of Psychiatry, 32, 270-274.

Ross, P. D., et al. (1991). A comparison of hip fracture incidence among native Japanese, Japanese Americans, and American Caucasians. American Journal of Epidemiology, 133(8), 801-809.

Ryan, C. (2013). Language use in the United States: 2011. American Community Survey Reports. U.S. Bureau of the Census.

Sato, H., & Takano, J. (1983). Nursing care of Japanese American patients. In M. S. Orque, B. Bloch, & L. S. A. Monrroy (Eds.), Ethnic nursing care: a multicultural approach (pp. 219-243). St. Louis: Mosby.

Schon, S. P., & Ja, D. A. (2005). Asian families. In M. McGoldrick, J. K. Pearce, & J. Giordano (Eds.), Ethnicity and family therapy. New York: Guilford Press.

Simoons, F. (1969). Primary adult lactose intolerance and the milking habit: a problem in biological and cultural interrelations. American Journal of Digestive Diseases, 14(12), 819-836.

Statistics Japan Bureau (2014). Statistics Bureau, Ministry of Internal Affairs and Communication. 〈http://www.stat.go.jp/english/data/index.htm〉 Accessed December 12, 2016.

Storry, R. (1993). Japan history up to 1952. The Far East and Australasia (24th ed., pp. 372-375). London: Europa Publishers.

Strazar, M., & Fisher, N. (1996). Traditional Japanese culture. In N. Fisher (Ed.), Cultural and ethnic diversity: a guide for genetic professionals. Baltimore: The Johns Hopkins University Press.

Sue, D. W. (1987). Use and abuse of alcohol by Asian Americans. Journal of Psychoactive Drugs, 19, 57-66.

Sue, D. W. (2004). Ethnic identity: the impact of two cultures on the psychological development of Asians in America. In D. R. Atkinson, G. Morton, & D. W. Sue (Eds.), Counseling American minorities: a cross cultural perspective (6th ed., pp. 85-96). Boston: McGraw-Hill.

Sue, S., & Okazaki, S. (1990). Asian American educational achievement. American Psychologist, 45, 913-920.

Suzuki, S., Kirschling, J., & Inoue, I. (1993). Hospice care in Japan. American Journal of Hospice and Palliative Care, 10(4), 35-40.

Tahara, Y., Moji, K., Muraki, S., Honda, S., & Aoyagi, K. (2003). Comparison of body size and composition between young adult Japanese-American and native Japanese in 1980's. Annals of Human Biology, 30(4), 392-401.

Takemura, K. (2007). Institutions and psychological mechanisms behind Japanese collectivism. In T. Irimoto, N. Takahashi, & T. Yamagishi (Eds.), Logics and practices of social groups: psychological and anthropological approaches to reciprocity (pp. 156-170). Sapporo: Hokkaido University Press (in Japanese).

Tarn, D. M., et al. (2005). Trust in ones' physician: the role of ethnic match, autonomy, acculturation, and religiosity among Japanese and Japanese Americans. Annals of Family Medicine, 3, 339-447.

Time Almanac. (2013). Chicago: Time Home Entertainment, Incorporated.

Tong, J., et al. (2007). Impaired glucose tolerance is a more important risk factor for the development of diabetes than impaired fasting glucose in Japanese Americans. Diabetes, 56(Suppl. 1), A248.

Torr ns, J. I., et al. (2004). Ethnic differences in insulin sensitivity and beta-cell function in premenopausal or early perimenopausal women without diabetes: the Study of Women's Health Across the Nation (SWAN) [Abstract]. Diabetes Care, 27(2), 354-361.

Tracey, T. J., Leong, F. T. L., & Glidden, C. (1986). Help seeking and problem perception among Asian Americans. Journal of Counseling Psychology, 33, 331-336.

Tsai, E. C., Boyko, E. J., Leonetti, D. L., & Fujimoto, W. Y. (2000). Low serum testosterone level as a predictor of increased visceral fat in Japanese-American men. International Journal of Obesity, 24, 485-491.

Tsuchida, T. (2007). A differing perspective on advance directives. In H. M. Sass, R. M. Veatch, & R. Kimura (Eds.), Advance directives and surrogate decision making in health care: United States, Germany and Japan (pp. 175-186). Baltimore: Johns Hopkins University Press.

Tsuda, T. (2014). "I'm American, not Japanese!": the struggle for racial citizenship among later-generation Japanese Americans. Ethnic and Racial Studies, 37(3), 405-424.

Unger, J. M. (2006). Japan: writing system. Encyclopedia of Language & Linguistics, 6, 95-102.

United Nations. (2014). World urbanization prospects: the 2014 revision. Highlights. Population Database. Retrieved from 〈http://esa.un.org/unup/〉 Accessed on December 8, 2014.

U.S. Department of Commerce, Bureau of the Census. (2012). The foreign born from Asia: 2011. Washington, DC: U.S. Government Printing Office.

Vessell, E. (1972). Therapy pharmacogenetics. New England Journal of Medicine, 287(18), 904-909.

Wall, T. L., et al. (1997). Alcohol metabolism in Asian- American men with genetic polymorphisms of aldehyde dehydrogenase. Annals of Internal Medicine, 127(5), 376-379.

Wander, P. L., Boyko, E. J., Leonetti, D. L., McNeely, M. J., Kahn, S. E., & Fujimoto, W. Y. (2013). Change in visceral adiposity independently predicts a greater risk of developing type 2 tiabetes over 10 years in Japanese Americans. Diabetes Care, 36(2), 289-293.

Watson, G. S., et al. (2006). Effects of exercise and nutrition on memory in Japanese Americans with impaired glucose tolerance. Diabetes Care, 29(1), 135-136.

Watson, O. M. (1980). Proxemic behavior: a cross-cultural study. The Hague, the Netherlands: Mouton.

Wenger, A. F. (2007). The role of context in culture-specific care. In P. Chinn (Ed.), Anthology on caring (pp. 95-110). New York: NLN.

Williams, J. K. Y., Else, I. R. N., Goebert, D. A., Nishimura, S. T., Hishinuma, E. S., & Andrade, N. N. (2013). A confirmatory model for substance use among Japanese American and part-Japanese American adolescents. Journal of Ethnicity in Substance Abuse, 12(1), 82-105.

Wood, K. (2005). Record of a community destroyed. The Daily Yomuri. Available at Lexis/Nexis Academic Universe database. Retrieved on May 31, 2006.

World Almanac. (2015). Infobase Learning. New York, New York. World Health Organization. (2004). Appropriate body mass index for Asian populations and its implications for policy and intervention strategies. Lancet, 363, 157-163.

World Population Review. (2014). Retrieved from 〈http:// worldpopulationreview.com/countries/japan-population/〉 Accessed on December 8, 2014.

Wros, P., Doutrich, D., & Izumi, S. (2004). Ethical concerns: a comparison of values from two cultures. Nursing and Health Science, 6, 131-140.

Yamamoto, J. (1982). Japanese Americans. In A. Gaw (Ed.), Cross-cultural psychiatry. Littleton, MA: John Wright-PSG Publishing.

Yamamoto, J., Fung, D., Lo, S., & Reece, S. (1979). Psychopharmacology for Asian Americans and Pacific Islanders. Psychopharmacology Bulletin, 15(4), 29-34.

Yamamura, E. (2008). The effects of inequality, fragmentation, and social capital on collective action in a homogeneous society: analyzing responses to the 2005 Japan census. The Journal of Socio-Economics, 37, 2054-2058.

Yates, C., Kuwada. K, Potter, P., Cameron, D. & Hoshino, J. (2007). Image making and person narratives with Japanese-American survivors of World War II internment camps. Art Therapy: Journal of the American Art Therapy Association, 24(3), 111-118.

Yeh, C. J., Arora, A. K., Inose, M., Okubo, Y., Li, R. H., & Greene, P. (2003). The cultural adjustment and mental health of Japanese immigrant youth. Adolescence, 38(151), 481-501.

Yeh, C. J., & Huang, K. (1996). The collectivistic nature of ethnic identity development among Asian-American college students. Adolescence, 31(123), 645-661.

Yoneda, M., et al. (2008). Prevalence of metabolic syndrome compared between native Japanese and Japanese- Americans. Diabetes Research and Clinical Practice, 79(3), 518-522.

Yoo, D. K. (2000). Growing up Nisei: race, generation, and culture among Japanese Americans of California, 1924-49. Urbana, IL: University of Illinois Press.

Yoshishige, J. (1993). Wartime heroics: a nisei history. The Honolulu Advertiser 5-442nd special section.

Young, H. M., McCormick, W. M., & Vitaliano, P. P. (2002). Evolving values in community-based long-term care services for Japanese Americans. ANS Advances in Nursing Science, 25(2), 40-56.

Yukawa, E., et al. (2003). Interindividual variation of serum haloperidol concentrations in Japanese patients clinical considerations on steady-state serum level-dose ratios. Journal of Clinical Pharmacy & Therapeutics, 28(2), 97-101.

CHAPTER 12

러시아

Russian Americans

학습목표

1. 건강관리 실태가 러시아인의 건강에 미치는 영향을 설명한다.
2. 러시아인의 구체적인 건강문제를 최소 2개 이상 나열한다.
3. 러시아인이 공간과 몸짓을 대화기전으로 어떻게 이용하는지 설명한다.
4. 러시아인의 미래지향적 가치관을 최소 2개 이상 나열한다.
5. 러시아인의 가족의 중요성을 설명한다.
6. 러시아어의 고유한 특징을 설명한다.
7. 러시아 대상자에게 간호 중재를 계획하고 수행한다.

1 개관
OVERVIEW OF RUSSIA

러시아는 예전에 소비에트 연방이라고 불렸던 15개 공화국 중 가장 큰 나라이며, 현재 독립국가연합(Commonwealth of Independent States)에서도 가장 큰 나라이다(Central Intelligence Agency [CIA], 2014; Commonwealth of Independent States [CIS], 2014). 소비에트 연방이 붕괴되기 전에 러시아는 러시아 소비에트 사회주의 공화국 연방(Russian Soviet Federative Socialist Republic)이자 Peter I 세가 통치한 때(1682~1725년)부터 러시아 제국으로 알려져 있었다. 러시아는 동유럽, 북부 아시아의 대부분을 차지하며 노르웨이에서 태평양까지, 북극해부터 흑해까지 이르고 있다(CIA, 2014).

러시아는 미국의 약 1.8배에 해당하는 크기로 17,098,242 km^{2}의 면적을 차지하며, 세계에서 가장 큰 국가이다(미국은 9,825,675 km^{2}로 3번째). 러시아는 11개의 표준시간대(9개에서 11개로 증가함)가 존재한다

(Russia time zone, 2015). 러시아 국민 142,470,272명 중 러시아인은 77.7%, 우크라이나인은 1.4%, 타타르인은 3.7%, 바슈카족 1.1%, 츄바시족 1%, 체첸족 1%, 기타 민족은 10.2%이다. 러시아의 최근 인구조사에서 190개 이상의 민족으로 나타났다(CIA, 2014). 공식 언어는 러시아어이지만, 그 외에도 약 100개의 언어가 사용된다(British Broadcasting Company [BBC], 2015; CIA, 2014). 러시아 국내외에 거주하는 러시아 태생의 순수 러시아인은 자신들의 독립된 정체성을 매우 강하게 주장한다는 것을 이해해야 한다.

러시아의 거대한 대륙은 우랄산맥(유럽과 아시아 간의 전통적인 경계를 형성하는 산맥)에 의해 유럽 쪽 러시아와 시베리아로 양분된다. 유럽 쪽 러시아는 크기는 작지만 인구가 많으며, 러시아의 2개 대도시 상트페테르부르크(1991년까지 레닌그라드라 불렸음)와 수도 모스크바가 위치한다.

러시아는 세계에서 가장 큰 나라이지만 대부분 인구밀도는 낮고, 러시아의 땅은 너무 건조하거나 너무 추워 농사를 짓기에 적합하지 않다(CIA, 2014). 1993년 Russian National Constitution은 집행부, 입법부, 사법부의 3개 산하기관을 구성하였는데, 그중 집행부가 가장 큰 권력을 가지고 있다(CIA, 2014; Russia, 2015). 러시아와 국경을 접한 국가는 아제르바이잔, 벨라루스, 중국, 에스토니아, 핀란드, 조지아, 카자흐스탄, 북한, 라트비아, 리투아니아, 몽골, 노르웨이, 폴란드, 우크라이나이다(CIA, 2014). 러시아 땅은 풀이 많은 평야, 숲, 산악지대, 빙설대, 늪지대로 구성된다. 넓은 크기에도 불구하고 땅의 대부분은 농업에 적합한 땅과 기후를 가진 곳이 매우 부족하다. 단지 7.11%만이 경작이 가능하다. 석유, 천연가스, 광석, 및 목재가 러시아의 주된 수출품이며, 이런 천연자원이 1998년 경제파동에서 회복할 수 있도록 도왔다(BBC, 2015; CIA, 2014). 러시아의 농산물과 공산품 생산량의 1위는 사탕무, 2위는 원유와 천연가스, 3위는 전력과 철 그리고 감자, 5위는 철, 그리고 6위는 석탄이다(Russian Federation Federal State Statistics Service [RSSS], 2014).

그러나 이러한 천연자원에도 러시아 인구의 11%가 빈곤층이며, 대규모의 불완전 고용(underemployed) 집단을 제외하더라도 러시아의 실업률은 5.8%이다(CIA, 2014). 6.8%의 물가상승률에도, 미국 1달러는 러시아 65.3루블에, 1유로는 거의 76루블에 해당하였다(Money converter, 2015). 2006년에는 1달러당 27루블이었던 것과 비교할 만하다(CIA, 2006).

인력의 감소, 만연한 부패, 열악한 사회기반 시설 등이 장기적 경제에 영향을 미쳤다. 소련 이후 지난 5년간(1992~1996년) 러시아의 GDP는 37% 떨어졌고, 1999년 이후 경제는 회복되었으나 안타깝게도 경제적 문제는 아직까지 존재한다. 러시아는 원자재 수출 특히 화석연료와 목재에 주력하고 있기 때문에 세계 원유값 변동에 취약하다(CIA, 2014; Library of Congress [LOC], 2011). 연령의 중간값은 2000년도의 36.5세에서 38세가 되었고, 1킬로미터당 8명이 살며, 인구의 74%가 도시에 있다. 2010년과 2014년 사이에 인구변화율은 -0.26%로 마이너스 성장하였고, 2050년까지 인구 감소는 이어질 것이다(World Meters, 2015). 다음의 것들이 인구감소에 영향을 주고 있다(CIA, 2014).

- 낮은 출산율(1,000명당 11.8명)과 낮은 기대수명(남성의 경우 64세)
- 낮지만 증가하고 있는 출산율(2000년의 1.25명에서 현재 1.5명; 2.1명 이상이 되어야 안정적인 인구유지 가능)

- 사망률은 1,000명당 14명
- HIV, AIDS 확산 등 낙후된 건강관리 시스템(건강간호 지출에는 GDP의 6.2%)

GDP의 37%를 차지하는 러시아의 산업은 성장하기에는 제한점이 있다. 노동인구의 9.7%가 농업에 종사하고 GDP의 4.2%를 차지하고, 나머지는 서비스업이 노동력의 62.5%와 GDP의 58%를 차지하고 있다(CIA, 2014). 대부분의 러시아인은 14년 간의 고등교육을 받았고, 읽고 쓸 수 있는 비율은 99.7%이다. 중산층의 러시아인은 사치를 좋아하지 않는다(Friedman, 2012). 실업자들은 러시아의 경제에 문제를 야기하는데 1992년 3,889,000명이었던 실업자가 4,137,000명으로 증가하였다(RSSS, 2014).

모스크바는 러시아의 가장 큰 도시(거의 1,060만 명이 거주)이자 수도이다. 상트페테르부르크는 모스크바의 북서쪽에 위치하며 486만 명이 살고 있다. 러시아의 광물질 자원은 거의 3/4이 시베리아 지역에 저장되어 있다. 러시아 자원은 기후, 거리, 지형적 위치 등의 험난한 장애로 탐사와 시추가 매우 어렵다(CIA, 2014). 러시아의 약 8%에서만 농사가 가능하지만 약 800만 명이 농업에 종사하고 있다. 그러나 농업은 대부분 집단노동의 형태이며, 현재 곡식, 육류, 낙농품의 인구대비 필요량의 경우 절반만 생산하고 있다(CIA, 2014).

1991년 8월 24일은 러시아 공화국이 소비에트 연방으로부터 독립을 선언한 날이다. 1991년 12월 소비에트 연방의 몰락 후에 러시아와 예전 소비에트 공화국이었던 10개국은 독립국가연합이라는 공동체를 형성하였다. 1992년 초에 러시아는 민영화 프로그램과 수십 년 동안 자유경제 기업을 억압해왔던 가격균일제를 해지하는 등 러시아인에게 거대한 영향을 미치는 급진적 변화를 이루었다. 러시아는 입헌제에 의한 연방국가가 되었으며, 다수 정당체제와 선거제도를 포함하는 헌법을 1993년에 수용하였다. 이 새로운 헌법에서는 대통령에게 러시아 국회의 독립성을 견제하는 권력을 부여하였다. 모든 18세 이상 국민은 투표할 수 있으며, 대통령은 6년 임기로 국민투표에 의해 선출된다(2008년에 4년에서 6년으로 연장). 2012년 5월 7일 64%의 득표율로 푸틴이 당선되었으며, 2018년 3월 연임(투표율 67.54%/득표율 76.7%)에 성공하여 4선이 확정되면서 그의 임기는 2024년 3월에 끝난다(CIA, 2014).

현재의 러시아

오늘날에도 러시아인은 힘들고 어렵게 삶을 지속하고 있으며 반유대주의가 확대되었다. 철도역은 실직 및 일자리 부족으로 구걸하는 노숙자들로 붐비고, 실업으로 인하여 구걸하는 성인과 아이들이 증가하고 이들은 화학적 중독 및 정신질환, 연금의 상실 등으로 이어진다. 1992년 이후 러시아의 빈곤수준은 긍정적인 수준으로 하락하고 있다. 1992년 러시아 전체인구 34%의 수입이 최저생활 수준 이하였으며 이 수치는 2013년에는 11% 수준으로 감소하였으나(RSSS, 2014), 여전히 러시아의 전체 청년 실업률은 15%에 근접해 있다(CIA, 2014). 러시아의 집 없는 아동은 약 1만 명에서 4만5천 명 수준(지난 세대의 2배 수준)이며, 이는 세 가지 범주의 사회적·가정적 문제로 연결된다. 첫 번째(41%) 문제는 한 부모 혹은 두 부모 가정에서 약물 의존성이 발생하는 것이며, 두 번째 문제는 죽음이나 투옥, 유기로 인해서 고아가 되는 문제, 세 번째 문제는 가정폭력이다. 거의 2만 명 이상의 러시아 어린이가 이런 문제로 고통을 받고 있으며(Khovostunova, 2012), 5만 명의 러시아인(인구의 3.4%)이 집이 없고, 대부분의 남성이 사회로 복귀하기 위해서 노력하고 있다(Loft, 2015). 매해 겨울 수백 명이 거리에서 동사하고 있고, 이들은 학대와 알코올중독, 무시, 유기와 같은 형태로 거리로 내몰리고 있다. 그중 다수가 심한 폭행을 당하고 있으며 저체온, 영양결핍, 우울로 고통받고 있다. 길거리 아동의 대다수는 최소 한 차례 이상 자살을 시도한 경험이 있다. 러시아 아동 및 십대의 자살률은 유럽 내에서 가장 높은 수치이며, 이는 최근 몇 년 사이에 36% 증가한 수치로 전 세계 평균의 3배 수준이다. 부당함이 정상적인 사고로 인식되면서 범죄와 사기가 어느 곳에서든지 발생하면서 불안과 불신으로 이어졌다(Friedman, 2012). 소비에트 연방이 와해된 뒤에 권력을 가진 소수가 법과 질서를 집행하였다. 현재 남은 것은 권력남용의 전통과 시스템을 부당하게 이용하는 방법을 배운 장교이다. 그 결과 범죄가 급증하면서 도둑과 갱이 무기와 폭약을 들고 활개를 치고, 살인과 범죄율은 1990년대 초기에 비해 2배로 증가하여 전 세계에서 가장 높은 범죄율을 보이고 있다. 1990년대 중반까지 러시아는 100,000명당 30명이 살해당했다. 러시아의 경찰은 낮은 권한과 보수, 다양한 방해요인으로 질이 저하되어 있다. 여성에 대한 범죄는 매우 다양하며 실제 발생률보다 보고율이 낮은 편이다(Novosti, 2010). 소녀와 젊은 여성을 외국에 신부로 파는 곳도 많다. 구글에서 "러시아 소녀"라고 검색하면 197,000,000개의 사이트 목록이 뜨는데, 거기에 "매혼(mail order)"이라고 추가하면 21,000,000개의 사이트가 나온다. Kristjanson 등(2007)의 연구에 따르면 대부분의 러시아 산모가 임신기간 중 음주를 줄이는 반면, 전체 33%의 여성이 음주를 멈추지 않는 것으로 조사되었다.

러시아의 경제와 사회기반 시설은 최근 개선의 여지를 보이고 있다. 꾸준히 하락세이던 기간 이후 글로벌 경제와 협응하면서 다양한 시장을 개척한 결과이다. 러시아의 GDP는 지난해보다 1.3% 성장했다(CIA, 2014). 이는 40만 명 이상의 러시아인이 인터넷을 사용하는 등 전자통신 산업이 확장되고, 공항과 항공 인프라의 개선, 도로 및 기간망의 개선에 따른 결과이다. 중요한 것은, 푸틴 정권이 들어서면서 정부가 미디어와 경제를 통제하는 정부 주도형 경제 모델을 구축하였기 때문이다(CIA, 2014; Russia, 2015).

그러나 이러한 성장세가 러시아인의 건강증진에 큰 도움이 되는 것은 아니다. 건강지표는 사회개혁이나 경제개혁의 성공도를 평가하는 좋은 사회적 지표이다. 변화기 동안에는 특히 그러하다. 인구의 감소는 국민의 경제적 잠재력과 생존 가능성뿐만 아니라 국가 및 경제 안보에 명백한 위협이 되고 있다. 2014년 러시아 가임기 여성의 평균 자녀수는 1.6명으로 1,000명당 출생대비 2명이 사망한다(CIA, 2014). 2050년까지 러시아의 인구는 28%까지 감소할 것이며, 남성의 기대수명은 1989년 64세에서 1994년 57세로 감소하였다. 현재 기대수명은 남성은 64세, 여성은 76세이다. 교육 수준이 낮고 실업률이 높은 남성과 여성은 사망률이 높으며, 알코올로 인한 러시아 사망률은 계속 증가하는 추세이다(CIA, 2014; Leon, Shkolnikov & McKee, 2009; WHO, 2015). 흥미롭게도, 전체 인구는 여성에 비해 남성이 0.86명이다(CIA, 2014). 남성은 여성보다 심혈관질환, 중독, 호흡기 질환(남성의 60%, 흡연여성의 22%), 교통사고와 산업재해, 알코올중독, 자살 등으로 훨씬 많이 사망하였다(CIA, 2014; WHO, 2015). 영아사망률은 출생률 1,000명당 7.08명이다(CIA,

2014). 전염성과 폭력으로 러시아의 사망이 증가하고 있다. 1980년대 중반 이후에 자기학대 및 타인의 폭력과 같은 고의적 상해뿐만 아니라 운송과 관련된 상해, 중독, 낙상, 화상 및 익사의 비율은 2배 이상 증가하였다(WHO, 2006).

결핵(TB)은 매년 18,400명 이상을 사망하게 하는 주요문제이다. 2013년에는 TB 유병률은 160,000명이다. 다약제 내성(multidrug resistant, MDR) TB의 19% 이상이 결핵 대상자(50,000명)이고, 새로 확인된 환자의 36%가 약물 내성이며, 15세 미만의 어린이가 4%이다(National Center for Biotechnology Information [NCBI], 2011; WHO, 2015; Wong, 2009). 빈곤, 실업, 범죄 및 노숙자에 의해 매일 320건의 결핵이 전파된다. 중요한 것은 러시아의 모든 결핵대상자 중 12%가 수감자들에게서 발생한다. 이들의 아이들은 10~20배 TB에 더 자주 걸린다(NCBI, 2011). 러시아 교도소에는 결핵에 감염된 사람들과 HIV에 감염된 사람들(보균자)로 가득 찼으며 과밀화가 심각했기 때문에, 그들은 이런 심각한 질병을 일반 대중에게 퍼뜨린다(NCBI, 2011). HIV/AIDS는 증가하고 있고 잠복해 있는 전염성 질환으로 지난 10년간 러시아인은 2배로 감염되었다(Wong, 2009). 세계 인구 중 러시아와 우크라이나는 매년 HIV 감염률이 2배로 증가하는 것으로 나타났다(Russia, 2015). 러시아의 모든 새로운 HIV 양성 대상자 중 절반이상(60%)이 주사를 이용한 약물중독(injection drug users, IDUs)이며 상트페테르부르크에만 IDU 대상자가 83,118명이다(Szalavitz, 2011). 1990년에는 IDU 대상자가 20배나 증가하였다(GoreFelton et al., 2003; Heimer & White, 2010). 불행하게도, 대부분의 IDU는 HIV 상태에 대한 검사를 받지 않거나 치료를 받지 않는다(Szalavitz, 2011). 주요감염자는 마약대상자와 성매매(성노동자)이다. 2005년까지 성매매는 HIV 전파의 주요 원인이지만(부분적으로는 정부가 문제를 다루고 문서를 작성하지 않으려했기 때문에), 국제적 성매매 산업이 러시아 여성을 이용함으로써 HIV 감염률의 급속한 전파는 국제사회의 문제이기도 하다. 또한 교도소 시설에서의 전파와 더불어 HIV 감염과 결핵은 젊은 남성 러시아인 사이에서 급속도로 퍼지고 있다. 러시아의 HIV 감염자의 수는 2001년에 두 배로 증가하였다(LOC, 2011; Wong, 2009). 2005년 12월 8일에 수천 명의 입원환자가 HIV에 감염된 혈액으로 치료받아 왔고 병원에는 환자 40명에 간호사는 불과 3명으로 적었다. 봉합용 바늘, 장갑, 커튼, 세면대, 소변기 및 침대 및 정맥 수액(IV)을 포함한 모든 제품이 재사용된다(Tashlein-Van Heuveln, 2009). 치료를 위한 약물은 대단히 비싸며 구하기도 힘들다. 예를 들어, 1994년과 2003년에는 성적으로 활발한 러시아 여성 사이에서 효과적인 피임법의 사용은 증가하지 않았다(Perlman & McKee, 2008).

러시아에는 1,000명당 의사 4.9명, 간호사 8명(2000년대에는 의사 대 간호사가 1.9명으로 0.3%로 증가), 치과의사 0.3명, 약사 0.1명이 있다. 러시아는 62,000개의 병원(126,000개에서 감소)과 1,000명의 인구당 9.3개의 병상(1992년 13.1명에서 감소)을 가지고 있으며 재원일수는 평균 11일이다. 중요한 것은 1992년 러시아는 외래 시설이 207,000개에서 165,000개로 감소하였다(RSSS, 2014; WHO, 2008). 미국의 경우 건강관리자는 1,000명당 의사 2.5명, 간호사 11.1명, 치과의사 1.6명, 4개 병상(재원일은 평균 6일)이 있다(OECD, 2013; WHO, 2008). 인구 감소에도 불구하고 질병에 대한 유병률은 2000년에 106,328건에서 2012년에는 113,688건으로 증가하였다(RSSS, 2014). 러시아 국민의 전반적인 건강상태는 복잡하며 정치 및 경제적 변수에 따라 변한다. 2000년에 상해 및 중독, 호흡기 및 심혈관 질환, 비만, 암, 당뇨병 및 기타 매개체로 증가하고 있지만, 사망은 1992년 이후에는 거의 증가하지 않았다. 또한 살인이나 교통사고와 같은 외부 원인은 감소하고 있다. 2005년에 남성의 기대수명은 58.9년에서 2012년 64.6년으로 증가하였다. 0세부터 4세 사이에는 1,000명당 여성이 949명이며, 이 비율은 남성보다 여성의 연령이 더 많은 30세에 분명하게 나타난다. 35세에서 39세 사이에는 남성 1,000명당 여성이 1,048명, 60세에서 64세 사이에 1,000명당 여성이 1,424명이다. 그러므로 여성과 남성의 평균수명 차이는 11.3년으로 2005년의 13.6년보다 감소한다(RSSS, 2014). 러시아의 건강관리체계가 대부분 공공의료체제로 남아 있어서 국가예산을 통해 지원되며 무료이다. 그러나 불경기, 무능력, 저임금 및 뇌물 문제로 고통을 받고 있다(LOC, 2011; Wong, 2009). 의료종사자는 투약, 일회용 주사기 및 추가 서비스에 대해 추가 지불을 요구한다. 질적인 의료서비스는 환자가 추가 비용을 지불할 능력에 달려 있다. 병원은 보육 및 시스템에 전반적인 효율성을 향상시키는 추가 정부 개혁을 희망하며 방문대상자는 병원에 오기 전에 의료평가를 위한 보험에 가입할 것을 강조한다(Konovalov, 2013). 병원 및 진료소는 제대로 관리, 설치 및 유지관리가 되지 않고 대부분의 의사와 간호사는 낮은 급여를 받는다(LOC, 2011). 그러므로 숙련되고 전문적인 간호사와 다른 의료 인력이 지속적으로 부족하며 의료물품 및 업데이트 된 장비가 부족하다(Balmforth & Feifer, 2011; LOC, 2011). 단면적인 러시아 건강관리체계를 연구한 Danishevski, Balabanova, McKee와 Atkinson(2006)은 러시아가 변화를 일으켜야 할 부분은 건강관리의 부재라고 확신하였다. 부족한 건강관리의 증거로서 상트페테르부르크 병원에서의 수술부위 감염 건수는 미국의 3.5배로 훨씬 높게 보고되었다. 이러한 높은 비율은 실무에서 부적절한 항생제 사용과 예방 및 감염관리의 부족이다(Brown et al., 2007).

러시아 보건부는 예방적인 보건의료를 최우선 과제로 하며 입원 자격에 대한 기준을 높이고 병상수를 줄여 더 많은 의사가 예방의학을 전문적으로 하도록 장려함으로써 변화하기를 희망한다(Davydov & Shepin, 2010; Osborn, 2004). 이러한 변화의 증거로서 보건의료의 총 GDP는 3%에서 6.2%가 소요된다(CIA, 2014).

구소련시대의 의료시스템 전반에 의료변화가 있었고 러시아 보건의료는 외래 진료소와 응급 및 입원간호 서비스로 구성된다. 러시아 국민의 1차 간호의 필요성은 의료시스템보다 요구가 훨씬 강하다. 1차 간호가 정부의 주관심이지만, 지역차원에서 의사의 부재, 비효율적인 모니터링, 그리고 낮은 임금은 질병을 예방하는 1차 간호 제공자에게는 개선되지 않는다. 대신 환자는 외래진료에서 비싼 응급치료를 받는다. 시골지역은 간호사를 포함한 숙련된 의료전문가가 부족하다. 중요한 것은 러시아는 고도로 숙련된 지역사회 보건전문가가 1차 간호서비스를 제공하지 않는다는 것이다. 1차 간호가 실제로 국가 우선순위인 경우, 고비용의 입원환자 및 응급진료를 줄이기 위한 필요성이 제기되었지만 지역사회기반한 간호가 러시아의 건강 및 건강관리를 개선할 필요가 있다(Davydov & Shepin, 2010).

러시아 아동은 미국과 비교했을 때 음주와 흡연을 일찍 시작하고 그들이 이용할 수 있는 예방적인 홍보를 적게 받고 예방적인 프로그램을 적게 가지고 있다(Lally, 2013; Wong, 2009). 러시아인의 60%가 담배를 피우며 30세 이하 흡연율은 30%로 급격히 증가하였다(Wong, 2009). 최근 새로운 정부의 노력은 공공장소에서의 흡연을 금지하는 법안과 맥주를 음식이 아닌 알코올 음료로 규정하고 가판에서 맥주 판매를 금지하는 새로운 법률로 억제하고 있다(Lally, 2013).

러시아 간호사는 1992년에 설립된 RNA의 도움을 받아 독립 의료인으로서의 역할을 지역사회보건 분야로 확대하는 방법을 배우고 있다(Russian Nurses Association [RNA], 2015; Smith, 2006). RNA는 2005년 국제간호사회의 회원이 되었으며 56개 러시아 지역에 180,000명이 넘는다. 간호사의 목표는 역할 승진, 전문성 개발, 경제적 및 전문적 보호, 중요한 건강관리시스템이 있다. 간호협회의 사명은 다음과 같다. "러시아 간호의 질적 향상과 간호접근성의 지원 증대, 국민 건강을 나타내는 기준 개선"이다(RNA, 2015). 러시아 간호사는 비록 러시아의 건강관리시스템이 부족하지만 이러한 목표는 담배의 증가, IV 약물 및 러시아에서의 알코올 사용의 변화로써 러시아 간호사의 삶이 10년 전보다 나아졌다고 표현한다. 그들은 현대의 진보가 러시아 보건의료를 발전시킬 것이라는 희망을 표명한다(Tashlein-Van Heuveln, 2009). 예를 들어, 2012년에 RNA는 149,946달러의 보조금을 받으면서 다양한 치료환경에서 화학요법을 받는 암환자 간호의 질을 향상시킬 수 있었다. 협회는 60명의 간호사를 양성하기 위한 간호교육 커리큘럼을 개발하는 데 도움을 줄 것이고, 환자는 입원환자, 외래환자, 가정간호에서 추가로 1,200명의 간호사를 교육하며 근거기반의 실무 기준도 수행되고 평가한다(Egenolf, 2012).

역사

역사적으로, 슬라브 부족은 5세기 경에 러시아로 이민하기 시작하였고, 최초의 러시아 국가는 스칸디나비아인에 의해 9세기에 세워졌다. 1480년까지 몽골이 나라를 지배했고, 1547년에 Ivan은 최초의 황제가 되었다. Peter 대제(1682~1725)는 러시아를 서구화하려 했지만 그 속도가 느렸다. 러시아에는 1755년까지 대학이 없었다. 1917년 니콜라스 2세 황제(Tsar Nicholas II)가 퇴위한 후(그리고 10월 혁명 중에) 레닌(Lenin)과 볼셰비키(Bolsheviks)는 정부를 장악하였다. 1918년과 1924년 사이에 차르와 그의 가족이 살해당하였고, 볼셰비키가 유럽에 대한 이데올로기 전쟁을 선포했으며 스탈린(Joseph Stalin)이 사무총장이 되면서 소련연방공화국(Union of Soviet Socialist Republics, USSR)이 설립되었다.

러시아의 정치적 변화는 극적이고 역사적이었다. 현재의 정치상황은 1985년 3월 11일 소련 KGB 소장 콘스탄틴 체르넨코(Konstantin Chernenko)가 사망하고 미하일 고르바초프(Mikhail Gorbachev)가 대신하면서 시작되었다.

1985년과 1990년 사이에 고르바초프-셰바르드나제(Gorbachev-Shevardnadze) 팀이 소련 내에서 새로운 인권운동을 창출하였다. 페레스트로이카(개혁)와 글라스노스트(개방)로 알려진 고르바초프의 개혁은 현대 민주주의와 자유에 대한 약속으로 전국을 휩쓸었다. 그러나 고르바초프는 비효율적이고 중앙 집중적이고 부패한 제국을 계승하였다(Anderson, 1992; Curtis, 1996). 고르바초프는 자유 기업과 신중하게 통제 된 형태의 민주주의가 공산주의에 필요한 정비가 될 수 있다고 믿었다. 그는 이 계획을 돕기 위해 보리스 옐친

(Boris Yeltsin)이라는 유명한 개혁가를 고용하였다.

옐친은 고르바초프의 지도력이 강압적이고 권위주의적이고 오만하여 혼란스럽다고 비판하였다. 이에 고르바초프는 강력한 통제 움직임 속에서 자신의 아랫사람을 공개적으로 적대시하고 해고하였다. 이 당황스런 종결은 옐친이 공산당에 맞서기 위해 선거운동을 하였고, 모스크바에서 국민의 대표로 의회 의원(인민대표회의) 후보로 출마하였다. 옐친은 공산당에 반대하는 사람들의 리더로서 투표자 중 90%의 지지라는 어마어마한 대중적 인기를 얻었다(Anderson, 1992).

1990년 2월 소련 중앙위원회는 공산당의 주도적 역할을 보장하는 헌법 조항을 삭제하였다. 1991년 8월 24일에 소련으로부터 독립하였고(CIA, 2014), 옐친은 1990년 공산당을 탈당하였다. 발트 해 공화국과 대립 끝에, 고르바초프는 공화국의 "자발적인" 연합 창설을 이끄는 논의를 시작하였다.

1991년 5월 소비에트 시민에게 이민의 자유가 주어졌다. "소련 입출국 절차와 소련 시민의 소청에 관한 절차"라는 법이 1993년 1월에 완전 시행되었다. 이 법안은 공산주의가 강요한 고립이 종결되고, 개방된 러시아 사회로 가는 중요한 단계 중 하나로 평가받고 있다(Burlatsky, 1991). 또한 이 법으로 러시아 국민이 자유롭게 여행할 권리를 회복시켜 주었다.

역사적인 움직임과 민주적인 방식에 의해, 보리스 옐친(1991년 6월 12일)이 러시아 국민(가장 인구가 많고 부유한 공화국)의 57%의 표를 얻어 최초 대통령으로 선출되었다(Curtis, 1996; Kostikov, 1991). 그러나 얼마 지나지 않아 고르바초프는 무력의 쿠데타로 인해 권력을 잃었다. 그 후 러시아의 지도자 자리에 대해 옐친과 쿠데타 세력 간에 밀고 당기는 권력싸움이 계속적인 투쟁으로 이어지기 시작하였다. 옐친은 주도권을 가졌지만 즉각적이고 필요한 개혁을 하는 데 권력을 사용하지 않았다. 1,033명의 의원(인민 대표) 간의 내부 싸움의 결과로 옐친의 인기는 극적으로 감소하였다.

러시아의 최고 입법기관인 의회는 전 공산당원들로 구성된 반 옐친파가 장악하였다(Yeltsin rival., 1993). 옐친 전 총리의 재임 기간 동안에 그의 경제 정책은 많은 비판을 받았으며 1993년 봄까지 8번의 살해 시도가 있었다고 보고되었다. 그러나 옐친은 자신의 민주주의 개혁에 박차를 가하여(Witt, 1993) 소비에트의 기밀사항을 공개하고, 러시아 국민에게 사유재산 및 경제활동에 대한 권리를 부여했으며(Yeltsin: Main points, 1993), 러시아 화폐를 안정시키고자 노력하였다. 다른 개혁으로는 빈곤층을 위한 사회 보육 확대, 복지 혜택 및 특권 부여 제도 해체, 환경 사고 공개, 국가 경제 통제 해체, 군대 절반 감축, 핵무기 감축을 포함하여 다른 분야에도 자원 투자하였다. 2000년부터 2008년까지 대통령으로 취임한 블라디미르 푸틴(Vladimir Putin) 대통령은 2012년 5월 7일에 재취임하였다(CIA, 2014). 푸틴 대통령은 체첸과의 갈등이 있었고, 국제적 및 국내적으로 비판을 받았다. 선거권의 자격은 일반적으로 18세이다. 러시아의 군복무는 18세에서 27세의 남성이며, 필수 근무 기간은 1년이다. 2013년 건강한 러시아인의 65%만이 군복무를 하였다(CIA, 2014).

소비에트 붕괴 이후 수년 동안 러시아 군부는 무시하지 못할 정도로 위협적이 되었다. 이제 푸틴 대통령은 러시아 군사 패권과 권력을 내적으로 그리고 국경 너머로 눈을 돌리고 있었다. 푸틴 대통령은 위기 대응력과 특수작전 부대, 현대화된 지상군으로 수립하기 위해 군사 개혁을 추진하였다. 그 증거로, 10년째에 군사예산액이 2배 이상 증가했다(그러나 러시아의 연방 예산 수입의 절반 이상이 석유와 가스에 의존하고 있기 때문에 원자재 가격이 떨어지면서 국방비 지출이 감소세로 돌아설 것이다). 최근 푸틴 행정부는 크림반도, 우크라이나, 조지아에서 볼 수 있듯이 러시아의 영토를 지키기 위해 국경지역에 군사력을 배치하였다. 그러나 이러한 군사적 갈등에 대한 서부사람의 제재로 러시아 은행과 기업은 경제적 어려움을 초래하게 되었다(Masters, 2014).

지속적인 군부대 감축과는 대조적으로 러시아의 민주주의 개혁은 점차 느려지고 있으며 심지어 다시 예전으로 복귀된 경우도 있다. 오늘날 러시아의 가장 심각한 위험은 민주주의에 대한 경시 풍조와 정치적 이슈에 대한 라디오, 텔레비전, 신문의 비편파적 보도의 자유를 억압하는 데 있다(BBC, 2010; Russia, 2015).

2 미국 이민
IMMIGRATION TO THE UNITED STATES

러시아가 수년 동안 급속한 변화를 가져오면서 일부 사람들에게는 러시아에서의 삶이 힘들게 느껴졌고, 따라서 미국으로의 이민이 급속도로 증가하였다. 소련 공산주의 몰락 후에 많은 러시아인은 자신의 삶보다는 자녀의 삶을 위해 이민을 선택하였다. 그 결과 미국의 간호사가 러시아계 대상자와 가족을 간호하거나 간호사 본인이 러시아 사람일 가능성이 매우 커졌다.

러시아인은 집단적 특징이 있지만 러시아 이민자는 민족에 따라 정체성이 다양하다. 예를 들어, 러시아인은 유대인, 오순절 교회, 이슬람교도 또는 정교회로 자신을 소개할 수 있으며, 미국의 정치, 종교, 사회 및 경제적 활동 분야가 크게 달라질 수 있다(Aroian & Vander Wal., 2007; Magocsi, 2015).

1800년대 후반 러시아인의 미국 이민물결은 크게 5가지로 나뉘는데 1980년부터 1914년까지, 1920년부터 1939년, 1945년에서 1955년, 1970년대에서 1992년, 그리고 소비에트부터 현재로 나뉜다(US Department of Homeland Security [DOHS], 2014; Magocsi, 2015). 그들은 정치, 종교탄압과 심각한 경제적 압박상태에서 미국에 도착하였다. 여러 면에서 이민자들은 두 개의 러시아 고향으로부터 떠나왔는데 하나는 현재 러시아이고, 두 번째는 러시아 제국과 소비에트연방에 의해 속해 있던 곳이다. 이러한 다양성으로 인해 미국인구 조사보고서에는 다양한 계층의 사람들로 혼재되어 이민인구를 파악하기가 어려워졌다. 중요한 것은 소련 정부와 차르 정부가 이민을 심각하게 제한했다는 것이다. 러시아 제국시절에는 1920년 이전에 유대인이 아닌 소수의 러시아인과 직접적으로 관련이 있는 유대인을 제외한 모든 사람에게 이민을 금지했었다(Magocsi, 2015).

1914년 이전 러시아 제국시절의 이민자들은 경제적으로 근접한 국가들로부터 멀리 탈출하였다. 그들은 가난하고 종종 절망적이었다. 러시아 유대인은 러시아 본토 이외의 러시아 제국(예: 리투아니아, 몰도바, 폴란드, 우크라이나)에서만 거주할 수 있었다(Magocsi, 2015).

1800년대 말부터 1914년까지 320만 명이 넘는 러시아 제국의 이민자가 이민을 왔다. 그중 65,000명이 러시아인이었다(160만 명은 유대인이었다). 이민 온 많은 유대인은 유대인 박해를 피하기 위해 러시아 제국을 떠났다. 많은 사람은 자신을 러시아인이라고 밝히지 않기로 결정하였다(Magocsi, 2015). 러시아 이민의 두 번째 이민행렬은 볼셰비키 혁명과 내전의 정치적 혼란의 직접적인 결과로 발생하였으며 모두 공산주의 정권에 반대하였다.

1920년대 초반에 200만 명이 넘는 사람이 러시아를 탈출하였다. 세 번째 이민행렬은 제2차 세계대전 이후에 일어났다. 두 번째 및 세 번째 이민행렬은 소비에트 정부에 의해 반역자로 간주되었다. 대조적으로, 1970년에 시작된 네 번째 이민행렬은 이스라엘로의 여행만 허용된 유대인에게는 이민이 상당히 제한적이었지만, 많은 사람이 계속해서 미국으로 이주하기로 결정하였다.

이민 정책은 1980년대 중반 미하일 고르바초프(Mikhail Gorbachev)하에서는 완화되었다. 정책은 유대인과 비유대인이 소련을 떠나는 것을 허용하였다. 그러나 러시아 이민자가 미국에 입국할 때 정치적 또는 종교적 박해를 더 이상 할 수 없었다(Magocsi, 2015). 따라서 수는 감소했지만, 반유대주의는 소비에트 연방이후 러시아에서는 번성하였다. 미국의 합법적인 영주권자 수는 1900~1919년에는 2,608,299명, 1970~1979년에는 28,132명, 1980~1989년에는 33,311명, 1990~1999년에는 433,427명, 2000~2009년에는 167,152명, 2010~2013년에는 43,820명이었다. 2000년 이래로 203,470명의 러시아인이 미국으로 이민한 것이다. 대부분의 러시아인은 미국 북동부에서 살고 있으며(36%), 중서부 지역은 17%, 남부 지역은 21%, 서부 지역은 25%(U.S. Bureau of the Census, 2014)이다.

러시아 이민자 유대인들은 약 14년간 고등교육(고등학교 졸업자는 모두 대학에 진학함)을 받은 계층이었다(출생과 죽음의 숫자도 같음). 많은 러시아계 유대인은 자신이 정착한 지역에 있는 유대인 공동체로부터 사회적·경제적 지지를 많이 제공받았다. 특히 러시아어를 사용하는 유대인은 유대인 공동체에 포함될 가능성이 매우 높다(Berger, 2011; Kliger, 2012). 가족이 원할 경우 이민자는 가족을 이민시킬 수 있는 권리가 있었다. 이민 온 러시아인은 미국의 이민법으로 인하여 자신의 가족과 친구들을 부분적으로 초청할 수 있었다. 그 결과 새로운 러시아인의 대부분은 초기 러시아 이민자와 어떤 방식으로도 연결되어 있다.

1971년부터 2009년까지 약 410,000명의 러시아계 유대인이 미국으로 이민하였다(Berger, 2011). 러시아 유대인은 미국 유대인 인구의 10%를 차지하며 미국에서 약 70만~75만 명이 러시아어를 사용하는 것으로 추산된다. 절반 정도가 뉴욕 지역에 살고 있으며 많은 수가 보스턴, 시카고, 샌프란시스코 및 플로리다 남쪽에 정착하였다(Berger, 2011; Kliger, 2012). 또한 구 소련 출신의 러시아어를 사용하는 이민자의 70%는 유대인으로 자칭하고 나머지 30%는 러시아계 유대인에 속한다(Berger, 2011; Kliger, 2012). 1990년대 이전에는 러시아계 유대인 이민자가 미국 문화에 잘 동화되었으며, 난민으로서 그들은 정체성과 동경사회로 불리는 미국으로 이민하였다. 1990년 이후, 최근 이민자는 초기 이민자와는 달리 장기간 기다리거나 혼란스러운 상황을 겪지 않고 절차를 밟아 미국에 이민하는데 1년 미만의 시간이 걸린다(Kliger, 2012). 이민은 정치적보다 경제적인 미국생활을 위한 준비가 부족하였다.

역사적으로 소비에트 유대인은 소비에트 연방 내에서 가장 압박받는 민족이었다. 게다가 과거 소비에트 연방의 정책은 가족단위의 이민을 격려하였고, 심지어 조장하였다(Larkin, 2000). 따라서 가족 중 젊은 가족이 러시아를 떠나고 싶어 하면 노부모도 같이 이민을 가야 했다. 그러나 그들이 직면한 수많은 도전에도 불구하고 러시아어를 사용하는 유대인(미국에서 9년 이상 살았던 사람들)의 64%가 미국에서의 삶에 만족하고 있다(Kliger, 2012). 미국에 거주하는 러시아계 유대인의 81%는 이스라엘에 친척이나 친구가 있다. 따라서 그들은 이스라엘과 정치적·정서적 유대관계를 유지한다.

미국에 거주하며 러시아어를 사용하는 유대인의 수는 러시아와 우크라이나에 사는 사람의 수를 합한 것보다 많으며 많은 러시아 유대인이 전 세계 어느 곳보다 뉴욕에 주로 살고 있다(Kliger, 2012). 러시아의 공식 종교인 러시아 정교회는 러시아 정부와 독특한 관계를 맺고 있다(LOC, 2011). 따라서 러시아 정교회는 러시아 문화의 중심부에 위치하며(Jarvik, 2006; LOC, 2011), 종교적 자유와 관련된 정책에 강력하게 영향력을 행사한다. 유대인, 이슬람교인, 다른 소수 종교인이나 소수 인종에 대한 폭력이나 증오에 의한 범죄가 증가하고 있으며(LOC, 2011), 경찰이나 정부기관은 관여하지 않는다.

인구 통계국에 따르면 집에서 영어 이외의 언어를 사용하는 사람들 중 1.5%가 러시아어를 사용하며, 그 수가 905,843명으로 집계되고 있다. 그 중 52.3%는 아주 능숙하게 영어로 대화하고, 25.6%는 영어를 잘하고, 16.8%는 영어를 잘 못하고, 5.3%는 영어를 사용하지 않았다(Ryan, 2013). 미국에 이민 온 러시아인 대부분은 고등교육을 받았으며(대부분 대학 또는 기술 학위를 소지하고 건강관리전문가, 경제학자, 교사, 엔지니어, 숙련된 기술자 및 기술자로 경력 있음) 최소한 약간의 영어를 말할 수 있다. 러시아인은 음악, 철학, 예술, 과학에 열성적으로 헌신하는 도전적인 사람들이다(Kliger, 2012; Magocsi, 2015; StratisHealth, 2009).

험난한 역경의 세월에도 불구하고 러시아 이민자는 자부심이 대단하고, 미래지향적 사고방식을 갖고 있다. 주로 친척이나 친구가 있는 지역으로 이민하므로 미국 내 다양한 지역에서 러시아인의 밀집지역이 생기고 있다.

1992년이 시작되면서 러시아인 이민자를 "구 소비에트연방"과 분리해서 보고하고 있다. 이민의 수에는 미국 시민이 입양한 러시아 아동도 포함되는데 입양되는 건수가 거의 보고되지는 않지만 지속적으로 증가하는 것으로 보인다. 1992년에 고아를 돌보는 데 필요한 자원이 제한되었기 때문에 러시아는 미국시민이 외국 아동을 입양해오는 주요 국가가 되었으며, 1996년부터 1997년까지 미국 성인에게 입양된 아동이 총 6,270명에 달한다. 2009년에는 1,580명의 이민자 고아가 미국시민에 의해 입양되었고, 이 아동의 56%가 남아이며, 입양 시 아동의 나이는 1~4세가 77%이다(U.S. Department of Homeland Security, 2010). 중요한 것은 이 아동이 러시아어만 할 줄 알며, 선천성 기형과 모성의 약물남용 문제와 교육 및 건강관리에 있어 특별한 요구가 필요한 경우가 많다는 것이다(Tashlein-Van Heuveln, 2009). 러시아 고아원에 사는 많은 아동이 부모와 친척들에 의해 버려졌으나, 러시아 민족주의가 부활하면서 러시아 국민과 정부는 자국의 아동에 대해 더욱 보호적이 되면서 입양은 이전 수준의 20% 이하로 떨어졌다. 그 자료로 1999년에세 2011년 사이에 총 입양 건수는 45,112건이었다(연평균 약 3,400건). 2011년에는 962건만 입양되었다(Ortman & Shin, 2011).

미국에서 러시아인의 현재 모습

러시아인은 미국에서 새로운 자유를 얻었다고 보고되고 있다. 예를 들어, 러시아인 유대인과 펜테코스트파 기독교인은 미국에 도착하자마자 처음으로 자신의 종교적 믿음을 충분히 펼칠 수 있었다고 한다. 러시아인 부모는 자녀가 학교에서 배우는 방식을 만족스러워하고, 더 이상 소수파에 대한 박해를 느끼지 않는다. 러시아인은 특히 사고, 분석, 토론방식을 선호한다. 러시아계 여성은 임금을 많이 받는 전문인으로서 가정 밖에서 일하는 데 익숙하다. 러시아에서 대부분의 보건의료 전문가는 여성이다. 이 여성은 요리나 청소와 같은 가사일의 대부분을 수행한다(Magosci, 2015).

러시아인은 사회적 유대감, 가족안정감 및 러시아 유산을 포함한 자기정체성을 유지하려고 노력한다(Sagy, Shani & Leibovich, 2009). 가족 내에서 러시아인 여성은 가족구성원 사이에서 러시아 문화 정체성을 육성하는 책임을 가지며, 러시아 여성은 박애주의와 지역사회의 중요한 가치에 대해 상담한다(Magocsi, 2015). 러시아계 이민 공동체는 새로운 이민자에게 직업안내, 직업훈련 프로그램, 제2의 언어로 영어수업, 건강관리 등에 도움을 주고(Hill, 1992; Mehler et al., 2001), 러시아인은 공동체 내에서 사회참여와 상호작용 수준이 높다.

러시아에서는 일부 항목이지만(적어도 기록상으로는) 의학적 치료가 무료라는 것을 알아야 한다. 교사의 월급이 형편없기는 하지만 대학교육이나 전문직 교육 또한 무료이거나 학비가 매우 저렴하다. 그러므로 러시아계 이민자는 남녀 모두 일정 형태의 기술훈련이나 고등교육을 받았다. 그럼에도 불구하고 러시아계 이민자는 회비를 지불하고 가입하는 보험, 본인부담금, 의료과실, 종합적인 건강관리기관, 포괄수가제(DRG)에 대해 잘 이해하지 못한다. 계속 증가추세에 있는 러시아인 인구는 다른 이민자 그룹에 비해 교육을 더 잘 받았고, 따라서 더 높은 수준의 월급을 받는다. 예를 들어 러시아 이민자 중 54.7%는 학사 학위를 취득했으며 16.5%는 자영업자이다. 러시아인은 자신의 집을 소유하고, 개인 건강보험에 가입한 사람이 더 많다. 러시아태생 미국인의 절반(47.4%)이 자신의 집을 소유하고 있으며. 미국 태생의 아동들과 함께 80%가 건강보험에 가입되어 있다(CIS, 2014). 러시아인의 44% 이상이 55세 이상이며, 0~24세 러시아 태생 미국인의 연령분포는 노인 쪽으로 더 기울어져 있으며, 교육을 잘 받은 그룹은 확실히 약물치료나 건강관리에 대한 관심도가 매우 높다(CIS, 2014; Orlando Russian Culture Society [ORCS], 2009).

3 의사소통
COMMUNICATION

사투리, 유형, 소리

러시아의 공용어인 슬라브어 중에서 가장 널리 사용되는 언어는 러시아어이다. 이 언어는 9세기 슬라브계 사도인 성 키릴의 이름을 딴 33자의 키릴 알파벳(Cyrillic alphabet; 1917년 소비에트 혁명으로 33자로 축소됨)으로 구성된다. 성 키릴은 슬라브계 국가의 언어로 성경을 번역하고자 철자를 만들어냈다(Moore, 1988). 10세기 러시아인은 키릴 알파벳과 기독교를 동시에 받아들였다. 키릴 알파벳은 마지막으로 1918년에 개정되었다. 러시아어는 모든 슬라브 언어에서 가장 중요하며, 슬라브 언어계통에서 동부 쪽 계열이다. 전 세계에서 2억5천만 명 이상의 사람이 러시아어를 사용한다. 대부분의 러시아계 미국이주자에게 러시아어는 가족과 친구에게 사용하는 친숙한 언어이다. 또한 러시아 언어는 러시아인을 위한 러시아 전통과 정체성을 유지하는 데 도움이 된다. 이러한 추세의 증거는 러시아인의 지속적인 발언과 러시아 신문(예: 신문, 도서, TV 방송국, 웹사이트)의 급증이다(Magocsi, 2015).

러시아인에게 영어는 모든 서구 언어 중 가장 대중적으로 잘 알려진 언어이다. 러시아에서 영어가 대중화된 것은 대중매체, 영화, 뮤직 비디오, TV 프로그램, 서구와의 무역과 관련이 있다. 게다가 전공서적(건강 및 의학 등의)은 주로 영어로 씌어 있으며, 의대생은 영어로 쓰인 의학저널을 읽어야 한다. 261,9만 명의 휴대전화 사용자, 4,085만 명이 인터넷을 사용하고, 14,865,000개의 인터넷 호스트가 있으며, 3,300개의 TV 방송국(대부분 연방 또는 지방정부가 관리)이 있었다(CIA, 2014). 그 결과 정보를 통제하는 것이 더욱 어려워졌고, 영어를 훨씬 더 많이 사용하게 되었다.

러시아어는 관사(the와 같은)와 동사(is와 같은)는 종종 불필요하기 때문에 "house green" 언어라고도 한다. 러시아어는 유연하고 아름답게 풍부한 언어이다. 어조, 억양, 속도, 동사 간 쉬어감 등의 준(準) 언어가 러시아어 단어에 대한 의미와 발음을 다양하게 한다. 러시아 사람은 준 언어나 기타 비언어적 표식을 자유로이 사용해서 자신이 말하고자 하는 바의 의미나 가치를 표현한다. 러시아 사람의 정신, 그들의 애정은 사투리에서 분명하게 드러난다(Binyon, 1983). 중요한 것은 미국처럼 러시아 언어도 지역에 따라 다양하게 나타난다.

러시아인의 첫 번째 언어는 러시아어가 아닐 수도 있지만 그들의 출생지의 언어일 수도 있다. 일부 러시아인은 러시아에서 영어를 공부했을 것이다. 그러나 영국식 영어를 배웠기 때문에 발음, 철자, 소리에서 가끔 심한 차이를 보여 때로 의사소통을 어렵게 하기도 한다. 또한 미국의 지역별 사투리에 따른 억양 차이도 문제가 될 수 있다.

고등교육을 받은 다수의 러시아인이 교육과정에서 영어를 배웠더라도 영어로 유창하게 말하는 것이 쉬운 것이 아니며, 특히 이민 온 노년층에서는 더욱 어려운 일이다. 그러나 많은 노년층이 동시에 러시아어와 영어를 혼합하여 사용하고 있다(Leigh, 2006). 미국에서 사용되는 다양한 언어 중에 러시아어는 15위를 차지하고 있다. 자체보고서에 의하면 약 313만 명의 러시아인이 사용하고 있다(Norton, 2011). 2015년에는 5세부터 노인까지 98만 명이 가정에서 러시아어를 구사하고 있다. 이 숫자는 2020년까지 1,048,000명으로 급속히 증가할 것으로 예상되고 있다(Ortman & Shin, 2011). 그러나 젊은 러시아계 이민자는 큰 어려움 없이 영어로 적응하는데, 미국에 도착하자마자 첫 번째의 목표는 대화체 영어를 배우는 것이고, 두 번째 목표는 자녀를 학교에 보내는 것이며, 세 번째는 직업을 구하는 것이다. 모든 러시아어 사용자의 거의 절반이 44세 이상이다(Ortman & Shin, 2011). 대부분의 러시아인은 연령, 고용, 신규 이민자 신분 및 문화의 다양성에 따라 가족구성원 간의 문화적응의 차이로 오는 갈등과 스트레스를 유발할 수 있다. 복합된 스트레스는 러시아인의 부모와 어르신은 젊은이의 권위에 순종하고 부모의 규제에 복종하고, 가족구성원과 상호의존적으로 수행하기를 기대한다. 반면에 러시아 젊은이는 미국의 자율성과 독립적 가치를 수용하였다(Jurcik, Chentsova-Dutton, Solopieieva-Jurcikova & Ryder, 2013).

러시아 젊은이는 노부모와 조부모 사이에서 문화중재자로서의 역할을 하면서 스트레스가 점차 증가하고 있다. 중재의 업무는 특히 최근의 이민자들 사이에서 널리 퍼져 있으며, 교육, 정부 및 의료기관을 위한 언어 및 정보중재자 역할이 일반적이다. 러시아인 청소년의 경우 이러한 중재 임무로 인해 가족 및 친구와의 문제의 관련으로 스트레스 정도가 증가하게 된다(Jurcik et al., 2013). 언어 장벽의 가능성, 자유롭고 명확한 의사소통의 장애, 기밀성 및 윤리 위반 때문에 친구나 가족이 아닌 숙련된 언어통역사가 매우 중요하다. 가족, 특히 어린 가족구성원은 질병이나 문제가 발생한 동안 당황하고 불안해할 수 있다. Aroian과 Vander Wal(2007)에 따르면 영어가 능숙한 러시아계 미국 노인이 신체적 정신적 건강 정도가 훨씬 양호하고, 언어는 보스턴 지역의 러시아계 노인들 사이에서는 건강서비스의 중요한 예측변수는 아니었다. 통역자는 단어 이상의 의미, 즉 몸짓 등의 비언어적 의사소통에 대한 의미라든가 언어의 미묘한 차이까지 전달해야 한다. 따라서 통역사를 사용하는 것의 또 다른 장점은 러시아인의 풍부한 감정을 표현하고 영어로 동일한 상황을 말할 때 더 많은 행동동사(형용사와 비교하여)를 사용한다는 것이다(Jurcik et al., 2013). 다행히 의학용어, 화학용어, 과학용어는 어원이 비슷하므로 러시아어와 영어의 글자 형태가 달라도 발음은 비슷하다. 비슷한 어원을 가진 글자로는 기관, 식욕, 기능, 맥박, 의사, 병원, 신체적, 진단, 정상, 문제 등이 있다.

러시아인 음성의 크기는 아일랜드계 미국인과 비슷하다. 러시아에서 의료 서비스를 받으려면 큰 소리로 요청하는 것이 필요할 때가 있기 때문에 일부 러시아인은 이해받고 싶거나 주의를 끌고 싶을 때 큰 소리로 이야기한다. 그러므로 정상적인 대화도 시끌벅적하게 들릴 수 있다.

터치

러시아 사람은 친밀하고 가까운 친구들과 스스럼없이 접촉을 한다. 러시아 여성이 다른 여성을, 혹은 러시아 남성이 다른 남성을 껴안고 키스하는 것은 매우 흔한 일이다. 오랫동안 못 만났던 친구와 만났을 때 공공장소이건 사적인 장소이건 개의치 않고 서로를 반갑게 맞는 것이 그들의 관습이다. 양쪽 뺨에 세 번씩 키스하는 것은 중동에서 들어온 문화적 특징이다. 남성이 여성의 손에 부드럽게 키스하는 것은 존경과 경의의 표시이다. 러시아 사람과 동의한다는 악수를 하는 것은 서류에 서명하는 것보다 더 큰 의미가 있다. 악수를 할 때는 직접적으로 눈을 맞추고 장갑을 끼지 않아야 한다. 접촉을 하기 전에 러시아인은 의료 제공자에게 무엇이 수행이 되는지의 이유에 대해 설명할 것을 요구할 수 있다(Communicating, 2007).

맥락

러시아 사람은 일반적으로 친절하고 배려심이 있고 관대하다고 인식된다. 신뢰관계가 형성되면 이런 감정들을 공공연하게 표현한다. 그것들은 천성적이고 경험에 의한 것이다. 그러나 그들은 신중하다. 일부 러시아인은 매우 신중하게 사람과 상황을 평가한다. 감정도 자유롭게 표현한다. 러시아인은 농담과 풍자에 공감을 잘하며, 이런 형태의 표현으로 그들의 감정을 자유로이 표현한다. 러시아인은 쉽게 울고, 쉽게 웃는다. 그리고 진정한 감정표현에 가치를 둔다. 또한 러시아인은 특히 낯선 사람들에 대한 부정적인 감정에 대한 통제력이 떨어지는 경향이 있다(Jurcik et al., 2013).

러시아 사람은 러시아 학교에서 원어민이 아닌 사람에게 영어를 배운다. 그러므로 발음이 다를 수 있다. 원어민과 영어회화를 연습하고 싶어 하는 러시아인은 러시아를 여행 중인 외국인에게 접근하곤 한다. 그러나 대부분의 러시아 이민자에게 구어체 영어는 이해하기 어려울 수 있다.

러시아 사람은 공산당 치하에서 중립적으로 보고 행동하는 것을 배워 왔다. 사람이 많이 모인 장소에서 낯선 사람과 눈맞춤을 피하며 감정표현이 없고, 자세는 꼿꼿하지 않으며, 눈은 다른 데를 바라보곤 한다. 미국에 도착하자마자 러시아인은 종종 미국인이 낯선 사람들과 자유롭게 비언어적 소통을 하는 것을 신기하게 바라본다. 그러나 미국인은 러시아인에 비해 친한 친구나 가족에게 더 냉정하게 거리를 두는 경향이 있고 조언을 하는 것을 피한다.

역사적으로, 권위에 대한 불신과 그에 따른 가족, 친구들에 대한 도움, 조언, 돌봄에 대한 의존은 생존 메커니즘이다. 러시아인 간에는 기분 내킬 때 미리 연락도 없이 음식과 선물을 들고 친구를 방문하는 것이 흔한 일이다. 미국에서는 이런 일이 매우 드물다(Jurcik et al., 2013). 흥미로운 증거로서 러시아어는 “you” 복수형을 말하는 두 가지 방법이 있는데, 하나는 가장 가까운 친구나 가족에게 다른 하나는 동료나 낯선 사람과 이야기할 때 사용하는 일반적인 용어이다.

동작

러시아인은 대중의 행동이 존중받아야 하는 것을 이해한다. 팔짱을 끼거나, 주머니에 손을 넣고 구부정하게 서 있거나, 발바닥이 보이게 다리를 꼬고 앉거나, 신발을 신고 집으로 들어오는 행동은 예의가 없다(Minnesota Department of Employment and Economic Development [MDEED], 2006). 다른 사람에게 웃어주는 것은 진심으로 한다(Resick, 2008). 러시아인은 신뢰감이나 편안함이 생길 때까지 비언어적인 의사소통인 몸짓을 거의 사용하지 않는다. 그러나 눈을 마주치는 것은 편안하게 느끼며, 간호행위를 하는 동안 생기는 터치나 몸짓을 허용한다. 러시아계 미국 노인은 사회적 예의범절이 몸에 깊숙이 배어 있으며, 예의를 갖춰 말하는 것을 선호한다. ‘please’나 ‘thank you’는 그들의 대화 속에 녹아들어 있으며, 가능한 모든 상황에서 사용한다. 러시아 남성은 여성을 위해 문을 열어준다. 머리를 끄덕이는 것은 찬성의 의미이며, 손을 뻗쳐 올리는 것은 경의를 표시하는 것이다. 칭찬을 할 때는 진심으로 한다. 찬사의 표시로 중요한 모임일 때 꽃을 장식한다. 상석에 앉는 사람은 가장 권위가 있거나 지위가 높은 사람이다. 간호사는 러시아인과 대화할 때 미국적인 “OK” 기호를 사용하면 무례하다고 간주한다. 러시아 정교회의 신도는 이마에서 가슴 윗부분, 그 다음에 오른쪽에서 왼쪽 어깨로 성호를 긋는다(Leigh, 2006).

간호 적용

러시아인은 간호사가 따뜻하게 보살펴 주고 신체적 감정적 문제에 대처할 수 있게 도와주기를 기대한다. 러시아인이 간호사에게 가장 기대하는 것은 간호사가 친근하게 대하는 것이다. 이러한 기대는 "친해지는"에 대한 의미의 개방된 태도, 미소, 낮고 차분한 음성으로 표현된다. 의료 전문가로서 간호사는 말과 행동으로 지지를 표현해야 하고, 환자의 상황을 개선할 구체적인 중재를 제안하고, 즉시 이러한 중재를 시작해야 한다. 또한 환자가 직접적으로 표현하지 않더라도 환자의 요구를 예측해야 한다(Jurcik et al., 2013). 적절한 시기의 터치는 우정과 호감의 표시로 여겨진다(Brod & Heurtin-Roberts, 1992). 러시아인은 경망스럽고 수다스러운 접근방식을 좋아하지 않는다. 그들은 외모와 몸가짐을 전문가답게 유지해야 한다고 믿는다. 러시아인은 간호사가 그들을 이해한다는 것을 확인하고자 한다. 최근에 이민을 온 러시아계 사람은 영어가 부족하기 때문에 명확하게 설명해달라고 재차 물어보지 못할 수도 있다.

러시아인 대상자는 언어와 문화수준, 영어 실력, 교육 및 사회적 지위에 대한 평가가 필요하다. 간호사가 영어로 질문할 때 러시아인이 영어로 건강력이나 섭취량을 대답할 수 있다면 영어로 말하는 동안에도 러시아어로 말하고 생각할 때와 다른 증상과 사건을 기술할 것이라는 점을 이해해야 한다(Jurcik et al., 2013). 그러나 영어가 유창한 러시아인일지라도 아프거나 스트레스를 받거나 불안할 때는 영어로 대화하는 것이 어려울 수 있다. 러시아계 미국 노인을 상대할 때는 특히 이 점을 잘 기억할 필요가 있다. 간호사는 항상 언어 통역 및 문화 중재인으로 가족과 친구를 사용하지 않도록 한다.

러시아인은 언어적 장벽으로 말을 잘 알아듣지 못하고, 정확하게 자신을 표현하지 못할 수 있기 때문에 간호사가 천천히 분명하게 말하며, 필요한 간단한 단어를 사용할 것을 기대한다. 그들은 간호사와 의사가 자신의 건강문제에 관해 알아야 할 모든 것을 말해 줄 것이라고 생각한다. 그러므로 이해를 돕고 문제를 명확하게 하는 몸짓과 시범을 보이는 것이 필요하다. "내 눈을 봐" 한 러시아인이 설명했다. "내 눈은 내가 바보 같은 표정을 짓기 때문에 이해가 안 된다고 너에게 말할 것이다!"

대부분의 경우 러시아인은 간호사를 신뢰할 수 있을 때 의학적 지시와 교육에 순응한다. 간호사가 간호행위에 있어서 지나치게 무뚝뚝하거나 가식적이라고 인식되면 간호사를 신뢰하지 않는다. 간호사는 러시아인을 '~님', '~씨' 라고 불러야 한다. 부칭(성별에 따라 아버지의 이름에 여성형 어미나 남성형 어미를 붙인 이름)과 이름을 함께 부르는 것도 허용한다. 고등교육을 받은 전문직 러시아인 여성은 처녀적 성을 유지하곤 한다. 호칭에 있어 형식을 갖추는 것은 간호사가 대상자를 존중한다는 것을 보여주는 것이다. 러시아인을 이름만으로 부르는 것은 부적절하며 중대한 사회적 오류를 나타낸다. 러시아인은 의료인들이 비격식어인 "귀여운", "아가씨", "사랑스러운", "달링", "녀석", "친구"와 같은 단어를 사용하는 것을 강하게 거부한다(Smith, 1996). 러시아인 Feldman이 설명한 바에 의하면 "내가 문제가 있다고 이야기할 때는 나를 믿어주기를 원해요. 여기 간호사들은 완벽해요. 우리는 간호사를 존중하고 그들에게 귀를 기울이죠. 그들은 자신의 일이 무엇인지, 무엇을 해야 할지 알고 있어요."

러시아인은 신체적 문제에 대해 자유롭게 이야기하는 경향이 있다. 언어가 더 이상 문제가 되지 않는다면 간호사는 대상자가 열심히 반응을 보인다는 것을 알게 될 것이다. 그러나 러시아인은 간호사에게 이야기할 때 몸짓을 사용하는 것을 불편해할 수도 있다. 젊은 러시아계 이민자가 영어를 잘 받아들인다고 해서, 노인의 경우도 그렇다고 생각해서는 안 된다. 종종 고령의 러시아 이민자는 러시아어를 말할 줄 아는 친구와 친척들과의 관계만을 맺기 때문에 통역자가 없다면 심각한 문제가 될 수 있다. 많은 러시아인은 여러 언어를 사용하므로 간호사가 대상자에게 친숙한 또 다른 언어를 이해할 수 있으면 매우 유용하다(이디시어, 독어, 프랑스어, 폴란드어 등). 문화에 대한 존중과 이해의 정도를 표시할 수 있는 한 가지 방법은 러시아 글자를 사용해 대상자 교육을 위한 자료를 제공하는 것이다. 러시아어로 쓰인 건강 관련 서적은 오디오테이프나 비디오테이프보다 대상자 교육에 더 도움이 되는 것으로 나타났다. 더불어 가능하다면 어원이 비슷한 단어나 통역자를 활용한다. Kravitz 등(2000)은 러시아인은 매 진료 시 의사들과 추가로 5~6분을 더 상담한다는 것을 확인했다. 연구자들은 추가되는 시간이 건강정보를 이해하고 해석하기 위해 소모되는 시간이라고 보았다. 그러므로 간호관리자는 러시아인 대상자를 간호하는 간호사에게 적절한 만큼의 업무배당을 할 필요가 있다.

간호사가 자신의 문화를 확장시켜 러시아인 집단의 사람들에게 효과적인 간호를 제공하는 것은 크나큰 도전이 아닐 수 없다. 이러한 도전은 하나의 인간이자, 건강관리전문가로서 간호사의 역량을 강화시킬 수 있다.

4 공간 SPACE

러시아 문화는 매우 다른 두 가지 수준에서 존재한다. 이방인이나 낯선 사람에게는 공공장소나 사회적 영역에서만 대화하는 편이나, 친구관계가 되면 개인영역에서도 그 사람 가까이에서 대화하며 편안하게 지낸다. 친밀한 공간은 전문적인 능력을 갖춘 의료 종사자를 제외하고 배우자 또는 자녀를 위해 마련된 곳이다. 입원을 하게 되면 러시아인은 전반적으로 순응하고, 사생활 유지가 안 되는 점에 대해서도 양보하는 편이다.

각 개인마다 자신의 경계선이 있으며 경계선의 투과성과 유연성 정도에 따라 그 사람의 특성을 파악하게 되는데, 투과성이란 경계선이 열렸는지 닫혔는지의 정도이다. 대부분의 경우 투과성은 닫힌 상태부터 열린 상태까지 다양하다. 개인이 완전히 닫힌 경계선을 갖고 있을 때 개인의 내·외적 환경 간에는 교환이 거의 발생하지 않는다. 이런 사람은 말이 없고 위축되어 있으며 자신의 방식을 고집하는 사람으로 인식된다. 반대로 경계선이 활짝 열려 있으면 내·외적 환경이 활발하게 교류한다. 이런 사람은 말이 많고 사교적이며 위험을 감수하는 것을 즐기는 사람으로 인식될 수 있다. 러시아인은 미신을 많이 믿는 편이다. 죽음 또는 무언가 부정적인 사건이 될 수 있는 것은 조금이라도 언급되어서는 안 된다. 농담, 놀림 또는 장난은 심각하거나 심각해질 수 있는 상황에서 적절하지 않다.

유연성이란 개인이 가진 경계선의 투과성이 얼마나 유연하게 변화되는지에 따라 표현된다. 경계선이 닫혔다 열렸다 하는 사람은 경계선의 투과성이 유연하다고 한다. 반대로 경계선이 항상 닫혀만 있는 사람은 유연성이 낮다고 하며, 융통성 없고 폐쇄된 사람이라고 한다. 항상 개방되어 있고 절대 폐쇄되지 않는 사람은 개방된 사람이라고 한다. 융통성 없고 폐쇄된 사람은 조용하고 위축되어 있으며 개인의 은밀한 비밀, 꿈, 생각에 대해 절친한 친구나 배우자와도 거의 공유하지 않는다(Scott, 1988).

일부 러시아인은 냉담하고 거리를 두기 때문에 폐쇄적으로 인식된다. 그러나 친구라는 단어는 러시아인에게 쉽게 사용하는 단어가 아니다. 우정이란 러시아인이 매우 중요하게 생각하는 것으로 가까운 친구는 껴안기도 하지만 그냥 아는 사람과는 악수도 하지 않는다. 러시아인은 아는 사람과 언어적 수준에서만 인사하고 환영한다.

간호 적용

러시아인을 간호할 때 검진 전에 적절한 정보와 정당한 근거를 제공하고 전문인답게 허락을 요구한다면, 사적인 영역의 건강사정도 불평 없이 받아들이는 것을 쉽게 경험할 것이다. 대부분의 경우 러시아인은 간호제공자와 친밀한 거리를 갖는 것보다 사회적 거리를 계속 유지하는 것을 선호한다는 것을 알아야 한다. 치료를 위해 개인적 거리를 침범해야 한다면 공간침범에 따른 불안과 스트레스를 완화시키기 위해 간호 중재 전에 자세한 설명을 해야 한다. 간호의 모든 면에서 그렇듯이 개인 대상자와 가족의 평가에 기초해서 접근방식을 수정하는 것이 중요하다.

5 사회조직
SOCIAL ORGANIZATION

가족

러시아인은 대단히 가족중심적이며, 가족관계와 역할은 그들에게 커다란 영향을 미친다. 러시아에서든 미국에서든 러시아인은 확대가족으로 살며 서로에게 경제적·정서적 지지, 자녀양육, 집안일에 있어 서로 도움을 주고받는다.

미국에 오기 위해 사랑하는 사람들을 떠나온 러시아인 이민자에게 미국에서의 가족이란 더욱 중요한 의미를 갖는다. 그러므로 러시아 계 미국인은 매우 밀착된 가족관계를 보이며 종종 함께 살며 서로를 돌보는 경우가 많다. 따라서 러시아인은 대단히 밀착된 가족관계를 보인다. 노인은 손자를 키우고 가능한 한 오랫동안 자녀와 함께 있기를 기대하며 부모를 양로원에 데려간 자식들은 걱정하지 않을 것이라고 생각할 수 있다. 러시아계 아동은 이민 후 수년 이내에 미국 문화에 쉽게 동화되어 집에서 독립하거나 심지어 타 지역으로 옮겨가기도 한다. 남은 가족은 주로 노인이나 직업이 없고 언어능력이 부족한 사람들이다. 그들은 미국인과 거의 접촉하지 않고 스스로를 고립시키는 편이다(Jurcik et al., 2013; Leigh, 2006; St. Elizabeth Medical

Center [STEMC], 2006).

한 러시아인 여성은 자녀가 자신의 가장 소중한 친구라고 설명했다. 그녀는 다른 사람과 거의 만나지 않기 때문에 자기 아들이 굉장히 소중한 존재라고 하였다. 러시아에서는 방 한두 개짜리 아파트에서 부모, 결혼한 자식부부, 손자손녀들이 같이 사는 경우가 종종 있는데, 이것이 러시아 부부가 자녀를 1명만 낳는 이유이기도 하다.

또한 러시아의 가족수와 관련하여 매년 많은 수의 유산이 이루어지고 있다. 비록 유산율이 감소되고는 있지만, 여전히 러시아 여성은 산아제한할 수 있는 일반적인 피임방법으로 유산을 택하고 있다. 최근 전통적인 종교 부활의 영향, 더 나은 유용한 피임형태, 그리고 정부의 노력으로 100명 출산에서 약 73건의 유산율이 감소하였으나 이러한 유산율 감소는 러시아 인구감소율을 개선하는 데는 거의 기여하지 못하였다.(School of Russian and Asian Studies [SRAS], 2010). 놀랍게도 2009년에 한 자녀를 두고 있는 20세에서 32세 사이의 기혼 여성은 대부분 유산한 경험이 있다. 심지어 안전한 성생활을 하는 십대 소녀들도 유산을 자주 한다(Kononova, 2010). 피임방법으로 유산을 택하는 이유는 빈곤과 낮은 생활수준 및 가족계획방법의 교육을 거의 받지 못했기 때문이다. 대부분 다른 피임법을 사용할 수 없었기 때문에 1955년 소련연방에서 유산이 합법화되면서 소련이 전 세계에서 가장 높은 유산율을 기록하였다. 어떤 여성은 평생 동안 25차례 유산한 경우도 있는데, 유산의 합병증은 정서적 부담감 증대, 여러 번의 유산 병력뿐만 아니라 출혈, 염증, 감염, 불임으로 러시아인 여성의 건강상태에 심각한 영향을 미칠 수 있기 때문이다(Arnold & Kurmasheva, 2008; Kononova, 2010).

러시아 가족구조 내에서 아버지는 가장 큰 영향력을 행사한다(어떤 가족은 나이 든 여성이 대신 하기도 한다). 자녀들 특히 아들은 아버지를 존경하고 아버지의 가치관과 신념을 그대로 답습한다. 부인이 고등교육을 받았을 경우 부인과 상의하기도 하지만 주로 남편이 가족 내 대소사에 대한 결정을 내린다. 자녀는 부모님과 이모 또는 삼촌, 할머니 또는 할아버지를 존중해야 한다. 여성은 가사일과 자녀양육의 책임을 진다. 가족 내에서 의견이 안 맞을 경우 싸우거나 그릇을 집어던지기도 한다.

자녀가 어렸을 때부터 교육, 가족, 문화적 행동에 대한 가치관을 가르친다. 사교적 모임에 참석했을 때 자녀들은 종종 부모를 상대로 춤을 추기도 한다. 아버지는 역사와 문화에 대해 인식시켜 주기 위해 자녀를 데리고 박물관이나 미술관을 방문한다. 5세의 어린 아이도 고전문학을 읽거나 발레, 오페라, 음악회에 참석한다. 대개 러시아인은 경제력으로 가족을 부양하고 여성을 존경하며 예의를 지킨다(Jurcik et al., 2013). 그리고 러시아 여성은 가족과 그들의 언어 및 문화유산을 유지하도록 노력한다. 러시아인은 교육을 중요하게 여긴다. 소년소녀들은 학교에서 좋은 성적을 받아 대학에 진학하도록 격려를 받는다. 러시아 부모는 자녀교육에 적극적으로 참여하고 있다. 미국에 정착하는 러시아 유대인은 수세기동안 전해 내려오는 학습 전통을 적용하고 있다(Magocsi, 2015). 러시아인 청소년의 학교생활은 미국 문화로 적응하는 것(자신과 가족)과 영어를 능숙하게 구사하고, 가족지지, 안정, 상호의존적인 가족환경이 중요한 역할을 한다(Jurcik et al., 2013). 반대로 Jeltova, Fish와 Revenson(2005)은 최근 이민 온 청소년은 미국문화의 적응이 높을수록 위험한 성행동(계획되지 않은 임신, HIV 감염)의 수준이 훨씬 높았다고 보고하였다.

대부분의 러시아인은 힘든 삶을 살아왔으며 재산이라고는 거의 없이 미국으로 이주했지만 자신의 삶에 대해 대단히 기뻐하고, 이는 성공을 부르는 큰 요인이다(Gromov, 2004~2005). 성공을 위한 또 다른 요인은 가족단위로 미국에 이민을 온다는 점이다. 러시아인은 러시아에서 절박감과 겉도는 듯한 감정을 느꼈다고 호소하였다. 특히 집단과 민족에 대한 정체성으로 러시아인은 존재감에 대한 해결되지 못한 의문과 고통을 받았던 이유에 대해 자랑스럽게 표현한다. 그들은 물질적 가치보다 정신적 가치를 우선하며 모든 재능 중 가장 소중하게 여기는 것은 자신들의 정신력이다. 따라서 러시아인은 물질적 가치에 대한 자신들의 태도에 대한 토론을 즐기며 종종 "너는 러시아를 이해해야 한다"라는 유명한 구절을 반복한다(Leigh, 2006). 러시아인의 문화적 특이성과 지혜 및 지식에 대한 탐구욕은 보존되어 왔으며 재탄생되었다(Jurcik et al., 2013). 러시아인 공동체에서도 배경, 문화, 언어, 삶의 방식, 교육 수준, 지리학적 위치에 따른 유사성으로 강한 결속력이 보전되어 왔다. 수많은 러시아인 공동체에서 발견되는 민족적 유대감에도 불구하고 러시아계 유대인은 역사적으로 러시아의 주류문화에서 소외되어 왔으며, 그 결과 강한 민족적 특징을 유지할 수 있었다. 따라서 러시아인은 개인-대-개인에 대한 소개나 관계망에 많이 의존한다.

러시아인의 이민생활 만족도는 오랜 시간이 걸린다. 처음 2~3년 동안 72%는 미국 생활이 불만족스러운데 그 이유는 능숙한 영어 부족, 불안정한 고용, 재정 지원 및 가족 갈등 등이 있다. 매년 삶의 만족도가 향상되지만 러시아인이 이주한 후부터 평범한 미국인과 비슷한 만족도를 느낄 때까지는 8년 또는 9년이 걸린다. 그때까지 그들은 고용, 주거 및 재정적인 안정을 경험한다. 그들의 아이들은 대학교육에 전념하고 있으며 미국 생활의 혜택을 피부로 경험하였다(Reklama, 2007).

러시아 이민자 노인의 삶은 매우 고달프다. 러시아에서 노인은 손자녀 양육 및 집안 살림을 맡음으로써 자녀에게 도움을 주었고, 성인자녀는 부모를 모셨다. 그러나 미국에서 정착하면서 부모와 자녀가 서로 갈등으로 멀어진다. 노인은 "구시대"를 대표하고 모국의 문화가 미국에서는 더 이상 적용되지 않아 부모는 자신의 권위를 잃어버릴 수 있다. 이는 자녀가 어른 말씀에 대해 덧붙여 말하지 않고 따라야 한다고 믿는 노인에게는 더욱 힘든 상황이 되었다. 러시아인 아동이 능숙한 영어실력으로 접촉과 의사소통의 수단이 되면 노인은 자녀의 힘과 권위가 자신을 능가한다고 느끼게 된다. 자녀와 손자가 문화적응을 겪으면 노인의 걱정은 더욱 더 커진다. 언어 장벽, 자격증 요구, 규제 기준(러시아 의사 및 간호사와 같은) 그리고 연령 등으로 인해 자신의 경력으로 직업을 구하기가 어렵기 때문이다(Jurcik et al., 2013, Magocsi, 2015; Tran et al., 2000).

한 러시아인이 설명하였다.

러시아에서는 우리 집에 많은 사람이 함께 모여 살았죠. 우리는 끊임없이 정치에 대해 얘기했고요. 러시아 사람은 친구와 이웃과 함께 하는 것을 사랑했고, 사람들은 함께 사는 것과 일하는 데 있어 매우 친절한 관계를 맺었죠. 그러나 미국에서 개인은 너무 바빠요. 그들은 각자 차와 집과 이웃을 가지고. 미국인은 극장을 가거나 친구를 만나는 것보다 TV 시청을 해요. 미국에서 나는 덜 사회적이고, 친구는 거의 없습니다.

개인주의

러시아인은 열심히 일하고 활동적으로 생활하며 가족의 웰빙에 기여를 한다. 그들은 독립적이며 자기 의존적이다. 병이 생기면 가족에게 짐이 되기보다는 가능한 한 가정간호를 받거나 입원한다. 자신의 집에서 살기를 강렬히 원하며 마지막 순간까지 독립적이기를 바란다. 늙은 부모를 모시는 것은 모든 자녀의 의무이자 책임이다. 부모를 "요양원"에 모시는 것은 사회적으로 도덕적으로 용납되지 않는다.

강한 개인주의와 자율성은 자조의식을 갖고 있으며, 이전의 러시아 사회구조와 모순이 된다. 자유로운 선택이 억제된 사회의 산물이기 때문에 러시아인은 주도권, 독립성, 창의력, 비판적 사고 및 개인적인 의사결정을 하는 삶을 누리지 못하고 있다(Jurcik et al., 2013). 어느 러시아인 간호사는 "팀워크는 작업 시스템 측면에서 가장 큰 변화였는데, 여기에서 나는 팀의 일원이지만 나는 여전히 독립적이다. 러시아에서는 의사가 모든 의사결정을 하는데, 미국에서는 의사를 부르기 전까지 간호사가 적절한 간호를 결정해야 하는 것이 다르다"고 하였다(Alaniz, 2001, p. 20).

간호사나 의사가 러시아인이 자가 간호나 자조와 같은 독립적인 결정을 내리기를 기대할 때 문제가 발생한다. 많은 러시아인은 전문가가 자신에게 무엇을 하라고 말해 주기를 기대한다. 건강문제에 있어서 무엇인지 알아내고, 치료할 수 있는 약을 주는 것이 의료진이 해야 할 일이라고 여긴다. 이때 간호사가 대상자와 가족을 포함해서 건강관리 목표를 제시한다면 더욱 효과적이다. 지시적 및 비지시적을 사용하여 설명하면 러시아인의 건강상태가 개선될 것이다(Jurcik et al., 2013). 러시아계 미국 노인은 다음과 같이 설명하였다. "당신은 내 건강 문제에 관해 모두 말해 주기를 바랍니다. 나는 당신에게 말할 필요가 있어요. 당신은 그것이 무엇인지 알아야 약을 줄 수 있어요."

가족과 사회에서의 여성의 지위

러시아인 여성은 가정에서 자유롭지 않다. 맞벌이 부부라 할지라도 대부분의 러시아 남성은 집에서 아내가 살림하고 자녀를 양육하는 것을 선호한다. 전자레인지, 제빵기 등 시간을 절약해 주는 가전제품이 없으므로 여성은 집안일을 하는 데 많은 시간을 보낸다.

러시아에서는 여성도 남성과 동등하게 일해야 한다고 생각하지만(실업률은 거의 동일함), 실상 월급이나 권위는 동등하지 않다. 러시아 남성이 여성보다 젊은 연령층의 사망률이 높기 때문에 25세에서 54세의 노동력은 남성보다 여성이 약 140만 명이 더 많다. 이 연령층에서 여성 100명당 남성이 약 95명이다. 55세에서 64세 여성의 100명당 남성은 74명이다(CIA, 2014). 좋은 점은 러시아 여성의 교육수준이 높고, 평균 15년(남성의 경우 14년) 동안의 남녀 교육 차이가 없이 동등하지만 전체 남녀 비율은 99.7%이다(CIA, 2014).

1917년 러시아 혁명 때는 여성과 남성이 동등한 지위에 있다고 주장하였다. 여성에 대한 폭력은 국가에 대한 범죄였으며 이러한 여성범죄행위를 방조하지 않았다. 공산주의 몰락과 함께 정부에 여성이 차지하는 비율이 급속도로 감소하였다. 불평등한 임금 외에도 러시아 여성에 대한 성차별과 폭력은 러시아 사회에 만연하고 있다. 특히 남성의 실업, 빈곤 및 약물 중독은 이러한 문제를 야기할 수 있다(Jurcik et al., 2013). 그러므로 대부분의 러시아 여성은 사회적 역할에 대한 자기주장 능력과 긍정적인 자존감 그리고 새로운 비전을 배울 필요가 있다. 러시아 어휘에는 성희롱적인 표현이 없으며 가정폭력을 경험한 러시아인 남성과 여성은 이러한 문제점들을 개인문제라고 치부하고 있다(ANNA, 2010; Jurcik et al., 2013). 그들은 학대에 대한 책임을 느끼며 가족을 어떤 대가를 치르더라도 유지하는 것이 그들의 짐이라고 믿는다(ANNA, 2010; Crandall, Senturia, Sullivan & Shiu-Thornton, 2005).

러시아 젊은 여성 사이에서 매춘이 빠르게 증가하고 있다. 최근 "러시아 여성"을 키워드로 사용한 구글 검색 결과, 163,000,000개의 관련 사이트가 등록되었고, "매혼(mail order)"을 추가하면 15,100,000개의 사이트가 검색된다. 1992년 상반기에는 남성에게 여성을 알선하는 소개소나 개인 마사지 시술소가 많이 개설되었다. 청교도적 공산당의 관습이 완화되면서 아름답고 순종적인 여성이 러시아 남성을 위한 상징이 되면서 모스크바 신문은 이런 종류의 광고로 넘쳐났다. 러시아 신부와 소개소를 홍보하기 위한 수많은 웹사이트가 러시아 여성을 착취하고 있다. 수백, 수천만 명의 러시아 여성이 매년 전 세계로 불법 거래되며 특히 미국으로 많이 유입되었다. 그들은 매력적이고, 고등교육을 받았으며 절망적인 국가를 떠나는 데 필사적이다. 이들 중 44%는 학대의 희생자이다. 이익 마진율이 높고 여권 또는 돈이 없고 정부지원이 없는 여성은 쉽게 희생되고 있다(ANNA, 2010). 러시아인 여성의 가정폭력 문제에 대한 연구에 이어 Crandall 등(2005)은 "매혼"으로 여성이 쉽게 범죄의 표적이 되고 있다고 보고하였다. 연구자료에 의하면 러시아인 여성 중 77%는 상대방에 의한 학대를 경험하였으며 23%는 가족폭력의 경험이 있다. 특히 매혼으로 미국에 입국한 여성은 고립되어 사회복지 및 보호서비스에 대한 정책이 필요하다.

영성과 종교적 신념

러시아의 종교는 15~20%가 동방정교회이며 이슬람교(10~15%)와 기타 기독교 단체가 2%이다. 그러나 러시아는 반세기 소비에트 통치정책을 70년 이상 지속하면서 러시아는 무신론자 외에 예배를 드리지 않는 신도의 수가 크게 증가하였다(CIA, 2014). 18~19세기까지 글을 읽고 쓰는 기술이 정교회와 연관되어 있었다. 역사적으로 교회는 교육받지 못한 하인들에게 보호와 권력과 구원의 안식처로서 오랫동안 높이 숭상되면서 사람이 정교회 권위에 복종하도록 체계를 만들어왔다(Billy, 1993). 한 러시아인이 말하기를 "우리는 늘 신앙생활을 하며 종교를 즐겁게 만들었다." 유대인이 아닌 러시아인은 예술적·문학적 노력의 관점에서만 영성을 이해하기에 미국인의 90%가 하나님을 믿고 약 3,000억 달러를 자선단체에 기부할 때 당황해한다(Reklama, 2007).

러시아에서 러시아계 유대인은 재산이나 토지를 소유할 수 없으므로 대다수는 상인이 되었다. 이 때문에 다른 러시아 민족에게 분노와 반유대주의적 감정을 싹트게 되면서 러시아 민족주의로 사상검열이 완화될 즈음에 반유대주의 정서가 주를 이루는 계기가 되었다.

러시아계 유대인은 비유대계보다 미국 및 다른 나라로의 이민율이 월등히 높다. 러시아의 유대인 탄압이나 반유대주의가 강해질수록 유대인의 이민율이 증가하였다. 차별대우로 인한 이민자들이 더욱 늘었다. 새로운 자유의 연설과 표현(신자유주의)은 옛것을 버리지 않으면 매장되는 편견을 가져왔다. 새로운 분위기 속에 러시아계 유대인은 고통과 그들의 자녀에게 해를 끼칠까 두려움을 느꼈다.

개혁과 개방은 러시아 공산주의 몰락과 함께 종교적 자유를 불러일으켜 기독교가 비약적으로 증가하였다. 러시아 정교회는 모든 사람들에게 존경받으며 러시아 신자유주의 중심역할을 차지하면서 소비에트연방 통치 중에 학대 받고 버려진 정통파 교회들이 복원되고 수요일과 금요일에 육식을 금지할뿐더러 금식을 요구한다. 사순절 동안 버터 및 다른 낙농제품을 포함해서 모든 육류가 금지되고, 재림절 동안에는 금식을 해야 한다. 금식기간에는 하나님께 더 강력한 방식으로 봉사해야 한다고 믿는다. 단, 환자와 임부는 제외되는 예외 조항이 있다. 죄와 두려움, 그리고 처벌은 러시아 정교회의 세 가지 주요 주제이다.

70년 동안이나 종교를 금지해 왔으나 이제는 대부분의 러시아인이 정교회가 가족과 도덕적·사회적 가치에 긍정적인 영향을 미쳐서 이혼율이 감소되기를 희망하고 있다. 러시아 정교회가 공산당에 압류되었던 교회와 토지를 되찾고 한때 금지되었던 믿음의 세계로 되돌아가고 있다. 개혁과 개방 전에는 종교적 표현이 금지되었음에도 불구하고 일부 교회는 계속 지속되었는데, 일부 사람은 러시아 정교회 지도자가 회개 내용에 대한 비밀을 지키지 않고 정보부에 보고한다고 믿었다. 또한 좋은 교육 프로그램이 없었기 때문에 정교회 신부에 대한 훈련이 매우 빈약하였다. 오늘날 러시아 교회는 예배에 참석하는 많은 사람에게 희망을 심어주는 곳이다. 노인에게는 이러한 희망이 고된 러시아의 삶에서 일시적으로 강한 염원이 되기도 하고, 때로 절망이 되기도 한다. 그러나 이런 역사와 관련하여 러시아인의 25%만이 랍비와 성직자 같은 종교인에게 신뢰를 갖고 있다고 보고하고 있다(Reklama, 2007).

간호 적용

모든 인간 사회에는 식사, 배변, 성, 건강관리 등의 생존을 위한 행동에 문화적·사회적 제약이 있다. 문화의 기능과 규범은 확실한 방식으로 행동유형을 나타낸다. 간호사는 안전하고 애정이 담긴 효과적인 간호 중재를 위해 문화의 역할을 이해할 필요가 있다.

역경과 고난에도 러시아인은 상당한 정도의 개인주의를 유지하며 일부 러시아계 부모는 자녀에게 러시아에 대한 애정을 가르친다. 한 러시아 이민자는 "좋든 나쁘든 여전히 나는 나다. 나는 아직도 고향이 그립다"고 말하였다. 또 다른 러시아인은 이렇게 말하였다. "나는 집, 언어, 친구들 등 모든 것을 잃었다. 여기서 나는 남과 다르다. 나는 내가 아니야. 나는 정확한 말을 할 줄 모르기 때문에 내가 말하고자 하는 것을 할 수 없다. 이것은 나를 지치고 절망하게 한다. 나는 내 나라 러시아로 가고 싶다." 간호사는 많은 러시아 이민자가 강한 국가적 자부심을 이해하는 것도 중요하다. 러시아인은 러시아 문화가 고스란히 남아 있으며 아마도 러시아에 대한 향수 때문에 미국 문화를 완전히 포용하지 못한다. 여전히 서구화에 대한 소련의 편견이 남아 있으나(Reklama, 2007), 러시아인은 러시아에서의 종교를 믿지 않았지만 고령으로 넘어가면서 종교가 중요한 역할을 하게 될 것이다(Leigh, 2006).

러시아인은 가족에 대한 유대감과 가치관이 높기 때문에 간호사는 간호를 계획하고 적용할 때 확대가족까지 포함한 전체 가족(특히 10대에게 중요함)을 고려해야 한다. 할아버지와 아버지가 중심역할을 함으로, 치료나 간호 중재에 관한 설명을 다른 가족에게 하기 전에 가장에게 먼저 의견을 구하는 것이 좋다. 가족 내에서 아버지는 가족의 협조와 지지를 이끌어내는 데 도움이 될 수 있다. 러시아인은 가족 전부가 대상자이기 때문에 전체 가족에게 시간을 할애하고 존중을 표하고 정보를 제공해야 한다.

일부 러시아인은 종교와 죽음에 대해 특정한 신념이 있다. 간호사는 대상자의 신념과 의식을 존중하고, 최고 수준의 안녕상태가 될 수 있도록 치료적 간호계획에 이러한 것들을 포함시켜야 한다. 인체를 성스럽게 여기는 러시아인은 장기기증을 꺼리는 편이다. 더욱 중요한 것은 간호사는 말기 환자에게 죽음이 임박했음을 알리지 말아야 한다. 먼저 가족의 가장에게 말하도록 한다. 러시아인, 특히 노인, 매혼신부(결혼에 팔려온 신부)는 고립되었다고 느끼기 쉽다. 간호사는 정신사회적·신체적 사정으로 자료를 수집할 때 대단히 철저하게 해야 한다. 러시아인은 사회적으로나 영적으로 통하는 친구와는 오랜 시간 토론을 벌이는 데 익숙해 있다. 그러므로 러시아인 대상자를 만나러 오는 방문객이 대상자의 건강상태에 잠재적으로 위협이 되지 않는다면 간호사는 방문객을 허용하고 지지해야 한다.

6 시간
TIME

일부 러시아인의 시간에 대한 관념은 과거, 현재, 미래로 구성되어 있다. 이들은 현재 안에 미래가 있고, 과거 안에 현재가 있다. 반대로 어떤 러시아인, 특히 고등교육을 받은 사람은 오직 미래중심으로 생각한다. 이러한 문화적 태도에 대한 사례를 이민자에서도 볼 수 있다.

러시아인은 역사와 문화유산을 중요하게 생각하지만 대부분 과거보다는 미래를 바라보는데 이는 사회주의와 마르크시즘의 특징이다. "지금은 안 돼(Not now)"와 같은 마르크시즘의 이념은 "미래(the future)"라는 사상을 전파한다. "현재에 열심히 일하고 인내심을 가져라. 더욱 나은 미래를 위하여 현재 고통을 인내하라" 러시아에서의 삶은 매우 절망적이었기 때문에 러시아계 이민자는 현재 희망을 느끼고 있다. 많은 사람이 그들의 후손이 더욱 나은 삶을 가질 수 있도록 하기 위하여 러시아를 떠나는 고통을 감수하고 있다.

러시아인은 미국의 자유민주주의 투표는 미래지향적이고, 의미 있고 진보에 큰 영향을 가지고 있다고 믿는다. 그들은 심지어 열정적으로 예비선거에도 참여하고, 재판에서 배심원으로 적극적으로 활동한다. 그러기에 대부분의 사람은 비록 완벽하지 않지만 법률제도가 모든 이에게 공평하다고 믿는다(Reklama, 2007).

미래중심의 사고방식은 자신과 자녀들의 교육에 대한 러시아 국민의 거의 공통된 신념에서 나타난다. 교육은 일찍 시작되고, 가정에서 거듭 강조받는다. 미래중심적인 사고방식을 가진 러시아인에게 교육은 깨달음이나 빛으로 인식되고, 교육의 부족은 회피나 어두움으로 인식된다. 러시아인은 미처 영어를 배우기도 전에 학교에 보내진다. 사실상 러시아인의 자녀는 영어를 매우 쉽게 배운다. 현재의 노력이 미래의 성취를 위한 발판인 것은 명백하다.

간호 적용

러시아인에게 있어서, 미국은 러시아에서의 불가능했던 목적을 성취하고 이루어낼 수 있는 기회를 제공하는 것이다. 과거, 현재, 미래 시제의 가치관을 가진 일부 러시아 이민자는 예방적 치료 중재를 받는 것을 내켜하지 않는다. 간호사는 이 사실을 잘 숙지하여야 한다. 예를 들어 피임, 안전한 성관계, 금연, 술을 마시는 계획 등은 아마 과거와 현재의 가치관을 가지고 있는 러시아인에게 도전적인 주제일 것이다. 간호사는 과거와 현재의 행동에 대한 간호 중재가 미래의 안녕과 삶의 질에 영향을 미칠 수 있다는 것을 대상자가 이해하도록 도와야 한다.

반대로 미래중심의 가치관을 지닌 러시아계 이민자는 예방적 치료 중재가 먼 미래의 건강에 도움이 된다고 평가된다. 이런 사람은 과거중심의 가치관을 지닌 사람보다 간호사가 예방적 선별검사를 받도록 격려하기 쉽다. 실제로 대상자는 자신의 이익을 위해 예방적 검사에 관한 정보를 먼저 요구하기도 한다.

러시아인에게 시간 엄수는 중요하며 약속 시간에 늦는 것은 매우 무례한 행동으로 받아들여진다. 그러므로 러시아인 대상자와 신뢰관계를 형성하는 데 시간 엄수는 매우 중요한 역할을 한다. 한 러시아 사람에 따르면, 소비에트 연방 시절에는 근무시간에 늦는다는 것을 죽음을 의미하며 꾸물거리는 것은 사회적 목표달성에 대한 방해행위로 받아들여졌다고 한다.

7 환경통제
ENVIRONMENTAL CONTROL

건강행위 및 질병행위 통제위와 효과

러시아 문화에서 사람은 자연을 통제할 수 없다는 믿음이 강하다. 이러한 외적인 통제에 대한 신념은 건강관리 활동에서 명백하게 드러난다. 그러나 러시아 정교회에 속한 러시아인은 현재의 자조적 건강행위에 대해 영적으로 어려움을 느낀다. 이러한 믿음은 예수의 교리에 근본을 두고 있다. 러시아 사람은 예수에 대한 믿음이 큰 만큼, 더욱 큰 도움을 받는다고 믿는다. 즉 회복이 잘 되지 않는 환자는 믿음이 충분하지 않기 때문이라고 생각한다. 또한 이러한 관점에서 질병은 처벌로서 인지된다. 이런 믿음을 가진 러시아인은 외적 통제위를 지지한다.

반대로 환경에 대한 내·외적 통제가 모두 가능하다고 믿는 러시아인은 최고의 안녕을 위한 기회를 추구하는데 이는 내적 통제위라고 한다.

내적 통제위를 가진 러시아인은 건강, 질병, 입원에 대해 자신만의 독특한 방식을 보인다. Resick

(2008)은 러시아인 실험 참가자들은 자신에 대한 믿음과 자가-관리에 대한 능력을 매우 중요시 여긴다는 것을 실험을 통하여 발견하였다. 한 참가자는 러시아에서 "우리는 아무도 신뢰하지 않았다"(Resick, 2008, p. 251). 그러나 자연의 약초와 뿌리는 물론 자신의 치료 계획을 신뢰했다고 설명하였다. 특히 자신만의 대체요법을 활용한 내적 통제위를 믿는다.

러시아식 치료법

러시아에서 준의사는 1차 건강관리에서 중요한 역할을 한다. 3년의 의과대학 과정 후에 준의사는 기본적인 예방의학을 훈련받는데 주로 여성과 취학 전 아동을 대상으로 한 봉합이나 응급처치이다. 어떤 사람은 러시아의 준의사가 미국의 준의사와 비슷한 위치에 있다고 생각한다. 러시아인은 아플 때 침대에 누워 클리닉에 전화하면 의사나 준의사가 당일 집으로 왕진을 와서 질병의 중증도를 결정하고는 진단서를 발급한다. 러시아인은 입원하는 것을 선호한다.

러시아의 건강관리 시스템은 미국에 비해 뒤쳐졌을지 몰라도 예방관리는 중요한 것으로 인식하고 있다. 러시아인은 신체검진이 건강관리를 위한 좋은 방안이라고 믿으며 러시아 이민자 사이에도 널리 받아들여져 있다. 러시아인 여성은 골반검사, 파파니콜로 도말 검사, 위산검사, 적혈구 침강속도, 프로트롬빈 시간을 정기적으로 검진하는 데 익숙해 있다. 그러나 정기적 유방검진이나 유방촬영술, 콜레스테롤 검사는 선호하지 않는데, 콜레스테롤 검사의 경우 검사결과가 어떤 결정적 의미가 있는 것이 아니므로 거의 필요없다고 생각한다. 가끔 이용하는 러시아의 건강관리 대체 방식은 부적과 이발소이다. 과거에는 이발소와 기타 클리닉에서 호흡기계 질병치료에 주로 사용하는 부항이라는 절차를 수행하기 위한 기구를 갖추고 있었다. 큰 유리컵 모양의 기구를 따뜻하게 데워서 약 10분간 등 곳곳에 올려놓으면 몸의 나쁜 기운을 뽑아낼 수 있다고 믿는다. 컵을 올려놓았던 곳에는 며칠 동안 멍 자국이 남는다. 부항은 현재 러시아의 간호학생이 배우는 기술이며 일부 러시아인 공동체에서도 사용하고 있다. 러시아인은 부항 외에도 종종 러시아의 대체요법을 이용한다; 러시아인 영적 치료사, 미국에서 진료를 할 수 없는 러시아인 의사, 러시아의 약, 신선한 공기와 일광욕, 오일 마사지, 머드 혹은 증기욕, 러시아 기반한 허브 약 등이 있다(Aroian & Vander Wal., 2007; STEMC, 2006; StratisHealth, 2014).

러시아인이 걱정하는 것은 미국의 의료 시스템에서는 예방치료를 강력히 장려하지 않는다는 것이다. 어떤 러시아인은 미국에서 의사가 무조건 약을 처방한다고 말하였다.

너무 많은 알약들-명확한 근거 없는 약들, 러시아에서는 의사들이 가정 방문을 한다. 만일 열이 있다면, 집에 머무르면 의사가 와서 진찰할 것이다. 이것이 미국의 의사들이 러시아인들이 불만이 많다고 생각하는 이유이다. 우리는 강도가 약한 약들을 사용한다. 나는 진료 예약이 필요하고, 그 진료는 한 달 후이다. 러시아에서는 몸의 독소를 없애는 바디 클렌징, 마사지, 지압, 침술 등 더욱 많은 대체약물요법이 있다. 나의 병원에서는 규정된(처방된) 마사지가 행해진다. 여기서 의사들은 대체요법이나 동양의 치료요법들은 고려도

하지 않는다.

러시아인은 아마 간호사와 의사의 문제점을 이해하기 위해 그들을 의심하고 있을 것이다. 그들은 미국의 의학적 치료 시스템을 비판할 것이다. 러시아인은 미국의 의료 서비스를 믿지도 않고 감사하게 생각하지도 않을 것이다. 그들의 관점에서 보았을 때, 이는 비싼 보험, 엉터리인 노인 의료 보험제도와 저소득층 의료 보장 제도, 무능한 의료 서비스 제공자, 빈번한 의학적 실수들, 무례한 의료서비스 관계자, 그리고 응급실과 사무실에서의 끝없는 기다림들이 이유이다. 그러나 정반대로, 환자가 위독한 병에 걸렸을 때에 제공되는 훌륭한 서비스에 대해서는 매우 감사를 표한다(Reklama, 2007; StratisHealth, 2014).

정서장애의 신체화는 광범위하다. 러시아인은 정서장애를 두통, 복통, 탈진과 같은 신체적인 증상으로 묘사한다. 따라서 신체상의 문제에 대한 검진들은 널리 받아들여지지만 가정폭력, 우울증, 외상 후 스트레스 장애와 같은 증상들은 그러하지 않다.

민간요법

러시아인은 건강을 소중하고 높이 평가하며 질병의 부재 이상의 것으로 생각한다. 그들은 일반적으로 치료에 대해 많은 것을 알고 있으며 자주 자가 진단을 실시하고, 가족들에게서 건강에 대한 충고를 찾는다. 그리고 적극적으로 자가 간호 수행에 참여한다(Resick, 2008; StratisHealth, 2009). 러시아 이민자, 특히 노인은 치료법의 무분별한 힘을 믿으며 일부 러시아인 사회에서도 여전히 사용하고 있다. Riga(라트비아 공화국의 수도)에서 온 호박 목걸이를 한 러시아 여성은 목걸이가 암을 제외하고 갑상샘에 대한 모든 것을 치료해 준다고 믿고 갑상샘 치료를 거절하였다. 이 여성은 호박 목걸이를 액세서리로 착용할 뿐 아니라 호박을 가루로 내어 뜨거운 물에 타서 약물처럼 복용하곤 하였다.

또 다른 치료법은 허브를 마시거나 관장하기도 하며 물에 숯을 타서 위산치료제로 사용하기도 한다. 머드와 뜨거운 증기욕은 폐렴과 상기도 감염에 좋다고 여겨진다. 최근 미네랄워터의 효과에 대한 믿음으로 러시아인 건강제공자들은 미네랄이 풍부한 제품을 사용하고 있다.

러시아인은 마사지와 오일 문지름의 유용성을 대단히 신뢰한다. 이것은 신체 관념론과 관련이 있다. 또한 발이나 다리통증에 대한 기형교정용 신발도 흔히 사용한다.

몇몇 러시아인은 허리통증에 대해 건열을 사용하고, 다른 사람들은 척주에 까만 호밀가루와 벌꿀을 반죽한 것을 올려놓는다. 또는 거칠고 올이 굵은 울이나 짐승 털로 만든 촘촘한 패드, 헐렁한 니트를 허리부위 맨살에 직접 걸친다.

두통은 귀 뒤나 관자놀이, 목 뒤에 강한 연고를 발라 치료하고, 비염은 생양파즙을 양쪽 콧구멍에 서너 방울씩 넣기도 한다. 감기는 굵은 소금을 넣은 뜨거운 물에 두 다리를 푹 담가서 치료한다. 인후염은 소금과 베이킹소다 가글을 하면 완화된다. 거머리도 러시아에서 널리 이용된다. 거머리 침에는 마취, 혈관확장, 항응고 성분이 있기 때문에 때로 유용하다. 거머리는 협심증, 편두통, 사지 혈액순환 개선을 치료하는 데 사용하면 효과적이다.

건강은 가장 소중한 것이자 인생의 목표라고 생각한다. 러시아인은 건강을 정신적·신체적·영적 조화라고 정의하며 특히 영적인 부분을 중요시 한다; 그들은 또한 그들이 사랑하는 모든 이의 안녕을 신에게 기도한다. 러시아계 유대인 남성은 종교적 원칙에 따라 포경수술을 한다. 질병을 신체 흐름의 부조화라고 정의하며 신이 인간을 창조할 때 각 부분이 서로 상호작용을 통해 기능을 수행하도록 만들었다고 믿는다. 마음에 병이 있으면 신체도 부정적인 반응을 보인다. 전체론적 의학은 러시아인의 삶의 방식이며 우주의 에너지가 작용하는 방식을 따른다. 영성은 러시아 의학에서 매우 중요한 위치에 있다. 러시아인은 질병 말기인 사람에게 질병의 진행과정을 결코 알려서는 안 된다고 믿는다. 질병상태를 알려주는 것은 불안을 증가시키고, 희망을 감소시키며 죽음을 촉진한다고 믿는다. 그러나 이런 믿음은 약간씩 변화하는 추세이다. 러시아에서 첫 번째 호스피스는 1997년에 모스크바에서 시작되었다. Tashlein-Van Heuveln (2009)는 러시아의 한 호스피스를 서술하였다. 그곳은 부족한 100병상, 소아용 60병상, 성인용 40병상이 있었다. 그중 10병상은 HIV 환자가 사용 중이었다. 비록 애도상담은 가능하였으나 이 상담을 실행하는 의사들을 위한 정규교육은 없다. 임종이 다가옴에 따라 사랑하는 가족들, 그리고 심리적인 지지자와 다 같이 모인다. 여전히 러시아인은 때때로 사망 유언을 표하지 않거나 장기기증에 대한 동의를 표하지 않는다. 환자가 악화됨에 따라, 가족은 환자를 계속 주의 깊게 지켜본다; 모든 이는 사랑하는 이들의 존재를 찾는다. 가능한 경우에 그들의 머리에 손을 얹으며 축복을 표한다. 이것은 일종의 상징적인 행위이다. 러시아의 흙은 그들의 고향과 유산과의 연결이기 때문에 가족은 고향인 러시아에서 가져온 흙을 컨테이너에 넣을 것이다(Patient & Family, 2007).

장례의식

가족의 상을 당한 러시아 가족은 수 시간을 관 앞에서 기도한다. 러시아인들에게 있어서 시체는 두려운 존재이며 존엄성과 존중으로 다뤄져야 한다. 장례식 전에 죽은 사람의 몸을 씻기고, 옷을 입히고, 관 속에 안치한다. 가족은 검은 옷을 입고 가족들이 가톨릭이나 러시아 정교회에 속해 있다면 장례식에는 신부가 십자가의 표시로 이마에 성유를 뿌린다. '하나님 아버지, 그대의 종 ~에게 자비를 베푸시어 ~를 그대 품안에 받아주소서' 라고 쓰인 고깔을 이마에 씌운다. 가족들 모두 관 위에 한 줌의 흙을 뿌린다. 조문객들은 카네이션을 가져와 매장 전에 가슴 위에 놓아준다. 러시아 정교회에서는 사망한지 9일에서 14일까지 가까운 친구가 기도를 해주도록 하고 있다. 그 이유는 사망 9일까지는 영혼이 신체에 남아 있다고 생각하기 때문이다. 9일째 되는 날 그동안 지었던 죄의 정도에 따라 영혼은 지옥이나 천국으로 가는 여행을 떠나게 된다(Lally, 2000). 날씨와 온도에 상관없이 러시아인, 특히 유대인은 일반적으로 빠른 장례식을 행한다. 그러나 장례식 이전에 고인이 안치된 관은 고인이 생전에 살던 집으로 돌아와 마지막으로 고인의 집을 볼 수 있도록 한다. 매장 후 바로 친구와 가족은 집으로 돌아와 죽은 이를 기리며 술과 음식을 먹는다. 애도에 대한 통곡 혹은 애도의 큰 표현은 가정환경(home setting)에 의한 시간으로 보류된다(Patient & Family, 2007).

간호적용

간호사는 러시아인 대상자가 본인에게는 익숙하지만 건강전문가에게는 다소 생소한 방식으로 건강관리를 할 수도 있다는 것을 기억해야 한다. 전통적으로 미국인 의사와 간호사는 대상자와 상호작용할 때 비지시적 방식을 사용하도록 배웠다. 이런 방식은 즉각적인 정보와 대답을 필요로 하는 러시아 이민자에게 불만스러울 수 있다. 주관적 증상을 사정하는 것은 대상자가 표현하는 정보의 부족과 정서적 문제를 신체화하려는 경향 때문에 어려울 수 있다. 정신적 장애는 러시아의 건강관리체계에서는 거의 적절한 돌봄을 받지 못한다.

러시아인은 의료 서비스 설명을 완전히 이해하고 믿는다면, 거의 전적으로 추후 의료 약속을 100% 준수한다. 일반적으로 러시아인은 의사와 간호사를 존중하여 적절한 질문만 하고 들은 내용을 수용한다. 러시아인은 의료상담원에 대해 낯설게 느끼며 그들의 의료제공자를 선택할 수 있다는 것을 감사히 여긴다. 질병과 고통을 앓을 때, 러시아인은 그들이 무엇인가를 행하였거나 행하지 않았기 때문에 문제가 발생하였다고 믿는다. 러시아인의 건강을 추구하는 습관은 대부분 높은 개인적인 건강관리 책임과 관련이 있다. 그들은 그들 자신이 필요한 관리를 받고, 그들의 건강을 향상시키는 책임자라고 생각하기 때문이다(Aroian & Vander Wal, 2007; StratisHealth, 2014). 러시아인 대상자를 이해한다는 것은 그들의 용기, 지성, 독특한 문화적 배경과 경험을 인정하고 존중하며 타당하게 여긴다는 것이다.

러시아인은 건강하고 독립적이기 위해 필요한 대부분의 의학적 지시에 순응한다. 그러나 간호사는 러시아인이 그들에게 친숙한 방법을 찾을 것이라는 것을 이해하고 수용하여야 한다. 예를 들어, 서양 의학 절차를 따르는 것 이외에도, 그들의 가정요법과 치료를 병행할 것이다. 반대로 일부 러시아인은 복용하는 약과 관계가 없는 부작용이 생겼다고 하더라도 약의 복용을 멈추는 경우도 있을 것이다. 이는 특히 정신과 약물에서 두드러진다. 간호사는 선별검사를 받지 않겠다는 노인 이민자 여성 중에 오히려 암이 발견되지 않을까 하는 공포 때문에 검사를 받지 않는 사람을 발견할 수도 있다. 그들은 암검진과 관련하여 "고장 나지 않았다면 고치지 말라"라는 철학을 갖고 있는 것처럼 보인다. Ivanov, Hu와 Leak (2010)의 연구에 따르면, 젊고, 학식 있고, 보험에 가입된, 그리고 영어를 능숙히 구사하는 러시아인 여성이 자궁경부암 검사와 유방촬영술을 가장 많이 받을 것이다. 대상자가 이러한 검사들의 가치를 이해하도록 돕는 것은 중요하다.

특히, 소생 금지 혹은 호스피스 간호와 같은 개념은 사랑하는 이를 위해서 가능한 모든 것을 하지 않음을 이해하지 못하는 러시아인에게 큰 문제가 될 수 있다. 만약 직접적으로 해가 되지 않는다면 간호사는 대체요법이나 대체약물에 대해 개방적 태도를 취하도록 한다. 간호사가 시행 가능한 대체요법에 대한 정보까지 질문하는 것은 중요하다. 많은 전통적인 러시아 약물은 인터넷을 통해 쉽게 구입할 수 있다. 뉴욕의 몇몇 대형 제약회사는 러시아에 있는 러시아 대상자에게 약을 공급한다. 간호사는 신뢰받고 공인된 웹사이트를 통한 자기주도 학습을 격려할 수 있다. 그에 대한 증거로 새로운 사이트들이 가족, 어린이, 건강/안녕, 러시아인에게 중요한 목록 리스트들을 가지고 있다는 것이다. 이러한 사이트들은 영어 혹은 러시아로 접속이 가능하며 문화적으로 적절하고, 환자 교육에 대한 정보들이 무료로 이용 가능하다. 중요한 부분은 잘 정리된 수

많은 웹사이트들이 러시아인과 일하는 간호사들과 의사들에게 정보를 제공한다는 것이다. 게다가 러시아인은 웹검색을 통해서 러시아어를 할 줄 아는 치과의사와 외과의사를 찾을 수 있다. 러시아어로 집필되었으며 온라인 구독이 가능한 건강 관련 잡지인 Zdorovie는 미국에 살고 있는 러시아인의 의학에 대한 의식이 증가하고 있음을 강력히 주장한다. 게다가 러시아인으로 구성된 의사회(구성원으로 의사, 간호사, 치과의사와 학생들을 포함)는 뉴스와 논문을 제공하는 웹사이트를 운영하고 있다.

8 생물학적 차이
BIOLOGICAL VARIATIONS

신체 크기

러시아에서는 대략 58%의 여성과 51%의 남성이 비만 혹은 과체중이다. 이러한 러시아인의 비만 유형은 의료 복지 분야에 큰 긴장감을 더하고 있다. 암과 당뇨 같은 비만과 연관된 질병들 또한 증가하고 있다(Rtveladze et al., 2012). 비만은 러시아 여성 노인 사이에서 더욱 흔하다. 이러한 문제는 러시아에 신선한 과일과 채소가 부족해서 발생한다. 러시아 국민이 문화적으로 선호하는 대부분의 전통음식에는 포화지방과 소금이 많이 들어 있다. 이는 미국 이민 후에도 지속된다. 이에 대한 결과로 육류, 포화지방, 탄수화물의 과다 섭취와 신선한 과일과 채소의 섭취 부족함은 이민 이후에도 발생한다.

러시아인의 체격과 피부색은 백인 미국인 대상자와 매우 유사하다. 러시아인 중 타타르계 후손은 유럽인 같은 외모를 보이며 몽고인의 요소는 거의 사라져 보이지 않는다(Hurwitz, 2005). Kulikov, Buzhilova와 Poltaraus(2004)는 러시아인의 무덤에서 나온 뼈들을 연구하였다. 그들은 47개의 미토콘드리아 DNA 샘플을 발견하였으며 이는 그들의 인종 집단은 유럽인들에 속한다는 것을 증명하였다.

효소의 차이

심혈관 장애 발생 정도와 러시아인의 콜레스테롤 수치는 일반적으로 높고(StratisHealth, 2014), 과다 알코올 섭취는 국가적으로 당황스러운 수치이다. 러시아 남성의 알코올 장애는 31%이며 여성은 6.2%(다른 유럽지역에서는 대략 7.5%)이다(WHO, 2015). 러시아에서는 당뇨병, 내분비장애, 소화장애, 대사장애의 발병률은 위험한 상태이며 지속적으로 증가하는 추세이다(RSSS, 2014). 그리고 30%의 여성 비만율과 18.4%의 남성 비만율, 이 숫자들은 급격히 증가하는 것으로 예상된다(WHO, 2015). 24세 이상의 러시아인들 중에서 대략 10.6%는 정상보다 높은 혈중 포도당 수치를 가지고 있으며 37.2%의 남성과 31.8%의 여성은 고혈압을 앓고 있다. 흡연율은 더욱 놀라운 수준이다. 14세 이상 남성 중 59%는 흡연자이며 여성의 경우 25%이다. 비록 몇몇의 금연 제정법에 대한 제의가 있었지만 현재 어디에서도 금연 제정법은 찾아볼 수 없고, 심지어 병원 안에서도 시행되지 않는다. 흥미로운 것은 담배세는 존재한다는 것이다(WHO, 2015).

러시아와는 상반되는 것은 러시아인 사이에서의 당뇨병 유병률은 5%이다. 그러나 과체충률은 55%이며 증가를 보여주고 있다(Oza-Frank & Naraya, 2010). 러시아인 사이에서 두 종류의 당뇨병 유병률은 비히스패닉계 백인보다 현저히 높다(Perlman & Mckee, 2008).

질환에 대한 취약성

고혈압. 러시아에서 비전염성의 질환으로 인한 사망률은 86%를 차지하고 있다. 심혈관질환은 60%를 차지하고 있으며 가장 큰 사망의 원인이 되고 있다(WHO, 2015). 고혈압 선별검사는 러시아에서 기본검사이다. 러시아인은 고혈압의 원인과 그에 따른 영향을 자세히 알고 있으며 자신이 고혈압인지 경계성 고혈압인지 구분할 수도 있다. 불행하게도 러시아인은 때때로 통증과 질환을 동일시하기에, 고혈압은 건강상의 문제로 여겨지지 않는 경우가 있다. 식이, 흡연, 생활습관은 본질적인 위험 요소이다. 따라서 미국에 이민 온 지 3년이 되지 않은 러시아인 사이에서는 심혈관 질환으로 인한 사망률은 계속된다.

결핵(TB). HIV/AIDS와 TB의 발병률은 계속 증가해 왔다. 러시아는 세계에서 11위로 많은 결핵 환자를 보유하고 있고 3위로 많은 약물내성형 결핵(MDR TB)환자를 보유하고 있다. 이에 WHO는 러시아를 결핵 유병률이 160,000인 TB, HIV 그리고 MDR TB 국가로 분류하였다(Shpilko, 2006; WHO, 2015). 러시아에서는 결핵이 급속도로 퍼지고 있는데(부유층과 안정된 중상위층 포함), 이는 비효율적인 건강관리체계, 심각한 HIV/ADIS 감염률, 빈곤 및 실업률, 질병예방에 대한 저항, 성 노동자, 알코올중독, 감염된 교도소 수감자의 출소 등에 원인을 두고 있다. 특히 러시아 내에서 문제가 되는 부분은 크게 두 가지가 있다. 첫째, MDR TB의 경우 19%의 발병자와 49%의 재감염 환자이다(WHO, 2015). 두 번째는 수감자 내에서의 발병률이다. 러시아는 세계에서 7번째로 많은 수감자를 가지고 있으며 그중 대다수의 환자는 TB와 HIV에 양성반응을 보이고 있다. 수감자들 중에서 10,160명은 결핵 보균자이며 이 중 18.7%는 TB와 HIV를 모두 가지고 있다. 러시아의 전체 HIV 발병률 중 교도소 수감자는 13% 이상이다. 중요한 것은 교도소에서 처음으로 결핵 판정을 받은 환자들에 대한 치료효과가 러시아 민간 부분보다 낮다는 것인데(56.5% 대 66.6%), 이는 치료가 끝나기 전에 출소된다는 것에 어느 정도 원인이 있다(Mikhaylova, 2013).

암. 러시아인의 평균 수명이 짧기 때문에(특히 러시아인 남성), 암으로 인한 사망률은 16%에 불과하다(WHO, 2015). 흡연은 러시아에서는 중대한 공중보건 이슈이며 흡연은 특히 저소득층, 실업자, 도시지역의 사회적 취약계층에 큰 영향을 미치고 있으며, 높은 흡연율은 암의 발병률과 사망률의 증가가 원인이 되고 있다. 여성 흡연자가 급격히 증가하는 현상은 다국적 담배 회사의 광고가 영향이 있다고 보고하였다. Stickley와 Carlson(2009)은 소비에트 연방으로부터 이주하여 현재 오하이오에 살고 있는 남성들이 놀랄 만큼 높은 흡연율(53~63%)을 가지고 있다는 것을 발견하였다.

Jones 등(1995)은 말초혈액 림프구 분석에 기반을 둔 다양한 체세포 돌연변이를 연구한 결과 러시아인들은 돌연변이의 빈도가 높으며 축적된 유전적 손상으로 건강에 악영향을 미치고 있다. 이러한 현상은 흡연증가, DDT 살충제, 체르노빌 원전 사고 등과 같은 환경적 독소에 지속적인 노출 때문이다. 러시아는 미국에 비하여 유전적 장애를 가지고 있는 인구가 250%나 많다. Vadlamani 등(2001)의 연구는 다음과 같은 결과들과 일치한다. 연구자는 러시아인인 피실험자 연구대상을 통하여 그들이 대조군 혹은 미국인 평균 수치에 비하여 높은 결장 종양 발병률을 가지고 있다는 것을 발견하였다. 연구자는 피실험자 집단들에게 더욱 적극적인 암 검진을 통하여 더 많은 주의와 경계를 권고하도록 강조하였다. Resick(2008)은 러시아계 이민자가 산업 오염과 관련된 대기 및 수질 오염, 화학 및 핵 폐기물 등의 노출로 암이 발병한다는 것을 발견하였다. 이러한 인식은 일상적인 암 검진의 회피와 관련이 있다.

유전질환. 동유럽 유대인의 후손인 러시아인에게 있어서 유전적으로 연관된 장애는 매우 큰 이슈이다. 대략 4명 중 1명은 보균자이며 더욱 심각한 유전적 장애를 보유하고 있다. 유전적 장애의 종류는 테이-삭스(Tay-Sachs), 카나반(Canavan), 니만-피크(Niemann-Pick), 그리고 고세(Gaucher)병, 가족성 자율신경증; 블룸(Bloom)증후군; 판코니(Fanconi) 빈혈; 낭포성 섬유증; 점액지질증 IV 등이 있다(Victor Center, 2015).

치아 관리. 대부분의 러시아인은 가공의치(bridge)와 제거 가능한 의치를 하기 때문에 치아 관리에 높은 가치를 둔다. 러시아인은 어린 시절부터 구강 위생에 대한 자기관리를 행하며 실천한다. 불행히도 10,000명의 사람당 할당되는 치과의사의 수는 단 3명에 불과하다(WHO, 2008). 러시아인 중 노인의 경우 제2차 세계대전의 심각한 어려움 때문에 치아가 없는 경우도 있다.

눈 관리. 눈 관리와 눈 수술은 매우 돈이 많이 들고, 주의를 요하기 때문에 대부분의 러시아인은 눈을 관리해왔다.

식습관과 영양 결핍. 시골 지역에서 온 러시아계 이민자들은 양배추, 메밀, 수수, 보리나 빵을 신(sour) 우유와 소금에 절인 돼지고기(유대인이 아니라면)를 즐겨먹는다. 러시아 빵은 1개당 무게가 12 lb나 나가는 큰 호밀빵이다. 소금에 절인 고기는 보통 둥그런 통에 넣어 과일저장고 비슷한 곳에서 겨울 동안 저장된다. 고기는 보관이 어려운 만큼 공급이 매우 제한적이다. 따라서 대부분의 러시아인은 음식을 소중히 다루며 더욱이 고기라면 한 덩어리도 낭비하지 않는다.

러시아인은 좋은 영양분이 건강을 유지하는 좋은 방법으로 여긴다. 러시아에서 높은 사망률을 불러오는 이유 중 하나가 영양 결핍이다. 이는 일반적으로 부적절한 식이, 수용성 비타민, 칼슘, 철분, 요오드 등이 부족한 경우가 있기 때문이다(Shpilko, 2006). 러시아 가정 중에서 적절한 양의 요오드화된 소금을 섭취하는 가정은 단 6%에 불과하다(WHO, 2015). 러시아 가정 중 극빈층은 음식 구매에 드는 비용을 충당할 수 없기에 철분이 가장 결핍 된 식단을 섭취하고 있다. 철분 억제제(예: 곡물)의 섭취는 추가적인 철분 손실을 초래한다. 러시아 시골 지역에서는 야채, 당근, 사탕무, 감자들을 직접 재배한다. 따라서 러시아인은 미국 농장의 비료와 살충제 사용에 대해서 큰 걱정을 하고있다. 러시아인 여성은 완성품이 아닌 재료들을 사서 직접 요리하는 것을 좋아한다. 그리고 유제품은 중요한 식단의 구성요소로 여기며(STEMC, 2006), 점심은 하루 중 가장 주 식단이 된다.

신체적 특징

질병과 건강 행동. 많은 러시아인은 중한 질환의 경우 미국의 약이 세계에서 가장 우수하다고 생각한다. 의사들의 가정 방문에 익숙한 러시아인은 미국의 의사와 간호사에게 가능하다면 가정방문 서비스를 제공해 주기를 바란다. 응급실에서 일부 러시아인은 Medicaid(저소득층 의료보장제도)나 Medicare(노인 의료보험제도)를 포함해서 경제적 상태에 관한 장황한 서류작성에 어려움을 느끼기도 한다. 그러나 러시아인 노인은 의료시설이 도움을 청할 수 있는 중립적 장소라고 생각한다. 그들은 병원과 직원들을 사회적 맥락에서 바라본다. 러시아인은 아시아에서 치료를 받기 위해서 큰 소리로 요구하는 것에 익숙해 있기 때문에 자신의 의견을 밀어붙이고 거칠고 지나치게 구는 경향이 있다.

평생 허술한 의학적 관리, 부실한 영양, 지속적인 좌절을 참고 살았기에 러시아계 미국 노인은 다른 그룹에 비해 신체적 증상호소가 더 많을 것이다(Jurcik et al., 2013). 정신 질환은 성격상의 결함으로 여겨진다. 따라서 러시아인은 정신 의학적 진단을 치욕으로 생각하거나 가족 및 과거의 정신 질환 병력에 대한 질문에 대답하지 않는 경우도 있다(McKee, Dugan & Levenson, 2014). 러시아에서는 정신 질환이 법적 사회적인 결과를 초래하기 때문에 러시아인은 정신과 의사나 심리학자, 기타 상담자를 믿지 않는다. 따라서 자신의 주요 건강관리자에게 감정적 문제를 묘사하기보다는 통증이나 고통을 비정상적으로 과장하는 등 부적절하게 표현한다. 많은 질병과 질환이 정신적 스트레스와 연관이 있고, 신체적 호소를 통한 우울증과 같은 정신적 문제를 표현한다.

러시아인은 건강관리전문가를 상류층 사람으로 인지하는 경향이 있다. 낮은 자아존중감은 누군가에게 관심과 주목을 받을 때 올라간다. 예를 들어, 지위가 높은 사람이 나에게 관심을 가질때, 나는 가치를 느낀다. 따라서 러시아인은 존중감을 늘리기 위해 사회적인 활동으로서 건강관리를 요구하기도 한다. 그들은 간호사들에게 관리, 공감, 능숙도, 주의 등을 설명해 줄 것을 요구한다.

대부분의 러시아인은 여러 가지 중요한 건강추구행위를 보인다. 보통 사람이 비범한 행위를 할 수 있다는 대중매체의 묘사에 있기 때문에 희열감과 영감을 제공해 주는 양질의 신문기사나 TV 프로그램을 원한다. 러시아인은 힘든 노동과 난관에 익숙하지만 미국식 자유를 즐기며 미래에 대한 믿음을 가진다.

정신건강. 러시아에서는 정신장애가 있는 사람은 정신을 잠재적으로 마비시킬 수 있는 약을 먹으면서 감옥 같은 병원에서 지내야 한다. 정신과 병동에는 군 입대나 정치적 정책을 거부한 많은 사람이 입원해 있다. 공산주의 신조에 반대하는 말을 하거나 노동조합을 구성하거나 다른 사람을 선동하는 사람들은 공공의 적으로 간주되어 정신병자로 낙인찍혀 감옥과 같은 병원에 입원시킨다. 러시아에서는 이런 사람들을 '천천히 진행되는 정신분열증'이라고 진단명을 붙인다. 자살 가능성이나 타인에게 위협이 될 정도의 심각한 우울증일 경우에만 강제 입원시킬 수 있다는 소비에트 법에도 불구하고, 강제 입원이 실행되고 있다.

이러한 정신병원의 실태가 1980년대 중반 이후로 바뀌고 있다는 지표도 있다. 1987년 5월 1일 Psychiatric News에 러시아의 정신과 치료 및 노숙자 치료에 있어 정치적 변화가 있다는 보고서가 실렸다(APA representatives, 1987). 소비에트의 정신과의사들은 정치적 죄수를 석방하고, 법무부가 아닌 복지부의 감독하에 정신과 병동을 운영함으로써 이미지를 개선하고자 노력하고 있다. 전통적인 러시아의 정신과 치료에는 수치료, 물리치료, 인슐린치료, 흡입치료, 작업치료, 약물치료가 있다(Hess, 1971). 변화에 대한 증거로서 러시아의 정신과 간호사에 대한 훈련과 정보제공이 변화되고 있다. 러시아의 정신병원이 재정부족이긴 하지만 정신질환에 대해 총체적 간호를 제공하는 쪽으로 바뀌고, 서비스 개선을 위한 목적을 세우고 있다.

영어에 능숙하지 못한 러시아인은 암 고립감이나 외로움을 느끼고 있을 것이다. 따라서 미국에서 러시아인이 가장 많이 진단 받는 정신질환은 우울증이다. 반대로 Sagy, Shani와 Leibovich(2009)는 스트레스 복원력이라는 용어를 사용하여 젊은 러시아인이 새로운 환경에 적응하고 약물 오용과 알코올 남용을 극복하는 현상을 설명하였다. 이민 후의 건강적 효과는 가족들 간의 일체성뿐만 아니라 또래와의 일체성에도 큰 기여를 하였다.

비록 새로운 환경과 새로운 나라에 이민온다는 것은 누구에게나 큰 스트레스가 되는 일이지만, 이 문제는 특히 미국으로 이민온 러시아인 중, 그들의 자녀들과 같이 미국으로 온 노인들 사이에서 크게 나타나고 있다. 그들은 미국의 풍습과 언어에 익숙하지 않으며 고향에 두고 온 가족들, 집에 대한 그리움을 가지고 있으며 그들의 연령 때문에 직업을 가질 시 최저임금밖에 지급 받지 못하는 경우가 있다. 그들은 심지어 정신 질환을 판정 받은 후에도 약에 대한 일반적인 공포감과 부작용에 대한 거부감으로 항우울제를 잘 복용하지 않는다. 정서적·신체적·경제적 자원의 감소와 기동의 불편함, 과체중, 당뇨, 심장병, 노화와 관련된 질환으로 러시아인 중 노인은 우울증 발생 위험이 아주 높다. 많은 러시아계 이민자는 제2차 세계대전, 정치적 소용돌이와 두려움, 종교적 박해, 불량한 건강상태, 경제적 문제, 영양결핍 등으로 평생 스트레스를 받아 왔다. 러시아인 노인은 삶에서 처음으로 가족이나 다른 사람들에 의존하게 되면서 우울하고 무기력하고 고립되고 의기소침해지며 아무짝에도 쓸모없다고 느끼는 것으로 보인다(Jurcik et al., 2013; McKee et al., 2014).

알코올중독. 러시아에서 알코올중독은 점차 증가 추세에 있는 중요한 국가적 건강문제이다. 높은 알코올중독과 관련이 있는 것은 러시아인이 몽골리언의 유전자를 물려받았다는 것이다(몽골의 지배는 13세기경임). 몽골리언의 유전자는 과일과 감자 등에서 추출된 에탄올을 분해하는 능력이 없기에 알코올중독에 걸리기 더욱 쉬운 것이다(Gabriel, 2005).

소비에트 연방이 붕괴되면서 불안한 물가, 인플레이션, 불안정한 노동, 사회적 변동으로 말미암은 만성 스트레스로 알코올중독은 더 악화되고 있다. 알코올중독의 발병률과 사망률은 교육을 받지 못하고, 무직의, 가난 속에서 살고 있는 러시아인들 사이에서 더욱 높게 나타난다. 소련의 붕괴 이후 알코올중독은 국가의 생산력과 건강에 심각한 경종을 울리고 있다. 알코올 남용은 교통사고, 가정폭력, 산업재해 발생과 관련이 있다(Marquez, 2005). 알코올중독이 러시아에서 커다란 문제이기는 하지만 러시아인 이민자 사이에서는 아직까지 큰 정신건강문제로 대두되고 있지는 않다. 이 현상에 대한 설명은 러시아계 이민자의 내적인 통제와 미래지향적 생각으로 절제하는 것이다. 그들은 미국에서 살아남고 싶을 것이고 비관적인 알코올중독자는 러시아에 머무를 것이다. 러시아 이민자에게서 알코올중독률이 낮은 또 하나의 이유는 유대인과 펜테코스트파 교인의 알코올에 대한 종교적인 제재가 있기 때문이다. 게다가 러시아인은 일반적으로 문란한 성 행동을 일으킬 만한 불법 약물을 사용하지 않는다. 아마도 이러한 남용 문제는 태도와 가치관, 내적 통제위, 고등교육 수준, 미래지향적인 사고방식과 밀집된 러시아 공동체의 결합력에 기인하는 것으로 보인다. 그러나 러시아계 유대인은 술을 마시지 않기 때문에 러시아 사회에서는 반대로 비웃음을 사거나 외면을 당하기도 한다.

방사능 재해와 유독화학약품 오염. 러시아의 환경오염은 인근에 살고 있는 유럽과 아시아의 걱정거리이다. 오염된 공기와 땅, 오염된 음식물에 의해 러시아 사람의 주요 건강문제가 발생하고 있다. 안타깝게도, 공산주의와 무분별한 산업화 정책으로 러시아와 소비에트 공화국은 너무 가난하거나 무질서한 상태로 남아 있어 광범위한 오염문제를 수정하기에는 무리가 있다. 러시아 공기오염의 대부분은 산업 쓰레기에 의한 것이고, 최근에는 자동차 배기가스 또한 점차 문제가 되고 있다. 관련 규정이 거의 없기 때문에 납, 일산화탄소, 질소 등이 환경 속으로 무분별하게 배출되고 있다. 자동차가 증가함에 따라 이 문제는 더욱 심각해 질 것이다. 러시아에서는 600만 명이 넘는 사람이 1986년 체르노빌 사고 이후 방사능에 노출되었다. 러시아의 핵원자로는 낡고 거대한 시한폭탄이라고 불린다. 지난 10년간 소비에트의 산업정책에 따른 처참한 결과에 대해 많이 알려지면서 환경보호에 대한 요구로 중요한 정책적 변화가 되어 왔다. 이는 현존하는 문제를 없애거나 감소시키려는 러시아 국민의 의지 이외에도 국제적 압력, 특히 유럽연합의 압력에 의해서도 진행되고 있다(Henry & Douhovnikoff, 2008).

간호 적용

간호사는 러시아인이 매우 친절하고 관대하며 교육을 잘 받은 사람임을 재빨리 파악하게 된다. 그러나 러시아 이민자가 정신 질환 관련 평가, 질문, 서비스와 같은 정신과 치료에 매우 회의적일 수 있음을 알아야 한다. 왜냐하면 정신과 치료는 종종 박해와 비슷하게 보일 수도 있기 때문이다. 정신 사회적 전략을 세움에 있어서 정신과적 증상과 미국에서 이용할 수 있는 치료방법에 대한 교육이 매우 필수적이다. 대상자와 가족은 치료법이나 치료전략을 선택하는 결정자이자 참여자라고 믿어야 한다.

러시아인을 돌보는 간호사는 간호 중재에서 사용 가능한 영양학적 적용법을 알고 있어야 한다. 이민온 지 얼마 되지 않은 사람들은 새로운 음식을 잘 먹지 못하기 때문에 천천히 적응하는 시간이 필요하다는 것을 간호사는 알아야 한다. 종교와 관련된 식이제한도 문제가 될 수 있다. 빈혈과 갑상샘종 같은 영양결핍에 의한 질병은 음식과 약물보충으로 즉시 치료가 가능하다.

알코올중독이 러시아인에게서 이슈가 되지는 않지만 알코올중독에 의한 신체적·정신적 잔재효과가 있는지 가족과 개인을 관찰할 필요가 있다. 또한 러시아인 대상자가 불안, 긴장, 우울, 낮은 자존감을 극복할 수 있도록 문화적으로 허용되는 대응전략으로 인하여 잠재적 정신건강 문제를 감소시킬 수 있어야 한다.

러시아인은 대다수가 고혈압 환자이다. 간호사는 식이제한, 체중조절, 적절한 운동의 효과를 강조하는 교육기법을 통해 동기유발을 강화시켜야 한다. 또한 고혈압으로 입원한 러시아인 대상자는 정해진 시간마다 투약하고, 예측하지 못한 증상이나 징후를 보고하는 것의 중요성을 이해할 필요가 있다.

최근 문헌에서 보고되지 않았지만 러시아인은 물, 공기, 토양오염에 의해 신체적·정신적 질병으로 고통을 받을 수 있다. 간호사는 이런 가능성에 대해 경각심을 가지고 정확하게 대상자를 사정해야 한다.

러시아인에게 간호사와 1차 보건의료진은 사회적·의학적 이익을 대표하는 사람이다. 러시아 이민자는 의료 서비스 외에 사회경제적 서비스도 같이 제공해 주기를 기대한다. 대다수의 러시아계 유대인 이민자처럼 의료 서비스를 이용할 만한 경제적 능력이 있다면 심각한 문제가 되지 않는다. 그러나 많은 러시아인은 경제적 능력 없이 적절한 건강관리 서비스를 받을 수 있는 미국에 오게 된다. 만약 실업상태이거나 임금을 조금밖에 받지 못한다면 러시아계 이민자는 보험적용을 받지 못할 수도 있다. 간호사는 러시아인은 자부심이 강하고 귀족적 성향이 있어서 자존심 때문에 생활보호를 신청하지 않을 수도 있다는 것을 기억해야 한다. 간호사는 모든 활용 가능한 건강관리 프로그램과 생활보조 프로그램을 확인해서 대상자가 이용하도록 촉진시켜야 한다.

9 요약
Summary

간호사가 자신의 문화적 습성을 그대로 계승하듯이 간호 중재를 위한 지표로서 문화적 독특성을 감지하고 사용하는 것을 터득하여야 한다. 현재적 시점뿐만 아니라 역사적 관점에서의 다른 문화 집단에 대해 배우는 것과 같이 간호사들이 다문화적 관점을 습득하는 데 도움이 되는 다문화 교육도 있다.

타 문화권의 사람을 이해하는 것 이외에도 이민자에게 문화적으로 적절한 간호를 제공할 수 있는 지식을 습득하여야 한다. 문화적 다양성은 러시아인을 간호하는 간호사에게 도전이고 의무이며 즐거움이 될 수 있다.

사례연구

빅터(Victor)와 베라(Vera)는 러시아에서 두 번째로 큰 도시인 상트페테르부르크에서 위스콘신 주, 밀워키로 이민왔다. 빅터와 베라는 유대인이며 러시아에서 반유대주의가 기승을 부리자 더 이상 버티기 힘들었기에 러시아를 떠나서 밀워키의 친척과 함께 하기로 하였다. Aurora Sinai Medical Center는 그들이 도착한 이후 1년간 무료로 건강관리를 해 주겠다고 제안하였다. 3년이 지났지만 빅터와 베라는 계속해서 그 병원에서 진료를 받기로 결정하였다. 빅터와 베라는 둘 다 58세이며 베라는 영어를 거의 할 줄 모른다. 빅터는 직장인 맥주공장에서 새로운 동료를 사귀었다. 그러나 베라는 직장을 구하지 못하였고, 가족과 친구 가까이에서 머무는 것을 더 좋아하였다. 베라는 밀워키 유대인 가족회의 사회활동에도 거의 참여하지 않았다. 베라는 하루의 대부분을 의자에 앉아 책을 읽으며 보낸다. 최근 그녀는 더 위축되는 것을 느끼고 있고, 고향을 생각하며 슬픔과 외로움을 극심하게 느끼고 있다. 그녀는 이민 온 것을 후회하며 자신의 괴로운 감정에만 관심을 쏟아왔다.

베라는 정맥폐쇄으로 인한 통증이 심해 병원에 갔고, 간호사는 다리를 검사하더니 왼쪽다리의 종창, 압통, 부종, 호만 증후가 양성임을 발견하였다. 언어장애로 인해 건강력 사정이 어려웠지만 빅터와 병원의 전문 통역가의 도움으로 간호사는 베라의 좌식 생활습관, 고지방 고콜레스테롤 식이, 최근의 우울증상에 대해 알게 되었다. 빅터는 부인에게 지지적이기는 하지만 부인이 '다시 두 발로 걷게 되기를' 바라며 조바심을 내고 있었다. 베라는 거의 말을 하지 않았다.

진단검사 결과, 베라의 혈청 LDL 수치가 240mg/dL이었고, 심전도에서는 좌심실 비대가 나타났다. 베라는 비만이었고, 혈압이 180/116mmHg이었으며, 망막에서 소량의 출혈이 발견되었다.

베라에게 두 가지 의학적 진단이 내려졌다. 간호사는 세심한 주의를 기울여 베라의 문화적 관습과 신념에 맞게 식이조절에 대한 설명을 해야 한다는 것을 깨달았다. 간호사는 방대한 양의 "좋은" 식품 목록(러시아로 쓴)을 보여주고 좋아하는 음식을 고르도록 요청하였다. 베라의 도움과 문화적으로 역량 있는 영양사의 도움으로 간호사는 일주일간의 식단을 짰다. 간호사는 또한 베라에게 고혈압 관리를 위한 몇 가지 기술을 교육하였다. 베라는 매일 아침 체중과 혈압을 측정해서 그래프에 기록하고 격주로 진찰받으러 올 때 그래프도 가져오도록 설명을 들었다. 베라에게 약물복용, 식사 처방, 운동처방을 열심히 수행해서 더 이상 합병증이 발생하지 않도록 할 필요가 있다고 설명하였다. 베라는 시력을 잃게 되면 독서를 할 수 없다는 두려움으로 인해 스스로 관리해야 한다는 것에 대한 동기부여는 잘 되어 있었다. 베라의 다리는 증상이 없어졌기 때문에 걷기운동도 격려하였다.

이 모든 안내사항을 천천히 주의 깊게(영어와 러시아어로) 대여섯 차례 반복 설명한 후에, 베라를 진찰실로 데려갔다. 베라를 3년간 알고 지냈던 간호사는 베라에게 슬픔과 고립된 생활에 대해 질문하였다. 베라는 정신과 상담을 받아보겠냐는 간호사의 제안에 단호하게 거절하였다.

간호사는 다음의 몇 가지 중요한 심리사회적 측면의 질문이 필요하다고 생각하였다. 당신은 누구에게 도움을 청하거나 의지하나요? 미국에서 지내는 동안 어떤 점이 예전과 달라졌나요? 혹은 똑같나요? 당신 삶에서 종교는 어떤 역할을 하나요? 러시아에서 가장 그리운 것, 전혀 그립지 않은 것은 무엇인가요? 무엇 때문에 미국에 오기로 결정했나요? 당신이 알고 있던 모든 것 – 언어, 문화, 친구, 가족을 놓고 떠나온다는 것이 어떤 것인지 설명해 주세요. 나는 의학에 대해 알고 있으며 간호사이기도 하지만 당신이 건강에 대해 어떤 것을 알고 있는지는 잘 몰라요. 당신 입장에서 볼 때, 당신이 건강관리를 잘 할 수 있도록 내가 어떻게 도와드리면 좋을지 알려주세요.

간호계획

간호진단: 신진대사의 필요와 관련하여 신체 요구(동물성 지방, 소금)보다 과도한 섭취와 관련된 영양 불균형

목표	간호중재
1. 대상자는 한 달에 4파운드씩 체중이 감소할 것이다. 2. 대상자는 다리가 치유된 후 하루에 2마일씩 걸을 것이다. 3. 대상자는 수영을 배울 것이고, 유대인 건강 센터에서 일주일에 2회 수영할 것이다.	1. 운동의 중요성에 대해 대상자를 교육한다. 2. 고염과 고지방 음식을 피하기 위한 메뉴 계획에 대해 대상자를 교육한다. 3. 약물, 운동, 식이요법 그리고 추후간호에 대해 순응하도록 격려하고 지지한다.

간호진단: 만성적인 외로움과 고립감과 관련된 비효율적 개인대처

목표	간호중재
1. 대상자는 유대인 가족 서비스 센터에서 일주일에 2회 사회적 활동에 참여할 것이다. 2. 대상자는 밀워키 지역의 기술대학(MATC)의 영어수업에 등록할 것이다.	1. 대상자를 유대인 가족 서비스 센터 및 직원에게 소개하고, 빅터와 다른 가족을 치료에 참여시킨다. 2. 대상자가 유대인 가족 서비스 센터에 있는 러시아어로 된 책과 저널이 있는 도서관을 방문하도록 한다. 3. 대상자가 MATC에서 열리는 영어반에 초기 등록하도록 돕는다. 4. 대상자가 사회활동과 클리닉 방문을 할 수 있도록 교통수단을 준비한다.

간호진단: 부적절한 개인적 자원과 관련된 사회적 고립

목표	간호중재
1. 대상자는 다른 러시아 이민자들과 네트워크를 형성할 것이다.	1. 밀워키 도시의 유대인 가족 서비스 센터를 통해 사회적 네트워킹을 격려하고 지지하기; 베라의 동의를 얻어 러시아인 자조그룹와 사회적 그룹과 약속을 정한다. 2. 대상자의 문화적 요구와 선호도를 존중하고 존경한다. 3. 대상자를 위한 러시아어로 된 읽을 거리와 환자 교육 자료를 제공한다. 4. 대상자에게 가족 외에 다른 러시아 이민자들을 소개하고, 친절과 돌봄, 그리고 진실한 관심을 가지고 대한다. 5. 베라에게 유대인 가족 서비스 센터에 이용가능한 서비스를 연결하고, 취업과 자원봉사 기회를 알아본다.

임상적 의사결정

1. 베라 자신의 음식 목록이 왜 중요한지 간호사가 주간 메뉴를 작성할 때 사용하는가?
2. 간호사는 어떻게 베라가 자가 도움과 자가 간호를 촉진하도록 할 것인가?
3. 베라의 가족은 그녀의 회복을 위해 어떤 역할을 하는가?
4. 대상자를 교육할 때, 간호사와 베라 사이에는 얼마나 많은 공간이 있어야 하는가?
5. 간호사는 베라의 영적 가치와 신념을 어떻게 최고의 강점으로 활용할 것인가?
6. 간호사-대상자 관계에서 언어는 어떤 역할을 하는가?
7. 간호 계획에 열거된 것 이외에, 간호사가 어떻게 베라의 자긍심과 의사결정을 증가시킬 수 있는가?
8. 베라와 대화할 때, 간호사가 하지 말아야 할 것은 무엇인가?
9. 자가 학습과 평생 학습에 대한 베라의 태도가 간호 전략을 어떻게 강화시킬 수 있는가?
10. 베라는 왜 정신과 상담을 강하게 거부하였나? 간호사가 할 수 있는 것은 무엇인가?

학습문제

1. 러시아인 대상자와 대화할 때, 간호사가 대상자를 부르는 호칭이 중요하다. 다음 중 적절한 호칭은?
   a. 이름이 아닌 성으로 부르거나 '부인'으로 부른다.
   b. 이름만 부른다.
   c. 애칭으로 부른다.
   d. 친근하게 사교적 방식으로 부른다.

2. 러시아인 대상자를 간호할 때, 일반적으로 러시아인이 선호하는 방식은?
   a. 간호제공자가 사회적 거리보다는 친밀한 거리를 유지한다.
   b. 간호제공자가 친밀한 거리보다는 사회적 거리를 유지한다.
   c. 건강사정은 친밀한 거리에서 수행한다.
   d. 내·외적 환경 사이에 경계는 개방되어 있다.

3. 러시아인 대상자를 사정할 때, 간호사는 대상자와 상호작용을 할 때 직설법을 쓴다. 어떤 신념이나 가치를 가지고 있기 때문인가?
   a. 간호사와 의사가 가정간호하는 것은 익숙하다.
   b. 미국 의료 시스템을 선호한다.
   c. 직설적인 것을 믿는다.
   d. 감정적 문제를 신체화하는 경향이 있다.

정답

1. a 2. b 3. d

참고문헌

Alaniz, J. (2001). Crossing cultures: Russian nurses navigate the unfamiliar US health care system, finding career advantages and obstacles. Nurseweek, 6(18), 20-21.

Alexandrova, L. (2013, March 16). Russia & India Report: Russia. Russia's child, teenage suicide rates highest in Europe. ITAR-TASS. Available at 〈http://in.rbth.com/society/2013/03/16/russias_child_teenage_suicide_rates_highest_in_europe_22979.html〉. Retrieved January 19, 2015.

Anderson, J. (1992). Two men clashed and a nation rose. Parade Magazine, 10.

ANNA National Centre for the Prevention of Violence. (2010, July). Violence against women in the Russian Federation.

Available at 〈http://www2.ohchr.org/english/bodies/cedaw/docs/ngos/ANNANCPV_RussianFederation46.pdf〉. Retrieved January 19, 2015.

APA representatives meet with Soviets to discuss abuse of psychiatry in USSR. (1987). Psychiatric News, 37.

Arnold, C., & Kurmasheva, A. (2008, June 28). Abortion remains top birth-control option in Russia. Radio Free Europe/Radio Liberty, Available at 〈http://www.rferl.org/articleprintview/1145849.html〉. Retrieved September 22, 2010.

Aroian, K. J., & Vander Wal., J. S. (2007). Health service use in Russian immigrants and nonimmigrants older persons. Family and Community Health, 30(3), 213-223.

Baker, C. J. (2008). Smoking behavior among immigrants from the former Soviet Union (Unpublished dissertation). Columbus, Ohio: Ohio State University.

Balmforth, T., & Feifer, G. (2011, August 14). Radio Free Europe. Radio Liberty. RFE/RL., Inc. Accessed at 〈www.rferl.org/content/russian_healt_car_provides_no_real_safety_net/24296527.html〉. Retrieved January 20, 2015.

Berger, P. (2011, November 25). How many Russian speakers are in U.S.? Experts spare over numbers and ponder who is a Jew. The Jewish Daily Forward. Available at 〈http://forward.com/articles/146812/how-many-russian-speakersare-in-us/?p=1&p=1&p=1〉. Retrieved January 22, 2015.

Binyon, M. (1983). Life in Russia. New York: Berkley. British Broadcasting Company (BBC). (2010). Russia country profile. Available at 〈http://newsvote.bbc.co.uk〉. Retrieved August 30, 2010.

British Broadcasting Company (BBC). (2015). Languages across Europe: Russia. BBC news online; country profile Russia. Accessed at 〈http://www.bbc.co.uk/languages/european_languages/countries/russia.shtml〉. Retrieved January 18, 2015.

Brown, S. M., et al. (2007). Prospective surveillance for surgical site infection in St. Petersburg, Russian Federation. Infection Control & Hospital Epidemiology, 28(3), 319-325.

Burlatsky, F. (1991). Coming and going in the USSR. Soviet Life, 7(418), 14-45.

Central Intelligence Agency (CIA). (2014). The world factbook: Russia. Accessed at 〈https://www.cia.gov/library/publications/the-world-factbook/geos/rs.html〉. Retrieved January 18, 2015.

Commonwealth of Independent States (CIS). (2014). CIS indicators. Interstate Statistical Committee of the Commonwealth of Independent States. Accessed at 〈http://www.cisstat.com/eng/frame_cis.htm〉. Retrieved January 18, 2015.

Communicating with Your Russian Patient (2007). Culture clues. Seattle: Patient and Family Education Services, University of Washington Medical Center. Available at: 〈http://depts.washington.edu/pfes/PDFs/RussianCultureClue.pdf〉 Retrieved August 30, 2010.

Crandall, M., Senturia, K., Sullivan, M., & Shiu-Thornton, S. (2005). "No way out": Russian-speaking women's experiences with domestic violence. Journal of Interpersonal Violence, 20(8), 941-958.

Curtis, G. E. (Ed.). (1996). Russia: a country study. Washington, DC: GPO for the Library of Congress. Accessed at: 〈http://countrystudies.us/russia/〉 Retrieved January 22, 2015.

Danishevski, K., Balabanova, D., McKee, M., & Atkinson, S. (2006). The fragmentary federation: experiences with the decentralized health system in Russia. Health Policy and Planning, 21(3), 183-194.

Davydov, M. I., & Shepin, O. P. (2010, September). The Russian healthcare system. Medical Solutions (Siemens), pp. 74-78.

Egenolf, F. (2012, September 11). Philanthropy news: Bristol-Myers Squibb Foundation announces five new grants to advance cancer nursing skills in central and Eastern Europe. Press Release. Accessed at 〈http://news.bms.com/press-release/philanthropy-news/bristol-myers-squibb-foundation-announces-five-new-grants-advance-ca&t=634829736664117945〉. Retrieved January 21, 2015.

Eight attempts reported on Yeltsin's life. (1993). The Journal Times, 4A.

Friedman, M. (2012). For Russians, corruption is just a way of life. New York Times Sunday Review. Accessed at 〈http://www.nytimes.com/2012/08/19/opinion/sunday/for-russianscorruption-is-just-a-way-of-life.html?_r=0〉. Retrieved January 19, 2015.

Frye, T. (2014, February 17). The culture of corruption: Russians pay, but don't like it. Washington Post. Accessed at 〈http://www.washingtonpost.com/blogs/monkey-cage/wp/2014/02/17/the-culture-of-corruption-russians-pay-but-they-dont-like-it-2/〉. Retrieved January 19, 2015.

Gabriel, R. (2005, March). A commentary of pharmacogenomics: what can it do? Medical Laboratory Observer, Farmington Hills, MI: Nelson. Available at 〈http://findarticles.com/p/articles〉. Retrieved January 28, 2007.

Gore-Felton, A. M., Somlai, E. G., Benotsch, J. A., Kelly, J. A., Ostrovski, D., & Kozlov, A. (2003). The influence of gender on factors associated with HIV transmission risk among young Russian injection drug users. American Journal of Drug and Alcohol Abuse, 29(4), 881-894.

Gromov, M. N. (2004-2005). The eternal values of Russian culture: on the interpretation of our fatherland's philosophy. Russian Studies in Philosophy, 43(3), 90-100.

Heimer, R., & White, E. (2010). Estimation of the number of injection drug users in St. Petersburg, Russia. Drug & Alcohol Dependence, 109(1-3), 79-83.

Henry, L. A., & Douhovnikoff, V. (2008). Environmental issues in Russia. Annual Review of Environmental Resources, 33, 437-460.

Hess, G. (1971). Impressions of mental health service delivery systems in Finland, Poland, Soviet Russia, and Czechoslovakia. International Journal of Nursing Studies, 8(4), 223-235.

Hurwitz, P. (2005). Readers letters: scratching Tartars. Russian Life, 48(6), 5.

Ivanov, L. L., Hu, J., & Leak, A. (2010). Immigrant women's cancer screening behaviors. Journal of Community Health Nursing, 27(1), 32-45.

Jarvik, L. (2006). Cultural challenges to democratization in Russia. Orbis, 50(1), 167-186.

Jeltova, I., Fish, M. C., & Revenson, T. A. (2005). Risky sexual behaviors in immigrant adolescent girls from the former Soviet Union: role of natal and host culture. Journal of School

Psychology, 43(1), 3-22.

Jones, I., et al. (1995). Impact of age and environment on somatic mutation at the hprt gene of T lymphocytes in humans. Mutation Research, 338(1-6), 129-139.

Jurcik, T., Chentsova-Dutton, Y. E., Solopieieva-Jurcikova, I., & Ryder, A. G. (2013). Russians in treatment: the evidence base supporting cultural adaptations. Journal of Clinical Psychology, 69(7), 774-791.

Khovostunova, O. (2012, May 31). Russia's invisible children: the unrelieved plight of Russia's invisible youth. IMR: Institute of Modern Russia. Accessed at 〈http://imrussia.org/en/society/245-besprizorniki?start=2〉. Retrieved January 19, 2015.

Kliger, S. (2012, January 23). Russian-Jewish immigrants in the U.S.: social portrait, challenges, and AJC involvement. Paper prepared for the American Jewish Committee (AJC) Commission on Contemporary Jewish Life. Accessed at〈http://www.ajcrussian.org/site/apps/nlnet/content2.aspx?c=chLMK3PKLsF&b=7718799&ct=11713359〉. Retrieved January 22, 2015.

Kononova, S. (2010, July 27). A harmful tradition. Unwrapping the mystery inside the enigma. Available at 〈http://www.russiaprofile.org〉. Retrieved September 22, 2010.

Konovalov, A. (Ed.). (2013). To Russia with ease: healthcare in Russia. Accessed at 〈http://torussia.org/health_care_in_russia〉. Retrieved January 20, 2015.

Kostikov, V. (1991). Boris Yeltsin's political victory. Soviet Life, 7(418), 2-5.

Kravitz, R. L., Helms, L. J., Azari, R., Antonius, D., & Melnikow, J. (2000). Comparing the use of physician time and health care resources among patients speaking English, Spanish, and Russian. Medical Care, 38(7), 728-738.

Kristjanson, A. F., Wilsnack, S. C., Zvartau, E., Tsoy, M., & Novikov, B. (2007). Alcohol use in pregnant and nonpregnant Russian women. Alcoholism, Clinical and Experimental Research, 31(2), 299-307.

Kulikov, E. E., Buzhilova, A. P., & Poltaraus, A. B. (2004). Molecular genetic characteristics of medieval populations of the Russian North. Russian Journal of Genetics, 40(1), 1-9.

Lally, K. (2000). Death offers no relief for woes of Russians. Baltimore Sun, 1A.

Lally, K. (2013, February 21). Europe: Russia tries to improve life expectancy with laws curbing drinking, smoking. Washington Post, Accessed at 〈http://www.washingtonpost.com/world/europe/russia-tries-to-improve-life-expectancy-with-laws-curbing-drinking-smoking/2013/02/20/7ad5c290-77ab-11e2-95e4-6148e45d7adb_story.html〉. Retrieved January 21, 2015.

Larkin, M. (2000). Russian biomedical science survives against all odds. Lancet, 355(9200), 294.

Leigh, J. (Ed.), (2006). Russian culture profile. Queensland, Australia: DC Diversicare.

Leon, D. A., Shkolnikov, V. M., & McKee, M. (2009). Alcohol and Russian mortality: a continuing crisis. Addiction (Abingdon, England), 104, 1630-1636.

Library of Congress (LOC). (2011). A country study: Russia. Federal Research Division, Library of Congress. Accessed at 〈http://lcweb2.loc.gov/frd/cs/rutoc.html〉. Retrieved January 18, 2015.

Loft. (2015). Homeless world cup: Russia. Accessed at 〈http://www.homelessworldcup.org/content/homelessness-statistics〉. Retrieved January 19, 2015.

Magocsi, P. R. (2015). Countries and their cultures: Russian Americans. Adrameg, Inc. Accessed at 〈http://www.everyculture.com/multi/Pa-Sp/Russian-Americans.html〉. Retrieved January 22, 2015.

Marquez, P. V. (2005). Dying too young: addressing premature mortality and ill health due to non-communicable diseases and injuries in the Russian Federation. Europe and Central Asia Human Development Department: The World Bank. Available at: 〈http://siteresources.worldbank.org/INTECA/Resources/DTY-Final.pdf〉 Retrieved June 24, 2006.

Masters, J. (2014, November 17). The Russian military. Council on Foreign Relations. Accessed at 〈http://www.cfr.org/russian-federation/russian-military/p33758〉. Retrieved January 21, 2015.

McKee, K., Dugan, T., & Levenson, R. (2014, November 10). Cultural profile: Russian Americans. Center of Excellence for Culturally Competent Mental Health. Accessed at 〈http://ssrdqst.rfmh.org/sites/ssrdqst.rfmh.org.cecc/userfiles/profiles/Russian%20Profile.pdf〉. Retrieved January 22, 2015.

Mikhaylova, Y. (2013, November 28). TB and HIV in Russian prison system. Federal Research Institute for Health Organization and Informatics of Ministry of Health of the Russian Federation. Report submitted to the conference, Helsinki, Finland: Combating HIV and TB through a joint regional action NDPHS PAC-10 side-event. Accessed at 〈http://www.ndphs.org///documents/3878/TB_and_HIV_in_Russian_prison_system.pdf〉. Retrieved January 26, 2015.

Minnesota Department of Employment and Economic Development (MDEED). (2006). Cultural diversity information: Russian immigrants in Minnesota. Available at 〈http://www.mnssb.org/rcb/moc/russian.htm〉. Retrieved January 21, 2007.

Money converter. (2015). Convert Russian rouble to US dollar and euro. The money converter. Accessed at 〈http://themoneyconverter.com/RUB/USD.aspx〉. Retrieved January 18, 2015.

Moore, R. (Ed.). (1988). Fodor's 89 Soviet Union. New York: Fodor's Travel Publications.

National Center for Biotechnology Information (NCBI). (2011). Drug resistant tuberculosis in the Russian Federation. The new profile of drug resistant tuberculosis in Russia: a global and local perspective: summary of a joint workshop. National Library of Medicine; National Academy of Sciences. Accessed: 〈http://www.ncbi.nlm.nih.gov/books/NBK62453/〉 Retrieved January 19, 2015.

Norton, W. P. (2011, October 19). Rediscovering Russian America. Institute of Modern Russia [IMR]. Accessed at 〈http://www.imrussia.org/en/?option=com_content&view=article&id=133:rediscovering-russian-america&catid=56:society-a-trends&Itemid=99&lang=en〉. Retrieved January 23, 2015.

Novosti, R. (2010). Russia: Russian authorities should take more measures to prevent violence against women, Amnesty International said in its latest annual report issued on Thursday. Sputnik News. Accessed at 〈http://sputniknews.com/russia/20100527/159178795.html〉. Retrieved January 19, 2015.

Organisation for Economic Co-operation and Development (OECD) (2013, November 21). Health at a glance 2013. OECD Indicators. OECD Publishing. OECD iLibrary. Accessed at: 〈http://dx.doi.org/10.1787/health_glance-2013-en〉. Retrieved January 19, 2015.

Orlando Russian Culture Society (ORCS) (2009). Demographics of Russian speakers in USA. Orlando, FL: Aurous, in partnership with the Russian-American Community Center of Florida. Accessed at: 〈http://www.orlandorussians.com/research-data/demographics-of-russian-speakers-in-usa/〉 Retrieved January 22, 2015.

Ortman, J. M., & Shin, H. B. (2011, August 20-23). Language projections: 2010-2010. Presented at the annual meeting of the American Sociological Association, Las Vegas, NV. U.S. Bureau of the Census. Washington, DC. Accessed 〈http://www.census.gov/hhes/socdemo/language/data/acs/Ortman_Shin_ASA2011_paper.pdf〉. Retrieved January 24, 2015.

Osborn, A. (2004). Half of Russia's doctors face sack in healthcare reforms. British Medical Journal., 328(7448), 1092.

Oza-Frank, R., & Narayan, K. M. V. (2010). Overweight and diabetes among US immigrants. American Journal of Public Health, 100(4), 661-668.

Patient and Family Education Committee (2007). Culture clues: end-of-life care: the Russian culture. Seattle: Patient and Family Education Services. University of Washington Medical Center. Accessed at: 〈http://depts.washington.edu/pfes/PDFs/End%20of%20Life%20Care-Russian.pdf〉. Retrieved January 25, 2015.

Perlman, F., & McKee, M. (2008). Diabetes during the Russian transition. Diabetes Research and Clinical Practice, 80, 305-313.

Radia, K., & Stukalova, T. (2012, December 24). Moscow's homeless walk all night to avoid freezing to death. ABC News: World News Network. Accessed at 〈http://abcnews.go.com/International/moscows-homeless-walk-night-avoid-freezingdeath/story?id=18057192〉. Retrieved January 19, 2015.

Reklama, R. (2007, July 18). How happy Russian immigrants are in U.S.? Voices that must be heard, Edition 280. Accessed at 〈http://www.ajcrussian.org/site/apps/nlnet/content2.aspx?c=chLMK3PKLsF&b=7718799&ct=11208009〉.

Resick, L. K. (2008). The meaning of health among midlife Russian-speaking women. Journal of Nursing Scholarship, 40(3), 248-253.

Rtveladze, K., Marsh, T., et al. (2012). Obesity trends in Russia: the impact on health and healthcare costs. Health, 4(12a), 1471-1484.

Russia. (2015). Infoplease. Accessed at 〈http://www.infoplease.com/encyclopedia/world/russia-land-people.html〉. Retrieved January 18, 2015.

Russia time zones. (2015). Russia current times. Time, temperature@@@com. Accessed at 〈http://www.timetemperature.com/europe/russia_time_zones.shtml〉. Retrieved January 18, 2015.

Russian Federation Federal State Statistics Service (RSSS). (2014). Russia in figures 2014. Accessed at 〈http://www.gks.ru/bgd/regl/b14_12/Main.htm〉. Retrieved January 20, 2015.

Russian Nurses Association (RNA). (2015, January). Russian Nurses Association: 〈www.medsestre.ru〉. V. Sarkisova, President. (Written in Russian). Limited English version available on the Infusion Nurses Society Web site at 〈http://www.ins1.org/m/pages.cfm?pageID=3727〉.

Ryan, C. (2013). Language use in the United States: 2011. American community survey reports. U.S. Department of Commerce, U.S. Bureau of the Census. Census.gov. Accessed at: 〈http://www.census.gov/prod/2013pubs/acs-22.pdf〉. Retrieved January 22, 2015.

Sagy, S., Shani, E., & Leibovich, E. (2009). Factors related to attitudes towards drug use and alcohol drinking: comparing immigrants from the former Soviet Union and Israeli-born adolescents. Journal of Substance Use, 14(1), 10-18.

School of Russian and Asian Studies (SRAS). (2010, January 20). Number of abortions in Russia comparable to births. Itar-Tas. Accessed at 〈http://www.sras.org/number_of_abortions_in_russia_comparable_to_births〉. Retrieved January 24, 2015.

Scott, A. (1988). Human interaction and personal boundaries. Journal of Psychosocial Nursing, 26(8), 23-27.

Shpilko, I. (2006). Russian-American health care: bridging the communication gap between physicians and patients. Patient Education and Counseling, 64, 331-341.

Smith, L. S. (1996). New Russian immigrants: health problems, practices, and values. Journal of Cultural Diversity, 3(3), 68-73.

Smith, L. S. (2006). Nursing in Russia: an overview of healthcare, nursing education, and practice. In P. S. Cowen & S. Moorhead (Eds.), Current issues in nursing (7th ed., pp. 828-842). St. Louis: Mosby.

St. Elizabeth Medical Center (STEMC). (2006). Cultural diversity: Russians. Available at 〈www.stemc.org/about_stemc/cultural_diversity/russians〉. Retrieved September 23, 2010.

Stickley, A., & Carlson, P. (2009). The social and economic determinants of smoking in Moscow, Russia. Scandinavian Journal of Public Health, 37(6), 632-639.

StratisHealth (2009). Fact sheet: Russian Americans in Minnesota. Bloomington, MN: Stratis Health. Available at: 〈www.stratishealth.org〉 Retrieved August 30, 2010.

StratisHealth. (2014). Russians in Minnesota: common medical issues and cultural concerns of Russian patients. Culture care connection. Accessed at from 〈http://culturecareconnection.org/matters/diversity/russian.html〉. Retrieved January 25, 2015.

Szalavitz, M. (2011, January 18). Perspective: to prevent AIDS in Russia, drug addicts need care. Time. Accessed 〈http://healthland.time.com/2011/01/18/perspective-to-prevent-aids-in-russia-drug-addicts-need-care/〉. Retrieved January 19, 2011.

Tashlein-Van Heuveln, D. (2009, August 3). Russian healthcare: observing nurses a world away. Carolina Nursing News. Available at 〈http://carolinanursingnews.com/2009/08/03/russian-healthcare-observing-nurses-a-world-away/〉. Retrieved July 21, 2010.

Tran, T. V., Khatutsky, G., Aroian, K., Balsam, A., & Conway, M. A. (2000). Living arrangements, depression, and health status among elderly Russian-speaking immigrants. Journal of Gerontological Social Work, 33(2), 63-77.

U.S. Bureau of the Census. (2014, May 28). Russian ancestry. U.S. Census Bureau Statistical Abstracts of the United States: 2012. Accessed at 〈http://www.census.gov/prod/www/statistical_abstract.html〉. Retrieved January 22, 2015.

U.S. Department of Homeland Security (DOHS) (2010). Immigrant orphans adopted by US citizens by gender, age, and region and country of birth: fiscal year 2009 Table 12. 2009 Yearbook of Immigration Statistics. Office of Immigration Statistics.

U.S. Department of Homeland Security (DOHS). (2014, June 16). Yearbook of Immigration Statistics, 2013. Table 2: Persons obtaining lawful permanent resident status by region and selected country. Accessed at 〈http://www.dhs.gov/yearbookimmigration-statistics-2013-lawful-permanent-residents〉. Retrieved January 22, 2015.

Vadlamani, A., et al. (2001). Colorectal cancer in Russianspeaking Jewish emigres: community-based screening. American Journal of Gastroenterology, 96(9), 2755-2760.

Victor Center for Jewish Genetic Diseases. (2015). Judaism: Ashkenazi Jewish genetic diseases. American-Israeli Cooperative Enterprise. Accessed at 〈http://www.jewishvirtuallibrary.org/jsource/Health/genetics.html〉. Retrieved January 26, 2015.

Witt, H. (1993). Inside the Russian court. Chicago Tribune, 1-13.

Wong, G. (2009, May 19). Russia's bleak picture of health. CNN, Accessed at 〈http://edition.cnn.com/2009/health/05/russia.health/index.html〉; Retrieved January 19, 2015.

World Health Organization (WHO). (2006). Highlights on health in the Russian Federation 2005. Highlights on Health. WHO Regional Office for Europe. Available at: 〈http://www.euro.who.int/highlights〉. Retrieved August 30, 2010.

World Health Organization (WHO). (2008). Core health indicators: United States of America; Russian Federation. WHOSIS database. Available at 〈http://apps.who.int/whosis/database〉. Retrieved August 30, 2010.

World Health Organization (WHO). (2015). Countries: Russian Federation. Accessed at 〈http://www.who.int/countries/rus/en/〉. Retrieved January 19, 2015.

World Meters. (2015). Population by country: Russia population. World meters@@@info. Accessed at 〈http://www.worldometers.info/〉. Retrieved January 19, 2015.

Yeltsin rival backs down. (1993). The Journal Times, 3A.

Yeltsin: Main points. (1993). The Journal Times, 11A.

CHAPTER 13

인도

East Indian Hindu Americans

학습목표

1. 북미에 살고 있는 동인도 힌두인의 행위에 영향을 미치는 문화적 가치 두 가지를 나열한다.
2. 동인도 힌두인의 질병과 건강추구행위와 관련된 건강과 질병의 개념을 설명한다.
3. 북미 인도 이주민의 특징을 설명한다.
4. 동인도 힌두인의 정신질환의 증상에 문화가 미친 영향을 설명한다.
5. 동인도 힌두인의 터치에 관한 신념을 이해하고, 미국 동인도 힌두인의 태도와 반응에 어떤 영향을 주었는지 설명한다.
6. 동인도 힌두인의 가족에 대한 믿음과 가치를 설명한다.
7. 동인도 힌두인이 생각하는 과거-현재-미래의 시간개념을 설명한다.
8. 아유르베다 체계와 이 체계가 질병을 표현하는 방법을 설명한다.

1 개관

OVERVIEW OF INDIA AND HINDUISM

인도 공화국은 광활한 대륙으로 아시아의 남쪽 본토에서 인도양에 걸쳐 넓은 삼각형 모양의 돌출된 반도이다. 인도는 약 1,269,338 mile^{2}의 면적으로 남북으로 약 2,000 mile로 뻗어 있다. 인도는 세 부분, 히말라야와 북쪽의 부속 산악지역, 북부 중앙에 있는 인더스 갠지스와 브라마툴라(Brahmaputra) 평원과 남쪽의 데칸(Deccan)고원으로 나뉜다. 인도는 인도와 갠지스 대평원이 가장 큰 부분으로, 동쪽의 벵갈만(Bay of Bengal)으로부터 아프간(Afghan) 국경까지 그리고 아라비아 해까지 뻗어 있다.

인도의 기후는 지역에 따라 다양하다. 히말라야 산맥이 유라시안 대륙의 주요 몸체로부터 인도대륙을 둘러싸고 있어 독특한 기후가 나타난다. 갠지스 평원으로 내려간 고압의 바람이 벵갈만으로 들어가 겨울에 대부분의 대륙은 건조하다. 갠지스 계곡의 강수량은 아주 다양하지만 여름 계절풍과 비가 나타난다. 갠지스 브라마툴라 삼각주와 그 주변지역으로 연 강수량은 203 cm를 초과하는 반면, 데칸지역의 북동쪽과 남동해안으로 이어지는 지역의 전체 강수량은 100~203 cm에 이른다. 데칸지역의 서쪽 절반지역에서 연 강수량은 20에서 40인치이다. 인도 남쪽지역 절반은 아열대 기온이고 달마다 차이가 많지 않다. 그러나 북 인도의 연간 기온의 차이는 상당히 크고, 북쪽에서 일월의 연평균 기온은 남쪽보다 -1.1℃ 낮다(Simons, 1976).

인도 인구의 70%가 농업에 종사한다. 평균적으로 인도농부는 작은 마을에 살고 가족 당 평균 2에이커의 농장에서 일하고, 인간과 동물을 이용하는 오래된 경작기술을 사용하고, 효율성이 부족하여 곡식은 가족이 겨우 연명하는 정도로만 생산한다. 쌀, 밀, 땅콩, 옥수수, 기장이 전통적 곡식이다. 현금작물로는 사탕수수, 차, 담배, 황마와 면이 있다(Central Intelligence Agency, 2015). 경작 가능지는 물 부족으로 어려움을 겪고 있으며, 국토의 50%만을 경작하고 있다. 영구적으로 농작물 경작이 가능한 3%를 포함하여 국토의 49%가 농산물 생산에 적합하다(Central Intelligence Agency, 2015; McKay, Hill & Buckler, 2007; Simons, 1976). 인도법은 소의 학살을 금지한다. 인도는 세계에서 가장 많은 가축을 가지고 있으며 대부분의 동물이 영양실조이고 질병에 걸려 있다.

지방의 대다수가 농업에 종사하는 한편, 인도 도시지역은 급격히 산업화되어 있다. 섬유 산업이 중요한 부분을 차지한다. 다른 산업으로는 철강과 공작기계, 운송장비, 및 화학제품 등이 있다(Central Intelligence Agency, 2015).

인도는 의회제도가 있는 연방공화국이다. 국가(State)의 우두머리는 정부와 의회 구성원에 의해 선출되는 대통령으로 임기는 5년이다. 실질적인 행정권은 일반적으로 대부분 정당의 지도자인 수상에 의해 발휘된다. 수상에는 네루(Nehru, 1984~1989), 세카(Shekhar, 1989~1991), 라오(Rao, 1991~1996)가 있으며, 1991년 5월 22일 세카(Shekhar) 수상이 사임 후 두 달 동안 지난 번 수상인 간디(Gandi)가 맡았다(World Almanac, 2015). 1991년 11월에 선거가 치러지고 라오(Rao)가 새 정부의 수반으로 선택되었다. 1996년 5월에 의회당의 통치는 의회선거를 상실했다. 그 당시 인민당(Bharatiya Janata Party)힌두교 민족주의자 바즈빼이(Atal Bihari Vajpayee)는 13일 동안 수상이 되었고 짧은 임기 후에 연합전면연합(United Front Coalition)의 고다(Gowda)가 수상이 되었다. 그러나 고다 수상은 1997년 4월에 신뢰를 잃어버렸다. 그 당시 외무장관 구즈랄(Gujral)이 수상으로 선서하였다. 1998년 바즈빼이가 다시 수상이 되었다. 1997년 6월 25일에 나르야난(Kocheril raman Naryanan)이 대통령으로 선출되었다. 2002년에 A.P.J 압둘깔람(Abdul Kalam)이 대통령으로 선출되었고 지금까지 이끌고 있다. 2004년에 의회에서 인도 국민회의당의 소니아 간디(Sonia Ghandi)가 승리하여 바즈빼이 수상의 사임을 촉구하였다. 다양한 이유로, 회의당은 결국 2004년에 새 수상으로 만모한 싱(Manmohan Singh)을 선출하였다(Central Intelligence Agency, 2015; World Almanac, 2015).

큰 땅덩어리 임에도 불구하고 인도는 인구과잉이다. 가장 인구밀도가 높은 주는 서부 벵갈(Bengal)로 274 km^{2}에 767명이다. 가장 인구밀도가 조밀한 단위영토는 델리(Delhi)로 274 km^{2}에 6,352명이다. 가장 인구가 조밀한 자치구는 캘커타(Calcutta)로 274 km^{2}에 23,783명이다(Central Intelligence Agency, 2015).

대부분의 인구는 갠지스 강과 동부와 서부의 해안 지역에서 각양각색의 인종유전자형으로 북적거린다. 인도인은 1,652개의 방언을 포함하여 약 200개의 언어를 가지고 있다. 공용어로 힌디(41%), 방글리(8.1%), 뗄루구(7.2%), 마라티(7.0%), 따밀(5.9%) 등이 있다(Central Intelligence Agency, 2015).

2004년, 인도 대륙의 인구는 1,095,351,995명으로 증가하였고, 2014년에도 인구는 계속 증가하여 지금 1,236,344,631명이다(Central Intelligence Agency, 2015).

2014년 통계를 기준으로, 인도의 출산률은 1,000명당 19.89명으로, 약간 감소된 것처럼 보인다. 예를 들어 2002년에 출산률은 1,000명당 23.8명이고, 2006년에는 22.01명이었다. 영아 사망률은 2010년에 1,000명당 49.13명으로 2002년 1,000명당 61.5명에서 약간 감소하였다. 2006년에는 1,000명당 54.63명이었다. 2010년에 사망률은 1,000명당 7.53명이다. 힌두인은 매년 1.8% 혹은 1천3백만 명이 증가한다. 인구의 평균연령은 현재 27세이다. 일반적인 인구의 기대수명은 67.08세이다(Central Intelligence Agency, 2015).

캘커타, 뭄바이와 다른 큰 도시의 빈민가에서 영양실조와 질병으로 매년 수천 명이 죽는다. 사망을 가져오는 질병은 박테리아성 이질, 간염, 장티푸스성 열, 뎅기열, 말라리아이다. 성인에서 에이즈의 발병률은 0.9%로 약 5천1백만 명이 에이즈이거나 HIV에 감염되어 있다(Central Intelligence Agency, 2015; Information PleaseAlmanac, 2007). 인구증가 억제하에 인도인의 삶은 경제적·정치적·사회적으로 긴장된 양상을 보인다(Warshaw, 1988).

오늘날 이 지역의 상황은 종교와 국수주의의 힘으로 더욱 복잡하다. 대륙의 사람들은 크게 힌두교와 이슬람교로 나뉜다. 그들의 충성심도 인도 단일민족국가, 파키스탄, 방글라데시로 분리된다. 인도사회는 상호인내와 정부의 기본적 조약, 다양한 집단의 기능을 통해 공존하는 많은 독립된 부분으로 구성되어 있다. 지역은 그들의 역사적 전통, 문화적 형태, 카스트의 의식이 상당히 다양하다. 각 지역의 관습과 전통의 대조는 계층과 카스트 차이와 병행한다. 언어적 계층 분류를 넘는 단절은 종교, 소수민족, 출신지역 같은 공통분모로 정의된 사람들에 의해 규정된 큰 집합체인 "지역사회"이다(Melendy, 1977). 몇몇 인도인은 이 다양한 그룹을 단일한 의식과 신앙으로 규정하는게 필요 없다고 믿는다. 나라의 근복적인 단합은 대다수 그룹에 의한 큰 문화적 전통과 특정 국가 엘리트의 지배로부터 나온다.

힌두교는 인도대륙의 대부분 인구에게 종교적 편의를 위해 주어진 제목이다(Warshaw, 1988). 결과적으로 대략 인구의 82~85%가 힌두교도로 분류된다(Central Intelligence Agency, 2015). 이슬람(13%)을 포함하는 다른 종교는 그리스트교(2%), 시킴교(2%)이다(Central Intelligence Agency, 2015).

힌두교는 종교임과 동시에 문화이며 문화와 종교의 조화는 힌두사회의 사회적 구조를 형성한다. 사회적 종교적 관습이 너무 지배적이어 마치 정통의 힌두교도(Orthodox Hindus)가 또 다른 종교 때문에 힌두교의 신념을 버린다면, 정통의 유대인이 다른 사람들로부터 추방당하는 것 같다. 힌두교는 교의라기보다는 철학이다. 비록 힌두교가 큰 사원을 건립하지만 그들은 교회없이 발전하였다. 승려는 세습되고 오직 환생을 통하여 성취될 수 있다. 모든 힌두교에서는 공유하는 믿음이 거의 없는 가운데 승려에 대한 존경을 가장 우선한다. 힌두교는 지난 4000년 동안 펼쳐져 왔으며 단일의 창시자나 교의가 없다. 이것은 거대하고 다양한 믿음과 영적인 것에 근거한 건강 실천과 관습으로 구성되어 있다. 공식적 조직은 작으며 종교적 계급제도도 존재하지 않는다.

대부분의 힌두교인이 공유하는 일반적 믿음은 생명의 존중이다. 특히 암소는 수태를 유형화한다고 믿었다. 비록 강물, 나무, 다른 생명의 형태가 신성한 것으로 간주되었지만 암소는 가장 영적인 생명 형태로 여겨져 왔다.

초기 힌두교인은 다른 철학적 존경 속에서 연합하였다(Thrane, 2010). 영혼의 이동은 신앙의 한 가지 본질적 요소를 나타낸다. 영혼의 이동 전후 내면에는 기본적으로 도덕적 책임감이 존재한다(dharma, 법, 종교, 덕목, 도덕 혹은 관습으로 번역된다). 다르마는 각 사회구성원들이 출생 시 할당된 역할을 유지하도록 의무 지어진 것이다. 개인의 수준에서 다르마는 승려에 의해 규정된 방법으로 열반(nirvana)을 추구하는 것을 요구한다(Warshaw, 1988).

윤회의 교리는 이중에서 필수적 부분이고 그것이 브라마니즘의 종교와 그것이 실천하는 사회적 질서 사이에서 실제적 연결고리를 제공한다. 종교는 색깔 체계로 알려져 있는 카스트에 의해 사람들을 분류하는 신성한 명령체계라고 주장한다. 동시에, 이것은 낮은 계층의 힘든 일을 하는 카스트의 구성원에게는 또 다른 삶속에서 높은 수준으로 환생할 수 있다고 제안하였다. 개인들은 현재의 삶속에서 도덕적 의무를 다해야 한다. 이런 환생주의는 낮은 계층의 카스트가 의무를 다하도록 격려하는 것이다. 비록 희미하고 멀지만 최후 브라흐마와의 연결되는 궁극적 행복이 실제적인 목표이다. 비록 이 결연은 각 카스트에 의해 한정된 활동의 본질, 정확한 활동으로 성취될 수 있다(Warshaw, 1988).

질병의 원인에 관한 사람들의 믿음과 그 효과로부터 믿음을 추구하려는 시도 사이의 관계는 지역의 민속 실천자로부터 학습되어졌다. 질병과 치료는 사회적 현상뿐만 아니라 생물학적으로 인식되어졌다(Kakar, 1977).

많은 건강 전문가들은 힌두교가 수 세기 동안 전개해 온 건강 믿음과 실천 그리고 모든 문화적 장점이 환경과 직접 관련되어 있다는 것을 깨닫지 못했다. 비록 유행하는 질병의 원인에 관한 믿음이 비논리적일 수 있지만 그들은 그만 두거나 서양의학의 실천으로 대체하는 것이 어렵다. 이런 믿음에 대한 적합한 지식은 간호사가 간호진단과 간호중재를 공식화하는 것을 지지할 수 있고 간호사를 지지하고 민속의학의 실천으로 인한 갈등을 막을 수 있다.

2 미국과 캐나다로 이민
IMMIGRATION TO THE UNITED STATES AND CANADA

이민자의 첫 번째 물결

20세기의 첫 20년 동안 인도대륙으로부터 동인도인의 도착은 캐나다와 미국의 태평양 해안을 따라 큰 소동을 가져왔다(Melendy, 1977). 동인도인은 매우 적은 규모로 이들 나라에 이주해왔지만, 그들의 이주는 일본인에 대한 미국인의 적개심 증가와 관련되어 있었다. 19세기 전에 대부분 인도 힌두교는 "검은 바다"를 가로지르는 것은 힌두교의 영혼에 위험한 것으로 믿었기 때문에 인도대륙으로부터 바다건너 이민을 오는 일은 거의 없었다. 1900년까지 미국 인구통계국은 2,050명의 동인도 거주자들이 미국에 이민왔다고 보고하였다. 이 그룹의 이주민 대부분은 인도에서 출생한 비인도인으로, 일부는 학생이고, 일부는 인도사업가들이다(Melendy, 1977).

1901년에 동인도학생들이 미국의 동쪽 해안을 따라 여러 대학교에 입학하기 위해 도착이 시작되었다. 많은 학생들이 Cornell 대학과 같은 일류대학에 입학하였다. 1904년에서 1905년까지 동인도학생들은 UCLA나 캘리포니아 공과대학 같은 서부지역으로 이주해오는 경우는 거의 없었다. 학생들은 첫 번째 인도 힌두교들에 포함되는 이민자는 아니었다. 이 기간 동안 미국 관세청이 동인도 이주민들의 증가를 공식화하기 시작하였다: 1904년에서 1906년에 674명의 동인도 이주민은 1900년도의 9명과 비교된다.

대부분의 동인도 이주민은 뻔잡(Punjab)의 척박한 땅과 벵갈(Bengal)과 구자라트(Gujarat)의 연합지역에서 온 기술이 없는 농업 종사자이거나 소규모기업가들이었다(Melendy, 1977).

동인도 이주민은 처음 정착기부터 그들의 가정, 문화 혹은 종교와 관계없이 힌두교도로 분류되었다. 1911년에 미국이민위원회는 모든 인도인을 이민 목적의 힌두교도로 여겨 통치하였다(Divine, 1972; U.S. Immigration Commission, 1911). 1917년 윌슨정부 의회에서 동인도인의 이민 제한이 통과되어 실행되었다. 새 법은 문맹시험이 요구되고 이민 제한지역까지 포함하는 것이었다. 인도, 동남아시아, 인도네시아 섬, 뉴우기니아, 아라비아, 아프간 혹은 시베리아 지역에 거주하는 모든 아시아인 등은 새로운 이민법에 의해 제외되었다(Melendy, 1977).

이민자의 두 번째 물결

1909년 캐나다는 동인도 이주민에 대한 문호를 폐쇄하였다. 그러나 동인도인의 미국 이민은 다른 5년 동안 계속되었다. 1917년에 이민제한은 대부분 동인도 후손들을 제한하였는데 미국 내에서 힌두교들의 수를 많이 축소하려는 것이었다. 미국 내 거주하고 있는 동인도 이주민들은 1910년에 급격히 감소하기 시작하였다. 그 해에 미국이민위원회는 미국에 약 5,000명의 동인도인이 거주하고 있다고 보고하였으나, 1930년에 이 숫자는 미국 내에 거주하는 동인도인은 단지 2,544명이고, 대부분 캘리포니아에 거주한다는 미국 인국통계국의 보도와 일치하지 않았다. 1946년 트루만대통령은 동인도인의 이민을 할당제로 허락하였고 동인도인의 귀화를 허락하였다. 이 법은 미국에서의 동인도 힌두교인의 제2의 이민의 시작으로 대변된다.

제2차 세계대전 후와 1965년 이전에 도착한 새로운 이주민들은 대부분 전문 직업을 가진 힌두교들과 그 가족들이다. 이주민들은 대부분 뭄바이(Mumbai)라는 큰 도시로부터 왔다(Ramakrishna & Weiss, 1992).

이주민의 세 번째 물결

1965년 미국 내에서 세 번째 이주민의 시작을 나타내는 이민법이 활성화되었다. 출입국관리국이 아시아인이 미국에 들어오는 것을 촉진하면서 이민 할당량이 유럽과 같은 수준으로 올라갔다(Koshy, 2001). 처음에 온 이주민은 농민과 학생이었고, 두 번째 이주민은 대학교육을 받은 전문가와 그들의 가족이며 세 번째 이주민은 전적으로 달랐다(Bhungalia & Kemp, 2002). 새로운 이주민 세대들은 30세 이하가 3/5이고, 10세 이하가 1/7로 매우 어린나이였다. 1974년에 미국에 12,777명의 힌두교인이 거주했고 2009년까지 이 숫자는 2천5백만 명 이상으로 크게 증가하였다(U.S. Department of Commerce, Bureau of the Census, American Community Survey, 2013).

초기에 이주민들은 과학과 경영분야의 대학원을 위해 미국에 왔으며 남성이 압도적이었다. 마침내, 1980년대에 교육을 원하는 여성들이 도착하였다. 아시아 남성 가운데 91.0%가 고졸학력으로 고졸이 93.4%인 인도여성과 비교 된다; 남성의 74.6%와 여성의 64.8%가 최소 대졸이다(U.S. Department of Commerce, Bureau of the Census, American Community Survey, 2013). 부가적으로, 새 이주민들은 인도에서 직접 오지 않은 경우도 있다. 많은 사람이 미국에 오기 전에 다른 아시아 국가와 유럽에서 이주해왔다(Korom, 2001).

이들 이주민과 동인도 미국인을 구별해야 한다. 미국 인도인은 아시아인의 후손이고 인도에서 태어났거나 인도가 모국이며 혹은 인도에서 태어났거나 인도가 모국인 조상을 갖고 있는 경우이다(U.S. Department of Commerce, Bureau of the Census, American Community Survey, 2013). 아시아의 인도인과 미국 내 토착민들 사이에서 명백한 격차나 차이를 구별하기 위해 미국인구통계국은 "미국 인도인"이라는 용어와 혼동을 피하기 위해 "아시아 인도인"이라는 용어를 널리 알렸다(U.S. Department of Commerce, Bureau of the Census, American Community Survey, 2013).

2010년에 미국에 거주하는 동인도인 후손 혹은 흩어져 있는 인도인(아시아 인도인)은 2,578,978명이다. 2010년에 아시아 인도인의 평균연령은 32세로 나머지 보통 미국 인구의 36.7세와 비교된다. 동인도 힌두 미국인의 결혼한 커플 수는 인구의 71.9%이며. 보통의 미국 인구의 49.3%와 비교된다. 2009년 아시아 인도 남성의 평균소득은 71,605달러로 미국 인구의 평균소득 45,320달러와 비교된다. 유사하게 아시아 인도 여성의 평균소득은 51,316달러로 그들의 나머지 여성의 소득 35,299달러와 비교된다. 중산층 가족의 수입 또한 아시아 인도인이 높다. 2009년 아시아 인도인의 평균 가족수입은 98,508달러로 보통 미국인의 62,367달러와 비교된다(U.S. Department of Commerce, Bureau of the Census, American Community Survey, 2013).

3 의사소통
COMMUNICATION

힌두스탄 방언의 기원

언어는 의사소통의 수단이고 새로운 생각을 전파한다. 이것은 자만심, 자신감과 정서적 단일성을 가진 사람들에게 전통과 문학의 창고를 제공한다. 국가의 문화 엘리트 그룹은 일상 언어의 가치를 단합력과 언어와 문학 발전의 필요성으로 강조한다. 언어 유산에 대한 연구는 본질적으로 목적일 뿐 아니라 자주 독립을 수립하는 데도 제공된다(Pye, 1976).

힌두스탄(유럽인이 인도아리아 방언으로 명명함)은 정치적 원인의 결과로 현대 인도의 위대한 링구아 프랑카(lingua franca)가 되었고, 이름은 인도원주민에 의해 사용된 것은 아니고 영어 명칭의 모방의 예외이다. 힌두스탄은 서인도 힌두방언의 기원에 의한다. 힌두스탄은 혼합된 상업용 말로 델리(Delhi) 바자 속에서 사용되는 다양한 언어로부터 도출되었다. 이 이론은 언어가 서인도의 실제적 생활 방언 속에서 발견되기 때문에 입증할 수 없고 현재의 형태 속에서 수 세기 동안 존재해 왔다는 것이다(Singh, 1966).

힌두스탄은 델리(Delhi) 사람의 국가적 언어이다. 힌두스탄의 기원은 바자 사람들로부터 시작되었고 "바자언어"로 알려져 있다. 힌두스탄의 시작으로 언어는 혼합 캠프의 링구아 프랑카(lingua franca)가 되었고 제국의 장교들에 의해 인도의 도처로 전파되었다. 몇몇 대화 속에서 다키니(Dakhini), 우르두(Urdu), Rekhta, 힌디(Hindi) 같은 방언이 존재한다. Dakhini 혹은 '남부의'는 현재 사용되는 남인도의 형태이고 처음에 문학에서 사용되었다. 많은 고어표현이 포함되었으나 현재에 기본 방언에서 멸종되었다. Urdu는 '캠프의 언어'로 모국인에 의해 힌두스탄으로 사용된 이름이고 지금은 무슬림에 의해 사용되는 기본 언어의 형태이다. 모든 초기 힌두스탄 문학은 시로 쓰여졌고 문학적 언어 형태는 Rekhta, '흩뿌리다'는 페르시아가 그것을 통해 흩어졌다는 것으로부터 차용된 단어의 형태로 명명되었다. 힌두스탄은 Urdu가 산문과 대화에서 사용된 방언과 더불어 시에서 사용된 방언이다(Singh, 1966).

인도에는 약 18가지의 구어체가 존재하고 Hindi가 가장 널리 쓰인다. 방글리(Bengali)는 인구의 8.3%가 사용하고 뗄루구(Telugu) 7.9%, 마라티(Marathi) 7.5%, 타밀(Tamil) 6.32%, 우르두(Urdu) 5.2%, 구자 라띠(Gujarati) 4.8%, 깐나다(Kannada) 3.9%, 말라얄람(Malayalam) 3.6%, 우리야(Oriya) 3.4%, 빤자비(Punjabi) 2.8%, 아싸미(Assamese) 1.6%, 신디(Sindhi) 0.3%, 네빨리(Nepali) 0.3%, 꽁까니(Konkani) 0.2%, 마니뿌리(Manipuri) 0.2%, 까슈미리(Kasmiri) 0.01%, 산스끄리뜨(Sanskrit) 0.01%이다. 네빨리(Nepali), 까슈미리(Kasmiri), 마니뿌리(Manipuri)는 공적인 언어로 간주한다(Census of India, 2011; Central Intelligence Agency, 2015).

힌디는 인도의 공적인 언어이다. 몇몇 주는 영어를 공적인 언어로 선언하여 관련 공적언어로 간주된다. 인도에서 영어의 사용은 각 주의 정치적 이데올로기 때문에 상당히 녹아든 상태이다. 교육체계에서 학습된 언어는 다양한 언어가 도입된 시기처럼 다양하다. 일반적으로 언어는 교육계에 흡수된 지역적 방언일 수 있으며 때문에 힌두어는 국가의 공식적 언어이고, 영어는 사회적 이동성을 향상시키고 노동력에서 경쟁할 수 있는 수단이다(Bayer & Gupta, 2006).

형태

힌디(Hindi)라는 용어는 모호하여 쉽게 정의되지 않으므로 많은 논쟁의 원천이다. 다양한 일상구조와 교환될 수 있는 내용 요소를 가진 지역적 방언으로 고려된다. 이것의 사용은 지역적 제휴와 말하는 사람의 사회적 배경에 의존한다. Hindi는 다른 인도아리안 언어와 밀접히 관련하여 많이 개방된 언어이다. 형태의 정도는 말하는 사람의 정신 속에서 언어에 기원한 의식의 정도에 의해 결정된다(Corlett & Moore, 1980). 힌디는 높음, 중간, 낮음의 세 가지의 형태를 포함한다. 사람들은 상황적 요구에 따라 비공식적 담화에서, 동등한 사람과 대화 동안 하위에 있는 사람에게 지시를 주는데 있어서 높고 낮은 형태로 이동이 가능하다.

음량과 동력학

동인도인은 일반적으로 누군가와 중얼거리는 것처럼 그들의 부드러운 대화 태도를 보인다. 잦은 머리의 움직임과 손 움직임은 대화를 수락하고 말하는 사람의 내용에 생동감을 더한다. 남성은 대화 시에 직접 눈을 마주치지만 여성은 그들의 남편, 아버지, 할아버지에게 이야기할 때 눈을 아래로 둔다. 이와 같은 몸짓은 존경의 표시를 나타내므로 친절하지 않거나 듣지 않는 것처럼 오해해서는 안 된다(Purnell, 2014).

터치

공개적 애정 표현은 금지되며 신의 눈으로 볼 때 무례한 것으로 간주된다. 결혼한 동인도인 커플이 그들의 개인집에서 애정을 표현할 수 있으나 아이나 노인의 보는 곳에서는 안 된다. 친구, 친척, 아는 사람 사이에 애정 어린 접촉과 껴안는 것은 사회적으로 힌두관습에서는 받아들여지지 않는다.

간호적용

동인도 힌두교들 사이에서 힌두언어의 사용은 미국이나 캐나다 이주 후에 이 사람들이 소유한 유일의 문화적 단일화를 나타내는 특징이다. 동인도인은 서구문화에서 의사소통의 견지에서 영어 채택의 필요성을 알고 있다. 아직 노인 가족구성원은 모국의 언어를 버리지 못하며 모국어를 그들의 문화적 정체성의 의미로 간주한다. 그들은 영어를 배우고 의사소통하는 것이 어렵다는 것을 안다. 한편 젊은 가족구성원은, 특히 아이들은 쉽게 서구문화를 채택하며 영어를 그들 언어의 기술 안으로 통합하려는 경향이 있다. 미국의 동인도 힌두인 환자를 간호할 때는 가능한 한 통역자가 간호사와 건강간호전문가에게 도움이 된다.

인도 힌두교 대상자와 가족에서 건강력을 얻을 때 힌두언어와 영어 둘 다를 말하는 가족구성원이 포함되어야 한다. 영어가 부정확하기 때문에 대상자는 좌절감을 느끼고 전체적으로 대상자의 상태를 전달하지 못할 수도 있다. 힌두언어로 말하는 대상자는 좌절감을 느낄 때 대상자는 처음에 힌두언어를 사용함으로써 요구를 전달하려고 시도할 수 있다. 따라서 힌두언어를 영어로 번역할 필요가 있다. 이 과정은 대상자의 자신감을 촉진하면서 대상자의 문화적인 정체성을 보호한다.

최근 이주해 온 전통적인 힌두인과 접촉할 때 간호사는 그녀 남편이 아닌 다른 남성이 인사로 그녀를 향해 손을 내미는 것은 금기로 여겨진다는 것을 기억하는 것이 중요하다. 힌두 여성 대상자가 자신을 소개할 때 인사는 우선 남편과 노인 여성동반자에게 전달한다.

또한 여성의 남편이 아닌 다른 남성이 여성과 눈을 직접 마주하는 것은 금기로 여겨진다. 이것은 남편에게 유혹의 동작으로 인지된다. 아내는 존경의 모습과 보복 공포심으로 대화 동안 눈을 아래로 둘 수 있다.

오늘날 건강 간호체계에서는 전문가가 문화적 역량을 갖는 것이 필수적이다. 동인도 대상자의 견지에서 전문가는 대상자가 사용하고 있는 보완대체의학을 고려하고 포함시켜야 한다. 의사 진찰법, 지침, 교육은 지배적인 문화적 규범에 의해 이해되고 여과된다; 약물복용법과 치료의 지속 같은 영향. 덧붙여 신체장애와 죽음의 견지에서, 전문가들은 환자가 대처하도록 돕는 인연(카르마, karma) 같은 종교적인 믿음을 수용해야한다(Gupta, 2010).

공간

인도같은 거대한 인구과잉의 국가에서 사망률의 감소와 합법적 산아제한의 수락과 실천 사이의 시차는 국가경제에 심각한 부담을 나타낸다. 인도는 출산률을 감소하기 위한 긍정적인 노력을 하고 있으며, 따라서 현재 존재하는 과밀집의 현상은 감소된다(Moore, 1963). 자동차는 인도에서 바람직하지 않게 사용되는데 이는 도시가 너무 물리적으로 복잡하기 때문이고, 인도사회는 정교한 건축디자인의 건물을 갖고 있기 때문이다(Hall, 1990). 대부분의 미국 힌두인은 천장이 너무 낮고, 방이 너무 작으며 밖에서 사생활이 부적절하게 보이기 때문에 천장 고정장치 같은 내부 장식품이 미국 집에 적합하지 않은 것을 보고 놀란다(Hall, 1990).

간호 적용

동인도 힌두인은 가족을 개인 공간의 경계를 침입하는 것으로 간주하지 않는 가족중심의 사람이다. 미국의 동인도 힌두인은 아프고 병원에 입원할 때 전체 가족이 침대에 모인다.

건강관리 결정은 가족구성원의 연장자이거나 최종권위를 가진 장자가 한다(Thrane, 2010). 조부모의 가장 가치롭고 중요한 역할은 손자를 키우는 것이다(Bhungalia & Kemp, 2002). 간호사는 대상자가 병원의 공간이 너무 넓다고 느낄 수 있으며, 가족의 존재가 내부 공간을 붕괴시킬수 있다는 것을 기억해야 한다. 이 경우 간호사는 가족구성원을 간호계획에 포함시키는 것은 중요하고 가족구성원에게 개별간호를 제공해야 할 것이다.

4 사회조직
SOCIAL ORGANIZATION

가족

전통적인 동인도 힌두 가족에서 결혼한 아들은 부모의 그늘 아래 가족과 함께 살고 부모의 권위에 복종한다. 연합가족은 약 25명의 구성원이 포함되고 200명까지 갈 수도 있다. 연합가족의 평균은 6~7명의 가족구성원으로 구성되고 가족에 수 세대가 포함된다. 미국에 거주하는 동인도 가족의 평균 규모는 3가구로 언급된다(U.S. Department of Commerce, Bureau of the Census, American Community Survey, 2013).

가장이 구성원의 재정을 조절하고 아들들에게 그들 소득에서 수당을 준다. 국제화와 증가하는 중산층의 영향과 더불어, 남성은 아직까지 일차적인 가족의 제공자로 여겨진다. 따라서 가족에서 남성의 역할은 가족을 지지하기 위해 재정적 수입을 제공한다(Larson, Verma & Dworkin, 2001). 여성가장은 가정의 독재자이고 그녀의 며느리는 그녀의 규칙을 따른다. 비록 이 체계가 가족구성원에게 보호와 지지를 제공하지만 많은 가족구성원 사이에서 의존과 독창성이 부족하게 만든다(Bhungalia & Kemp, 2002; Reddy, 1986). 과거에 동인도 힌두 소녀들은 거의 모르는 신랑에 대한 복종이 아니라 그들 미래 시어머니의 공포 속에서 결혼의 미래를 한탄하였다(Reddy, 1986). 연합가족은 대부분의 서구인이 상상한 것보다 크게 개인을 압박할 수 있는 강력한 사회적 단위이다. 동인도 가족은 많은 희생과 헌신을 요구하고 결과적으로 구성원들 속에서 소심함과 권태감을 양성한다(Reddy, 1986).

연합가족의 계층구조에서 아버지 혹은 가장 큰형이 최고의 위치에 있다. 그러나 가족은 크게 정부의 민주적인 체계에 의지하며 제일 중요한 결정은 가족 우두머리가 지배하는 가운데 선거에 의해 결정한다. 비록 가족의 장이 집안의 다른 남성가족과 논의의 여지가 없는 감독이더라도 여성가장은 가족의 여성구성원에 책임을 갖고 다른 가족의 관심사를 결정하는 데 도움을 준다. 현대 동인도여성들은 심지어 그들이 직장에 들어가고 가족에게 수입을 제공하더라도 가정생활에 지배적인 힘을 발휘한다(Larson et al., 2001). 최근의 대부분 지역에서 버섯형 인구구조의 부담을 감소시키기 위한 가족계획을 촉진하는 노력은 여성의 사회활동을 가져왔다. 인도남성은 남성의 힘을 파괴하고 신의 의지를 방해할 것이라는 공포로, 정신적이고 종교적인 이유로 피임을 거절하는 것으로 나타난다(McKay et al., 2007; Nossiter, 1970).

동인도 힌두인 아버지는 어머니와는 가까운 유대를 좋아하는 그들 아이들과 거리감을 느낀다(Kurian & Ghosh, 1983). 큰 아들은 계속하여 가계의 대를 잇도록 운명 지어지고 그들 아버지의 영혼의 평화를 위한 영적인 장례의식을 수행한다. 큰 아들은 가장으로 가장 밀접한 가족구성원의 존재로 둔다. 삶 전체를 통하여 큰 아들은 성숙하였을지라도 그의 아버지가 방으로 들어가고 그의 방 가까이에 있을 때 일어나고 그의 아버지에게 최고의 존경의 모습으로 발에 접촉하므로 경의의 표시로 쁘라남(pranam)이라고 인사한다. 동인도 힌두인은 권위의 모습에 존경하는 경향이 있으나 그들 상대방인 여성보다 남성과 더 먼 거리이다. 이들은 전통적인 인사로 반응하면서, 머리를 숙이고 손은 감싸고, 마치 기도하듯이 힌두단어로 나마스테(namste, 나는 당신에 인사한다)를 부드럽게 입 밖으로 내면서 자비를 소중히 여긴다.

가족에서 위의 상황들은 힌두문화의 사회적 도덕과 가치의 정착을 위한 책임을 갖는 것이다. 고대전통은 영원한 의식의 존재가 엄격하게 실천된 것을 뜻한다. 이와 같은 고대 전통은 젊은 동인도인이 보수적인가 반항적인가에 따라 결정된다(Warshaw, 1988).

결혼

인도에서 힌두인도인의 결혼은 항상 부모나 다른 중매자에 의해 준비하였다. 결혼은 개인보다는 가족의 단합으로 여기기 때문에 결혼은 전통적으로 남편과 아내가 오직 아이가 있을 때만 발생한다. 1955년에 인도에서 15세미만 소녀와 18세 미만 소년의 결혼을 중매하는 것은 불법이 되었다. 이 법은 결혼하는데 소녀는 18세, 소년은 21세로 현재의 합법적인 나이를 반영하기 위해 차례로 개정되었다(UNICEF, 2011). 그러나 이 법은 쉽게 집행되지 못했고, 거의 20%의 소녀들이 18세에 도달하기 전에 결혼하였다. 국제적 가족 건강 조사에서 1988년에서 1999년까지 65%의 소녀가 이미 그들이 18세에 이르기 전에 결혼을 하였음을 알게 되었다. 어린나이의 결혼은 재정적 책임감, 일찍 빈번한 임신, 양호하지 않은 건강 같은 어려운 문제를 가져온다(UNICEF, 2011).

오래 서서 하는 결혼식은 근본적으로 서양에서 온 현상으로, 전통적인 결혼을 대체하면서 폭넓게 수용하기 시작하였다. 오늘날 엘리트들만이 개인적으로 결혼을 준비하고 이와 같은 결혼은 인도 전체 결혼의 10% 미만이다(Warshaw, 1988).

핵가족은 38.74%로 인도의 압도적인 가족 형태이다. 결혼한 자녀와 부부 그리고 친척이 집에서 같이 사는데 이것은 확대, 보충된 핵가족으로 일반적이다. 남성은 압도적으로 가족의 가장이다(Census of India, 2011).

동인도인은 오랫동안 결혼을 전체 가족의 위치의 확장으로 재정적·사회적인 준비로 여겨왔으며, 전통적으로 신부 선택의 가장 중요한 요소 중 하나는 신부가 결혼 시 남편에게 가져오는 재산, 즉 혼인 지참금의 규모이다(Warshaw, 1988). 인도의 결혼 제안은 전통적으로 중매자 혹은 확대가족의 구성원과 세 번의 파티를 통하여 이끌어 낸다. 이것과 대조적으로, 오늘날 미국에서 동인도 힌두인은 자주 전도유망한 신부나 신랑에 적합한 후보자를 찾기 위해 비밀 광고를 한다(Warshaw, 1988).

Singh와 Unnithan(1999)에 의하면 “이혼률이 세계에서 가장 낮은 나라 중 하나”이다. 사회적 압박 때문에 결혼한 부부 대부분은 그들 파트너에 대한 불만이 있더라도 함께 지낸다. 여성들은 궁핍하고, 불평등하고, 갑갑하고, 심지어 폭력적인 관계로 상처받고 있다. Fernandez(1997)는 이것은 남편이 아니고 가족구성원이며, 특히 시어머니가 직접 압박자로 혹은 간접적으로 교사자로 학대한다고 한다. 인도사회에서 여성에 대한 압박은 규범이며, 이런 압박의 행사는 미국 같은 다른 사회 안에서도 계속되었다. 이는 외국의 사회 안에서 “유사한 원시의 질서를 재탈환하는 하나의 방법”으로 생각되었다(Singh & Unnithan, 1999, p. 653). 따라서 여성에 대한 폭력은 문화적인 관습으로 거슬러 볼 수 있다.

가족과 사회에서 여성의 위치

과거, 동인도 여성은 사회적 위치가 남성보다 아주 아래였다. 결혼하지 않은 여성은 하늘에 들어갈 곳이 없다고 믿었기 때문에 결혼은 의무가 되었다. 전통적으로 동인도 힌두인의 믿음에서 여성의 역할은 남편에 대한 헌신과 복종이었다. 여성은 유산을 박탈하기 때문에 남성세습이 본질적이다(Reddy, 1986).

전통적으로 아내는 합법적인 권리가 거의 없으며 공공연하게 남편에게 반박하거나 도전할 수 없다. 대중 앞에서 그녀 남편의 이름을 부르는 것은 허락되지 않았다. 이런 금기는 특히 그녀가 그녀를 합법적인 목적으로 찾으려고 할 때 혼란스러움을 가져온다(Warshaw, 1988). 인도 북부의 힌두교지역사회와 남인도의 몇몇 지역의 상류층에서 많은 아내들은 퍼다(purdah), 영국식으로 '베일'을 뜻하는 힌두팔다(parda)를 한다. 이 전통은 아내가 남편에게만 보여지고 대중 앞에서 아내가 얼굴을 베일 뒤로 숨기도록 공표하였다. 이런 관습은 그녀 남편의 권리를 보호하기 위한 의도이다(Warshaw, 1988).

마하트마 간디(Mahātma Gandhi)는 인도에서 여성의 정치적·사회적 권리를 찾아준 옹호자 중 한 명이다. 인도여성협회와 모든 인도여성연맹은 교육, 사회적 개혁, 정치학을 통하여 지위 달성을 위한 그들의 요구를 모으기 위해 조직되었다. 협회와 연맹활동에는 정치적 피켓팅과 자발적 사회적 활동이 포함되었다. 비록 인도여성조직이 독립운동을 위한 막대한 지지를 하였지만 그들은 여성의 해방과 관련된 기본적인 쟁점을 촉진하지 못하였다. 이 조직들은 높은 단계의 권력으로 이동하기 위해 지위를 유지하고 획득하려는 수단으로 그리고 그것들로부터 오직 상류와 중간 계층여성에게만 이득이 되는 것으로 연관되었다(Reddy, 1986). 통계적으로, 후기 인도사회 독립에서 여성의 지위의 변화는 중간 정도이고 그 영향 안에 도달하는 것과는 멀다. 예로 결혼, 이혼, 재산상속의 쟁점은 여성들이 관련되어 있는 인도의 어느 곳에서도 불평등한 것으로 그려진다(Mukherjee, 1983; Sinha, 1977).

세계를 통하여 현대 여성주의 운동의 동시 발생으로 '여성의 여성해방운동'은 "세계의 여성공동체"를 수립하는 데 희망을 가지며 마드라스 의장이 있는 인도 지방에서 번성하였다(Raman, 2001, p. 131). 이 여성들의 목표는 문맹을 개선하고 카스트 전통을 폐기하고 결혼 연기의 선택권이 포함된다.

인도의 카스트제도

수 세기 동안 동인도인은 스스로 카스트와 언어, 종교에 의해 나누어져 왔다(Spear, 1972). 힌두인은 네 가지 피부색(varas), 카스트로 나누어져 왔다(Box 13-1). 카스트는 브라만 혹은 승려카스트; 크샤트리아, 전사카스트; 바이샤, 무역과 농업카스트; 아사드라 혹은 장인카스트로 분리된다. 대략 60%의 인구가 넷 중 하나의 카스트 구성원이다. 카스트제도 밖에 있는 또 다른 사람들은 '불가촉천민'으로 부른다. 간디는 이 불가촉천민은 하리잔(harijan) 혹은 "신의 아이들"로 다시 명명하였다. 이들은 도살된 동물, 쓰레기, 죽은 자를 다룬다. 가장 높은 카스트인 브라만은 순수한 것으로 간주되며 하리잔들은 오염되고 더러운 것으로 생각되었다(Spear, 1972; Thrane, 2010). Box 13-1은 각 카스트 혹은 힌두사회에서 비 카스트의 역할을 기술하였다.

Box 13-1 인도의 카스트제도(Caste System in India)

1. 브라만(Brahmins). 브라만(신성한 지식을 소유함)은 승려이고 명성과 영향력의 지위를 갖는다. 이들 승려들은 학문을 추구한다. 브라만으로 구별되는 색깔은 흰색이다.
2. 크샤트리아(Kshstriyas). 크샤트리아는 고대의 전사들로 사회의 족장이고 후에 승려 다음으로 순위가 매겨진다 그들의 옷 색깔은 군사 및 정치 지도력을 제공하는 역할을 상징하는 붉은색이다. 전투는 크샤트리아의 의무로 여겨지고, 전투하는 데 있어 어떤 망설임도, 자신의 친족에 대항할지라도 카스트의 법, 다르마(dharma)을 위반하는 것으로 여겨진다.
3. 바이샤(Vaisyas). 바이샤는(영혼에 정착한 지역사회인) 가장 큰 카스트를 형성하며 상업에 포함된다. 이 카스트의 의식적 색깔은 황색이다. 이 카스트 구성원은 소를 키우고, 땅을 경작하고, 가게를 하고, 돈을 빌려주는 세속적인 임무를 한다. 비록 바이샤가 브라만과 크샤트리아와 관련하여 사회적 · 의례적 · 정치적 특권이 부족하지만, 그들은 궁극적으로 상업사회에서 강한 권력과 부를 얻는다.
4. 수드라(Sudras). 수드라의 기능은 상류의 그룹을 위해 비천한 임무를 수행하는 것이다. 이 카스트의 대부분은 가난한 소작농이고 기술공이다. 대다수의 수드라는 그들이 높은 카스트로 다시 태어나기를 희망한다. 이 낮은 카스트의 의식적 색깔은 흑색이다.
5. 불가촉천민(Untouchable). 불가촉천민은 지역사회의 경계 내에서 살거나 마을의 우물에 접근하는 것이 허락되지 않는다. 그들은 가죽을 무두질하거나 죽은 것을 화장하거나, 사형을 집행하는 일 등의 깨끗하지 못한 임무들을 수행해야 한다.

개인들은 출생과 동시에 카스트의 구성원이 되며 오직 죽음만이 개인을 해방할 수 있다. 개인들에게 카스트를 벗어난 결혼은 용납되지 않는다. 이 규칙의 예외는 남성이 낮은 카스트여성과 결혼을 할 때이다. 일, 재산의 습득, 교육은 개인을 낮은 카스트에서 높은 카스트로 이동하게 할 수 없다.

역사적으로 인도에서 하부카스트의 복잡한 제도는 자티스(jatis)로 알려져 있고 네 개의 주요 바르나(varas)와 얽혀있다. 자띠(jati, 카스트 계보)의 구성원은 가족, 마을, 종교로 친밀하게 단일화되어 있다. 자띠는 다른 사람들보다 많은 특권을 가지고 봉사에 대해 더 큰 보답을 받는다. 종종 자띠 구성원은 일반적인 조상으로부터 계승되었다고 주장하고, 그들이 가졌는지 못 가졌는지, 또 서로 함께 친족 관계를 주장하곤 한다. 이들은 관습, 전통, 일상적 대화를 나눈다. 직업이나 직업과 관련된 것을 근거로 자띠는 구성원이 그룹의 외적 유대를 추구하는 것을 원하지 않았다. 재단사, 청소부, 대금업자(몇몇 직업은 자띠에 포함된다)는 서로 사업을 하였으나 사회적 거리는 유지되었다(Spear, 1972).

카스트 제도는 공식적으로 1950년 인도의 헌법에 의해 붕괴되었다. 오늘날, 대부분의 큰 도시는 카스트 교육을 받은 많은 노동자와 전문가가 혼합되어 있다(Warshaw, 1988). 다른 사람과 먹고 마시는 것에 관한 카스트 금기는 무시되어졌다. 학교, 공공수단, 기관, 식당, 아파트는 거의 전적으로 차별대우를 폐지하였다. 주요 도시에서 카스트의 서열은 너무 옅어져 상인 카스트들은 군대의 장교가 될 수 있고, 반면 군인 카스트는 번영하는 사업가가 될 수도 있다. 한편 상업적 관례는 동인도인이 오래된 카스트를 버리도록 하지만 가족의 삶은 카스트를 계속 고수한다.

종교

힌두교는 세상에서 가장 오래된 종교이다. 인도에서 힌두교(83%)는 가장 많은 보급되었다(Eshleman, 1992). 다른 종교는 이슬람(12%), 크리스트교(2.3%), 시크교(1.9%), 불교(0.8%), 자이나교(0.4%)이다(Central Intelligence Agency, 2015).

미국에는 동인도인 후손과 400개 이상의 힌두사원을 포함하여 최소 150만 명의 힌두교인이 있다(Central Intelligence Agency, 2015; World Almanac, 2015). 힌두교는 특히 미국에서 배우고 실천되어졌고 훈련되어지는 활동, 까르마 요가(Karma yoga)의 종교이다(Miller, 1995). 주요 힌두교 경전에는 베다,우파니사드, 바가바드-기타가 있다. 초기 힌두교경전은 선각자나 예언자에 의한 저술집이었다; 바가바드 기타는 크리슈나 주와 아르수나 왕자의 대화이다(Bhungalia & Kemp, 2002; Thrane, 2010). 힌두교의 주요 가르침은 satya(진실이 가득한 현실), 자아-조절, 타인에 대한 존경의 중요성을 강조한다. 많은 힌두교는 명상, pranayama(호흡운동) bhajans(신성한 찬송가)를 노래하고, 요가와 매일 기도에 참여한다.

힌두교는 수많은 남신과 여신이 존재한다는 점에서 다신교이나 최고의 영혼의 최우선이 존재한다. 힌두이즘의 기원은 신성한 경전인 베다(vedes)이다. 힌두교에서 브라마(brahma)는 우주의 원리이고 원천이며, 모든 사물을 양산해내는 것으로부터 모든 것은 환원시키는 중심이라는 믿음이다. 윤회는 힌두교의 중심 믿음이다. 생명은 운명(karma)의 법에 의해 결정되고 환생은 과거의 존재단계에서의 도덕적 행동에 따른다고 한다. 힌두교에서 지구상에서의 삶은 이행과 짐이다. 존재의 목적은 환생과 반복되는 죽음의 주기에서 해방되는 것이고 열정이 없어지는 상태, 해탈(nirvana 문자 그대로 “소멸”)이다.

종교는 개인 본래의 문화와 주체성을 보존하려는 한편 새로운 문화 안으로의 동화되는 역할을 한다. 동인도인은 미국 문화에 동화됨으로써 그들의 종교적 관습이 바뀔 수도 있다. 미국과 인도에서 힌두교 지도자들은 고전적인 책으로 돌아오고 종교계 지도자를 통합하려는 노력 속에서 특정한 현대적 적응을 외면하고 있다. 세계힌두교연맹은 힌두교신앙과 전통을 근거로 성문화된 성서를 완성하는 과정에 있다. 이 고전으로의 환원은 다른 견해, 믿음, 다른 하나의 공통된 목적에 대한 태도를 결합하는 방법이다. 힌두인은 그들의 종교에 방어적인데, 특히 미국에서 주류인 그리스트교 문화로부터 압력이 있는 곳에서는 그렇다. 문화적 견지에서 윤리적 주체성을 보전하려는 시도는 많은 동인도인의 “그들과 그들의 문화의 모델적 소수 이미지”에서 나타내도록 하였다(Kurien, 1999; Yang & Edbaugh, 2001).

힌두교는 대부분 힌두인도인의 삶의 보편적인 부분이다. 종교적 성체는 많은 힌두교 세대에서 널리 유행하고 있고, 가족의 기호를 근거로 집의 다양한 곳에 위치한다. 각 가족은 대중적인 3천3백만이나 되는 힌두교의 모든 신 가운데 기원하는 일종의 특정 남신과 여신을 가지고 있다. 이 성체는 선택한 신상과 그림, 초, 향과 받쳐지는 우유, 꽃과 과일이 포함된다. 기도와 명상을 위한 시간은 아침 일찍(목욕 후)과 이른 저녁으로 정한다.

힌두교의 일반적인 금식의 관습은 개인의 고초를 신에게 의존하는, 그 주의 특별한 날에 관찰된다. 예배는 가족 중 여성 사이에서 압도적이고, 아이들은 예배하기가 허락되지 않는다. 가족에게 허용된 힌두교 법전의 준수정도에 따라 금식 의식은 오직 한 끼 만을 먹는 금식에서부터 다양하다. 이 의식은 한 달-이상의 기간 혹은 단지 성스러운 날의 준수가 될 수도 있다. 피츠버그는 힌두문화와 종교적 힘의 중추센터이다. 처음 미국의 중추 힌두사원은 펜힐(Penn Hills; 피츠버그의 교외)에 있는 Sri Venkateswars로 국제적으로 힌두인의 순례지로 잘 알려져 있었다. 다른 중요사원들은 워싱턴 D.C, 시카고, 오스틴, 버클리, 로스엔젤레스, 보스톤에 세워졌다. 사원들은 힌두교의 가치와 성서와 ahimisa(비폭력), 채식주의, 자아-조절과 같은 주요 가르침의 지시를 따르면서 지역사회의 중추로 제공되었다. 이 사원들은 종종 문화적 행사, 언어교실과 구호 활동을 후원한다(Miller, 1995). 미국의 세계힌두교연맹은 넓고 다양한 형태를 통해 정보를 제공함으로써 미국에서 힌두교의 확대를 추구한다(World Hindu Council of America, 2015).

미국이민이 사회적 조직에 미친 영향

1965년 이전 미국의 제한된 이주정책은 미국의 많은 동인도 힌두인에게 공포를 가져왔다. 이것은 문화가 그것의 의미를 상실한 것으로 보여졌기 때문이다. 1965년 이전에 미국에 거주하는 동인도 힌두인은 거의 없어서 문화적으로 격리된 체 거주하는 사람은 거의 없었다. 동화되려고 했던 이들 인도 힌두인은 백인의 지역사회에 자유롭게 접근하지 못하였고 멕시코 미국 문화에 동화를 선택하였다. 특히, 1865년 이전에 미국에 거주하는 동인도 힌두여성은 거의 없었다. 사회학자는 동인도인과 멕시코인의 동화는 그들 신체적 특징의 유사성의 결과로 발생되었다고 결론지었다. 덧붙여, 몇몇 사회학자들은 동인도 힌두인은 멕시코의 하부문화에서 그들의 인종적 특성을 상실했다고 믿었다. 그러나 다른 학자들은 미국의 동인도 힌두인과 미국 멕시코인의 다른 종족 간 결혼 사실을 상호수락의 증거로 보고 있다(Melendy, 1977). 50명의 동인도힌두인의 고전연구에서 26명의 아내 중 22명이 멕시코인이다. 결과적으로 이들 멕시코 동인도인의 결혼에서 출생한 아이들은 압도적으로 멕시코 문화에서 성장하였다(Dadabhay, 1954).

동인도 힌두 이주민의 새로운 물결이 1960년대에 자신을 주장하기 시작하면서, 표류하던 힌두문화와 전통은 재생되고 번성하였다. 이것은 1965년 후에 더 많은 동인도 힌두인 아내들과 가족이 미국에 도착하게 하였고 전통 문화의 재생을 촉진시켰다. 도착 시, 이들 아내들은 전통의복인 사리를 계속 입었다. 반면 오직 10%의 남성만이 전통적 복장을 계속 유지하였는데 이는 많은 남성이 미국의 상업지역에 적응할 필요를 느꼈기 때문이다(Wenzel, 1965). 대부분 새로운 이주민은 미국인의 생활방식에 더 잘 적응하고 쉽게 융화되었다. 반면 오래된 세대들은 주류사회로부터 떨어져 지내야 했다. 미국 동인도 힌두인의 노인 그룹들은 계속해서 지방에 살았지만 경제적 요구에 적응하였고 이 그룹의 사회적 문화 변용은 신세대 이주민의 뒤에서 의미있게 유지되었다(Melendy, 1977). 몇몇 동인도 힌두인 아내는 남편의 건강과 번영의 의미로 bindi(앞 이마의 점 혹은 tilak라 부름)을 계속 유지하였다.

도시화, 산업화, 교육은 동인도 문화에서 전통적으로 나타나는 연합가족체계의 기본적 틀을 붕괴하는 영향력으로, 결과적으로 미국에서 동인도 가족체계에 영향을 주었다. 인종적 주체성의 개념과 문화변용은 중요한 특징이다. 인종적 동일함은 개인의 수준에서 특히 개인의 소속감과 그들이 특정한 것에 관여하는 인종

집단이라는 것이다. 문화변용은 개인적 변화와 적응, 그리고 그들이 접촉하는 새로운 문화와 상호작용하는 과정이다. 일반적으로, 아시아 인도가족은 그들의 문화적 동일감과 가치를 가족의 중요성, 전통적 성역할, 그룹 역동성으로 유지하려 한다(Farver, Narang & Bhadha, 2002).

교육은 동인도 힌두문화에서는 아주 가치 있게 여겨진다. 미국의 25세 이상 동인도 힌두인 80.1%가 고등학교를 다녔는데 나머지 전체 미국 인구의 66%가 고등학교를 다닌 것과 비교된다. 미국의 25세 이상 인구 중 동인도 힌두인의 대학원졸업은 가장 높은 퍼센트를 차지하는데 힌두남성의 68%와 36%의 여성이 대졸인 것은 전체 미국 인구에서 20%의 남성과 13%의 여성이 대졸인 것과 비교된다(U.S. Department of Commerce, Bureau of the Census, American Community Survey, 2013). 미국에서 인도인 대학생은 정서적이고 재정적인 독립과 더불어 그들의 부모와 다른 가족구성원 사이에서 의사소통을 개선하려는 의도를 표현한다. 대화는 일방적이고, 특히 데이트하기, 결혼, 성은 예민한 주제이다. 변화는 사회적·문화적·재정적 한계 때문에 느리다(Medora, Larson & Dave, 2000).

정치적으로 미국의 동인도 힌두인의 지역사회는 공공기관에서 봉사하는 구성원이 극소수인 것처럼 눈에 두드러지지 않으려고 한다. 동인도 이주민과 미국사회의 관계는 그들이 거주하는 지역사회를 근거로 다양하다. Miller(1995)에 따르면 "동인도 그룹에 대한 차별은 심각하고, 뉴저지에서 '도도버스터(dot buster)' 폭력으로(백인 인종차별자인 skinhead에 의해 저질러진)부터 통계적인 기록을 어렵게 하는 직업차별의 기본적인 형태로 까지 다양하다.

미국의 많은 젊은 동인도 힌두인은 뉴욕, 뉴저지, 피츠버그, 텍사스, 캘리포니아의 대도시 중심부로 옮겼고 아파트에 살고 있다(Helweg & Helweg, 1990). 그 결과, 연합가족체계가 실천되지 못한다. 학교와 직장에서 많은 미국 동인도 힌두인은 인도의 외형상의 카스트 제도보다는 능력에 따라 배우고 있다. 가족구성원 간의 개인주의의 발달은 과거의 정교한 의식을 위한 요구에 대해 불확실함을 가져왔다. 가족으로부터 학습되는 몇몇 가치는 멸종되고, 특히 젊은 사람은 스스로 과거 그들을 조절했던 전통으로부터 분리되어 가고 있다.

최근 미국의 동인도 이주민은 압도적으로 서인도에서 왔고 그들의 종교적 문화적 믿음을 계속 가져오고 있다. Singh와 Unnithan(1999)에 의하면 이런 몇몇 믿음에는 "종교, 카스트, 지역적 제휴는 친구 선택의 중요한 기준이고, 두 파트너의 가족은 친구 선택과 선정에 결정적인 역할을 하며, 가부장제는 규범이고 여성의 지위는 압도적으로 이차적이고 의존적이다" 등이 포함된다. 동인도 지역사회가 미국에서 번성함으로써 지역사회는 그들의 문화적·민족적 정체성을 유지하려고 노력하고 있다.

간호 적용

간호사는 전통적 동인도 힌두가족에서 가치, 태도, 도덕이 사회적 구조의 일부로 학습되는 기본 단위임을 이해하는 것이 중요하다. 개인주의의 추구는 서양문화에서 너무 지배적이어서 받아들일 수 있는 규범은 아니다. 간호사는 아버지가 가족의 가장으로 높은 존재로 여겨지며, 개인 구성원의 건강간호를 포함하여 중요한 가족의 문제에 관한 일차 대변인임을 이해해야 한다. 미국의 동인도 힌두인은 가족이 낯선 사람에 의해 대중의 감시를 받을 수 있다는 공포 때문에 가족이 경계 밖에서 의료를 추구하는 것은 일상적이지 않다.

전통적이고, 새로 이주해 온 동인도 힌두인 대상자 간호를 하는 간호사는 아내가 남편에 의해 수동적으로 자리에 앉을 것이고, 모든 질문과 조사는 그녀 남편의 지도하에 이루어진다는 것을 예측해야 한다. 그는 차례로 그의 아내와 함께 다른 가족의 건강상태를 의뢰한다. 간호사가 남편을 무시하고 직접 아내로부터 정보를 추구한다면 남편 쪽에서 무언의 굴욕감을 갖거나 다른 가족의 입장에서는 모욕으로 여겨질 수 있다. 간호사와 대상자와 효과적으로 유대를 발전시키기 위해서는 남편의 신뢰를 얻음으로써 그 속에서 진실을 찾아내고 남편이 더 이상 간호사를 침입자로 보는 것이 아닌, 건강간호지지자로 보게 하는 것이다.

5 시간 TIME

시간의 감지는 과거, 현재, 미래에 기원한 동인도 힌두인에게는 중요한 개념이다. 시간은, "완벽한 나이"로 시작해서 "퇴보의 나이"로 끝나는 4년을 주기를 갖는 것으로 여긴다(Purnell, 2014). 동인도 힌두인은 문화적으로 이어져 온 전통과 의식 때문에 과거 지향적으로 인지한다. 반대로 그들은 그들이 "어울리는 존재"의 관점 때문에 현재 지향적으로 인지된다(Kluckhohn & Strodtbeck, 1973). 결국, 그들은 현재의 삶 이후를 강조하여 살기 때문에 미래 지향적으로 인지한다.

최고의 지적 상태에서, 힌두인은 비인간적으로 신학적으로 인지되는지의 한가지의 사실을 찾는다. 일단 그들이 이 사실에 도달하는 데 성공하면 그들은 세상에서 사는 것을 계속한다. 그러나 그것에 대한 정서적 애착은 없다. 그들은 슬픔과 즐거움, 통증과 유쾌함, 선과 악을 지나갈 것이다(Warshaw, 1988). 한마디로, 현재는 미래와 미래의 보답에 의해 지나가는 것이다.

힌두인은 그들 죽음의 화장을 통하여, 개인 영혼을 모든 것이 충만된 것으로 하나되기 위해 해방되기를 희망한다. 이런 활동은 모든 힌두인이 공유할 수 있는 시간을 초월한 실존의 존재를 시사한다. 부활의 교훈이 - 모든 생명체, 동물, 하늘을 향해 다시 탄생할 것이고 모두 영원할 것이다 - 만연되는 힌두교의 믿음이다. 재탄생의 정확한 형태는 존재 당시의 공적, 선과 악, 이전의 존재와의 균형에 의해 결정된다. 윤회의 주기로부터 탈출은 구세주, 완벽한 상태, 완벽한 지식을 얻고 개인의 임무를 완벽하게 수행함으로써 얻을 수 있는 기쁨에 찬 의식을 구성한다. 대부분 힌두인의 목적은 오직 그들의 상태를 다음의 존재에서 개선하는 것이다.

간호 적용

미국 동인도 힌두인은 과거, 현재, 미래에 기원한 존재로 인식되기 때문에, 간호사가 대상자가 약속시간에 와 있는 것 같은, 현재의 것을 아무것도 아니거나 가치가 없는 것으로 생각한다는 것을 기억하는 게 중요하다. 그러나 다른 현재에 기원한 개념들, 영적인 보상같은 것은 상당히 중요하게 생각할 수 있다. 동시에 같은 대상자가 전통과 의식 같은 과거에 기원한 것과 미래에 기원한 개념, 지금 이후 삶의 영혼의 준비같은 것은 똑같이 중요하게 생각할 수 있다.

6 환경통제
ENVIRONMENTAL CONTROL

Kluckhohn과 Strodtbeck(1973)은 사람에게 인간이 천성적으로 선한지 악한지에 관한 질문에 답하는 것은 본질적이라고 한다. 이 질문 속에는 악, 선과 악, 그리고 선을 포함하는 다양함이 존재한다. 힌두인은 인간의 영혼 속에 선함은 환생이라는 과정의 덕목을 통해 회복된다고 믿었다. 덧붙여, 그들은 Kluckhohn과 Strodtbeck가 제안한 것처럼 인간은 자연의 주인이 되어야 할 뿐만 아니라 자연과 조화 속에서 살 필요가 있다는 인간을 자연에 기인한 것으로 믿었다. 과거, 현재, 미래에 근거한 문화적 그룹은 다중 인간과 자연의 방향에 동의하고 힌두인은 인간은 선과악의 혼합물이기 때문에 만일 어떤 선함을 성취하려고 한다면 자신에 대한 지속적인 조절과 훈육이 필요가 있다고 하였다.

힌두인은 내·외적 조절력 둘 다를 가진 것으로 여겼으며, 어떤 힌두인은 외적 힘이 운명을 조절하지만 감정 상태와 신체의 오용같은 내적 힘 또한 운명을 조절한다고 믿었다. 예로 내·외적 조절력에 동의하는 미국 힌두인은 내적 상태는 노여움, 질투, 부러움, 성냄과 부끄러움 같은 심리적인 요소에 영향을 받는다고 믿었다. 이와 같은 믿음은 개인이 자아 영속의 내적인 상태를 조절할 수 없을 때, 가능성은 질병의 감수성이 존재할 때라는 전제에 의해 지지된다(Henderson & Primeaux, 1981). 외적인 조절력은 질병이 외적인 사건이나 불행, 즉 원인이 가족의 잘못과 관련되거나 질병신의 전제 가족에 대한 복수라는 것이 명백하다. 힌두인이 죽은 조상의 악이 있는 영혼, 과거의 삶 속에서 저지른 죄 혹은 살아 있는 친척에 대한 질투는 인간의 나빠진 건강에 책임이 있다고 믿었던 것은 일반적이지 않다. '영혼의 상실'과 '금기의 틈', '여신의 복수'들은 내적 갈등의 상징적 표현으로 여겼다. 힌두인은 사람들이 유령과 영혼에 대항하는 의식적 무의식적 범죄를 통하여 그와 같은 재난을 자초하였다고 믿었다. 악인들에 의해 유발된 급성질환은 많고 다양하다. 따라서 귀신들의 비열한 의도를 변화시키기 위해 힌두인은 부적을 지니고 성자와 조상에게 헌납을 하고 영혼이 산다고 믿는 마을주변 방문을 피한다.

질병의 인식

인도의 고전에 따르면 인간의 몸은 5가지의 요소로 되어 있다: 땅(뼈와 근육), 물(가래), 불(담), 바람(vapu), 공간(속이 빈 기관)(Andrews & Boyle, 2003). 물, 불, 바람은 건강을 가져오는 것과 조화와 상호작용을 하는 요소이다. 질병은 이중 한 요소의 과잉이나 부족으로 나타나는데 세 가지의 문제로 언급된다. 프라나(Prana)

는 호흡뿐만 아니라 '유머'와 체액(담즙, 혈액, 가래)을 신체에 분배하는 통로에서에서 순환하는 영적인 요소를 다룬다. 5가지 자연요소에 관심을 갖는 것과 더불어 인도 이론에는 뼈, 살, 골수, 지방, 젖, 혈액, 정자를 신체의 7가지 구성소로 나타내었다. 뼈의 학명은 광범위하지만 내장은 동인도 이론에서 거의 관심을 두지 않았다.

전통적으로 많은 관심을 가진 것은 질병의 원천과 위생적인 처방에 헌신하는 것이다. 의학치료의 목적은 질병의 증상과 원인의 진단을 설명하는 것이다. 예로 열의 치료는 원인요소를 포함하여 처방된 약에 추가로 해열제를 주는 것으로 구성된다(Dash, 1974). 힌두인은 건강을 기원하는 것은 가장 낮은 기도의 형태로 믿었다. 동인도 힌두인은 회복을 기원하기보다는 극기를 더 선호한다(Peck, 1981).

민속의학

힌두문화에서 민속신앙의 중요성. 오늘날, 심리학자, 사회학자, 생물학자들 사이에서는 질병과 그 치료는 생물학적이고 사회학적 현상이라는 생각을 가지고 있다. 최소 3가지 다른 의학 형태가 3가지 다른 문화적 수준에서 실천되고 있다. 첫 번째 수준은 원초적이거나 문자를 모르는 사람들로 우선적으로 질병의 인과관계를 초자연적인 이론에 근거하여 원초적인 치료의 형태로 실천한다. 이들은 마술적·종교적 수단을 통하여 치료를 추구하였다. 두 번째 수준은 민속 문화 수준에 속하고 민속의학을 실천하는 사람들로 질병의 이론을 인과관계뿐 아니라 초자연적이고 신체적인 치료까지 포함하여 함께한다. 세 번째 수준은 치료의 현대 이론과 질병의 인과관계에 동의하는 사람들이다. 이 수준에서 사람들은 질병을 초자연적인 원인보다는 자연적 원인으로 인식한다. 동인도 의학을 역사적으로 거슬러 가면 종교적 주술적 이론의 혼합이다. 초기 동인도 역사에서 질병의 원인은 신과 여신의 탓으로 돌렸고 신과 여신, 유령과 나쁜 영혼과의 인과 관계를 근거로 설명하였다. 그러나 인도의 민속믿음은 수세기의 변화를 거쳤고 지금은 약초의학과 아유르베다 체계를 포함한다(Kakar, 1977; Lynch & Braithewaite, 2005).

특정한 질병이 자연적으로 발생하고 신체에 기원한다는 믿음은 초자연적 선례의 동시적인 역할에서 탈피하지 못한다. 예로 아이의 설사는 적합하지 않게 결합된 음식의 소비 탓으로 돌린다. 그러나 누군가는 아이에게 '악마의 눈', '악마의 입' 때문이라는 가능성이 있다고 인식한다(Kakar, 1977).

믿음의 또 다른 체계는 아유르베다 교리, 질병은 원인균이 있고 신체의 필수적인 요소의 불균형 때문에 발생한다고 한다. 아유르베다는 두 단어: 아유와 베다로 구성되었다. 아유르베다의 문헌적 뜻은 '생명의 과학이다'이다. 동인도 힌두인의 일차적 관심은 해가 되거나 해가 되지 않는 세균의 성장을 도입이나 저항을 돕는 선호 혹은 혐오의 지식이었다. 동인도 힌두인은 신체의 3가지 근본요소-dosha, dhatu, mala는 최적의 평형상태가 존재하도록 균형을 가져야 한다고 믿었다. Dosha(질병)는 몸의 생화학적 생리적인 활동을 관장한다; dhatu(층)는 신체 세포의 근본적 구성소를 형성한다. Mala(오물)는 부분적으로 신체에 유용한 물질로 구성되어 있고 생리적 기능이 완성된 후에 변형된 형태로 배설된다(Bhungalia & Kemp, 2002; Kakar, 1977; Ramakrishna & Weiss, 1992).

아유르베다 의학에서는 많은 약이 처방될 수 있다. 예로 원기 회복약은 아유르베다 의사가 처방할 수 있다(Dash, 1974). 다른 아유르베다 의학은 이질 아메바(*entameba histolytica*)라는 미생물에 의해 유발되는 아메바성 이질의 치료에서 발견된다. 아유르베다 의학에서 미생물에 대한 믿음은 질병을유발하는 원인요소는 아니다. 오히려, 주요 원인은 불규칙한 식이 때문이다; 과식, 소화 안 되는 음식, 걱정, 불안, 노여움 같은 정서적 요소 등이다(Dash, 1974). 아메바성 이질에 대한 민속치료는 cyavana prasa(질병의 유발소를 먹는 것) 약이 사용되었으나 이 약은 약보다는 음식을 더 고려하고 있다. 두 스푼의 약을 우유와 같이 섭취하고 대상자는 신 것뿐 아니라 과다 염분을 피하도록 지도한다. 치료에는 불안, 걱정, 성적 탐닉을 피하는 것이 포함된다(Dash, 1974; Lynch & Braithewaite, 2005; Ramakrishna & Weiss, 1992).

Satow, Kumar, Burke와 Inciardi(2008)의 미국에 살고 있는 동인도인의 연구에서 응답자의 95%가 그들은 아유르베다를 인식하고 있고, 78%는 아유르베다 생산물의 혹은 치료의 지식을 갖고 있고, 59%는 사용했거나 현재 아유르베다를 사용하고 있는 것으로 나타났다. 흥미로운 것은 사용자의 18%만이 그들의 아유르베다 사용에 대해 서양의사에게 동의를 받았다고 한다. 이 연구 결과는 확실히 전통적인 아유르베다 치료와 서양의학의 실천 사이에서 지식 차이를 나타낸다.

대상자 식이의 강조는 아유르베다 의학에서 독특한 양상이다. 대중적 믿음은 대상자가 건강에 좋은 식사를 한다면 어떤 약도 요구하지 않는다는 것이다. 이 믿음에 따르면 실수와 오진일지라도 대부분의 아유르베다 약초는 어떤 해로운 결과도 가져오지 않는다. 그러나 만일 진단이 정확하다면 이런 약초들은 즉각적으로 활동하게 될 것이다. 질병은 아유르베다 의학에서 정신과 신체 둘 다를 포함하는 정신역동적인 것으로 여겨졌다. 이점은 약과 요법을 대상자에게 처방할 때 항상 기억해야 한다(Bhungalia & Kemp, 2002; Dash, 1974; Lynch & Braithewaite, 2005; Ramakrishna & Weiss, 1992).

민속의학 실천자의 종류. 대부분의 동인도인은 그들 가족, 그들의 시부모(시어머니), 이웃의 노인 여성, 토속적인 산파와 다른 민속의학 실천자와 정부의 건강 간호전문가로부터 질병의 원인, 예방, 회복과 관련한 믿음을 얻었다. 일반적으로 의학치료 선택의 결정은 대상자의 성, 가족의 경제상태, 질병 원인에 대한 가족의 인지, 지역실천자와 가족의 유대 같은 요소에 의해 영향을 받아왔다(Kakar, 1977).

치료적 조언은 일반적으로 5가지의 다른 단계에서 얻는다; 가족단계, 모할라(적절히 mahalla)단계, 카스트단계, 마을단계, 마을단계를 초월한 단계(Kakar, 1977).

1. 가족단계에서 시어머니는 가족 의사로 여기지고 가정 치료법의 사용에서 잘 표현된다. 이것은 모든 질병의 치료의 원천이다. 그녀의 권위는 높으며 모성과 아동 간호의 영역에서 누구도 도전하지 못한다. 진단가와 치료자로 활동하면서 그녀는 하제, 마사지, 다양한 스트레칭 도구 같은 치유기술을 사용한다.
2. 모할라단계(궁에서의 거세, 할렘), 2~3가지로 높이 존경받는 synas 혹은 syanis(현명하고 신성한 사람), 오직 특정한 질병에 대해서만 준비가 가능하고 의뢰할 수 있다. Syanas에 의한 예방은 시어머니에 의해 결정되고 가족의 비밀과 사회에 대한 일을 포기하지 않는다는 것이 중요하다 고 생각한다.

3. 카스트단계, 한 명이나 두 명의 sysnas가 종종 추구하는 중재이다. 실천자는 사람의 요구, 특히 그들 자신의 카스트를 따른다. 그들은 몹시 존중받는 카스트 구성원이고 사회적으로 중요한 행사에서 특별한 대우를 받는 치료의 수혜자이다.
4. 마을단계, 믿음의 치료자, 가장 종교적인 구성원, 선택에서 가장 인기 있는 실천자이고 카스트와 교의에 상관없이 그의 자유로운 봉사를 위해 고용된다.
5. 마을초월단계, 상담은 다양한 민속의 예술가와 토착의 실천자와 함께한다. 주술자에서 영혼전달자에 이른다. 영혼 전달자가 약을 사용하지 않고, 본능적인 주문하므로 대상자에게 단순한 안도감이 있다(Kakar, 1977).

위생의 원칙

개인위생은 동인도 힌두인에게 지극히 중요하다. 종교적인 의무의 한 부분으로 목욕이 최소 하루에 한번 요구된다. 몇몇 힌두인은 식후의 목욕은 손상을 주고 찬물 목욕은 혈액질환을 예방하는 반면, 더운물 목욕은 혈액질환의 체질 개선효과가 있다고 믿는다. 동인도 힌두인은 만일 목욕물이 너무 뜨거우면 눈에 손상이 발생한다고 믿었다. 목욕을 준비할 때 더운물을 찬물에 첨가할 수 있으나 찬물을 더운물에 첨가하지 않는다. 목욕이 끝나면 신체는 조심스럽게 타월로 문질러 닦고 적절히 옷을 입는다(Jee, 1981).

죽음의 인식

힌두신앙에 따르면 죽음은 한 존재에서 다른 존재로의 통과로 인식된다. 경전과 '선각자'의 영감으로부터 힌두인은 모든 창조물은 영적인 진화를 제한 없는 시간의 주기를 통해 확장해 나가는 과정 속에 있다고 배웠다. 한 인간의 평생은 구슬들이 과거와 미래의 평생을 대표하는 목걸이의 구슬과 같다. 각 atman("근본적 자아")은 청렴한 생활, 자아 조절, 비폭력, 자비, 모든 생명체를 위한 존경, 헌신 의식 후에 우수한 수준에 오르기 위해 계속적으로 환생하려 한다. 이것은 세계적인 존재로부터 Brama 단합을 성취하기 위한 해방을 얻는 것이다(Chakravarty, 1978). 완화간호는 힌두교의 가치를 정리하는 것이다. 따라서 많은 힌두교 환자는 고향에서 혹은 인도로 돌아가서 특히 땅에서 마지막 며칠 동안 신성한 도시 바라나시에서 죽기를 선호한다(Dash, 1974; Lynch & Braithewaite, 2005; Ramakrishna & Weiss, 1992).

인도에서 죽음의 의식은 안트레시(antyesti) 혹은 '종부 성사'로 불리고, 화장을 위한 신체의 준비, 상징적으로 질병이 있는 영혼을 씻는 우유와 요구르트액으로 나머지를 목욕을 하는 게 포함된다(Purnell, 2014). 결혼한 여성이 죽었을 때, 그녀는 나쁜 징조로 여겨지므로, 화장과 보석을 전혀 하지 않고, 전통적인 하얀 결혼 사리의 복장을 한다.

남성은 동인도 의복인 선명한 회색 복장을 한다. 종교적 기원과 찬송이 죽음 전·후에 영혼의 안전한 통과를 위해 친구, 가족, 성직자에 의해 계속적으로 제공된다. 슬픔의 외적인 표현은 힌두신앙에서 받아들여지는 행위이다. 가족, 친구, 지인들에 의한 공개적 애도는 비탄, 울음, 심지어 실신까지 포함된다. 남성도 여성

만큼 그들의 슬픔을 표현하며 절제하는 태도를 보이지 않는다(Chakravarty, 1978; Thrane, 2010). 고인의 장자가 신체를 화장용 장작더미로 운반하고 다른 자녀들은 장지에 접근하는 것이 금지된다. 화장의식 동안 승려는 몸이 화장되는 동안 기도를 한다. 그 다음 화장된 재가 용기에 담기고 장자에 의해 지정된 영적인 땅으로 운반되어 뿌려진다.

간호 적용

간호사는 미국 힌두인들은 강력한 자아 조절감이 건강 혹은 안녕상태를 조화롭게 하기 위한 중요 요소 중 하나라는 믿음을 갖는다는 것을 기억하는 것이 중요하다. 덧붙여, 몇몇 미국 힌두인은 인간은 자연을 따라야 하고 동시에 자연과 조화롭게 살아야 한다는 믿음을 둘러싼 지향적 가치를 믿는다. 이런 믿음 때문에 유능한 간호사는 대상자는 질병은 이중의 인과관계, 나쁜 호의 혹은 자아의 지나친 방임이 포함된다고 믿는 것을 기억해야 한다.

미국 힌두인은 목욕에 관해 매우 엄격한 믿음을 갖는데, 이것은 간호사가 힌두인이 어떤 건강센터에서는 일반적인 규칙인 조반 후의 목욕을 거절할 수 있음을 기억해야 한다. 덧붙여, 몇몇 힌두인은 더운물에 찬물을 첨가하는 것은 허락되지 않으며, 만일 물이 너무 뜨거우면 간호사는 물을 밖으로 붓고 힌두인 대상자를 공격하는 위험보다는 다시 이 과정을 시작해야 한다.

몇몇 힌두인은 안녕감을 가져오기 위해 신체에는 조화로운 세 가지 요소가 존재한다는 믿음의 이론에 동의한다. 간호사가 대상자와 함께 이런 믿음이 이득인지, 중립적인지, 해가 되는지를 찾아야 한다. 만일 대상자가 이득이라고 믿는다면 간호사는 믿음과 실천을 찾아내고 그것들을 간호계획안에 통합시켜야 한다. 간호사가 중립적이면 한 가지 방법 혹은 그 이상의 치료 효과를 가지고 있지 않다는 믿음과 실천을 찾는 것도 중요하다. 이것은 대상자의 일상의 의식으로부터 없앨 필요는 없다. 마지막으로, 간호사가 이들의 실천이 해가되는지를 고려해야 하고 대상자의 실천과 일상의 의식으로부터 제거할 필요가 있다.

죽음이 가까울 때 이상적으로 환자들은 죽음이 발생한 것처럼 그나 그녀의 만트라(신성한 시기)를 암송한다(Bhungalia & Kemp, 2002; Thrane, 2010). 미국 힌두인이 죽었을 때 간호사는 죽은 후의 종교적 의식에 놀라지 않아야 한다. 예로 성직자는 축복을 의미하여 목과 손목 주위에 실을 묶을 수 있고 이 실은 제거되지 않아야 한다. 간호사는 죽은 후에 성직자가 입에 물을 부을 것이고 가족이 몸을 씻기기를 요구할 것을 예측해야 한다. 힌두인은 죽은 후의 신체를 접촉하는 사람에게 특별하다. 이것은 간호사에게 존경을 의미하는 것으로 가족에게 사생활을 보장하므로 이와 같은 의식이 수행될 수 있음은 필수적이다(Murray & Huelskoetter, 1991; Potter & Perry, 2001).

7 생물학적 변이
BIOLOGICAL VARIATIONS

종족혈통에 따른 변이

현대 인도의 인구는 중요 여섯 혈통으로 분류될 수 있다. 여섯 그룹 중 둘은 지형학적 지역과 관련되며 다른 네 그룹은 인도의 어디에서나 발견된다. 상위계층은 신체형태가 사회적으로 낮은 혈통과는 다르다. 동인도인은 한편은 아시아인과 다른 편은 유럽인 사이에서 매개의 위치를 차지하는 독립된 혈통이다.

1. 지중해혈통. 이들은 긴 머리와 중간 신장, 마른 체격, 까만 피부이다. 얼굴은 좁고 코는 작으며 보편적으로 넓다. 머리털은 웨이브이거나 곱슬거린다. 이들은 드라비다(Dravidin) 말을 하는 남부인도인 가운데서 우월한 모습이다.
2. 넓은 머리 혈통. 이 지역의 인구는 신장이 작거나 중간이고 피부색도 밝고 어두운 갈색으로 다양하다. 머리는 넓고 때때로 길다. 코는 돌출되었고 털은 직모이고 일반적으로 얼굴과 몸에 많다.
3. 노르딕혈통. 이들을 구별하는 특징은 그들의 긴 머리이다. 그들은 키가 크고 길고 좁은 코를 가진 긴 얼굴이고 밝은 피부톤이다. 이 혈통은 인도북부의 상류카스트계층에서 지배적이다.
4. 몽고계혈통. 이들의 머리는 길고 중간에서 피부색은 가볍고 어두운 갈색으로 다양하다. 그들의 신장은 중간이고 털은 얼굴과 몸에서 드물다. 얼굴은 짧고 광대뼈가 돌출되었고, 눈구멍은 기울어지고 눈은 가느다랗게 찢어진 모양이다.
5. 네그리토스(흑인). 이들은 인도의 초기 거주자이다. 이들의 신장은 152 cm보다 작고 곱슬거리는 털이 주로 구별되는 모습이다.
6. 프로토-오스트라로이드. 이 혈통은 중부, 서부, 남부인도의 부족에서 지배적이다. 긴머리와 작은 신장, 넓고 짧은 얼굴, 강하게 보이는 이마 주변과 작고 편편한 코, 웨이브형 털이 사회적으로 가장 하류 혈통의 모습이다. 피부는 어둡고 검다. 이 혈통은 이런 형태의 사람과 오스트리아 원주민이 특별히 유사하기 때문에 붙여졌지만(Guha, 1944), 이들이 관계 있다는 유전적 증거는 거의 없다(Cavalli-Sforza, Menozzi & Piazza, 1994).

효소적 유전적 변이

지중해성 빈혈은 유전적 질병으로 다양한 빈혈을 가져올 수 있고 지중해 지역, 중동, 동남아시아 사람들에게 높은 발생률을 가져왔다. 지중해성 빈혈은 인도혈통에서 발생률이 다양하다. 덧붙여, 빈혈을 일으키는 G-6-PD 결핍, 말라리아의 고위험지역에서 발생률이 높으며 말라리아 기생충이 G-6-PD 효소가 함유된 적혈구를 공격한다. 따라서 결핍된 세포는 거의 생존하지 못하고 기생충 부담이 낮아져서 결과적으로 G-6-PD 결핍이 낮아진다.

유당불내성은 동인도 계통의 사람에게 영향을 미치는 또 다른 질병이다. 유당불내성은 아프리카인과 아시아인에서 발생하는데 몇몇 그룹에서는 적절한 장내 락타아제 수준을 가지나 다른 사람들은 부적절한 수준을 갖는 유전적 선택 때문이다(Overfield, 1995). 유당불내성이 인종에 따라 다양하고 백인을 제외한 전 세계 성인에서 최소 80~90%이다(Overfield, 1995).

질병의 감수성

인도에 거주하는 동인도 힌두인의 평균 기대여명은 66.46세이다. 아시아 인도인의 출생당시 평균여명은 76.4세로 올라갔고, 일반적인 나머지 미국 인구의 77.85세와 대조적이다. 추가로, 인도의 영아사망률은 출생아 1,000명당 49.3명으로 미국의 6.43명과 대조된다(Central Intelligence Agency, 2015).

열 스트레스에 대한 감수성은 나이, 인종, 체형, 체지방, 기후에 의한 경험과 어쩌면 성 정체성(gender) 같은 요소에 의해 영향을 받는다(Wagner, 1972). Frisancho(1981)에 의하면, 특정 인종은 다른 인종보다 열 스트레스를 견디는 능력을 갖을 가능성이 있다. 그러나 인종적 차이는 기후에 노출과 관련된다. Frisancho(1981)는 인도같이 더운 기후에서 성장한 사람은 미국의 특정한 지역인 한대지방에서 자란 사람보다 잘 견딘다고 결론지었다. 일반적으로 흑인, 미국 서남 인도인, 아시아 인도인, 동인도인과 오스트레일리아 원주민은 그들의 백인 상대방보다 열에 잘 견디는 능력을 가지고 있다(Frisancho, 1981; Riggs & Sargent, 1964). 이런 믿음은 이 사람들이 백인보다 땀을 적게 흘리나 체온은 비슷하고 땀 생산에 보다 효율적이다(Dill, Yousef & Nelson, 1983). 기후가 열을 견디는 데 영향을 주는 것은 직접 유아기의 신체발달에서 열의 영향과 관련된다. Eveleth(1966)은 인도에서 나타나는 상태인 더운 기후에서 자란 아이들은 온화한 기후에서 자란 아이들보다 홀쭉한 경향이 있다.

뇌졸중에서 영향받은 기관뿐만 아니라 증상과 증후에 관한 인도 대중의 인식은 낮으며 다른 국가에서의 지식과 견줄 수 있다. 뇌졸중에 관한 공공 교육을 개선할 구체적인 요구가 있지만 자료는 이들을 높은 위험에 두는 것은 노화라고 한다. 현재 인도에서 뇌졸중의 이환률은 10만 명당 40명에서 270명으로 다양하고, 40세 이하에서 12%가 나타난다. 뇌졸중의 급성간호와 재활요구에 대한 간호 정보가 가능한지 더 많은 논의가 필요하다(Pandian et al., 2005).

영양학적인 선호와 결핍

대부분 카스트 힌두인은 채식주의자이다. 그러나 채식주의 식이에서 엄격함은 다양하다. 대부분, 채식주의 식이는 일차적으로 곡류(밀, 쌀, 기장, 보리)와 콩류(낟알, 강낭콩, 콩, 완두꼬투리를 가진 식용식물의 종자)로 구성된다. 북부와 서부인도에서 굽고 튀긴 케익은 밀로 만드는 것이 일반적이다. Chapati, 인기 있는 빵은 둥글고 평범한 케익으로 전밀가루와 물로 만들고 볼록한 철판에 굽는다. Puri는 쇼트닝을 추가하고 뜨거운 기름으로 튀기는 것을 제외하면 chapati와 유사하다. Paratha는 세 번째 종류의 빵으로 볼록한 금속판에서 요리한다.

동부와 남부 인도에서 쌀은 주식이다. 일반적으로 끓이거나, ghee(ghi, 정제된 버터)와 pilau(필라프)를 만들기 위한 양념과 혼합한다. 옥수수, 보리, 기장은 단독으로 제공되고 혹은 밀과 쌀 요리에 보충식으로 제공된다. 일차 단백질의 원천은 곡류와 콩류 chana(병아리콩), arhar(비둘기콩)를 포함하며 이것은 쪼개고 건조할 때 dal로 부른다. 채소는 대부분 녹색 잎 채소로 수세미, 가지, 오크라 오이, 양배추, 순무와 감자뿐만 아니라 특히, 시금치, 겨자, 녹색무가 포함된다.

대부분의 동인도인은 아침에 일어나서 매우 가벼운 아침을 먹고, 낮에는 많은 식사를, 오후 7시와 9시 사이에는 가벼운 식사를 한다(Ashraf, 2000). 식사를 같이 하기 전에 전통적인 힌두인은 그들이 좋아하는 신의 이름을 이야기하고 그들이 먹기 전에 남신과 여신에게 음식을 제공하는 것처럼 한다. 동인도인의 식사 규칙은 먹는데 오른손을 사용하는 반면, 왼손은 개인 위생과 화장실에서 사용한다.

심리적인 특징

정신질환에 대한 지역사회의 인내심은 인도에서 높으며 많은 경우 어떤 특이 체질들은 행동을 수행할 수 있는 직장이나 생활 속으로 보내진다. 예로 경증의 정신분열증 인도인은 허드렛일을 하면서 시골에서 방황하거나 기부에 의존하며 살 수 있다. 약 500년 전에 ambalams는 여행객들 집을 전체인도에 지었다. 오늘날 이 고대빌딩들은 정신질환자를 포함하여 음식을 얻고, 구걸하고, 물을 사용하고 목욕하는 장소로 인도에서 방황하는 많은 사람에 의해 사용된다.

증가하는 미국 동인도 여성 이민자는 다른 집단보다 정신 건강서비스를 덜 찾는 다고 알려 졌다. Shakti (여성이 영적인 힘)의 힌두개념은 미국에 살고 있는 동인도 여성에 의해 유지되는 다양한 역할과 관련이 되는 일을 하는 것로 여겨진다(Navsaria & Petersen, 2007).

동인도 힌두인에게 환경은 정신질환의 발생에 의미 있는 영향을 미친다(Murthy, 2010). 초자연적인 힘에 대한 강력한 믿음 때문에 대상자가 정신병이 생겼을 때, 마음은 서양에서 자주 일어나는 사례로 장비가 배치된 장소 혹은 장소가 도청당하고 있다는 공포에 영향을 받기보다는 망상과 환각이 종종 신, 악마, 마귀에 의한 소유와 관련되어 있다고 한다. 영어가 어렵고 환경 속에서 무슨 일이 발생하는지 이해하는 데 어렵고 정신병적으로 되어가는 동인도 이주민들은 다른 정신질환 중의 하나이기보다는 편집증적인 반응을 나타낼 것이다. 새 이주민의 망상은 빈번히 초자연적 것과 관련되며 인도의 문화를 반영한다. 그러나 동인도인은 서양문화속으로 동화되고 이런 망상의 본질은 보다 많은 '서양'의 증상으로 바뀐다.

정신질환은 사람의 사회학적 신념과 일관되며 치료 또한 사회학적인 것에 근거하며 영혼, 귀신 쫓아내기, 혹은 신 같이 질병의 원인에 대한 신념에 적합해야 한다. 가장 효율적인 귀신 쫓아내기는 가족과 이웃, 친구의 앞에서 극적으로 다른 사람 함께 방에서 수행된다.

미국에서 제한된 많은 약들, 코카인, 아편, 마리화나가 인도에서는 합법적이다. 비록 이런 약들은 싸고 이용할 수 있지만 남용은 미국보다 일반적이지 않다. 미국에서 일반적으로 남용되는 약들은 인도에서 치료적 목적으로 사용될 수 있다. 예로 물속에 둔 마리화나 잎은 아이의 경련에 사용되고 아편은 설사에 사용된다. 비록 약의 사용이 나쁘다는 Judeo-Christian 신앙은 영국인이 도착하고 어느 정도 상류계층에서 채택된 이후로 인도에서 나타났지만, 대부분 동인도 힌두인은 아직까지 약이 '좋다'는 아니지만 그 약들을 사용하는 것이 '나쁘다'는 아니라는 생각을 갖고 있다.

간호 적용

적절한 영양에 대한 가장 결정적인 측면은 힌두인이 아이들의 생존과 관련하여 식이의 장점을 인식하도록 하는 것이다. 미국 동인도 힌두인은 서양문화에 동화되면서 그들이 영양이 풍부한 생활 속에서 이용 가능한 음식의 중요성을 이해하도록 하는 것이 중요하다. 간호사는 힌두인은 사회문화적인 제한 때문에 서양 음식의 이용을 마음 내켜하지 않을 수 있다는 것을 기억한다. 따라서 식이 고려점들이 몇몇 미국 힌두인에게는 최고로 중요하고 유능한 간호사는 문화적으로 적절한 간호계획에 영양사와 영양학자를 포함시켜야 것이다. 간호사는 금식은 종교적인 실천에서 중요한 부분이며 이것의 실천은 특별한 식이 혹은 당뇨병 혹은 다른 식이와 관련된 질환을 가진 사람들에게 영향을 준다는 것을 인지한다(ElGindy, 2005; Murray & Huelskoetter, 1991).

간호사와 다른 건강전문가는 연합가족이 동인도 힌두사회에서 중요한 특징을 갖는다는 것을 인식해야 한다. 문화적으로 관련된 영양 계획에서 간호사는 다른 형태의 문화와 관련하여 영양학적인 형태를 이해하고 전체 문화 계획의 해체없이 변화될 수 있도록 하는 요소를 찾아야 한다. 간호사는 사람뿐만 아니라 이런 신념을 가진 사람으로부터 나온 권위에 대한 신념과 태도까지도 탐색이 필요하다.

간호사는 몇몇 미국 동인도 힌두인이 G-6-PD 유전적 결핍의 소인을 갖고 있기 때문에 지중해성 빈혈과 유당불내성을 가질 수 있고 성인의 식이에서 칼슘을 공급하는 대안적인 방법이 필요함을 기억하는 것이 중요하다. 간호사가 또 고려할 점은 따뜻한 기후의 사람들은 열 생산계가 더 효율적이므로 열에 더 잘 견딘다는 이론이다. 이 경우에 대상자를 열에 과도 노출시키는 것은 신체에 큰 영향을 줄 수 있다는 것을 가르치는 것이 중요하다. 덧붙여, 인도인에게 뇌졸중의 증상과 징후와 더불어 위험요소에 대해서도 가르쳐야 한다.

건강의 개념이 신체가 저절로 돕도록 하는 것이기 때문에 전통적 미국 동인도 힌두인은 전통적인 민속치료의 실천에 긍정적으로 반응하는 동안 서양의학의 실천을 무시할 수 있다. 간호사가 이들 대상자들이 받는 질병 치료가 만일 처방된 알약이나 용액이라면 더욱 효과적일 것이라고 그들이 믿을 수 있다는 것을 이해하는 것이 중요하다. 이와 같은 생각을 가진 의사는 대상자가 믿는 것이 치료에 효과적일 것이라고 믿기 때문에 두 가지 형태의 약을 처방할 수도 있다.

8 요약
SUMMARY

횡문화간호 영역에서 동인도인 혈통과 힌두인 연합에 건강간호서비스를 제공하는 간호사는 간호의 모든 영역에 영향을 주고 형태를 만들어가는 다양한 규범, 도덕, 가치에 의해 도전을 받게 된다. 전문 간호사와 다른 건강전문가가 간호활동의 사정, 계획, 중재, 평가를 향한 영적인 접근을 사용하는 것은 필수적이다.

사례연구

바이디야 추타니(Vaidya Chuttani)는 빈혈(지중해성)로 진단받고 입원하였다. 비록 바이디야는 16세이지만 지역대학의 학생이다. 바이디야는 영어로 말하지만 그녀의 요구를 건강 간호팀에게 전달하는 데 어려움을 경험하였다. 그녀의 가족은 어머니, 아버지 5명의 형제와 자매로 구성되어 있으며 인도의 Bombay(봄베이)에 거주하고 있다. 바이디야는 그녀가 미국의 학교에 입학한 3개월 동안 그들을 만나거나 이야기하지 못했다. 그녀는 간호사에게 몇몇 인도가족들은 그들의 아이들이 그녀처럼 어린나이에 공부하기 위해 미국에 오는 것을 허락하는 것은 일상적이지 않다고 하였다. 덧붙여, 그녀는 간호사에게 그녀가 졸업을 한 후에는 그녀는 일을 하고 가족의 재정적 지원을 위해 공헌하므로 그녀의 가족을 지지하기 위해 그녀의 나라로 돌아갈 것이라고 하였다.

입원 시, 비야디야의 현재 주호소는 (1)방사선 검사상 담석증; (2)우측다리에 직경 1인치 정도의 궤양; (3)황달; (4) 방사선상 비장의 비대가 포함된다. 간호사는 혈압, 140/70 mmHg, 맥박 88회, 호흡 20회, 체온 37.3℃의 검사 결과를 기록한다.

간호계획

간호진단: 문화적 차이와 관련한 언어적 의사소통 장애(최근 인도에서 도착하였고 제2의 언어로 영어를 사용한다)

목표	간호중재
1. 대상자는 건강전문가와 기본적 요구를 의사소통할 것이다. 2. 대상자는 수락의 감정을 나타내고, 분노가 감소될 것이고 격리감이 감소될 것이다.	1. 정보를 전달하기 위해 단어를 대신하여 몸짓과 행동을 사용한다. 2. 대상자에게 행해지는 필요한 처치를 설명하기 위해 시각적 방법을 사용한다. 3. 대상자가 영어로 말하는 것보다 영어로 쓰여진 것을 잘 이해할 수 있음을 기대하며 메시지를 적는다. 4. 만일 정확한 정보를 전달하려 한다면 통역자를 이용한다.

간호진단: 말초 혈색소 농축농도와 관련한 Cooley's 빈혈로 인한 비효율적 말초조직 환류

목표

1. 대상자가 혈관이완을 촉진하도록 하는 활동을 말로 표현할 것이다.
2. 대사자가 순환을 방해하는 요소를 말로 표현할 것이다.
3. 대사자가 건강전문가에게 우측 다리의 궤양으로 인한 통증을 말할 것이다.

간호중재

1. Cooley's 빈혈과 관련된 원인적 관련 요소를 사정한다.
2. 동맥혈의 흐름을 개선할 요소를 촉진하고 요소를 대상자에게 설명한다.
3. 대상자에게 우측 다리를 지지하는 자세를 취하게 하고 이유를 설명한다.
4. 대상자가 침대에서 매 시간 마다 자세를 바꾸도록 격려하고 근거를 의논한다.
5. 우측다리의 동통과 감각에 관해 사정한다.

간호진단: Cooley's 빈혈에 대한 신중한 판단 능력과 정보 부족으로 인한 비효과적 건강 유지

목표

1. 대상자는 치료계획을 기꺼이 따를 것을 말할 것이다.

간호중재

1. 건강추구행동에 영향을 미치는 사회문화적 요소를 찾는다.
2. 질병의 중증도와 예후에 관한 현재 지식정도를 결정한다.
3. 대상자 수준과의 현재상태의 적응단계(불신, 부정, 우울)를 결정한다.
4. 적절한 시각적 자료를 사용하여 Cooley's 빈혈을 교정하기 위한 수혈의 필요성을 설명한다.

간호진단: 유학으로 가족과 분리됨으로 인한 가족과정의 손상

목표

1. 대상자는 가족으로부터 분리의 공포와 불안을 말로 표현할 것이다.
2. 대상자는 학교와 지역사회에서 가능한 지지체계와 최적의 건강상태로 돌아올 것을 촉진할 수 있는 외적인 원천을 찾을 것이다.
3. 대상자는 건강간호와 대상자 중심의 활동계획에 포함되어야 할 것을 말로 표현할 것이다.

간호중재

1. 대상자가 가족으로부터 분리된 것과 관련하여 감정을 표현하도록 격려한다.
2. 현재의 의학적 상태에 대한 대상자의 이해도를 결정한다.
3. 최적의 기능을 촉진할 수 있는 외부원천으로부터 학교와 지역사회에서 가능한 지지체계를 결정한다.
4. 간호와 대상자 중심의 활동(우측다리 궤양의 상처간호)계획에 대상자를 포함시킨다.

임상적 의사결정

1. 바이디야와 건강간호팀 사이의 의사소통을 촉진하기 위해 수행할 수 있는 간호중재를 모두 나열하시오.
2. 동인도 힌두인의 가족구조와 건강추구 행위에 대한 가족의 영향, 가족의 구조가 바이디야의 간호중재에 영향을 미칠 수 있는지 기술하시오.
3. 왜 Cooley's 빈혈이 동인도 힌두인 후손의 생물학적 변이로 인식되는지 기술하시오.
4. 동인도인 후손에서 공통적인 생물학적 변이를 최소 2가지 이상 쓰시오.
5. 바이디야의 건강추구 행위는 시간과 공간변수들에 의해 어떻게 영향을 받을 수 있는지 기술하시오.

학습문제

1. 동인도 미국인 대상자가 목욕할 때, 다음 중 간호사가 할 수 있는 것은?
   a. 찬물에 더운물을 추가하기
   b. 더운물에 찬물을 추가하기
   c. 조식 후 목욕 제공하기
   d. 가족이 목욕을 돕게 하기

2. 힌두 미국인 대상자가 죽었을 때, 간호사가 가족들이 하도록 준비할 것은 무엇인가?
   a. 몸에 오일 바르기
   b. 몸 닦기
   c. 사랑하는 사람의 죽음을 애도하기
   d. 힌두교 성직자가 영혼을 위해 기도하기

3. 힌두인 대상자에게 아침간호를 제공할 때, 간호사가 고려해야 할 대상자가 엄격한 믿음 행위는?
   a. 목욕
   b. 약
   c. 음료
   d. 신체 마사지

정답

1. a 2. b 3. a

참고문헌

Andrews, M., & Boyle, J. (2003). Transcultural concepts in nursing care (4th ed.). Philadelphia: Lippincott Williams & Wilkins.

Ashraf, K. M. (2000). Life and conditions of the people of Hindustan. New Delhi: Gyan.

Bayer, J. M., & Gupta, A. (2006). Englishes in India. Language in India. Available at: 〈http://www.languageindia.com〉 Retrieved May 28, 2006.

Bhungalia, S., & Kemp, C. (2002). (Asian) Indian health beliefs and practices related to the end of life. Journal of Hospice and Palliative Nursing, 4(1), 54-58.

Cavalli-Sforza, L. L., Menozzi, P., & Piazza, A. (1994). The history and geography of human genes. Princeton, NJ: Princeton University Press.

Census of India (2011). Available at from: 〈http://www.censusindia.net〉 Retrieved May 28, 2006.

Central Intelligence Agency (CIA) (2015). The CIA world factbook 2011. New York: Skyhorse.

Chakravarty, A. (1978). Quest for the universal one: great religions of the world. Washington, DC: National Geographic Book Society.

Corlett, W., & Moore, J. (1980). The Hindu sound. Scarsdale, NY: Bradbury.

Dadabhay, Y. (1954). Circuitous assimilation among rural Hindustani in California. Social Forces, 33, 141.

Dash, V. B. (1974). Ayurvedic treatment for common diseases. Delhi: Delhi Diary.

Dill, E., Yousef, M., & Nelson, J. (1983). Volume and composition of hand sweat of White and Black men and women in desert walks. American Journal of Physical Anthropology, 61(1), 67-73.

Divine, R. (1972). American immigration policy, 1924-1952. New York: Da Capo.

ElGindy, G. (2005). Hindu dietary practices: feeding the body, mind and soul. Minority Nurse. Available at: 〈http://www.minoritynurse.com/features/health/10-25-05b.html〉 Retrieved September 11, 2011.

Eshleman, J. (1992). Death with dignity: significance of religious beliefs and practices in Hinduism, Buddhism, and Islam. Today's OR Nurse, 19-20.

Eveleth, P. (1966). The effects of climate on growth. Annals of the New York Academy of Sciences, 134(2), 750-759.

Farver, J. A. M., Narang, S. K., & Bhadha, B. R. (2002). East meets West: ethnic identity, acculturation, and conflict in Asian Indian families. Journal of Family Psychiatry, 16(3), 338-350.

Fernandez, M. (1997). Domestic violence by extended family members in India: interplay of gender and generation. Journal of Interpersonal Violence, 12, 433-455.

Frisancho, A. (1981). Human adaptation. Ann Arbor: University of Michigan Press.

Guha, B. S. (1944). Racial elements in the population of India. Milford: Oxford University Press.

Gupta, V. B. (2010). Impact of culture on healthcare seeking behaviors of Asian Indians. Journal of Cultural Diversity, 17(1), 13-19.

Hall, E. (1990). The hidden dimension. New York: Doubleday.

Helweg, A. W., & Helweg, U. M. (1990). An immigrant success story: East Indians in America. Philadelphia: University of Pennsylvania Press.

Henderson, G., & Primeaux, M. (1981). Transcultural health care. Reading, MA: Addison-Wesley. Information Please Almanac (2007). Available at: 〈http://www.informationplease.com〉 Retrieved May 28, 2006.

Jee, H. H. (1981). Aryan medical science: a short history. Delhi: Maharaja of Gundal.

Kakar, D. (1977). Folk and modern medicine. New Delhi: New Asian Publishers.

Kluckhohn, F., & Strodtbeck, F. L. (1973). Variations in value orientations. Westport, CT: Freeport.

Korom, F. J. (2001). Live like the banyan tree: images of the Indian American experience. Journal of American Folklore, 114(451), 70-73.

Koshy, S. (2001). Morphing race into ethnicity: Asian Americans and critical transformations of whiteness. Boundary, 228(1), 153-194.

Kurian, G., & Ghosh, R. (1983). Child-rearing in transition in Indian immigration families in Canada. Journal of Comparative Family Studies, 83, 132-133.

Kurien, P. (1999). Gendered ethnicity: creating Hindu Indian identity in the United States. The American Behavioral Scientist, 42(4), 648-670.
Larson, R., Verma, S., & Dworkin, J. (2001). Men's work and family lives in India: the daily organization of time and emotion. Journal of Family Psychiatry, 15(2), 206-224.
Lynch, E., & Braithewaite, R. (2005, July). A review of the clinical and toxicological aspects of "traditional"(herbal) medicines adulterated with heavy metals. Expert Opinions on Drug Safety, 4(4), 769-778.
McKay, J., Hill, B., & Buckler, J. (2007). A history of world societies (7th ed.). Boston: Houghton Mifflin.
Medora, N. P., Larson, J. H., & Dave, P. B. (2000). East-Indian college students'perceptions of family strengths. Journal of Comparative Family Studies, 31(4), 407-425.
Melendy, H. (1977). Asians in America. Boston: G. K. Hall.
Miller, B. D. (1995). Precepts and practices: researching identity formation among Indian Hindu adolescents in the United States: new directions for child development. San Francisco: Jossey-Bass.
Moore, W. (1963). Man, time and society. New York: John Wiley & Sons.
Mukherjee, P. (1983). The image of women in Hinduism. Woman's Studies International Forum, 6, 375-381.
Murray, B. M., & Huelskoetter, M. M. (1991). Psychiatric mental health nursing (3rd ed.). San Mateo, CA: Appleton & Lange.
Murthy, S. R. (2010). From local to global: contributions of Indian psychiatry to international psychiatry. Indian Journal of Psychiatry, 52, 30-37.
Navsaria, N., & Petersen, S. (2007). Finding a voice in shakti: a therapeutic approach for Hindu Indian women. Women & Therapy, 30(3/4), 161.
Nossiter, B. (1970). Soft state: a newspaperman's chronicle of India. New York: Harper & Row.
Overfield, T. (1995). Biological variation in health and illness: race, age, and sex differences (2nd ed.). Boca Raton, FL: CRC Press.
Pandian, J. D., et al. (2005). Public awareness of warning symptoms, risk factors, and treatment of stroke in northwest India. Stroke; a Journal of Cerebral Circulation, 36(3), 644-648.
Peck, M. F. (1981). The therapeutic effect of faith. Nursing Forum, 22(2), 153.
Potter, P. A., & Perry, A. G. (2001). Fundamentals of nursing (5th ed.). St. Louis: Mosby.
Purnell, L. (2014). Culturally competent health care (3rd ed.). Philadelphia: F. A. Davis.
Pye, L. (1976). Politics, personality, and nation building: Burma's search for identity. Westport, CT: Greenwood.
Ramakrishna, J., & Weiss, M. (1992). Health, illness, and immigration: East Indians in the United States. Western Journal of Medicine, 157, 265-270.
Raman, S. A. (2001). Crossing cultural boundaries: Indian matriarchs and sisters in service. Journal of Third World Science, 18(2), 131-148.
Reddy, G. (1986). Women's movement: the Indian scene. The Indian Journal of Social Work, 46(4), 507-514.
Riggs, S., & Sargent, F. (1964). Physiological regulation in moist heat by young American Negro and White males. Human Biology, 36(4), 339-353.
Satow, Y. E., Kumar, P. D., Burke, A., & Inciardi, J. F. (2008). Exploring the prevalence of Ayurveda use among Asian Indians. Journal of Alternative and Complementary Medicine, 14(10), 1249-1253.
Simons, B. (1976). The volume library. Nashville, TN: Southwestern.
Singh, B. (1966). The dialect of Delhi. New Delhi: Lakherwal Press.
Singh, R. N., & Unnithan, N. P. (1999). Wife burning: cultural clues for lethal violence against women among Asian Indians in the United States. Violence Against Women, 5(6), 641-653.
Sinha, D. (1977). Ambiguity of role-models and values among youth. Indian Journal of Social Work, 38, 241-247.
Spear, P. (1972). India: a modern history. Ann Arbor, MI: University of Michigan Press.
Thrane, S. (2010). Hindu end of life: death, dying, suffering, and karma. Journal of Hospice and Palliative Nursing, 12(6), 337-342.
UNICEF (2011). Available at: 〈http://www.unicef.org/india/ child_protection.html〉 Retrieved September 11, 2011.
U.S. Department of Commerce. Bureau of the Census (2013). American community survey. Washington, DC: U.S. Government Printing Office.
U.S. Immigration Commission (1911). Dictionary of races of people. 63rd Congress. 3rd Session, 52-54, 75-76.

Wagner, J. (1972). Heat intolerance and acclimatization to work in the heat in relation to age. Journal of Applied Physiology, 33(5), 616-622.

Warshaw, S. (1988). India emerges. Berkeley, CA: Diablo.

Wenzel, L. (1965). East Indians of Sutter County. California Living, 17, 3-15.

World Almanac (2011). New York: World Almanac Books.

World Hindu Council of America (2015). Available at: 〈http:// www.vhp-america.org/aboutus〉 Retrieved May 28, 2006.

Yang, F., & Edbaugh, H. R. (2001). Transformations in new immigrant religions and their global implications. American Sociological Review, 66(2), 269-288.

CHAPTER 14

나이지리아

Nigerian Americans

학습목표

1. 나이지리아인의 의사소통 유형을 이해한다.
2. 나이지리아인의 행동방식과 신념을 설명한다.
3. 나이지리아인의 사회문화적 영향과 정신적인 신념이 건강관리시스템과 건강관리서비스에 미치는 영향을 확인한다.
4. 시간을 잘 지키지 않는 대상자에게 필요한 간호접근에 대해 설명한다.
5. 나이지리아인의 문제해결과 문화적 요구, 위기 중재와의 관계를 설명한다.
6. 말라리아에 이환된 나이지리아 여성에게 문화적 간호계획을 수립한다.

1 개관
OVERVIEW OF NIGERIA

나이지리아는 북위 4° 1′~13° 0′, 동경 2° 2′~14° 3′에 위치해 있으며 니제르 공화국, 차드 공화국, 카메룬 공화국, 베냉 공화국, 대서양에 둘러싸여 있다. 면적은 923,768 km²이며 800 km의 해안지대가 있으며 세계에서 면적이 가장 큰 나라 중 하나이다(Kalu, 2014; Nigeria Global AIDS Response Progress Report [GARPR], 2014). 나이지리아의 해안지대와 남쪽지역에는 남동계절풍에 의해 주로 2~3월에 우기가 온다. 4월 또는 5월 초에는 니제르 공화국 남쪽과 베누에 계곡에 장마가 찾아온다. 북쪽 지역에는 6~7월까지는 비가 오지 않지만, 8월에는 대서양으로부터 온 대기가 전국을 뒤엎으면서 우기가 시작된다. 남쪽 지역에는 8월에 강수량이 가장 적으며 이 시기에 남서쪽에서는 경작물을 수확하기에 좋다.

나이지리아의 거주민의 대부분은 아프리카계 흑인으로 풀과 진흙 그리고 나무로 지은 집에서 생활한다. 그들은 종종 가족끼리 그룹을 지어 함께 생활하기도 한다. 나이지리아에는 라고스와 현재의 나이지리아의 수도인 아부자(Abuja)를 포함한 크고 복잡한 도시들이 있는데 이러한 도시들은 항구가 있으며 경제와 상업의 중심지이다(Kalu, 2014). 많은 사람이 직장을 찾기 위해 도시로 이동하기 때문에 도시가 상대적으로 붐비게 되어 비포장 도로에 빈민가가 생기게 되었다.

나이지리아는 250개 이상의 민족과 문화가 혼합된 국가이다. 언어는 영어(공용어), 하우사어, 요루바어, 이그보우어와 500개 이상의 지역의 언어가 사용된다(Nigeria GARPR, 2014). 하우사 민족은 1천 년 전부터 북쪽지역에서 살아왔다. 이들은 여러 도시에서 살고 상인 또는 이주민으로 생활한다. 1200년대에는 풀라니족이 하우사 민족의 영토에 정착하였고, 1800년대에는 이슬람 혁명이 이 지역에서 일어났다. 그 두 민족이 섞여서 오늘날에는 하우사-풀라니족이라 불린다(Central Intelligence Agency [CIA], 2015). 요루바 민족은 나이지리아의 남서쪽에 사는 두번째로 큰 민족이다. 많은 요루바 민족은 도시에 살면서 도시 주변에서 농사를 짓는다. 이구보우어 민족은 나이지리아의 남동쪽에 살면서 개인별로 생활을 하고 그 중 일부가 남서쪽의 에도족과 가까이 생활한다. 티브(Tiv)와 누페(Nupe)족은 나이지리아 중심에서 살고, 에도(Edo), 우르호보(urhobo), 엣세키리(Itsekiri)족은 에도(Edo) 주와 델타(Delta) 주에 산다. 또한 이조(Ijaw)족은 리버스(Rivers) 주에 살고, 에픽(Efik)과 이비비오(Ibibio)족은 크로스 리버(Cross River) 주에 산다. 카누리(Kanuri)족은 나이지리아의 북동쪽에 산다. 각 민족들은 다양한 관습과 문화적 행동, 정치적 단체를 가지고 있다.

나이지리아인의 기대 수명은 여성은 54.1세, 남성은 52.3세이며, 인구의 41% 이상이 14세 이하이다. 출생률은 11,000명당 36.07명이며, 2013년 영아 사망률은 1,000명당 72.29명이었다. 사망률은 인구 1,000명당 5명이다(Nigeria GARPR, 2014). 나이지리아의 인구는 매년 1.966%씩 증가하고 있다(CIA, 2015). 1인당 국민총생산(GNP)은 2014년에 5,353.38달러였으며, 식자율(2005~2010)은 61%였다(Human Development Report, 2014). 2014년에는 나이지리아의 국내총생산(GDP)가 5,000억 달러로 아프리카 내에서 가장 높았으며, 남아프리카가 세계에서 26번째로 경제대국이 되었다. 2050년에 나이지리아는 세계 경제 순위에서 20등 안에 들 것으로 예상된다(Kalu, 2014). 나이지리아는 전 세계에서 176번째로 1인당 건강에 투자하는 비용이 높으며 보건의료의 수준은 세계에서 184위이다(CIA, 2015).

나이지리아인의 대다수는 농업, 어업, 목축업으로 생계를 이어간다. 그들은 카카오, 땅콩, 야자유, palm kernel, 고무 생산이 높은 비율을 차지한다. 그 외에 콩, 카사바, 옥수수, 목화, 수수, 쌀, 얌 등을 생산한다. 나이지리아의 농부들은 가금류, 염소, 양 등을 키운다. 어부들은 새우를 포함한 해산물을 잡고, 북쪽지역의 사람들은 소를 키운다. 국가 영토의 15%만이 경작하는 데 사용되며, 절반 이상의 영토는 농업과 목축업에 적합하다. 숲이 전 영토의 1/3을 차지하며, 강과 호수가 많아 어류가 풍부하다(CIA, 2015).

1960년대 이래로 석유 산업이 시작되었다. 1970년대에 석유 수출로 얻은 이익으로 인해 주변 국가에서 나이지리아로 직업을 찾으러 오게 되었다. 하지만 1980년대 초에는 석유 가격의 하락이 나이지리아 경제에 타격을 주었고, 1983년에 나이지리아 정부는 불법체류 외국인들을 추방시켰다. 그럼에도 불구하고 석유 산업으로 인한 경제성장은 교육제도와 농업을 발달시켰다. 석유 외에도 틴, 컬럼바이트, 가스, 석탄, 철광석, 납, 석회석, 천연가스, 아연도 생산되고 있다(Nigeria GARPR, 2014).

나이지리아는 문화예술의 수준이 높을 뿐만 아니라 다양하다. 전통적인 아프리카 조각가들은 파블로 피카소와 다른 현대 서양 화가들에게 영향을 주었다(Onwudiwe, 2002). 테라코타 노크 문명에 의해 만들어진 Terracotta는 기원전 500년경으로 거슬러 올라간다. 다른 유명한 예술 작품은 이페(Ife)족과 베닌(Benin)족의 청동 조각상 또는 놋쇠 제품, 요루바(Yoruba)족의 나무 조각품, 삼림지역의 나무가면이 있으며 조각상, 직물, 신체 장식이 유명하다. 나이지리아의 음악은 드럼, 실로폰, 다양한 현악기, 관악기로 이루어지며, 종종 대중적인 형식의 춤이나 행위예술로 표현된다. 나이지리아 문화는 문자보다는 구술로 전해졌으며 성가, 설화, 속담, 수수께끼의 형태를 지닌다. 1990년대 중반 이후로 나이지리아 작가들은 지역의 언어뿐만 아니라 영어로도 작품을 쓰기 시작했다. 1986년에 월레 소잉카(Wole Soyinka)라는 극작가는 아프리카인 최초로 노벨상을 수상하였다(CIA, 2015).

한편, 나이지리아에서는 장기간동안 민족 및 종교 갈등이 지속되고 있다. 현재는 독립 이후로 가장 긴 민주정권이 지속되고 있다. 2007년 4월에 있었던 선거는 최초로 시민에서 시민(civilian-to-civilian)으로 권력이 바뀐 사건이었다. 2010년 1월에는 2010년부터 2011년까지 안전보장이사회의 비영구적인 자리를 맡았다.

2 역사
HISTORY

초창기 역사

나이지리아인은 현재의 나이지리아에서 수천 년간 살아왔다(Eluwa, Ukagwu, Nwachukwu & Nwaubani, 1988). 고고학자들은 나이지리아에서 발견된 도구들이 40,000년 전에 사용되던 것이라고 주장한다(CIA, 2015). 해골, 바위의 그림, 취락장소 흔적 등을 통하여 초창기 문명에 대하여 알 수 있었다. 농업과 식물 또는 동물을 기르는 것이 선조들의 주된 직업이었다. 기원전 500년 노크 문화로부터 청동 문화가 시작되었다. 노크 문명에 의해 만들어진 동물과 사람 형상의 진흙 인형은 아프리카 조각 중 가장 오래된 조각에 속한다(CIA, 2015). 동쪽의 이그보 우크부(Igbo Ukwu) 청동은 기원 후 900년에 있었던 공동체의 존재를 설명하였다. 공예품들은 인상적인 예술작품임을 보여줄 뿐만 아니라 이것들은 사하라와 베니스처럼 멀리 떨어진 지역과의 무역을 했다는 사실을 알려주었다(Falola, 2001). 농업과 청동 기술은 사람의 생활에 큰 변화를 가져왔다. 철기는 돌, 뼈, 나무로 된 무기들보다 훨씬 효과적이었다. 기술이 변화면서 농업, 도시화, 취락 환경에 큰 변화가 있었다.

왕국의 설립은 기원후 700년경에 현재 Chad라고 불리는 지역의 Karem 왕국에서 시작되었다. Karem 왕국의 종교로 1000년대에 이슬람이 들어왔으며, 국가종교가 되었다. 1800년대 초기에는 이슬람 종교 지도자가 무슬림 제국의 북쪽 지역의 종교를 모두 이슬람 제국으로 바꾸었다(Eluwa, Ukahwu, Nwachukwu & Nwaubani, 1988; Falola, 2001; Uwazie, Albert & Uzoigwe, 1999).

유럽인들의 출현

나이지리아에 최초로 온 유럽인은 포르투갈인이었다. 1400년대 후반에 Benin 지역 옆에 무역 지역이 생성되었고, 아프리카 지도자들 사이에서 노예 매매가 시작되었다(CIA, 2015). 최초로 기독교를 받아들인 왕국은 선교사가 방문했던 Benin이었다. 독일, 영국 그리고 다른 유럽 무역상들은 노예 매매의 주도권을 잡기 위해 서로 경쟁하였다. 1700년대의 노예 매매는 영국이 장악하였다. 하지만 1807년에 영국 정부는 노예 매매를 금하고 노예를 실은 배들을 잡아 노예를 고국으로 보냈다. 그 후에는 노예 매매 대신 야자유와 다른 농작물 무역이 시작되었다(CIA, 2015). 영국 선교사들은 해방된 노예들에게 기독교를 전파하였고 이는 해안 지역과 남서지방을 따라 전파되었다. 1842년 기독교가 나이지리아에서 수용되었으며 그 전에는 유일신을 믿었다. 그들은 우주의 전통적인 개념에서 유래된 신을 믿었다.

영국의 통치

1800년대 후반에 영국인들은 남부 나이지리아에 보호구역을 설립하였다. 이후 나이지리아에서 영국의 통치에 반대하는 분쟁이 일어났으나 실패로 돌아갔다(CIA, 2015). 1906년에 남부 나이지리아가 모두 식민지화되고 보호구역으로 지정되었다. 마침내 1914년에 영국은 나이지리아 남부와 북부 보호구역을 통합시키고 River Niger라는 이름을 따라 현재의 나이지리아로 이름을 만들고 Lagos 총독의 통치하에 운영되었다(Aminu, 2002).

나이지리아의 지역사회까지 통치하고 다양한 민족을 각각의 민족 특성에 따라 관리하기 위해서 영국 정부는 간접통치를 하거나 각각의 민족을 분리하여 통치하였다. 첫 번째 고위 장관은 간접 통치를 시작하였다(Falola, 2001). 영국의 정치 및 문화적 지배를 거부하기 위한 노력의 일환으로 국가주의(nationalism)가 탄생하였다. 동부와 서부에서는 자체 정부를 1957년에 설립하였고, 북부에서는 2년 후에 설립하였다.

북부지역에서는 남쪽지역의 엘리트들에 의한 연방 정부의 권력을 두려워하였고, 남쪽 지역은 북쪽지역의 광활한 영토의 장점을 이용할 것에 대해 두려워하였다. 다른 소수 민족들은 Hausa, Igbo, Yoruba에 의한 지배를 두려워하였다. 그러므로 한편으로는 영국 통치의 폐지가 임박한 것을 기뻐하였지만(Falola, 2001), 다른 한편으로는 지역주의(regionalism)와 민족의 차이가 국가를 분열시키는 것에 대한 두려움이 존재하였다. 영국은 1960년 10월 1일에 나이지리아의 독립을 선언하였다.

나이지리아 공화국과 군사 통치

1963년에 나이지리아는 영국의 헌법과 의원 내각제에 기초를 두고 미국 헌법과 의원 내각제를 실천하며 나이지리아 연방 공화국이 되었다. 하지만 그 이후 16년 동안 잦은 쿠데타와 함께 정부의 전략은 실패하였다. 1979년에는 영국의 정부형태가 사라지고 미국의 정부 형태가 도입되면서 대통령제가 도입되었다. 불행하게도 새로운 대통령은 석유 수익, 가난, 생활 수준의 하락과 같은 문제에 관심이 없었고, 1983년에 군사정권에 의한 쿠데타가 성공하였다(Ogbu, 1999). 1984년부터 1999년까지 나이지리아는 3차례의 연속된 비효율적인 군사정권하에 격변의 시기를 참아내었다(Falola, 2001).

2014년 4월 통계자료에 따르면 나이지리아는 2013년에 아프리카에서 가장 높은 GDP인 5,020억 달러를기록하였다. 석유 산업은 1970년대 이후로 정부의 주요 수입원이었으나 보안과 규제로 석유와 천연 가스에 대한 투자가 제한되어 석유 생산은 2012년부터 2013년까지 축소되었다. 그럼에도 불구하고 농업, 통신사업, 서비스업으로 인해 나이지리아 경제는 매년 6~8%씩 증가하여 석유 생산과 가격이 안정화되었다. 국가재정 당국은 2011년부터 2013년에 예산 감축을 위해 경기 조정 정책을 펼쳤다. 통화 정책은 반응이 긍정적이었으며 효과적이었다. 2008~2009년의 세계 경제 위기에서 은행업무는 자본 구성을 재편하고 규제가 강화되었다. 석유가 풍부하고 보유 자원이 많은 나이지리아의 경제는 그럼에도 불구하고 불충분한 전력 공급과 사회기반 시설, 입법부 개혁의 연장, 비효율적인 재산 등록 시스템, 제한적인 무역법, 일관성 없는 규제환경, 느리고 비효율적인 재판 제도, 신뢰가 가지 않는 논쟁 해결방법, 불안정성, 부패로 인해 정체되었다.

경제의 다양성과 성장은 나이지리아의 1억7천만 명의 62%를 차지하는 빈곤의 수준에 큰 영향을 미치지 못하였다. Muhammadu Buhari는 경험이 많고 평판이 좋은 구성원으로 경제관련 팀을 만들고 경제의 투명도를 높이고 생산의 다양화를 촉진하며 국가 재정 관리를 향상시키기 위한 노력을 하였다. 정부는 민관협력으로 강력한 도로, 농업, 전력 개발을 위해 노력하고 있다(CIA, 2015).

미국으로의 이민

16~19세기에 아프리카인의 강제 이민으로 인해 나이지리아인은 미국으로 오게 되었다. 유럽 노예 무역상은 아프리카 서해안 지역의 1천만 명의 사람들을 캐리비안과 미국으로 이동시켰다. 그러나 오늘날 나이지리안들은 개인의 선택으로 이민을 온다. 비록 나이지리아의 교육이 의무교육이며 무료이지만 일부 아이들은 가족의 생계유지를 위해 일해야 하기 때문에 교육을 받기 어렵다(CIA, 2015). 또한 고등교육을 받을 기회가 제한적이기 때문에 나이지리아인은 미국에 교육 목적으로 이민을 오게 된다.

한편, 비자 추첨제도가 시작되면서 모든 계급의 사람이 허용되었고 미국에 가기를 열망하는 사람들은 많아졌다(Washington Visa Center, 2014, http://www.nigeriaembassy usa.org/index.php?page=visas). 반면 나이지리아가 처한 문제점들로 경제적 어려움이 있었기 때문에 이들은 미국을 기회의 땅으로 생각했다. 비싼 물가, 직업의 부족, 의료진의 부족, 정치적인 반대입장과 같은 원인과 가족들의 요구로 나이지리아인은 이민을 향한 강한 동기부여를 갖게 되었다. 가족이 없는 이들은 본인의 행복을 위하여 떠나기도 하였다. 한 때 나이지리아인은 유학을 하고 해외에 남아 사는 것을 부끄럽게 여겼으나 오늘날에는 유학 후 돌아오지 않는 현상에 대해 더 수용적인 분위기로 변하였다. 또한 가족을 위해 해외에서 고국으로 돈을 보내는 것을 긍정적으로 인식하게 되었다.

2014년 미국 인구조사에서 221,000명의 나이지리아인이 미국에 거주하고 있다고 발표되었다(Gambino, Trevelyan & Fitzwater, 2014; U.S. Department of Commerce, Bureau of the Census, American Community Survey, 2014). 많은 나이지리아인이 노예 무역을 하던 시대에 미국에 가게 되었는데, 이들은

나이지리아 출신 통계 조사에서 누락되어 통계 조사에서 발표한 수보다 더 많은 아프리카 국가 출신의 아프리카계 흑인이 살고 있을 것으로 추정된다.

의사소통

나이지리아의 공용어는 영어이며 전국의 학교에서 영어교육을 한다(CIA, 2015). 많은 학교가 영국에 의해 설립되었기 때문에 영국식 영어를 배운다. 하지만 이들은 250개 이상의 민족으로 구성되었기 때문에 그들의 고유의 언어를 가지고 있어서 영어가 이들이 가장 흔하게 쓰는 언어는 아니다. 가장 널리 쓰이는 언어는 가장 큰 3개 민족의 언어로, 남동부에서 사용하는 이구보우어(Igbo), 남서부에서 사용하는 요루바(Yoruba), 북쪽지역에서 사용하는 하우사(Hausa)이다. 민족의 언어는 가정 내 또는 외부에서 사용된다. 지방 거주민들은 피진 영어를 사용하지 못하고 그들 민족 방언만 사용한다(Ikezuagu, personal communication, 2002). 나이지리아인의 대부분은 2개 이상의 언어를 할 수 있다. 그들은 주로 그들의 민족 언어를 사용하고 영어나 다른 언어를 사용한다. 또한 50%의 나이지리아인은 이슬람신자로 종교적 활동을 할 때는 아랍어를 사용한다(CIA, 2015).

나이지리아인은 미국으로 이민 온 후에 학교에서 교육을 받게 되는데, 대부분 나이지리아인은 영어를 유창하게 할 수 있다. 2000년 인구조사에 따르면 나이지리아인의 9.5%만이 영어를 사용할 줄 모른다고 발표하였다. 또한 53.1%는 영어 이외의 다른 언어를 사용한다고 발표하였다(U.S. Department of Commerce, Bureau of the Census, Population Profiles, 2015).

의사소통에 있어 어떤 습관은 타인에게 실례가 될 수 있다. 예를 들어 나이가 적은 사람이 나이가 많은 사람과 이야기를 할 때 눈을 맞추는 행동은 존경이면서도 다른 지역에서는 무례한 행동이 된다. 이들은 사람의 서열 또는 나이에 따라 토론을 이끌어 나간다. 나이지리아인은 대체적으로 접촉, 키스, 포옹과 같은 친밀한 행동들을 공공장소에서 하지 않는다. 전통적인 나이지리아인 커플이나 심지어 결혼을 한 커플도 공공장소에서 영화를 보거나 손을 잡거나 키스를 하지 않는다. 예를 들어, 만약 나이지리아인 아내가 분만을 할 때 간호사는 남편이 아내에게 접촉과 같은 친밀함을 표현하는 행위를 하는 것을 기대해서는 안 된다. 아픈 사람에게 친밀한 감정을 표현하지 않더라도 배려심이 부족하다고 오해해서는 안 된다(Falola, 2001).

노인들을 대할 때에는 사회적으로 통용되는 단어를 이름 앞에 붙여서 사용해야 한다. 예를 들면 Sister-Joyce, Aunti-Joyce, Ndaa Joyce와 같은 것들이 있다. 인사 예절에서도 존경심을 보일 수 있고(예: 인사), 호칭(경칭)이나 다른 문화적으로 수용된 표현들로 존경심을 나타낸다. 많은 나이지리아인은 연장자의 성을 부르지 않는다. 아침 인사를 하는 것을 필수예의로 생각하는 경우가 있으며 첫인사로 건강상태를 묻는 것을 적절하다고 생각한다. 나이가 적은 사람이 많은 사람에게 존경의 의미로 인사를 먼저 건넨다. 연장자들만 성으로 다른 사람의 이름을 부르는 것이 허용되며, 성으로 호칭하는 것을 모욕적이라고 생각하기도 한다(Falola, 2001).

나이지리아인은 전통적인 칭호를 매우 자랑스럽게 생각하고, Engineer Ngozi Nnedu(Ms. Ngozi Nnedu

대신에)와 같이 이름 앞에 그들의 직업을 붙여 부르는 것이 흔하다. 메카에 성지순례를 다녀온 사람들은 남자일 경우 Alhaji, 여자일 경우 Alhaja로 부른다. 나이지리아에서 가장 많은 사람이 원하는 칭호 중 하나는 Chief로 박사 학위보다도 중요하게 여겨진다. Chief, Emir, Oba, Eze와 같은 전통 호칭을 가진 사람들은 사회에서 높은 신분으로 이에 따른 대접을 받는다. 이러한 호칭이 있는 나이지리아인은 호칭을 귀하게 여기며 존경의 의미에서 이 호칭으로 불려지기를 바란다(Falola, 2001).

간호 적용

간호사를 포함한 의료인은 나이지리아인 환자와 가족의 이해 정도를 파악하는 것이 중요하다. 왜냐하면 그들은 주로 민족 언어 또는 피진 영어를 사용하기 때문이다. 심지어 환자와 가족이 영어를 사용할 수 있어도 간호사는 반드시 단어가 이중적인 의미를 가지고 있거나 다른 의미로 해석될 수 있음을 고려해야 한다. 간호사가 평소에 말을 빨리 할 경우 명확하게 이해할 수 있도록 천천히 말해야 한다. 의학용어나 복잡한 이해력을 요하는 시술에 대한 설명이 필요할 경우에는 통역사가 활용될 수 있다. 나이지리아에서 영어를 잘 하지 못하는 이민자 또는 친척이 올 경우 가족 중 영어가 유창한 사람이 동행하면서 도와주게 된다.

새로 이민 온 사람이나 방문객은 아플 경우 주변 환경이 익숙지 않으며 언어가 서툴기 때문에 당황스러울 것이다. 간호사는 항상 환자와의 라포를 형성하며 환자를 사정해야 한다. 이들의 호칭은 매우 다양하고 중요하기 때문에 초기 사정에는 호칭을 어떻게 할지도 포함된다. 만약 당신이 "당신 또래의 친구"라는 호칭을 사용했다면, 호칭 사용에 대한 주의가 부족했고 연장자에 대한 주의가 부족했음을 의미한다(Amadi, personal communication, 2002). 환자를 올바르게 부르는 것은 수용(acceptance)과 의미 있는 간호수행으로 한걸음 나아갈 수 있는 디딤돌 역할을 한다.

일반적으로 간호사의 접근과 말하는 방식은 환자가 의료인에게 반응할 분위기를 결정한다. 간호사는 서두르는 행동이 그들을 화나게 할 수 있음을 명시해야 한다. 환자들은 서두르는 행동이 적절한 간호를 제공할 시간이 부족하다고 여겨서 부적절한 행동으로 생각한다. 또한 서두르는 듯한 행동은 환자가 간호사가 바쁘다고 여겨 도움을 요청하는 것을 어렵게 할 수 있다.

치료에 대한 협조는 가족들의 참여와 의사소통을 통해서 이루어질 수 있다. 따라서 배우자나 가족을 간호계획에 포함시키는 것이 중요하다. 문화적인 차이를 잘 이해하는 간호사는 그들의 전통을 비웃거나 배제하지 않고 간호 계획에 포함시키기 때문에 신뢰를 얻는다. 간호사는 종종 환자나 가족에게 필수적인 치료를 수행하기 위해 문화적인 관습을 포함시켜서 협상해야 할 수도 있다. 예를 들어, 산과 전문의들은 이제는 양배추 잎을 모유생성을 억제하는 물질로 처방한다. 나이지리아에서 잎사귀는 수십 년 전부터 의학적인 치료 목적으로 사용되어 왔다.

사례를 설명하기 위해 속담, 비유, 이야기를 사용하는 능력은 높은 가치로 인정되며 의사소통 능력을 향상시켜 준다. 그림이나 모형을 사용하여 치료 과정을 설명하는 것은 영어가 원활하지 않는 대상자에게 유용하다.

간호사는 아마도 새로 이민 온 나이지리아인이 텔레비전을 시청하거나 라디오를 청취하는 것에 현혹되는 것을 보고 놀랄지도 모른다. 이는 나이지리아에 존재하는 텔레비전 수(1,000명 중 61개)와 라디오 수(1,000명 중 197개)를 알면 이해하기 쉬워진다(CIA, 2015). 심지어 나이지리아 이민자에게는 신문 또한 생소한데, 이는 1,000명당 24부로 신문 또한 개수가 희박하기 때문이다. 특히 만화나 비디오로 환자를 교육시키는 것은 아마도 나이지리아인 성인 또는 어린아이에게 모두 효과적일 것이다.

나이지리아인을 대하는 간호사들은 문화적 차이에 잘 대처하기 위해서는 Haq(1998)가 적용한 가이드라인이 도움된다.

1. 주로 사용하는 언어가 무엇인지 사정하고 통역사 필요 여부를 결정한다.
2. 신체언어의 중요성을 이해한다(간호사와 환자 모두).
3. 가족구성원이나 종교적인 지도자가 필요한지 결정한다.
4. 적절한 눈맞춤과 접촉의 정도를 알아야 한다.
5. 이야기할 시간을 충분히 갖는다.
6. 신체검진 시 사생활을 보호해 주고 개인의 요구에 맞춰준다.
7. 서두르거나 인내심이 없어 보이는 산만한 행동을 피한다.

3 공간 SPACE

개인 공간(personal space)은 인간과 그 공간에 있는 사물을 둘러싼 구역을 포함한다. 비록 공간의 필요 요건은 개인마다 다양하지만, 동일한 문화 내에서는 비슷하게 나타난다(LaMar, 2013). 공간은 나이지리아인에게 중요한 개념이다. 일반적으로 이들은 집 또는 병원에서 개인공간이 가까운 것을 편안하게 느낀다(Sue, 2003). 집에서 하는 활동들은 대부분 가족구성원을 많이 포함한다. 이들은 여러 가족들이 함께 거주하는데, 일부다처제가 허용되는 나이지리아에서 여러 명의 부인이 한 집에서 살면서 공간을 공유한다.

나이지리아인은 대화의 특성이 서로 간 거리와 소리의 강도를 결정한다. 비밀정보는 낮은 목소리로 가까운 거리에서 대화해야 할 수 있다. 다른 정보들은 큰 목소리로 편안하게 대화해도 무방하다(Amadi, personal communication, 2002).

출산가족에게 간호 적용

임신과 출산은 결혼에서 기본적인 부분이며 출산은 가족들의 축하를 받는다. 부부는 결혼 후 9개월 이내에 임신하도록 기대하기 때문에 실패할 경우 구설수에 오르기도 한다. 대부분의 경우에는 여성이 비난을 받는다. 만약 부부가 아이를 가지지 못했을 경우에 남편의 가족들이 부인을 비난하게 되고, 여성은 난임 치료를 찾게 된다. 지인들은 그녀의 과거를 의심하며, "그녀는 과거에 무엇을 했길래 이러한 상황에 처했을까?"와 같은 질문을 한다. 사람들은 그녀가 과거에 얼마나 많은 유산을 했길래 아이를 가질 수 없는 지경에 이르렀는지 궁금해 한다. 이러한 궁금증들은 병원에 방문하기 이전에 발생한다. 검사 이후 여성에게 난임에 대한 아무런 문제가 없다고 진단이 내려졌을 경우에도 검사가 잘못되었을 것이라 의심한다. 대부분의 남성은 부인 모르게 난임 치료를 위해 병원을 찾는다. 간호사들은 개인의 요구를 존중하면서 배우자와의 의사소통을 북돋아주어야 한다. 간호사는 환자들에게 스트레스와 임신 그리고 치료 결과의 관련성에 대해 알려주어야 한다.

간호사는 나이지리아인의 출산과 관련된 신념에 대해서 알아야 한다. 나이지리아인은 분만 시 가족들이 가까이 있기를 원한다. 그러나 실제 분만 상황이 되면 자리를 피해준다. 간호사는 이러한 행동이 애정이 부족해서가 아닌 산모에 대한 존중의 의미라는 것을 알아야 한다. 분만 과정 동안 남편의 행동은 다양하게 나타나는데, 어떤 남편들은 분만 과정을 옆에서 지켜보며 도와주곤 한다(Spector, 2004). 대부분의 남편은 분만실 외부에서 많은 시간을 보낸다. 어떤 남편은 그들의 아버지가 하지 않았던 행동들을 그들도 하지 않을 것이라고 말하는데, 이는 그들의 아버지처럼 산모 곁에서 분만을 지켜보지 않을 것임을 의미한다.

간호사는 분만 중 나이지리아계 미국 여성에게 방문객이 많을 것이라는 것을 알아야 한다. 대부분의 방문객은 병원에 음식을 가져올 것이며 여성을 도와줄 것이다. 간호사들은 가족이나 친구가 도와줄 경우 도움을 받을 수 있다. 그들은 간호과정을 도울 수 있고 환자 또한 그들이 도와주기를 바란다.

간호사는 문화에 따라 느끼는 고통의 수준, 특히 분만 시에 느끼는 고통이 다를 수 있다는 것을 알아야 한다(Davitz, Sameshima & Davita, 1976). 미국에 이민 온 나이지리아인은 미국에서 분만 시 사용하는 진통제를 선호하지 않을 수도 있다(예: 경막 외 진통제). 그들은 제왕절개가 여성의 역할을 이행하지 못하는 것으로 생각한다. 부부는 제왕절개에 대한 결정을 여성의 고통이나 태아의 상태와 관계 없이 가장 최후의 순간까지 기다린 후에 결정을 내릴 것이다.

Onah(2002)의 연구에서 남동부 나이지리아의 279명의 난임 여성의 29%는 입양을 하지 않을 것이며 입양은 심리적으로 받아들일 수 없으며 난임에 대한 해결책이 아니라고 응답하였다. 오직 21%만 실제로 입양 절차에 대해 알고 있었으며, 27%가 입양의 정확한 의미에 대해 알고 있었다. 그러므로 이들에게 모성애는 매우 가치 있는 것으로 생각되는 반면에, 입양은 아이를 낳을 수 없는 여성이 가질 수 있는 선택권으로 여겨진다. 입양아들이 놀림을 받거나 동족인 사람들과 차별을 받는 것은 흔한 일이다.

나이지리아 문화는 여성의 난임에 대해서 많은 미신과 의식들이 있으며 약초의 사용으로 난임을 치료하고자 한다. 간호사는 대상자와 남편의 개인적인 신념과 행동들을 간호 계획 수립에 포함시켜야 한다. 나이지리아의 몇몇 문화에서는 혼전임신을 부정적으로 인식하며, 2.5년에서 3년 주기로 아이를 낳는 것을 지지한다.

간호 적용

분만, 질병의 치료 등의 이유로 병원에 입원하였을 때 나이지리아인은 사람들과의 거리가 가까운 것을 편안하게 느낀다. 이 거리는 환자와 가족 또는 의료인, 환자, 가족 사이의 거리를 의미한다. 나이지리아인은 개인간의 거리가 가까울수록 수용할 수 있는 가능성이 더 커짐을 의미한다.

일반적으로 나이지리아인은 공간에 대해 관대한 경향이 있다. 실제로 그들은 북적일 수록 더 좋다고 생각한다. 그러므로 간호사는 병실에 많은 사람이 방문하였을 때에 놀라서는 안 된다. 간호사는 그들에게 가족의 존재가 매우 중요하다는 것을 알아야 하며, 환자가 원할 때 가족들이 곁에 있도록 허용해야 한다. 필요한 경우에 간호사는 환자에게 곁에서 도움을 줄 가족을 선택할 수 있도록 해야 한다.

사회 구조

가족. 가족은 나이지리아인에게 생물학적·사회적 단위체이다. 대부분의 가족은 부계이고 남성에게 재산에 대한 권한이 있다. 부계사회에서 여성은 재산의 적은 부분을 할당 받거나 거의 아무것도 받지 못한다. 또한 여성이 결혼하면 남편 가족 혈통의 영구적인 구성원이 된다. 아이들은 아버지의 친척들을 형제 또는 자매처럼 대우하고 호칭한다(Falola, 2001; Kayongo-Male & Onyango, 1984).

나이지리아인 남성은 부계사회로서 자신에게 속해 있는 대가족을 부양하기 위해 노력한다. 일부다처제(한 명의 남편이 부인을 여러 명 두는 관습)는 나이지리아의 많은 지역에서 여전히 남아있 으며 남편에게 부양된 식구가 증가하게 된 원인이다. 많은 사람의 요구에 대한 책임을 다하는 능력이 남성의 성공의 척도로 해석된다.

나이지리아 여성의 역할은 가족과 관련이 있다. 대부분의 가족에서 여성은 모든 집안일을 하며 가끔씩 친척들이나 하인들을 돕는다. Tomkiewicz와 Adeyemi-Bello (1996)의 연구에 따르면 나이지리아에서는 미국과 나이지리아 여성 중 출세를 염원하는 경우 여성을 보는 관점 때문에 어려움을 겪게 된다고 하였다. 나이지리아 남성은 특히 여성 경영자에 대한 부정적인 인식을 가지고 있다. 나이지리아 남성은 만일 여성이 다국적 기업을 확장해나가는 권한을 가진 위치에 있다면, 그러한 여성(원주민 또는 국외 거주자 모두)을 고용하려는 기회를 지연시키고 평등주의를 지양하려고 할 것이다.

도시에 사는 나이지리아인은 주로 서양식 복장을 입는다. 하지만 교외 거주자들과 비도시 지역의 사람들은 전통 복장을 입는다. 이들은 주로 흰색 또는 밝은색 계열의 길고 헐렁한 가운을 입는다. 남성은 짧은 겉옷을 입고 반바지나 바지를 입고 작은 모자를 쓴다. 반면에 여성은 터번처럼 생긴 스카프를 두른다. 나이지리아인은 대개 서양식 복장을 입지만 특별한 행사에는 전통의상을 입는다.

이주를 하거나 새로운 직장을 가지거나 서양식 교육을 받는 것 또는 외국 종교를 믿는 것 등은 나이지리아인의 성 역할, 결혼, 관습, 가족의 생활 양식에 큰 영향을 미친다. 교육을 받을수록 일부일처제의 핵가족을 선호한다. 그럼에도 불구하고 대부분은 아이들을 아끼며 남편이 가장이면서 대가족을 선호한다. 2000년에 실시된 인구조사에서 나이지리아인 가구의 19.8%는 5명 이상의 구성원으로 이루어졌으며 15.2%는 4명, 16.4%는 3명으로 이루어졌다고 보고하였다(U.S. Bureau of Commerce, Bureau of the Census, Population Profiles, 2012).

결혼

나이지리아의 혼인제도는 서양의 기준과는 다르며 일부다처제가 대부분이다. 여성은 남성에게 우정, 돌봄, 충실함을 기대한다. 그들의 관계는 감정적인 요소 없이도 유지된다(Qualls, 2010). 일부다처제는 많은 여성의 삶에서 중요한 부분이다. 결혼은 두 가족의 결합이며 단지 두 커플의 결합을 의미하는 것은 아니다. 결혼은 커플과 집단을 연결한다. 가족의 역할은 배우자의 선택, 종교적인 의식과 신부가족의 재력, 결혼 문제 해결을 위한 가족구성원의 결집력에 반영된다. 부부가 이혼을 원할 경우에 두 사람은 다른 가족들의 역할과 감정을 고려하는 경향이 있다(Falola, 2001).

조혼 풍습은 나이지리아 문화에서 사라져가는 추세이지만 여자아이는 여전히 일찍 결혼하는 것을 권한다. 중매결혼이 줄어들고는 있지만 결혼이 당사자들에 의해 결정이 되었을 때도 가족들은 여전히 다른 가족이 좋은 평판을 가지고 있는지, 의학적 측면에서 수용할만한 가족인지에 대한 정보를 알아볼 때 관여한다. 만약에 유전적 질병이 발견되었을 경우 가족들은 전염을 막기 위해 질병에 이환된 가족을 피한다. 이러한 관습은 미국에서 실행되기 어려운데, 미국에는 같은 종족끼리 모여 사는 곳이 제한적이기 때문이다.

전통 또는 현대의 결혼에서 신부는 재산과 종교적 의식을 서로 교환하며, 많은 사람이 중요한 사회적 계약의 구성원으로서 참여하게 된다. 관습은 관계의 유지와 생존을 위해 존재한다. 이슬람, 기독교 문화에서 court marriage와 다른 의식들은 결혼을 합법화한다(Falola, 2001). 전통 결혼식에서 신과 조상들은 결혼을 축하해 준다. 의식들은 지역마다 다른 형태로 나타난다. 남동쪽에 있는 이비비오(Ibibio)에서는 여성이 결혼 준비로 살을 찌운다. 살 찌는 것을 아름다운 것으로 여기기 때문이다. 동시에 그들은 요리, 육아, 집 안 관리와 같은 교육을 받는다(Falola, 2001).

종교

기독교와 이슬람교는 나이지리아의 주요한 종교이다. 이슬람교도들은 인구의 50%를 차지하며 북쪽과 남동쪽에 밀집해 있다(Nigerian GARPR, 2014; Spector, 2004). 인구의 40%가 기독교인이며 주로 남쪽과 중부지역에 밀집해 있다. 남은 10%는 아프리카 원주민들의 믿음을 따른다. 일부 나이지리아인은 이슬람과 기독교 원주민들의 신앙을 모두 따르기도 한다. 이슬람의 법은 나이지리아의 북쪽의 십여 개 주에서 시행된다. 이는 특히 여성에게 문제가 되는데, 2002년에 국제적으로 큰 여파가 있었던 사건 중에 하나는, 이슬람 법에서 간통한 여성의 사형 선고가 2대에 걸쳐 후손에게 물려주어야 한다는 것이었다. 그 여성은 임신을 했으나 결혼을 하지는 않았었다. 이 법은 남녀에게 불평등하게 적용되었는데, 남성에게는 4명의 목격자의 증거가 있어야만 간통죄에 의한 유죄가 선고되기 때문이다(Minchakpu, 2002).

가장무도회, 사제직, 비밀결사대와 같은 나이지리아의 고대 관습은 이슬람교와 기독교 전통과 함께 공존하였다. 대부분의 경우에 교육을 받는 학생들은 종교에 직접적으로 노출된다. 예를 들어, 북쪽지역의 이슬람교도들은 코란 학교를 다니는 반면 남쪽 지역의 기독교인들은 유럽 유형의 학교를 다닌다. 많은 나이지리아인에게 종교적 믿음은 그들의 행동에 많은 영향을 준다. 예를 들어, 그들의 죽음에 대한 태도는 종교적 믿음에 의해 영향을 받는다. 천주교 신자인 나이지리아인은 성당에 나가는 것과 관계없이 죽음에 임박하였을 때 사제를 만난다(Enang, 2000; Wilkinson & Treas, 2011).

개인의 종교적 믿음과 관계없이, 개인의 행동은 그들 조상의 종교적 믿음에 의해 영향을 받는다. 예를 들어, 우주의 개념에 대한 전통적인 믿음 같은 것이 이에 포함된다. 나이지리아의 이그보랜드(Igboland)에서 선조들은 우주를 눈에 보이는 즉, 하늘(Igwe)과 땅(Ala)으로 여겼다(Ogbu, 1999). 인간, 동물, 식물은 땅에서 살며, 지상은 음식과 생명을 유지할 수 있는 원천을 제공해 준다. 또한 인간은 죽으면 땅에 묻힌다. 결과적으로, 땅은 이들의 존경을 받으며 Ime Ala라는 의미는 '땅을 찬양하다'라는 의미를 가진다. 초기의 나이지리아인은 우주에 설명할 수 없는 형이상학적인 힘이 존재하며 인간을 지배한다고 믿었다. 이 형이상학적인 힘은 예를 들면, 땅과 하늘은 낮과 밤을 지배하며, Eke, Orie, Afo, Nkwo와 같은 시장의 이름은 여기에서 유래되었다. 이 철학적 힘은 인간에 의한 것임에도 불구하고, 인간도 그들의 선조들도 아니다. Mmuo 또는 ndimmuo로 불려지는 선조들은 지속적으로 기억되는데, 이는 선조들이 우주의 일부분이라고 믿기 때문이다. 이 믿음은 나이지리아인의 사악하거나 선한 영혼에 대한 개념의 기본 바탕이 된다. 사악한 영혼은 악마의 심부름꾼(devil's angel)으로 불리며 잘못된 삶을 살아온 사람들을 일컫는다. 선한 영혼은 천사(God's angel)로 불리며 지상에 있을 때 선한 삶을 살아온 사람들을 말한다. 천국과 지옥은 죽음 이후에 악하거나 선한 사람이 가는 곳을 의미한다. 일부 나이지리아인은 인간의 삶을 방해하는 악마의 심부름꾼의 교묘한 책략을 막을 수 있는 사람들 있다고 믿는다. 필요할 때 그 사람들에게 자신의 삶으로부터 악의 기운을 물리쳐달라고 부탁한다. 전통신앙에서, 신은 형이상학적 힘을 창조하였으며 그 힘을 다룰 수 있다. 또한 신은 우주 만물의 창조자이다. 'god'에서 'g'가 소문자일 경우 식민지 통치자에 의해 만들어진 단어인데, 다른 종교에 대한 믿음을 없애기 위해 사용하였다(Ogbu, 1999).

간호 적용

나이지리아인을 간호할 때, 간호사들은 민족적인 배경이 건강 행위나 질병에 대한 반응에 영향을 줄 수 있음을 이해해야 한다. 간호사는 문화적으로 적절한 간호를 제공하고 환자의 요구를 충족시키기 위한 관계를 형성하기 위해서는 가족, 종교, 민족성이 미치는 영향에 대해서 알아야 한다.

1996년에 나이지리아 출신 할머니가 뉴욕의 부르클린에서 체포되었다. 그녀는 6세 손자의 얼굴에 아프리카 부족의 상징무늬를 새겼다(Egyir, 1996). 간호사들은 민족적인 관습이나 가치가 그들이 현재 속해 있는 지역에 관계없이 지속된다는 것을 인식해야 한다. 이 행위가 뉴욕에서는 학대로 인식되지만, 그 할머니는 요루바의 오래된 신앙과 관습에 따랐을 뿐 손자를 학대한 것은 아니다. 또다른 민족적 관습 중에는 여성 성기 절제(female genital mutilation, FGM)도 있다.

전국에서 FGM의 비율은 성인 여성의 41%를 차지하며 점차적으로 감소하고 있는 추세이다. FGM을 근절하려는 운동은 WHO, 유니세프, 세계산부인과연맹, 아프리카 연합, 아프리카의 경제위원회와 많은 여성 단체에 의해 이루어지고 있다. 하지만 나이지리아에는 FGM을 금지하는 법이 존재하지 않는다. 따라서 FGM의 부적절함과 위험성을 강조하는 교육이 이루어지는 것이 무엇보다도 중요하다(Okeke, Anyaehie & Ezenyeaku, 2012).

2002년 여름에 나이지리아 입법부는 FGM을 금지하며 위반할 경우 2년의 형기를 받도록 지정하는 법안의 통과를 고려했었다(Lagos, 2002). 이 법안은 여전히 논쟁 중이며 아직 통과되지 못했다. 그러므로 간호사들은 나이지리아에서 태어난 여성 중 이러한 전통 관습의 희생자들을 대상자로 만날 수도 있다.

Asuni(Moodley, 2000)는 아프리카의 전통적인 치료 방법을 유럽의 것과 비교하였고 서양의 치료 방식이 "어떻게 사용되었나"보다 "왜 사용되었는지"를 더 강조하고, 논쟁을 해석하는 것을 중요시하였다. 서양의 방식은 나이지리아와 달리 질병을 신체적·정신적·심신적인 것으로 분류한다. 나이지리아 사람들은 그들 자신을 선하거나 악한 부분으로 나누지 않지만 그들의 고통을 "나의 일부분이 아플 때, 질병의 종류에 관계 없이 나의 전체가 질병을 앓는 것과 마찬가지다."라고 표현한다(Moodley, 2000, p.4).

시간

시간의 개념은 문화를 나타낼 뿐만 아니라 과거, 현재, 미래의 사건을 표현하는 방법을 제공한다. 나이지리아인 아이들은 시간을 문화의 측면으로 보고 이에 대해 의문을 가지거나 도전하려고 하지 않고 그 가치의 중요성과 관습을 받아들인다. 부모는 아이들에게 선조는 과거를, 부모는 현재를, 아이들은 미래를 나타내는 것임을 알려주고 이러한 역사의 흐름에 아이들이 있음을 교육한다. 그러므로 아이들은 과거를 소중히 여기며, 현재를 존중하고 미래에 성공적일 수 있도록 일한다. 아이들은 그들의 조부모를 보며 훗날 부모를 부양해야 할 의무가 있음을 받아들인다(Amadi, personal communication, 2002; Falola, 2001; Ogbu, 1999).

나이지리아에서 시간의 사용은 정확한 시간개념에서부터 소위 African time이라고 불리는 것까지 다양하게 나타난다. African time은 미국에서는 유색인종의 시간개념(colored people time)이라고 불린다(Umegeh, personal communication, 2002). 예를 들어, 나이지리아 출신 여성이 마지막 월경이 크리스마스 2일 전 또는 2일 후에 있었다고 말할 수 있다. 또한 출산 규제가 있는 지역에서 태어난 사람들은 자신의 생일을 그러한 사건과 연관 지어 이야기할 수 있다. 예를 들어, Ezenwa(Igbo)는 그녀의 생일이 "두 번의 밤이 하루에 일어났다"라고 말할 수 있는데 이는 일식을 의미한다. 여기에서 일식이란 1984년에 일어난 것을 의미한다. Nwankwo는 그녀의 생일이 나이지리아에 소금이 부족했을 때였다고 이야기할지도 모른다. 나이지리아는 1940년대에 세계 전쟁의 결과로 소금이 부족했었다. African time은 시간을 정확히 지키지 않는 것을 의미한다. 오전 8시 약속은 아마도 정오를 의미할지도 모른다.

간호 적용

시간을 지키지 않는 나이지리아인에게 간호사는 약을 제시간에 먹지 않을 경우 치료에 도움이 되지 않고 건강에 해롭다는 것을 강조해야 한다. 간호사는 나이지리아인이 약의 투약시간 유무와 상관없이 처방된 약을 복용하지 않으려 한다는 것을 알아야 한다. 간호사는 약을 제대로 복용하지 않았을 경우 따라오는 결과와 약의 중요성에 대해 강조해야만 한다. 만약 나이지리아 출신의 간호사가 있다면 그들이 직접 환자에게 설명할 경우 더 효과적일 수 있다. 만약 나이지리아 출신 간호사가 없다면, 환자들은 시간을 들여 지시사항에 대해 설명해 주고 배려하는 행동을 보일 경우 더 잘 순응할 것이다.

환경의 통제

대부분의 나이지리아인은 질병이 인간의 삶 안에서 존재하는 부조화에 의해 일어나는 현상이라고 믿는다. 대부분 확대가족이기 때문에 한 가족구성원이 아프면 가족 전체의 위기로 인지한다. 질병의 종류에 따라 가족구성원은 환자를 간호하기 위한 최선의 방법이 무엇인지 의논한다. 또한 환자의 나이에 따라 환자가 토론에 참여할 수 있는지에 대한 여부가 결정된다. 또한 마술이나 부두교와 같은 자연의 힘에 의한 결과로 질병이 발생한다는 개념도 있다. 이러한 믿음을 가진 사람들은 서양 의학은 효과가 없다고 생각한다. 그러므로 환자의 가족은 전통적인 치료방법을 찾으려고 노력할지도 모른다(Amadi, personal communication, 2002; Falola, 2001; Ogbu, 1999; Umegeh, personal communication, 2002).

건강관리의 실행

나이지리아에서 건강관리는 가정에서의 치료부터 정신 치료까지 이르며 마지막으로 병원을 찾게 된다. 그러므로 나이지리아인은 병원을 방문하는 것을 첫 번째가 아닌 마지막 대안으로 생각한다. 전통적인 건강관리는 효과적인 것, 중립적인 것, 역기능적인 것으로 나뉜다(Kalu, 2014). 효과적인 건강관리는 환자의 건강상태에 도움을 주는데, 이는 현대 과학에 의한 건강관리와는 큰 차이가 있다. 예를 들어, 어떤 가족은 단지 계획을 세우는 것이 효과적이라고 여긴다. 나이지리아인 부부들은 의식을 행하거나 약초 사용 또는 이와 유사한 행위를 하여 문화적·경제적·개인적 이유로 임신을 조절하였다. 이러한 믿음과 관행은 실제로 출산율 조절에 효과는 없었다. 많은 연구가 나이지리아에서 사용된 건강관리법을 지지하였다. Oyelami, Agbakwuru, Adeyemi와 Adedeji(2005)는 종기가 난 곳에 꿀을 바르면 효과가 있다고 발표하였다.

중립 문화적 건강관리(neutral cultural health care practice)는 개인의 건강 상태에 아무런 영향을 주지 않는다. 몇몇 의료인은 중립적 건강관리가 개인이 건강상태와 무관하다고 하지만 간호사들은 이러한 행위가 개인의 행동과 연관이 있을 수 있음을 기억해야 하는데, 개인의 행동으로는 다양한 해로운 식물의 뿌리나 잡초로 차를 만들어 마시거나 성관계 후 정자를 제거하기 위해 재채기를 하거나 뛰는 행위와 같은 것들이 있다(Delano, 1996; Keller, 1996; Pillsbury, 1982).

역기능적 건강관리는 위험하거나 역효과를 낳을 수 있기에 지양되어야 한다. 월경 중에 성관계를 가질 경우 알비노에 걸릴 것이라는 나이지리아인의 믿음은 건강에 해롭지는 않다(Keller, 1996). 실제로 월경 도중에 성관계를 하는 것은 임신할 확률이 더 적다. 따라서 이러한 관점에서 임신의 위험성을 줄여주기 때문에 효과적이라고 할 수 있다. 몇 개의 아프리카 국가에서 어떤 여성은 뜨거운 물과 소금, 식초, 레몬, 칼슘으로 성

관계 후 임신을 피하기 위해 질을 세척한다. 간호사들은 역기능적 건강 행위의 결과에 대해서 강조해야 한다.

이외에도 건강에 해로운 전통 피임법에는 비소와 아주까리 기름 씨앗과 물에 적신 면에 후추를 뿌려 질에 넣는 것이 있다(Keller, 1996). 활동적인 운동을 하는 것이 자연 유산을 일으킬 수 있다는 믿음이 전해져 내려온다. 몇몇 독신 여성은 이를 실제로 실행해왔으며 유산에 효과가 있다고 하였다(Delano, 1996).

민간요법

민간요법은 약초나 식물, 미네랄, 동물로부터 나온 물질들을 이용하여 질병을 예방하고 치료하는 것으로 인간이 자연을 최초로 이용하던 방법 중 하나이다(Spector, 2004). 나이지리아의 민간요법은 서양의학이 들어오기 이전부터 존재하였다. 약초학의 시초는 주변 식물을 관찰하고 연구했던 고대 문명으로 거슬러 올라간다. 주민들은 약초를 사용하여 질병을 치료하였다(Mudzafar, 1999). 기독교는 사람들을 민간요법에서 벗어나게 했다. 하지만 대부분의 부족들은 여전히 민간요법을 사용하고, 미국으로 이민을 와서도 여전히 사용하고 있다(Falola, 2001).

자연스럽게 또는 비정상적인 사건으로 인해 발생한 질병에 대한 치료를 포함하여 다양한 종류의 민간요법들이 있다. 자연적인 질병은 살면서 손상되었거나 환경 오염에 노출되어서 발생하였다고 여겨진다. 반면에 비정상적인 질병은 다른 사람에 대한 시기 또는 질투와 같은 악한 행동에 의한 업보로 나타난다고 여겨진다. 민간요법에 대한 공식적인 교육은 존재하지 않는다. 약을 관리하던 노인들에 의해 식물의 치료적 효능을 상속자나 선택된 사람들에게 구두로 전해져 내려왔다(Spector, 2004).

질병의 분류는 치료가 행해지는 곳에서 결정된다. 시골 거주자의 대부분은 민간요법을 위해 전문가를 찾아간다. 실제로 남아프리카에서는 인구의 60%가 여전히 전통적인 식물에 이용한 약에 의존하고 있다. 몇몇 우림 지역의 지역사회와 부족은 야생의 식물을 채집하여 생계를 유지한다.

도시에 거주하는 사람이 주로 서양의학을 활용할 경제적 여력이 있는데 이들은 숙련된 의사를 우선적으로 찾았다. 하지만 경제적으로 어려운 형편의 사람들은 좀 더 합리적인 가격의 민간요법을 선택한다. 민간요법이 효과가 있을 것이며 의사의 수가 적다는 믿음 때문에 민간요법은 여전히 인기가 있다. 그러므로 나이지리아인은 종종 약초로 치료해 주는 사람들을 찾아가서 통증이나 난임을 치료 받는다. 나이지리아 전통 치료사는 미국에서도 Infonet (나이지리아인과 나이지리아인이 사용하는 검색 엔진)을 통해 찾을 수 있다.

민간요법은 말라리아나 열병을 치료하기 위해 잎을 끓인 물을 마시는 것에서부터 악령을 피하기 위해 목걸이나 장신구를 하는 것까지를 포함한다. 전통적으로 나뭇잎이 치료사들에게 어떠한 잎이 치료에 효과가 있을지 얘기를 해 준다는 믿음이 있다. 민간요법사는 집에서 만든 뜨거운 차에 식물의 뿌리를 넣어 제공하기도 한다.

민간요법사는 홍역을 어떤 씨앗으로부터 추출한 액체로 몸에 선을 그려 치료한다. 그 선들은 시간이 지나면 검게 변하고 그 자리에 며칠 동안 남아 있게 된다. 그들은 그 선들이 지병의 부작용을 막고 질병이 악화되는 것을 막아준다고 믿는다. 또한 그들은 아이들에게 부적으로 된 목걸이를 해 주면 경련을 막아줄 것이라고 믿는다. 대부분의 질병이나 합병증은 환자의 적이나 그들이 잘되는 것을 바라지 않는 이들에 의해 생겨났다고 믿는다. 가장 가까운 친척인 시어머니 또는 장모가 모든 난임을 야기한다고 믿는다.

약효가 있는 식물은 나이지리아인에게 매우 중요하다. Zulu는 700여 가지의 식물의 약효에 대해 알고 있으며 fever-leaf를 아프리카 전역에서 발생한 말라리아를 치료하는 데 사용하였다. 아프리카의 어느 지역에서는 버드나무의 껍질이 류머티스의 합병증을 치료하는 데 사용되었다. 이 식물은 아스피린의 성분인 살리실산이 포함되어 있다(Mudzafar, 1999). 나이지리아에서 약초(herbs)는 피부 감염을 치료하기 위해 사용된다. 약초는 피부 감염을 일으키는 그람 양성 세균에 효과가 있다.

Mudzafar(1999)는 1952년에 영국에서 정신질환을 앓고 있으며 영국인 의사의 치료가 효과가 없었던 나이지리아인을 발견하였다. 그를 치료하기 위해 나이지리아 전통 치료사가 왔고, 인도사목의 뿌리를 사용하여 정신병을 치료하였다. 인도사목은 현대의 레저핀 계열에서 파생된 것이며 정신병을 치료하기 위해 처음 사용되었고 오늘날에는 혈압치료제로 사용된다.

장례의식

나이지리아인은 죽음을 존중한다. 전통적으로 나이지리아인은 가족구성원이 고인이 저승길로 갈 수 있도록 돕는 장례 의식을 치루어야 한다고 믿는다. 만약 의식을 행하지 않는다면, 고인이 가족구성원을 의학적 설명으로 불가능한 질병에 걸리도록 할 것이며 영혼은 조상들에게 가지 못하고 삶과 죽음 사이에서 떠돌게 될 것이라 믿는다. Nnedu (personal communication, 2006)에 따르면, 가족들은 장례를 위해 돈을 빌려서라도 가능한 한 모든 것은 실행해야 한다고 하였다. 나이지리아 동부의 Akpulu 공동체에서는 한 명 이상의 가족이 죽었을 경우에는 한 명의 장례를 끝낸 후 에 다음 사람의 장례를 치루어야 한다.

개인의 생활 방식, 종교, 소속, 직업, 계급에 따라 장례의식의 종류가 구분된다. 예를 들어, 높은 직함을 가진 사람의 장례 의식은 그렇지 않은 사람의 장례와는 차이가 있다. 이와 유사하게 여성의 장례의식은 남성의 것과 다르며 결혼한 남성은 미혼 남성의 장례식과 차이가 있다.

Igoboland의 Ozo라는 직함을 가진 사람의 장례 의식은 3단계로 나뉜다. 첫 번째는 매장이다. Ozo라는 직함을 가진 사람이 죽었을 때, 그가 죽었다는 사실을 빨리 알려야 한다. 각각의 직함 소유자들은 수탉을 죽여 문화적인 구속에서 벗어나기 위한 의식을 진행한다. 수탉은 가금류의 알을 대신하여 사용된다. 사람들은 손에 달걀을 쥐고 손을 올려 원을 그린다. 그리고 해방과 관련된 단어를 말하며 달걀을 던진다. 그 다음엔 죽은 자의 직함을 가져간다. 이 의식은 직함의 소유자가 다시 돌아왔을 때 직함이 없는 상태로 돌아오도록 하기 때문에 중요하다. 고인의 친척들은 고인을 씻기고 옷을 입힌다. 목욕은 조상들이 집으로 들어올 수 있는 자격을 주는 것이다(Olajubu, 2003). 고인을 만날 때는 행복한 척 가장해야 한다. 하지만 가까이 다가갔을 때에 감정 변화가 일어나게 된다. 옷을 갖춰 입은 고인을 보고 여성은 눈물을 흘리고 남성은 깊은 한숨을 쉬며 감정의 변화를 경험한다. 묘지는 거의 사용되지 않으며 고인은 가족들 사이에 매장한다.

두 번째 단계는 이보그랜드에서 Igba Okwukwu 라고 불리는 공개적인 행사이다. 이 행사에 비용을 투자했기 때문에 고인의 가족들은 서두르지 않으며, 이 시기를 wealth demonstration이라고 부른다. 의식은 Orie market day의 저녁에 시작하고 Ura Ozu라고 알려져 있다(고인을 위한 밤 기도)(Ogbu, 1999). 이 시기에 원주민 연주가들이 와서 연주를 하고 사람들은 춤을 추고 구호를 외친다. Nkponala라고 불리는 총은 서로에게서 한두 발짝 떨어진 땅에 매여 있으며 화약으로 채워져 있어서 일정한 간격을 두고 발사된다(Ogbu, 1999). 발포는 훌륭한 사람이 떠남을 상징한다. 여성이 부르는 노래는 미망인이 그녀의 상태를 일깨워주고, 이는 여성에 의해 이루어진다(Olajubu, 2003). Market day의 새벽에 총성이 울린다. 고위관리들이 도착하면 말하는 북(talking drum)이 그들의 이름을 호명한다. 드럼을 치는 사람들은 현금으로 보상을 받는다. 보상에 대한 감사의 의미로, 기부자가 마치 영웅인 것처럼 고대 전사의 행위를 연상시키는 이름을 수여한다(Okparaeke, personal communication, 2006).

고인의 사위는 반드시 oku-akwu라고 불리는 전통 그릇을 가져와야 한다. 이 그릇에 끓인 얌을 큰 조각으로 자르고 야자수 오일과 염소의 다리를 위에 얹거나 삶의 생선을 얹어서 가득 채운다. 이 그릇은 야자수 와인 1~2갤런(3.7~7.5 L)으로 채워진다. 음식은 그들의 가정을 떠나 고인의 집에 며칠을 지내기 위해 온 여성 친척을 위한 것이다. 사위가 염소, 양, 소와 같은 다른 선물들을 제공하는 것은 드물다. 사위는 대개 연주가나 무용단과 함께 동행한다. 이 의식은 가깝거나 먼 지역에서 방문한 고인의 지인이 찬사를 보내기 위해 약 8일에 걸쳐 진행된다. 관중들은 다음 단계가 올 때까지 점점 줄어든다.

마지막 단계는 iku ozu라고 불리는 시작 광장에서의 행사이다(Ogbu, 1999). 이 행사는 4번째 또는 8번째 날 개최되며, 고인의 신분에 따라 달라진다. 이 시기에 죽은 자를 달래는 의미에서 총을 쏘는데, 이는 행사의 종료를 알리며 고인의 딸이 가정으로 돌아갈 수 있음을 알려준다.

과부들의 의식은 복잡하다. 미망인은 남편의 죽음을 애도해야 하며 특정 기간 동안 문을 닫고 지내야 한다. 여성은 그 기간 동안 화장을 하거나 머리를 치장해서는 안 되며, 슬픔을 상징하는 검은 의복만 입어야 한다. 또한 슬픔의 과정을 겪고 있기 때문에 일상 활동에서 면제된다. 죽은 남편의 가족들은 남편에 대한 존경의 의미로 그녀의 머리를 밀 것이다. 남편들은 아내의 죽음을 다른 방식으로 애도한다.

결혼한 여성이 사망하거나 사망하려고 할 때, 그녀의 지인들에게 지체 없이 이 상황을 알린다. 그녀의 친척들은 그녀를 물과 비누로 씻기고 옷을 입힌다. 죽은 여성의 지인들 중 남성은 집으로 돌아오고 여성은 죽은 자의 곁에 머무른다. 여성은 노래를 부르고 춤을 추며, 고인의 장녀와 장남은 남편의 지인들과 동행하며 장례식장에 와서 고인을 묻어줄 것을 부탁한다. 이러한 방문 시 주로 선물을 준다. 장례식은 고인의 자식들의 경제적 수준에 따라 정교해진다. 참관인들은 각기 다른 이유들을 가지고 있다. 어떤 이는 공감을 위해서, 어떤 이는 장례식장에서 제공되는 음식을 먹기 위해서, 다른 사람들은 장례식을 위해 사용된 가축과 장례 장식함, 보석 등과 같은 것을 보고 비판하기 위해 오기도 한다.

간호 적용

건강과 관련된 문제는 개인의 요구가 반영되지 않았을 때 발생하게 된다(LaMar, 2013). 문화적 다양성을 고려하지 않을 경우에 제공된 간호가 환자에게 의미가 없을 수 있으며 신체적·정신적·영적인 스트레스를 유발할 수 있다. 의료진이 문화적인 특성을 존중해 줄 때 대상자들은 건강관리에 필요한 자원들을 활용할 수 있다. 다른 문화, 인종, 종교, 배경을 가진 사람들은 그들만의 독특한 건강 신념을 존중 받아야 한다. 개인의 문화적 신념은 간호 계획을 수립할 때 고려되어야 한다(Geissler, 1998; Spector, 2004).

간호사들은 대상자와 같은 관점을 가질 필요는 없지만 그들의 문화적·정신적·종교적 신념을 존중해 주어야 한다. 간호사들은 허용되는 범위 안에서 대상자의 신념을 받아들이고 간호에 반영되도록 할 때 문화적 전문성을 인정받는다. Delano(1996)는 의료인들이 현대의 가족 계획을 받아들이도록 하기 위해 해롭지 않은 의식을 이용할 수 있다고 하였다. 나이지리아에는 붉은 깃털로 만들어진 물체를 바닥에 두면 저주가 풀릴 때까지 어떠한 남성도 어린 소녀와 성관계를 가질 수 없다고 믿는 의식이 있다. 여성이 특정 시간에 태양이나 달을 피하고 죽은 거미, 아이의 치아, 표범의 가죽으로 만든 부적을 목걸이로 하면 임신을 막을 수 있다는 해롭지 않는 의식들도 있다(Delano, 1996).

4 생물학적 차이 BIOLOGICAL VARIATIONS

사람들은 문화, 사회, 경제적으로 다르다. 이 지역의 생물학적 차이에 관한 연구들이 진행되고 있음에도 불구하고 그들이 생물학적으로 얼마나 차이가 있는지에 대해 알려진 바는 거의 없다(LaMar, 2013).

나이지리아인을 간호할 때, 간호사들은 다양한 그룹이 속해 있음을 염두에 두고 나이지리아 또는 흑인에 대한 고정관념에서 벗어나 개개인을 사정해야 한다. 대상자들은 다른 그룹뿐만 아니라 같은 그룹 내에서도 각각 다른 신념을 가지고 행동하며 생물학적 차이를 보인다(예: 백인 미국인과 남아프리카인). 나이지리아 내에서 생물학적 다양성을 나타내는 자료들은 제한적이다. 이 중 근거가 있는 정보들에 대해 더 자세히 알아보도록 하겠다.

출생 체중

나이지리아인은 평균 출생 체중보다 큰 아이를 낳기를 희망한다. 어떤 이들은 신생아의 출생 체중을 부의 상징으로 보거나 아내의 경제적으로 잘 돌볼 수 있는 지표라고 생각한다. 북쪽 지역의 나이지리아 남성은 대개 남쪽 사람보다 크며, 남쪽 지역의 여성은 북쪽 지역 여성보다 몸무게가 많이 나간다. 이 차이는 식습관과 생활 습관의 차이로 발생한다. 남쪽 지역 사람들은 탄수화물을 많이 섭취하는 반면에 북쪽 지역의 사람들은 유목 생활을 하면서 고기와 유제품을 주로 먹는다(Falola, 2001).

피부색

피부색 또는 색소는 멜라닌의 양에 의해서 결정된다. 멜라닌은 불용성 중합체로 아미노산 티로신(tyrosine)에서 나온다. 이것은 인간의 피부와 머리에서 발견되는 두 가지 색소 중 하나이며 피부색이 갈색을 나타나게 한다. 다양한 색과 색소의 정도가 멜라닌 세포와 다른 세포 안의 멜라닌 소체의 수, 크기, 분포와 연관이 있다. 피부가 검은 사람은 면역력이 없지만 백인처럼 쉽게 타지는 않는다(LaMar, 2013). 그러므로 어두운 피부색은 사하라 사막 이남의 사람의 피부를 보호하기 위한 자연의 방식일 것이다.

나이지리아인의 피부색은 옅은 색부터 짙은 색까지 다양하다. 피부색은 지리학적 특성에 따라 다르며, 피부색이 다른 사람끼리 결혼을 하면서 영향을 받기도 하였다. 체표면은 기후의 영향을 받는다(Ogbu, 1999). 뉴기니아의 산악 지방 사람들과 사하라 사막 이남지역의 사람들은 유전적으로 다르다. 하지만 그들은 그들이 사는 지역의 특성으로 태양빛으로부터 자신을 보호하기 위한 어두운 피부색과 같은 유사한 특징을 가지고 있다.

질병에 대한 취약성

고혈압. 과학자들에 의하면 서아프리카 시골지역의 고혈압 발생률이 아마존과 서태평양의 일부지역을 제외하고서는 전 세계에서 가장 낮다(Cooper, Rotimi & Ward, 2002). 미국 또는 영국에서 살고 있는 아프리카 사람이 세계적으로 고혈압의 발병률이 가장 높다. Cooper, Rotimi와 Ward(2002)는 유럽인과 미국인의 생활 습관과 환경의 변화가 유전적인 요소들보다 고혈압에 더 많은 영향을 주었다고 하였다. 이 연구자들은 나이지리아, 카메룬, 짐바브웨, 세인트루시아, 바베이도스, 자메이카, 미국에 연구기관을 설립하였다. 이후에 연구에서는 나이지리아와 미국 그리고 자메이카의 결과에 대해서만 연구하였다. 이 연구에 참여한 집단은 Igbo-Ora 지역에 위치한 곳이다. Igbo-Ora 지역의 거주민들은 주로 몸을 숙이며 신체적 노동이 필요한 농업에 종사하고 나이지리아 전통음식인 쌀과 덩이줄기(tubers)와 과일을 먹는다. 사하라 사막 이남 지역의 국가들은 사망률이나 기대수명과 같은 정보를 국가에서 조사하지 않고, 지방에서 이루어지는 연구들에 의존한다. 연구자들은 말라리아와 같은 감염들이 주요한 사망의 원인이라고 추정한다. 연구는 Igbo-Ora의 성인 사망률은 1~2%라고 보고하였다. Cooper, Rotimi와 Ward(2002)는 노인들이 건강한 편이며 고혈압은 나이가 들수록 증가하지는 않는다고 하였다. 그러므로 간호사들은 대상자들이 그들의 조상들이 실천해 오던 생활 방식을 지속하고, 서양의 생활 방식을 전적으로 수용하는 것에 대해 주의를 주어야 한다.

Yeh 등(1996)은 397명의 나이지리아 근로자들의 사회 경제적 상태와 혈청 지방산을 확인한 후 육류 섭취률과 심장혈관 질환의 위험 인자와의 관계에 대해 연구하였다. 대상자들이 고기, 우유, 달걀을 얼마나 섭취하는지 조사하였다. 연구 결과 절대 무게(absolute weight concentration)에 포함된 지방산이 지방의 섭취율을 반영한다고 하였다. 나이지리아에서 시행한 연구에서 총 지방산은 심혈관계 질환의 위험 요인과 직접적인 연관이 있다고 하였다. 그들은 문화적인 변화를 추적하는 것이 죽상동맥경화증 초기 단계에서 동물성 지방의 영향을 이해할 수 있음을 알아냈다.

암. WHO의 전 세계적 암 지표에 따르면, 서양의 흑인은 아프리카계 미국인에 비해 전립샘암 발병률과 사망률이 낮다. 특히, 나이지리아 남성은 아프리카계 미국인에 비하여 전립샘암에 걸릴 확률이 10배 낮으며 사망할 확률은 3.5배 더 낮다(Odedina, Ogunbiyi & Ukoli, 2006).

유당불내증. 유당불내증은 나이지리아인에게도 발생한다. 그러므로 간호사들은 모든 나이지리아 사람들에게 무조건 우유를 마시라고 권해서는 안 된다. 칼슘은 해산물이나 채소 또는 수프를 만들 때 물에 식초를 타는 방법으로 칼슘을 섭취할 수 있다. 또한 유당 분해 제품을 권하는 방법도 있다.

알츠하이머병. Hall 등(2006)은 콜레스테롤, APOE 유전자형과 알츠하이머병에 대해 조사하였다. 그들은 콜레스테롤과 LDL 콜레스테롤 수치의 증가가 APOE4 대립형질과 관계 없이 서로 관련이 있다고 하였다. 아프리카계 미국인보다 콜레스테롤 수치가 낮고 알츠하이머병의 유병률이 낮았던 요루바 지역에서 콜레스테롤과 APOE4, 알츠하이머의 위험성 사이에는 유의한 상호작용이 있다는 연구 결과가 있었다.

말라리아. 말라리아는 나이지리아에서 흔한 질병이다. 나이지리아인이 원인불명의 고열로 병원을 방문한다면 반드시 말라리아 검사를 해 보아야 한다. 말라리아는 기생충병으로 급성 또는 만성으로 발생할 수 있고 재발이 쉽다. 인간은 4가지 종류의 말라리아에 감염될 수 있고 원인균에 의해 분류된다: *Plasmodium falciparum, P. vivax, P. ovale와 P. malariae* (Centers for Disease Control and Prevention [CDC], 2014). 말라리아는 나이지리아의 풍토병은 아니며 100여 개 이상의 국가에서 발생한다. 질병관리본부에 따르면 전 세계적으로 인구의 40% 이상이 말라리아의 위험에 노출되어 있다고 한다.

WHO는 매년 3~5억 건의 말라리아 이환이 발생한다고 하였으며, 전 세계적으로 150~270만 명의 사망자가 발생한다고 하였다. 미국에서만 매해 1,200건 의 말라리아 감염이 보고되었다. WHO는 미국에서 발생한 대부분의 말라리아 감염자들은 이민자 또는 말라리아 위험 지역인 사하라 사막 이남의 아프리카와 인도 아대륙지역의 여행객들이다(CDC, 2014). 이들은 말라리아에 감염된 모기로부터 전파된다.

말라리아의 병태생리. 모기는 감염자를 물면서 혈액으로부터 미세한 말라리아 기생충을 삼킨다. 기생충은 모기 안에서 증식하기 시작하고, 일주일 이상의 시간이 흐른 뒤 다른 사람에게 전파될 수 있다. 증식이 끝날 무렵에 모기가 다른 사람을 문다면 사람의 혈액 내로 들어가 간으로 이동하여 증식한다. 이 시기가 잠복기이며, 어떠한 증상도 나타나지 않는다.

기생충은 간에서 서식하고 혈액 내의 적혈구로 들어간다. 잠복기는 8일에서 몇 개월 정도 지속될 수 있다(CDC, 2014). 적혈구가 자라 파열되면 기생충들은 다른 적혈구를 공격하고, 독성물질들이 퍼져나간다. 이 독성물질로 인해 환자가 증상을 보이게 된다. 만약 이 시기에 모기가 환자를 문다면, 모기에게 기생충이 옮겨가게 되고 이 과정이 반복된다. 기생충이 전파되는 다른 방법으로는 태반을 통한 산모와 태아 사이가 있다.

말라리아 치료방법. 말라리아는 자연에 잘 적응한 기생충이기 때문에 치료하기 어려운 질병이다. 말라리아를 치료하는 방법들이 존재하고 지속적으로 개발되고 있음에도 불구하고, 치료법이 비효과적으로 사용되거나 단독으로 사용될 경우에 기생충과 모기에 효과가 없을 수 있다. 말라리아를 지속적으로 통제하기 위해서는 의료진들은 새로운 기제와 방식을 혼합하여 접근하여야 하고, 연구자들은 새로운 전략 개발을 위한 연구를 진행해야 한다(U.S. Department of Health and Human Services National Institutes of Health, 2014). Alalu와 Ojeme (2002)는 나이지리아 정부가 말라리아를 퇴치하기로 결정하였다고 하였다. 나이지리아 보건복지부는 3가지 캠페인을 시행하였는데, 이는 방충망(Insecticide treated nets, ITNs)의 사용에 대한 지식, 평소에 말라리아 치료제를 가지고 다니는 것에 대한 지식, 임산부에게 즉각적인 치료에 대한 지식을 향상시키는 것이다(Alalu & Ojeme, 2002). Shulman 등(1999)은 말라리아 감염률이 높은 지역에서 임신 중기와 후기에 설파독신-피리메타민(Sulfadoxine-pyrimethamine)으로 즉각적인 치료를 하는 것이 초임부의 심각한 빈혈을 감소시킬 수 있다고 하였다. 이 연구는 산전진단을 위해 병원을 방문한 1,264명의 외둥이를 임신한 초임부를 대상으로 이루어졌다. 대상자 모집 시 여성은 재태기간이 16~30주였다. 연구자는 말라리아가 임신에 끼치는 악영향에 대해서는 확실하게 밝혀내지 못하였다고 하였다. 목표는 "말라리아가 없는 나이지리아"이며 목표는 2015~2016년의 말라리아 관련 사망률을 반으로 줄이는 것이다. Lambo (2014)에 따르면, 보건복지부와 National Malaria Control Programme은 5년간의 전략계획을 발표하였다; 2006~2010 나이지리아의 말라리아 관련 계획(2006-2010 for the control of malaria in Nigeria). 이 계획은 핵심계획과 교차 계획(cross-cutting intervention)으로 이루어져 있다. 2010년까지 최소한 80%의 국가에 ITN을 보급하는 것이 목표이다. 전략계획은 또한 병원 접근이 힘든 도시 지역의 실내에 잔류 스프레이를 뿌리는 것을 지적하였다. Lambo는 임신 중에 말라리아 감염을 예방하기 위한 산전관리를 강화시키며 국가적 차원에서 지속적인 말라리아 예방과 설파독신-피리메타민 치료를 시행하는 것이 필요하다고 하였다. 또한, 산모가 최소한 임신 기간 중 두 번은 산전 관리를 받도록 격려해야 한다고 하였으며, Artemisinin를 기반으로 한 혼합 치료법으로 중증의 말라리아를 치료하는 방법을 제시하였다.

이 전략계획이 당면한 문제점으로는 기생충의 약에 대한 내성, Artemisinin을 포함한 혼합 치료법과 같은 효과적인 말라리아 치료제의 유효성의 부족, 시골지역의 거주민의 접근성 부족이 있다(Lambo, 2014).

여행 시 말라리아 예방법

- 해외 여행 전 4~6주 전에 병원에서 말라리아 예방접종과 말라리아 치료제를 처방받는다.
- 말라리아 치료제를 처방에 따라 빠뜨리지 않고 복용한다.
- 모기나 다른 벌레들에게 물리지 않도록 조심한다. N, N-diethyl-meta-toluamide (DEET) 살충제나 벌레 살충제를 잘 곳에 뿌린다.
- 긴팔과 긴바지를 입으며, 특히 해가 질 때부터 새벽 사이에 주의하도록 한다. 이 시기는 말라리아 감염 모기가 활동하는 때이다.
- 에어컨이 없거나 개방된 곳에서 사는 경우에는 페르메트린 살충제가 뿌려진 모기장 침대에서 자도록 한다(CDC, 2014).

에이즈(AIDS)

에이즈(AIDS). 나이지리아에서 최초로 발견된 에이즈는 1986년에 보고되었다. WHO가 제시한 가이드라인에 따르면, 정부는 역학조사를 위해 산전 검사를 실시하였다. 조사 결과에 따르면 HIV가 1991년에 1.2%에서 2001년에 5.8%로 증가하였다. 2005년에는 4.4%로 감소하였으며 2008년에는 4.6%로 미세하게 증가하였다. 가장 최근 자료는 2010년 자료로 전국에서 4.1%가 보고되었다(Federal Ministry of Health [FMOH], 2014). Human immunodeficiency virus (HIV) 분포 양상 분석 결과 2005년부터 현재까지 4% 정도에서 변동이 없다.

유사하게 2013년에 실시된 HIV 조사에서도 3,229,757명의 HIV 보균자 중에 220,394명의 사람이 2013년에 새롭게 HIV에 감염되었다고 하였다. 총 210,031명의 사람이 에이즈와 관련되어 사망하였다. 2013년에 총 1,476,741명의 사람이 항레트로바이러스제를 필요로 하였다. 또한 HIV 전파의 확률이 낮은 이성 간의 성관계가 HIV 전파의 80%를 차지하였다. 모체 수직감염과 수혈 또한 전파의 경로로 보고되었다.

2013년에 나이지리아는 HIV/AIDS의 확산을 막고 전 세계적으로 HIV/AIDS 예방 및 치료를 위한 Millennium Development Goal을 지속하였다. 지방 또는 국제적인 지지로 HIV 유병률은 2001년에 5.8%에서 2010년에 4.1%로 감소하였다. 여전히 HIV/AIDS 서비스 접근성에 여전히 해결해야 할 문제들이 남아 있지만, 2001년에서 2011년에 15~49세의 유병률이 안정화된 것은 큰 성취라고 할 수 있다.

2014 Nigeria GARPR는 2013년에 전국 데이터 자료 수집의 발전을 강조하고, HIV 조사의 목표를 달성하기 위해 더욱 노력해야 한다고 주장하였다(Nigeria GARPR, 2014). 2013년 말에 UNAIDS와 World Bank (2014)에서 Box 14-1에 제시한 자료를 발표하였다.

약물남용. 약물남용은 물질을 과도하고 부적절하게 사용하는 것으로, 개인이나 사회에 해를 끼칠 수 있어 어떤 문화에서는 불법으로 간주될 수 있는 행위를 말한다(Asumi & Pela, 1986; Odejide, 2006). 나이지리아의 상황과 생활방식은 산업과 도시의 발전으로 극적으로 변화하였다.

최근까지도, 나이지리아인의 약물남용은 거의 일어나지 않았고 도시의 학군 또는 소집단을 대상으로 한 연구에서만 다뤄졌다. Nigerian Drug Law Enforcement Agency (NDLEA)는 마약 밀매 조직보다는 마약 운반원에게 초점을 맞추어 조사하였다. NDLEA (2014)에 따르면 도시와 시골 지역에서 약물남용을 하는 사

Box 14-1 추정된 나이지리아의 HIV/AIDS 환자

HIV/AIDS 환자	성인(15-49) 비율(%)	HIV/AIDS 감염여성	HIV/AIDS 아동	AIDS 관련 사망자 수	AIDS로 인한 고아 수
3,400,000	3.1	1,700,000	430,000	240,000	2,200,000

n= 260만 2007년 추정 자료

UNAIDS/WHO (2013); HIV and AIDS in Nigeria (2014)

람이 광범위하며, 대마초(10.8%), 향정신성 약물(주로 벤조디아제핀이나 암페타민형 흥분제)(10.6%), 강도가 낮은 헤로인(1.6%), 코카인(1.4%)과 같은 물질을 일생 동안 남용하는 것으로 나타났다. 또한, 휘발성 유기용제의 사용(0.053%)이 특히 거리의 청소년과 학생, 여성들 사이에서 유행하고 있다. 이 연구에서는 젊은이들과 실업자들 사이에서 다양한 식물들을 남용한다는 것을 보고하였다. 이러한 식물에는 파파야 잎과 나이지리아 북서쪽 지방과 남쪽 지역에서 자라는 자카미(zakami) 씨앗이 있다.

이 연구는 처음 남용을 한 연령과 남용의 형태를 조사하였고, 그 결과 나이지리아에서 10~29세의 연령에서 약물남용에 가장 취약한 그룹으로 보고하였다. 매춘부나 사업용 운전자, 정류장에서 일하는 사람(motor park tout), 경찰들 사이에서 대마초, 코카인, 헤로인의 사용 비율이 높게 나타났다.

젊은이들이 사회의 급속한 도시화와 현대화로 갈 곳을 잃고, 아이들이 동료압박으로부터 살아남기 위한 취약성을 증가시키는 가난의 수준, 매춘부나 사업용 운전자, 경찰들의 믿음; 향정신성 약물이 그들의 장기간 근무 시 에너지를 증가시켜줄 것이라는 믿음)과 같은 이유로 인해 약물남용을 하는 것으로 밝혀졌다. 또한, 마약과 향정신성 약품에 대한 접근이 쉽기 때문에 이에 노출되기 쉽고 지속적으로 이용할 수 있는 것으로 나타났다.

Murray와 Zentner (2008)에 따르면, 치료는 주로 가족들의 압력의 결과로 시행되며 종종 유산상속의 철회와 같은 경제적 압박의 형태 또는 자살이나 구속과 같은 사건의 형태로 나타난다. 약물남용을 하는 사람의 행동과 질병은 가족 전체에게 영향을 주지만, 나이지리아에서는 경제적인 이유로 치료가 제한적이다. 치료의 전망은 절망적이다. 몇몇 나이지리아인은 이민 오기 전부터 약물을 사용해왔기 때문에 미국의 간호사들은 병원에 환자가 방문하였을 때 이에 대해 잘 응답하기 위해서는 나이지리아에서의 약물 사용에 대해 아는 것이 중요하다.

알코올은 이슬람 법에서 금지되어 있다. 야자나무 수액으로 만든 맥주와 와인은 나이지리아 북쪽지역에서 이슬람 법을 따르지 않는 사람들에게 유명하며, 이러한 지역에서는 이슬람 법을 민사와 형사 사건에 적용한다(CIA, 2015).

뇌전증. Danesi와 Adetunji (1994)는 나이지리아 내 라고스의 265명의 뇌전증 환자를 대상으로 연구였다. 대상자들은 병원을 찾기 전에 다른 치료법을 사용하였다. 오직 대상자의 14.6%만 병원 치료 시작 이후에 이전에 사용하였던 아프리카의 전통 치료 약물을 사용하는 것으로 나타났다. 영적 치유를 받아 왔던 대상자의 3분의 2는 대안의 치료법에서 사람이 효과를 느낀다고 주장하였다. 연구자들은 영적 치유와 같은 대안의 치료법이 아프리카의 뇌전증 치료에 있어 무관하지는 않다고 하였다.

에볼라. 에볼라는 희귀하며 치명적인 병으로 에볼라 바이러스의 감염에 의해 발생한다. 2014년 에볼라 확산은 역사상 가장 방대했으며, 나이지리아를 포함한 서아프리카 다수의 국가들에 영향을 끼쳤다. 에볼라는 증상이 있는 사람의 혈액과 체액과 직접 접촉을 통해 전파된다. 그러나 공기나 물, 음식 또는 모기로는 전파되지 않는다. 증상은 에볼라 바이러스에 노출된 2~21일 이후에 나타날 수 있다(CDC, 2015). 2014년 6월 20일에 라이베리아 승객에 의해서 나이지리아의 라고스에 에볼라 바이러스가 유입되었다. 세계는 나이지리아에 임박한 죽음을 예상하였지만, 반응은 빠르고 결단력이 있었다. WHO는 20명의 사람이 감염되었고 그 중 8명이 바이러스를 이기지 못하였다고 하였다(60%의 생존률). WHO는 나이지리아에서 에볼라를 없애겠다고 발표하였다. 나이지리아는 신속하고 강경하게 각각의 사례에 대응하였다.

심리학적 특성

나이지리아인 가족들은 서로 긴밀하게 연결되어 있다. 스트레스를 받는 상황을 가족들이나 가까운 친구들에게 털어놓는다. Lazarus와 Folkman (2012)에 따르면 심리학적인 스트레스는 개인의 행복을 위태롭게 하고 개인의 자원과 능력을 넘는 환경과의 관계이다. 대부분의 사람에게 스트레스를 주는 보편적인 스트레스원은 질병, 사고, 비극적인 사건 등이 있다. 하지만 개인이 사건이나 스트레스원을 해석하는 데 차이가 있기 때문에 스트레스의 원인은 개개인마다 차이가 있다(Carson, 2000). 대부분의 나이지리아인은 보편적인 스트레스원이 있을 때, 가족들이 지지해 주고 스트레스를 받는 사람을 홀로 두지 않는다. 나이지리아인은 고민하는 사람이나 가족들을 돌아가면서 지켜준다.

간호사들은 나이지리아인이 다른 가족들에게는 특정 질병들을 숨기려고 할지도 모른다는 것을 알아야 한다. 예를 들어, 아내가 정신질환이 있을 때 남편에게만 주로 알리며, 남편이 질환이 있을 때도 이와 같다. 가족구성원이 정신 질환이 있다는 것을 인정하는 것이 금기시되는데, 그 이유는 정신질환이 유전이 되기 때문에 훗날 결혼 배우자를 찾기 어려울 것이라는 믿음이 있기 때문이다. 그들은 그들의 자식에게 정신질환이 유전되는 것을 두려워한다.

간호사는 우울증이 있는 나이지리아인이 우울증에 포함된 함축된 의미 때문에 그들의 증상을 의료진에게 말하지 않는다는 것을 알아야 한다. 사람이 아플 때의 행동은 그나 그녀가 어떤 행동을 해야 하고, 질병이 그 사람에게 어떠한 의미인가에 따라 문화적으로 정의된다. 이러한 행동들의 이유를 찾고 상황을 이해하는 것은 단지 행동이 다르다는 이유로 한 개인을 비협조적이고 저항적인 사람이라고 편견을 가지지 않도록 해 준다. 다른 문화로부터 온 사람들은 건강 문제를 다르게 분류하고, 의료진에게 기대하는 바가 다를 수 있다. 만약 문화적 차이가 무시된다면, 간호사가 대상자를 사정하는 능력과 개인적·문화적인 차이를 고려하는데 방해가 될 것이다. Murray와 Zentner (2008)는 간호사가 반드시 대상자에 맞게 지식을 전달해야 한다고 하였다.

때때로 나이지리아인이 느끼는 정신적 스트레스는 미국에서 성공하고자 하는 의지와 연관되어 있다. 나이지리아인은 전형적으로 환상을 가지고 미국에 와서 교육을 받고 다시 돌아간다. 어떤 경우에는 과정이 험난하여 딜레마에 빠지기도 한다. 실패감은 스트레스로 이어질 수 있다. 나이지리아인은 성공을 믿는다. 그들은 교육을 받고, 그에 적합한 직업을 찾지 못하더라도 살아남기 위해서 택시 기사와 같은 다른 직업을 찾는다. 나이지리아인의 속담에는 "나는 내 자신이 바보가 되기 위해서 대서양을 건너는 것이 아니다"라는 말이 있다(Nnedu, personal communication, May 27, 2002). 그럼에도 불구하고 간호사들은 나이지리아인 대상자들을 간호할 때 그들이 목표를 달성할 수 있도록 도와주고 심리적 스트레스를 줄일 수 있도록 도와야한다.

간호 적용

나이지리아인이 피부색이 어둡기 때문에 피부색을 사정하는 것은 건강 사정에서 중요한 부분이다. 간호사는 밝은 피부와 어두운 피부와의 차이점에 대해 알아야만 한다. 창백함은 혈관이 수축되었음을 의미한다. 갈색 피부인 사람은 옐로우 브라운(yellow-brown)으로, 검정 피부인 사람은 잿빛 회색(ashen gray)으로 나타난다. 홍반과 감염 증상은 피부 온도가 상승하고 부종, 긴장감, 경화와 같은 증상을 촉진함으로써 알 수 있다. 피부얼룩과 발적은 흑인에게서 구분하기 어렵다. 청색증은 조직의 저산소증을 의미하는데, 사정을 위해서는 입술, 혀, 결막, 손바닥, 발바닥이 창백하거나 잿빛 회색인지 확인해야 한다. 간호사들은 창백함의 정도를 확인해야 한다. 청색증이 있는 조직에서는 말초에서 중심 쪽으로 색이 천천히 돌아오게 된다. 반상출혈은 헤모글로빈이 감소한 혈액이 손상된 혈관으로부터 피하 조직으로 스며들었을 때 나타난다. 나이지리아인의 피부색을 사정할 때, 간호사는 구강 점막 또는 결막의 색의 변화를 관찰해야 한다. 구강 점막과 결막의 색은 남색에서 연두색 또는 노란색까지 변할 수 있다. 점상출혈은 피내 또는 점막하 출혈로 나타난다. 검은 피부의 대상자에서 구강 점막과 결막은 보랏빛이 나는 붉은색 점이 보일 것이다. 황달은 조직에 빌리루빈이 축적되어 나타나게 된다. 피부색이 어두운 대상자들은 눈의 공막과 구강 점막, 손바닥, 발바닥이 노란색을 띄는지 살펴야 한다(Murray & Zentner, 2008). 나이지리아인의 피부에서 관찰되는 다른 특성들 중 모반은 신이 주신 특별한 표식이라고 생각한다. 모반은 피부색보다 어둡고 몸의 다른 부위에서 발견된다. 또한 그들은 다양한 문양의 부족 표식이 있는데, 몇몇 나이지리아인의 얼굴에서 관찰할 수 있다.

미국에서 약물남용을 하는 나이지리아인에 대한 정보는 거의 알려지지 않았다. 또한, 미국에 거주하는 나이지리아인의 HIV/AIDS 감염율에 대한 정보도 제한적이다. 나이지리아인의 대다수는 결핵균을 예방하기 위해 BCG를 접종하였다(Spector, 2004). 간호사들은 반드시 결핵 반응 검사를 시행하기 전에 유아기 때 BCG 접종을 했는지에 대한 유무를 사정해야 한다. BCG 접종은 PPD 검사의 결과에서 위양성 검사가 나오게 할 수 있다. 그러므로 약물 치료를 시작하기 전에 흉부 X-선으로 미리 확인해야 한다.

개발도상국의 건강관리에 대한 요구를 충족시키기 위해서 가뭄, 토양침식, 기근, 영양부족으로 인한 환경적 낙후와 관련 질환들을 사정해야 한다는 사실을 깨닫는 것은 간호사에게 매우 중요하다. 건강 평등은 전 세계의 비전이 될 것이다. 만약 전 세계가 힘을 모으고, 사회경제적 발전을 통해 건강을 증진시키고, 개인의 의지와 결정을 통한 지역사회의 참여와 모두의 의지를 통해서만 건강이 보장될 것이라는 개념이 있다면 건강 평등은 전 세계의 비전이 될 것이다.

5 생물학적 다양성
BIOLOGICAL VARIATIONS

일부 나이지리아인은 민간요법을 고수하려고 할 수 있으며 다른 이들은 그렇지 않을 수도 있다. 그러므로 간호사는 모든 나이지리아인에게 동일한 방식으로 간호를 제공할 것이라는 가정을 해서는 안 된다. 나이지리아인은 서양의학을 사용하는 사람들, 서양의학과 민간요법을 병행하는 사람들, 서양의학이 효과가 없다고 생각하는 사람들로 다양하게 구성되어 있다. 따라서 간호사는 대상자의 서양의학 또는 민간요법에 대한 믿음을 사정한 수 문화적으로 적절한 간호계획을 수립하여야 한다. 문화적 차이는 난민, 이민자, 이민 1세대뿐만 아니라 오래전에 이민 온 자들과 다른 지역에서 이사를 온 사람들에게서도 나타날 수 있다.

많은 나이지리아 이민자에게 미국은 교육, 일자리와 기회의 땅이다. 간호사는 미국으로 이민을 온 나이지리아인이 그들의 생활 수준을 향상시키기 위해 노력했음을 알아야 한다. 어떤 이들에게는 그들 가족의 사회경제적 수준이 일을 열심히 하여 성공하고자 하는 의지에 영향을 미칠 수도 있다. 또한 나이지리아에서 가난하게 살고 있는 가족들에게 돈을 보내기 위해 성공하고자 노력하는 사람들도 있다. 또한 나이지리아에서 가난하게 살고 있는 가족들에게 돈을 보내기 위해 성공하고자 노력하는 사람들도 있다. 어떤 이들은 나이지리아에서 살고 싶어 하기도 한다. 간호사는 인터넷을 통해서 그들이 나이지리아에 있는 가족과 친구들에게 지지를 받을 수도 있고 함께 뭉칠 수도 있음을 제안할 수 있다(Nigeria Infonet, 2014 http://www.nigerianinfonet.com). 불행하게도, 최근 신용사기로 피해(52,000~5,000,000달러 정도의 피해)를 보는 사람이 있기 때문에 인터넷을 사용할 때에는 신중해야 한다. 사기꾼들은 나이지리아에서 피해자가 있는 나라로 송금할 때에 일정 금액의 수수료를 받고 도와주게 된다. 이 후 사기꾼들은 적은 액수에서 시작해서 점점 더 많은 액수의 돈을 요구한다. 1999년부터 2001년까지 30건이 넘는 국제 보이스피싱 사기 사건이 있었다. 새로운 나이지리아 정부와 나이지리아 은행(Central Bank of Nigeria)은 사기사건을 해결하기 위해 노력 중이다(Munroe, 2001).

사례연구

엔고지 이웨카(Ngozi Iweka)는 32세 여성으로 임신 28주이며 8번째 임신이다. 그녀의 6번의 임신은 열 달을 채웠으며 미숙아는 없었고 1번의 유산을 하였다. 6번째 임신 때 임신 10주경에 자연유산하였다. 그녀는 현재 4명의 딸과 1명의 아들이 있다. 이웨카는 2일 동안 열이 나며 오한, 전신권태감, 관절통, 식욕부진, 두통을 호소하며 응급실에 입원하였다. 그녀는 이틀 동안 아무것도 먹지 않았다고 하였다. 이웨카는 나이지리아에서 6주 동안 휴가를 보내고 돌아왔다.

신제 검진 결과는 다음과 같다: (고막)체온 103.7°F(39.8°C), 맥박 128회/분, 호흡 28회이며 부자연스러움, SPO_2는 98%, 피부는 따뜻하고 건조하며 상기되어 있다. 약간의 비장종대와 간비대가 촉진되었으며 태아의 심박수는 180회/분, 혈액 검사는 백혈구 감소증과 indirect serum bilirubin이 증가되어 있으며 혈소판은 50,000/mm^3이다.

간호계획

간호진단: 임신 중 말라리아의 영향에 대한 지식 부족

목표

1. 대상자와 가족은 말라리아의 진행 과정과 아기에게 미치는 영향에 대해 설명할 수 있다.
2. 대상자는 말라리아 치료제의 중요성을 설명할 수 있으며 약 복용 스케줄을 따른다.
3. 대상자는 건강한 아이를 출산한다. 만약 태아에게 합병증이 발생한다면, 신속히 치료한다.

간호중재

1. 말라리아의 합병증에 대해 대상자와 가족에게 설명한다.
2. 대상자와 가족에게 처방된 약을 복용해야 하는 이유에 대해 설명한다.
3. 대상자에게 태아의 움직임과 건강상태를 매일 확인하는 것의 중요성을 알려준다.
4. 대상자에게 비정상적인 징후가 나타났을 경우 재빨리 의사를 부를 것을 교육한다.

간호진단: 말라리아 감염으로 인한 태아의 위험에 따른 우울에 대한 가족의 비효율적 이행

목표

1. 발생할 수 있는 문제들을 빠르게 확인하고 중재한다.
2. 대상자는 문제 상황이 발생했을 때 신속하게 대처한다.
3. 아기가 건강한 상태로 태어난다.

간호중재

1. 잠재적인 문제의 증상에 대해 교육한다.
2. 약 복용의 중요성을 강조하고 태동과 같은 변화가 있을 경우 의사에게 신속히 알릴 것을 교육한다.
3. 가족구성원에게 문제 발생 시 즉각적인 대처가 필요함을 교육한다.
4. 대상자가 임신에 대한 감정과 걱정을 표현할 수 있도록 격려한다. 가장 걱정되는 측면을 물어보고 그녀를 지지해 준다.

간호진단: 말라리아 감염에 대한 지식 부족과 관련된 건강 유지능력변화 위험성

목표	간호중재
1. 대상자는 말라리아의 감염 경로, 태아에 미치는 영향, 앞으로 말라리아에 감염되지 않기 위한 방법에 대해 이야기할 수 있다. 2. 아이가 건강한 상태로 태어난다. 대상자는 말라리아를 예방하기 위한 건강 관련 행위를 실천할 것이다.	1. 말라리아가 *Anopheles* 모기에 의해 전파되는 경로에 대해 교육한다. 2. 말라리아 예방에 대해 교육한다. 3. 말라리아 치료제의 부작용에 대해 교육한다. 예를 들어, 퀴닌(Quinine)은 자궁 수축 물질이 있어 조산을 야기할 수 있다. 4. 조산의 징후에 대해 교육하고 이상 증상이 발생할 경우 지체하지 않고 의료진을 부르도록 교육한다.

임상적 의사결정

1. 대상자와 효과적인 의사소통을 위한 3가지 전략을 나열하시오.
2. 말라리아의 병태생리에 대해 설명하시오.
3. 말라리아가 태아에게 미치는 영향과 그 치료법에 대하여 설명하시오.
4. 나이지리아와 미국 가족 구조의 유사점과 차이점에 대해 비교·대조 하시오.
5. 말라리아에 감염된 산모를 간호할 때 간호사의 역할은 무엇인가?
6. 나이지리아인을 위한 말라리아 예방법에 관한 교육 자료를 준비해 보시오.

학습문제

1. 25세 나이지리아 여성이 첫째 아이를 출산하였다. 나이지리아 출신 가족에 대한 경험에 근거할 때, 간호사는 가족들이 산모와 아이 간호를 위해 모두 모일 거라고 예상했다. 이것은 무엇에 대한 실례를 설명하는가?

   a. 차별

   b. 자기민족 중심주의

   c. 인종차별

   d. 고정관념

2. 나이지리아인과 의사소통할 때, 간호사가 속담이나 비유를 사용해서 이야기하는 능력은 높은 가치로 인정받는다. 이런 설명에 대해 참, 거짓 여부를 고르시오.

   a. 참

   b. 거짓

   c. 해당 없음

   d. 참, 거짓 모두 해당하지 않는다.

3. 나이지리아인에게 질병에 대한 의미로 가장 적절한 것은?

   a. 개인적인 문제이다.

   b. 개인이 속한 가족 전체의 위기이다.

   c. 사회적 문제이다.

   d. 부두교나 마술과 관련이 없다.

정답

1. d 2. a 3. b

참고문헌

Alalu, C., & Ojeme, V. (2002). Health ministry distributes 4000 nets. Nigerian Health Ministry: VanGuard.

Aminu, J. (2002). About Nigeria. Available at 〈http://www.mapsofworld.com/nigeria/about.html〉 Retrieved September 24, 2011.

Asuni, T., & Pela, O. (1986). Drug abuse in Africa. Bull Nar, 38, 55-64.

Carson, V. B. (2000). Mental health nursing, the nurse-patient journey (2nd ed.). Philadelphia: Saunders.

Centers for Disease Control and Prevention (CDC). (2014). Malaria: general information. Available at 〈http://www.cdc.gov〉 Retrieved December 28, 2014.

Centers for Disease Control and Prevention (CDC). (2014). Available at 〈http://wwwnc.cdc.gov/travel/yellowbook/2012/chapter-3-infectious-diseases-related-to-travel/malaria.htm〉 Retrieved December 21, 2014.

Centers for Disease Control and Prevention (CDC). (2015). Ebola (Ebola virus disease). Accessed at 〈http://www.cdc.gov/vhf/ebola/〉.

Central Intelligence Agency (CIA) (2015). The CIA world factbook, 2015. New York: Skyhorse Publishing.

Cooper, R. S., Rotimi, C. N., & Ward, R. (2002). The puzzle of hypertension in African-Americans. Available at 〈http://www.scientificamerican.com/〉 Retrieved August 29, 2014.

Danesi, M., & Adetunji, J. (1994). Use of alternative medicine by patients with epilepsy: a survey of 265 patients in a developing country. Epilepsy, 35(2), 344-351.

Davitz, L., Sameshima, Y., & Davitz, J. (1976). Suffering as viewed in six different cultures. American Journal of Nursing, 76, 1296-1297.

Delano, G. (1996). Guide to family planning (2nd ed.). Ibadan, Nigeria: Spectrum Books.

Dung, E. J. (2014). The place of Nigeria in the world economy. A speech delivered at Nigeria's 54th independence day celebration, organized by the Nigerian American Association (NAC) of south central Alabama, Montgomery, Alabama.

Egyir, W. (1996). Grandma arrested, grandpa sought in tribal slashing. New York Amsterdam News, 87(28), 17. Eluwa, G. I. C., Ukagwu, M. O., Nwachukwu, J. U. N., & Nwaubani, A. C. N. (1988). A history of Nigeria for schools and colleges. Singapore: FEP International.

Enang, K. (2000). Nigerian Catholics and the independent churches: a call to authentic faith. Immensee, Switzerland: Neue Zeitschirigt for Missionswissenchaft.

Falola, T. (Ed.), (2001). Culture and custom of Nigeria. Westport, CT: Greenwood.

Federal Ministry of Health (FMOH) in Global AIDS response, country response, Nigeria GARPR 2014. Available at 〈http://www.unaids.org/sites/default/files/country/documents/NGA_narrative_report_2014.pdf〉.

Gambino, C. P., Trevelyan, E. N., & Fitzwater, J. T. (2014). The foreign-born population from Africa. Available at 〈http://www.census.gov/content/dam/Census/library/publications/2014/acs/acsbr12-16.pdf〉.

Geissler, E. M. (1998). Pocket guide to cultural assessment (2nd ed.). St. Louis: Mosby.

Hall, K., et al. (2006). Cholesterol, APOE genotype, and Alzheimer disease: an epidemiologic study of Nigerian Yoruba. Neurology, 66(2), 223-227.

Haq, M. B. (1998). Cultural competency in nursing. In J. M. Leahy & P. E. Kizilay (Eds.), Foundations of nursing practice: a nursing process approach (pp. 81-100). Philadelphia: Saunders.

Human Development Report. (2014). Available at hdr.undp.org/ en/2014-report.

Kalu, N. K. (2014). Brief history of Nigeria. The Nigeria-American Community, South Central Alabama, Inc., 1(1), 10-16.

Kaseje, D. (1995). Africa: the role of nursing in health care in the context of unjust social, economic, and political structures and systems. Nursing and Health Care, 16(4), 209-214.

Kayongo-Male, D., & Onyango, P. (1984). The sociology of the African family. New York: Longman.

Keller, S. (1996). Traditional beliefs, part of people's lives. Family Health International, 17(1), 1-6.

Lagos, A. (2002). BMJ.com news roundup. British Medical Journal, 324(7345), 1056.

LaMar, J. (2013). Culture and ethnicity. In P. A. Potter, A. G. Perry, P. Stockert, & A. M. Hall (Eds.), Fundamentals of nursing (8th ed., pp. 101-115). St. Louis: Mosby.

Lambo, E. (2014). In Nigeria 5-year strategic plan: 2006-2010 roll back malaria. Available at 〈http://www.ncbi.nlm.nih.gov/pmc/articles/PMC3751122/〉.

Lazarus, R., & Folkman, S. (2012). Stress appraisal and coping. New York: Springer.
Minchakpu, O. (2002). Where adultery means death. Christianity Today, 46(6), 34.
Moodley, R. (2000). Representation of subjective distress in black and ethnic minority patients: constructing a research agenda. Counselling Psychology Quarterly, 159-174.
Mudzafar, J. (1999). Herbal medicine: nature's very own pharmacy. Available at 〈http://www.sibexlink.com〉 Retrieved November 25, 2014.
Munroe, S. (2001). Arrests in Nigerian letter scam. Available at 〈http://canadaonline.about.com/library/weekly/aa071401a.htm〉 Retrieved December 6, 2014.
Murray, R. B., & Zentner, J. P. (2008). Health assessment and promotion strategies through the life span (8th ed.). Stamford, CT: Appleton & Lange.
National Agency for the Control of AIDS (NACA). Global AIDS response, country progress report. National Center for Health Statistics. (2014). Health, United States 2014. Hyattsville, MD: U.S. Government Printing Office.
Nigeria Global AIDS Response Progress Report (GARPR), 2014. Available at 〈http://www.unaids.org/…/documents/ NGA_narrative_report_2014.pdf〉 Retrieved December 18, 2014.
Nigerian Drug Law Enforcement Agency (NDLEA). (2014). Nigeria country profile. Available at 〈http:// www.ndlea.gov.ng〉 Retrieved December 13, 2014.
Odedina, F., Ogunbiyi, J., & Ukoli, F. (2006). Roots of prostate cancer in African-American men. Journal of the National Medical Association, 98(4), 539-543.
Odejide, A. (2006). Status of drug use/abuse in Africa: a review. International Journal of Mental Health and Addiction, 4, 87-102.
Ogbu, C. N. (1999). A brief history of Akpulu: from the earliest times to 1980. Enugu, Nigeria: Unik Oriental Press.
Okeke, T. C., Anyaehie, U. S. B., & Ezenyeaku, C. C. K. (2012). An overview of female genital mutilation in Nigeria. Annals of Medical and Health Sciences Research, 2(1), 70-73.
Okeniyi, J., Olubanjo, O., Oguniest, T., & Oyelami, D. (2005). Comparison of healing of infected abscessed wounds with wild honey and eusol dressing. Contemporary Medicine, 11(3), 511-523.
Onah, H. (2002). The knowledge, attitude and practice of child adoption among infertile Nigerian women. Journal of Obstetrics and Gynaecology, 22(2), 211.
Olajubu, O. (2003). Women in the Yoruba religious sphere. New York: State University of New York Press.
Onwudiwe, E. (2002). Nigeria. World book online, Americas edition. Available at 〈http://www.aolsvc.worldbook.aol.com/wbol/wbPage/na/ar/co/391300〉 Retrieved June 24, 2010.
Oyelami, O., Agbakwuru, O., Adeyemi, L., & Adedeji, G. (2005). Effectiveness of grapefruit seeds in treating urinary tract infections. Journal of Alternative and Complementary Medicine, 11(2), 369-371.
Pillsbury, B. (1982). Doing the month: confinement and convalescence of Chinese women after childbirth. In M. Kay (Ed.), Anthropology of human birth. Philadelphia: F. A. Davis.
Qualls, A. (2010). Women in Nigeria today. Available at 〈http:// www.postcolonialweb.org/nigeria/contwomen.html〉 Retrieved August 31, 2014.
Roy, C., & Andrews, H. (2008). The Roy adaptation model: the definitive statement. Norfolk, CT: Appleton & Lange.
Shulman, C. E., et al. (1999). Intermittent sulphadoxinepyrimethamine to prevent severe anemia secondary to malaria in pregnancy: a randomized placebo-controlled trial. Lancet, 353, 632-636.
Spector, R. E. (2004). Cultural diversity in health and illness (6th ed.). Upper Saddle River, NJ: Prentice Hall.
Sue, D. (2003). Counseling the culturally different: theory and practice (4th ed.). New York: John Wiley & Sons.
Tomkiewicz, J., & Adeyemi-Bello, T. (1996). Briefly noted. Communication Abstracts, 19(3), 423.
UNAIDS. (2014). National Agency for the Control of AIDS (NACA) Federal Republic of Nigeria global AIDS respons country progress report Nigeria (GARPR), 2014. Retrieved from 〈http://www.unaids.org/sites/default/files/country/ documents/NGA_narrative_report_2014.pdf〉.
U.S. Department of Commerce, Bureau of the Census (2012). Population profiles by age, sex, race, and Hispanic origin, Summary File 3. Washington, DC: U.S. Government Printing Office.
U.S. Department of Health and Human Services. National Institutes of Health. (2014). Prevention and control of malaria. Retrieved from: 〈http://www.niaid.nih.gov/topics/ Malaria/research/Pages/control.aspx〉.

U.S. Department of Commerce, Bureau of the Census, (2015). American Community Survey, Washington, DC: U.S. Government Printing Office.

Uwazie, E. I., Albert, I. O., & Uzoigwe, G. N. (Eds.), (1999). Inter-ethnic and religious conflict resolution in Nigeria. New York: Lexington Books.

Wilkinson, J. M., & Treas, L. S. (2011). Fundamentals of nursing (2nd ed.). Philadelphia: F. A. Davis.

Yeh, L. L., Kuller, L. H., Bunker, C. H., Ukoli, F. A., Huston, S. L., & Terrell, D. F. (1996). The role of socioeconomic status and serum fatty acids in the relationship between intake of animal foods and cardiovascular risk factors. Annals of Epidemiology, 6(4), 290-300.

INDEX

ㄱ

ㄴ

ㄷ

ㄹ

ㅁ

ㅂ

ㅅ

ㅇ

ㅈ

U

W

X

Y

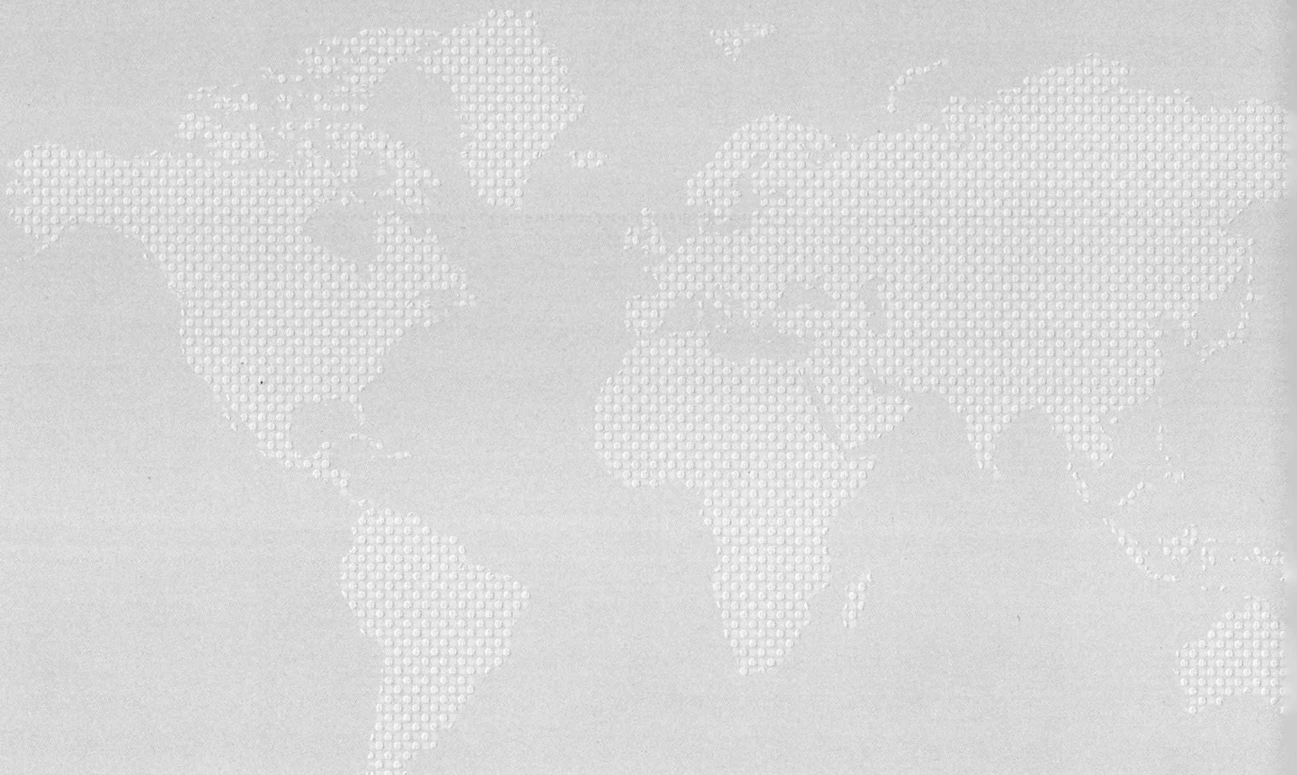